1st edition

MDCT

Physics & Practices

김문찬(동남보건대학교)
곽영곤(원광보건대학교)
김낙상(송호대학교)
김형균(김천대학교)
배석환(건양대학교)
안병주(남부대학교)
임인철(동의대학교)
주영철(삼성서울병원)
강성진(안산대학교)
권대철(신한대학교)
김성후(마산대학교)
류영환(동강대학교)
선종률(대전보건대학교)
양오남(목포과학대학교)
임재동(대원대학교)
최석윤(부산가톨릭대학교)
강은보(동의과학대학교)
김 광(동서대학교)
김현주(동남보건대학교)
박병래(백석문화대학교)
성열훈(청주대학교)
여진동(서라벌대학교)
장현철(수성대학교)
최준구(극동대학교)
곽병준(호산대학교)
김기홍(춘해보건대학교)
김현진(가야대학교)
박종삼(대구보건대학교)
신정섭(선린대학교)
이기백(충북보건과학대학교)
조효성(연세대학교)
한재복(동신대학교)

Chung Ku Publisher

머리말

1990년대에 도입된 나선형 스캔 기술과 multi-detector CT는 영상진단의 질 향상과 검사시간 단축은 물론이고, 양질의 단면영상 뿐만 아니라 multi-planar 영상과 3차원 입체영상의 구현을 활성화시켰다. 2022년 현재의 CT는 wide cone beam을 이용한 다양한 multi-slice 획득과 dual energy 기술을 이용하여 새로운 질병 진단 영역을 열고 있으며, 더욱 강력해진 컴퓨터와 인공지능을 접목한 영상 구현 방법을 통해 환자피폭선량 저감화를 실현하고 있다.

CT는 매우 빠른 속도로 진화하고 있다. 진화의 속도만큼 의료 현장에서 이용 범위 또한 넓어지고 있다. 이에 따라 CT를 배우고자 하는 학생이나 CT검사를 진행하는 방사선사 및 의료영상 관련 업무를 수행하는 전문인에게 CT에 대한 기본적인 이론뿐만 아니라 MDCT에 관련된 새롭고 다양한 지식 습득은 피할 수 없는 현실이 되었으며, 그에 적합한 지침서의 필요성도 한층 더 절실해졌다.

모든 일에는 기초가 충실해야 하듯이 학문도 마찬가지라고 생각한다. 그래서 CT라는 학문을 처음 접하는 학생들을 위해 본서에서는 CT에 대한 기초이론과 영상화 파라메터에 대한 기본적인 내용부터 언급하였다. 또한 임상 방사선사들의 전문지식 향상을 위해 제조사별 MDCT의 세부적인 하드웨어와 소프트웨어의 소개, photon-counting detector CT를 비롯한 각 제조사별 최신 MDCT의 기술적 특성, wide cone beam을 적용하는 MDCT 영상의 최신 재구성 기법을 자세히 다루었다. 그 외에 임상에 실질적인 도움이 될 수 있는 CT영상의 품질관리와 아티팩트, MDCT의 선량 영향인자와 측정 및 감소방법 그리고 최신 dose modulation 기법과 dosimetry에 관련된 내용 등을 포함하고 있으며, 기본적인 CT검사 방법과 영상을 소개하였다. 특히 현재 임상에서 매우 활발하게 검사되고 있는 cardiac CT분야와 새로운 검사기법으로 각광받고 있는 dual energy CT에 대한 내용을 체계적으로 서술하였다.

기존의 국내외 몇몇 CT관련 서적들은 CT를 처음 배우는 학생 또는 임상에서 CT에 처음 입문하는 방사선사에 맞추어진 기본적이고 원리적 수준으로 서술되어 있거나 기존의 single detector CT 또는 초기 MDCT에 치우친 내용으로 저술되어 있다. 하지만 현재 임상은 100% MDCT화 되어 있으며 high-end MDCT를 위주로 매우 급속하게 발전하고 변화되고 있다. 그러므로 새로운 기술에 대한 소개와 MDCT에 대한 체계적이고 실제 업무에 필요한 서적의 필요성은 수년전부터 제기되어 왔다.

이에 본 교재는 임상과 부합되고 밀접한 학문을 배워야 될 방사선학과 학생들과 CT검사에 경험이 상대적으로 적은 임상의 방사선사들이 쉽게 이해하고 습득할 수 있도록 가급적 그림을 많이 삽입하여 기술하였다. 그리고 업무에 직접적인 도움이 될 수 있도록 여러 CT제조사의 다양한 기법들을 폭넓게 비교하고 소개함으로써 숙련된 전문 방사선사들에게는 항상 옆에 두고 필요 시 쉽게 찾아보고 참고할 수 있는 서적이 되도록 노력하였다.

저자들은 CT에 관심을 갖고 있는 후학들과 동료 선후배들에게 도움이 되길 바라는 진실된 마음으로 본서를 집필하였다. 최선을 다하였으나 아직도 미흡한 부분들이 있으리라 생각된다. 이러한 점들은 앞으로 지속적으로 수정·보완해 나갈 것을 다짐하며 각별한 애정과 조언을 기대하는 바이다.

끝으로 이 책이 출판되기까지 물심양면으로 도움을 아끼지 않았던 모든 분들께 머리 숙여 깊이 감사드리며, 어려운 여건에서도 본서의 출판을 위해 힘써 주신 청구문화사 이상태 사장님과 임직원들께도 심심한 감사를 드린다.

2022년

저자 일동

목 차

제1장 CT의 기초이론

제2장 영상화 파라메터

제3장 MDCT의 하드웨어

제4장 제조사별 MDCT의 기술적 특성

제5장 MDCT 영상의 형성(image formation)

제6장 MDCT의 영상 재구성 기법

제7장 MDCT의 영상품질 특성과 성능관리

제8장 CT영상의 아티팩트 특성

제9장 MDCT의 선량 영향인자 및 선량 감소법

제10장 MDCT의 dose modulation과 dosimetry

제11장 기본 CT검사와 3-D CT angiography

제12장 Cardiac CT

제13장 Dual energy CT

CHAPTER 01

CHAPTER 01

CT의 기초이론

1. CT의 개념 및 특성

1) 단층촬영과 컴퓨터 단층촬영

일반방사선촬영(general radiography)은 3차원적으로 이루어져 있는 구조물을 투영시켜 영상수용체(image receptor)에 평면적으로 중첩하여 영상화한다. 이로 인해 겹쳐져 나타나는 부위의 해부학적인 위치와 상호관계의 규명이 쉽지 않으며 감약 차이가 크지 않는 부분에서는 대조도의 차이가 작아 식별이 불가능하다. 이를 해결하기 위한 방편으로 측방향이나 사방향 촬영을 이용하지만 중복으로 인한 문제는 여전히 해결될 수가 없다.

이러한 일반방사선촬영의 문제를 다소 극복하기 위해 고안된 단층촬영(tomography)은 목적하는 층(layer section)을 중심으로 X선관과 영상수용체를 마주 보게 위치시키고 일정한 궤도로 등속 이동시키며 X선을 노출함으로써 피사체의 원하는 단층면만을 선택적으로 영상화하고 그 외의 상하층을 흐림 처리하여 제거하는 원리이다.

단층촬영은 일반방사선촬영에서 나타나는 겹쳐진 구조물을 분리하여 영상화하는 문제를 다소 극복하였으나 보고자 하는 부위의 영상에서 발생되는 흐림(blurring)을 없앨 수는 없으며 X선속의 확산(open geometry)으로 인한 산란선 발생은 대조도를 저하시키는 문제를 야기시켰다. 또한 검출기로서의 필름은 낮은 대조도분해능으로 인해 인체 내 미세한 선흡수계수 차이를 갖는 연부조직을 구별하여 영상화하는 것은 무리가 있다. 그리고 일단 대조도 차이를 필름에 기록한 영상은 변화가 불가능하다.

이러한 일반방사선영상과 단층영상의 한계를 극복하기 위한 방법으로 개발된 컴퓨터 단층영상(computed tomography; CT)은 기존의 단층영상과 컴퓨터를 결합한 것으로 인체 각 조직의 감약계수 차이(전자밀도 차이)를 이용하여 영상을 얻는다. 즉, 인체를 여러 각도에서 투과한 X선을 검출하여 인체 단면에 대한 흡수치를 컴퓨터를 이용하여 재구성하는 것으로, X선속이 인체 횡단면을 통과함으로써 목적하는 횡단면의 상하에 위치한 구조물이 중첩되어 나타나는 문제를 제거한다.

그리고 콜리메이션을 통해 얇은 선속을 영상화 하고자 하는 구조물의 횡단면만을 통과시킴으로써 산란선의 발생을 최소화하여 영상의 대조도를 향상시킨다. 또한 X선관의 반대편에 위치해 있으며 환자를 투과한 X선속을 검출하는 검출기(detector)는 조직 대조도의 미세한 차이를 측정하여 데이터신호를 컴퓨터로 보내고 영상으로 재구성되어 모니터에 표시된다.

다시 정리하면, CT는 고식적인 단층영상에서 사용되는 필름 대신에 검출기를 사용하고 X선관과 영상수용체인 검출기의 회전범위를 넓혀(보통 360° 회전) 인체의 장축에 수직 방향이며 일정한 두께를 갖는 횡단면 영상(trans-axial image)을 얻는다.

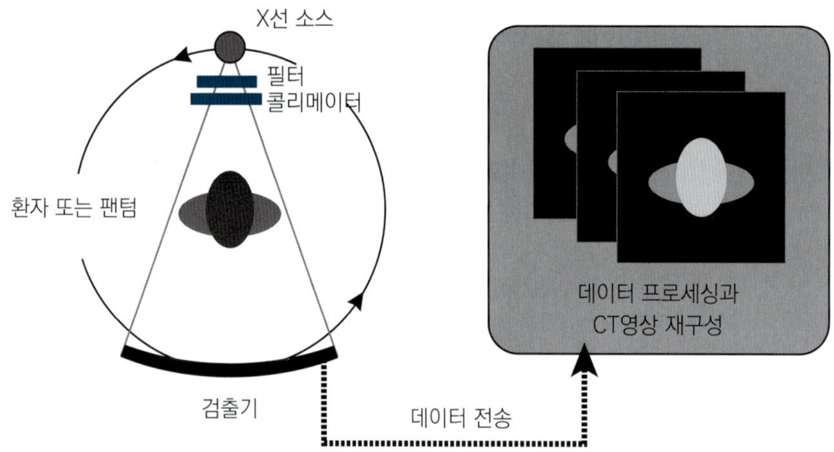

그림 1-1 컴퓨터 단층영상법(CT)의 기본 원리

X선이 검출기의 표면에 입사하면 섬광체는 인체의 횡단면을 투과 감약된 X선을 획득하여 빛신호로 변환한다. 광다이오드는 이를 전기신호로 바꾸어 아날로그 디지털 변환기(AD converter)로 보내 디지털 신호로 변환시킨 후 컴퓨터 프로세서로 보내어 수학적 알고리즘을 이용하여 영상을 재구성한다. 그 후 재구성된 영상은 모니터를 통해 디스플레이된다.

컴퓨터에서는 조직 사이의 미세한 감약 차이를 크게 강조하여 대조도를 향상시키거나 여러 가지의 영상처리를 추가하여 목적하는 구조물의 가시능을 향상시킬 수 있으며, laser imager를 통하여 하드카피(hardcopy)하거나 디지털 데이터의 형태로 타시스템에 전송 또는 보조기억매체에 저장할 수 있는 시스템이다.

2) CT의 특성

(1) 고관전압 기법의 적용

고화질의 영상을 얻기 위해 보통 120-140kVp의 고관전압이 사용되며 투과력 향상과 산란선의 감소를 위해 필터링(filtering)과 콜리메이션(collimation)이 추가된다. 고관전압의 사용 이유는 다음과 같다.

- X선 스펙트럼을 고에너지 레벨로 이동시킴으로써 피사체의 투과력을 증가시키고 검출기에 도달하는 X선량을 증가시킴으로써 검출효율을 최대화시킨다.
- 감약계수의 차이가 심한 물질 사이의 감약 차이를 상대적으로 감소시킨다. 즉, 연부조직에 대한 뼈 등의 대조도를 감소시켜 관용도가 넓은 영상을 얻게 한다.
- 각 조직의 감약계수의 변동을 줄인다.
- 선속의 경화작용(beam hardening)으로 인한 아티팩트의 발생을 감소시킨다.
- 측두골 부위와 같이 감약계수가 높은 물질과 낮은 물질이 인접해 있는 경우 급격한 감약계수 차이로 인해 발생되는 아티팩트의 발생을 감소시킨다.

(2) 일반적인 특성

CT영상은 우수한 해상능과 조직의 감약계수 분해능을 바탕으로 양질의 해부학적 정보를 제공한다. 우수한 검출시스템(detector 및 electronics)과 더불어 필터와 콜리메이션 시스템은 산란선을 감소시켜 화질의 감소를 방지하고 얇은 두께의 단면영상을 얻음으로써 조직의 중복 정보를 감소시켜 감약계수 분해능(대조도분해능)을 향상시킨다. 전자기술의 향상에 기인된 스캔시간의 단축(short temporal resolution)은 호흡이나 움직임에 의한 아티팩트를 최소화시키고 동일 부위의 다중시기 스캔(multi-phase scan)를 가능하게 한다. 다양한 영상처리기능과 소프트웨어의 향상은 해부학적인 정보 외에도 기능적인 정보(functional information)를 제공하며, Z-축분해능의 향상은 양질의 multi-planar reformation(MPR) 및 3차원 영상을 얻게 한다.

이러한 기술적인 향상에 힘입어 CT검사는 초기의 신경외과적 검사에서 벗어나 흉부와 복부 진단검사의 주축이 되고 있으며 심장 및 혈관계통의 진단에도 중요한 몫을 차지하고 있다. CT검사의 일반적인 특성은 다음과 같다.

- 스캔 시간의 단축으로 일회의 조영제 주입으로 다중시기 검사가 가능하다.
- 영상의 농도가 CT number에 대응하여 나타나므로 ROI(region of interest) 기능이나 픽셀 분석기능을 통해 정량적인 진단을 할 수 있다.
- 혈관계통의 검사에서 고식적 혈관조영술 및 디지털 감산 혈관조영술(digital subtraction angiography; DSA)에 비해 침습성이 적고 검사 소요시간이 짧다.
- 심한 외상환자, 응급환자, MRI 검사가 불가능한 폐쇄성 공포증 환자, 신체 내 금속성 물질 부착자도 검사가 가능하다.
- 다양한 검사 소프트웨어의 개발로 양질의 multi-planar reformation과 3차원 영상, 관류(perfusion) CT검사, 가상내시경 검사(CT virtual endoscopy) 등이 가능하다.
- 우수한 대조도분해능과 영상처리 기능으로 미세한 병변의 감별이 용이하다.

(3) 제한점

- 타 검사에 비해 방사선 피폭이 많다. 더구나 얇은 단면두께의 적용과 다중시기 검사의 경향으로 더욱 많은 피폭이 우려된다.
- 많은 개선이 있었지만 뼈조직이 많고 감약계수 차가 큰 물질이 인접해 있는 두개 기저부나 측두골 등의 경우 아티팩트의 발생은 영상의 품질을 저하시킨다.
- 감약계수가 큰 금속이나 바륨 등의 물질이 존재할 경우 직선형의 아티팩트를 발생시킨다.
- Wide cone beam의 적용은 슬라이스의 왜곡과 cone beam artifact를 유발시킨다.
- 조영제 사용검사(post-contrast CT scan)의 경우 조영제 부작용의 위험이 따른다.
- 고가의 장치로 인해 검사비가 상대적으로 비싸다.

3) 역사적 배경과 명칭

(1) CT의 명칭

CT의 명칭은 여러 가지가 사용되고 있으나 국내에서는 보통 computed tomography, 컴퓨터 단층촬영으로 불리고 있으며, 외국에서는 주로 computerized tomography, computer aided tomography, computer assisted tomography(CAT)로 불린다.

(2) CT의 발전사

1960년대 William H. Oldendorf 등에 의해 인체를 투과한 X선 영상을 흑화도의 차이에서 벗어나 광자수의 차이를 도입하면 보다 세밀한 영상의 흡수차이를 얻을 수 있다는 CT의 개념이 최초로 도입되었다. 그 후 1971년 물리학자 G. Hounsfield와 의사 J. Ambrose는 41세 여성환자의 뇌종양 진단을 위해 CT를 성공적으로 임상에 적용하였으며, 많은 응용과정을 거쳐 1972년 최초의 두부전용 CT장치인 EMI사의 Mark I이 개발되었으며 1974년에는 전신용 CT장치가 개발되었다. 이러한 공로로 1979년 영국의 G. Hounsfield와 미국의 Allan Cormack은 노벨 의학상을 수상하였다.

1980년에는 Boyd에 의해 2개의 검출기(dual detector array)를 가지며 기존의 X선관을 없애고 전자총에서 만들어지는 전자선빔을 target ring에 부딪히게 하여 X선을 발생시키는 원리를 이용한 전자선빔 CT(electron beam CT; EBCT; EBT)가 개발되어 관상동맥을 비롯한 심장계통의 CT검사가 가능하게 되었다.

1991년에는 slip ring 기술을 도입한 나선형 CT(single detector helical CT)가 개발되어 스캔시간이 단축되었으며, 1992년에는 Elscint사에 의해 dual detector 나선형CT가 개발되었다. 1998년 들어 8 또는 12 row 검출기를 가진 4MDCT가 개발되었다. 이는 일회의 X선 노출로 최대 4개의 영상을 획득함으로써 multi-slice CT(MSCT)의 시대를 열었으며, 일회의 조영제 주입으로 전신CT angiography를 가능케 하였다. 2002년 후반기에는 24 또는 40 row 검출기를 구비한 MDCT가 개발되어 한번의 X선 노출로 최대 16개의 영상획득이 가능하게 되었으며, 2006년에는 64개, 2010년 이후에는 최대 320개 또는 640개의 영상획득이 가능한 CT장치가 상용화되고 있다.

국내에는 1977년 최초로 경희의료원에 두부전용 CT장치가 설치되었으며, 1993년 나선형 single detector CT(SDCT)가 서울대학교병원에 도입되었다. 1995년 이후 경북대학교병원 등에 전자선빔 CT가 설치되었으나 기술적, 환경적 문제로 인해 활발한 임상사용이 제한되었으며 몇 년의 사용 후 폐기되었다.

그림 1-2는 초기 두부전용 CT장치와 영상을 보여준다. (a)는 1972년 영국 EMI사의 물리학자 Godfray Hounsfield와 Allan Cormack 박사에 의해 개발되어 상용화한 최초의 두부 전용CT이다. (b)는 1974년에 개발된 지멘스의 Siretom 모델의 두부 전용CT이다. 이는 영상획득에 7분이 소요되며, 80×80 matrix size, 25cm의 scan FOV(scan field of view), 1.3mm의 공간분해능(4lp/cm)를 갖는다. 그리고 (c)는 1972년에 80 matrix size와 4분의 scan time으로 얻어진 8 gray scale 영상이며, (d)는 근래의 512 matrix size와 0.5초의 scan time으로 얻어진 256 gray scale 영상이다.

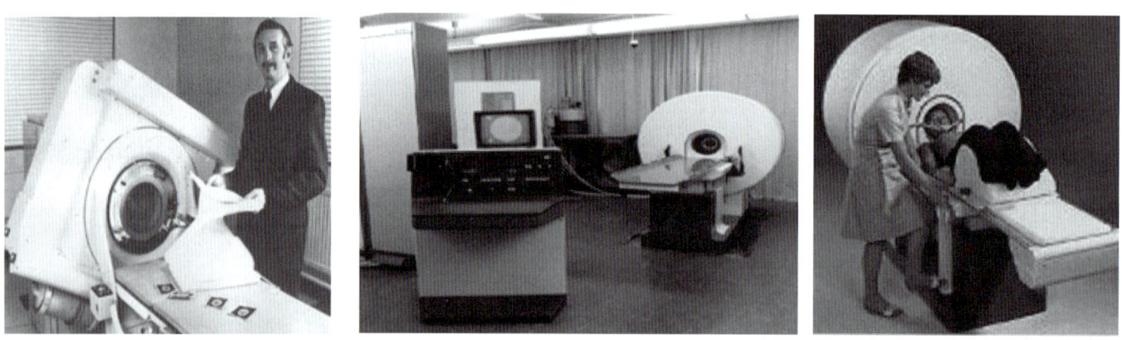

(a) 최초의 EMI CT　　(b) 지멘스의 두부 전용CT(Siretom CT, 1974)

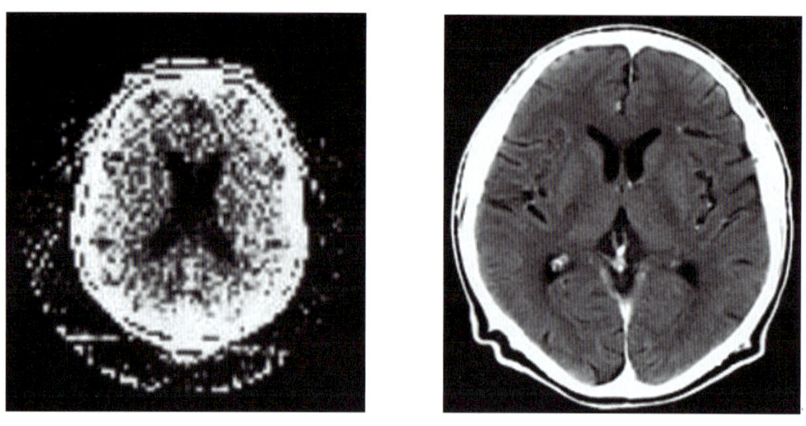

(c) 1972년 80 matrix size, 8 gray scale　　(d) 근래의 512 matrix size, 256 gray scale

그림 1-2 초기의 두부전용 CT장치와 영상

2. Scanning geometry

1) 개요

Scanning geometry(data acquisition geometry; system geometry)란 X선을 발생시켜 인체에 투과시키는 형태와 감약된 X선 에너지를 검출기에서 획득하는 방식을 일컫는 용어이다. 이는 CT의 발달과정과 밀접한 관계를 가지고 있어 세대(generation)와 비슷한 의미로 사용되기도 한다. CT의 data acquisition geometry는 다음의 4가지 유형으로 구분이 가능하다. Parallel beam geometry, fan beam geometry, helical scanning geometry 그리고 electron beam geometry이다.

CT장치의 단순한 분류는 이러한 scanning geometry, 장치의 움직임 그리고 검출기의 수를 기초로 하여 이루어진다. 개발 초기의 EMI CT는 단일 선속을 제공하는 X선관과 2개의 검출기가 마주보고 위치하여 직선 및 회전 운동을 하며 스캔하는 방식이다. 그러나 최근의 64MDCT는 45-50°의 넓은 부채형 선속(wide fan beam)을 갖고 있으며, 64열(64 row)로 구성되어 있는 detector array와 X선관이 마주보고 위치하여 회전운동을 한다. 하나의 detector array는 50,000개 이상의 검출소자(detector element)로 이루어진다.

표 1-1 CT의 발전 과정을 보여주는 세대 분류

	X선관과 detector 운동	선속	detector 수
1세대	회전/직선운동	단일 연필형	1 ~ 2
2세대	회전/직선운동	좁은 부채형	20 ~ 60
3세대	회전/회전운동	넓은 부채형	300 ~ 1,000
4세대	회전/고정	넓은 부채형	1,200 ~ 4,000
EBT	전자총, 고정/고정	넓은 부채형 전자선속	1,296
MDCT	회전 또는 고정/회전	넓은 부채형	10,000 이상

2) Geometry의 분류

(1) Parallel beam geometry

1세대 CT장치에서 채택된 parallel beam geometry는 서로 평행한 일련의 X선들이 피사체를 투과하여 projection 프로필을 얻어내는 방식이다. 개발 초기의 두부 전용 CT에서 사용되었으며 갠트리 내에는 2개의 검출기가 X선관과 마주보고 위치하고 있다.

X선관과 검출기가 직선운동을 하는 동안 X선을 노출하고 직선운동이 끝난 후 다음 노출을 위해 1° 정도 회전한다. 이러한 운동을 환자 주위로 180°까지 반복하여 각 방향에서의 데이터를 획득한다. 한 슬라이스를 얻기 위해 약 5분의 시간이 필요하였다. 이러한 스캔 방법을 직선형의 pencil beam scanning이라고도 한다. 유냉식 냉각법을 사용하는 고정양극관의 X선관이 사용되었으며, 검출기에서의 균일한 데이터 획득을 얻기 위해 물을 채운 백(water bath)이 설치되었다.

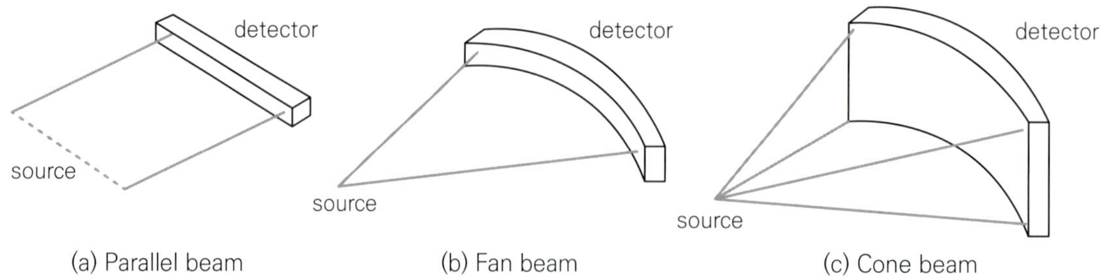

그림 1-3 Parallel beam, fan beam, cone beam의 개념

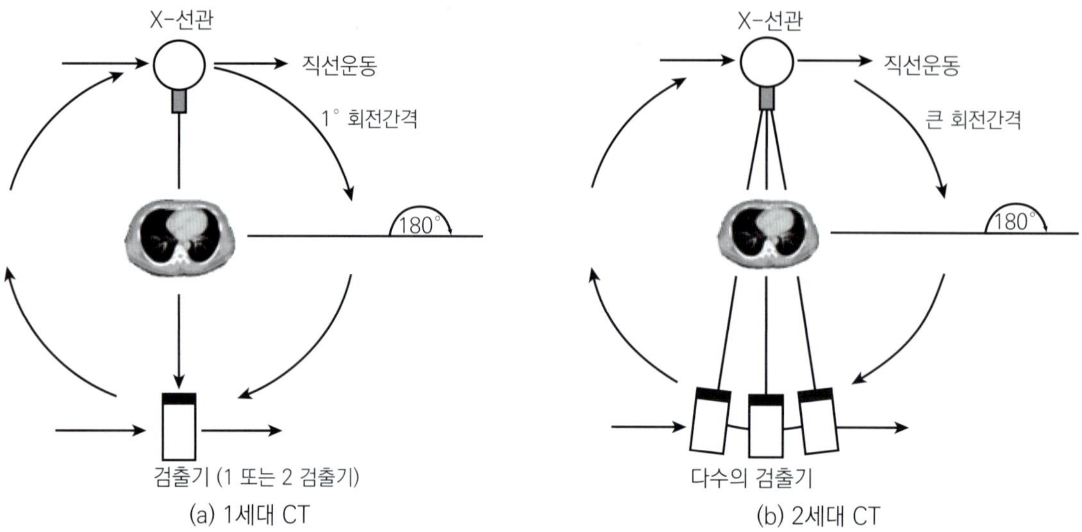

그림 1-4 1세대 및 2세대 CT의 scanning geometry

(2) Fan beam geometry

① 2세대 CT

1세대 CT의 결점을 보완하고자 하는 목적에서 개발된 2세대 CT는 fan beam geometry에 기초하였으나 여전히 직선운동과 회전운동을 탈피하지는 못했다. 단지, 단일 선속(pencil beam)이 아닌 좁은 부채꼴 선속을 사용하고 수십 개의 검출소자를 사용하였다.

2세대 CT는 1세대 CT장치와 마찬가지로 직선운동과 회전운동을 하지만 1세대의 1° 정도 회전에 비해 10° 정도로 넓게 하여 180°까지 반복하여 스캔한다. 2세대 CT 역시 고정양극관의 X선관이 사용되었으나, 유냉식이 아닌 수냉식의 냉각법을 채택하였으므로 냉각장치가 필요하였다. 2세대 CT에서는 부채형 선속의 사용으로 1세대 CT에 비해 영상의 질적 향상과 더불어 스캔시간이 많이 단축되었으나 한 슬라이스를 얻기 위해서는 약 1분이 필요하였다. 그러나 부채형 선속의 사용으로 산란선이 증가되었으며 이를 줄이기 위해서 나비형 필터(bowtie filter)가 사용되기 시작하였다. 그림 1-3은 parallel beam, fan beam, cone beam geometry의 개념을 비교한 것이다.

② 3세대 CT

임상에서 범용적으로 사용하고 있는 rotating fan beam geometry에 기초한 CT장치이다. 환자를 가운데 두고 X선관과 검출기가 마주보고 위치한 상태에서 360° 회전하면서 스캔 한다. 수백 개(200-900개)의 검출소자의 채택으로 영상의 해상능이 향상되었으며, 한 영상을 얻기 위한 스캔시간이 1-10초로 단축되었다. 이로 인해 움직임이나 호흡에 의한 아티팩트의 감소를 가능케 하였다.

3세대 CT는 넓은 부채꼴 선속(wide fan beam; 40-50°)을 사용한다. 이는 스캔시간을 단축시켜 신속한 검사를 가능케 하고, 움직임 아티팩트를 감소시키며 데이터 수집을 정확하게 하지만 산란선의 증가를 초래한다. 그리고 회전양극 X선관을 사용하며 제조사에 따라 유냉식 또는 수냉식의 냉각시스템이 사용된다.

개발 초기의 3세대 CT에서는 X선 발생 방식이 펄스(pulse) 방식의 generator가 일시적으로 사용되었으나 현재는 연속 X선을 사용하고 있다(continuous radiation generation). 고식적인 3세대 CT에서는 스캔 시 X선관에 연결된 고압케이블이 감기는 것을 방지하기 위해서 시계방향과 반시계 방향으로 교대로 회전하면서 스캔을 시행한다.

3세대 CT의 특성은 검출기의 형태가 타원형의 곡선을 가지므로 X선관에서 검출기에 이르는 선속의 거리가 일정하며 이는 영상 재구성에 유리한 면으로 작용한다. 그러나 360° 회전을 하는 스캔 방식으로 인해 검출기와 X선관이 직선적으로 유지되지 않으면 영상에 원형 아티팩트(ring artifact)가 발생한다. 그리고 초기 3세대 CT에서는 제논 가스 검출기가 사용되었으나 현재는 섬광 크리스털 검출기(scintillation crystal detector)가 사용되며, 검출기에서의 균일한 데이터의 획득을 위해 bowtie 필터가 사용된다.

③ 4세대 CT

4세대 CT의 beam geometry는 rotating fan beam geometry와 nutating fan beam geometry의 두 종류로 구분된다.

Rotating fan beam geometry는 넓은 부채꼴 선속을 사용하며 고정되어 있는 원형의 검출기 내에 X선관이 위치한다. 데이터 획득 시 X선관만 회전운동을 한다(그림 1-5(b)).

Rotating fan beam geometry를 갖는 최초의 4세대 CT는 1975년 AS & E사에 의해 고안되었다. 검출기는 600개의 검출소자로 구성되었으며, view당 512개의 ray로써 5초 스캔을 통해 600 view를 얻었다. 4세대 CT장치에서는 360°의 정상 스캔 시 view의 수는 검출소자의 수에 의해 결정된다. 4세대 CT장치는 5,000개 이상의 검출소자를 갖고 있다.

Nutating은 스캔으로 데이터를 획득하는 동안 detector ring의 경사운동을 의미하며, nutating fan beam geometry는 X선관이 detector ring의 바깥에 위치된 상태에서(검출기가 경사진 상태에서) 피사체 회전축에 약간 비스듬하게 회전하면서 데이터를 획득하는 geometry이다(nutation/rotation; 그림 1-6). 이러한 nutating fan beam geometry의 채택은 rotating fan beam geometry에서 야기되는 X선관과 피사체 사이의 거리 근접으로 인한 산란선 발생, 환자피폭 증가, 영상 확대를 줄일 수 있다. 그리고 공간분해능에 미치는 초점 크기의 영향이 최소화되기 때문에 상대적으로 큰 크기의 초점이 사용될 수 있어 고영상품질 획득을 위한 높은 X선량의 부여가 가능하다.

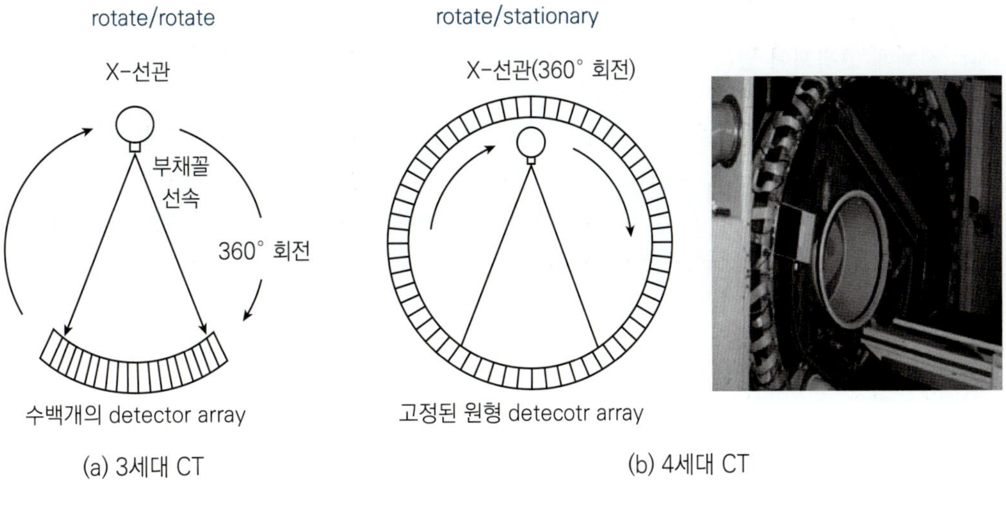

그림 1-5 3세대 및 4세대 CT의 scanning geometry

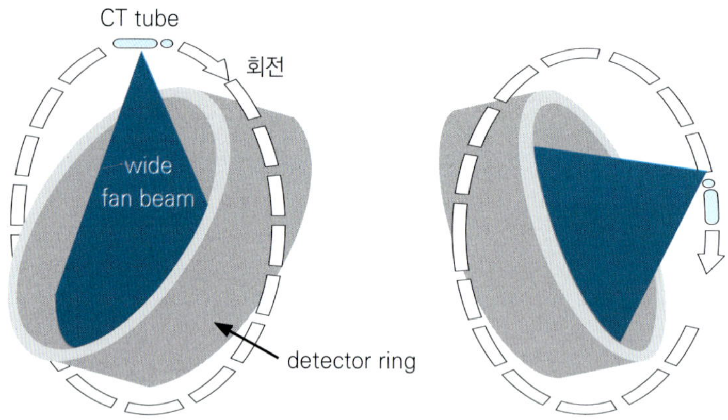

그림 1-6 4세대 nutating fan beam geometry CT(nutation/rotation)

결론적으로 4세대 CT는 3세대 장치와 동일하게 X선관은 회전을 하지만 검출기는 갠트리 내에 원형으로 고정되어 있는 상태에서 스캔을 하며, 3세대 CT와 동일한 섬광 크리스털 검출기가 사용된다. 그리고 X선관의 부하를 줄이기 위해 3세대 CT보다 넓은 경사도의 fan beam을 사용하고 X선관의 관성 질량을 작게 함으로써 이론적으로 4세대 장치는 기존의 3세대 장치보다 훨씬 짧은 스캔이 가능하다. 하지만 현재 임상적 사용은 많지 않은 편이다.

(3) Helical scanning geometry

고식적(conventional) CT에서는 외부에 있는 변압기에서 발생시킨 고압을 고압케이블을 통해 갠트리 내의 X선관에 고압을 전달하여 X선을 발생시킨다. 그러나 고압케이블이 X선관과 검출기의 회전에 제한을 가하여 연속적인 회전이 불가능하여 interscan delay(ISD)를 발생시키고 스캔시간의 단축에 한계를 보였다. 이러한 장치의 구조적 한계점을 극복하기 위한 방법으로서 slip ring 기술을 이용하는 나선형 스캔 방식의 CT가 개발되게 되었다. 즉, slip ring과 brush를 통해 동력 및 데이터를 전달하는 방식을 이용하고, 외부의 고압케이블을 제거함으로써, 높은 열용량의 X선관이 나선형으로 연속적인 회전을 하면서 X선을 조사하는 동안, 환자테이블도 동시에 일정한 속도로 움직이는 상태에서 연속적인 볼륨데이터를 얻는다. 단축된 스캔시간으로 복부나 흉부 등 움직임이 많은 부위와 스캔 범위가 넓고 조영증강이 최고가 되는 짧은 시간 동안에 스캔이 시행되어야 하는 CT angiography에서 유용한 기법이다.

최근에 개발된 데이터 획득 방법이며 현재의 CT스캔의 주된 기류를 이루고 있는 helical 또는 spiral scanning geometry는 X선관과 검출기가 마주보고 위치한 상태에서 360° 회전하면서 스캔하는 3세대 장치뿐만 아니라 갠트리 내 360° 전체에 고정되어 있는 detector ring 내에서 X선관이 회전하는 방식인 4세대 장치에서도 적용하고 있는 geometry이다.

(4) Electron beam scanning geometry

전자선빔 CT장치에서 채택되는 방식이다. 고압의 전자총에서 전자선빔을 발생시켜, 진공상태가 유지된 집속 코일에서 밀리미터 이하의 크기로 초점으로 집속하고 전자장을 갖는 편향코일(deflecting coil)에 의해 전자선빔을 편향시킨 후 이를 4개로 구성된 target ring에 부딪히면 각 target ring에서 X선이 발생된다. 발생된 X선은 30°의 부채꼴 선속(fan beam geometry)으로 환자를 투과하여 2개의 detector array에서 검출하는 geometry이다. 이는 Ematron사에서 개발되었으며 EBCT, EBT 또는 ultrafast CT라고 불린다. 혹자들은 이를 5세대 CT라고 구별하기도 한다.

영상 획득방식은 한번의 스캔에 하나의 슬라이스를 얻는 single slice scan mode, 최대 8 슬라이스를 얻을 수 있는 multi-slice scan mode 그리고 나선형 스캔과 동일한 개념인 continuous volume scan mode로 구분된다. 0.05-0.1초의 짧은 스캔시간으로 인해 호흡이나 움직임에 의한 아티팩트가 없는 영상을 얻을 수 있어 움직임이 많은 장기인 심장계통이나 혈류검사(blood flow measurement) 등에 유용하다.

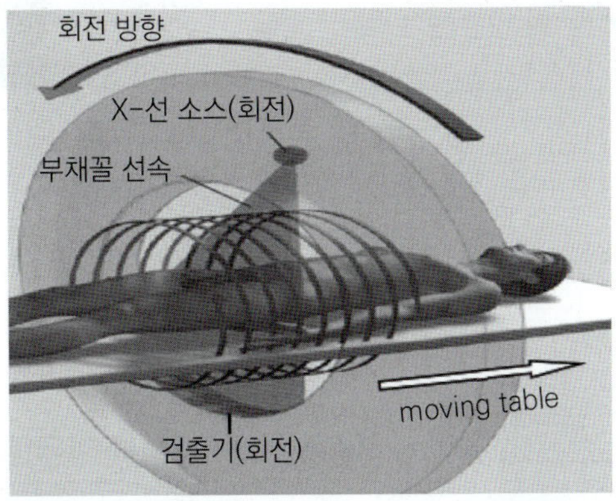

그림 1-7 Helical scanning geometry

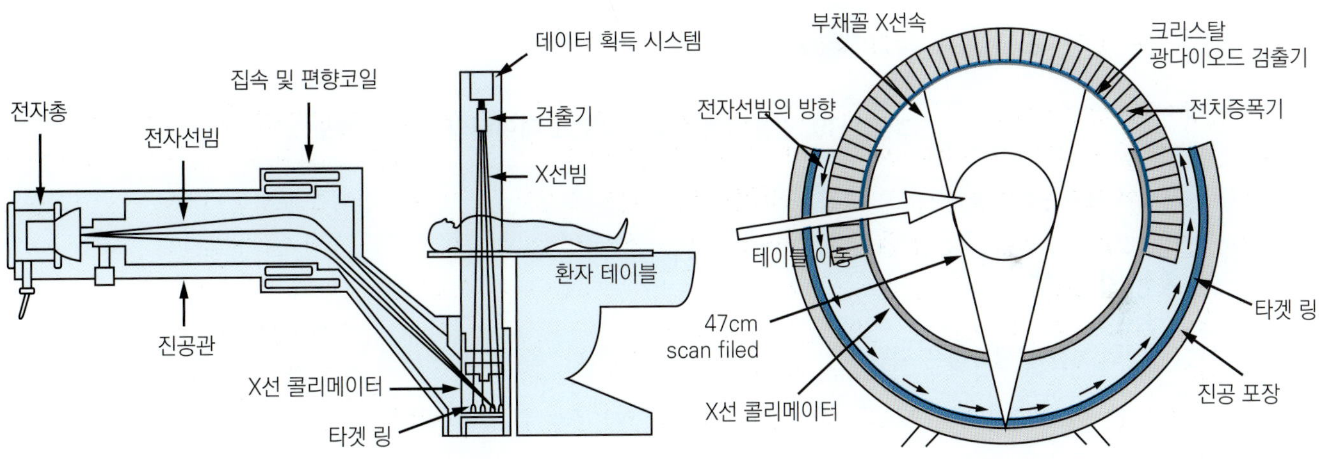

(a) Scanner의 종축 방향의 단면도 (b) 갠트리 단면도

그림 1-8 전자선빔 CT의 기본 구조

3. CT의 영상화 단계

CT영상을 얻기 위한 기본적인 과정은 크게 4단계로 구분된다. 이는 X선을 발생시키는 과정, 환자를 투과하고 감약된 X선을 검출 시스템에서 획득하는 과정, 획득된 데이터를 재구성하고 진단에 필요한 영상으로 처리하는 과정, 그리고 이를 모니터로 표시하거나 하드카피하는 과정이다. 그 외에 부수적인 과정으로는 장치에서 얻어진 최초의 형태에서 다른 형태로 변화시키는 후처리(post-processing) 과정이나 영상을 저장하거나 타시스템으로 전송하는 과정이 이루어진다.

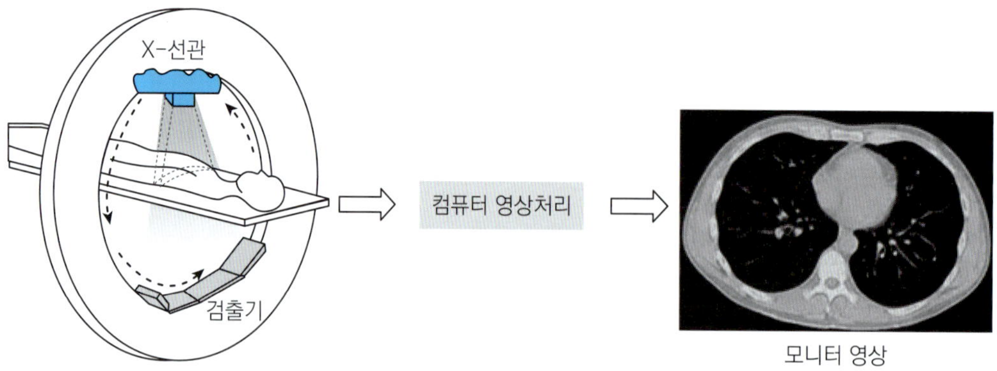

그림 1-9 CT영상화의 기본개념

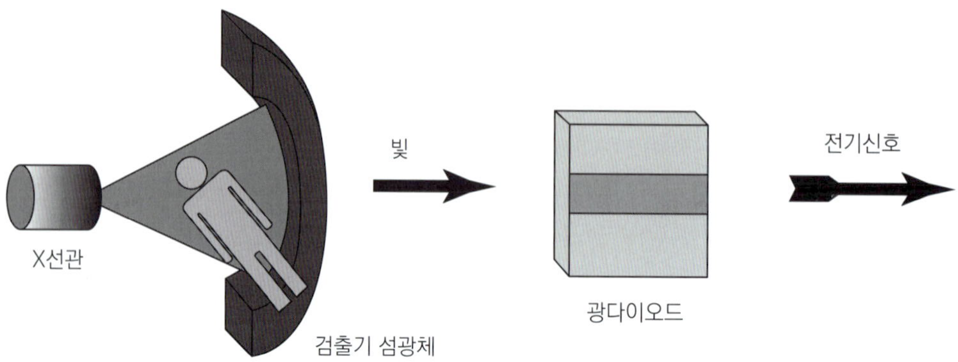

그림 1-10 검출기에서의 아날로그 데이터의 획득 모형도

1) X선의 발생

CT에서의 X선 발생과정은 일반 X선의 발생과정과 동일하다. 즉, 음의 전하를 갖는 필라멘트를 가열하여 열전자를 방출시키면 양의 전하를 가진 회전양극의 저지극(target)에 부딪히며 열과 X선이 발생된다. 이때 전자의 이동속도는 빛의 1/2 정도이다.

2) 감약 데이터의 획득

환자를 투과하고 산란된 후 감약된 X선은 검출기에 검출된다. 대표적인 검출시스템으로는 detector array와 데이터 획득장치(data acquisition system; DAS)이다. 검출시스템의 섬광체는 감약된 X선을 포획하여 빛으로 변환한 후 이를 광다이오드(photodiode)에 보내어 아날로그 형태인 전자신호로 변환시킨다. 이를 증폭시킨 후 아날로그 디지털 변환기(ADC)를 통해 디지털 신호로 변환하여 프로세서로 전송한다.

3) 영상의 처리

영상 프로세서는 DAS에서 전달받은 디지털 신호를 전처리(pre-processing)한 후 영상 재구성과 필터처리(filtering)를 시행한다. 영상 처리는 본질적으로 CT와 관련된 수학적인 원리에 연관된다. 이는 스캔 후 수집된 투과 측정값(measurement data)을 컴퓨터에서 raw data(scan data)로 변환하고 저장한 후 이를 영상으로 재구성하고 모니터에 디스플레이 한다. 이와 같은 데이터를 컴퓨터가 처리하여 영상으로 만들어내는 과정을 4단계로 구분하여 설명하기로 한다.

(1) 영상의 전처리

첫번째 단계는 투과 측정값을 raw data로 변화시키는 영상의 전처리이다. 이 과정에서는 다음 단계인 영상 재구성을 쉽게 하기 위해 필요한 데이터 교정(correction)과 약간의 형태 변화가 일어난다.

(2) 영상 재구성 처리

두번째 단계는 영상의 재구성이다. 이는 투과 측정값을 나타내는 스캔 데이터가 CT number라고 불리며 수치화된 디지털 영상으로 변환되는 과정이다. 투과 측정값이 CT영상으로 변환되는 것은 재구성 알고리즘이라고 불리는 수학적인 과정에 의해 수행된다. 현재 사용되는 재구성 방법으로는 필터보정 역투영법(filtered back projection; FBP)이며 선택적으로 반복 재구성법(iterative reconstruction; IR)이 추가되는 장치도 있다.

(3) Convolution 처리

세번째 단계는 재구성된 영상을 검사의 목적이나 해부학적 특성에 적절한 진단이 가능하도록 필터링하는 convolution 처리 과정이다. 이는 수학적인 디지털 필터를 사용하여 standard, bone, soft tissue 등으로 알고리즘화 한다. 컴퓨터 공학의 발전으로 빠른 속도의 영상처리가 수행되는 MDCT에서는 convolution 처리 과정이 영상 재구성 과정과 거의 동일한 시기에 수행된다. 이로 인해 CT영상이 스캔 즉시 실시간으로 모니터에 표시된다.

(4) 영상의 후처리(부가적 영상처리)

재구성된 디지털 영상은 단기저장을 위해 하드디스크에 보관되며 사용자는 보관되어 있는 데이터를 불러내어 영상을 관찰할 수 있으며 각종 영상 후처리를 시행할 수 있다. 대부분의 CT에서는 영상처리 마지막 단계 또는 재구성된 직후의 영상을 대상으로 선예화하거나 smoothing시키는 부가적인 영상처리 필터를 적용하고 있다. 이는 부가적인 대조도 처리(contrast enhancing) 또는 노이즈 감소처리(denoising)가 주를 이루며, 보조기억장치에서 불러낸(retrieved) 영상을 대상으로도 적용이 가능하다.

4) 영상의 표시

매트릭스는 영상을 나타내는 전체 픽셀수를 정하는 의미하며, 각각의 픽셀은 고유 주소를 갖고 있으며 흡수선량값을 CT number로 기억하고 있다. 또한 각 픽셀이 갖는 CT number를 모니터에 밝고 어두운 정도로 표시한다. CT영상의 표시장치는 LCD 모니터이다. 모니터에서는 영상의 해상능을 증가시키기 위해 약간의 수정이 가해진다. 인간의 눈으로는 약 20단계의 음영만 구별이 가능하다. 그러나 CT영상 획득 시스템에서는 약 4,000개의 다른 Hounsfield 값을 갖지만 영상의 표시(디스플레이)를 목적으로 하는 gray scale 모니터는 256 단계(2^8)의 음영으로 표시한다. 영상의 표시 시스템에는 각각의 gray level에 HU값이 부여되며 이 값은 window width에 의해 결정된다. 즉, 물의 감약계수 값을 0으로 하여 -1,000HU는 공기, +1,000HU는 뼈나 조영제와 같은 감약값이 큰 물질을 나타내며, +2,000에서 +4,000HU는 금속과 같이 감약값이 매우 큰 물질을 나타낸다. 모니터에 나타나는 gray scale은 HU값이 클수록 밝은 음영으로, HU값이 작을수록 어두운 음영으로 표시된다.

그림 1-11은 영상화에 필요한 장치의 구성과 이를 통한 영상 데이터처리(data processing)의 전반적인 흐름이다. 이를 순차적으로 설명하면 다음과 같다.

① 먼저 방사선사는 환자를 테이블에 눕혀 갠트리 안에 위치시키고, 조작대에서 필요한 스캔 파라메터를 설정한다.
② 장치의 소프트웨어는 스캔에 필요한 X선관의 회전속도와 테이블의 이동속도, 샘플링율과 슬라이스 두께 등을 조절한다.
③ X선관이 갠트리 안에 위치한 환자의 주위를 회전하며 각 방향에서 X선을 투과시킨다.
④ 데이터 획득장치(섬광체와 광다이오드 어레이)에서 투과 감약된 데이터를 수집한다.
⑤ 아날로그 신호의 디지털화, 대수화 처리(logarithm), 데이터 증폭처리가 행해진다.
⑥ Reference detector 값의 감산과 bad detector 값의 평균화 처리(normalization) 등의 데이터 전처리를 시행한다.
⑦ 컴퓨터에서 측정데이터를 raw data로 변환시키며, 소프트웨어는 데이터 교정을 시행한다.
⑧ 스캔하는 해부학적 위치와 특성에 따라 수학적인 필터를 사용하여 convolution(알고리즘) 처리를 행한다.
⑨ Back-projector 또는 array processor에서 convolution된 raw data를 image data로 재구성한다.
⑩ Image data를 하드디스크에 일시적으로 저장하고, 필요한 경우 영상 프로세서(image processor)를 통해 즉각적으로 모니터에 전시한다.
⑪ 필요 시 영상을 장기저장 목적의 보조기억매체에 저장하거나 타 시스템에 전송한다.

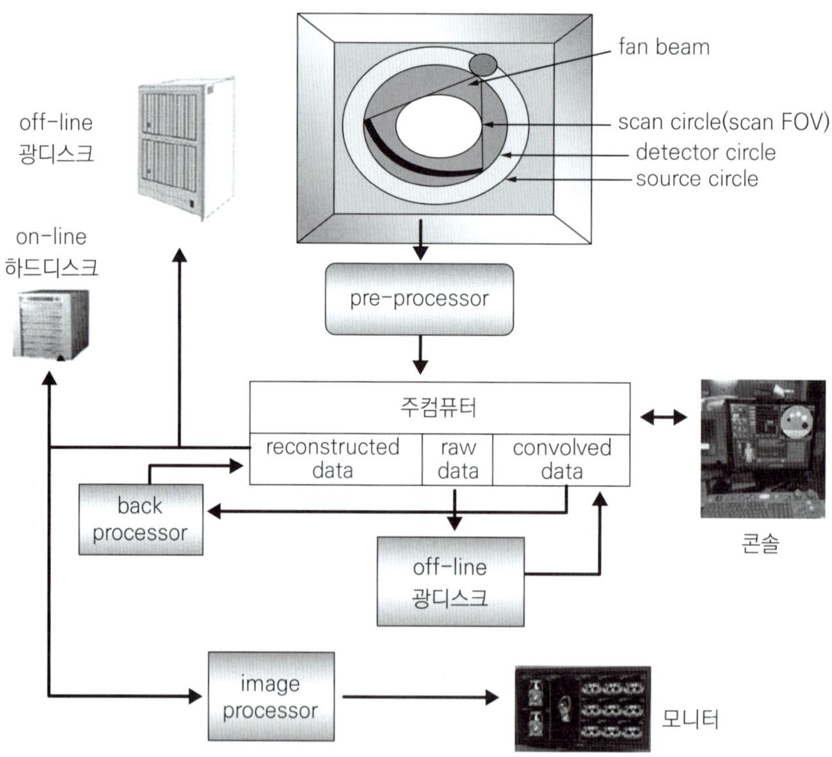

그림 1-11 CT의 기본적인 데이터 흐름도

4. 감약과 CT number

1) X선 감약

감약(attenuation)이란 X선이 물질을 투과하는 과정에서 흡수되거나 산란되어 X선속의 강도가 감소되는 것을 의미한다. 이 과정에서 많은 양의 광자가 흡수되며 나머지는 산란된다. X선의 감약 정도는 X선이 피사체를 투과함에 따른 광자의 변화를 지수 관계로 표시하는 Beer-Lambert의 법칙에 따라 이루어진다. 여기서 X선의 강도는 X선 광자의 수(quantity)와 X선 광자의 에너지(quality)를 곱하여 표시한다.

CT는 X선 투과로 인해 조직에서 이루어진 감약정보를 이용하여 단면영상으로 재구성하는 것이며 이 과정은 매우 복잡하며 고 난이도의 물리와 수학 그리고 컴퓨터 과학을 통해 이루어진다. CT에서의 감약에 영향을 미치는 요소로는 일반X선검사와 마찬가지로 사용된 X선 광자에너지, 조직의 밀도, 조직의 원자번호, 물질의 단위중량당 전자수(electrons/gram) 등이다. CT를 비롯한 X선검사에서는 연부조직의 직경이 4-6cm 증가됨에 따라 2배의 감약이 이루어진다. 그러므로 뚱뚱한 환자의 경우 검사 시 현저한 노출량의 증가가 필요하다.

2) 단색방사선과 다색방사선

방사선은 단색방사선(monochromatic; monoenergetic; homogeneous radiation; 단일에너지 방사선)과 다색방사선(polychromatic; heterogeneous radiation)의 두 종류로 구분되는데 각각의 방사선이 어떻게 감약되는가를 아는 것은 CT를 이해하는 중요한 포인트가 된다.

균일한 선속의 모든 광자는 동일한 에너지를 갖는 반면 불균일한 선속의 광자는 각각 다른 에너지를 갖는다. CT의 개발 당시 Hounsfield는 초기의 연구에서 균일한 선속을 갖는 감마선을 사용했는데 이는 지수 함수적으로 감약을 나타내는 Beer-Lambert의 법칙의 요구를 만족하였기 때문이며, 투과와 관계된 감약은 다음식과 같이 나타낼 수 있다.

$$I = I_0 e^{-\mu x}$$

여기서 I는 투과후의 강도, I_0는 원래 강도, e는 자연대수의 베이스이며, μ는 선감약계수, X는 피사체의 두께(cm)이다. CT에서는 얼마만큼의 감약이 발생하였는가를 의미하는 선감약계수에 관심을 갖는데, 이는 cm^{-1}의 양적인 측정값이다.

그림 1-12(a)는 균일한 방사선의 감약을 나타낸다. 흡수체의 각 부분에서 동일한 양의 감약이 발생되는데 즉, 1cm의 단면에서 광자의 양은 20%씩 감소된다. 1,000개의 광자를 갖는 초기 선속의 강도가 410개의 광자로 감소된 것을 알 수 있다. 그러나 균일한 선속의 감약에서는 선속의 질(에너지)는 변화하지 않는다. 즉, 최초의 에너지가 40keV였다면 투과된 후의 에너지도 40keV이라는 것이다.

균일한 선속을 갖는 단색방사선은 동일한 에너지의 X선 광자들로 구성되어 있으므로 강도의 저하 즉, 감약은 X선 광자수의 감소로 표시한다. 반면에 다양한 에너지의 X선 광자로 구성된 다색방사선의 감약은 단색방사선에 비해 훨씬 복잡하여 단순한 지수곡선을 그리지 않는다. 다색방사선의 선감약계수를 결정하기 위해서는 몇 가지의 가설과 수정을 필요로 한다. 불균일한 선속을 갖는 다색방사선은 kVp에 따라 가장 강력한 X선 광자에너지가 결정된다. 일반적으로 다색방사선의 평균에너지는 최대에너지의 1/2 내지 1/3 정도이다.

그림 1-12(b)에 나타낸 바와 같이 초기에 40keV의 평균에너지를 갖는 1,000개의 광자가 물 팬텀을 투과한 후 57keV의 에너지로 증가되고 288개의 광자로 감소되며, 가장 앞에 위치한 1cm 두께의 물 팬텀에서 광자의 감약이 많으며 순차적으로 적어지는 것을 알 수 있다. 즉, 다색방사선은 동일한 두께의 물질을 통과하면서 X선 광자수가 감소할 뿐 아니라 낮은 에너지의 광자가 흡수되어 투과한 X선속은 높은 에너지의 광자들로 구성되어 투과력이 증가되는 질적인 변화를 일으킨다. 이를 선속경화현상(beam hardening effect)이라 한다.

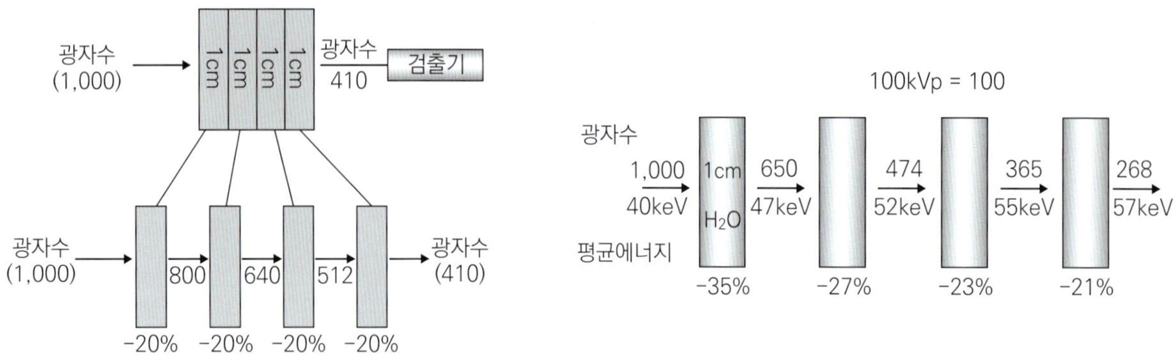

(a) 단색방사선 (b) 다색방사선

그림 1-12 단색방사선과 다색방사선의 감약

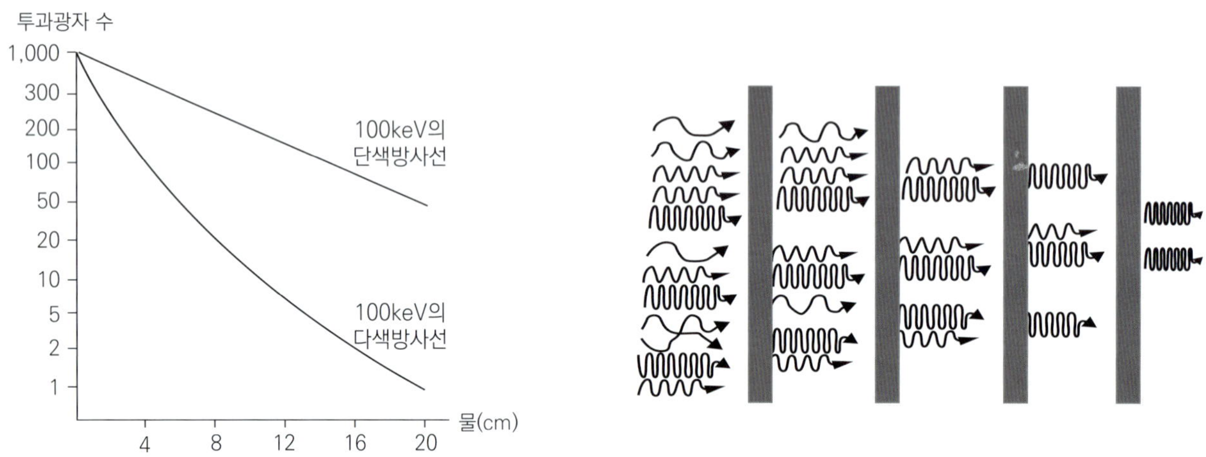

그림 1-13 다색방사선에서의 선속경화현상

공식 $I = I_0 e^{-\mu x}$ 는 균일한 방사선에서 적용되고 비균일 방사선에는 적용되지 않는다. CT는 비균일 방사선을 사용하고 있으므로 이를 위의 공식을 만족할 수 있는 균일한 방사선으로의 근사화가 필요하다.

감약은 흡수와 산란의 결과로 발생되는데 CT에서도 일반X선과 마찬가지로 광전효과(photoelectric effect)에 의해 감약되거나 콤프턴 효과(Compton effect)에 의해 감약 또는 산란된다. 그러므로 총감약은 다음의 식으로 나타낼 수 있다.

$$I = I_0 e^{-(\mu_p+\mu_c)x}$$

여기서 μ_p는 광전효과에 의한 선감약계수이며, μ_c는 콤프턴 효과에 의한 선감약계수를 의미한다. 광전효과는 X선 광자를 모두 흡수하며 주변부의 전자를 방출시킨다.

광전효과는 뼈나 조영제와 같이 원자번호가 높은 물질에서 주로 발생하며 연부조직이나 낮은 원자번호를 갖는 물질에서는 미미한 정도이다. 반면에 콤프턴 효과는 자유전자와 에너지가 적은 산란 광자를 방출시킨다. 콤프턴 효과는 연부조직에서 발생되며 농도의 차이는 콤프턴 상호작용의 차이를 나타내게 한다. 부연하면, 광전효과는 선속의 에너지에 의해 좌우되지만 콤프턴 효과는 에너지의 증가에도 큰 변화가 없다.

결론적으로, X선 영상의 형성은 환자를 투과한 X선 광자가 환자를 투과하는 도중에 감약된 광자에 관한 정보가 어우러져 나타난다. 만약 모든 X선 광자가 환자를 투과하면 영상이 검게 될 것이고, 모든 X선 광자가 감약되면 영상은 희게 될 것이다. 따라서 우리가 매일 보고 있는 영상의 대조도는 인체조직 간의 감약 차이에 따라 결정되는 것이다. CT에서는 이러한 감약값의 분포를 CT number로 표시한다.

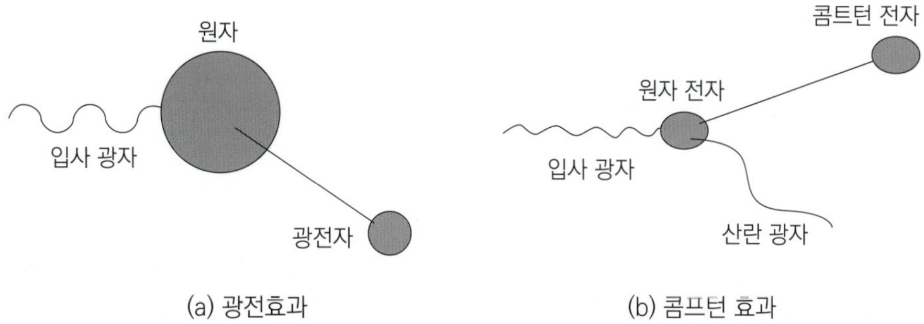

그림 1-14 광전효과와 콤프턴 효과

3) 선감약계수(linear attenuation coefficient)

선감약계수는 일정한 두께의 물질을 투과할 때 흡수 또는 산란되는 X선 광자의 수를 측정한다. 단위는 cm^{-1}이다. 선감약계수는 단색 방사선에서만 적용되며, X선속의 에너지와 물질의 종류에 따라 일정하다. 단색 방사선에서 감약된 광자의 수(N)는 아래의 식으로 나타낸다.

$$N = N_0 e^{-\mu x}$$

여기서 N_0는 입사광자(incident photon)의 수이며, μ는 조직의 선감약계수로 광전효과와 콤프턴 효과에 의한 선흡수계수를 합한 값이다. 그리고 X는 흡수체의 두께(cm)이다.

하지만 방사선이 투과한 인체조직은 감약값이 다른 여러 물질로 구성되어 있으며 다양한 선감약계수를 갖는다. 그러므로 인체조직을 투과한 뒤 얻어지는 실질적인 광자의 수는 다음 식에 의해 결정된다.

$$N = N_0 e^{-(\mu_1+\mu_2+ \cdots +\mu_n)x}$$

표 1-2는 60keV와 73keV에서 여러 인체조직의 선감약계수를 나타낸 것이다. 이 값들은 사용되는 필터에 따라 다소 차이가 있을 수 있다. 물의 선감약계수는 60keV에서 $0.223cm^{-1}$, 73keV에서 $0.19cm^{-1}$, 84keV에서 $0.180cm^{-1}$, 그리고 122keV에서 $0.166cm^{-1}$으로 에너지에 따라 차이를 보인다. 참고로 표에는 나타나 있지 않지만 60keV에서의 백질, 회백질, 혈액 그리고 뇌척수액의 선감약계수는 각각 $0.213cm^{-1}$, $0.212cm^{-1}$, $0.208cm^{-1}$, 그리고 $0.207cm^{-1}$ 이며 뼈도 밀도에 따라 약간 다른 값을 갖는다.

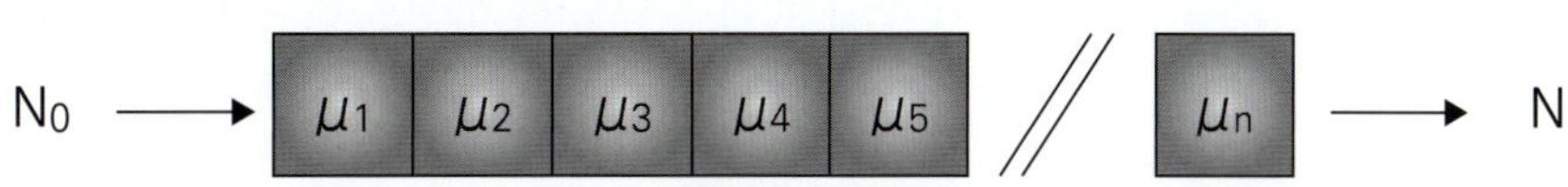

그림 1-15 여러 구성물질의 감약 후 얻어지는 광자의 수

표 1-2 60keV와 73keV에서 인체 여러 조직의 선감약계수

(단위 : cm^{-1})

인체조직	60keV	73keV
뼈	0.612	0.474
물	0.223	0.190
연부조직	0.218	0.200
근육	0.216	0.198
지방	0.189	0.171
공기	0.0003	0.0002

4) 반가층(half value layer; HVL)

반가층은 조사된 X선속의 강도를 1/2로 감소시키는데 필요한 물질의 두께를 의미한다. 반가층은 X선의 질을 나타내는 지표로 사용되며, 위의 식에서 N= N_0/2일 때의 x를 구함으로써 얻을 수 있다. 표 1-3은 캐논 메디컬의 Aquilion64에서 웨지 필터(wedge filter)에 따른 각 관전압에서의 반가층을 예로 든 것이다.

$N_0/2 = N_0\, e^{-\mu x}$ $1/2 = e^{-\mu x}$ $\log 1/2 = -\mu x$ $\log(1/2) = -\mu x$ $x = -0.693/\mu$

표 1-3 64MDCT의 반가층(캐논 메디컬의 Aquilion64)

Wedge filter	80kVp	100kVp	120kVp	135kVp
Crescent 500mm	3.4mmAl	4.2mmAl	5.2mmAl	6.0mmAl
Crescent 320mm	4.2mmAl	5.2mmAl	6.2mmAl	7.0mmAl
Dose reduction(DR) 500mm	6.4mmAl	7.8mmAl	8.8mmAl	9.6mmAl

5) 질량감약계수

선감약계수는 물질의 물리적 상태에 따라(예를 들면 물, 얼음, 수증기 등) 일정하지 않은데 비해, 질량감약계수(mass attenuation coefficient)란 선감약계수를 물질의 밀도로 나눈 것(μ/p)으로, 물리적 상태에 관계없이 일정한 값을 가지도록 한 것이다. 단위는 cm^2/g이다.

표 1-4 물과 얼음, 수증기의 선감약계수와 질량감약계수

	선감약계수(cm^{-1})	질량감약계수(cm^2/g)	밀도(g/cm^3)	1g/cm^2의 두께
물	0.214	0.214	1	1cm
얼음	0.196	0.214	0.917	1.09cm
수증기	0.000128	0.214	0.00598	1,670cm

6) CT number

CT number는 영상 복셀의 평균 감약계수를 표현하며, 영상에서의 각 픽셀은 수치인 CT number로 할당된다. CT number는 슬라이스를 이루는 조직들의 선감약계수와 연관되며, 여러 생체 조직의 상대적인 선감약계수를 물을 기준으로 하여 나타낸 수치로서 다음의 식으로 표시한다.

$$\text{CT number} = K\frac{(\mu_t-\mu_w)}{\mu_w}$$

여기서 μ_t는 조직의 감약계수, μ_w는 물의 선감약계수, K는 확대정수(contrast factor 또는 scaling factor)이다. 모든 CT장치에서는 1,000의 값을 가지며 확대정수가 1,000인 장치에서의 CT number 값을 Hounsfield number라고 부른다. Hounsfield scale은 선흡수계수를 정밀하게 표현하는데 이는 CT number당 0.1%의 contrast scale을 나타낸다.

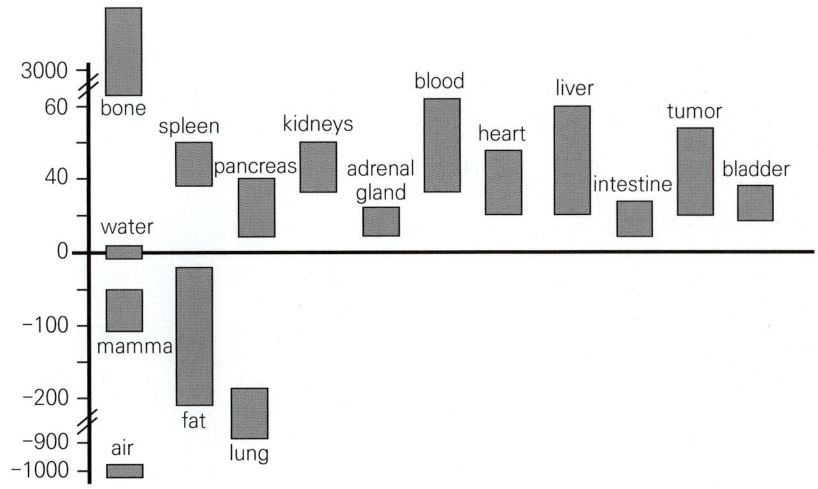

그림 1-16 인체 조직의 CT값의 분포

그림 1-16은 인체 각 조직의 CT number와 Hounsfield scale의 분포를 보여준다. Gray values는 CT값에 연관되어 나타내며 window setting(width와 level)에 의해 좌우된다. 그리고 CT값은 조직 농도값(tissue density)을 의미하며, Hounsfield units(HU)로 주어진다.

1981년 Zatz의 연구에 의하면, CT number는 27cm의 물을 투과한 230kVp의 유효에너지인 73keV를 기초로 계산되었으며, 73keV에서 물의 선감약계수는 $0.19cm^{-1}$이며 CT number는 이 값을 사용하여 계산되었다.

예를 들면, 뼈의 선감약계수가 $0.38cm^{-1}$이고 CT장치의 확대상수가 1,000이면 물과 뼈의 CT number는 다음과 같이 계산된다.

$$CT_{bone} = K\frac{(\mu_{bone}-\mu_{water})}{\mu_{water}} = \frac{1,000(0.38-0.19)}{0.19} = 1,000$$

$$CT_{water} = K\frac{1,000(0.19-0.19)}{0.19} = 0$$

표 1-5 인체 각 조직 및 기관의 Hounsfield 값(GE사)

조직	CT number(HU)	조직	CT number(HU)
뼈(피질)	250 이상	림프절	45±10
뼈(수질)	130±100	췌장	40±10
갑상선	70±10	신장	30±10
간	50±10	지방	-100±10
근육	45±5	혈액	40±10
비장	45±5	응고된 혈액	80±10

그림 1-17은 CT number와 gray scale의 관계를 나타낸 것으로 상부의 +1,000은 흰색, 하부의 -1,000은 검은색으로 나타나며 그 사이의 모든 값들은 여러 가지 음영의 단계(shade of gray)를 나타낸다.

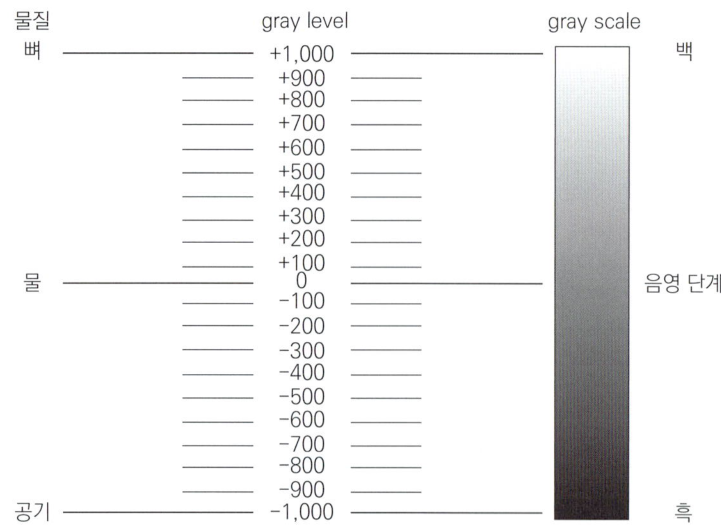

그림 1-17 Hounsfield scale에서의 CT number와 gray scale의 관계

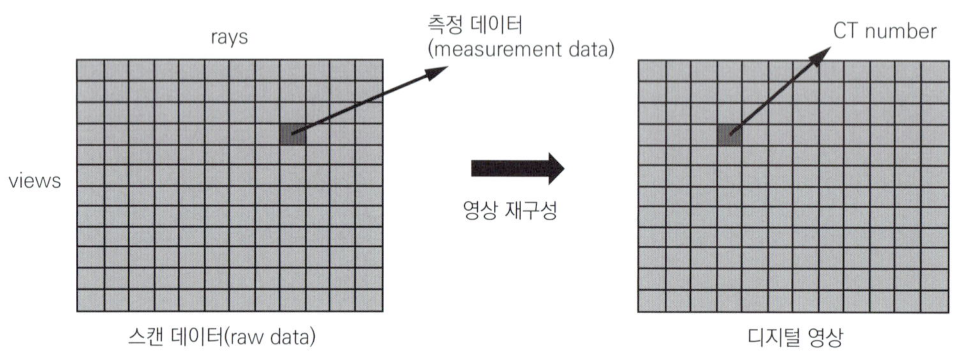

그림 1-18 스캔 데이터가 영상 재구성 과정을 통해 CT number로 구성된 디지털 영상으로의 변환

그림 1-18은 스캔 데이터(raw data)를 영상 데이터(image data)로 변환시키는 것을 보여준다. 이는 인체를 투과한 후 감약된 측정 데이터(measurement data)를 CT number라고 불리는 디지털 수치로 변환시키는 과정이다. 하나의 view는 수백 개의 ray로 이루어진다.

MDCT에서는 기존의 CT에서 사용되던 -1,024HU에서 +3,071HU 범위의 일반적인 CT number를 -10,240HU에서 +30,710HU로 확장시킨 extended CT scale을 사용한다. Extended CT scale의 경우 높은 감약계수를 갖는 금속물질이나 금속 보철물의 구분을 용이하게 한다. 그림 1-19에 보이는 대퇴골두의 금속 보철물의 CT number는 6,374HU이다. 이런 경우 extended CT scale을 사용하고 넓은 width와 높은 level의 윈도우 설정은 뼈와 금속물질의 구분을 가능케 한다.

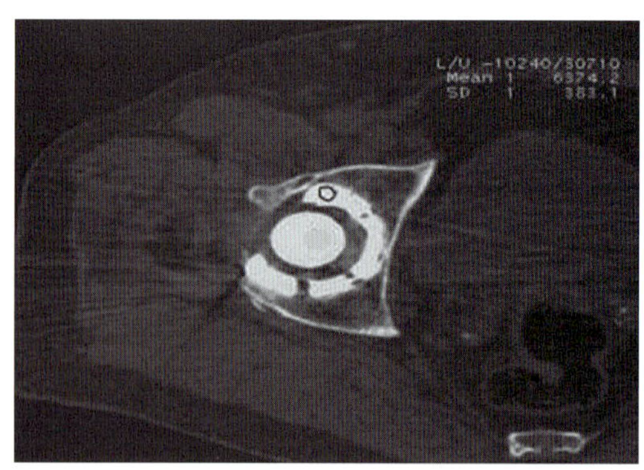

그림 1-19 Extended CT scale을 적용한 대퇴골두의 CT영상

5. 영상 데이터 획득 방식

데이터 획득(data acquisition)은 스캔으로 X선이 환자를 투과하여 감약된 데이터를 검출하는 과정부터 CT영상을 얻어내기 까지의 체계적인 정보의 수집을 의미한다. CT에서의 데이터 획득 방법은 크게 슬라이스 단위(slice by slice)의 획득과 체적 데이터(volumetric data)의 획득으로 구분되며 실제 환자의 검사에서는 CT장치의 특성에 따라 이를 응용한 방법들이 다양하게 사용되고 있다.

1) 고식적 스캔(conventional scan; sequential scan)

고식적인 CT장치에서 주로 사용하는 슬라이스 단위의 데이터 획득의 대표적인 방법이다. Axial scan 또는 step and shoot scan이라고도 한다. 환자 테이블이 고정되어 있는 상태에서 X선관이 환자 주위를 회전하면서 하나의 단면 데이터를 획득한다. 하나의 스캔이 끝나면 X선관의 회전이 멈춰지고 환자테이블의 위치가 이동된 후 다음 스캔이 이루어진다. 이러한 과정의 연속을 통해 한번 노출에 한 스캔씩 모든 스캔 부위가 완료될 때까지 계속적인 데이터 획득을 시행한다.

2) Cluster scan

슬라이스 스캔을 여러 개씩 묶어 그룹화한 스캔이다. 그림 1-20(b)에 나타낸 바와 같이 전체 부위를 몇 개의 그룹으로 나누어 그룹 사이에 환자가 호흡을 할 수 있도록 inter-group delay(IGD)를 설정한다. 보통 IGD는 10-15초 정도가 적절하다.

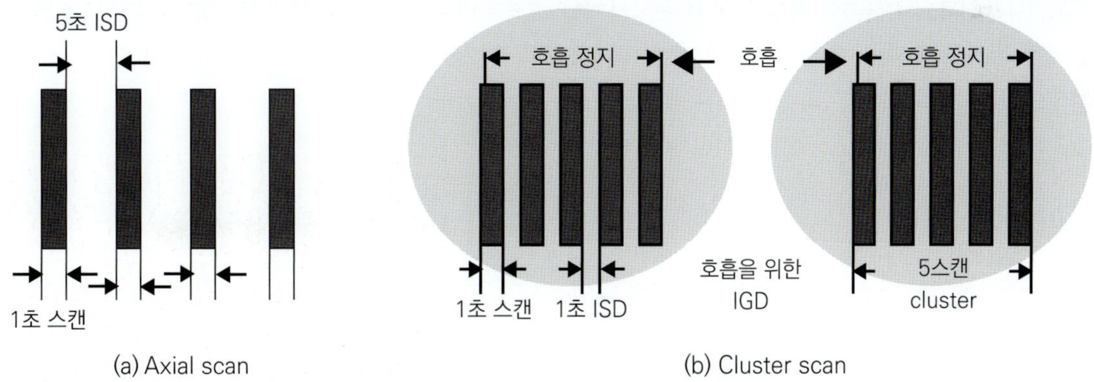

그림 1-20 슬라이스 단위의 데이터 획득

3) 볼륨 스캔(volumetric scan)

이는 나선형 스캔을 통한 데이터 획득 방법이며 연속적인 helical(또는 spiral) 스캔을 통해 연속적인 데이터를 얻는다. 연속적인 볼륨 데이터의 획득으로 인해 슬라이스 단위의 획득방법과는 달리 원하는 임의의 위치에서 데이터 획득이 가능하다. 실제 임상에서는 single helical, multiple helical, helical with axial scan 등이 응용되어 사용된다.

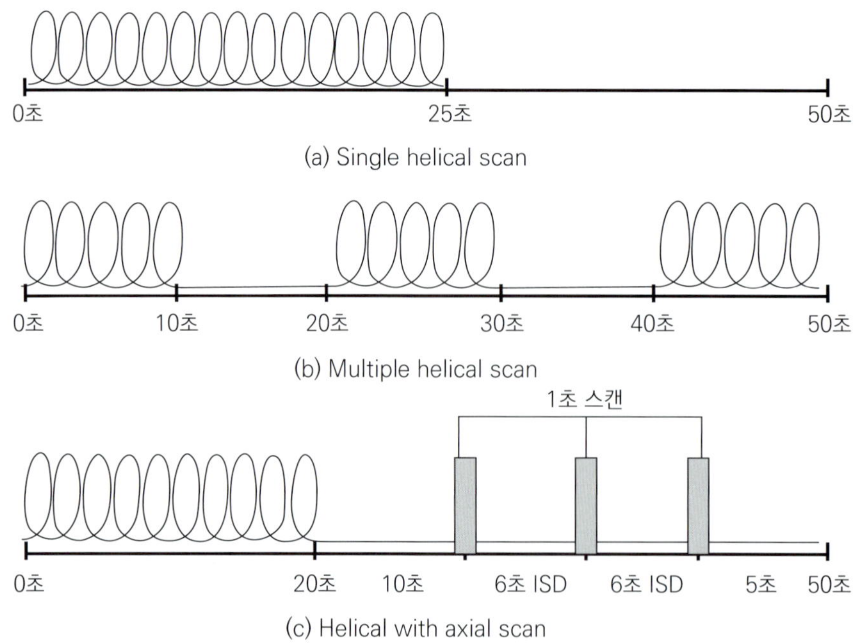

그림 1-21 나선형 스캔에 의한 볼륨 데이터의 획득

4) Cine scan

동일한 위치에서 임의의 시간 간격을 두고 연속 스캔하는 방법으로 stationary dynamic scan이라고도 불린다. Liver dynamic CT 또는 CT혈관조영검사(CT angiography)에서 원하는 해부학적 부위에 최고의 조영증강을 얻기 위한 지연 시간(delay time)의 설정을 목적으로 하거나 조영제의 급속주입 후 조직이나 병변의 조영증강 상태를 관찰하기 위해 주로 사용된다. Cine scan에 의한 데이터 획득은 220° 정도 스캔(partial scan 또는 half scan)한 부분적인 데이터 값을 취한다.

5) Dynamic scan

최근 MDCT에서는 dynamic scan의 적용이 거의 없어졌지만, 기존의 고식적 CT장치에서는 fast scan의 대표적인 적용이 dynamic scan이었다.

Dynamic scan에는 두 가지로 구분된다. 앞에서 언급한 cine scan과 동일한 개념으로 사용되는 동일한 레벨에서 임의의 시간 간격을 갖고 연속적으로 스캔을 시행하는 single level dynamic scan이 있다. 이는 테이블이 움직이지 않는 상태에서 혈관조영제를 소량 주입하며 스캔을 시행하며 stationary dynamic scan이라고도 명명된다. 이의 주된 적용분야는 혈관계의 순환 분석, 가성혈관과 진성혈관의 구별이나 동맥류 진단을 위한 CT혈관조영검사, 시간차에 따른 종양의 특성 진단 등에 이용된다.

다른 하나는 incremental dynamic scan이다. 이는 소량의 혈관조영제가 주입되고 테이블이 움직이는 상태에서 스캔하여 여러 레벨의 횡단면 영상을 얻는다. 이 방법은 작은 종양의 감지, 혈관과 종양과의 관계파악에 유용하다.

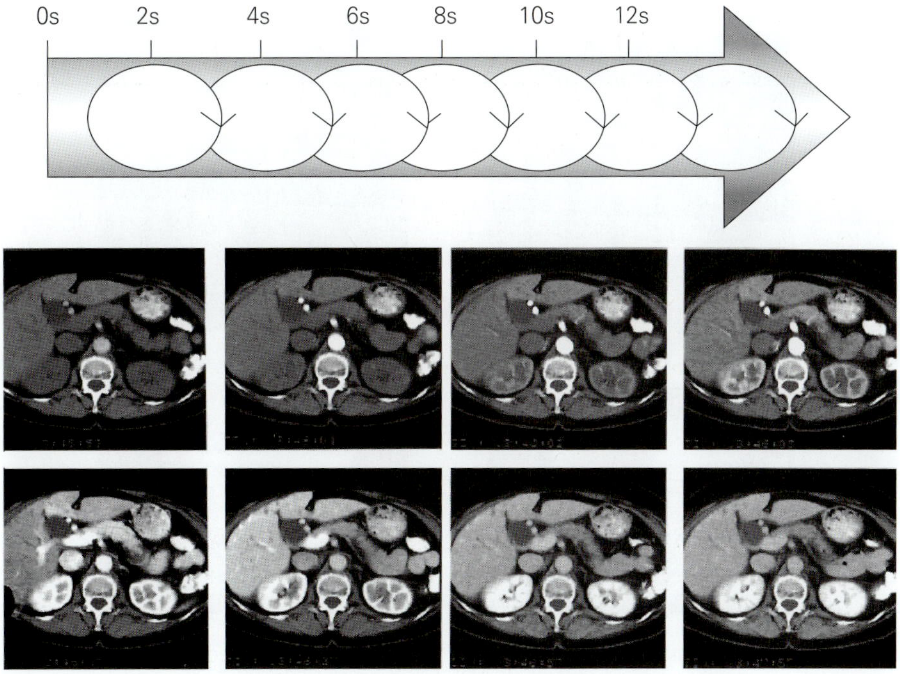

그림 1-22 Cine scan으로 얻은 복부CT 영상들

6) Normal scan, partial scan, over scan

Normal scan은 X선관의 360° 회전을 통해 하나의 영상을 획득하는 일반적인 스캔 모드이며 대부분의 MDCT 검사에서 채택되고 있다. Partial scan은 half scan이라고도 불리며 약 225°의 회전으로 하나의 영상을 획득하는 스캔 모드이다. 이는 빠르게 움직이는 장기의 영상화나 dynamic scan(cardiac CT), 그리고 신속한 영상 재구성이 요구되는 auto bolus tracking 기법의 적용 시 사용된다. 반면에 over scan은 약 500°의 회전으로 하나의 영상을 획득하는 스캔 모드이다. 이는 신호대잡음비(signal to noise ratio; SNR)이 증가되고 대조도분해능이 향상되는 장점이 있으나 유효 슬라이스 두께가 약간 증가된다.

7) Contiguous scan, overlapped scan, gapped scan

Contiguous scan은 일반적인 CT검사에서 가장 많이 사용되는 스캔 방법으로 슬라이스 두께와 간격을 동일하게 설정하여 각 단면이 중복되거나 단면 사이에 갭이 발생하지 않는 방법이다. Overlapped scan은 슬라이스 두께를 슬라이스 간격보다 크게 설정하여 각 단면이 중복되게 하는 것이며, non-MDCT에서 multi-planar reformation이나 3차원 영상 재구성에서 화질 향상을 위해 시행되기도 한다. 이와는 반대로 슬라이스 두께를 슬라이스 간격 보다 작게 설정하여 스캔하는 것을 gapped scan이라 한다.

그림 1-23은 2.5×2.5mm의 contiguous scan과 2.5×1.25mm의 overlapped scan의 영상품질을 비교한 것이다. Overlapped scan 영상은 stair-step artifact를 감소시키고 오른쪽 상부 두덩뼈가지(pubic ramus)의 골절(화살표 머리)을 선명히 나타낸다.

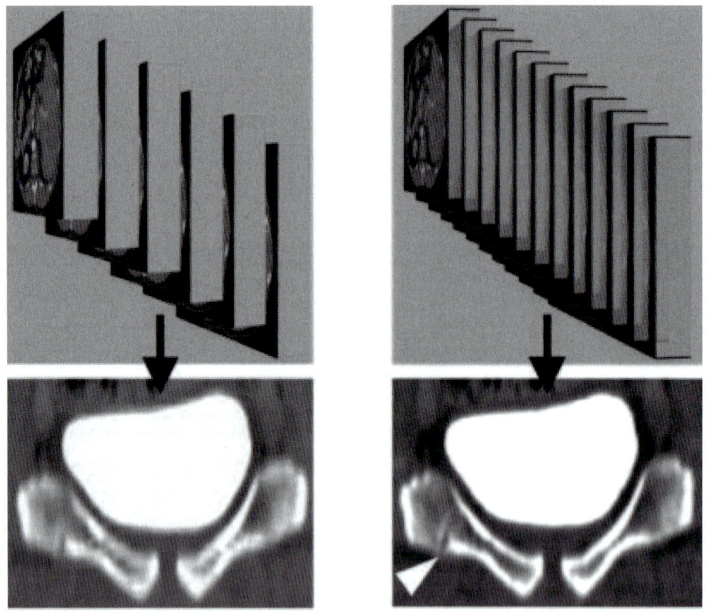

(a) Contiguous scan (b) Overlapped scan

그림 1-23 Contiguous scan과 overlapped scan

6. 슬라이스 두께와 간격, 선속 콜리메이션(beam collimation)

X선이 콜리메이터를 통과하여 투과된 피사체의 횡단면 층이 슬라이스이다. CT영상은 인체의 횡단면을 칼로 자르듯이 하여 영상을 만드는 것이 아니라 어느 정도의 두께를 갖고서 영상을 재구성한다. 그림 1-24의 (a)는 슬라이스의 개념을, (b)는 X선관측 콜리메이션 후의 슬라이스 프로필과 검출기측 콜리메이션 후의 슬라이스 프로필을 비교한 개념도이다. 장치에 따라 다르지만 보통 최저 0.5mm에서 최대 10mm의 슬라이스 두께를 선택하여 스캔 할 수 있다.

Non-MDCT에서의 슬라이스 두께는 콜리메이션에 의해 결정되는 반면 MDCT에서는 beam collimation(BC), 검출소자의 조합(detector configuration 선택, 이는 DAS control board에서 조절됨) 그리고 재구성 알고리즘에 의해 결정된다. 더욱 자세히 말하면, MDCT의 고식적 스캔 모드에서는 beam collimation과 detector configuration의 선택에 의해서, helical 스캔 모드에서는 이들 외에도 재구성 알고리즘이 추가적으로 포함되어 슬라이스 두께가 결정된다.

참고로 GE 및 필립스의 64MDCT의 예를 들면, beam collimation은 large BC과 small BC으로 구분되어 있으며 large BC는 40mm, small BC는 20mm이다.

슬라이스 간격(increment)은 space 또는 interval이라고 하며 한 슬라이스의 중앙에서 다음 슬라이스의 중앙까지의 거리를 의미한다. 슬라이스 간격은 1mm에서 수 십 mm까지 선택할 수 있다.

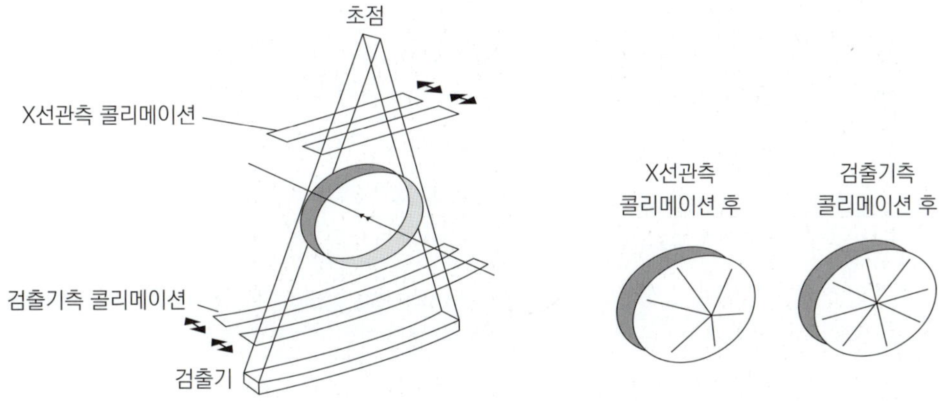

(a) 슬라이스의 개념　(b) 슬라이스 프로필의 비교

그림 1-24 슬라이스의 개념과 X선관측 콜리메이션과 검출기측 콜리메이션 후의 슬라이스 프로필 비교

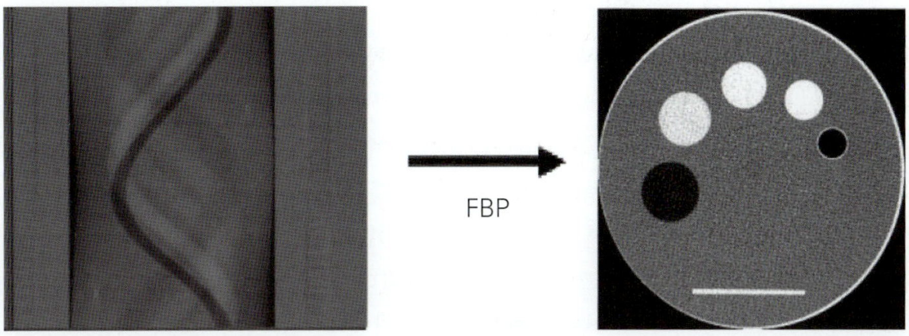

(a) Raw data(sinogram)　(b) Image data

그림 1-25 Raw data와 image data

7. Scan data와 image data

스캔 데이터는 raw data라고도 불리며, 환자를 여러 각도에서 투과하여 검출기에 포획된 감약 데이터들(measurement data)을 각 각도에 따라 쌓아 놓는 데이터(2차원의 여현 곡선 데이터로 sinogram이라고도 부름)이다. 이는 보통 영상의 전처리가 끝나고 역투영이나 convolution 처리가 되지 않은 상태의 데이터를 일컫기도 한다. 반면에 image data는 우리가 눈으로 볼 수 있는 공간 영역의 데이터이며 영상 재구성 처리 후 CT number로 표현된 데이터이다.

그림 1-25는 필터보정 역투영법(FBP)이 시행되기 전의 raw data(sinogram)와 재구성 후의 image data를 나타낸 것이다. 896개의 채널과 900개의 view를 갖는 CT를 예로 들면, raw data의 크기는 약 2MB의 데이터량을 가지며(896×900view×2byte), image data의 데이터량은 약 0.5MB가 된다(512×512×2byte).

8. 픽셀, 복셀, 매트릭스, ROI

CT영상은 256×256, 320×320, 512×512와 같이 가로열과 세로열의 2차원적으로 정렬된 픽셀(pixel)의 배열을 의미하는 매트릭스(matrix)로 구성된다.

픽셀이란 picture element 로서 영상을 구성하는 최소 단위이며, 각 픽셀은 해부학적인 한 조각을 표현한다. 그러므로 픽셀의 크기가 작을수록 작은 크기를 갖는 조직의 해부학적 표현이 우수하다. 픽셀은 영상 모니터에서 gray scale의 한 점으로 표시되며, 256×256 매트릭스인 경우 이는 총 65,536개의 픽셀의 배열을 의미한다. 픽셀의 크기(pixel size)는 다음의 식과 같이 매트릭스의 크기와 FOV 로부터 계산될 수 있다.

$$\text{픽셀크기} = \frac{\text{scan FOV}}{\text{매트릭스 크기} \times \text{zoom factor}} = \frac{\text{display FOV}}{\text{매트릭스 크기}}$$

예를 들어, 512×512 매트릭스를 사용하여 스캔한 복부 CT영상의 display field of view(DFOV)가 32cm인 경우 픽셀 크기는 32×10mm/512= 0.625mm가 된다. 픽셀의 크기는 일반적인 CT장치에서 0.3-5.0mm의 범위를 갖는다.

스캔된 슬라이스는 복셀(voxel)이라고 불리는 체적 요소(volume element)로 분리되며, 횡과 종 방향 외에 두께를 의미하는 깊이의 차원을 가진다. 또한 픽셀은 체적요소인 복셀로 변형되며, 각 복셀을 투과한 방사선 정보는 컴퓨터 처리를 통해 각 픽셀에 대한 CT number로 계산되어 영상으로 표현된다. 복셀의 크기는 단면 두께뿐만 아니라 매트릭스의 크기와 FOV에 의해서도 결정된다.

가로열과 세로열의 2차원적으로 정렬된 픽셀의 배열을 의미하는 매트릭스(matrix)의 크기는 256×256, 512×512, 1,024×1,024 등이 있다. 스캔 시 방사선사에 의해 선택 가능하다. 하지만 대부분의 CT에서는 512×512 매트릭스를 주로 사용하고 있다. 일정한 field of view(FOV)에서 매트릭스 크기를 증가시키면 픽셀의 크기는 작아져 영상 단위의 크기가 작아지므로 영상의 해상능이 증가되는 효과를 준다.

영상의 매트릭스 크기는 픽셀의 수와 직접적으로 연관된다. FOV가 일정한 상태에서 매트릭스 크기를 증가시키면 각 픽셀의 크기는 작아지고 영상의 디테일(공간분해능)은 향상된다. 그러나 여기서 명심해야 할 것은 공간분해능이 실제로는 3차원적인 개념이라는 것이다. 그러므로 매트릭스 크기에 의해 횡단면 축의 해상능이 결정되지만 진정한 영상의 디테일은 볼륨 개념인 총 복셀의 함수이므로 슬라이스 두께에 직접적으로 영향을 받는다는 점이다.

CT검사 시 높은 매트릭스 크기를 사용하면 컴퓨터에서 처리되는 데이터의 양이 많아진다. 즉, 512×512 매트릭스에서 1,024×1,024 매트릭스로의 변화는 한 영상당 픽셀수가 262,144개에서 1,048,576개로 증가된다.

MDCT를 이용한 일반적인 CT검사에서 영상수가 수백 개로 증가된 현실을 고려할 때 1,024×1,024 매트릭스의 사용은 영상 재구성 시간과 데이터 전송속도 및 저장에 부정적인 영향을 끼칠 수 있다. 그러므로 매트릭스의 선택은 재구성 알고리즘과 영상의 디테일과 매칭시켜 선택하는 것이 권고된다.

ROI는 region of interest의 약자로 계측 등을 목적으로 영상에 설정되는 2차원의 영역을 의미한다. 원형, 타원형, 사각형, trace를 통해 구성할 수 있으며 ROI 설정을 통해 CT number나 노이즈의 측정이 가능하다.

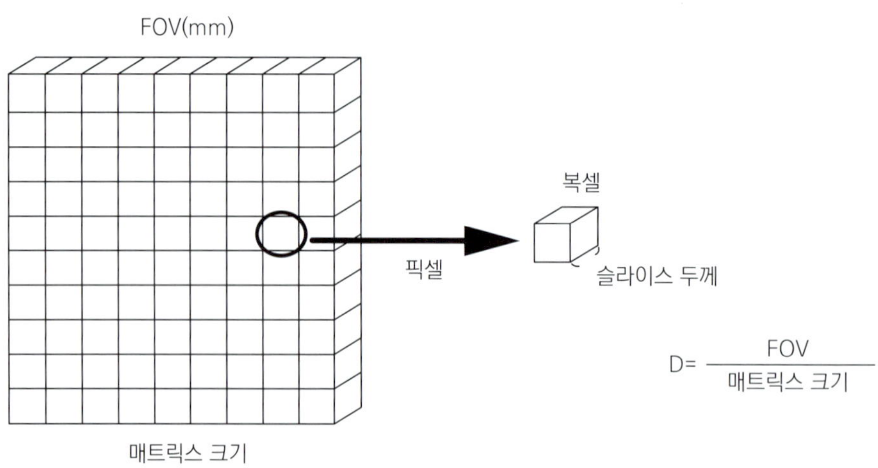

그림 1-26 픽셀과 복셀의 개념

9. 영상의 표시와 windowing

1) Gray level

Gray level이란 디지털화 되어진 각 픽셀이 갖는 흑백의 명암 값을 의미한다. 두 개의 gray level을 갖는 영상은 단지 흑색과 백색으로 나타내어진다. CT장치에서 어떤 조직의 Hounsfield 값이 높으면 밝게 나타나고 Hounsfield 값이 낮으면 어둡게 나타난다.

2) Gray scale

Gray scale이란 흑백의 명암도(gray level)를 통해 얻어내는 단계적인 회색을 의미하며 gray scale image는 gray level로 이루어진 영상이다. 각 픽셀의 gray scale값의 범위는 비트 수(bit depth)로 표현되며, CT영상은 단위 픽셀당 비트 수에 의해 특성화된다.

일반적인 CT에서의 gray scale은 12비트에 해당되는 4,096 단계(-1,024에서 3,071)를 가진다. 하지만 이를 표시해내는 시스템인 모니터나 laser imager의 경우 이를 축소하여 8비트에 해당되는 256 단계(0-255)로 나타낸다.

3) Window width & level

(1) 정의

CT영상은 기본적으로 물과 뼈 그리고 공기를 표준으로 하여 설정된 픽셀의 상대적인 선감약계수인 CT number를 사용하여 흑백의 여러 단계를 나타낸다. Window width란 흑백의 여러 단계인 gray scale로 표현할 수 있는 CT numbers의 범위이며, window level은 gray scale의 중앙값이다. Window level이 낮으면 X선 흡수가 낮은 공기나 지방에 가까운 것을 잘 표시하며, 반대로 window level이 높으면 뼈와 같이 X선 흡수가 높은 물질을 잘 표시한다.

디스플레이된 CT영상의 window width와 level을 조절함으로써 영상의 대조도를 변화시킬 수 있으며, 보통 조작대의 모니터 하부에 위치되어 있는 track ball이나 조절 손잡이에 의해 조절된다. 만약 관찰자가 모니터에서 영상을 2,000의 window width와 0의 level로 설정하였다면 영상의 전체적인 gray scale을 관찰할 수 있으나 연부조직의 작은 감약 차이는 관찰하기가 어려워진다. 왜냐하면 인간의 시각능력은 단지 40단계 이상은 구별할 수 없기 때문이다. 이러한 이유에서 관심부위의 windowing이 필요한 것이다.

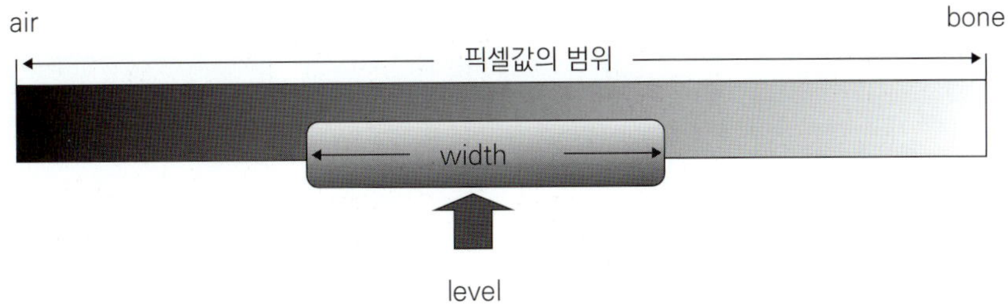

그림 1-27 Window width와 level의 개념

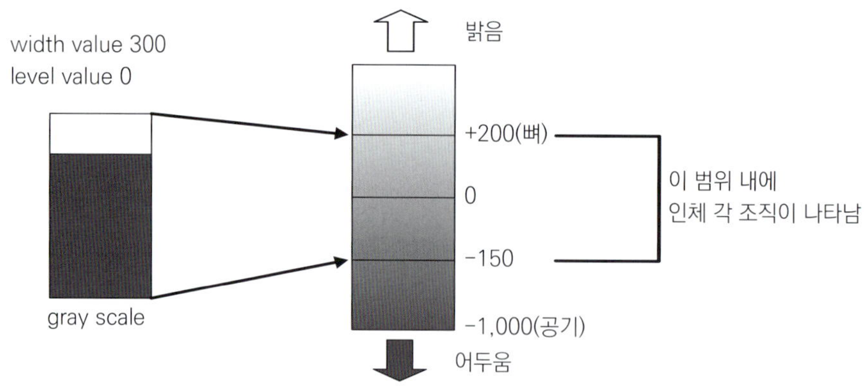

그림 1-28 Window width와 level 값의 표시

예를 들어 복부 CT영상을 window width를 +300, window level을 0으로 설정하였다면 영상에 나타나는 HU의 범위는 -150에서 +150이다. 그러므로 흡수값이 -150 보다 낮은 물질은 검게 나타나고, 흡수값이 +150 보다 높은 물질은 밝게 나타나며 -149에서 +149 사이의 HU를 갖는 물질들은 흑과 백 사이의 레벨로 표시된다.

(2) Windowing이 영상에 미치는 영향

Window width는 영상의 대조도에 직접적인 영향을 미친다. Width를 넓게 설정하면(높이면) 표시되는 농도 범위(gray scale)가 커지며 영상의 대조도가 나빠진다. 그리고 해상도가 저하되며 적은 흡수차이를 나타내는 조직의 식별능이 저하된다. 이와 반대로 width를 좁게 설정하면(낮추면) 표시되는 농도 범위가 작아져 영상의 대조도가 좋아진다. 또한 적은 흡수차이를 나타내는 조직의 식별능이 향상된다.

Window level은 선감약계수, 흡수값, 농도와 직접적인 관련이 있다. 즉, 공기와 같이 선감약계수가 적은 조직을 관찰하고자 할 때는 window level을 낮게 설정하고, bone과 같은 선감약계수가 큰 조직(X선 흡수가 높은 물질)을 관찰하고자 할 때는 level을 높게 설정한다.

그림 1-29의 (a)는 level을 동일하게 설정한 상태에서 width를 200(좌)과 400(우)으로 차이를 둔 복부 CT영상이며, 그리고 (b)는 width를 동일하게 설정한 상태에서 level을 -100(좌상), +50(우상), +300(하)으로 차이를 둔 것이다.

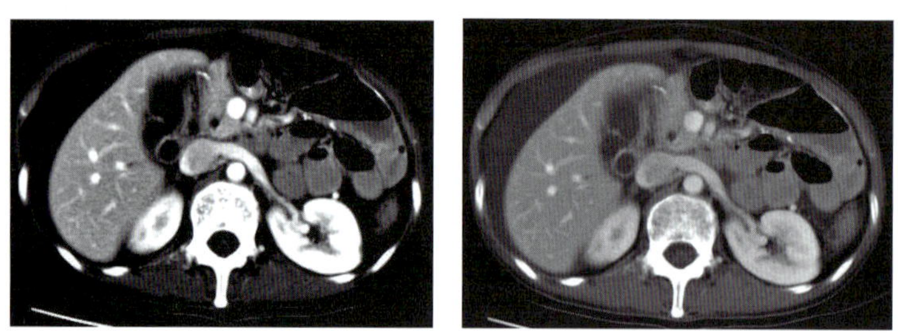

(a) Window width의 변화(좌: narrow window, 우: broad window)

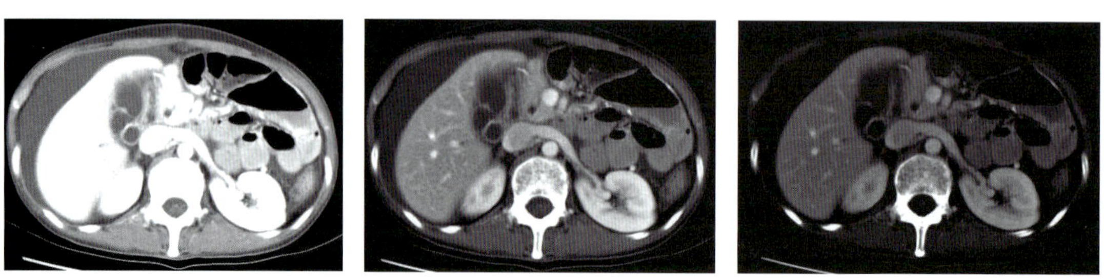

(b) Window level의 변화

그림 1-29 Window width와 level 변화에 따른 복부 CT영상의 변화

(3) Window setting(window width/level)

Window setting은 먼저 주된 관심으로 보고자 하는 물질에 맞추어 window level을 설정한 후 window width를 설정하는 방법이 권고된다. 그러나 선감약계수가 특히 작거나 큰 물질 (공기 또는 뼈)을 관찰하고자 하는 경우에는 window level을 선택한 후 적정한 농도를 얻기 위해 window width를 넓게 설정한다. CT장치의 특성과 조영증강 정도 그리고 관찰자의 주관에 따라 차이는 있지만 영상의 정밀한 관찰을 위해 임상에서 일반적으로 사용되는 window setting은 표 1-6과 같다.

표 1-6 대표적인 CT영상의 window setting

	Window width(HU)	Window level (HU)
Brain setting	80 ~ 100	0 ~ 30
Abdominal soft tissue setting	300 ~ 400	0 ~ 40
Liver narrow setting	70 ~ 100	50 ~ 80
Mediastinal (thoracic; pleural) setting	400 ~ 500	0 ~ 100
Lung setting	1000 ~ 1500	-500 ~ -1000
Bone setting	1000 ~ 1500	200 ~ 300
Temporal bone setting	2000 ~ 4000	300 ~ 400

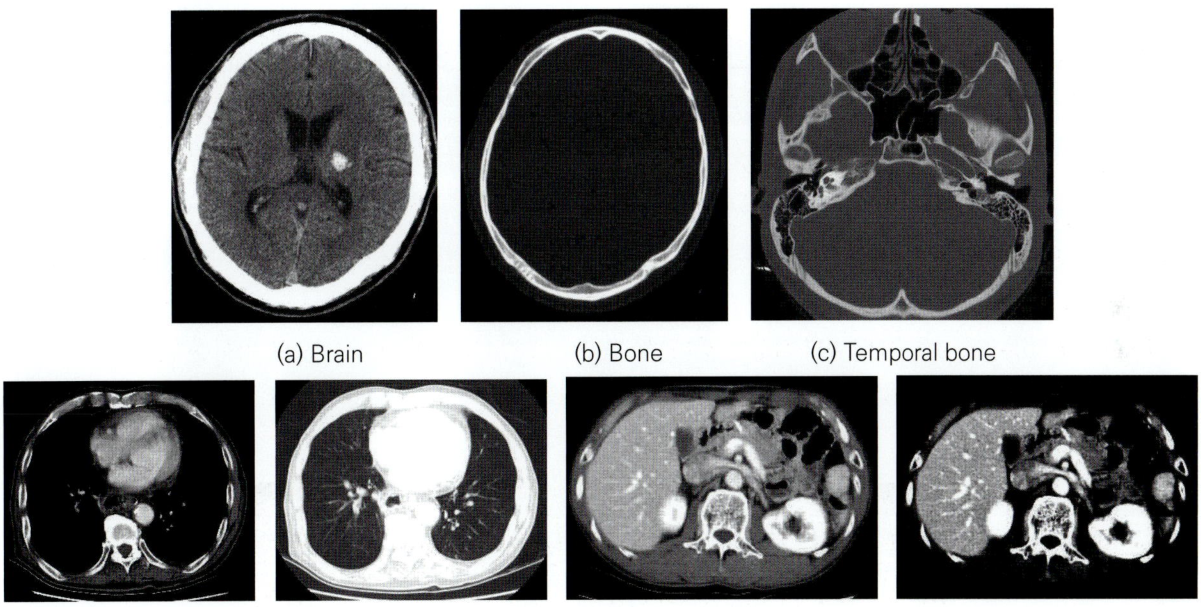

(a) Brain (b) Bone (c) Temporal bone

(d) Mediastinal (e) Lung (f) Soft tissue (g) Liver narrow

그림 1-30 각 부위별 window setting 예

그림 1-31은 경막하혈종(subdural hematoma) 환자의 brain CT에서 window setting의 중요성을 보여주는 사례이다. Narrow window setting된 (a)에서 두부 바깥쪽에 위치한 출혈이 주변 두개골과 같이 밝게 나타남으로 인해 발견하지 못할 수 있다. 반면에 wide window setting(width 150, level 80)된 (b)에서 오른쪽 이마뼈(frontal bone) 부위에 작은 크기의 경막하혈종(화살표)을 관찰할 수 있다.

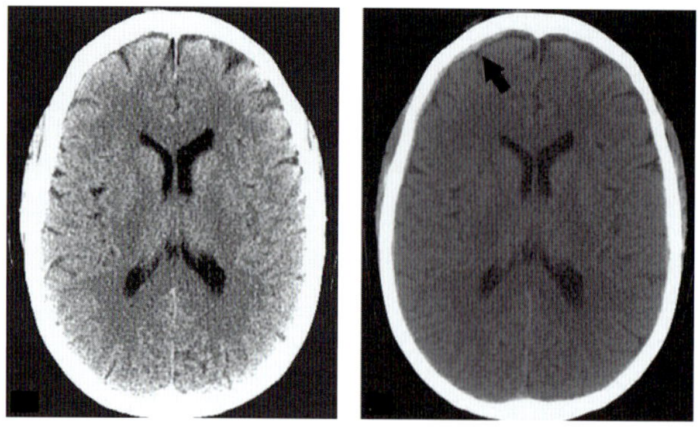

(a) Narrow window setting (b) Wide window setting (width 150, level 80)

그림 1-31 Window setting의 중요성

10. Data archive(storage) 및 remove(delete)

Data archive란 스캔 데이터 및 영상 데이터를 데이터 보관장치 사이에서 전송 및 저장하는 기능을 총칭하는 용어이다. 이는 하드디스크의 데이터를 보조기억 매체인 DVD나 MOD로 전송을 의미하는 save(dump, store)와 보조기억 장치에서 주기억 장치인 하드 디스크로의 전송을 의미하는 restore(retrieve, load)로 구분된다. 그리고 remove(delete)는 하드디스크에 있는 스캔 데이터 또는 영상 데이터를 삭제하는 기능이다.

CHAPTER 02

1. 슬라이스 두께와 선속 콜리메이션
2. 관전압
3. 관전류, 회전시간(rotation time), mAs
4. Field of view(FOV)
5. 재구성 알고리즘(reconstruction filter)
6. 초점 크기와 해상능
7. Helical pitch와 preferred pitch
8. Scan coverage
9. Bolus tracking technique
10. 장치의 선량효율(overall dose efficiency)
11. Z-축 기하학적 선량효율

CHAPTER 02 영상화 파라메터

CT장치는 최소의 선량으로 최소한의 환자불편을 초래하는 상태에서 정밀한 진단이 가능한 고화질의 영상을 만들어야 한다. 이를 위해선 효율적으로 설계된 하드웨어와 적절한 스캔 파라메터를 포함한 사용자의 기술적 숙련이 필요하다.

스캔 파라메터는 데이터 세트의 생성을 결정하는 영상획득 부분과 데이터의 표현을 결정하는 재구성 관련 부분으로 구분된다. 관전압, 관전류, X선관 회전시간, 선속 콜리메이션, 필터링, helical pitch가 전자에 해당되며, display FOV, 재구성 알고리즘(convolution kernel, reconstruction filter)가 후자에 해당된다.

1. 슬라이스 두께와 선속 콜리메이션

1) 슬라이스 두께(slice thickness; slice width)

슬라이스 두께는 재구성된 영상의 두께이다. CT스캔에서 슬라이스 두께의 선택은 병변 감지의 민감도에 큰 영향을 미치므로 스캔 과정에서 선정해야 하는 중요한 요소 중의 하나이다. 예전의 non-MDCT(single detector CT)에서는 슬라이스 두께와 콜리메이션은 동일한 개념으로 여겨졌다. 왜냐하면 non-MDCT에서는 스캔에서의 콜리메이션과 동일한 슬라이스 두께의 영상만 재구성이 가능했지만 MDCT에서는 스캔 방식과 사용된 선속 콜리메이션에 따라 슬라이스 두께와 간격의 선택이 가능하며 때로는 재구성된 영상의 조합을 통해 슬라이스 두께를 변경하여 하여 얻을 수도 있기 때문이다.

슬라이스 두께는 영상의 노이즈와 해상능에 영향을 준다. 즉, 재구성된 영상의 슬라이스 두께가 얇을수록 경계면의 선명도(edge definition)을 향상시키고 공간해상능을 향상시켜 작은 병변의 감지능을 향상시킨다. 그리고 얇은 슬라이스 두께는 수술 시 사용된 클립과 같은 고농도의 피사체에서 발생되는 직선형의 아티팩트(streak artifact)를 줄이고 체적 평균화 효과(volume averaging effect; partial volume artifact)를 감소시켜 Z-축 해상능을 향상시킨다. 이러한 Z-축 해상능의 향상은 섬세한 해부학적 구조나 MPR 영상 및 3차원 재구성 영상의 질 향상에 중요한 역할을 한다.

하지만 얇은 슬라이스 두께의 적용은 검출기에 도달되는 광자의 수를 감소시키며 양자 노이즈(quantum mottle)를 증가시키는 요인으로 작용한다. 이로 인해 영상의 노이즈를 증가시키며 대조도분해능을 저하시킨다. 반면에 두꺼운 슬라이스 두께는 영상을 부드럽게 만들며 노이즈가 적고 우수한 대조도분해능을 제공하여 조직간 구별을 용이하게 한다.

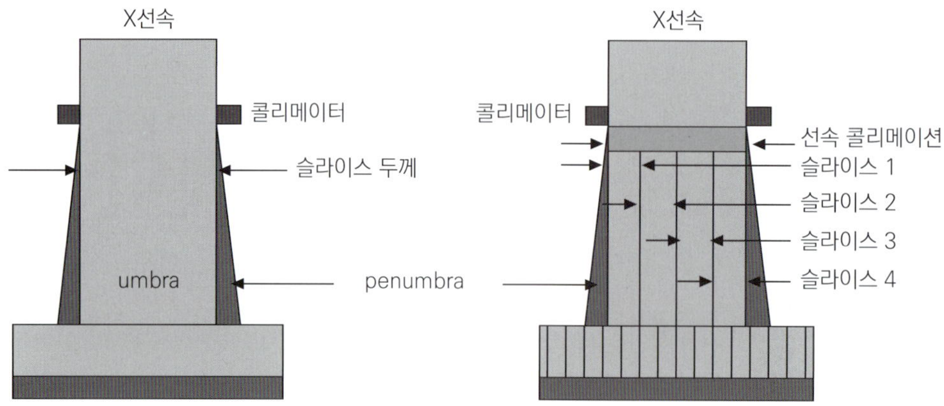

(a) Single detector (b) Multi-detector

그림 2-1 슬라이스 두께와 선속 콜리메이션의 개념

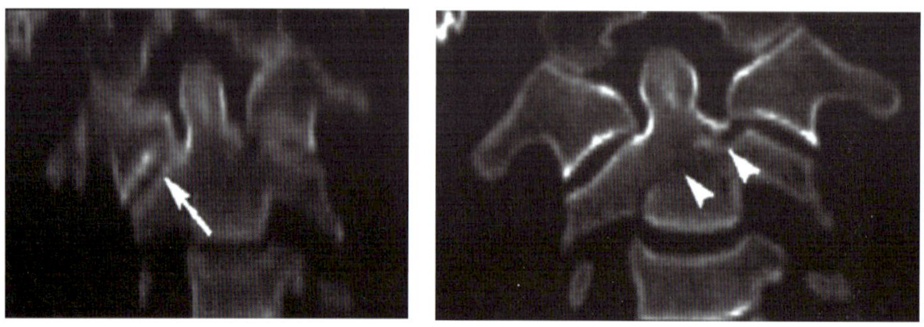

(a) 2.5mm (b) 1.0mm

그림 2-2 슬라이스 두께에 따른 coronal reformation 영상

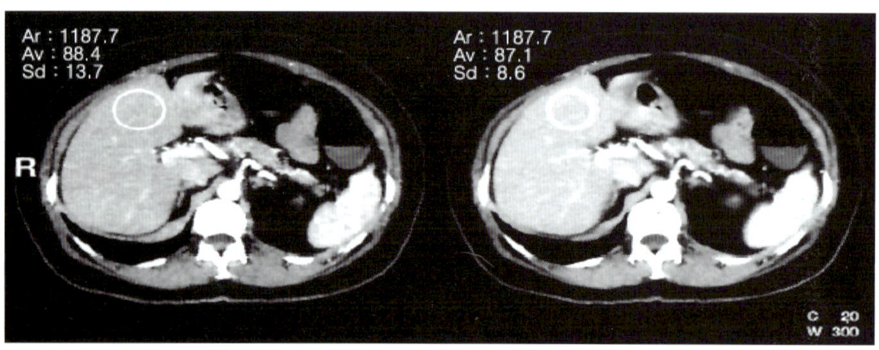

(a) 2.5mm (b) 7.5mm

그림 2-3 슬라이스 두께에 따른 영상 노이즈의 비교

그림 2-2는 2경추 골절 환자의 coronal CT영상으로 슬라이스 두께에 따른 진단적 차이를 잘 보여준다. (a)영상에서는 골절 부위가 관찰되지 않고 stair-step artifact(긴 화살표)가 관찰된다. 하지만 1mm의 얇은 슬라이스 두께를 적용한 (b)영상에서는 stair-step artifact없이 골절 부위(화살표 머리)가 선명하게 관찰된다. 그림 2-3은 슬라이스 두께에 따른 영상의 노이즈를 비교한 것으로, 슬라이스 두께가 얇으면 노이즈가 증가함을 알 수 있다.

그리고 슬라이스 두께는 3차원적 요소인 복셀(voxel) 중의 하나에 해당되며, 횡단면 영상에서 Z-축에서의 복셀 윤곽을 그려낸다. 슬라이스 두께를 10mm에서 2.5mm로 감소시키면 복셀의 볼륨이 75% 감소되며, 10mm 슬라이스 두께에 비해 복셀당 광자의 수가 1/4 수준으로 감소된다. 이로 인해 양자 노이즈는 2배 정도 증가되어 영상의 대조도분해능 저하와 감약 차이가 적은 조직의 구별에 장해 요인으로 작용한다.

이에 관련되어 많은 관심을 가져야 할 부분이 선량이다. 이론적으로 0.5-1mm 정도의 얇은 슬라이스 두께의 적용은 환자선량을 증가시킨다. 이는 환자를 투과한 X선의 일부가 검출기에 도달하기 전에 환자측 콜리메이터에 의해 막혀 산란되기 때문이다. 하지만 임상에서 관선류나 관전압을 변화시키지 않는 상태에서의 얇은 슬라이스 두께(좁은 콜리메이션)의 적용은 환자선량을 심각하게 증가시키지는 않는다.

더불어 얇은 슬라이스 두께의 횡단면 영상에 기초한 MPR 영상은 direct scan(환자의 자세를 변경하여 갠트리에 위치시킨 후 시행하는 coronal 또는 sagittal scan) 영상과 동등한 화질의 영상을 얻음으로써 추가적인 direct scan의 필요성을 줄인다. 이는 발생 가능한 피폭을 감소시키는 효과를 준다.

2) 선속 콜리메이션(beam collimation)

MDCT에서의 슬라이스 콜리메이션은 검출소자의 크기와 그 구성을 포함되는 개념이다. 그러므로 스캔 파라메터를 설정하는 과정에서 회전당 슬라이스 수와 검출기 row의 갯수, 사용되는 X선속 콜리메이션(beam collimation)을 결정하여야 한다. 대부분의 MDCT의 선속 콜리메이션은 small(또는 narrow)과 large(또는 wide) beam collimation의 2가지로 구분된다. 그림 2-4에 나타낸 16MDCT 검출기의 경우 중앙부 16개 검출소자의 폭은 0.6mm이며 양쪽 주변부 8개 검출소자의 폭은 1.2mm로 구성되어 있다.

Small beam collimation을 채택하면 중앙부에 위치된 0.6mm 폭의 검출소자 16개가 유효 검출소자로 사용되어 10mm(0.6mm x 16개)의 scan coverage를 갖는다. 반면에 large beam collimation을 채택하면 1.2mm의 검출소자 16개가 유효 검출소자로 사용되어 20mm(1.2mm x 16개)의 scan coverage를 갖는다. 즉, large beam collimation에서는 0.6mm 폭의 중앙부 검출소자 2개가 하나로 묶어져 1.2mm의 폭을 갖게 된다.

GE사와 필립스의 64MDCT의 경우 wide beam collimation은 40mm, narrow beam collimation은 20mm의 scan coverage를 갖는다. Wide beam collimation은 흉복부 등 스캔 범위가 넓은 일반적인 CT검사에 주로 사용되며, narrow beam collimation은 측두골과 같이 고선예도가 필요한 부위의 CT검사에 주로 이용된다.

표 2-1은 4 및 64MDCT에서의 beam collimation과 $CTDI_w$의 관계를 보여준다. 선속의 폭이 증가하면 penumbra가 전체 선속 폭에서 작은 부분에 해당되기 때문에 전체적인 CTDI값이 감소하는 경향을 보인다.

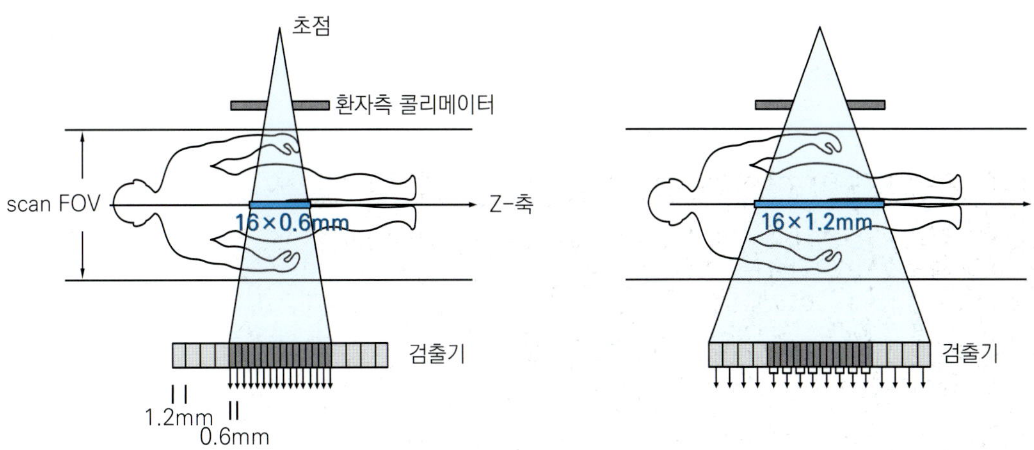

(a) Small beam collimation (b) Large beam collimation

그림 2-4 16MDCT의 small beam collimation과 large beam collimation

표 2-1 4 및 64MDCT의 beam collimation과 $CTDI_w$(GE사)

Total beam collimation(mm)	Detector configuration(mm)	$CTDI_w$(10mm beam을 기준)
5	4×1.25	1.22
10	4×2.5	1.00
15	4×3.75	0.93
20	16×1.25	0.89
40	16×2.5	0.83

3) 단면감성윤곽(유효 슬라이스 두께)

Section sensitivity profile(SSP), 슬라이스 프로필로 명명되는 단면감성윤곽은 CT영상의 유효 슬라이스 두께(공칭 슬라이스 두께)를 표현하는 용어로 영상의 종축분해능(longitudinal resolution)을 의미한다.

CT에서의 슬라이스 단면의 모양은 빵을 잘라 놓은 것과 같이 편평하다고 생각하기 쉬우나, 실제로는 투원반과 비슷한 모양을 하고 있다. 왜냐하면 X선관 초점에서 X선이 평행하게 조사되는 것이 아니고 사방으로 확산되며, 비록 인체를 투과하기 전에 콜리메이션을 하더라도 X선관이 초점 크기가 크고 콜리메이터에서의 경계면 효과(edge effect)나 산란선에 의하여 검출기 부위에서는 선속이 넓어지기 때문이다. 특히 나선형 스캔에서는 이러한 프로필이 넓어지는 현상이 현저한데 그 이유는 연속적인 데이터 획득 과정에서 일정한 속도로 테이블이 움직이기 때문이다.

이상적인 슬라이스 프로필은 슬라이스 내의 점(픽셀)들은 영상 형성에 기여하고, 슬라이스 밖의 점들은 영상 형성에 기여하지 않는 직육면체 모양이어야 한다.

단면감성윤곽을 나타내는 파라메터로 가장 많이 사용되는 것은 반전치폭(full width at half-maximum; FWHM)이다. 이외에도 full width at one-tenth of maximum(FWTM), full width at tenth area(FWTA) 등이 있다. 단면감성윤곽에 영향을 미치는 요소로는 선형보간법, helical pitch, 슬라이스 두께, 그리고 영상 재구성의 간격(increment)이 있다.

Non-MDCT에서는 helical pitch를 증가시킬수록 단면감성윤곽이 넓어진다. 제조사에 따라 차이는 있지만, 일반적으로 non-MDCT의 나선형 스캔에서 1.0 pitch와 wide 선형보간법(360° linear interpolation)을 적용할 경우 FWHM은 고식적 스캔에 비해 30% 정도 증가한다. 그러나 narrow 선형보간법(slim interpolation method; 180° linear interpolation)을 적용하는 경우 고식적 스캔과 거의 비슷한 수준이다. 또한 narrow 선형보간법을 적용한 상태에서 helical pitch를 2.0으로 높이면 FWHM는 고식적 스캔에 비해 30% 정도 증가하나, wide 선형보간법을 적용한 경우 helical pitch를 2.0으로 높이면 FWHM이 고식적 스캔에 비해 2배 이상 증가되므로 원래 설정한 슬라이스 두께보다 폭이 넓어져 Z-축분해능이 저하된다.

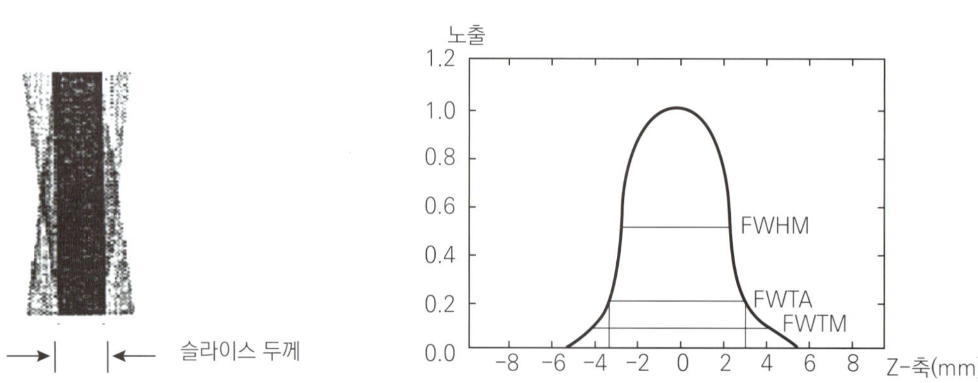

그림 2-5 단면감성윤곽의 개념과 파라메터들

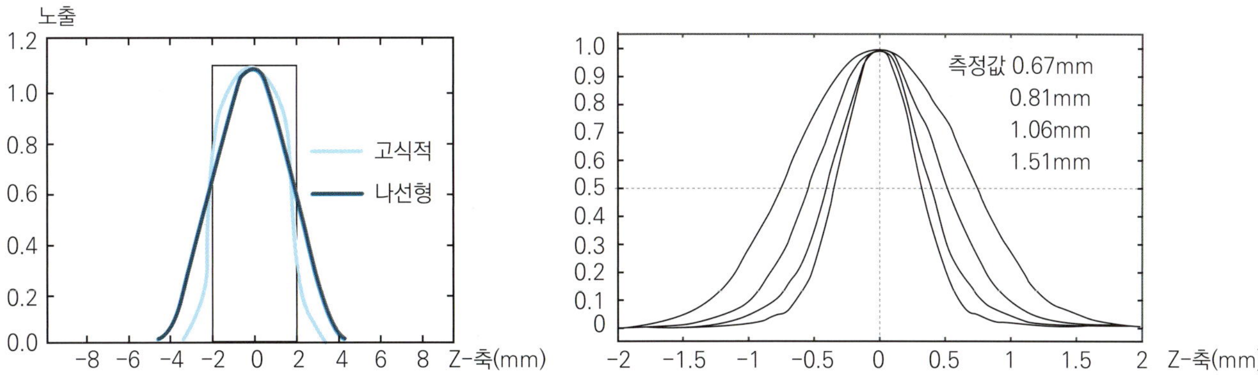

(a) 고식적 스캔과 나선형 스캔

(b) 0.6, 0.75, 1.0, 1.5mm의 공칭 슬라이스 두께

그림 2-6 여러 슬라이스 두께에서의 단면감성윤곽의 비교(지멘스 64MDCT)

그림 2-6의 (a)는 고식적 스캔과 나선형 스캔의 단면감성윤곽을 비교한 것이며, (b)는 지멘스 Sensation64에서 공칭 슬라이스 두께가 0.6, 0.75, 1.0, 1.5mm에서의 단면감성윤곽이다. 측정된 단면감성윤곽은 각각 0.67, 0.81, 1.06, 1.51mm임을 알 수 있다.

4) Helical pitch 변화에 따른 슬라이스 두께

(1) GE, 필립스, 캐논 메디컬의 MDCT

그림 2-7의 (a)는 non-MDCT에서 사용되던 linear interpolation(180°와 360° LI)을 초기 4MDCT에 적용한 것이다. Helical pitch의 변화에 슬라이스 두께(FWHM/collimation)가 불규칙적으로 변화하는 것을 볼 수 있다. 그리고 (b)는 MUSCOT(multi-slice cone-beam tomography) 재구성 알고리즘을 사용하는 캐논 메디컬의 4MDCT에서 1mm 슬라이스 두께를 적용한 경우 helical pitch 변화에 따른 슬라이스 두께의 차이를 보여준다. 다소의 차이는 있지만 이와 같이 GE, 필립스, 캐논 메디컬의 MDCT의 경우 helical pitch나 테이블 이동속도를 증가시키면 슬라이스 두께가 증가한다.

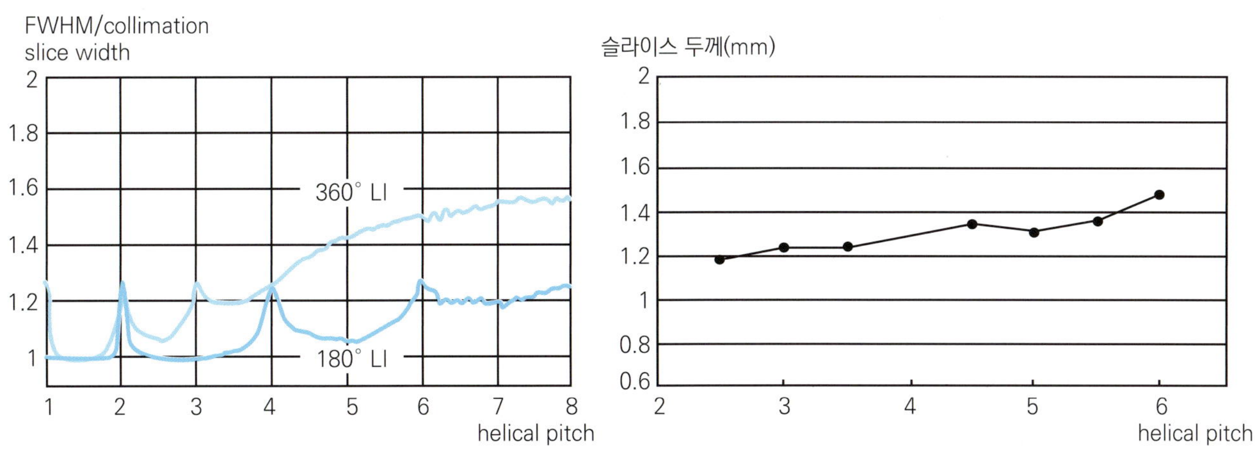

(a) Non-MDCT의 linear interpolation을 적용 시

(b) Pitch 변화에 따른 슬라이스 두께

그림 2-7 4MDCT에서의 helical pitch와 슬라이스 두께의 관계(캐논 메디컬)

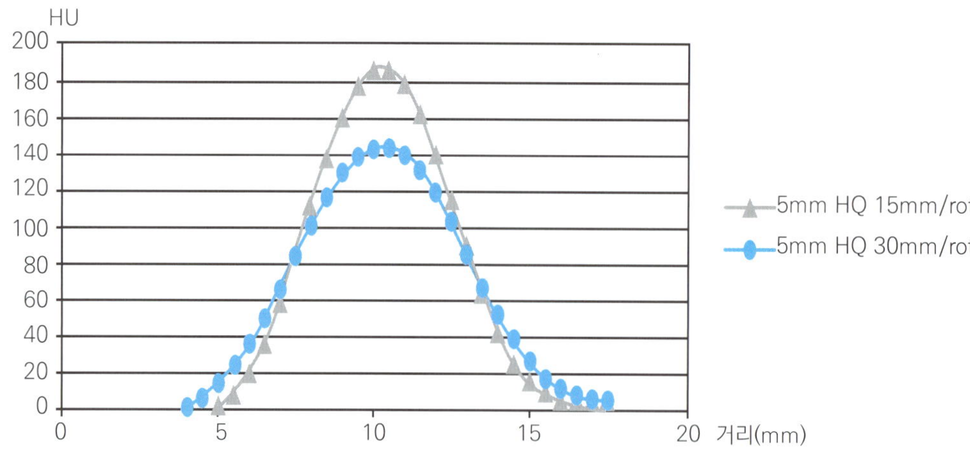

그림 2-8 GE사 4MDCT에서 table speed(pitch) 차이에 따른 단면감성윤곽의 차이 (Michael F McNitt-Gray, 2006)

그림 2-8은 테이블 이동속도 역시 helical pitch와 마찬가지로 단면감성윤곽에 영향을 미치는 것을 보여준다. 이는 GE사의 4MDCT에서 HQ모드(high quality mode), X선관 일회전당 15mm의 테이블 이동속도(이는 0.75 beam pitch에 해당됨), 2.5mm×4개의 검출소자의 조합, 5mm의 공칭 슬라이스 두께를 적용하여 스캔한 경우이다. 측정된 FWHM은 5.3mm였다. 반면에 X선관 일회전당 30mm의 테이블 이동속도(이는 1.5 beam pitch에 해당됨)를 갖는 HS모드(high speed mode)에서 측정된 FWHM은 6.2mm로 HQ모드에 비해 약 17%가 증가되었다.

(2) 지멘스 MDCT

그림 2-9는 AMPR(axial multiplanar reconstruction) 알고리즘을 채택한 지멘스의 16MDCT에서 helical pitch(beam pitch)의 변화에 따른 반전치폭(FWHM)을 나타낸 것이다. Adaptive axial interpolation 알고리즘을 채택한 지멘스 4MDCT와 마찬가지로 helical pitch의 변화에도 불구하고 슬라이스 두께(FWHM)는 크게 변화하지 않는다. 이는 데이터가 multi-rows에서 획득되며, non-linear spiral weighting 기법의 사용으로 인해 종축 방향의 데이터 분포가 확장되지 않기 때문이다.

지멘스 MDCT에서의 helical pitch의 증가는 스캔 시간을 단축시켜 시간분해능을 향상시킨다. 하지만 슬라이스 두께와 Z-축분해능, 영상 노이즈 그리고 환자선량은 helical pitch의 변화에 영향을 받지 않는다. 이는 helical pitch의 변화에 대한 영상품질(신호대잡음비)과 선량이 고려된 개념으로, 일정한 영상의 품질을 유지하기 위해 선택된 helical pitch에 따라 관전류의 변화를 통해 적절한 mAs가 자동으로 조절이 되기 때문이다. 즉, helical pitch를 높이면 관전류가 증가되고, helical pitch를 낮추면 관전류가 감소되어 동일한 영상품질과 동일한 선량이 환자에게 부여되도록 한다.

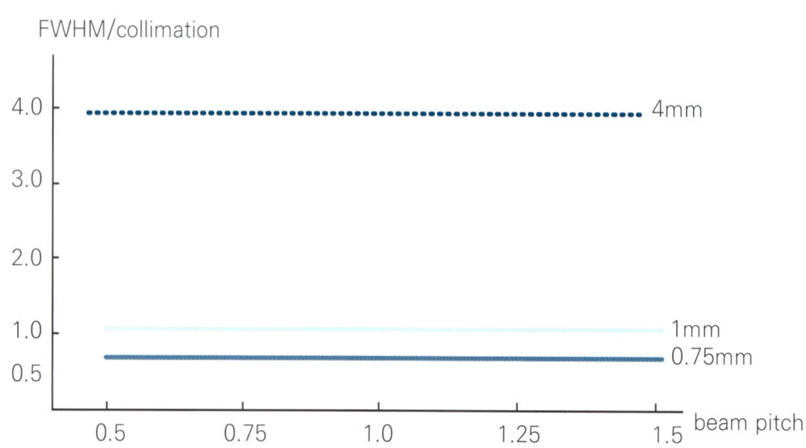

그림 2-9 지멘스 16MDCT에서 helical pitch 변화에 따른 FWHM/collimation

5) Focal spot tracking

(1) 고정 콜리메이션(conventional collimation method)

나선형 스캔에서 X선관의 회전속도가 높아지면 원심력의 증가로 인해 초점의 미세한 위치 변화를 일으키며, 이는 선속의 불안정과 불균일도를 야기시키며 영상에서 약간의 아티팩트를 발생시킨다.

이를 해결하기 위해 기존의 고정 콜리메이션 방식의 MDCT에서는 초점 위치가 변화되는 범위가 포함되게 X선관측 콜리메이션을 넓게 설정하여 양쪽 주변 검출기를 선속에 충분히 포함시킨다. 하지만 이는 과노출(overbeaming)을 야기시키며 환자선량을 증가시키는 요인이 된다. 특히, 얇은 슬라이스 두께를 적용할 경우 환자선량의 증가는 피할 수 없다.

(2) 다이나믹 콜리메이션(focal spot tracking)

기존의 고정 콜리메이션을 대체하는 다이나믹 콜리메이션 기술인 focal spot tracking은 스캔 시 양극의 초점 위치를 이동시켜 선속의 위치를 상호적이고 지속적으로 교정(dynamic correction)하는 것이다. 이는 focal spot moving 또는 flying focal spot으로도 명명되며, 대부분의 MDCT에서 채택하고 있다. 이를 통해 필립스 MDCT에서는 view당 projection 수를 2배로 늘려 공간분해능을 향상시키는 효과도 얻는다.

Focal spot tracking은 콜리메이터 설정을 약간 조절함으로써(다이나믹 콜리메이션) 초점을 이동시키며, 유효검출소자 부위에만 가능한 좁게 균일한 선속이 조사되도록 한다. 이 방식은 그림 2-10(b)에 나타낸 바와 같이 초점 그림자(focal spot shadow)를 모든 검출소자에 거의 일치시킨다. 이러한 다이나믹 콜리메이션은 선속의 두께와 위치를 조절할 수 있도록 회전이 가능하고 독립적으로 움직일 수 있는 캠(cams)에 의해 이루어지며, 기준 검출소자(reference detectors)가 선속의 정도를 측정하며 항상 일정한 좁은 선속이 검출기에 조사되도록 조절한다.

Focal spot tracking 기법에서의 슬라이스 두께는 검출기 측의 콜리메이터에 의해 결정되는데 고정 콜리메이션 방식에 비해 X선속 콜리메이션이 설정된 슬라이스 폭에 훨씬 근접되므로 아티팩트의 발생이 최소화된다. 그리고 불필요한 환자선량의 증가요인이 없으며 선량효율을 향상시켜 25% 이상의 환자선량이 감소된다(표 2-2).

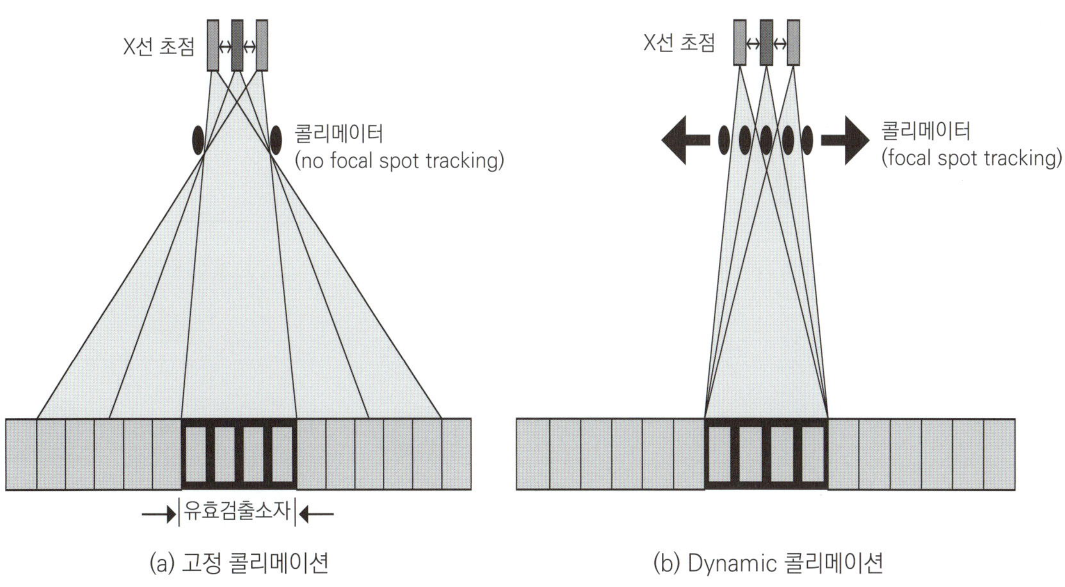

그림 2-10 고정 콜리메션법과 다이나믹 콜리메이션법의 비교(4MDCT)

표 2-2 Focal spot tracking과 고정 콜리메이션(non-tracking)의 선량 비교

Slice mode		4×5mm		4×1.25mm	
Focal spot size		Large	Small	Large	Small
Non-tracking DLP	Mean mGy·cm	29.2	27.3	13.8	12.8
	SD(%)	3.2	3.7	2.8	2.9
Tracking DLP	Mean mGy·cm	21.3	20.3	8.4	7.6
	SD(%)	2.3	2.7	2.9	3.4
	Measured dose reduction(%)	27.1	25.4	38.9	40.9
	Dose reduction based on aperture(%)	25.7	25.1	41.0	43.3
	Aperture SD(%)	0.5	0.7	2.6	2.7

* From GE medical system

6) Eclipse dose right collimator(adaptive dose shield)

나선형 스캔에서는 영상 재구성에 사용되지 않는 어떤 일정량의 과방사선 노출(overradiation)이 발생된다. 이는 나선형 스캔의 시작과 끝 부분에서 얻어지는 데이터가 180° 미만의 데이터일 경우 영상으로의 재구성이 되지 않기 때문이다. Overradiation은 스캔 범위와 검출기 폭에 의해 좌우된다. 특히 Z-축 방향으로 넓은 검출기를 사용하거나 짧은 스캔 범위가 짧을 때 더 심해진다.

Eclipse dose right collimator(필립스), adaptive dose shield(지멘스), adaptive collimator(캐논 메디컬)로 명명되는 과방사선 노출 차단용 콜리메이터는 나선형 스캔의 시작과 끝에서 콜리메이션을 열거나 닫음으로써 환자에게 불필요한 선량을 차단하는 다이나믹 콜리메이터의 역할을 한다(그림 2-11). 이는 영상품질에 기여하는 X선에 영향을 미치지 않으므로 영상의 질적 저하를 발생시키지는 않는다.

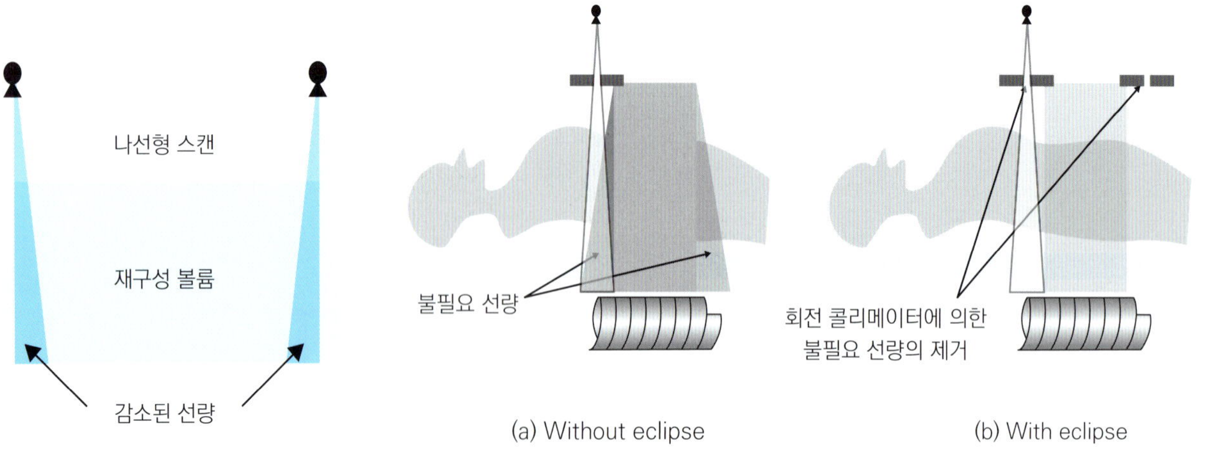

그림 2-11 필립스의 eclipse dose right 콜리메이션

2. 관전압

1) 관전압과 검출기 출력

관전압(tube voltage)은 양극과 음극 사이의 전압으로, X선의 에너지 준위(레벨)와 투과력을 결정하며 영상의 대조도와 노이즈에 영향을 미치는 질적인 요소이다. 또한 피폭 선량에 영향을 미친다. 즉, 고관전압은 전자들의 가속력을 높여 방사선 스펙트럼을 고에너지 레벨로 이동시킨다. 이는 bone과 조영 증강된 조직에서 현저히 나타난다. 이로 인해 피사체 투과력이 커지므로 많은 수의 광자가 검출기에 도달하게 되고 영상의 노이즈가 줄어 든다.

또한 관전압에 따라 투과력이 달라지므로 인체조직의 감쇠 정도가 달라지기 때문에 영상의 CT number에도 영향을 주며, X선의 통과경로가 길수록 고관전압의 투과력이 저관전압에 비해 커진다. 그러므로 어깨, 골반 등의 X선 통과경로가 상대적으로 긴 스캔에서는 고관전압의 사용이 효과적이다.

25cm 직경의 물팬텀을 통과한 X선 투과력을 기준으로 할 때, 80kVp를 사용하면 검출기에서 얻어지는 출력은 120kVp의 약 1/5에 해당되며, 140kVp(고관전압)를 사용하면 120kVp의 약 1.7배가 된다. 이는 X선속에 포함된 에너지 분포의 차이는 관전류와 관전압의 곱으로 계산되는 X선관의 출력(kW)에 비례하지 않음을 의미한다. 높은 관전압을 사용하는 것이 고출력의 노이즈가 적은 영상을 얻어낸다는 것이다.

제조사나 모델에 따라 조금의 차이는 있지만 MDCT에서의 관전압은 70kVp에서 140kVp의범위에서 4-5가지의 선택이 가능하다. 이는 검사 프로토콜의 설정에 유연성을 제공하고 환자의 선량조절을 용이하게 한다. 대부분의 CT검사에서는 120kVp가 주로 사용되며 후두골(posterior fossa) 부위, 고대조도 폐 검사(high resolution lung CT; HR lung CT), 매우 뚱뚱한 환자의 스캔에는 140kVp의 사용이 권장된다. 그리고 골밀도 측정(bone mineral densitometry; BMD) CT나 소아CT에서는 70-100kVp의 사용이 권고된다.

CT에서 고관전압을 사용하는 이유는 검출기의 감응성(responsiveness)을 최대화하고 선속경화(beam hardening)로 인한 아티팩트를 최소화하고 뼈와 연부조직 사이의 상대적인 대조도를 감소시켜 진단 영역을 넓게 하기 위함이다.

그림 2-12는 관전압의 차이에 따른 선량 및 영상 노이즈 특성이다. 그림 2-13은 관전압을 변화시켰을 때 검출기의 출력을 비교한 것이며, 그림 2-14는 140kVp에서 물팬텀의 두께에 따른 검출기의 출력을 비교한 것이다.

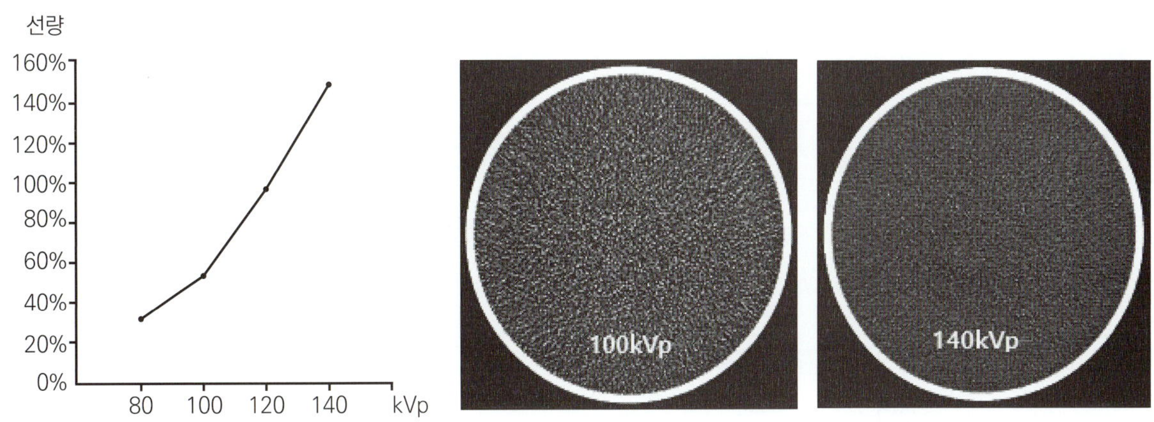

(a) 관전압과 선량　　(b) 관전압의 차이에 따른 영상 노이즈

그림 2-12 관전압과 선량 및 영상 노이즈 특성

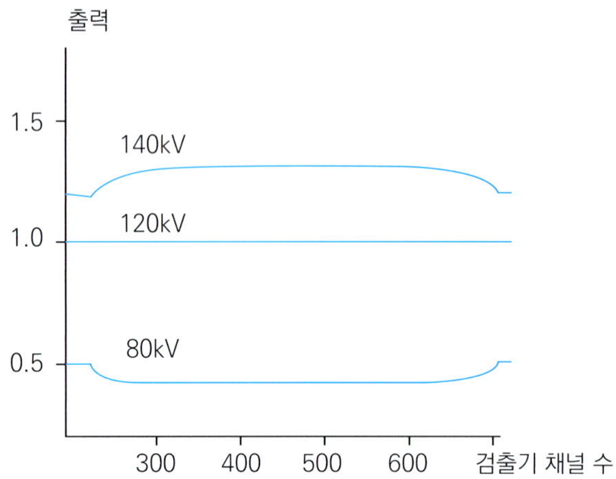

그림 2-13 관전압에 따른 검출기 출력 비교

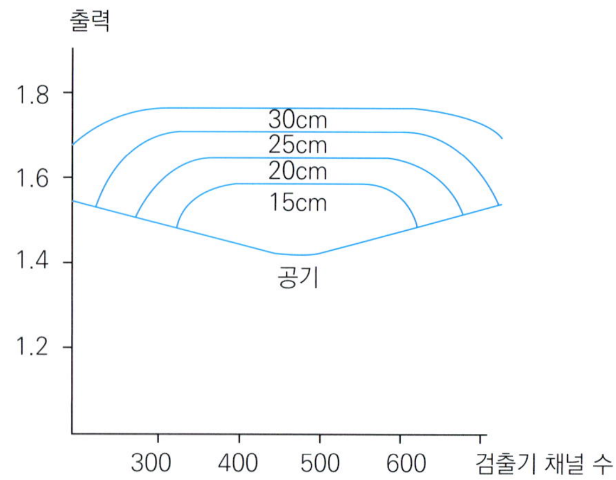

그림 2-14 물팬텀의 두께에 따른 검출기 출력 비교(140kVp)

2) 저관전압의 CNR 증강효과

그림 2-15는 서로 다른 농도의 조영제 물질에서 관전압의 변화에 따른 CT number를 비교한 것이다. 고관전압의 사용은 피사체 물질의 농도 변화에 따른 CT number 차이가 저관전압에 비해 상대적으로 감소함을 보여준다. 즉, 고관전압의 사용은 물질의 X선 흡수 차이를 감소시켜 대조도를 저하시키지만 어떤 해부학적 부위에서는 노이즈 감소효과를 통해 대조도분해능을 향상시킨다. 또한 고관전압의 사용은 환자의 표면 선량은 감소시키지만 전체적인 측면에서는 환자선량을 증가시키는 요인이 된다. 반면에 저관전압의 사용은 영상의 대조도대잡음비(CNR)를 향상시킨다. 동일 환자의 복부 CT영상인 그림 2-16에서 보면 100kVp를 적용한 (b)영상이 120kVp 영상에 비해 CNR이 향상됨을 보여준다(Seyal, 2015). 그리고 그림 2-17은 Gammex 10mg/ml 농도의 요오드 막대를 삽입한 Kyoto lung man 팬텀에서 동일한 선량($CTDI_{vol}$; 6.2mGy)을 부여하고 GE사 통계적 반복재구성 기법인 ASiR-V 0%를 사용하여 재구성할 때 kVp 변화에 따른 CNR의 차이를 보여준다. 저관전압의 적용 시 CNR이 증가함을 알 수 있다.

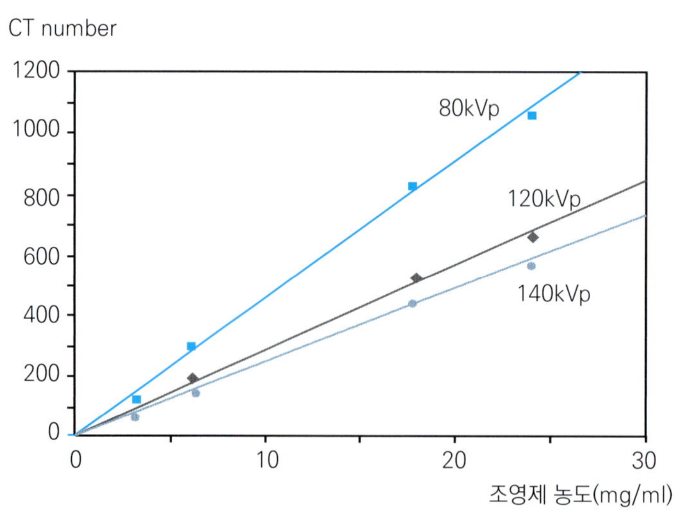

그림 2-15 여러 농도의 조영제 물질에서 관전압 변화에 따른 CT number의 차이(GE사)

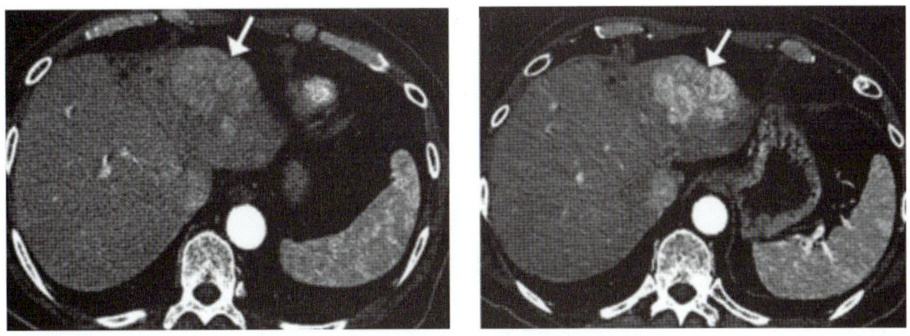

(a) 120kVp, 7.3mSv, CNR: 12.6 (b) 100kVp, 4.8mSv, CNR: 16.8

그림 2-16 동일 환자의 검사에서 저관전압 사용의 CNR 향상

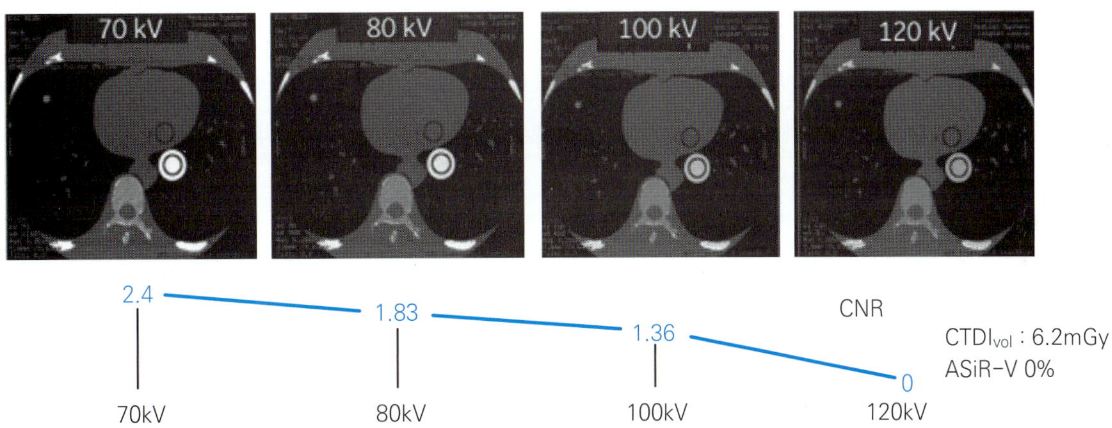

그림 2-17 동일한 선량 부여 시 관전압 변화에 따른 CNR의 차이

3) 지멘스의 Care kV(캐논 메디컬의 Sure kV)

CARE kV는 CARE Dose 4D(관전류 자동 조절기능)와 함께 환자선량을 감소시킬 수 있는 관전압 자동 조절기능(automatic tube voltage modulation)이다. 즉, 환자 크기와 검사 타입에 기초하여 검사에 적절한 kVp와 스캔 파라메터(주로 effective mAs)를 자동적으로 조절함으로써 영상의 질과 환자선량을 적절화(optimizing)하는 소프트웨어이다. 여기서 CARE는 combined applications to reduce exposure의 약어이다.

CARE kV는 scan projection radiograph를 얻을 때 표준 환자체중(75kg)을 기준으로 계산한 후 관전압을 자동으로 조절하여 스캔을 시행한다. 그리고 캐논 메디컬의 관전압 자동 조절기능은 Sure kV로 명명된다.

3. 관전류, mAs, 회전시간(rotation time)

1) 관전류(tube current)

관전류는 X선관의 양극과 음극 사이의 전류의 양이다. 관전류가 증가하면 열전자(thermal electron)의 수와 선량이 증가된다. 그리고 선속의 강도(intensity)를 증가시키며 양자 노이즈를 감소시킨다.

2) mAs

mAs는 관전류에 노출시간을 곱한 값으로 X선을 통해 전달된 양자 또는 광자의 양(amount)으로 정의되며, 환자 선량과 영상 노이즈에 영향을 미친다. 그림 2-18에 나타낸 바와 같이 영상 노이즈는 mAs의 제곱에 반비례한다. 그러므로 노이즈를 1/2로 줄이기 위해선 mAs를 4배로 증가시켜야 한다.

mAs의 증가는 영상 노이즈의 감소와 더불어 대조도분해능을 향상시킨다. 그림 2-20은 mAs 변화에 따른 대조도분해능 차이를 보여주는 ACR CT팬텀 영상이다. 80mAs 영상에서는 직경 6mm 구멍까지 구별이 가능하지만 240mAs 영상에서는 4mm 직경의 구멍이 구별 가능하다.

관전류와 관전압의 산물인 열 단위(heat unit; HU)는 X선관의 양극에 부과된 에너지의 양을 반영한다. 그러므로 mAs를 증가시키면 X선관 양극에 열을 많이 발생시켜 부담을 주므로 전체 스캔 시간이 제한되며, 냉각 시간을 필요로 하기 때문에 스캔 범위 역시 제한될 수 있다. 또한 mAs의 증가는 직선적으로 환자의 방사선 피폭을 증가시킨다. 즉, mAs를 2배로 증가시키면 환자가 받는 선량은 2배로 증가된다.

복부와 같은 연부조직의 대조도가 중요한 CT검사에서는 mAs를 높이는 것이 유용하다. 하지만 척추나 안면골과 같이 고대조도 피사체 부위의 검사에서는 mAs의 영향력은 다소 떨어진다. 그러므로 척추나 골 CT, 검진 목적의 CT(CT colonoscopy 등)에서는 상대적으로 mAs를 낮게 설정하는 것이 바람직하다.

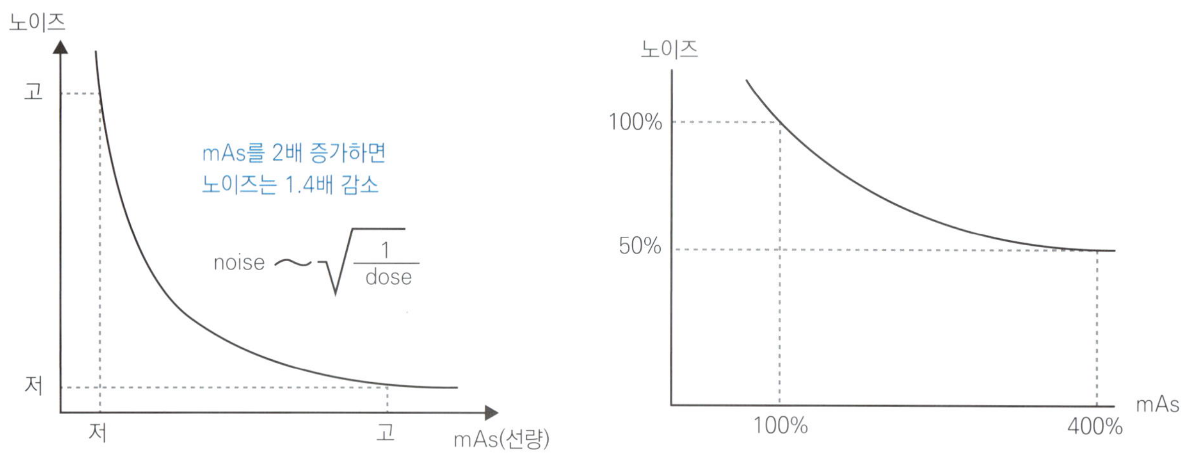

그림 2-18 mAs와 노이즈의 관계

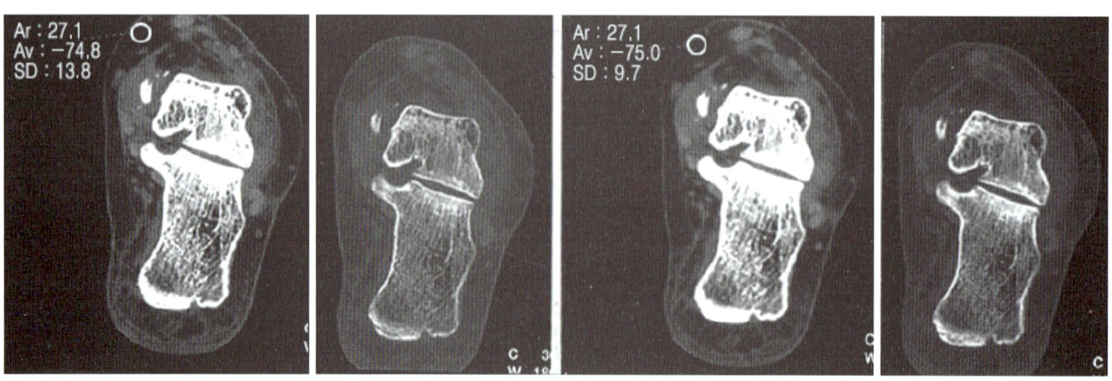

(a) 100mAs (b) 200mAs

그림 2-19 사지CT에서 mAs 차이에 따른 노이즈 특성

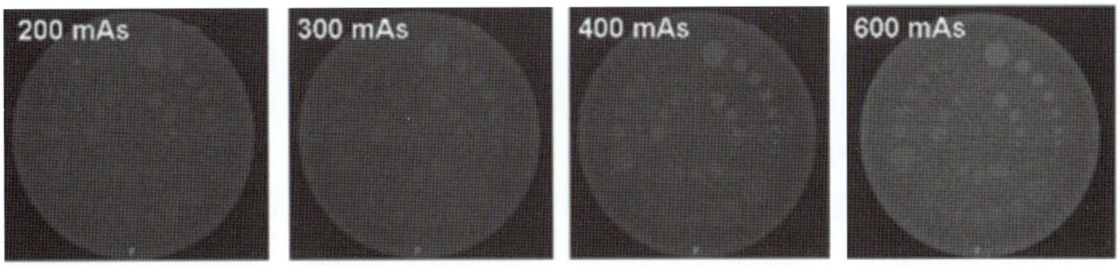

그림 2-20 mAs 변화에 따른 대조도분해능

3) 회전시간(time of rotation)

회전시간은 X선관의 일 회전(360°)에 걸리는 시간을 의미하며 이는 스캔 속도와 시간분해능(temporal resolution)을 결정한다. 빠른 회전시간은 심장과 혈관계CT, 소아CT에 매우 유용하며 검사시간을 최소화하여 motion artifact를 최소화하기에 유리하다. 특히 심혈관계CT의 경우 최적의 조영증강과 움직임이 없는 심장 및 관상동맥 영상을 얻기 위해서는 최소의 시간분해능 적용이 필수적이다.

반면에 느린 회전시간은 뇌나 척추CT와 같이 움직임이 거의 없는 부위의 검사에 적용함으로써 보다 많은 방사선량(mAs)과 projection수를 통해 영상품질을 향상시킬 수 있다. 제조사나 모델에 따라 차이는 있지만 MDCT의 경우 0.3-1.0초의 회전시간 선택이 가능하다.

4) Constant mAs와 effective mAs

관전류는 고식적 스캔(conventional scan; sequential scan)에서 환자에게 가해지는 선량을 나타내는 하나의 지표로 사용될 수 있으나, 나선형 스캔에서는 같은 mAs라 해도 helical pitch에 따라 환자에게 가해지는 선량과 신호대잡음비가 달라진다. 즉, 동일한 mAs에서 환자에게 가해진 선량은 helical pitch가 1.0보다 작은 경우 많아지며 1.0보다 큰 경우 적어지며 신호대잡음비 역시 감소되어 영상의 질적 저하의 원인이 된다. 따라서 나선형 스캔에서의 선량과 영상품질은 helical pitch에 의해 조절되어야 할 필요가 있다.

이를 보완하기 위해서 지멘스 및 필립스 MDCT에서는 effective mAs의 개념을 사용한다. Constant mAs는 rotation당 mAs로 정의되는 반면 effective mAs는 helical pitch의 변화에 대한 영상품질(신호대잡음비)과 선량이 고려된 개념으로, 일정한 영상의 품질을 유지하기 위해 선택된 helical pitch에 따라 관전류의 변화를 통해 적절한 mAs가 자동으로 조절이 된다. 즉, helical pitch를 높이면 관전류를 증가시키고, helical pitch를 낮추면 관전류를 감소시켜 환자에게 동일한 선량이 부여되도록 한다.

이는 사용자가 스캔 파라메터 설정 시 effective mAs를 선택함으로써 노이즈 레벨을 선택하고 나아가 영상품질을 1.5 beam pitch 범위 내에서는 자유롭게 선택할 수 있도록 고안된 것이다. 이때 환자에 가해지는 선량은 helical pitch의 변화와 무관하게 일정하다.

Effective mAs는 슬라이스당 mAs로 정의되며 mAs를 helical pitch로 나눈 값이다. 그리고 영상 슬라이스에 실제로 적용되는 mAs값이다. 또한 effective mAs는 나선형 스캔에서 helical pitch를 1.0으로 가정했을 때의 mAs 값을 의미한다.

constant mAs = mA × rot. time
effective mAs = mAs / helical pitch

예를 들면, dose modulation 기능을 사용하지 않는 CT장치가 0.5초의 회전시간과 1.5 beam pitch를 사용하는 나선형 스캔에서 effective mAs를 200으로 선택하였을 경우 장치에서 설정되는 관전류값을 계산해 보기로 하자.

effective mAs= mAs/pitch 이므로 mAs는 300이 되고, X선관 회전시간이 0.5초이므로 관전류는 600mA가 된다. 즉, 장치에서 자동적으로 600mA가 설정되어 스캔이 이루어진다.

5) Quality reference mAs

지멘스의 환자선량 자동조절 기능인 CARE Dose 4D의 적용 시 사용되는 개념으로 검사 후 얻어지는 영상의 노이즈 레벨의 목표값이다. CARE Dose 4D는 성인의 경우 70-80kg, 소아의 경우 20kg을 기준으로 노이즈 레벨을 설정하였다. 이 값을 기준으로 하여 CARE Dose 4D는 각각의 환자와 검사부위에 따라 관전류를 결정한다.

CARE Dose 4D가 스캔에 적용되면 quality reference mAs와 effective mAs가 스캔 화면에 나타나며, 필요 시 quality reference mAs를 조절할 수 있다.

4. Field of view(FOV)

1) Scan field of view(scan FOV)

조사야 범위를 의미하는 scan FOV(scan field of view; SFOV)는 스캔에서 데이터를 획득하는데 사용되는 범위이며 이에 따라 effective detector의 수가 결정된다. 예를 들면, 25cm의 scan FOV는 중앙에 위치해 있는 400개의 검출소자만 사용하여 영상을 획득하고, 50cm의 scan FOV는 600개의 모든 검출소자를 사용하여 영상을 획득한다는 의미이다.

동일한 크기의 재구성 매트릭스(예, 512×512)를 사용하는 경우 scan FOV를 작게 설정할수록 픽셀의 크기는 작아지며 공간분해능이 향상된다. 일반적으로 50cm의 scan FOV에서는 픽셀 크기가 1.0mm이나, 25cm의 scan FOV에서는 픽셀 크기가 0.5mm가 된다.

스캔 파라메터의 설정 시 피사체 크기에 비해 작은 scan FOV를 설정하면 얻고자 하는 정보의 손실이 발생하며, 반대로 너무 크게 설정하면 산란선의 영향으로 영상의 질이 저하된다. Scan FOV는 장치에 따라 다소 차이는 있지만 GE사 64MDCT의 경우 25cm 직경인 pediatric head, small head, head와 32cm의 small body, 36cm의 medium body, 그리고 50cm의 large body로 구분된다. 하지만 지멘스 MDCT의 경우 50cm로 단일화 되어있다.

2) Display field of view(display FOV; DFOV)

Display field of view는 CT영상에서 해부학적 구조가 재구성된 범위(면적; 폭)를 의미한다. 일정한 크기의 영상에서 display FOV를 크게 설정하면 모니터에 표시되는 영상 크기는 작아지고, display FOV를 작게 설정하면 모니터에 나타나는 영상은 상대적으로 커지며, 픽셀 크기는 작아진다(예를 들어 13cm의 display FOV 사용 시 픽셀 크기는 0.25mm가 됨).

지멘스의 경우 FOV로 명명되며, 임상에서 display FOV의 설정 방법은 수치적으로 입력하거나 원형의 영역으로 그려 설정하며, 크기는 scan FOV와 동일하거나 작게 설정한다.

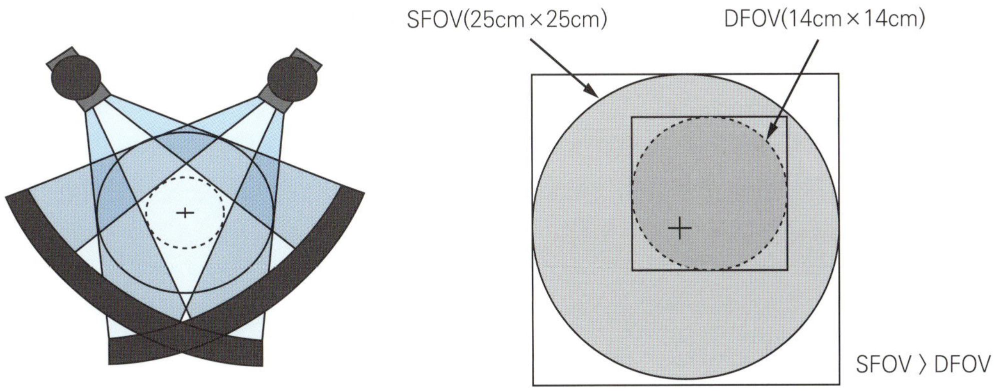

(a) Scan FOV (b) Display FOV

그림 2-21 Scan FOV와 display FOV

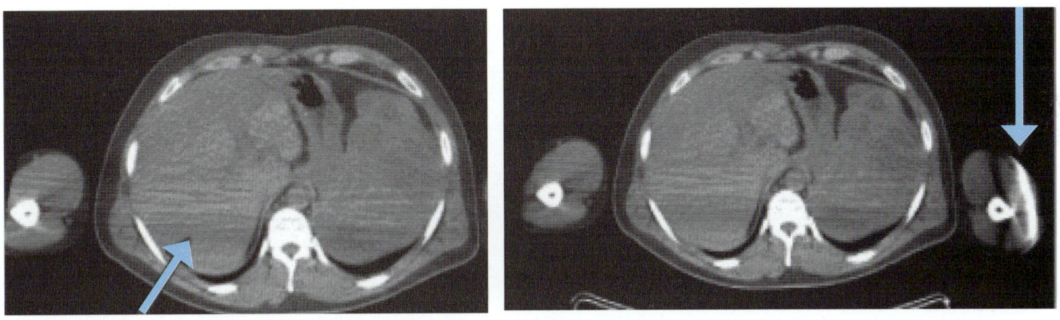

(a) Standard reconstruction(50cm) (b) Extended FOV reconstruction(70cm)

그림 2-22 Extended FOV reconstruction

3) Extended FOV

지멘스 CT에서 채택하고 있는 extended FOV는 scan FOV의 직경인 50cm 이상(갠트리 직경까지 가능)의 display FOV를 이용하고자 할 때 사용되는 개념이다.

Extended FOV는 외부 삽입에 의한 추정 보간(보간삽입; interpolation)으로 스캔 영역의 외부를 채운다. 이는 recon task card에서 활성화시킬 수 있으며 방사선 치료계획, 비만환자, positioning이 어려운 외상환자에게 유용한 기능이다. 하지만 scan FOV의 바깥 부위에서 영상품질의 저하가 발생될 수 있다.

5. 재구성 알고리즘(reconstruction algorithm)

X선관이 환자 주위로 360° 회전하는 과정에서 많은 양의 데이터가 생성된다. 스캔 데이터(raw data)가 수집되면 영상 재구성을 위한 수학적인 연산이 수행된다. 이러한 scan data(raw data)를 영상 데이터(image data)로 변화시키는데 사용되는 수학적인 연산이 재구성 알고리즘이다.

재구성 알고리즘은 인체의 여러 부위와 조직의 특성에 맞게 적합화 되어 있으며, 명칭도 제조사나 모델에 따라 다양하다. 재구성 알고리즘은 크게 standard, bone, smoothing 알고리즘으로 분류되며 목적이나 적용에 따라 추가적으로 세분화된다.

MDCT의 경우 재구성 알고리즘의 선택에 따라 데이터 처리시간의 차이는 나지 않으며, 스캔 후에도 하드디스크에 저장된 스캔 데이터를 이용하여 재구성 알고리즘이나 display FOV 등을 변화시킨 영상(retrospective reconstruction image)을 다시 얻을 수 있다.

1) GE사의 재구성 알고리즘

GE사의 재구성 알고리즘을 예로 들어 설명하면, standard 알고리즘은 가장 널리 이용되며 필터링 처리를 거의 하지 않은 일반적인 특성을 갖는 알고리즘이다. 0.75mm 정도 크기의 구조를 선별할 수 있으며(0.75mm의 해상능; resolving power), 뇌나 경부CT 등에 주로 사용한다.

Soft(또는 soft tissue)로 명명되고 있는 smoothing 알고리즘은 복부와 같이 감약계수 차이가 적은 부위(저대조도 피사체)의 검사에 주로 사용된다. 보다 나은 대조도분해능을 제공하는 smoothing 알고리즘은 standard와 같이 0.75mm의 해상능을 가지나 연부조직의 미세한 감약계수 차이를 상대적으로 강조하며 smooth한 영상을 얻어낸다. 그리고 저역 통과 필터(low pass filter)의 적용으로 영상의 노이즈를 감소시킨다.

Bone(또는 high, ultrahigh) 알고리즘은 공간분해능이 우수한 알고리즘 중의 하나이다. 0.5mm 정도 크기의 구조를 선별할 수 있으며, 특히 고해상능이 필요한 인체 구조의 검사에 적합하며 골이나 폐야의 검사에 주로 사용된다. 고역통과필터(high pass filter)의 적용으로 bone의 경계부를 선예화 시킴으로써 영상의 공간분해능을 증가시킨다. 하지만 노이즈의 발생이 동반된다.

그 밖에 edge 알고리즘은 골과 같이 고주파수 영역(high frequency area)을 강조하는 고해상능 알고리즘이며, 특히 뼈와 공기가 인접하고 있는 미세한 구조물에서 발생하는 직선형의 아티팩트 발생을 감소시켜 측두골 CT에 유용하다. 그리고 detail 알고리즘은 standard와 bone 알고리즘의 중간적인 특성을 갖는다. 즉, 해상능은 양호하나 노이즈도 증가되는 특성을 갖는다. 그러므로 연부조직과 척추골의 양쪽 관찰이 필요한 척추 CT에 유용하다.

그림 2-23은 GE사 4MDCT에서 standard와 bone 알고리즘의 MTF를 비교한 그래프이다. Bone 알고리즘은 standard에 비해 진폭 변조(amplitude modulation) 특성을 갖는다.

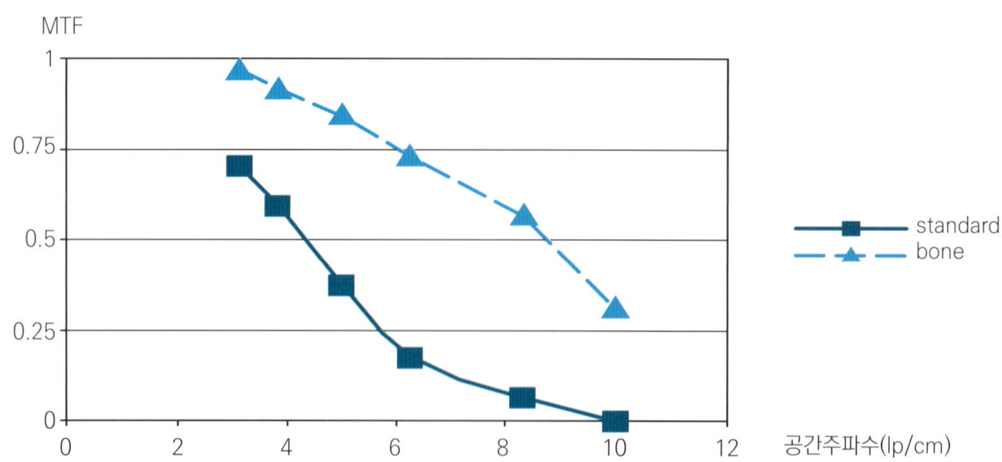

그림 2-23 GE사 4MDCT의 재구성 알고리즘에 따른 MTF 특성(Michael F McNitt-Gray, 2006)

2) 지멘스 MDCT의 재구성 알고리즘

지멘스의 경우 재구성 알고리즘(kernel)을 B30f, H70s 등으로 나타낸다. 여기서 H는 head, B는 body, U는 ultra-high resolution, C는 child, S는 special application(ex. 골밀도 CT), D는 dual energy를 의미한다.

참고로 나선형 스캔에서의 ultra-high resolution의 공간분해능은 30lp/cm이며 UHR과 z-UHR로 구분된다. UHR 모드는 최대 0.4mm의 한계분해능과 0.6mm의 슬라이스 두께(Z-축분해능)를 지원하며, z-UHR 모드는 최대 0.24mm의 한계분해능과 0.25mm의 슬라이스 두께를 지원한다.

숫자(kernel 번호)는 영상의 선예도와 노이즈 특성을 표시한다. Kernel 번호가 높을수록 선예도가 증가하고 낮을수록 노이즈가 감소한다. 즉, 10-20은 smooth resolution 알고리즘이며 이는 3차원 post-processing이나 노이즈가 적은 얇은 슬라이스에 효과적이다. 30-50은 중간 정도의 해상능으로 soft tissue 영상에 적합하다. 60-70은 sharp resolution이며 이는 경계면 증강된(edge enhanced) 폐 또는 골CT에 적합하다. 80-90은 high resolution이며 측두골과 같은 고해상도를 요구하는 미세한 조직에 효과적이다.

그리고 숫자 뒤의 소문자는 스캔 방식을 표시한다. s의 경우 표준(standard), f는 빠른(fast) 모드, h는 고해상도(high resolution) 모드를 의미한다.

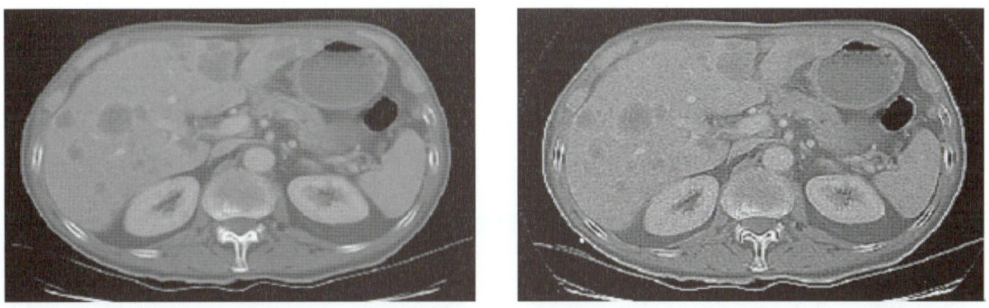

(a) Smoothing (b) Sharp

그림 2-24 Smoothing과 sharp(enhancing) filter를 적용한 복부 CT영상

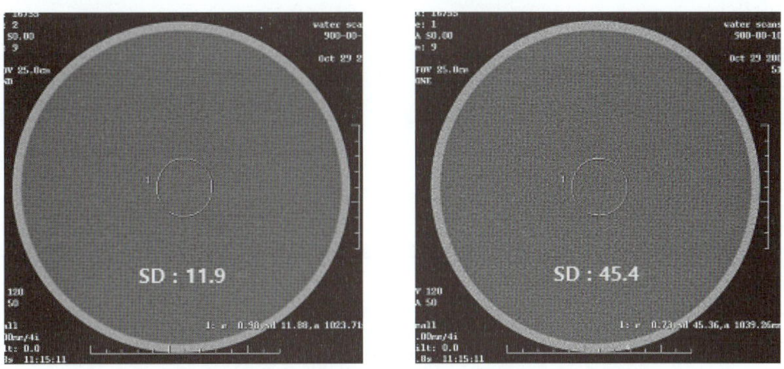

(a) Standard (b) Bone

그림 2-25 Standard와 bone 알고리즘의 물팬텀 영상의 노이즈

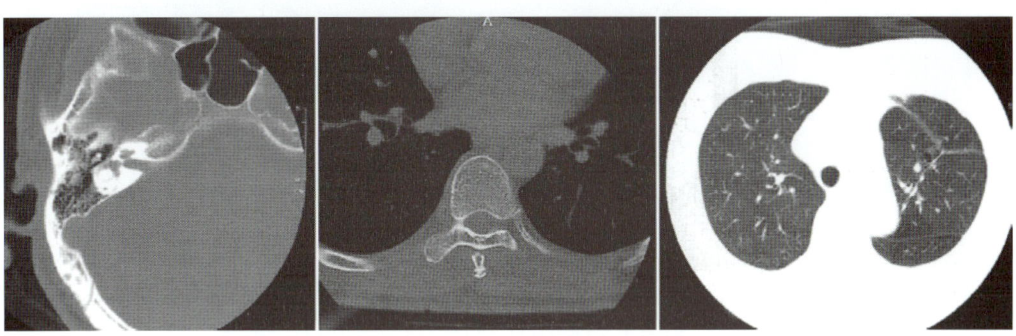

그림 2-26 고주파수 영역을 강조하는 알고리즘의 임상적용 예

6. 초점 크기와 해상능

초점(focal spot) 크기는 영상의 해상능에 큰 영향을 미친다. MDCT는 small과 large의 2가지 초점을 가지며, 대부분의 MDCT에서는 관전류나 노출조건, 선속 콜리메이션(beam collimation)에 따라 초점 크기가 선택된다. 즉, GE사 16 및 64MDCT의 경우 335mA 이하의 관전류 적용 시, 캐논 메디컬의 16 및 64MDCT의 경우 42kW(120kVp×350mA) 미만의 노출조건 설정 시, 지멘스 64MDCT는 small beam collimation을 사용 시(이는 0.6mm의 검출소자를 사용함) 소초점이 적용된다.

반면에 필립스 16, 40, 64MDCT의 경우 설정되는 초점 크기는 해상능과 관계가 있다. 즉, 필립스 CT에서는 초점 크기와 2차적인 콜리메이션에 연관되어 standard, high, ultrahigh의 3가지 해상능이 결정된다. 즉, 해상능의 설정에 따라 초점 크기가 달라지도록 디자인되어 있으며, 이와는 별도로 재구성 알고리즘은 수십 가지의 숫자로 세분화되어 있다. Standard 해상능에서는 대초점이, high 해상능에서는 소초점이 적용된다. 그리고 ultrahigh 해상능의 경우에는 소초점이 적용되며 검출기 앞에 콜리메이터가 설치된다. 이 콜리메이터는 선속 프로필을 향상시키고 공간분해능을 20lp/cm까지 향상시키지만 검출기의 흡수효율을 저하시키고 양자 노이즈를 증가시키는 부작용도 갖는다(그림 2-27).

해상능은 중요한 스캔 파라메터이다. 사용자는 스캔 시작 전에 해상능을 설정해야 하며 데이터가 수집된 이후에는 해상능을 변화시킬 수는 없다. 하지만 하드디스크에 raw data를 저장하고 있는 경우에는 재구성 알고리즘이나 display FOV를 변화시킬 수 있다.

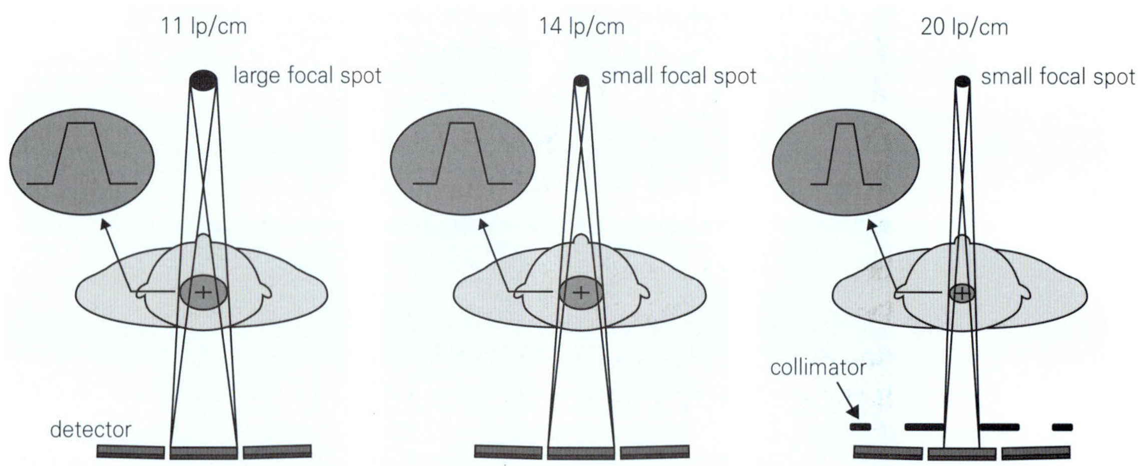

(a) Standard (b) High (c) Ultrahigh

그림 2-27 필립스 MDCT의 해상능과 초점 크기

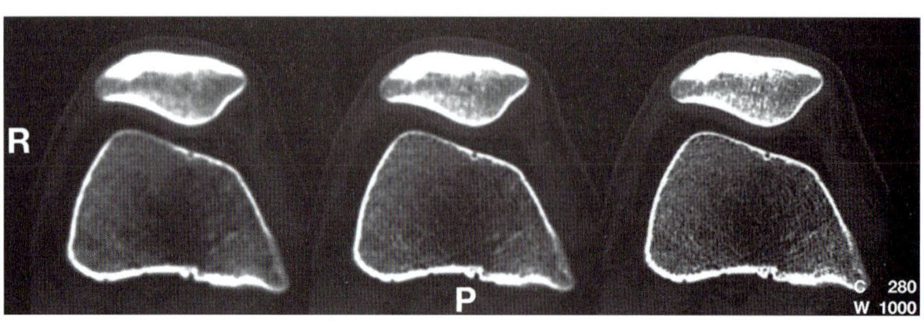

(a) Standard (b) High (c) Ultrahigh

그림 2-28 필립스 MDCT의 해상능에 따른 영상 디테일

7. Helical pitch와 preferred pitch

1) Slice pitch와 beam pitch

Helical pitch는 X선관이 일회전하는 동안 테이블이 진행하는 거리를 선속 콜리메이션으로 나눈 값을 의미한다. 이는 slice pitch와 helical pitch 로 구분되며 아래 식으로 정의된다.

$$\text{Slice pitch} = \frac{\text{X선관이 일회전하는 동안의 테이블 이동거리(mm)}}{\text{슬라이스 두께(mm)}}$$

$$\text{Beam pitch} = \frac{\text{X선관이 일회전하는 동안의 테이블 이동거리(mm)}}{\text{빔 콜리메이션 또는 Z-coverage(mm)}}$$

예를 들면, 4MDCT에서 10mm의 선속 콜리메이션을 사용하여 2.5mm 두께의 영상을 4개 얻었고 이때 X선관 일회전당 테이블이 15mm 이동하였을 경우 slice pitch는 15/2.5=6이 되며, beam pitch=15/10=1.5가 된다.

Slice pitch는 GE사를 비롯한 초기 4MDCT에서 사용되며 그 외는 beam pitch 개념이 사용되고 있다. 4MDCT에서의 slice pitch 4.0은 beam pitch 1.0과 동일한 개념이다.

기존의 non-MDCT에서는 helical pitch를 증가시키면 스캔 범위는 증가되고(large scan coverage) 검사시간이 단축된다. 그리고 X선관의 부하가 감소되며 환자피폭은 감소된다. 하지만 슬라이스 폭(FWHM)이 증가되고 spiral 아티팩트가 증가되어 Z-축분해능은 저하된다. 반면에 MDCT에서는 helical pitch를 증가시키면, 장치에 따라 다소 차이는 있지만, 관전류의 자동적인 조절로 인해 환자선량이 거의 일정하며 슬라이스 폭도 큰 변화가 없다. 하지만 spiral artifact가 증가되어 Z-축분해능의 저하는 피할 수 없다.

2) Preferred pitch

Non-MDCT에서 사용되던 단순한 선형보간법(linear interpolation)의 경우 helical pitch가 증가되면 나선형 raw data 곡선과 보완적(complementary) 데이터 곡선 간격이 벌어지며 화질저하 현상이 발생된다.

4MDCT의 경우 helical pitch를 증가시키면 나선형 raw data 곡선과 보완적 데이터 곡선 사이의 거리가 일정하게 늘어나는 게 아니라 넓어지고 좁아지는 현상이 반복적으로 발생하게 된다. 이러한 여러가지 곡선에서 샘플링되는 데이터를 효과적으로 재구성하는 방법의 일환으로 preferred pitch를 채용하고 있다.

Slice pitch가 2.0인 경우 샘플링 위치가 다른 곡선과 겹치게 되므로 동일한 곡선을 갖는 Z-샘플링을 2번 시행하지만, pitch가 3인 경우 Z-샘플링의 위치가 곡선 사이를 메우게 되어 전체적으로 곡선 간격을 줄이는 효과가 된다. 이와 같이 helical pitch의 증가에 따라 화질이 균일하게 저하되지 않고 특정 helical pitch에서는 화질이 좋아지는 부분이 생겨난다. 이를 preferred pitch 또는 fixed pitch라고 한다. 이는 4MDCT에서만 적용되는 개념이다.

GE사 4MDCT의 경우 3 또는 6의 preferred pitch가 선택 가능하다. Slice pitch 3을 적용하면 HQ mode(high quality mode)가 적용되며, 주로 양질의 영상화에서 적절하다. 이는 0.75 beam pitch에 해당된다. 반면에 slice pitch 6을 적용하는 HS mode(high speed mode)는 1.5 beam pitch에 해당되며 스캔 속도가 우선되어야 할 검사에 유리한 preferred pitch이다.

필립스와 캐논 메디컬의 4MDCT에서는 slice pitch를 2.5와 5.0을 권고한다. 하지만 지멘스 4MDCT에서는 slice pitch를 8까지 증가시켜도 Z-축분해능에 변화가 없다. 이는 앞에서 설명하였듯이, helical pitch를 증가시킬 때 발생되는 노이즈 증가를 보상하기 위해 관전류를 자동적으로 증가시켜 영상의 질을 일정하게 유지시키는 기술(automatic mA adjustment software)의 적용을 통해 이루어진다(그림 2-30).

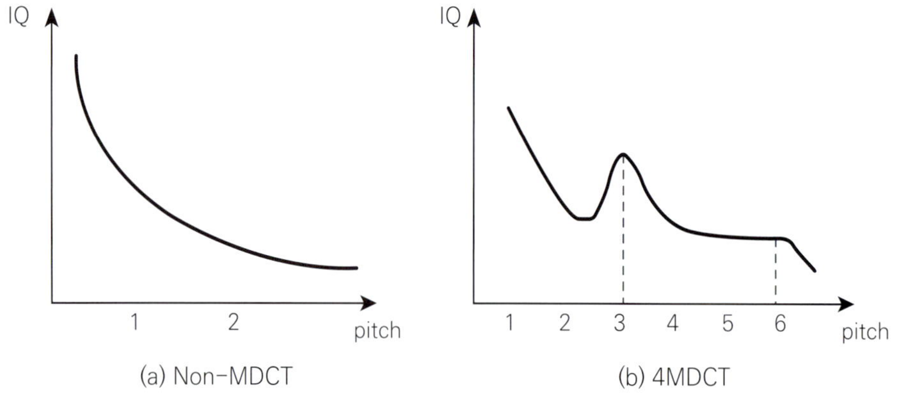

그림 2-29 Preferred pitch(GE사)

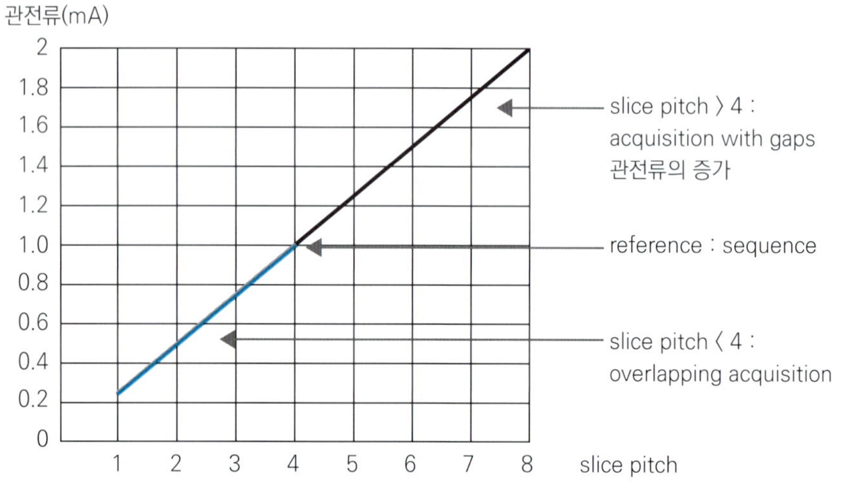

그림 2-30 Helical pitch 변화에 따른 관전류의 자동적인 변화(지멘스)

8. Scan coverage

Volume coverage, scan length라고도 불리며 스캔 속도와 화질과 함께 나선형 CT의 성능을 평가하는 중요한 항목 중의 하나이다. Scan coverage는 다음의 식과 같이 X선관 일회전당 scan coverage와 초당 scan coverage로 구분된다.

$$\text{Coverage / rotation} = \text{collimation} \times \text{pitch}$$

$$\text{Coverage / second} = \frac{\text{collimation} \times \text{pitch}}{\text{scan speed}}$$

9. Bolus tracking technique(auto bolus tracking)

시간-농도곡선을 이용하여 시간의 변화에 따른 관찰 부위의 조영 피크시간을 찾는 인공지능형 소프트웨어이다. 이는 소량의 조영제를 주입하고 동일한 부위에 일정한 시간 간격을 두고 시행되는 스캔을 통해 시스템에서 자동적으로 time-density curve를 작성하여 관심부위가 최대로 조영증강이 되는 시간(prep. delay time)을 파악한 후 이에 맞추어 주된 helical scan을 시행할 수 있도록 한다. 즉, CT angiography나 liver 다중시기CT와 같이 자동조영제주입기를 이용한 조영제 급속주입 CT검사에서 적절한 스캔 지연시간(scan delay time)을 설정하기 위해 사용된다.

Bolus tracking 스캔은 조영제를 주입하기 전의 영상 관심부위(주로 대동맥궁 부위)에 ROI를 설정한 후 테이블의 이동없이 약 20cc의 조영제를 주입하면서 20-30초 정도의 dynamic scan을 시행한다. 이때 관심영역에서의 최대 조영증강이 이루어지면 미리 설정된 시간 경과 후 자동으로 주된 나선형 스캔이 시작된다. GE사에서는 bolus tracking을 SmartPrep., 캐논 메디컬에서는 SureStart로 명명된다.

그림 2-32는 2개의 target ROI를 설정한 예이다. Non-contrast axial 영상에서 ROI 커서가 조영제 주입전에 주폐동맥과 상행대동맥에 설정되어 있으며, post-contrast axial 영상에서 조영증강이 되었음을 알 수 있다. 우측의 시간-농도곡선에서 주폐동맥의 최대 조영증강시간이 8초, 상행대동맥은 12초임을 알 수 있다.

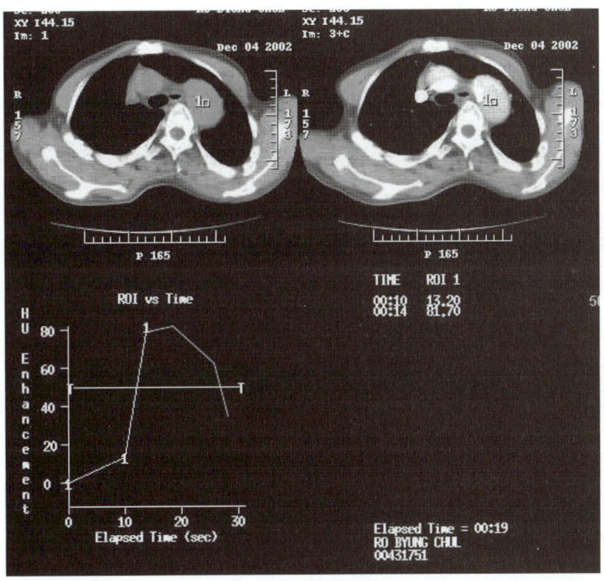

그림 2-31 하나의 target ROI를 설정한 bolus tracking 화면

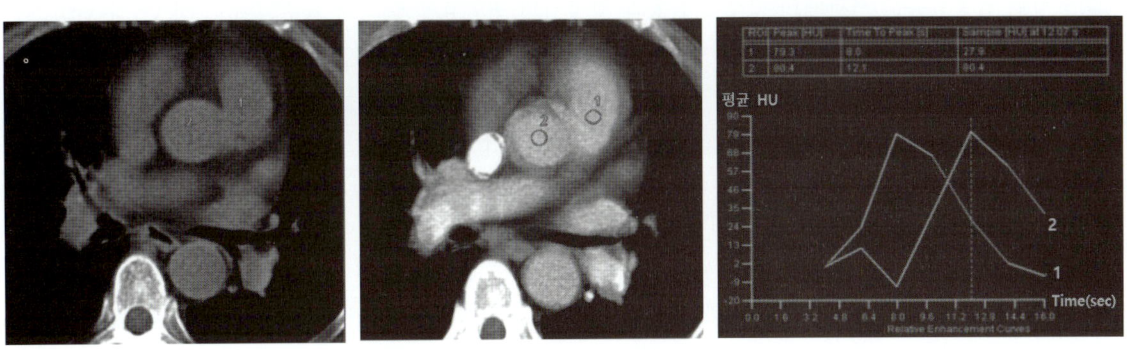

그림 2-32 2개의 target ROI를 설정한 bolus tracking 화면

10. 장치의 선량효율(overall dose efficiency)

CT장치의 선량효율은 환자에게 부여되는 선량의 측면에서 장치 성능을 평가하는 요소이다. 전반적인 선량효율의 평가는 2가지 방법으로 접근된다. 하나는 ImPACT(image performance assessment in CT scanners)에서 거의 매년 시행하는 CT장치의 특성 및 스펙 평가에서 이용하고 있는 방법으로, 두부와 전신 스캔에서 각각 50mGy와 15mGy를 얻는데 필요한 mAs와 Q값으로 평가한다.

$$Q = \sqrt{\frac{f^3_{av}}{\sigma^2 z\, CTDI_w}}$$

여기서 Q값은 CT영상의 질적 인자를 포함한 선량효율을 대변하는 값으로 선량, 노이즈, 공간분해능, 슬라이스 폭의 조합으로 나타내어진다.

f_{av}는 $MTF_{50\%}$와 $MTF_{10\%}$를 구하여 평균한 공간분해능이며, σ는 노이즈로 5cm^{2}의 면적에서 측정되며 %로 나타낸다. 그리고 z는 영상화된 슬라이스 프로필의 반전치폭(full width at half maximum; FWHM)이며, $CTDI_W$는 팬텀 중앙부와 주변부의 CTDI를 각각 3분의 1과 3분의 2로 가중하여 합한 평균선량이다.

Q값이 높으면 적은 선량으로 양질의 영상을 만들어내는 선량 효율성이 우수한 장치이다. 다시 말하면 공간분해능이 높고 노이즈가 적으며, 얇은 슬라이스의 영상을 얻는데 선량을 적게 들어가는 장치를 의미한다.

하지만 이 인자들이 하나라도 포함되지 않으면 Q값은 무의미하며, Q값은 실험과 경험에 의해 이루어진 것으로 정확한 값은 아니다. 왜냐하면 Q값의 도출은 사용되는 convolution filter에 많은 영향을 받기 때문이다. 그러므로 Q값의 측정은 유사한 필터를 사용한 상태에서 이루어져야 신빙성이 높아진다. Q값의 불확실성은 ±10% 정도이다.

또 다른 선량효율 평가방법은 초점 크기와 검출기 사이의 기하학적 효율, 각 검출소자의 검출효율, 그리고 X선속의 Z-축 기하학적 효율을 곱하여 얻는 계산적인 방법이다.

검출기의 기하학적 검출효율은 선속 geometry와 검출 시스템에 기초한 X선 포획효율을 나타낸다. 이는 X-축과 Z-축에서 유효 검출소자의 수와 검출소자 사이의 간격에 의해 좌우된다. 예를 들면 GE사 8MDCT(LightSpeed Ultra)에서의 검출소자 사이의 간격은 1mm이다.

검출기의 기하학적 검출효율은 2차원적인 검출기의 유효 검출면적 대비 총 검출기 면적의 비율을 계산함으로써 얻을 수 있다. 필립스의 4MDCT의 경우 각각 78%를 보인다. 또한 GE사 non-MDCT의 경우 80%인 반면 4, 8, 16MDCT의 경우 70% 수준을 갖는다. 즉, X선관 일회전에 많은 수의 영상획득이 가능한 CT(higher slice CT)일수록 검출기의 기하학적 검출효율은 다소 감소된다. 이는 higher slice 검출기에서 Z-축의 검출기 분리물질(dead space) 크기의 증가에 의한 효율저하에 기인된다.

날로 발전해 나가는 higher slice 검출기에서 검출기의 기하학적 효율을 양호하게 유지하기 위한 방법으로 캐논 메디컬 등에서는 검출기 중앙부에는 얇고 주변부에는 두꺼운 형태의 비대칭적인 형태(hybrid type detector)를 채택한다.

각 검출소자의 검출효율은 섬광체의 빛 흡수효율과 검출기의 변환효율에 의해 좌우되며 120kVp의 X선 스펙트럼에서 대부분의 검출소자의 검출효율은 98% 이상을 보이며 DAS 칩의 변환효율은 99% 이상을 보이고 있다.

각 제조사에서는 DAS 변환효율을 향상시키기 위한 많은 연구가 진행되었다. 필립스에서는 tach chip이라고 부르는 ASIC chip(application specific integrated circuit chip; 주문형 반도체칩)을 사용한다. 신호전류를 디지털 신호로 변환시키는 프런트 엔드 전자회로(front end electronic circuitry)인 tach chip은 낮은 신호와 저선량에서 발생되는 노이즈를 매우 감소시켜 디지털 데이터의 SNR을 향상시킨다. 이는 최근에 많은 관심을 보이는 저선량 스캔 기법과 직접적인 연관을 갖는 낮은 신호 레벨에서 우수한 특성을 보인다.

이 외에 선량효율을 더욱 정확히 평가할 수 있는 방법으로 캐논 메디컬에서는 저대조도분해능 지표(low-contrast detectability index; LDI)를 제시한다. 이는 LDI를 CTDI 제곱근으로 나누어 선량효율지표(dose efficiency index)를 구하는 방법이나.

11. Z-축 기하학적 선량효율

Z-축 기하학적 효율(Z-axis geometric efficiency; Z-axis geometric dose efficiency)은 CT장치의 Z-축 방향의 선량 이용률을 의미하며, MDCT의 도입과 함께 많은 관심을 받는 요소이다. 이를 좌우하는 중요한 요소는 overbeaming에 의해 발생되는 반음영(penumbra)이다. 그림 2-33은 MDCT의 반음영과 Z-축 선량이용율을 모식도로 나타낸 것이다. (a)는 non-MDCT의 10mm single 슬라이스의 콜리메이션이다. Non-MDCT의 경우 반음영이 적게 발생하며, 환자를 투과한 거의 모든 X선이 검출기에 흡수된다. 그리고 반음영은 환자선량과 영상화에 기여한다. 반면에 (b)는 4×2.5mm의 multi-slice 콜리메이션이다. 이러한 MDCT의 경우 환자측 콜리메이션이 넓어져 상대적으로 반음영이 많이 발생한다. 그리고 환자를 투과한 모든 X선이 검출기에 흡수되는 것이 아니며, 반음영은 영상화에는 기여하지 않으며 환자선량에만 기여한다.

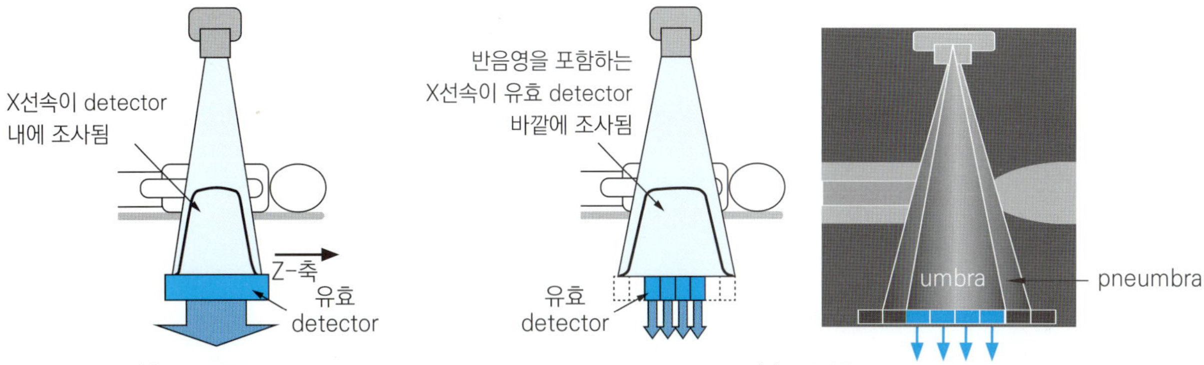

그림 2-33 MDCT의 반음영과 Z-축 선량이용율

1999년 제정된 국제전기기술위원회(international electrotechnical commission; IEC) 60601-2-44 edition 1(IEC CT안전 표준)에 의하면, Z-축 기하학적 선량효율은 영상 sensitivity 프로필의 반전치폭(FWHM)을 선량 프로필의 반전치폭으로 나눈 값을 퍼센트로 나타내었다. 하지만 2003년 개정된 IEC 60601-2-44 Edition 2에서는 공칭 슬라이스폭 범위의 선량 프로필 적분값을 모든 선량 프로필 적분값으로 나눈 값으로 나타낸다. 이는 데이터 획득에 사용되는 검출소자 범위 내에서의 Z-축 방향 선량 프로필의 적분값을 Z-방향의 총선량 프로필의 적분값으로 나누어 퍼센트로 나타낸 값을 의미한다(그림 2-34). 아래의 식은 IEC의 개정 전과 후의 Z-축 기하학적 선량효율을 나타낸 것이다.

$$\text{Z-축 기하학적 선량효율} = \frac{\text{FWHM of sensivity profile}}{\text{FWHM of dose profile}} \times 100$$

$$= \frac{\text{integral of dose profile over range of nominal slice width}}{\text{integral of whole dose profile}} \times 100$$

기존 non-MDCT의 경우 선속의 거의 모든 부분이 영상화에 사용되므로 낭비되는 선량이 적다. 하지만 테이블이 이동하는 상태에서 이루어지는 나선형 스캔에서의 영상 재구성에 사용되는 보간삽입처리(interpolation)는 스캔 범위를 영상화 범위에 비해 초과 설정함으로써 선량효율을 저하시키는 요인으로 작용한다.

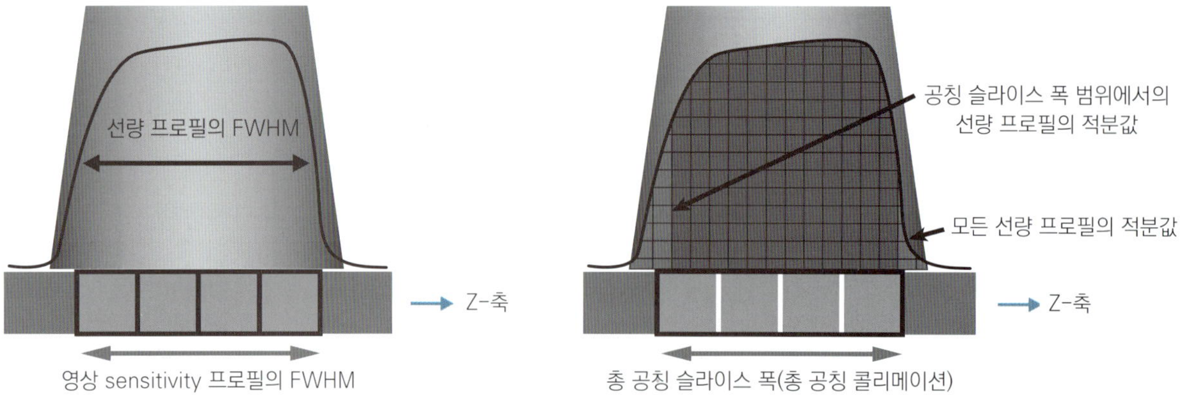

(a) IEC 60601-2-44 Ed.1(1999년) (b) IEC 60601-2-44 Ed.2(2003년)

그림 2-34 Z-축 기하학적 선량효율의 정의

Cone beam geometry에 기초한 MDCT에서는 반음영(penumbra)을 야기시키는 overbeaming 현상은 선량을 낭비하며 Z-축 기하학적 선량효율을 저하시킨다. 제논 가스 검출기는 좁은 슬라이스 폭의 영상 생성을 제한하므로 MDCT에서는 사용되지 않는다.

MDCT의 solid state 검출기는 얇은 격벽(narrow strip; septa)에 의해 분리되어 있다. 신호의 검출에 기여하지 않고 방사선에 예민하지 않는 격벽으로 인해 발생되는 비활성 영역은 기하학적 요인의 선량손실을 초래한다. 더불어 크리스탈 섬광체의 절단으로 인한 각 row의 모서리에서의 감도 저하도 기하학적 손실을 발생시킨다.

Z-축 기하학적 선량효율의 이상적인 값은 1이다. Non-MDCT의 경우 Z-축 기하학적 선량효율은 1에 가까운 값을 나타내지만 대부분의 MDCT에서는 보통 이보다 적은 값을 나타낸다. 즉, Z-축 기하학적 선량효율은 MDCT가 예전의 non-MDCT에 비해 낮으며, MDCT의 경우 회전당 획득하는 슬라이스 수가 많을수록 Z-축 기하학적 선량효율이 높아진다.

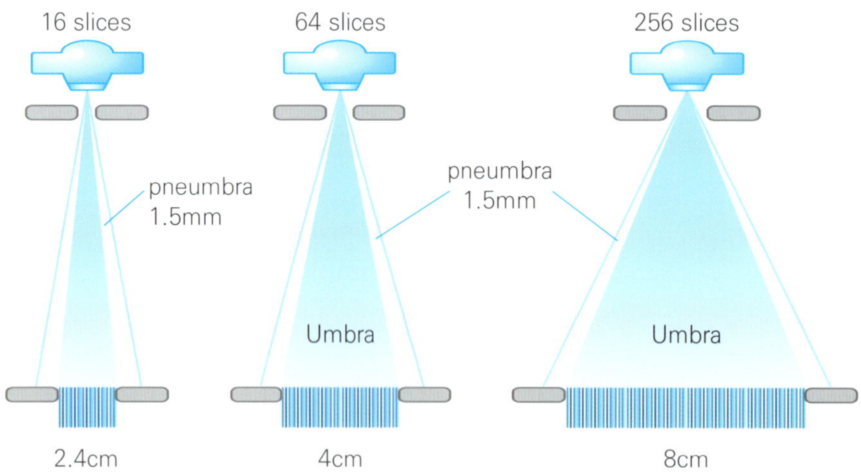

(a) Brillance16 (1.5mm×16)
(b) Brilliance64 (0.625mm×64)
(c) Brilliance iCT (0.625mm×128 with Z-sharp technology)

그림 2-35 MDCT의 Z-축 기하학적 선량효율 비교(필립스)

그림 2-35는 필립스 MDCT의 Z-축 기하학적 선량효율을 비교한 것이다. 16MDCT인 (a)의 Z-축 기하학적 선량효율은 2.4/2.7 = 88.9%이며, 64MDCT인 (b)는 4/4.3 = 93.0%, 256MSCT인 (c)는 8/8.3 = 96.4%이다. 즉, 256MSCT가 64MDCT에 비해 Z-축 기하학적 선량효율이 3.4% 높음을 알 수 있다. 이는 detector coverage가 클수록 반음영(penumbra)을 야기시키는 overbeaming이 상대적으로 감소되므로 Z-축 기하학적 선량효율은 좋아지는 것이다.

MDCT의 Z-축 기하학적 선량효율에 영향을 미치는 요인으로는 초점 크기와 선속 콜리메이션(beam collimation)이다. 대초점에 비해 소초점을 적용하거나, 큰 선속 콜리메이션을 적용할 경우 Z-축 기하학적 선량효율이 높다. 하지만 X선관 일회전에 많은 수의 슬라이스를 얻는 스캔 모드를 선택하거나, 얻어지는 슬라이스 두께를 공칭 슬라이스 두께에 근접되게 하기 위해 검출기측 콜리메이션(post-patient collimation)을 적용하는 얇은 단면두께의 영상을 획득하는 경우 Z-축 기하학적 선량효율이 저하된다.

또한 Z-축 기하학적 선량효율이 우수한 MDCT에서는 장치의 전반적인 선량이용률이 증가되어 환자피폭이 상대적으로 감소되지만 Z-축 기하학적 선량효율이 저하되는 얇은 단면두께의 영상획득에서는 환자피폭의 증가는 피할 수 없다.

대부분의 MDCT에서는 스캔 파라메터를 설정하면 콘솔에 $CTDI_{vol}$, dose length product(DLP)와 함께 Z-축 기하학적 선량효율이 표시되고 있으며, 특히 Z-축 기하학적 선량효율이 70% 이하인 경우에는 의무적으로 표시되고 있다.

CHAPTER 03

1. 갠트리 및 환자테이블
2. 전압배분장치 및 고전압변압기
3. Slip ring과 brush
4. MDCT용 X선관
5. 필터
6. 콜리메이터
7. 검출기
8. DAS(data acquisition system)
9. 영상처리장치
10. 영상전송장치

CHAPTER 03

MDCT의 하드웨어

CT장치의 구성은 X선을 발생시키고 환자를 투과한 데이터를 얻어 내는 영상획득부(image acquisition system), 영상의 재구성과 후처리를 시행하여 영상을 특성화 하는 영상처리부(컴퓨터 시스템), 재구성된 영상을 모니터에 디스플레이 하거나 laser imager를 이용하여 필름으로 하드카피 하는 영상표시부 그리고 보조기억매체로 데이터를 백업 저장하거나 영상처리용 워크스테이션이나 PACS로 전송하는 영상저장 및 전송부로 구분된다.

세부적으로는 고전압 발생장치(high voltage generator), X선관 장치(CT tube), 전압배분장치(power distribution unit; PDU), 검출장치(detector and DAS), 갠트리(gantry) 및 환자테이블, X선 제어 및 영상처리 장치, 사용자 조작대(콘솔) 및 워크스테이션 등으로 이루어지며 그 외에 조영제 자동주입기, laser imager 및 현상기, 응급처치용 defibrillator 등으로 구성된다.

1. 갠트리 및 환자테이블

1) 갠트리

갠트리는 스캔을 담당하는 부분으로 X선관과 검출기 그리고 DAS(data acquisition system)를 포함하며 스캔에 필요한 각종 전기적, 기계적 기능을 제공하여 데이터 획득을 위한 동작을 제어한다. 그리고 환자테이블이 들어갈 수 있도록 직경이 약 70-80cm 정도의 구멍(bore)이 만들어져 있는 사각형으로 설계되어 있다.

GE사 MDCT의 경우 각도를 주어 스캔할 수 있도록 갠트리를 상하 30°의 경사가 가능하며 경사속도는 보통 초당 1° 정도이다. MDCT의 X선관 초점과 검출기 사이의 거리는 110cm, X선관과 검출기의 회전 중심인 isocenter와의 거리는 63cm 정도이다. 그리고 환자의 정확한 포지셔닝을 위해 중심선 정렬(beam alignment)용 레이저 빔이 설치되어 있다.

갠트리의 회전 메커니즘은 벨트 드라이브 방식과 direct 드라이브 방식(전기모터로부터 출력장치로의 토크 전송이 톱니바퀴 감속이나 벨트를 사용하지 않고 직접 이루어지는 방식)으로 구분된다. 이와 달리 high version MDCT인 필립스의 IQon spectral CT(256MDCT)의 경우 공기 압축기로 약 5μm 정도 띄워서 갠트리를 회전시키는 공기 베어링 방식을 채택함으로써 갠트리 회전이 조용하고 안정된 가동성을 갖는 airglide 갠트리 시스템을 채택하고 있다. 공기 베어링 방식이란 기계의 축과 베어링 사이에 고압의 공기를 보내어 공기압으로 축을 뜨게 하여 하중을 지지하는 베어링 방식이다.

2) 환자테이블

환자테이블은 couch 또는 cradle이라고도 명명된다. 주로 유압을 이용하여 테이블을 동작시키는 유압식이며, 환자테이블을 상하 좌우로 움직이는 속도는 ETC(enhanced table controller)에 의해 조절된다.

2. 전압배분장치 및 고전압변압기

1) 전압배분장치(power distribution unit; PDU)

전압배분장치는 제공되는 주전원을 입력단으로 사용하여 CT장치의 각 구성요소인 갠트리, 환자테이블, 콘솔, SCU(scan control unit) 등으로 전원을 배분하는 장치이다.

GE사 저관전압 slip ring 방식 CT의 전압배분 시스템을 예를 들어 설명한다. 380-480볼트의 외부 3상교류전압이 인입되면 전압배분장치를 통해 갠트리, 환자테이블, 콘솔, 그리고 영상 프로세싱용 컴퓨터에 120볼트의 직류전압이 전달되고, SCU에는 208볼트가 공급된다. 또한 X선 발생용 고전압을 만들기 위해 550볼트(480-740볼트)의 직류전압이 slip ring을 통해 전달된다. Slip ring과 brush를 통한 전압은 갠트리 내의 양극 측과 음극 측의 전원변환기(인버터; inverter)에 전달된다.

인버터는 고주파수 타입의 트랜지스터 칩들로 구성되어 있으며, 전압배분장치에서 입력되는 저전압의 직류전원을 고주파의 교류전원으로 만들어 이를 고전압변압기(generator)의 일차 측으로 사용한다. 양극과 음극의 고전압변압기에서 고전위차를 발생시켜 70-140kVp의 X선을 발생시킨다.

2) 고전압변압기(generator)

(1) 고전압변압기의 출력

고전압변압기(generator)는 X선 조사를 위한 고전압을 생성시켜 이를 X선관에 전달하는 장치이다. 이상적인 고전압변압기는 맥동이 없이 노출시간 내에 안정적인 X선 발생흐름을 보이고 장치에서 필요로 하는 충분한 용량을 가져야 한다. 정격 용량(power capacity)은 kW 단위로 표시되며 이에 의해 kVp와 mA의 설정범위가 결정된다.

대부분의 CT용 고전압변압기는 선속의 강도를 증가시키기 위해 최대 140kVp의 고관전압을 생성할 수 있다. 이는 X선속의 투과력을 증가시키며 환자선량을 감소시킬 수 있으며, 고관전압의 사용은 X선관의 열부하를 감소시켜 X선관의 수명을 증가시킬 수 있다.

CT장치의 가동을 위해 외부로부터의 인입 전압은 380-480볼트가 요구되며, 타시스템의 부하로 인한 전압변동을 피하기 위해 단독전원이 권고된다. 만일 여러 장치와 공유되어 설치되는 경우에는 자동전압조절기(auto voltage regulator; AVR)의 설치가 고려되어야 한다. 만일 인입 전압이 CT장치가 필요로 하는 전압과 차이가 날 경우 외부변압기(transformer)를 사용하여 승압 또는 감압을 해야 한다.

대부분의 MDCT에서 고주파수 타입의 트랜지스터 칩들로 구성된 소형의 고주파수 고전압변압기(high frequency on board generator)가 사용되고 있다. 이는 기존의 3상 고주파변압기에 비해 크기가 작으며 전압의 정확한 제어와 매우 신속한 상승(ramp-up)과 하강(ramp-down)이 가능하다.

지멘스에서 채택하고 있는 고관전압 slip ring 방식의 MDCT에서는 갠트리 외부에 설치되는 고전압변압기에서 고전압으로 승압을 한 후에 slip ring을 통해 X선관에 전압을 인가한다. 하지만 그 외 대부분의 MDCT에서는 저관전압 slip ring 방식이 채택되고 있으며, 이 경우 갠트리 내에 위치된 고전압변압기에서 승압이 이루어진다.

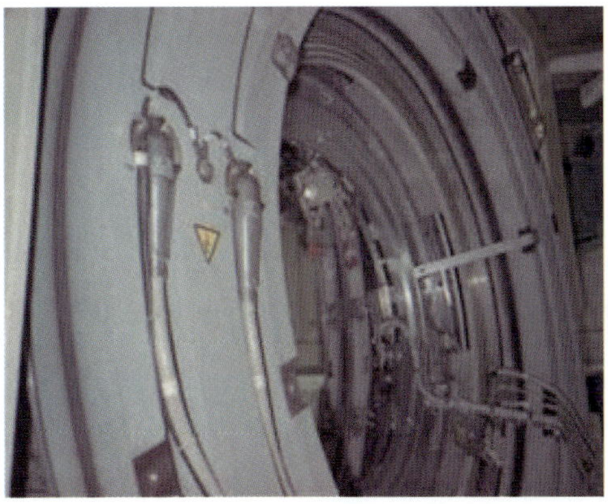

그림 3-1 갠트리에 연결된 고압 케이블

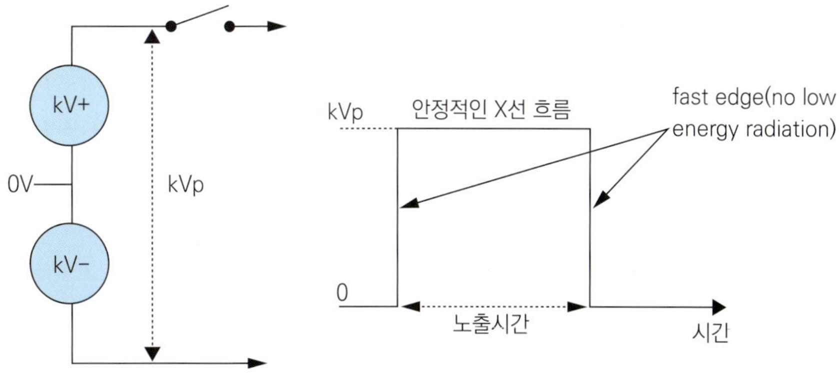

그림 3-2 이상적인 generator 특성

MDCT의 고전압변압기 출력은 X선관의 출력과 일치하거나 약간 높다. 이는 80-120kW 범위에 속하며 high version MDCT의 고전압변압기 출력은 높아지는 경향을 보인다. 예를 들면, GE사 256MDCT인 Revolution Apex와 필립스의 256MDCT인 IQon spectral CT의 최대출력은 각각 108kW와 120kW이다.

(2) Bi-polar generator 방식과 mono-polar generator 방식

고전압변압기는 갠트리 내부의 음극 generator와 양극 generator가 분리되어 있는 bi-polar generator 방식과 음극 generator만 존재하는 mono-polar generator 방식으로 구분된다(그림 3-3). 후자로는 GE사 LightSpeed Pro16와 LightSpeed VCT 등이 해당된다. JEDI generator로 불리는 GE사의 mono-polar 방식은 하나의 generator(음극에 -150kVp가 인가됨)로 구성되어 있으며 양극에는 0kVp가 인가되며 이는 접지의 역할을 한다.

일반적으로 관전압은 70, 80, 100, 120, 140kVp 중에서 선택이 가능하다. 하지만 대부분의 MDCT에서는 120kVp 이상의 고관전압이 사용된다. 이는 피사체를 투과하여 검출기에 도달되는 X선량을 증가시켜 검출기의 반응성을 최대화하기 위함이다. 그리고 연부조직에 대한 뼈의 대조도를 감소시키고 피사체 내의 심한 감약 차이로 인해 발생되는 선속경화효과(beam hardening effect)에 의한 아티팩트 발생을 억제하고, 연부조직 내의 근소한 감약계수 차이를 감지하기 위함이다. 반면에 관전류는 40-1,300mA의 범위에서 선택 가능하다. 예로 GE사 256MDCT인 Revolution Apex의 경우 최대 관전류는 1,300mA이다. 이러한 관전류의 확대 경향은 X선관 회전시간 단축과도 연관된다.

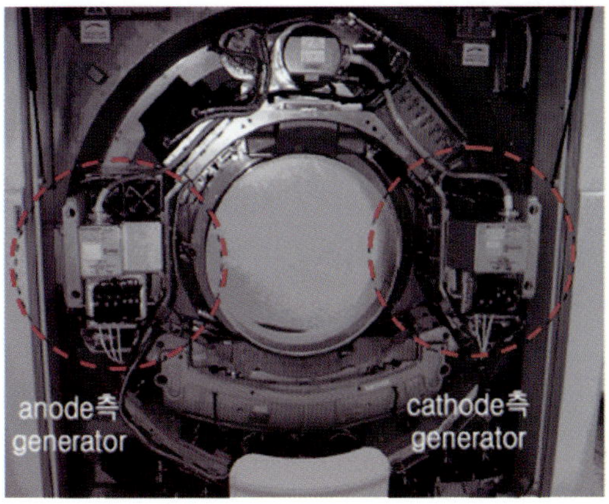

(a) Bi-polar 방식

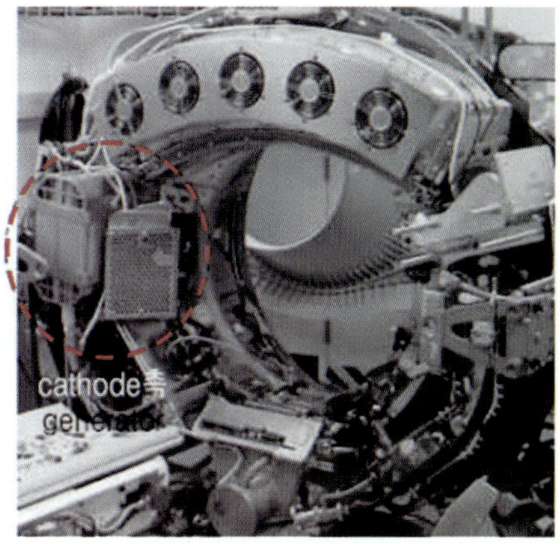

(b) Mono-polar 방식

그림 3-3 MDCT의 generator 방식

3. Slip ring과 brush

1) Slip ring 기술과 방식

나선형 CT장치는 X선관이 회전하는 동안 갠트리 내부에 위치된 slip ring과 brush를 연결하여 전압과 데이터 신호를 전달한다. Slip ring 부위를 통과하는 전압의 고저에 따라 고압용과 저압용 slip ring 방식으로 구분된다. 그리고 slip ring은 기능에 따라 X선관이나 X선발생장치에 고전압을 공급하는 ring, 제어장치의 작동에 필요한 저전압을 공급하는 ring, 그리고 검출기로 데이터를 전달하는 ring의 3가지로 구분된다.

Slip ring의 전송속도는 초기 MDCT에서는 약 800Mbps 수준이었으나 필립스의 Brilliance 40 및 64MDCT에서는 5.28Gbps의 빠른 전송속도를 갖는 광학 slip ring(optical slip ring)을 채택하고 있다.

Slip ring은 제조회사에 따라 다소 차이가 있지만 반영구적(약 10년)으로 사용되며 마모로 인해 발생되는 부스러기의 제거를 위해 정기적인 청소가 필요하다. Brush는 심한 마모로 인해 1-2년의 간격으로 교체가 필요하다. 그림 3-4는 GE사 저전압 slip ring 방식을 채택하고 있는 CT장치의 동력 및 데이터 전달을 모식적으로 나타낸 것이다.

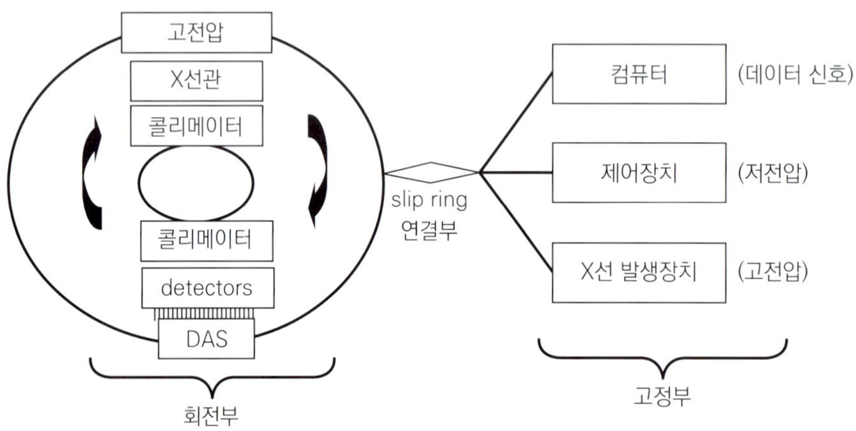

그림 3-4 Low voltage slip ring 방식의 동력 및 데이터 전달

(1) 고전압 slip ring 방식

갠트리 외부에 위치한 변압기에서 승압한 고전압이 고압케이블을 통하여 slip ring과 brush에 전달되어 갠트리 내부의 X선관에 공급하는 방식이며 그림 3-5(a)와 같은 구조를 갖는다.

특징으로는 고주파 전원의 영향이 적어 전력손실이 거의 없이 동력전달이 가능하며, slip ring에 상대적으로 낮은 전류가 인가되므로 전력손실이 적다. 그리고 갠트리 외부에 고정된 고압의 변압기를 사용하므로 갠트리에 회전중량이 적게 부여되며 높은 출력의 연속적인 제공이 가능하다. 그러나 고압에 의한 아크(arcing) 및 간섭이 발생할 수 있으며, 회전하는 접촉부에서 발생하는 고열을 냉각시키기 위한 시스템인 water chiller가 필요하다. 또한 고압에서의 brush 사용은 전기적 노이즈를 발생시켜 영상의 질에 좋지 않은 영향을 미칠 수 있다. 이러한 노이즈를 감소시키고 회전속도를 향상시키기 위해 레이더에서 사용하는 고주파 이용 방식을 채택하고 있다. 고전압 slip ring 방식은 초기 지멘스 CT모델에서 채택한 방식이다.

(2) 저전압 slip ring 방식

220-480V의 상용 입력전압을 입력전원 전력배분장치(PDU)를 통하여 550V와 120V의 직류로 변환한 후 slip ring으로 전달하며, 갠트리 내부의 전원변환기(inverter)를 경유하여 검출기와 같이 회전하는 양극과 음극으로 분리된 2개의 소형 대용량의 고전압변환기를 통해 X선관에 전달하는 방식이다.

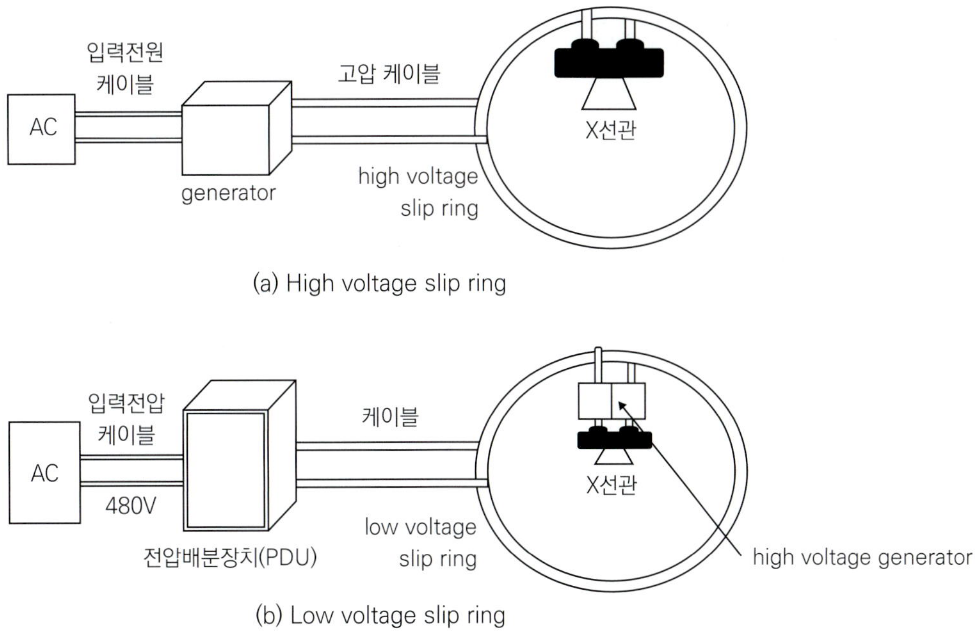

그림 3-5 고전압 및 저전압 slip ring의 구조도

저전압 slip ring 방식의 특징으로는 전기적 누출에 의한 위험이 없으며 전기절연을 위한 가스 및 오일이 필요 없다. 그리고 시스템의 안정성이 우수하며, 장치의 전력 소모율이 적으며 고장수리가 용이하다. 그러나 갠트리 내에 generator가 위치하므로 갠트리의 하중이 커지는 단점이 있다.

저전압 slip ring 방식은 high version MDCT인 GE사의 LightSpeed, 지멘스의 Sensation, 필립스의 Brilliance 그리고 캐논 메디컬의 Aquilion 모델에서 채택되고 있다.

2) Slip ring의 구조

(1) 초기 나선형CT

저전압 slip ring기술을 적용한 초기 나선형CT인 HiSpeed advantage(GE사 non-MDCT)를 예로 들면, slip ring의 내부는 회전부(rotor)인 ring과 정지된 상태의 고정부(stator)인 brush(sliding contact)로 이루어져 있다. 그리고 slip ring은 동력을 전달하는 8개의 power ring(550V용 5개와 120V용 3개)과, 6개의 signal 및 data ring(시스템 communication 용과 데이터 전송에 관여함)을 포함하여 모두 14개로 구성된다(그림 3-6(a)).

(2) GE사 LightSpeed Pro16과 LightSpeed VCT

GE사 16MDCT인 LightSpeed Pro16과 64MDCT인 LightSpeed VCT에 장착된 slip ring은 총 9개로 구성된다. 그림 3-6(b)에서 보면, 안쪽에서 바깥쪽 방향으로 1번과 2번 ring은 X선 발생용 고전압용, 3번과 4번 ring은 120V 교류용, 5번 ring은 ground 용이다. 즉, 안쪽의 5개(650V 직류용 2개, 120V 교류용 2개, ground용 1개)는 power ring이며, 바깥쪽의 4개는 24V의 신호용 링(signal ring)이다. Signal ring은 LSCOM용 3개, EXP enable용 1개로 구성되며, 통신과 관련된 명령의 on/off를 담당한다.

LightSpeed Pro16의 경우 DAS에서 디지털화된 신호를 역프로세서(back-processor)로의 전송은 1개 채널의 RF non-contact line을 통해 이루어진다. 이는 무선주파수 신호(radiofrequency signal; RF신호)를 이용한 무선 방식이며 이는 송신기(transmitter; XMT) 1개와 수신기(receiver; RCV) 2개를 통해 이루어진다. 반면에

LightSpeed VCT의 경우 2개 채널의 RF non-contact line으로 구성되어 있다. 이 시스템은 850Mbaud platter type의 대역폭(band width)을 가지며, 데이터 컨트롤 보드(data control board; DCB)에서 RF 송신기/수신기를 경유하여 digital image processor(DIP)로 데이터를 전송한다. 평균 전송속도는 833Mbaud(800-850Mbaud 범위)이다. 그리고 638Mbaud@0.4초, 984view의 데이터 전송률을 갖는다.

(3) 필립스의 Brilliance40, Brilliance64

필립스의 Brilliance40 또는 64모델에서는 총 14개의 slip ring으로 구성된다. 6개의 power ring(480V의 고전압용 4개, 220V 또는 230V의 저전압용 2개)과 8개의 signal ring이 있다. Signal ring은 control ring 또는 trans-ring이라고도 부르며, signal ring 중 4개는 canbus loop을 담당하며, 2개는 estop(emergency stop) 그리고 2개는 고정자와 회전자 사이의 uplink와 downlink를 담당한다. 참고로 can은 controller area network의 약어로 의료용 장치나 차량내 장치들의 통신을 위해 설계된 표준 통신규격을 의미하며, canbus는 can에 다수의 노드들(nodes)이 연결된 구조를 의미한다.

이와 별도로 영상 데이터의 전송을 위해서는 송신기와 수신기로 구성된 4개 채널의 non-contact line인 quad optical slip ring이 사용된다. Optical slip ring은 5.28Gbps의 전송율을 갖는다. 이는 레이저를 이용하여 데이터를 전송하는 방식으로 기존 800Mbps의 전송속도에 비하여 비약적으로 빨라지고, 순수한 신호만을 전송하므로 적은 저선량의 영상전송에 효율적이다.

(4) 캐논 메디컬의 Aquilion64

4개의 power ring이 있으며, 이는 3상 200V용 3개와 ground용 1개로 구성된다. 그리고 신호전송은 별도의 power supply가 담당하고 있다.

데이터 전송 시스템으로는 초기 Aquilion64나 Aquilion32 MDCT의 경우 DAS와 back-processor 사이의 데이터 전송을 위하여 MUDAT 시스템이 사용되었다. 하지만 2005년 10월 이후의 Aquilion64 모델에서는 슐라이프링(Schleifring)사의 SURECOM을 채택하고 있다. 참고로 지멘스의 high version CT에서도 SURECOM 시스템이 사용되고 있다. SURECOM에 대한 설명은 3장의 마지막 부분에 언급되는 영상전송장치를 참고하기 바란다.

3) Brush

Brush의 재질은 은(silver)이 코팅된 테프론(teflon)이 사용되며, slip ring과 동일한 개수로 이루어진다. 초기 나선형CT에서의 brush는 slip ring과 마찬가지로 기능상으로 3개의 부분으로 나누어진다.

GE사 HiSpeed advantage 모델을 예로 들면, 전압배분장치(PDU)에서 고전압발생기로 동력을 전송하는 부분(hot과 neutral이 각 1개, ground용 1개, 550V DC용 2개)과 전압배분장치에서 장치 조정부에 저전압을 전송하는 3개 부분, 그리고 DAS에서 주컴퓨터로 데이터 신호를 전송하는 6개 부분이다. 다시 말하면, 8개 묶음의 동력전달용 동력(power) brush, 데이터 전송에 관여하는 6개 묶음의 신호(signal) brush가 2세트로서 갠트리의 양쪽에 위치한다.

갠트리의 한쪽에 위치하는 1세트는 신호 완충(buffer)용이며, 다른 한쪽은 단말(termination)의 역할을 한다. 또한 1세트의 신호 brush 속에는 6개씩 아래와 위의 2부분으로 나누어져 한 부분의 brush가 마모되거나 기능상의 결함이 생겨서 데이터 전송이 원활하지 않아 발생할 수 있는 문제(예를 들면 아티팩트의 발생 등)를 줄이기 위한 백업 용도이다.

그림 3-6의 (a)와 (b)는 각기 다른 slip ring 형태를 보여준다. (a)는 GE사 SDCT(HiSpeed advantage)에 장착된 slip ring이며 (b)는 GE사 64MDCT에 장착된 5Gbaud의 이중 채널 slip ring이다. 그리고 (c)는 GE사 non-MDCT의 brush를 나타낸 것이다. 이는 8개의 동력 brush(550볼트용 5개, 120볼트용 3개)와 6개의 신호 및 데이터 brush로 구성되어 있다. (d)는 필립스 Brilliance64의 power brush와 signal brush이다.

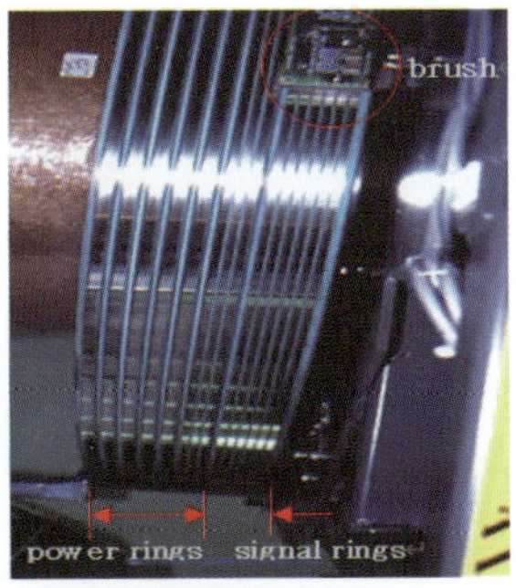

(a) GE사 non-MDCT의 slip ring

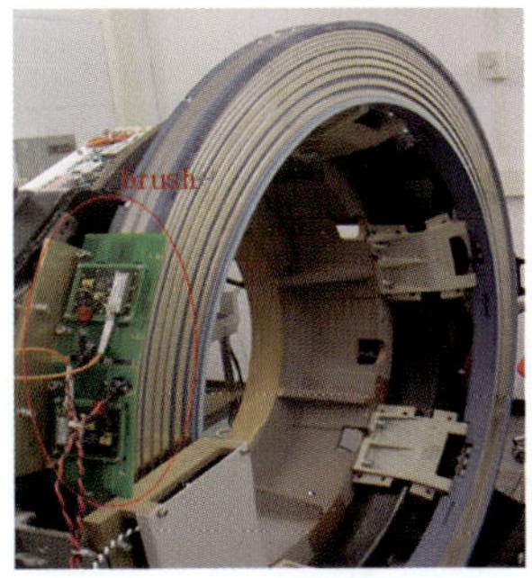

(b) GE사 LightSpeed VCT의 slip ring

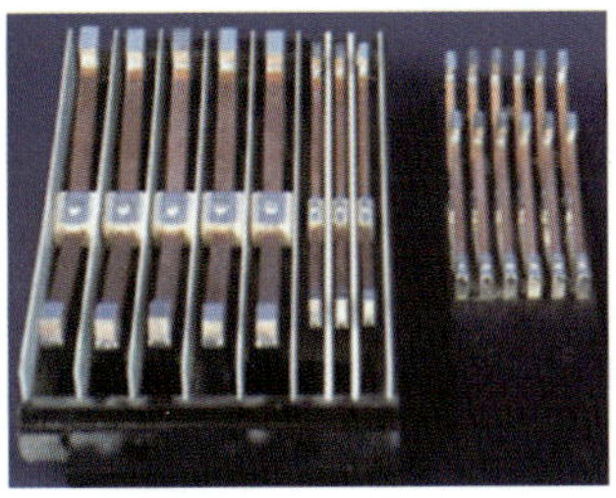

(c) GE사 non-MDCT의 brush

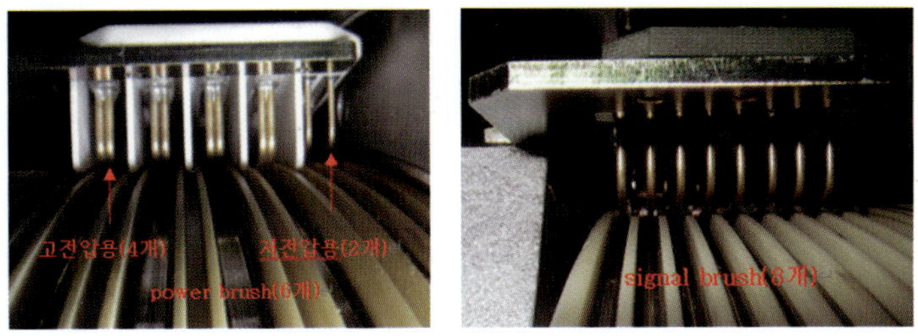

(d) 필립스 Brilliance64의 brush

그림 3-6 Slip ring과 brush의 여러 형태

4. MDCT용 X선관

1) 구조 및 구비조건

CT용 X선관(CT tube)는 X선관으로 구성된 인서터(inserter)와 외관을 이루는 하우징(알루미늄 합금 재질)으로 구성되며 외부의 냉각시스템과 연결되어 있다. 인서터의 내측은 X선 누출을 방지하기 위해 얇은 납판으로 내장되어 있으며 중앙부에는 X선 투과성이 좋은 에폭시 수지제의 방사구가 부착되어 있으며, X선 방출 윈도우 앞에 콜리메이터가 위치되어 있다. 진공 구조의 CT tube 내에 위치된 필라멘트는 수백 mA의 전류에 의해 음극의 전자들을 정련하며(boiling off), 자유전자들은 고전압에 의해 양극 쪽으로 가속된다.

높은 관전류의 사용은 영상의 대조도분해능을 향상시키며 고신호의 획득을 가능케 한다. 그리고 동일한 mAs의 경우 높은 관전류의 적용은 영상화 시간을 짧게 하므로 움직임이 적은 영상을 얻을 수 있으며 검사 소요시간을 단축시켜 생산성을 높인다.

CT용 X선관은 하드웨어적으로 양극의 원반(디스크)에서 발생되는 열충격과 원심력의 영향을 최소화하며, 원반의 비틀림(warping)과 패임(cracking)을 방지하도록 고안된다. 그리고 양극의 재질에 따라 금속 또는 흑연(graphite) tube로 구분되며 제조사에 따라 Performix tube(GE사), Straton tube(지멘스), iMRC(maximus rotalix ceramic) tube(필립스), MegaCool tube(캐논 메디컬) 등의 다양한 명칭을 갖는다.

MDCT의 양극(anode)의 회전속도는 tube 모델에 따라 차이가 있다. 필립스 MRC tube는 6,300rpm(105Hz)이며, 최근의 high-end MDCT의 경우 약 10,000rpm 수준의 양극 회전속도를 갖는다.

MDCT에 사용되는 고부하용 X선관의 구비조건으로는 양극의 열축적용량이 커야 하며 냉각율(cooling rate)이 높아야 한다. 그리고 초점 트랙 부하능(focal track loadability)이 높아야 하며 수명이 길어야 한다. 또한 초점 크기가 작고 높은 관전류의 발생이 가능해야 하며 inter-scan delay가 없이 신속한 검사가 가능해야 한다.

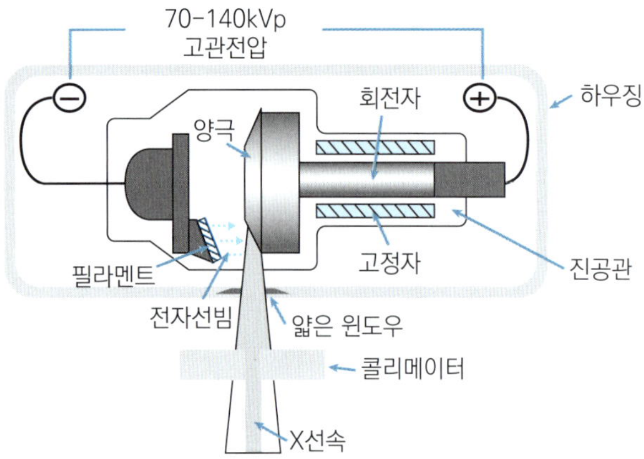

그림 3-7 MDCT tube의 내부 구조도

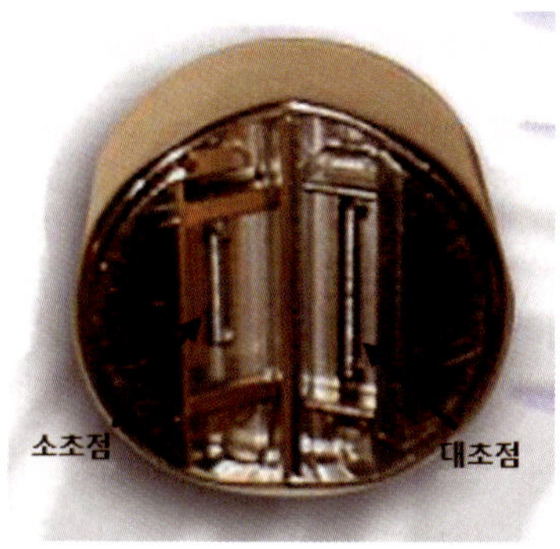

그림 3-8 양극 쪽에서 본 X선관의 이중 초점

GE사 MDCT용 tube를 예로 들면, 49°의 넓은 부채꼴 선속과 7-12°의 저지극 각도(target angle)를 갖고 있으며, 저지극 뒤에 16.5cm 두께의 흑연이 부착되어 있다. 그리고 0.9mm×0.7mm 크기의 소초점 필라멘트는 2.2-3.5볼트와 4.4-6.5암페어가 필요하며, 1.2mm×1.2mm 크기인 대초점 필라멘트는 6.7-9.5볼트와 5.4-6.5암페어가 필요하다. 최대 관전압은 140kVp이며 100kW 정도의 최대 정격을 갖는다. 특히, 256MDCT인 Revolution CT에 채택한 Performix HDw tube는 anode grounded의 metal-ceramic X선관이며, 동적인 in-plane 초점 편향(deflection)과 초점 최적화를 통해 X-축과 Z-축의 초점 크기를 독립적으로 조절함으로써 160mm Z-축 coverage에서의 일정한 선질을 제공하여 공간분해능을 향상시킨다.

2) 이중 초점과 제조사별 초점의 선택 기준

MDCT용 X선관은 소초점과 대초점을 갖는 이중 초점의 회전양극 X선관이며, 연속적인 노출로 인해 높은 발열량 특성을 갖는다. 초점의 크기는 집속체의 단면 형상과 전극간 거리 및 필라멘트의 크기에 따라 설계된다. 소초점은 기하학적인 음영이 적게 발생되어 선예하고 공간분해능이 우수한 영상을 얻게 하며, 일차적인 콜리메이션이 효율적으로 이루어져 환자가 받는 extra-dose가 감소된다. 그러므로 소초점에서도 큰 전류를 흐르게 할 수 있는 X선관이 요구된다.

스캔 시 소초점과 대초점의 선택은 공간분해능과 X선 출력의 측면에서 선택된다. 대초점을 사용하면 높은 출력을 얻음으로써 대조도분해능이 향상된다. 반면에 소초점을 사용하면 콜리메이터의 반음영이 감소되어 공간분해능이 향상되며 환자피폭이 감소되는 효과를 얻는다. 일반적으로 흉부나 복부 일반CT 등에서는 대초점의 사용이 권고되며, 소초점 사용 부위로는 고선예도의 영상획득이 필요한 측두골이나 폐야CT 등이 해당된다.

초점의 크기는 제조사와 모델에 따라 차이가 있지만, GE사 16 및 64MDCT의 소초점은 폭과 길이가 0.7mm×0.6mm, 대초점은 0.9mm×0.9mm이다. 필립스의 64MDCT의 경우 0.5mm×1.0mm와 1.0mm×1.0mm이며, 캐논 메디컬의 64MDCT의 경우 0.9mm×0.8mm와 1.6mm×1.4 mm의 크기를 갖는다.

이중 초점 X선관의 초점 크기 선택기준은 다음과 같다. GE사의 경우 초점 크기는 관전류의 대소에 따라 자동적으로 설정된다. 예를 들면, GE사의 LightSpeed Pro(16MDCT)와 LightSpeed VCT(64MDCT)에 사용되는 8MHU의 열축적용량과 1.78MHU/min의 냉각율을 갖는 Performix Pro는 사용 관전류가 335mA 이하까지 소초점이 채택된다.

그리고 지멘스 16 및 64MDCT에서는 작은 선속 콜리메이션(small beam collimation)을 선택하면 소초점이, 큰 선속 콜리메이션(large beam collimation)을 선택하면 대초점이 적용된다. 즉, Somatom Sensation16에서는 0.75mm의 검출소자를 사용하면 소초점이 선정되고 1.5mm의 검출소자를 사용하면 대초점이 선정된다. 그리고 Somatom Sensation64에서는 0.6mm 검출소자를 사용하면 소초점이, 1.2mm 검출소자를 사용하면 대초점이 선정된다.

반면에 캐논 메디컬의 16 및 64MDCT의 경우 노출조건을 42kW(120kVp×350mA) 미만으로 설정하면 소초점이 선정된다. 이와 달리 필립스의 MDCT에서는 선택하는 해상능에 의해 초점의 크기가 결정된다. 16 및 40MDCT의 예를 들면 standard 또는 ultrafast 알고리즘을 선택하면 대초점이 선정되고 detail, high, ultrahigh 알고리즘을 선택하면 소초점이 선정된다.

3) Z-sharp 기술(double Z-sampling; Z-flying focal spot; dynamic focal spot)

Z-sharp 기술은 2004년 지멘스에서 개발하여 Sensation64 모델에 최초로 도입한 double Z-sampling 기술이다. 이는 Z-축 방향으로 초점을 이동시키는 기법(Z-flying focal spot 또는 dynamic focal spot(DFS))을 이용하여 Z-축 방향으로 중복으로 샘플링을 하는 기술이다.

그림 3-9는 Z-sharp 기술로 인한 0.3mm의 중복 샘플링(oversampling) 현상을 나타낸 것이다. 왼쪽 그림에서 X선관 하우징이 오일통(oil bath) 안에서 회전하며 양극은 쿨링 오일에 직접 맞닿아 있다. 그리고 역동적인 전자기적 굴절에 의하여 전자선빔이 양극의 두 위치에 부딪혀 2개의 초점이 형성된다. 다시 말하면, 전자선빔이 전자석에 의해 정확하게 제어되어 양극의 초점이 2개로 형성되어 노출이 시행되며 2개의 부채꼴 선속에서 번갈아(alternatively) 받아들인 재구성 데이터를 중복 샘플링한다(double sampling). 이로 인해 오른쪽 그림과 같이 Z-축 방향으로 0.3mm의 중복 샘플링이 이루어진다. 이 때 선량의 증가는 이루어지지 않는다.

Z-sharp 기술은 고식적 스캔과 나선형 스캔에서 사용 가능하며, Z-축분해능(단면감성윤곽; SSP) 외에도 공간분해능을 향상시키는 효과를 주며, 영상 노이즈와 선량을 감소시킨다. 그리고 Z-축 방향의 중복 샘플링은 그림 3-10(a)에 화살표로 표시된 helical artifact(windmill artifact)를 감소시키는 효과를 준다. 현재 Z-sharp 기술은 특허가 해지됨에 따라 지멘스 외에 타 제조사에서도 도입되어 사용되고 있다. 예를 들면, GE사 Optima660, 필립스의 Brilliance iCT, 캐논 메디컬의 Aquilion One Prism 모델 등에서도 적용되고 있다.

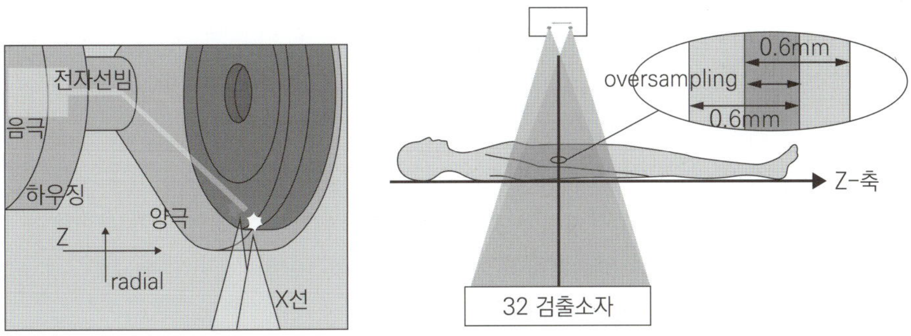

그림 3-9 Z-sharp 기술과 0.3mm의 중복 샘플링

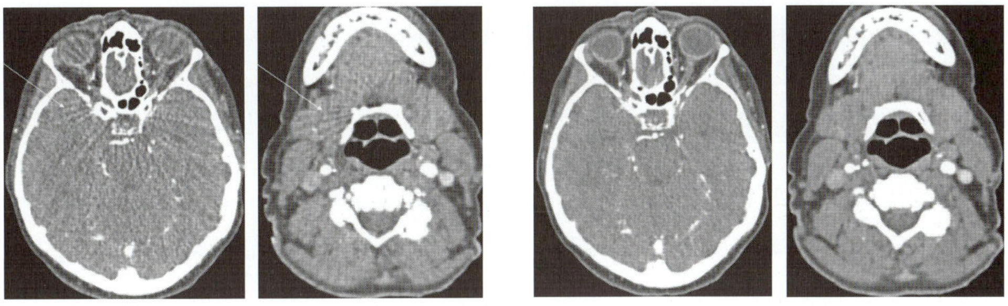

(a) Without Z-sharp (b) With Z-sharp

그림 3-10 Z-sharp 기술의 적용으로 인한 helical artifact의 감소 영상(0.6mm x 32, 1.5 helical pitch)

4) 제조사별 MDCT tube의 특성

(1) 필립스의 iMRC(maximus rotalix ceramic) tube

회전양극 X선관에서 자주 파손되는 부분의 하나인 베어링 부위는 높은 진공이 필요하며 400°C 이상의 고온이 발생되므로 금속 윤활제가 사용되고 있다. 기존의 많은 MDCT tube에서는 다축의 볼 베어링(ball bearing)을 사용하고, 윤활을 위해 납이나 은의 얇은 막이 사용된다. 이 막의 두께 관리가 부적당하면 베어링 사이의 마찰이 심해지고 회전속도의 저하와 초점의 온도상승을 야기시켜 아크 현상이나 저지극의 용융 등의 전기적 불안정을 일으킬 수 있다. 이러한 위험을 방지하기 위해서 필립스의 mono-polar iMRC tube는 저지극(target disk) 뒷부분에 두꺼운 흑연을 붙이고 20cm 직경의 큰 양극(anode disk)과 세라믹 절연체를 사용한 금속 하우징을 채택한다(그림 3-11(a)).

256MDCT인 Brilliance iCT와 IQon spectral CT에 사용되는 iMRC tube에서는 양극에 12개의 분절(segment)을 만들어 놓아(12분절 양극; 12 segmented anode disk) 고열로 인한 양극의 팽창과 수축의 반복에도 양극의 파손을 방지함으로써 X선관의 열부하용량을 높이고 열분산을 신속하게 하여 신뢰도 및 내구성을 향상시킨다.

또한 iMRC tube는 볼 베어링 대신에 나선형 홈을 갖는 회전자 베어링(spiral groove bearing)을 채택하여 베어링의 마모를 감소시켜 X선관의 수명을 연장시키고 갠트리에서 발생되는 소음을 감소시킨다. 나선형 홈 회전자 베어링은 기존의 볼 베어링에 비해 베어링의 길이를 10배로 길게 하여 회전의 안정도와 초점의 정확도를 향상시켜 공간분해능을 향상시키는 효과를 얻는다(그림 3-11(c)). 더불어 비교적 낮은 온도의 열저항을 유지시켜 약 50%의 열이 나선형 홈으로 전도되어 소멸시킨다. 이는 50%는 기존의 열 방출방식으로, 나머지 50%는 직접적인 액체 쿨링(direct oil cooling; direct anode cooling) 방식을 채택하여 양극의 온도를 낮게 유지시키는데 도움을 준다. 양극의 열축적용량은 30MHU이며, 열분산효율(heat dissipation rate)은 1,608kHU/min이다. 소초점과 대초점의 크기는 각각 0.6mm×0.7mm과 1.1mm×1.2mm이다. 그리고 generator의 최대 정격은 120kW이다.

그리고 Brilliance iCT와 IQon spectral CT 모델의 CT tube에서는 Z-sharp 기술(flying focal spot; dynamic focal spot(DFS))을 사용하여 Z-축 방향으로의 샘플링수를 2배로 증가시켜 Z-축분해능(단면감성윤곽)과 공간분해능을 향상시킨다.

(2) 지멘스의 Straton tube

그림 3-11(d)는 2002년에 개발된 지멘스의 Straton tube의 외형이다. 독특한 모양새를 가지며 약 12cm 직경의 양극을 갖는 초소형이며 초경량으로 디자인된 X선관이다. 진공 용기 내부에 포함되어 있는 음극 및 양극이 같이 회전하며, 양극은 하우징 내의 오일순환에 의해 직접적인 냉각이 이루어진다. 그리고 냉각된 양극에 전자선빔을 직접 때릴 수 있도록 조절하는 외부자장에 의해 전자선빔이 집속되며, Z-축 방향으로의 flying focal spots을 통해 샘플링 수를 2배로 증가시켜 Z-축분해능과 공간분해능을 향상시킨다.

X선관의 회전속도는 0.33초이며 양극의 열축적용량은 0.6MHU에 지나지 않지만 양극의 한쪽 면이 오일과 맞닿아 있는 직접 오일 냉각방식(direct oil cooling method)의 채택으로 효율적인 냉각이 가능하다. 이로 인해 진공관 바깥에서 냉각하던 기존의 방식으로는 1.4-1.7MHU/min 정도였던 냉각효율을 5MHU/min 수준으로 향상시켰다. 이는 기존 방식에서의 30MHU에 해당되는 열축적용량을 갖는다.

(3) 캐논 메디컬의 MegaCool tube

그림 3-12(b)는 캐논 메디컬의 MegaCool tube이다. 기존의 center ground tube와 다르게 양극의 전위를 0(ground)로 하고 음극 전위를 최대 -150kV로 설정한 anode ground tube이다. MegaCool tube는 양극과 하우징 사이의 전위차가 없기 때문에 냉각효율이 높으며, 반도전자(recoil electron)를 흡수하고 초점외X선(off-focal X-ray)을 감소시키기 위해 저지극 앞에 grounded aperture(순수 초점 조리개; pure focus aperture)를 부착한다. 이는 양극의 부하를 줄여 준다.

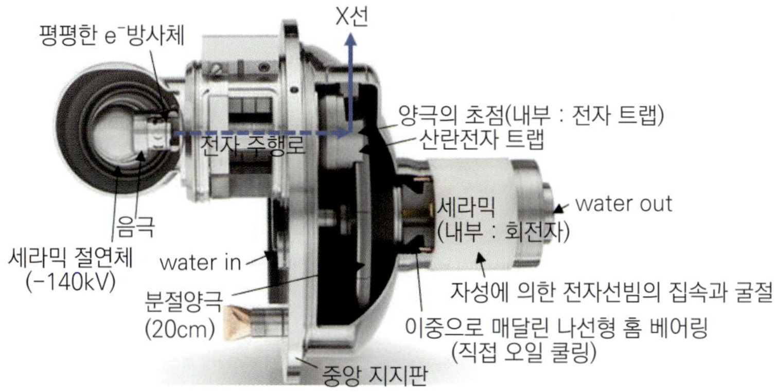

(a) 필립스의 mono-polar iMRC tube의 내부도

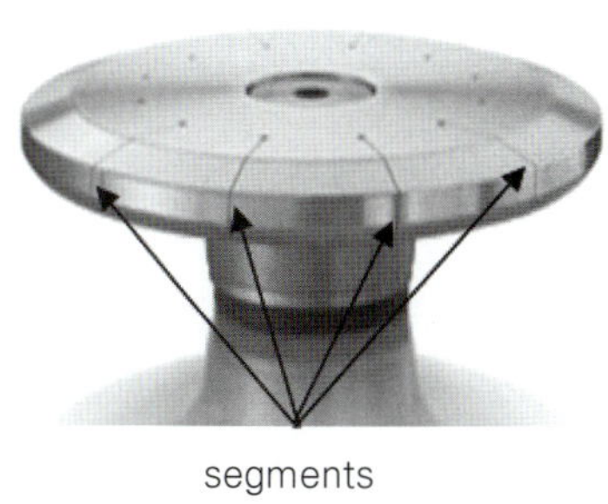

(b) iMRC tube의 12 분절양극

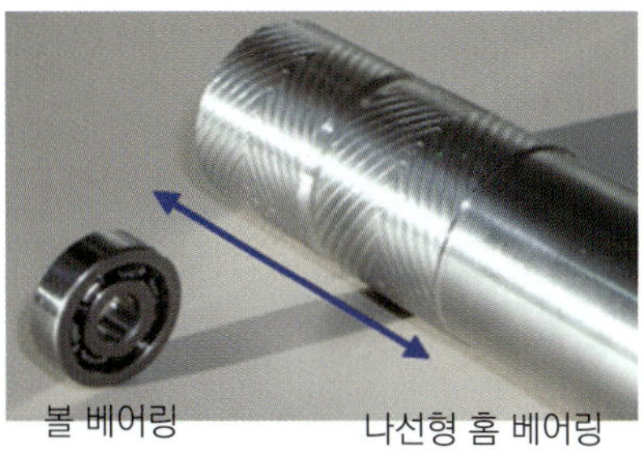

(c) iMRC tube의 나선형 홈 베어링

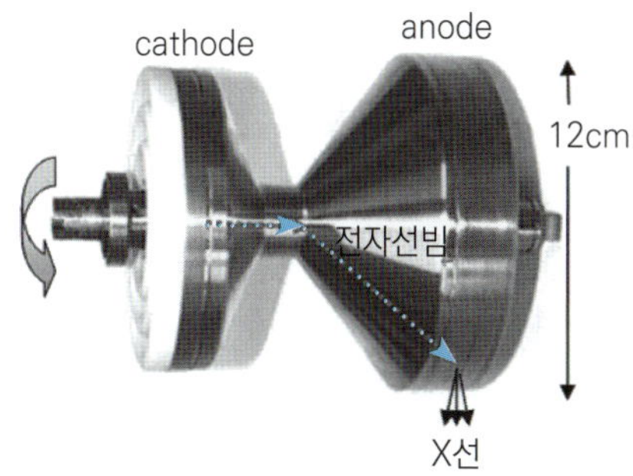

(d) 지멘스의 Straton tube

그림 3-11 필립스의 iMRC tube와 지멘스의 Straton tube

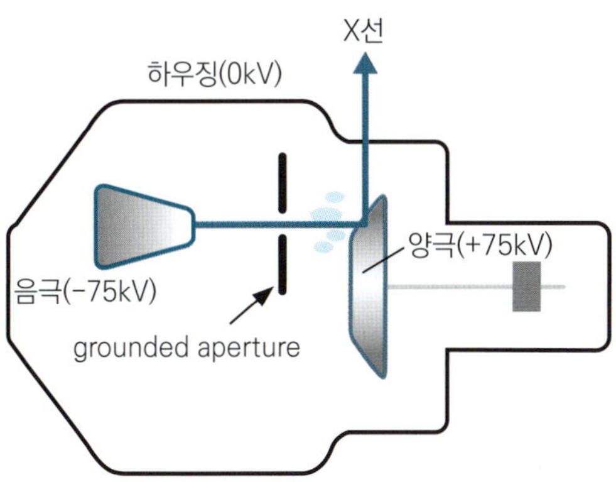

(a) Center ground tube

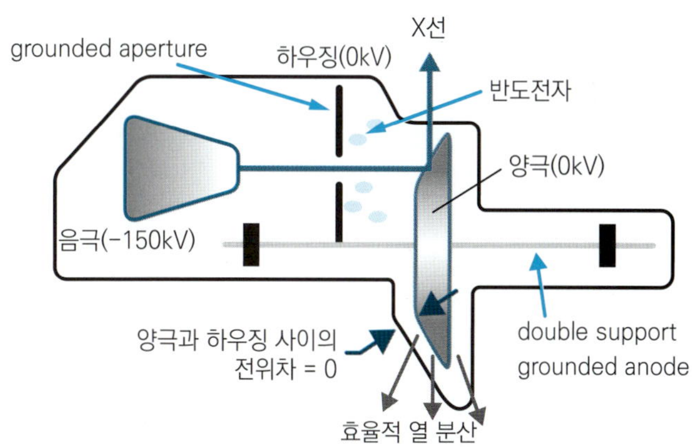

(b) Anode grounding tube

그림 3-12 기존의 center ground tube와 anode grounding tube(MegaCool tube)의 구조

반도전자란 다른 입자와 충돌하여 운동 에너지를 얻은 전자를 의미하며, 초점외 X선은 2차 전자들이 양극을 때리고 튕겨 나와 환자와 검출기로 직접 향할 때 발생되며, 환자선량을 증가시키고 대조도분해능을 저하시킨다.

MegaCool tube에서 채택된 양측 지지방식의 grounded anode G-shaft system(이중으로 지지된 G-shaft)은 양극의 회전을 신속하게 하며 안정성을 제공한다. 그리고 큰 직경의 양극은 효율적으로 열을 분산시키며(열축적용량: 7.5MHU, 열분산효율: 1.4MHU/min), MegaCool tube는 3상 200볼트의 입력전압을 필요로 하며 최대 100kW의 출력을 갖는다.

5) CT tube의 열분산

(1) 3상 고주파수 방식 CT장치의 발열량

X선관에서 발생되는 에너지의 약 1%가 X선으로 변환되고 나머지는 양극에서 열로 바뀐다. 발생한 열의 약 10%는 스캔 도중에 발산되고 나머지 90%는 절연유를 이용하여 강제적으로 냉각시키는 방법으로 발산시키고 있다.

CT장치에서의 발열량은 kW에 sec를 곱하여 얻어진다. 발열량은 HU(heat unit) 단위를 사용한다. 반면에 3상 고주파수 방식의 CT장치에서의 발열량은 kW와 sec를 곱한 값에 1.35를 곱하여 얻는다(kHU = 1.35×kW×sec). 예를 들어, 회전시간이 1초인 3상 고주파수 방식의 CT장치에서 120kVp와 200mA의 조건으로 스캔할 경우 한 슬라이스당 발생되는 열량은 1.35×24kW×1sec = 32kHU가 된다.

(2) 열축적용량과 열분산율

CT tube의 열축적용량은 연속적으로 스캔할 수 있는 슬라이스 수와 나선형 scan coverage에 직접적인 영향을 미친다. 초기 MDCT tube의 양극에서의 열축적용량은 5-10MHU 수준이며, 하우징에서는 약간 작은 수준이다.

GE사의 Performix tube와 Quantix160 tube(256MDCT인 Revolution Apex에 장착)의 양극 열축적용량은 각각 7.2MHU와 33MHU이다. 그리고 필립스의 iMRC tube와 지멘스의 Straton tube 및 Vectron tube의 경우 30MHU의 양극 열축적용량을 갖는다.

Tube의 열분산율(heat dissipation rate)은 kHU/min으로 표시하며 한다. 초기 MDCT의 양극에서의 열분산율은 400-900kHU/min 정도이며 하우징에서는 300kHU/min 정도이다. 하지만 캐논 메디컬의 high version MDCT에 장착되는 MegaCool tube를 예로 들면, 양극에서의 열분산율은 1.4MHU/min를 나타낸다.

(3) 냉각 방식(cooling system)

회전양극관에서의 주된 발열부는 저지극(target)이고, 회전자가 그 다음이다. CT tube에서 발생되는 열을 효과적으로 냉각시키기 위해 X선관 하우징 내의 절연유(냉각과 절연작용을 함)를 배출도관으로 뽑아내어 냉각시킨 후 다시 X선관 하우징으로 돌려보내는 과정을 되풀이한다. 이를 oil to air 열교환 방식(유냉식)이라고 한다.

기존의 회전양극관을 사용하는 유냉식 CT tube의 경우 주된 발열부인 저지극의 열이 양극 측으로 전도되는 것을 최소화하기 위해 진공관 바깥에서 양극을 냉각시키는 방식이 사용된다. 하지만 최근의 지멘스 및 필립스의 CT tube에서는 그림 3-13(b)에 나타낸 바와 같이 절연유를 양극에 직접 맞닿게 하는 직접 오일 쿨링 방식을 사용하여 냉각효율을 더욱 향상시킨다.

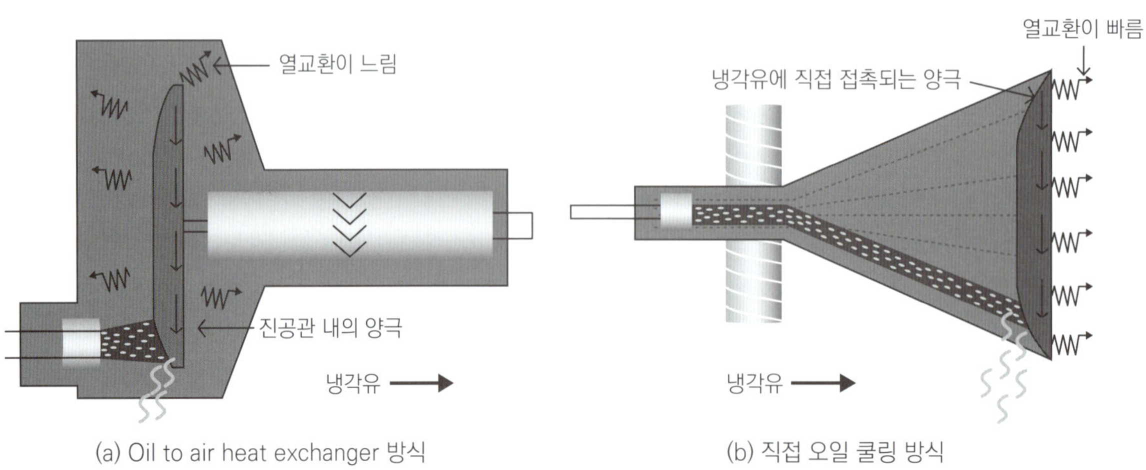

그림 3-13 CT tube의 cooling 방식

이와 달리 GE사의 경우 tube 외부에서의 냉각을 위해 팬을 이용하여 갠트리 내부와 외부의 공기를 순환시키는 공냉식 냉각법을 보충하고 있으며, 지멘스의 경우 water chiller를 이용하여 찬공기를 CT tube 외부에 불어넣는 일명 수냉식 냉각 시스템을 사용하고 있다. 이 경우 별도의 급수시설이 필요하다.

5. 필터

1) Flat filter(고유필터와 부가필터)

Tube와 하우징의 필터링은 환자선량에는 영향을 미치지만 영상품질에는 기여하지 못하는 저에너지의 X선을 흡수한다. X선관의 flat filter는 영상형성에는 기여하지 않고 환자선량을 증가시키는 저에너지 X선(soft X-ray)을 흡수함으로써 선속을 경화시켜 투과력을 증가시킨다. 그리고 피부의 방사선 피폭(피부 선량)을 감소시키는 역할을 한다. 그림 3-14는 필터링 전후의 에너지 스펙트럼의 차이를 보여준다. 저에너지 X선이 제거됨에 따라 선속이 단색화(monochromatic)되면서 X선 스펙트럼이 좁아진다. 영상 재구성(FBP)은 single 에너지, 단색 X선의 가정화에서 이루어진다.

MDCT의 X선관 고유필터는 120kVp에서는 1.0-1.5mm, 140kVp에서는 2.7mm 알루미늄 등가물질이 사용되고 있다. 그리고 부가 필터는 5mm 정도의 알루미늄 등가물질이 사용되고 있다.

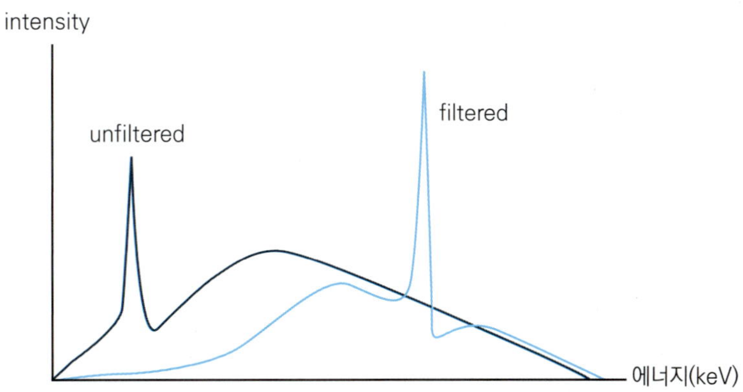

그림 3-14 필터링 전과 후의 에너지 스펙트럼

2) Beam shaping filter(bowtie filter)

인체의 주변부는 중앙부에 비해 두께가 얇으며 X선속의 투과가 많이 된다. 이는 감약이 적게 됨을 의미한다. Beam shaping filter는 이를 보상하기 위해 가장자리를 두껍게 만들어 인체 중앙부에 비해 주변부를 더 많이 감약시킨다. 3세대 MDCT에서는 beam shaping을 위해 나비 넥타이형의 bowtie 필터를 사용한다.

Bowtie filter는 저에너지 X선을 흡수함으로써 선속경화현상에 의한 cupping 현상을 보정하고 축외 X선(off-axis X-ray)의 감소를 통해 균등한 X선질이 검출기에 도달하도록 한다(그림 3-15(b)와 그림 3-16). 이로 인해 DAS의 동적범위(dynamic range)가 갖는 한계성을 감소시킴으로써 동적범위를 증가시키는 효과를 주며, X선 산란효과의 감소와 환자의 표면선량 감소(환자피폭의 감소) 효과도 얻을 수 있다.

이러한 beam shaping filter는 광자의 흡수를 적게 하고 광자의 전달을 증가시켜 더욱 균일한 X선 스펙트럼을 제공하기 위해 스캔되는 피사체의 형태와 가급적 일치되는 것이 좋다. 그러나 head와 body의 해부학적으로 형태와 크기가 다르므로 하나의 bowtie 필터로는 원하는 것을 얻을 수 없다. 그래서 GE사 MDCT에서는 head와 같은 작은 크기의 해부학적 구조에 사용되는 standard bowtie 필터 외에 body scan에 적절하게 디자인된 넓은 형태의 SmartBeam bowtie 필터를 사용한다. 이는 body CT에 자동적으로 선택된다.

그림 3-16(b)는 flat 필터와 bowtie 필터를 동시에 적용한 경우 검출기가 받는 신호강도를 나타낸 것이다. 모든 검출소자에 일정한 신호가 제공됨을 알 수 있으며, 검출기에서의 선속 경화(beam hardness) 역시 동일하다. 그림 3-17은 bowtie filter를 사용에 따른 CNR의 향상을 보여주는 head 팬텀 영상이다($CTDI_w$=19mGy). Bowtie filter 사용 시 약 20%의 CNR이 향상됨을 알 수 있다.

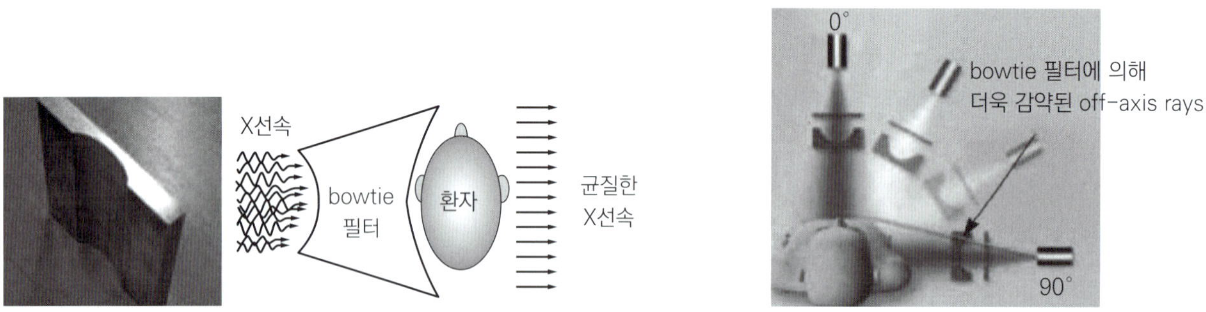

(a) Bowtie 필터의 개념 (b) Bowtie 필터에 의한 축외 X선의 감소

그림 3-15 Bowtie 필터의 개념과 축외 X선(off-axis ray)의 감소

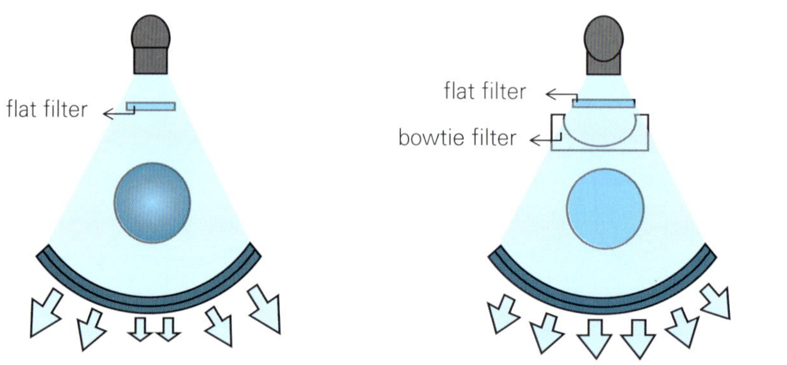

(a) Flat 필터 적용 (b) Flat 필터와 bowtie 필터의 동시 적용

그림 3-16 Flat 필터와 bowtie 필터를 동시에 적용한 경우 검출기의 신호강도

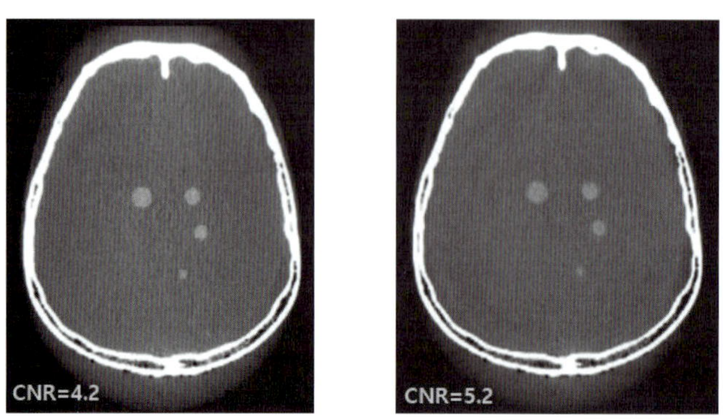

(a) 비적용 (b) 적용

그림 3-17 Bowtie filter 적용의 CNR 향상($CTDI_w$ = 19mGy)(Xu J etc., 2016)

6. 콜리메이터

1) 일반적인 개념의 콜리메이터(X선관측 콜리메이터와 검출기측 콜리메이터)

콜리메이터(collimator)는 슬라이스 두께를 조절하는 시준장치이며, 산란선을 줄여 영상품질을 향상시키며 필요 없는 부분의 방사선 피폭을 감소시킨다. 이는 CT number의 균일성 및 안정성을 증가시키는 역할을 한다.

장치에 따라 다소 차이는 있지만 대개 0.5mm와 10mm 내에서 슬라이스 두께의 선택이 가능하며, 반음영(pneumbra)을 줄이기 위해서는 초점과 콜리메이터 사이의 거리는 가능한 떨어져야 한다. 그리고 콜리메이터의 세격(slit) 방향을 X선관의 장축에 수직으로 배치시키면 동일한 선속 면적에서의 강도 차이를 축소시킬 수 있어(X선관의 heel effect의 영향을 최소화시킴) 데이터의 정확성이 향상된다.

CT의 콜리메이터는 기본적으로 X선관측 콜리메이터(pre-patient collimator)과 검출기측 콜리메이터(post-patient collimator)로 이루어진다. X선관측 콜리메이터는 조사되는 X선폭을 조절하여 슬라이스 두께를 결정하는 역할을 하며, 초점 크기에 연관되어 반음영과 환자선량에 영향을 미친다. 반면에 검출기측 콜리메이터는 환자를 투과한 X선속의 폭을 조절하여 정확한 슬라이스 두께를 유지하고 산란선을 감소시키는 역할을 한다. 하지만 최근의 MDCT에서는 검출기측 콜리메이터 없이 X선관측 콜리메이터와 검출기 row의 스위칭(검출소자의 조합)을 통해 콜리메이션이 이루어지는 장치도 많다.

2) MDCT의 콜리메이터(1콜리메이션과 2콜리메이션 시스템)

그림 3-18(b)는 GE사 64MDCT(LightSpeed VCT)의 콜리메이터 사진으로 하나의 부가필터가 부착되어 있다. 그림 3-19는 X선관측과 검출기측 콜리메이터로 구성되는 2콜리메이션 시스템과 X선관측 콜리메이터로만 구성되는 1콜리메이션 시스템을 비교한 것이다. 1콜리메이션 시스템에서는 환자에게 조사되기 전의 좁은 선속이 그대로 유지되므로 환자선량이 감소되고, 선속이 영상화에만 적절하게 사용되는 장점이 있다.

그림 3-20에서 GE사 MDCT에서 채택하고 있는 필터와 콜리메이션을 이용한 1콜리메이션 시스템의 선속 조절을 보여준다. 초점에서 발생된 X선은 flat filter(고유필터 및 부과필터)를 통해 연선의 제거와 환자의 피부선량의 감소가 이루어진다. Bowtie filter(wedge filter; beam shaping filter)는 피사체 경계부의 선속을 감약시켜 노출을 균일하게 한다. 또한 bowtie filter는 검출기 포화현상(detector saturation)을 피하기 위해 피사체 두께의 차이를 보상하고 DAS의 동적범위를 넓게 설정해야 하는 제한을 다소 줄여주는 역할도 한다. Primary aperture(일차

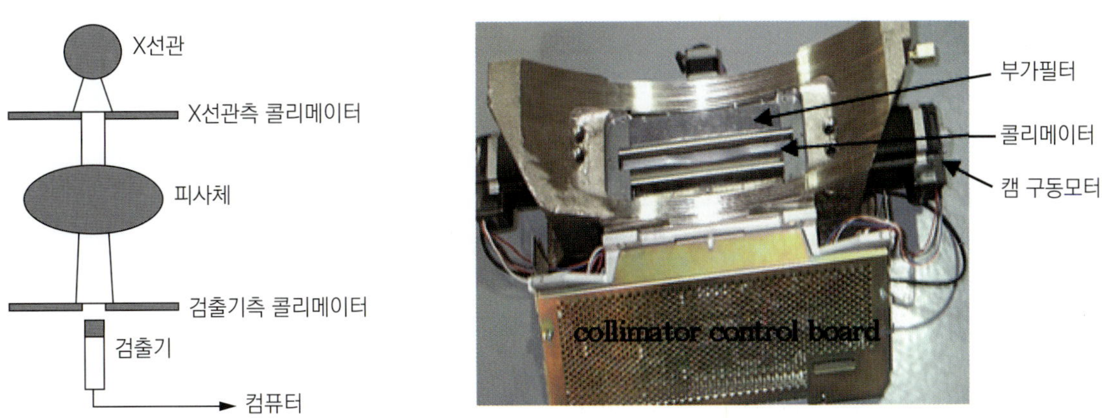

(a) 기본적인 MDCT 콜리메이터의 개념도　　(b) GE사 64MDCT의 콜리메이터

그림 3-18 기본적인 MDCT의 콜리메이터 개념과 콜리메이터의 외관

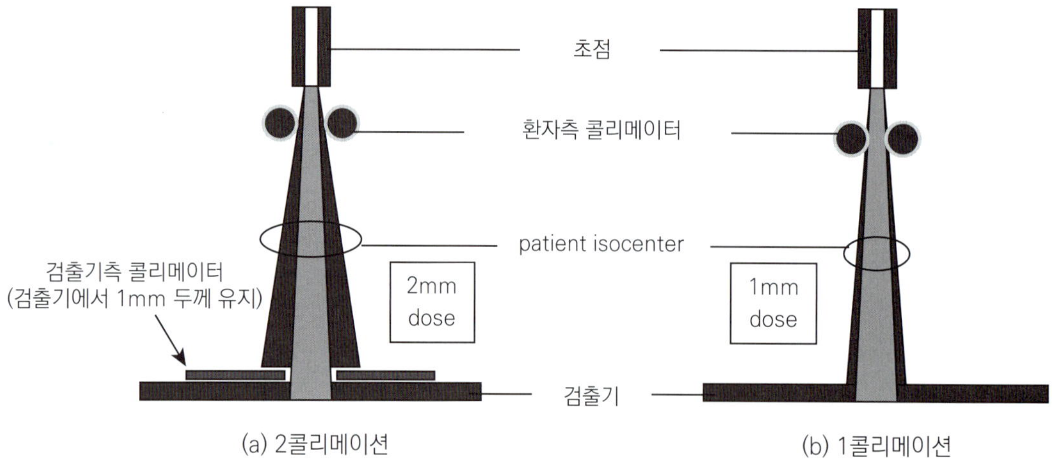

그림 3-19 2콜리메이션과 1콜리메이션 시스템의 구조

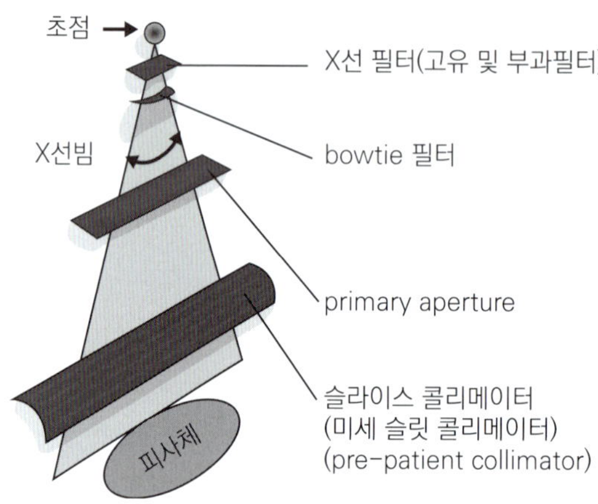

그림 3-20 필터와 X선관측 콜리메이션을 이용한 1콜리메이션 시스템의 선속 조절(GE사 64MDCT)

적 조리개)는 부채꼴 선속의 각도와 형태를 형성하고 산란선을 제거하는 역할을 한다. 최종 단계인 미세 슬릿 콜리메이터(pre-patient collimator; 슬라이스 콜리메이터)는 슬라이스 두께를 결정하며 산란선을 감소시킨다. 이러한 선속 조절과정을 통해 환자에게 노출이 이루어진다.

3) 필립스 256MSCT의 2-D 산란선 방지용 콜리메이터(2-D ASC)와 eclipse collimator

필립스 256MSCT인 Brilliance iCT와 IQon spectral CT는 그림 3-21(a)에 나타낸 바와 같이 나노 패널 검출기 타일에 집적된 ClearRay 2-D 산란선 방지용 콜리메이터(anti-scatter collimator; ASC)를 장착하고 있다. 이는 검출기측에 부착된 2차원 콜리메이터이며, cone beam geometry에 알맞게 집중화(focusing)되게 장착되어 있으며 기존의 1차원적 ASC(검출기측 collimator)에 비해 산란선을 더욱 효과적으로 감소시킨다. 그리고 산란선 대 주선속비(scatter-to-primary ratio(SPR)를 6% 수준으로 감소시켜(기존 1차원적 anti-scatter collimator의 SPR=18%) 영상의 균일도를 향상시킨다. 또한 15% 수준의 SNR의 향상과 저대조도 피사체 부위에서 보다 향상된 대조도분해능을 제공한다.

그림 3-21(b)는 기존의 1-D ASC에 비교한 ClearRay 2-D ASC의 대조도분해능의 향상을 나타내는 CATPHAN 팬텀 영상이다.

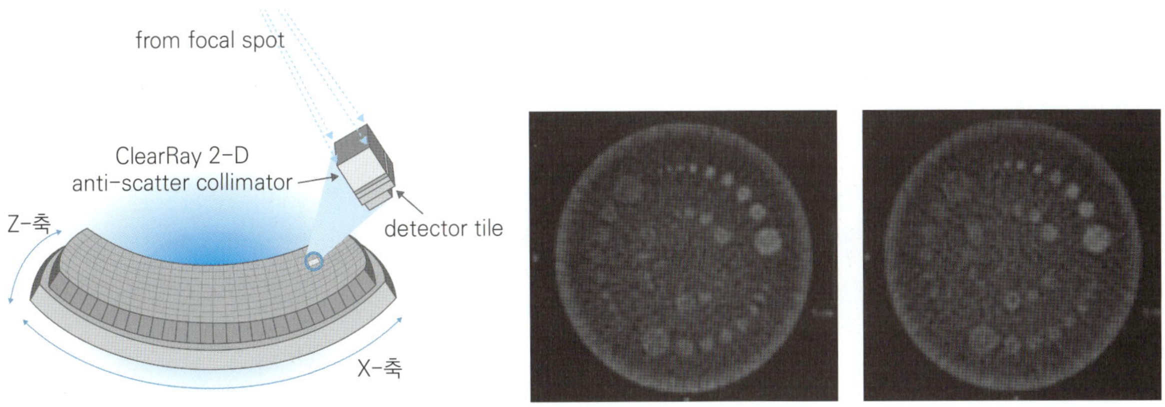

(a) 2-D ASC의 모형도 (b) 2-D ASC 영상 (c) 1-D ASC 영상

그림 3-21 기존의 1-D ASC에 비교한 ClearRay 2-D ASC의 대조도분해능(필립스 Brilliance iCT)

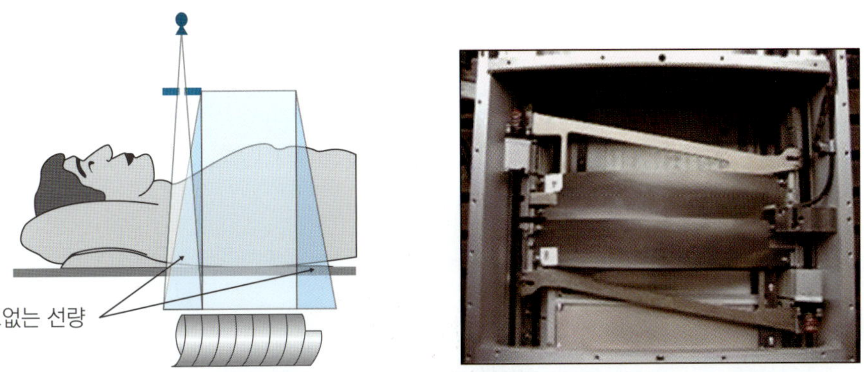

그림 3-22 Eclipse collimator(필립스 Brilliance iCT와 IQon spectral CT)

그림 3-22에 나타낸 eclipse collimator는 rolling collimator 또는 eclipse DoseRight collimator로 명명된다. 이는 40mm 이상의 콜리메이션을 적용한 나선형 스캔에서 조사범위를 조절함으로써 콘빔 끝효과(cone beam end-effects)에 의한 overscan dose를 감소(촬영범위 외의 overscan 되는 범위 감소)시키기 위해 사용되는 하드웨어적인 콜리메이터이다. 이는 Brilliance64와 동일 조건을 적용할 경우 약 12%의 환자선량을 감소시킨다. 참고로 캐논 메디컬의 Aquilion One 모델에서는 필립스의 eclipse collimator와 동일한 역할을 하는 콜리메이터를 Active collimator로 명명한다.

4) GE사 256MDCT의 3-D 산란선 방지용 콜리메이터(3-D ASC)

CT에서의 산란선 감소는 하드웨어적 기술을 통한 산란선 배척(rejection)과 소프트웨어적인 교정(correction)을 통해 이루어진다(E Ruhrnschopf 등, 2011). 하드웨어적 접근의 대표적인 방법은 산란선 방지용 콜리메이터(anti-scatter grid; post-patient collimator; 검출기측 콜리메이터)의 채택이다.

초기의 1차원 산란선 방지용 콜리메이터는 Z-축 판(Z-plate)이 없는 형태이며, 40mm scan coverage 및 64MDCT 이하의 기존 MDCT에서는 상대적으로 간단한 산란선 교정 알고리즘과 함께 작은 cone angle에서는 산란선 배척이 충분히 이루어졌다. 그러나 넓은 cone angle에서는 1차원 콜리메이터의 종횡비의 단순한 증가로는 불충분하다. 즉, 35:1의 높은 종횡비를 갖는 1차원 콜리메이터는 160mm wide cone CT의 경우 35cm 물팬텀에서 20% 수준의 산란선대주선속비(scatter-to-primary ratio)를 나타낸다. 또한 1차원 콜리메이터는 Z-축 방향에서의 산란선 배척이 이루어지지 않으며, 고농도 또는 저농도 피사체에 인접된 슬라이스에서의 ghosting artifact(희미한 이중상으로 나타나는 artifact)와 어깨나 골반부 등 고감약 부위에서의 shading을 야기시킨다. 그리고 2차원 산란선 방지용 콜리메이터는 X선 소스에 대해 focal alignment 되도록 Z-축 방향으로 모난 판(angular plates)의 형태를 갖는다.

반면에 GE사의 Revolution CT 등에서 채택하고 있는 3차원 산란선 방지용 콜리메이터는 1차원 콜리메이터(no Z-plate)에 비해 영상품질 측면에서 산란선 감염에 가장 취약한 부위인 isocenter에서 50% 이상의 산란선대주선속비 감소효과를 나타낸다. 이러한 낮은 수준의 산란선대주선속비는 지능적 산란선 교정 알고리즘과 함께 고품질의 영상을 제공한다.

그림 3-23에 나타낸 GE사 Revolution CT에 채택된 검출기측의 3-D 산란선 방지용 콜리메이터(3-D ASC)는 160mm의 wide coverage 스캔으로 인한 산란선 아티팩트(scatter artifact)를 최소화하고 Z-축 방향의 CT number 균일성을 좋게 한다. 그리고 wide coverage 스캔에서 야기되는 선속경화 아티팩트를 감소시킨다.

참고로 그림에 나타낸 바와 같이 젬스톤 검출기(Gemstone Clarity detector)는 wide coverage 스캔으로 인한 cone beam artifacts의 발생을 최소화하기 위해 detector 서브 모듈들은 초점 정렬 레이아웃(focally aligned layout)의 독특한 형태를 갖는다.

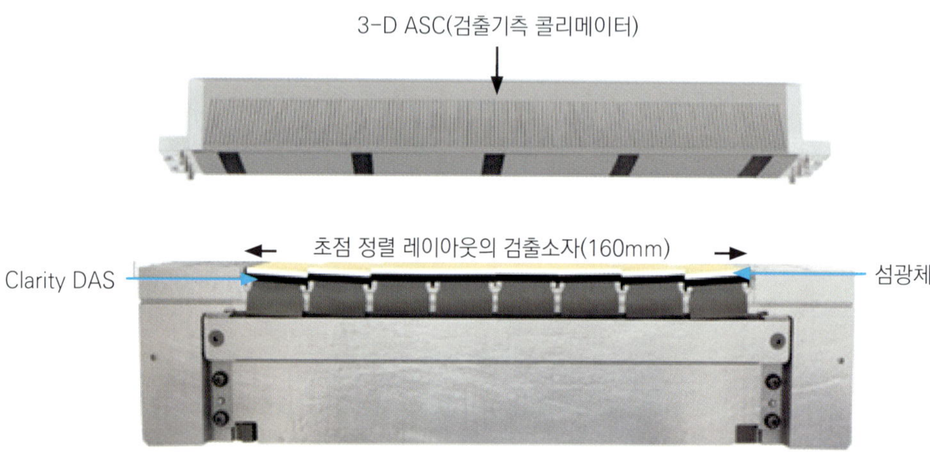

그림 3-23 GE사 Revolution CT의 3-D ASC(검출기측 콜리메이터; post patient collimator)와 Gemstone clarity detector의 초점 정렬 레이아웃된 검출기 모듈

7. 검출기

1) 검출기(detector)의 구성

검출기는 환자를 투과한 X선을 검출하는 장치이며, 섬광체(scintillator)와 광다이오드(photodiode)로 구성된다. 그림 3-24에 나타낸 바와 같이 섬광체는 인체를 투과 감약된 X선 광자에너지를 빛에너지로 변환시킨다. 빛신호는 1.8-2.3옹스트롬(angström; a.u.) 정도에 해당되며 일반적인 발광파장은 400-900nm 범위에 속한다(최대 발광파장: 510-610nm). 섬광체의 높은 광출력은 광자 변환효율을 향상시키고 SNR과 대조도분해능을 향상시키며, 환자선량을 감소시키는 효과를 준다.

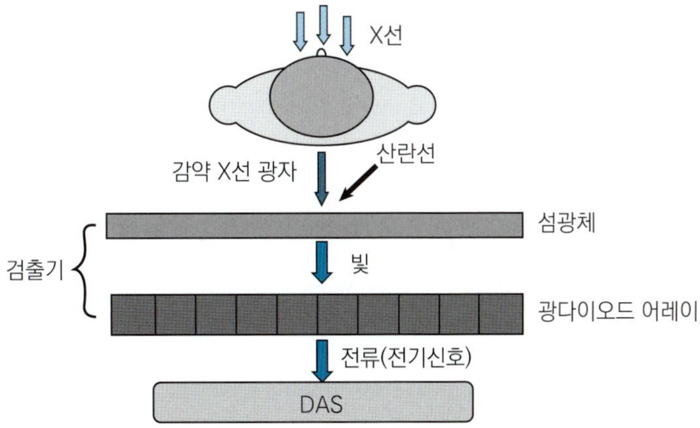

그림 3-24 MDCT 데이터의 검출 원리

이 후 빛신호는 광다이오드(photodiode)를 거쳐 수십 nA의 전류(측정 가능한 전기신호)로 바뀌지고, 수십 개 채널의 데이터 케이블을 통해 컴퓨터 보드로 구성되어 있는 데이터 수집장치(data acquisition system; DAS)로 전송된다.

그림 3-25(a)는 초기 나선형CT(non-MDCT)의 검출기 어레이와 DAS의 형태이다. 검출기 하우징은 금속 재질로 되어 있으며 아크(arc) 모양을 하고 있다. 검출소자는 X선을 받아들이는 수상면이며, 하나의 검출기 어레이는 수백 개의 검출소자로 구성되어 있다. 그리고 연결 커넥터는 수십 개의 채널로 구성되어 있다. 히터 패드는 정확한 영상 획득을 위해 검출기 내부의 온도를 일정하게 유지하는 역할을 한다. 데이터 케이블은 검출기 수상면으로부터 받아들인 X선 정보를 DAS로 전달하는 역할을 한다. 일반적으로 3세대 non-MDCT의 검출소자의 수는 650-900개 정도이다. GE사 나선형 non-MDCT를 예를 들면, 852개의 유효 데이터 소자(active elements)와 12개의 기준소자(reference elements)로 구성되어 있다. 기준소자는 유효 데이터 소자의 양쪽으로 6개씩 위치하며, 환자를 투과하지 않고 공기를 통과한 X선을 검출하여 출력을 모니터링하여, 입력신호의 변화가 있는 순간마다 노출을 측정하여 이를 보정하는 역할을 한다.

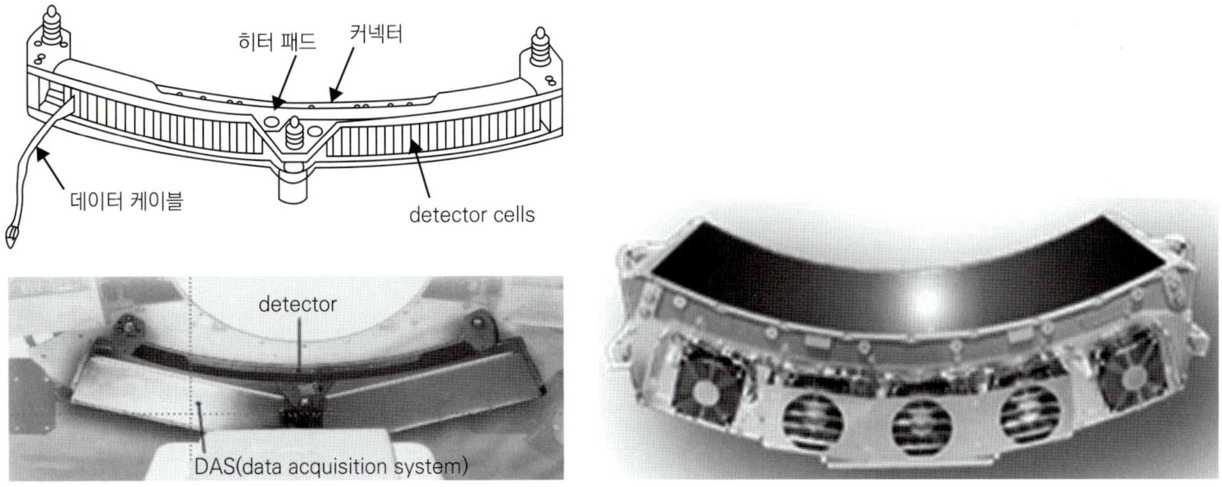

(a) 초기 나선형CT(non-MDCT)

(b) MDCT

그림 3-25 초기 나선형CT와 최신 MDCT의 검출기 및 DAS

High version MDCT인 캐논 메디컬의 Aquilion One 시리즈(320 detector rows, 640 multi-slice acquisition)를 예로 들면, PureVision 검출기가 장착되어 있다. 이의 검출소자 폭은 0.5mm이며, 하나의 detector row는 896개의 검출소자로 구성되므로 총 286,720개(896ea×320row)의 검출소자로 이루어진다. 우수한 공간분해능을 갖는 MDCT 검출기는 검출소자의 폭이 작으며, 고신호 감도를 얻기 위해서는 섬광체 물질의 발광 스펙트럼과 광다이오드의 감도 스펙트럼의 매칭이 요구된다. 그리고 역동적인 심장영상의 구현을 위해선 섬광체 재질의 빠른 감쇠시간(decay time)과 저잔광 특성이 필요하며, 우수한 선량효율성(검출효율)을 얻기 위해서 우수한 stopping power와 높은 빛 출력 성능이 필요하다. 또한 소형화되고 집적화된 회로의 DAS를 통해 노이즈 감소도 요구된다.

2) MDCT 검출기의 구비조건

(1) 높은 X선 흡수효율(X-ray absorption efficiency)

저선량에서도 주선속 에너지의 흡수 효율성이 좋아야 한다. 즉, 입사되는 모든 X선 광자가 전기신호로 변환되어 SNR이 우수해야 한다. 높은 검출효율은 많은 전기신호를 얻음으로써 X선관에 미치는 부담을 줄이고 영상의 대조도분해능을 증가시키며 환자피폭을 감소시킨다. 반대로 검출효율이 낮으면 SNR의 저하로 노이즈를 증가시켜 영상 품질을 저하시키고 환자피폭을 증가시키는 요인이 된다.

(2) 넓은 동적범위(wide dynamic range)

넓은 동적범위는 포화현상(saturation effect)에 의한 아티팩트 발생을 없애며, 대조도분해능과 직접적인 연관을 갖는 저신호 영역에서의 양질의 데이터 검출을 가능케 한다.

(3) 신속한 radiation shift

Radiation shift는 형광체에 입사된 방사선 에너지가 광다이오드에 이동되는 시간을 의미한다. Radiation shift는 빨라야 하며, 광다이오드에 도달하는 방사선의 강도는 입사된 에너지와 섬광에 의해 결정된다.

(4) 우수한 신호의 직선성, 일관성, 재생성

입력에 대한 출력신호의 직선성(linear response)이 좋아야 한다. 이는 변환된 전류가 투과된 X선의 에너지에 정비례해야 함을 의미한다. 그리고 X선 검출결과의 일관성(consistency)과 재생성(reproducibility)이 우수해야 한다.

(5) 검출소자 사이 공간에 의한 불감영역과 산란선 제거율

인접하는 검출소자 사이의 공간에 의한 불감영역이 적어야 하며 산란선 제거율이 좋아야 한다. 이를 위해서는 측정소자 간의 오염이 없어야 한다.

(6) 섬광체의 감쇠시간, 잔상, 신호간섭, 회복시간

감쇠시간(decay time)이란 X선 입력이 중지된 후 섬광체의 출력신호가 지수함수적으로 감쇠되는 시간이다. 그림 3-26은 CsI, cadmium tungstate($CdWO_4$), UFC, YGO의 감쇠시간을 비교한 것이다. 여기서 UFC는 지멘스와 캐논 메디컬에서 사용하는 ultrafast ceramic 검출기의 섬광체이다. 그리고 YGO는 GE사의 old version CT의 HiLight 검출기에 사용되는 섬광체($(Y,Gd)_2O_3$: Eu)이다. 이를 Lumex라고도 부른다.

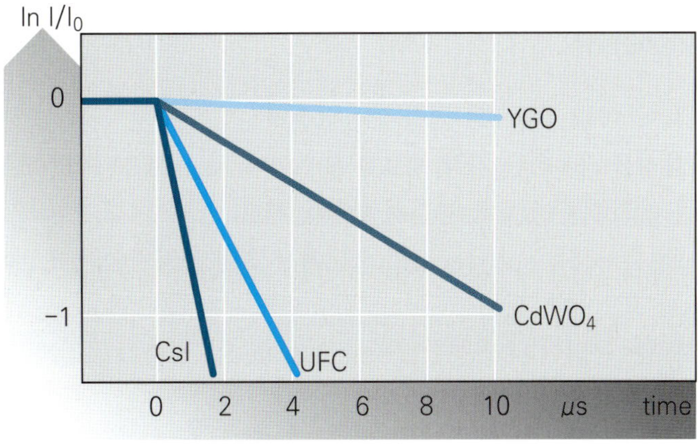

그림 3-26 CT검출기의 섬광체 물질의 감쇠시간

섬광체의 감쇠시간은 짧아야 하며 이상적인 MDCT 검출기의 섬광체는 10㎲ 이하의 감쇠시간을 가져야 한다. CsI와 UFC의 감쇠시간은 각각 2㎲와 4㎲ 수준이며, $CdWO_4$와 YGO는 CsI와 UFC에 비해 다소 늦은 편이다. 그러므로 MDCT의 섬광체는 감쇠시간이 짧고 잔상이 적어야 하며, 하나의 회로나 채널에서 전송되는 신호에 의해 다른 회로나 채널에서 원치 않는 영향이 발생되는 현상인 신호간섭(talk-over)이 적어야 하며, 회복시간(response time)이 짧아야 한다. 감쇠시간이 늦거나, 잔상(afterglow)이 길거나, 신호간섭이 많으면 공간분해능이 저하된다.

(7) 온도나 습도에 대한 안정성

온도나 습도에 대한 안정성이 높아야 된다. 안정성이 약하면 장치 사용시간이 경과되면 영상의 질적 저하가 일어나 시스템 re-calibration 횟수가 많아지게 된다.

(8) 검출소자의 수

검출소자(detector element)의 수가 많아야 한다. 이는 영상의 공간분해능에 직접적인 연관을 미친다. 다시 말해, 높은 효율의 검출기는 X선 흡수율이 우수하고, 감쇠시간이 짧고, 잔상이 적으며 전자적 노이즈의 발생이 적으며, 동적범위가 넓어야 한다.

3) Solid state MDCT 검출기의 섬광체 물질의 특성

Solid state 검출기(고체 검출기; 반도체 검출기)는 사용하는 섬광체의 특성에 따라 단일결정 크리스탈 구조와 다결정체 세라믹 구조로 구분된다. 단일결정 크리스탈 구조의 섬광체는 CsI과 $CdWO_4$가 있으며, 이들은 쉽게 쪼개지지 않는 특성을 갖는다.

반면에 다결정체 세라믹 구조의 섬광체는 희토류 세라믹(rare-earth ceramic) 재질의 YGO, GOS(gadolinium oxysulfide; Gd_2O_2S:Pr), GGG(gadolinium gallium garnet; $Gd_3Ga_5O_{12}$)가 있다. 참고로 YGO는 희토류 세라믹(rare-earth ceramic) 재질이며 GE사 예전의 HiLight 검출기에 사용되었으며, GOS는 지멘스, 필립스, 캐논메디컬의 세라믹 재질 검출기에 사용되는 섬광체이다. 반면에 GGG는 필립스의 검출기에 사용되었던 섬광체이다. 하지만 GE사의 경우 Discovery 750HD(high version 64MDCT) 이후의 최신 MDCT에서는 기존의 YGO를 대체하여 lutetium terbium aluminum garnet(LuTAG) 섬광체를 사용하고 있다.

Solid state MDCT 검출기의 성능은 섬광체 물질의 여러가지 고유 특성과 제조 프로세스에 의해 결정되지만 그중에 radiation damage, 잔광, Z-축 균일도가 특히 중요하다. 하지만 MDCT 검출기의 전반적인 질적 특성은 중앙에 위치된 검출소자와 가장자리에 위치된 검출소자 사이의 질적 차이에 좌우된다고 해도 과언이 아니다. 이러한 solid state MDCT 검출기의 성능을 좌우하는 섬광체의 특성은 다음과 같다.

(1) 일차 속도(primary speed)

Primary speed란 X선 입력에 대한 응답으로 섬광체에서 출력신호가 생성되는 시간이다. Primary speed는 잔상과 함께 섬광체의 빛출력 특성을 좌우하는 가장 중요한 요소이며, scan FOV의 주변부에서의 흐림(방위각 흐림; azimuth blurring)의 발생을 방지할 수 있도록 충분히 빨라야 한다.

특히 섬광체의 빠른 primary speed는 sub-second 스캔에서 초점 조절기술과 초고속 kVp 스위칭 기술과 함께 고해상능을 유지하는데 중요한 요소이다. 만일 primary speed가 너무 늦으면 skin-air interface 아티팩트와 같이 고대조도 경계부를 가로지르는 음영이 나타난다. Primary speed는 검출기 물질과 첨가물의 고유특성에 의존되지만 프로세싱이나 불순물에 의해 영향을 받지는 않는다.

GOS, cadmium tungstate, GGG의 primary speed는 1.4-5μs 수준으로 검출기의 섬광체 물질로 매우 우수하다. 반면에 기존 GE사 HiLight 검출기에 사용되던 YGO(희토류 산화물(rare earth oxide)의 친족체)의 primary speed는 약 1ms로 상대적으로 늦은 편이다. 하지만 X선관 회전시간이 0.8초 정도의 스캔에는 충분하다. 그러나 비교적 최근의 GE사 high-end CT모델인 Discovery 750HD과 Revolution Prism 등에 사용되는 젬스톤(Gemstone) 검출기의 섬광체인 LuTAG는 primary speed가 0.02ms(=20μs)로 매우 빠르다. 이는 YGO에 비해 전자적 노이즈를 25% 수준까지, 산란선을 50% 수준으로 감소시키며 0.5초 스캔을 충분히 지원한다.

(2) 잔상(afterglow)

X선 입력이 중지된 후 남아있는 신호를 잔상(섬광체로부터 이차적인 decay of light emitting)이라 한다. 이는 X선 입력이 중지된 후 섬광체 물질이 얼마나 빨리 그리고 정확하게 회복되는가를 의미한다.

Primary speed는 X선 신호가 중지된 후 바로 나타나는 화면에 영향을 미치는 반면, 잔상은 신호중지 후 0.1-0.6초 후에 영상에 영향을 미치며, 일반적으로 0.5초 후에 측정된다.

잔상은 스캔 중 하나의 view에서 다음 view로 신호를 동반하므로 정보의 번짐과 저감약 부위에서 고감약 부위로의 잠재적인 아티팩트의 확장을 야기한다. 즉, 잔상의 증가는 저감약 부위에서 고감약 부위로 침범하는 arcing artifact를 발생시키고 공간분해능을 저하시키는 직접적인 원인이다. 잔상은 첨가물과 제조과정의 불순물에 의해 영향을 받는다.

GOS의 잔상은 0.003% 정도이며 젬스톤 검출기의 섬광체인 LuTAG은 0.0003% 정도로 매우 짧은 편이다. 0.5초 여기 후의 잔상을 비교한 그림 3-28에서 GOS가 YGO에 비해 잔상이 긴 것을 알 수 있다. GOS의 경우 시간이 다소 경과하면 잔상이 줄어 든다. 하지만 이는 검출기의 출력신호 레벨을 저하시키는 요인이 된다.

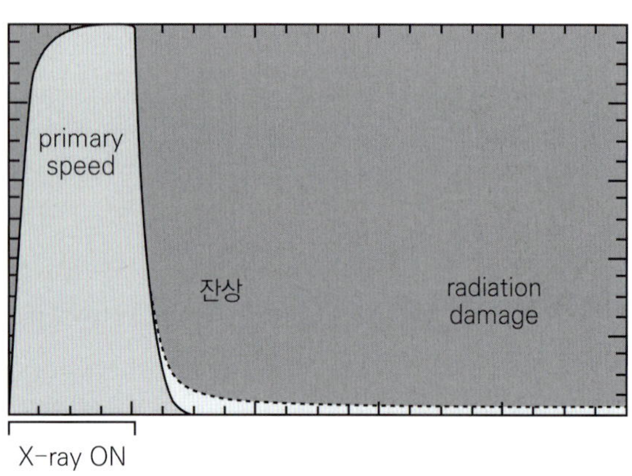

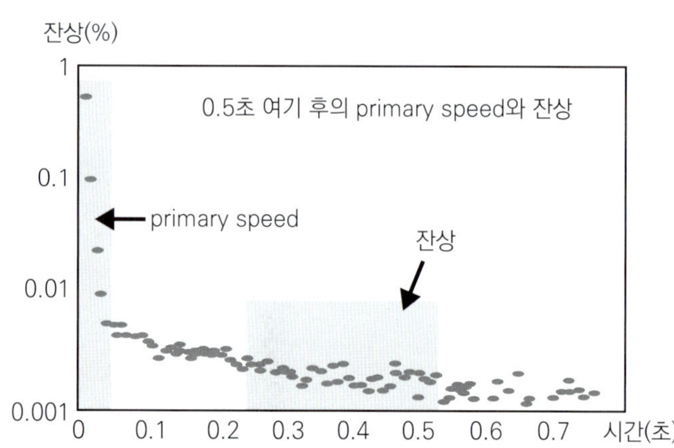

그림 3-27 지수 함수적 감쇄를 보이는 섬광체 물질의 시간상수인 primary speed와 잔상

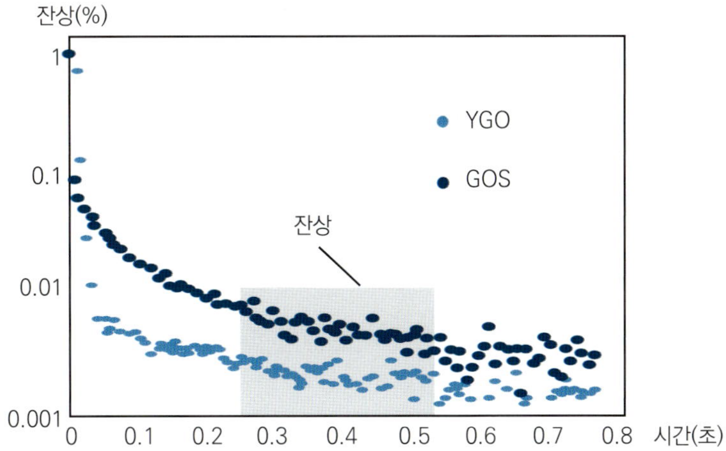

그림 3-28 GOS와 YGO의 잔상 비교(0.5초 여기 후의 잔상)

(3) Radiation damage

Radiation damage란 방사선 노출시간 경과에 따른 물질의 darkening이다. Radiation damage는 낮을수록 좋으며, 높은 radiation damage는 gain의 변화(gain은 입력 신호에 대한 출력 신호의 비를 의미하며, gain의 변화는 잦은 calibration을 필요로 함)를 야기시키며, Z-축 균일도의 심한 변화를 초래한다. 따라서 Z-축 방향으로 급속히 변화하는 해부학적 구조의 스캔에서 원형 또는 점 형태의 아티팩트를 발생시킬 수 있다.

Radiation damage는 반투명 물질에서 특히 잘 발생되며, 제조공정에서의 불순물에 영향을 받는다. YGO는 radiation damage가 매우 낮은 편이며, GOS는 보통 정도, 그리고 $CdWO_4$는 매우 높은 편이다.

(4) Z-축 균일도(Z-axis uniformity)

Z-축 균일도란 인체의 종축 방향인 Z-축에 따른 검출기의 반응(response)이며, 이는 Z-축에 따라 연속적인 점으로 세밀하게 시준된 X선 초점(source)으로 측정된다.

특히 최근 도입된 wide cone angle CT 시스템에서는 heel effect의 증가로 인한 소스 스펙트럼의 큰 변동은 Z-축 coverage의 CT number 불균일도(CT number의 차이) 야기시키는 새로운 문제가 된다. 이의 해결을 위한 기본적인 방법은 X선 광자량을 증가시키는 방법과 소프트웨어적 방법(예를 들면, GE사 Revolution CT의 volume high definition(VHD) 재구성법에 포함되어 있는 MMAR(multi-material artifact reduction) 알고리즘의 적용이다. 참고로 MMAR은 spectral solution 또는 spectral uniformity solution으로도 명명된다.

Z-축 균일도가 저하되면 영상의 윗부분과 아랫부분에서의 CT number의 불균일성이 발생되며, 슬라이스 두께 내에서 급격한 변화를 갖는 구조의 경우 영상 중앙부에 점 또는 원형의 아티팩트가 발생된다. 예를 들면, 머리 꼭대기 부분(vertex)의 중앙부에서 원형 아티팩트가 발생되며 이는 특히 소아 두부CT에서 종종 관찰된다. 평평하고 안정적인 Z-축 프로필은 두부CT에서 우수한 영상품질을 제공하는데 중요한 요소이며, 저하된 Z-축 균일도를 교정하는 것은 매우 어려운 일이다.

YGO는 Z-축 균일도가 우수하며 안정적이지만 GOS는 반투명 물질이므로 Z-축 균일도의 유지 및 조절이 어렵다. 반면에 $CdWO_4$는 Z-축 균일도가 우수하지만 radiation damage가 매우 높아 불안정한 특성을 갖는다.

(5) 투과도(transparency)

투명물질의 섬광체는 산란이 거의 없어 가시광선의 경로를 변화시키지 않고 투과한다. 이는 빛 광자가 광다이오드까지 짧고 직선적인 경로로 투과됨을 의미하며, 자체적인 흡수와 radiation damage에 의해 나타나는 중앙부에서의 상호작용이 적음을 의미한다.

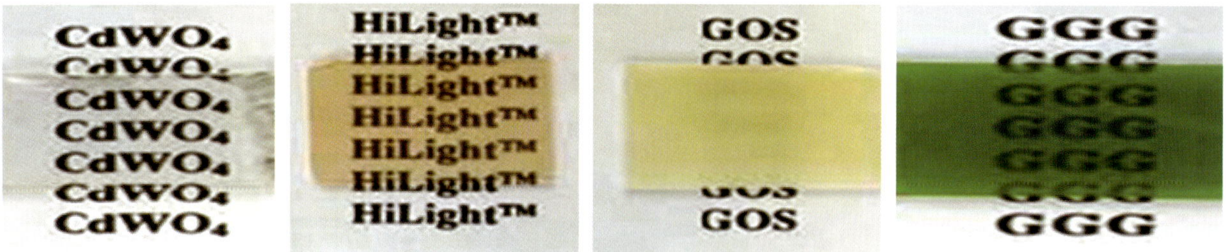

그림 3-29 섬광체 물질의 투과도 비교

하지만 반투명 물질의 섬광체에서는 가시광선이 만들어진 위치로부터 광다이오드까지의 주행과정에서 여러 번 산란된다. 긴 주행경로는 자체적인 흡수를 증가시켜 순수한 빛출력을 감소시키며, radiation damage의 영향을 크게 받게 한다. 이로 인해 Z-축 균일도 역시 손상되는 결과가 나타난다. 그리고 비등방성의 광학적 특성을 갖는 크리스탈 구조는 투과도가 감소되는 경향이 있으며 제조공정에서의 결함으로 인한 잔여기공이나 불순물 역시 투과도를 감소시킬 수 있다.

반투과성의 섬광체는 Z-축 균일도와 radiation damage의 조절이 어렵다. 반면에 높은 투과도를 갖는 섬광체는 빛출력을 높게 하고 SNR과 Z-축 균일도를 향상시키고, radiation damage를 감소시킨다. 그림 3-29는 4가지 섬광체의 투과도를 비교한 것이다. YGO(HiLight)와 $CdWO_4$는 투과도가 높은 편이며, GOS는 투과도가 낮다.

(6) X선 차단력(stopping power)

X선 전자를 정지시킬 때 섬광체는 빛을 발산하게 된다. X선 차단력은 140kVp에서 98%의 X선을 정지시키는데 필요한 섬광체 물질의 두께로 정의된다. 다른 요소들이 일정한 상태에서 X선 차단력이 높을수록 섬광체 물질의 두께가 얇아지고 광다이오드에서의 빛출력이 커진다. YGO, GOS, $CdWO_4$의 X선 차단력은 2-3mm 수준이다.

(7) 빛 출력(light output)

일정한 X선이 입력될 때 섬광체에서 발생되는 빛 신호를 의미한다. 빛 출력이 낮으면 얇은 슬라이스 두께에서, 환자의 크기가 큰 경우, 선량이 적은 경우 전자적 노이즈와 양자 노이즈가 많이 발생된다. 그리고 어깨나 골반부에서 streak 형태의 저신호 아티팩트가 발생된다. 이는 부분적으로 소프트웨어를 통한 교정이 가능하다.

CsI:Tl의 빛 출력을 기준으로 할 때 GOS는 510nm에서 80%로 가장 높으며, YGO는 610nm에서 70%, $CdWO_4$는 530nm에서 30%의 빛 출력을 나타낸다.

(8) 발광 스펙트럼

섬광체의 발광 스펙트럼은 일정 파장에서 빛출력의 상대적인 강도를 의미한다. 섬광체의 발광 스펙트럼은 X선량에 직접적인 영향을 미치며, 적정한 전자신호를 출력하는 광다이오드의 결합과 함께 검출기의 유연성과 장기적인 안정성에 영향을 미친다. 특히 광활성 영역(photo active range)에서의 섬광체의 발광 스펙트럼은 검출기의 노화에 영향을 미칠 수 있다. YGO의 발광 스펙트럼은 화학적으로 활동성이 적은 적색 영역(610nm)에 피크를 갖는다. 적색에 피크를 갖는 발광 스펙트럼은 장기적인 측면에서 검출기의 안정성을 유지한다.

GOS와 $CdWO_4$의 발광 스펙트럼 피크는 각각 510nm(청색)과 480nm이며, 화학적으로 활성적이지 못하다.

(9) 광다이오드 매칭(diode matching)과 신호 출력

신호 출력은 섬광체 물질의 발광 스펙트럼과 광다이오드의 감도 스펙트럼이 얼마나 잘 결합되는 가(빛 수집력)에 많은 영향을 받는다. 즉, 섬광체의 출력 스펙트럼이 광다이오드의 감도 프로필에 가깝게 매칭될수록 결과적인 전기 신호가 높아진다. 하지만 X선 검출과정과 X선 에너지를 빛에너지로 변환시키는 과정에서 광자 흐름(photon flux)의 저하로 인한 양자 함몰(quantum sink)이 발생될 수 있다. 일반적으로 덩치가 큰 환자를 얇은 슬라이스 두께로 써 스캔하는 경우 발생되는 저신호는 유효 광출력을 감소시킬 수 있다. 하지만 이는 우수한 성능의 저노이즈 DAS를 사용하면 극복될 수 있다.

YGO의 광다이오드 감도는 60%@610nm로 높은 편이며, GOS는 40%@510nm, 그리고 $CdWO_4$는 42%@480nm이다. 또한 YGO의 신호 출력은 60%×70%= 42%이며, GOS는 40%×80%= 32%이며 $CdWO_4$는 42%×30%= 13%이다.

(10) 제조의 편이성(manufacturability)

제조 편이성에 영향을 미치는 요소는 많으며 제조공정의 전반적인 청결(청결한 작업공간, 공정의 조절, 그리고 취급상의 특수한 관심 등)이 포함된다. YGO는 상대적으로 많은 양의 생산이 가능하며 나중에 제거되어야 할 부가제를 사용하는 중간단계가 없어 제조공정이 GOS에 비해 단순하다.

표 3-1 섬광체의 특성 비교

특 성	YGO	GOS	$CdWO_4$
일차속도		빠름	빠름
잔상	낮음	낮음	
Radiation damage	낮음	높음	
Z-축 균일도	우수, 안정적		우수
투과도	우수	보통(반투명)	우수
X선 차단력		우수	우수
빛 출력(CsI: Tl 기준)	70%	80%(높음)	30%
발광 스펙트럼의 피크	610nm	510nm	480nm
다이오드 매칭	우수		
전자적인 신호 출력	42%(우수)	32%	13%
제조의 편의성	간단	복잡	

4) Non-MDCT(SDCT)의 검출기

(1) 섬광 크리스탈 광증배관 검출기(scintillation crystal photomultiplier detector)

기존의 non-MDCT에 사용되던 검출기는 크게 2가지로 구분된다. 하나는 섬광 크리스탈 광증배관 검출기(scintillation crystal photomultiplier detector)이다. 이는 섬광체와 다이노드(dynode) 구조를 갖는 광증배관으로 구성된다. 여기서 다이노드란 광전자 증배관에서 광전 음극에서 방출된 광전자를 증폭하기 위해서 2차 전자 방출물질이 발라져 있는 극판을 말한다. 섬광 크리스탈 광증배관 검출기는 1, 2, 초기 4세대 CT에서 사용되었으며, 검출기의 섬광체 물질로는 $CdWO_4$, gadolinium-based ceramic(UFC; 지멘스), rare earth oxide(HiLight; GE사)가 사용되었다.

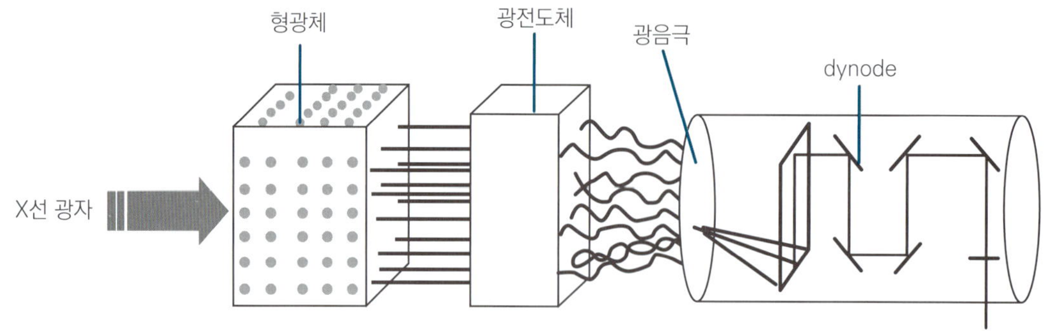

그림 3-30 섬광 크리스탈 광증배관 검출기의 구조

이의 X선 검출원리는 다음과 같다. 형광체에 X선 광자가 입사하면 그 에너지에 비례한 빛을 발생하며, 형광체 표면에 도포된 고도의 반사물질에 의해 빛을 광증배관(진공관이며 양극, 음극, 다이노드로 구성됨)에 도달하게 한다. 광증배관의 앞쪽에 위치한 광음극에 빛이 입사하면 빛의 강도에 따라 광전자를 방출하며, 이는 다이노드에 입사한다. 다이노드에 전자가 입사 충돌하면 2차전자를 방출하는데 첫번째 다이노드는 광음극보다 높은 전압을 갖고 각 순번대로 전압을 높게 하여 여러 번의 증폭작용을 거치는 동안 전자들이 증폭된다. 약 10개 다이노드의 동일한 비율의 증폭으로 입력신호(섬광체의 빛)의 강도에 비례한 출력신호(전기전류)를 발생시킨다. 섬광 크리스탈 광증배관 검출기는 제논 가스 검출기에 비해 검출효율이 우수하다(두께 2.5cm NaI 형광체의 효율은 약 100%에 가깝다). 하지만 검출기가 크고 안정성이 저하되며, 방사선 강도의 차이에 따른 감응성이 정비례하지 못하므로 이용 선속의 에너지 범위에 제한이 있어 최근의 MDCT에서는 사용되지 않는다.

(2) 제논 가스 검출기

다른 하나는 제논 가스 검출기이다. 이는 비례계수관 내에 고전압의 양극판과 음극판을 설치하고 두 극판 사이에 고압(25 기압)의 비방사능의 제논 가스를 봉입한 구조이며 검출 챔버(chamber)의 길이는 5cm 정도이다(그림 3-31).

기본원리는 다음과 같다. 인체를 투과한 X선 광자가 입사하면 전리함 내의 가스분자를 전리시켜 전하를 갖는 이온을 발생시킨다. 발생된 마이너스 이온은 양극에, 플러스 이온은 음극에 포획된다. 포획된 전자는 전압의 조절 하에 X선 에너지에 비례하여 출력전류를 발생시켜 전기신호로서 측정된다. 더불어 전극 자체에 의해 산란선이 제거되는 효과가 이루어지므로 산란선 배척율이 우수하다.

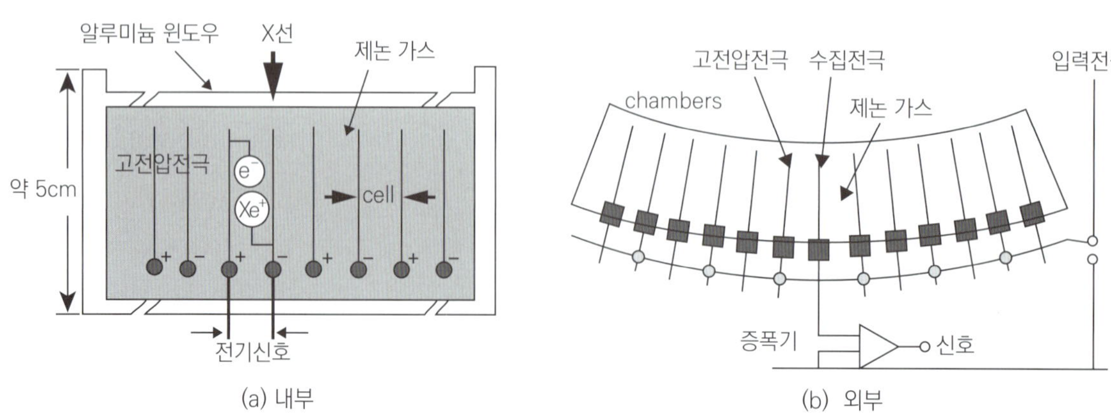

그림 3-31 제논 가스 검출기의 구조

제논 가스 검출기는 금속전극에 의해 하나의 검출 챔버가 각각 분리되는 형태를 가지므로 산란선 방지용 그리드의 역할을 한다. 즉, 뛰어난 방향성으로 인해 산란선에 의한 영상품질의 저하가 거의 없다. 그리고 섬광체에서 나타나는 잔광현상이 거의 없고, 기하학적 효율이 높으며 X선속 강도에 영향을 받지 않는다. 하지만 상대적으로 가스 농도가 낮아 많은 X선 광자가 검출되지 않고 통과하기 때문에 검출효율이 낮은 편이다(검출된 X선을 빛신호로 변환하는 효율: 60-90%). 이를 보완하기 위해서는 상대적으로 높은 노출조건이 필요하며, 제조과정에서 분자수의 증가를 위해 챔버 길이를 가능한 길게 하는 것(8cm 정도)이 좋으며 이온쌍의 재결합을 돕기 위해 전극 사이의 전압을 높게 한다. 또한 검출기 내부의 고전압 전극의 움직임과 내부 연결부의 접촉불량으로 인해 고전압이 불안정할 수 있으며, 제논 가스의 유출이 발생될 수 있다. 제논 가스 검출기는 X선관과 검출기의 방향이 기계적으로 고정된 초기 3세대 non-MDCT에서만 사용되었다.

5) MDCT의 검출기

(1) MDCT 검출기의 구조

MDCT에는 섬광 크리스탈 광다이오드 검출기가 사용되며, 이의 구조는 4부분으로 구분된다. 검출기의 표면부에는 X선 광자를 빛으로 변환시키는 섬광체, 그 하부에는 빛을 전기신호(아날로그 신호)로 변환시키는 실리콘 재질의 광다이오드 어레이(photodiode array)가 있다. 크리스탈 구조의 투명한 섬광체가 캡슐에 넣어져 있으며 이는 광다이오드 표면에 위치된다. 또한 산란선을 억제하기 위해 텅스텐 재질의 콜리메이터 판이 삽입되어 있다. 하지만 이는 기하학적 손실을 발생시키는 요인이 된다. 그리고 채널의 조합과 채널 사이의 스위칭 기능을 담당하는 스위칭 어레이(switching array), 그리고 전기신호를 DAS로 전달하는 커넥터(connector)로 이루어진다(그림 3-32(b)).

하나의 X선 광자에너지가 크리스탈에 흡수되면 그 양만큼의 에너지를 갖는 빛으로 변환된다. 빛으로 변환된 광자(저에너지 광자)가 광다이오드에 도달하면 μA 정도의 전류(electrical charge carriers)가 흐르는데 이를 검출하는 것이다.

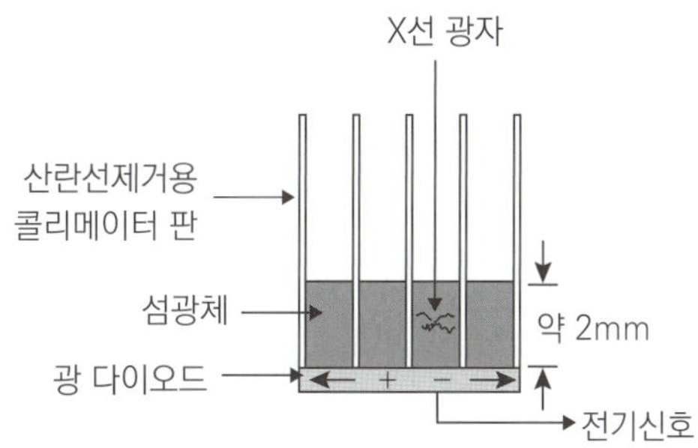

(a) 내부 구조

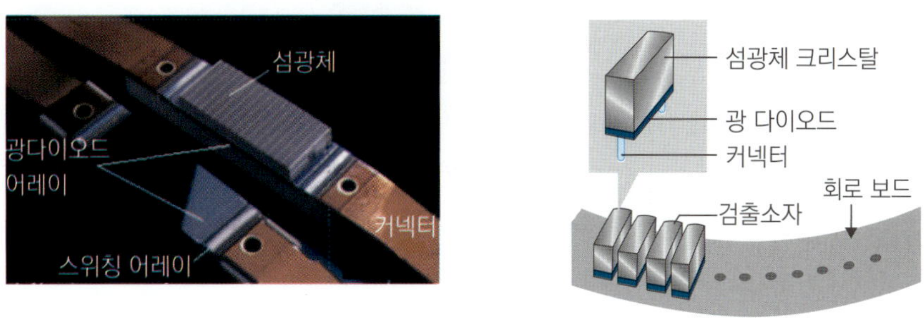

(b) 외부 구조

그림 3-32 MDCT 검출기의 구조

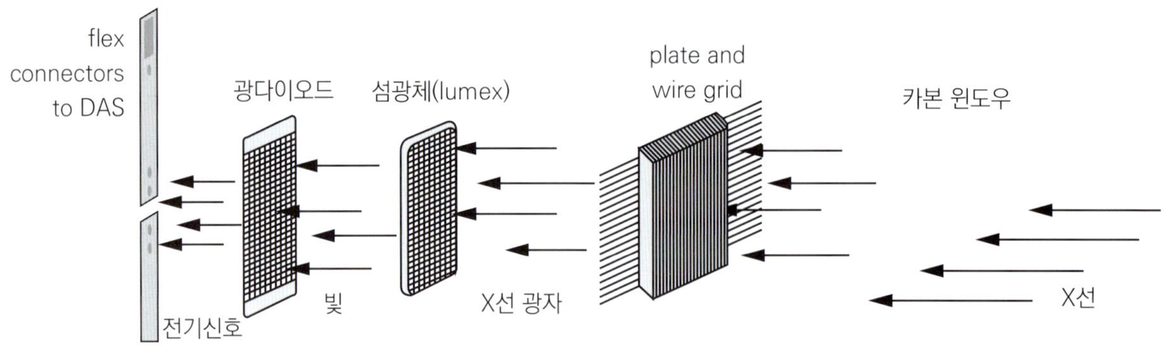

그림 3-33 Multi-detector의 데이터 흐름(GE사)

그림 3-33은 multi-detector의 데이터 흐름을 나타낸 것이다. 카본 윈도우(carbon window)는 검출기를 보호하는 역할을 하며, 판과 철사줄 그리드(plate and wire grid)는 산란선을 제거한다. 그리고 섬광체는 X선을 빛으로 변환시키며, 빛은 광다이오드에서 전기적인 부하(전기신호)로 변환되고 커넥터를 통해 DAS로 전달된다.

(2) MDCT 검출기의 섬광체의 출력 스펙트럼

앞 절에서 언급하였듯이 섬광체로는 희토류 세라믹(rare-earth ceramic; YGO), gadolinium oxysulfide(GOS), lutetium terbium aluminum garnet(LuTAG) 등이 사용된다. YGO로 명명되는 GE사 희토류 세라믹 섬광체는 95% 수준의 발광효율과 X선 검출효율을 갖는다.

광다이오드는 균일한 Z-축 응답을 가져야 하며, 발광 스펙트럼이 섬광체의 빛 신호출력의 피크에 적절하게 매칭되어야 한다. 그림 3-34는 광다이오드의 응답 스펙트럼과 여러 종류의 섬광체의 출력 스펙트럼을 나타낸 것이다. YGO와 GOS는 광다이오드의 출력 스펙트럼이 매칭되어 높은 광자효율을 나타낸다.

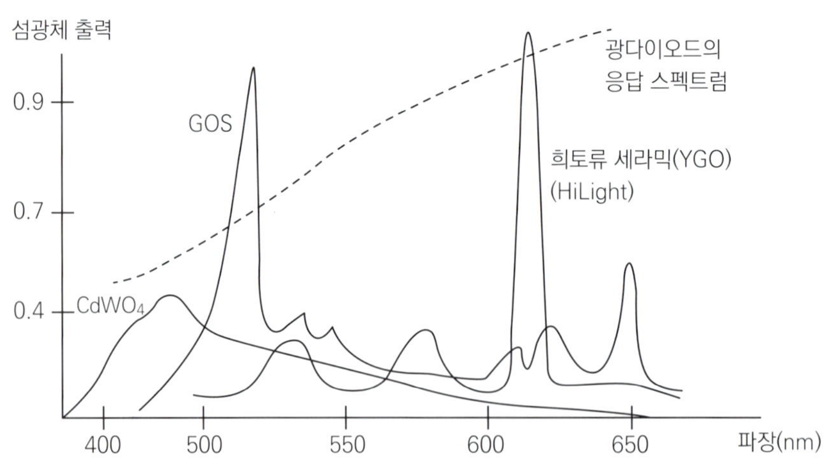

그림 3-34 광다이오드의 응답 스펙트럼과 여러 섬광체의 출력 스펙트럼

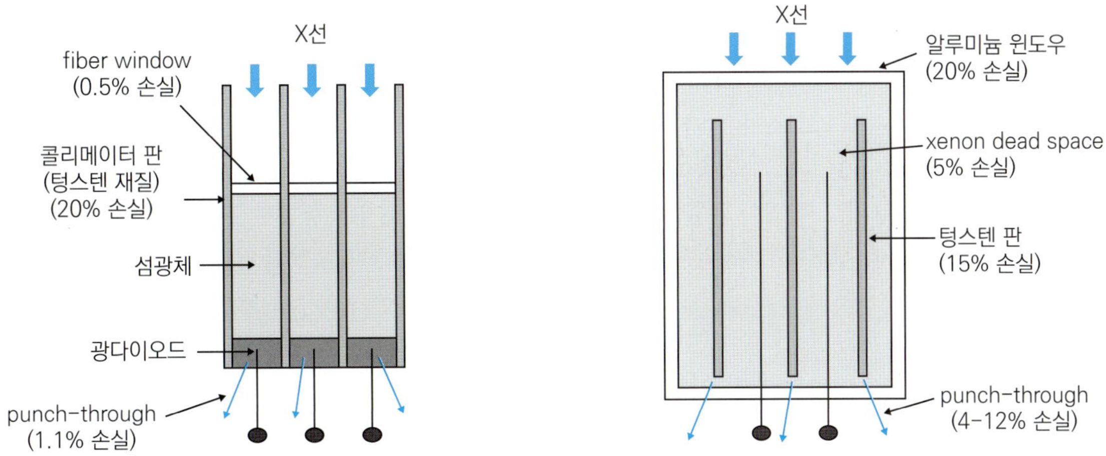

(a) 섬광 크리스탈 광다이오드 검출기(78%)　　(b) 제논 가스 검출기(56%)

그림 3-35 섬광 크리스탈 광다이오드 검출기와 제논 가스 검출기의 효율(GE사)

(3) MDCT 검출기의 검출 효율

3세대 및 4세대의 MDCT에 사용되고 있는 섬광 크리스탈 광다이오드 검출기(scintillation crystal photodiode detector)는 검출효율(광자 흡수효율)이 80-95% 정도로 매우 높아 상대적으로 낮은 노출조건의 사용이 가능하다. 하지만 각 검출소자들을 연속적으로 배열하기가 어려워 기하학적 효율은 낮은 편(약 80%)이며 산란선에 의한 영상 품질의 저하가 발생된다.

그림 3-35는 Lumex라고도 명명되고 있는 희토류 세라믹(YGO) 섬광체를 채택한 섬광 크리스탈 광다이오드 검출기와 제논 가스 검출기의 검출효율과 검출과정에서의 데이터 손실을 비교한 것이다. 제논 가스 검출기는 알루미늄 윈도우(chamber 내외의 압력 차이를 유지시키기 위해 두꺼운 알루미늄 윈도우 사용)에서 많은 손실이 발생된다.

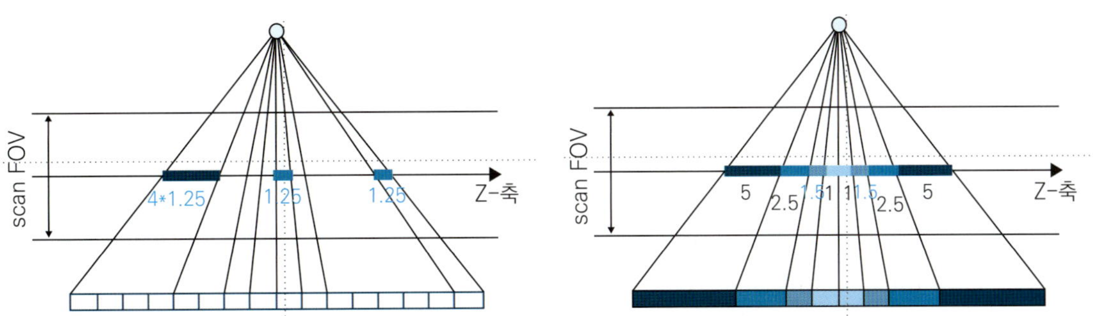

(a) Matrix detector(16 slice)　　(b) Adaptive array detector(4 slice)

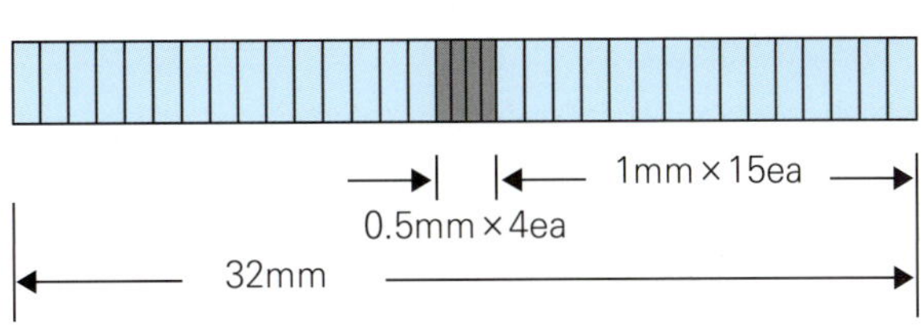

(c) Hybrid detector(32 slice)

그림 3-36 MDCT의 detector configuration

(4) MDCT 검출기 배열(detector configuration; detector type)

MDCT의 detector configuration은 크게 3가지로 구분된다. GE사와 필립스에서 적용하는 matrix type(fixed array type)은 동일한 크기의 검출소자를 가지며, 지멘스 초기 MDCT에서 적용한 adaptive array type은 중앙부에서 양쪽 주변부로 갈수록 검출소자의 폭이 증가하는 형태이다. 그리고 캐논 메디컬에서 적용하고 있는 hybrid type은 중앙부 검출소자는 얇고 동일한 폭을 가지며 양쪽 주변부 검출소자는 동일한 크기의 두꺼운 폭을 갖는다. 하지만 최근의 high version MDCT에서는 matrix type(GE사, 지멘스, 필립스)과 hybrid type(캐논 메디컬)이 사용되고 있다.

(5) Front illuminated photodiode와 back illuminated photodiode

① Front illuminated photodiode(frontlit technology)

MDCT 검출기는 크리스탈 섬광체와 실리콘 광다이오드, 기판(substrate)으로 구성되어 있다. 기존의 front illuminated photodiode 방식(frontlit diode 방식이라고도 불리며 16MDCT 이전의 검출기에서 사용되던 방식임)에서는 섬광체와 광다이오드 사이에 전기적 신호를 전달하는 와이어가 존재하여(광다이오드 앞쪽에 와이어가 위치함) 광다이오드 유효면적의 일부를 감소시킨다. 이를 광다이오드 갭(photodiode gap)이라 하는데 이는 섬광체에서 광다이오드로의 신호전달 과정에서 일정 부분의 신호손실을 발생시키고 선량효율성을 저하시키는 원인이 된다. 이러한 front illuminated photodiode 방식의 경우 채널수가 증가함에 따라 광다이오드 배열 안의 양극수가 늘어나게 되고 이것은 실리콘 표면을 따라 진행되는 trace 영역의 숫자를 증가시켜 높은 와이어 밴드의 밀도로 광다이오드의 활성영역을 감소시킨다. 이로 인해 획득되는 영상의 품질저하가 야기된다. Front illuminated photodiode 방식에서의 신호손실과 각 채널 간의 주파수의 혼동은 64MDCT 이상에서는 많은 어려움을 야기시킨다.

그림 3-39(b)는 캐논 메디컬의 32 및 64MDCT에서 사용하고 있는 sequence switching diode 방식 검출기의 개념도이다. 이는 기존의 front illuminated photodiode 방식에서 다소 진보된 방식이다.

② Back illuminated photodiode(backlit technology)

기존의 front illuminated photodiode 방식에서는 데이터 전송 시 병목현상이 발생되어 전송속도가 느려질 뿐만 아니라 각 와이어가 있는 부분의 광다이오드 갭으로 인해 선량효율성이 감소된다. 이러한 이유로 기존의 frontlit diode 방식은 16MDCT 이상의 high version CT에서 사용하기에 어려움이 있어 GE사나 필립스에서는 back illuminated photodiode 방식(backlit diode 방식)을 채택하고 있다.

Back illuminated photodiode 방식은 섬광체와 다이오드 사이에 신호전달용 와이어를 위치시키지 않고 광다이오드의 전기적 신호를 발생시키는 부분을 뒤쪽에 위치시켜 도전성 에폭시 수지(conductive epoxy)를 부착하여 기판(substrate)을 연결하는 구조로 이루어져 있다. 와이어를 통하지 않고 직접 데이터를 전송하므로 전송속도가 빠르고, 와이어로 인한 각 광다이오드 사이의 갭을 없앨 수 있으며(와이어 밴드의 밀집현상의 극복), 데이터의 무결성을 돕는 front-end electronics(DAS)와의 직접 연결을 가능케 함으로써 선량효율성을 높여 적은 선량으로도 우수한 영상의 질을 제공할 수 있게 한다. 또한 볼륨 데이터의 획득과 scan coverage를 증가시키며 DAS의 크기를 감소시키는 효과를 제공한다.

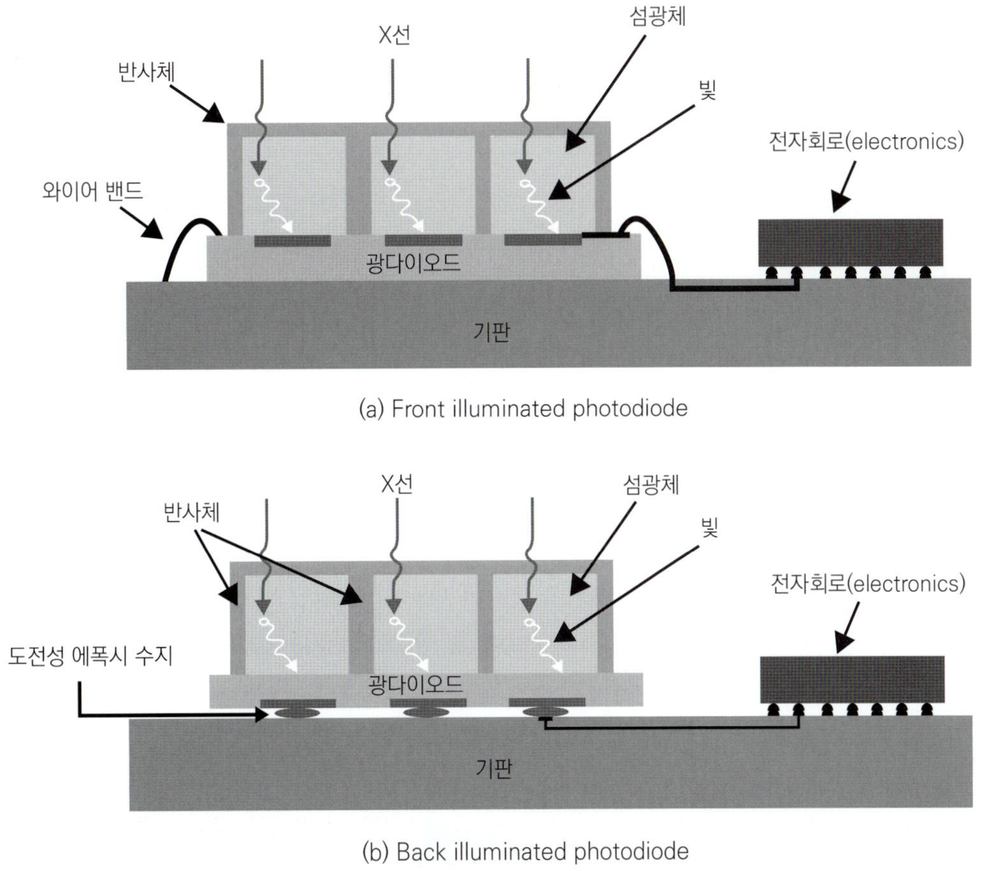

그림 3-37 Front illuminated photodiode 및 back illuminated photodiode의 구조

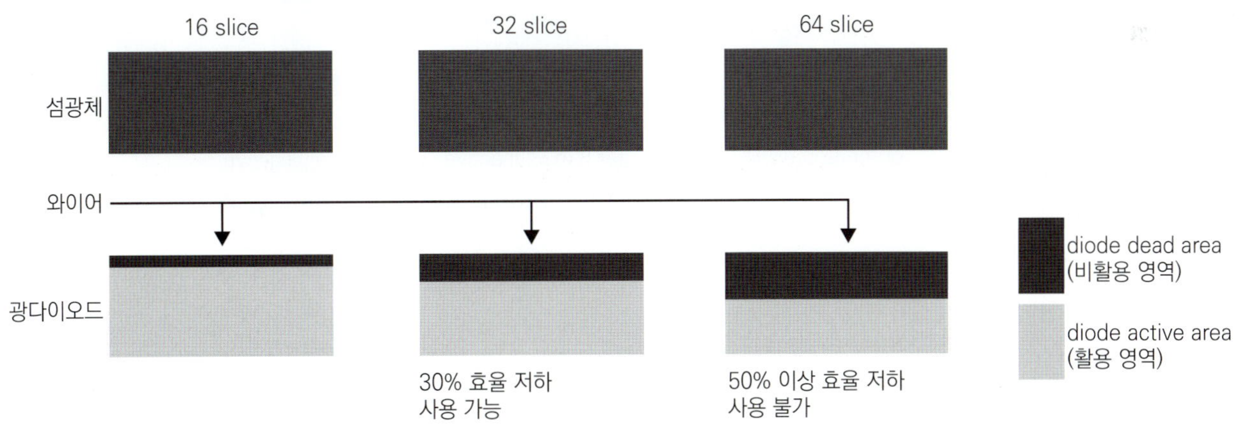

그림 3-38 Front illuminated photodiode의 채널 수 증가에 따른 검출활용 면적의 감소

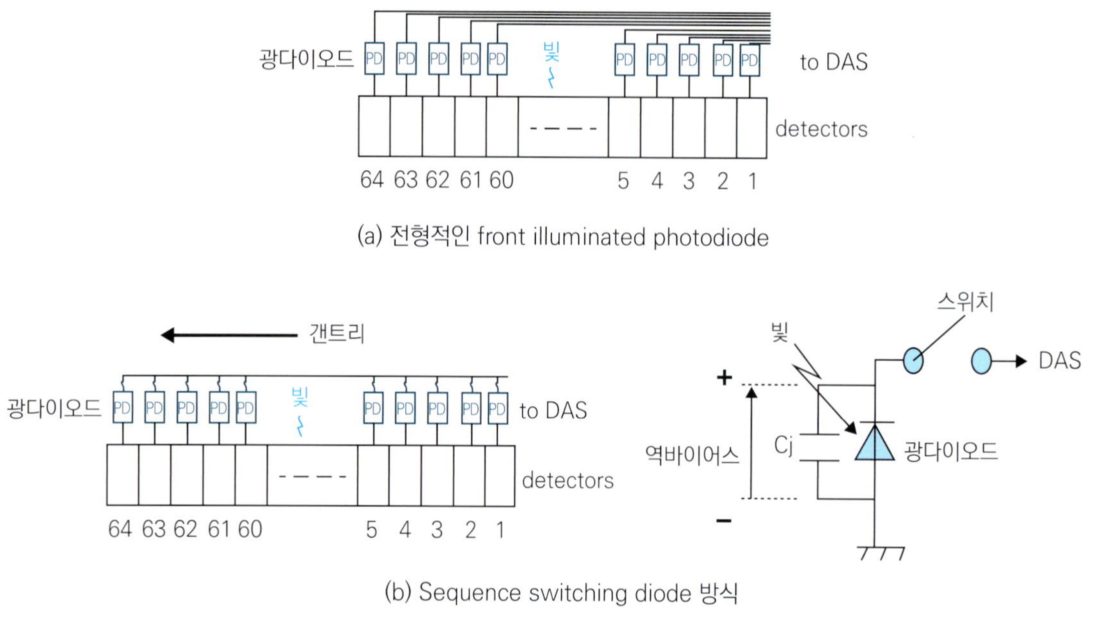

그림 3-39 기존 front illuminated photodiode를 개선한 sequence switching diode (캐논 메디컬의 32 및 64MDCT)

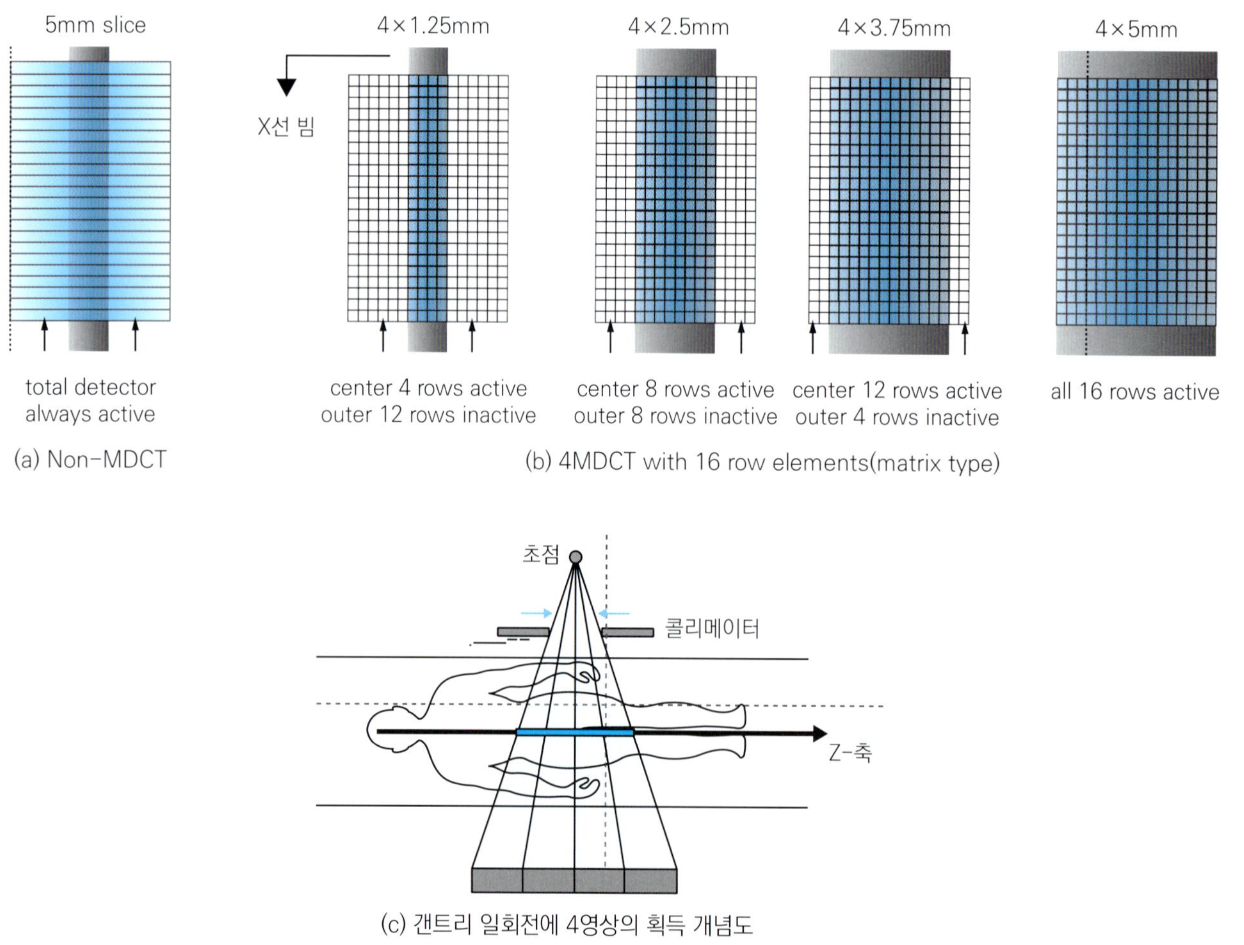

그림 3-40 4MDCT의 영상획득

(6) MDCT의 데이터 획득 방식

그림 3-40의 (a)는 non-MDCT의 단일 슬라이스 검출기이다. 5mm 두께로 스캔 시 모든 검출기가 활성 상태에서 영상획득이 이루어지며, 슬라이스 두께를 변경하기 위해서는 콜리메이션을 변경시켜야 한다. (b)는 균일한 크기의 16 row element를 갖는 4MDCT 검출기이다. Matrix type이며 각 검출소자의 직경은 1.25mm이다. 2.5mm 두께의 4영상을 얻고자 할 경우 중앙부에 위치한 8개 row element는 활성 상태로, 좌측과 우측의 8개 row element는 비활성 상태로 유지된다. 5mm 두께의 4영상을 얻는 경우 16개의 모든 row element가 활성 상태로 유지된다.

MDCT의 장점의 하나는 스캔 속도의 단축이다. 이로 인해 움직임이 없는 영상과 일회의 조영제 주입과 호흡중지로 모든 영상을 얻을 수 있어 CT혈관조영검사(CT angiography)나 심장CT(cardiac CT)에 유리하며 검사시간의 단축으로 환자편의가 증가되고 생산성 향상의 효과도 얻을 수 있다. 즉, MDCT를 이용한 1.25mm 두께의 4영상획득(1.25mm×4ea) 방식은 1.25mm 두께의 스캔을 4회 시행하는 single slice sequential scan 방식에 비해 스캔 시간이 1/4로 줄어들고 CT tube의 부담을 줄여 준다. 그리고 5mm 두께의 single slice scan(5mm×1ea)에 비해 얇은 단면 두께를 적용한 덕분으로 부분체적효과에 의한 아티팩트 발생을 감소시키고 영상의 질을 향상시킨다.

6) 지멘스의 UFC(ultrafast ceramic) 검출기와 Stellar 검출기의 특성 비교

지멘스와 캐논 메디컬의 초기 및 중기 MDCT에 장착된 UFC 검출기는 상대적으로 높은 X선 흡수율, 짧은 decay time(약 2.5㎲), 그리고 낮은 잔상 특성을 갖는다.

최근의 high version MDCT 모델인 Definition Edge(single source CT)와 Definition Flash 모델(dual source CT)에 장착된 Stellar 검출기는 기존의 UFC 검출기와 동일한 섬광체 특성을 갖는다. 하지만 광다이오드와 AD변환기가 분리되어 있는 UFC 검출기와 달리 Stellar 검출기는 광다이오드와 아날로그 디지털 변환기(ADC)가 하나의 ASIC(application specific integrated circuit)에 집적되어 있으며(그림 3-41(b)), 두 부품 사이의 결합거리가 짧아져 전자적 노이즈(전자회로에서 발생되는 신호의 무작위성 변동(random fluctuation))가 현저히 감소된다. 즉, Stellar 검출기에는 검출소자의 전자적 구성품들(마이크로칩, 컨덕터, AD변환기, 연결회로 등)이 광다이오드와 결합되어 있고 보드에는 전자적인 구성품이 없는 형태이므로 신호의 변동(전자적 노이즈)과 신호간섭(cross-talk; 하나의 회로나 채널에서 전송되는 신호에 의해 다른 회로나 채널에서 원치 않는 영향이 발생되는 현상)이 최소화되어 SNR이 증가되며 저신호의 사용도가 증가되는 특성을 갖는다. 이를 지멘스에서는 TrueSignal technology라고 명명한다.

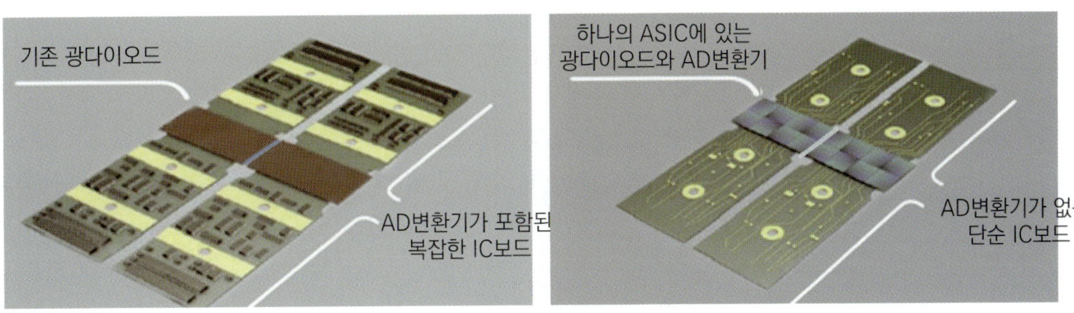

(a) UFC 검출기　　(b) Stellar 검출기

그림 3-41 기존의 UFC 검출기와 Stellar 검출기의 DAS 구조(지멘스)

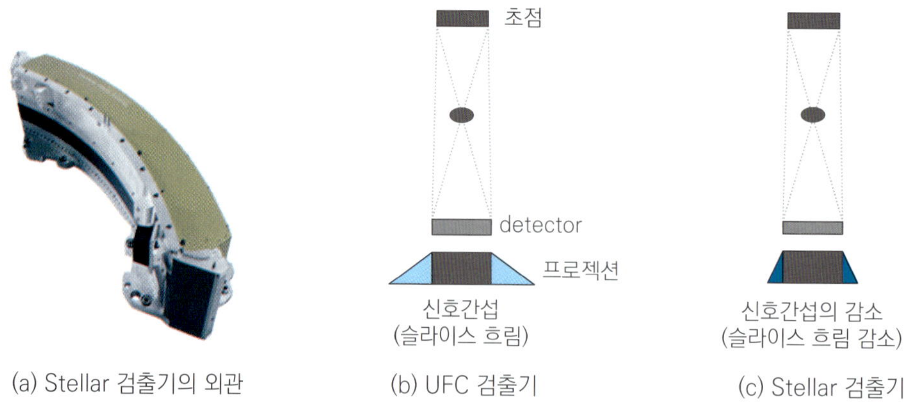

그림 3-42 Stellar 검출기의 신호간섭의 감소
(초점과 검출기의 거의 완전한 모델로 0.5mm의 슬라이스 두께를 얻어냄)

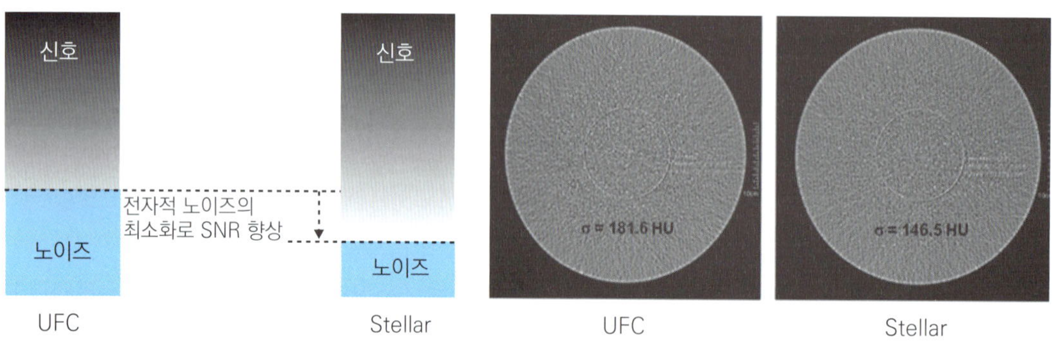

그림 3-43 기존 UFC 검출기에 비교한 Stellar 검출기의 SNR의 향상과 노이즈 감소
(지멘스, 약 20%의 노이즈 감소, 직경 40cm 물팬텀, 120kVp, 50mAs)

그림 3-42에 나타낸 바와 같이 신호간섭은 한 슬라이스의 신호가 이웃하는 슬라이스의 신호를 간섭하여 슬라이스의 흐림을 발생시키며, 주로 한 회로에서 다른 회로와의 용량결합(capacitive coupling; 나란히 구성된 두 회로 사이의 capacitance(정전용량)에 의해 야기되는 전기적인 결합 및 상호작용), 유도 또는 도전결합(inductive or conductive coupling)에 의해 야기된다.

그리고 Stellar 검출기의 DAS는 신호간섭을 감소시킴으로써 얇은 슬라이스 두께에서 흐림을 감소시키고 공간분해능을 향상시켜 물리적으로 0.6mm의 검출소자 폭(width)를 갖지만 0.5mm 슬라이스 두께의 생성을 가능케 한다. 지멘스에서는 기존의 UFC 검출기에 비교한 Stellar 검출기에서의 SNR의 향상, slice edge의 증강과 전자적 노이즈의 감소(약 20%) 그리고 0.5mm 슬라이스의 획득을 총칭하여 'edge 기술'이라고 명명한다.

그림 3-44에 나타낸 바와 같이 UFC 검출기의 경우 어깨와 같은 큰 인체 부위나 고감약 부위에서의 스캔에서는 검출기의 높은 노이즈에 기인된 저신호 현상에 의해 영상품질의 저하(streak artifacts)가 발생되었다. 하지만 Stellar 검출기는 전자적 노이즈를 감소시켜 저신호(저선량 스캔 기법)에서 양질의 영상을 제공한다. 특히, 전자적 노이즈의 감소는 저선량 스캔(뚱뚱한 환자의 검사, 저선량 소아검사, 이중에너지 스캔(dual energy scan))에서 영상품질을 향상시킨다(low-signal imaging).

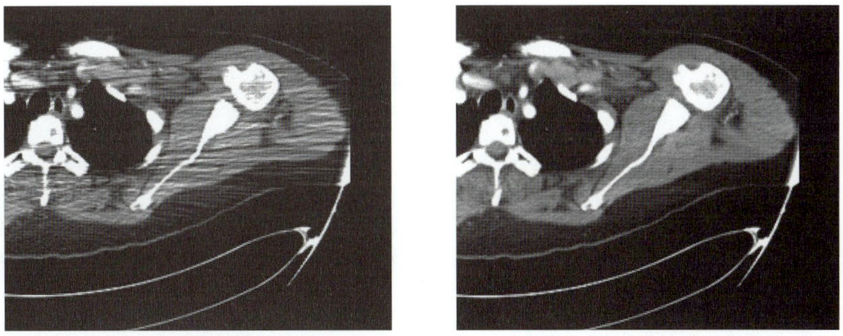

(a) UFC (b) Stellar

그림 3-44 UFC 검출기와 Stellar 검출기에서 얻은 영상의 영상품질 차이(지멘스)

8. DAS(data acquisition system)

1) DAS의 구조 및 소형화

DAS는 검출기 후면에 위치한 수십 개의 IC보드이며, 광다이오드에서 출력되는 아날로그 형태인 전기신호를 증폭한 후 아날로그 디지털 변환기(ADC)를 통해 디지털 신호로 변화한 후 컴퓨터로 보내는 전기적 하드웨어이다.

GE사의 8MDCT(LightSpeed Ultra)의 예를 들면, DAS는 좌측부, 중앙부, 우측부의 3개로 구분되며 하나의 데이터 조절 보드(data control board; DCB)와 48개의 조절 카드(control card)로 구성된다. 이러한 DAS는 2개의 전원공급기(power supply)를 통해 120볼트 AC에 연결되어 동력을 전달받는다.

DAS의 채널수는 제조사와 모델에 따라 차이가 있다. 캐논 메디컬의 Aquilion 모델에서는 896개, Shimadzu의 SCT TX 모델에서는 928개의 채널을 갖는다. 그리고 GE사의 초기 HiSpeed 모델에서는 744개의 채널을 갖고 있으며 984Hz의 샘플링율(data sampling rate)을 갖는다. 즉, 1초 스캔기법에서 하나의 슬라이스를 얻기 위한 총 샘플링수(=view수)는 984개가 되며, 2초 스캔 기법을 사용하는 경우는 984×2= 1,968개의 샘플링이 발생된다.

일반적으로 detector row수가 증가하면 높은 샘플링수를 유지하기가 어려워지며, 결과적으로 샘플링수의 감소는 영상의 질적 측면에서 바람직하지 못한 요인으로 작용된다. 하지만 최신 MDCT에서는 이를 극복하고 있다. 예를 들면, 캐논 메디컬의 16MDCT(Aquilion16)의 샘플링수는 1,800views/revolution/element이다. 그리고 제조사별 high-end MDCT의 샘플링수는 다음과 같다. GE사는 2,496views/revolution/element, Z-flying focal spot(ZFS)을 채택한 지멘스는 4,460views/revolution/element, 그리고 dynamic focal spot(DFS)를 채택한 필립스는 high sampling mode에서 4,640views/revolution/element를 갖는다.

DAS에서 읽은 모든 데이터는 1초 내에 컴퓨터로 전달된다. 더불어 multi-row detector의 스위칭 조절 기술은 회로감도(circuit gain)의 적절한 설정을 자동화하고 있다. 이로 인해 검출기/DAS 시스템의 전기적 노이즈로 인한 영향을 여러 스캔조건 범위에서 최소화하며 이론적으로 가능한 SNR(검출기에 입사되는 X선 광자수에 의해 결정되는 최대한의 SNR)의 획득을 가능케 한다.

그림 3-45의 (a)는 GE사 64MDCT의 검출기 모듈(detector module)이다. 검출기 모듈에는 V-Res detector와 Volara DAS가 포함된 디지털 칩이 장착되어 있으며, 검출기에 고장이 날 경우 개별적인 검출기 모듈의 교체가 가능하다. Volara DAS는 2개의 아날로그 디지털 변환보드(A/D board)와 8개의 주문형 집적회로 반도체(application specific integrated circuit; ASIC)로 구성되어 있다. 필립스의 Tack칩 DAS와 마찬가지로 Volara DAS는 저신호에 의한 노이즈를 현격히 감소시켜 SNR을 향상시킨다. GE사 64MDCT의 검출기 어레이(detector array)에는 57개의 검출기 모듈로 구성되며, (b)는 57개의 검출기 모듈로 구성된 검출기 어레이(어셈블리)를 안쪽에서 본 것이다.

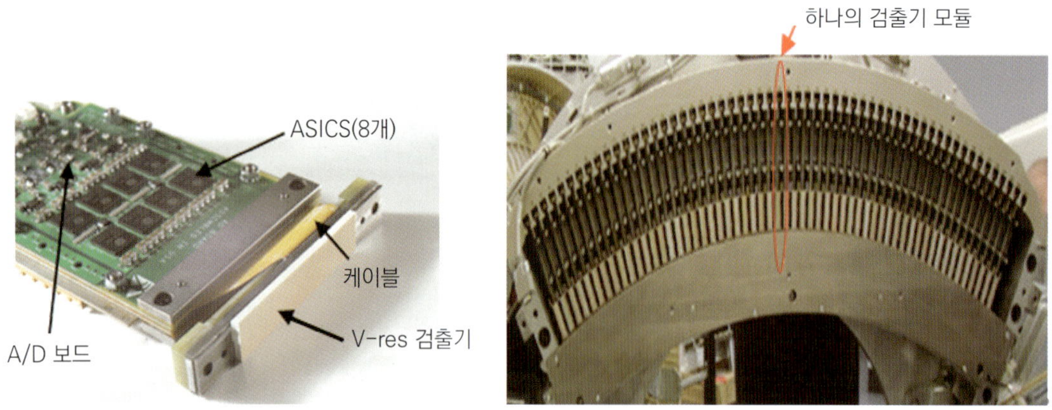

(a) GE사 64MDCT의 검출기 모듈　　(b) 57개의 검출기 모듈로 구성된 검출기 어레이

그림 3-45 GE사 64MDCT의 검출기 모듈과 검출기 어레이

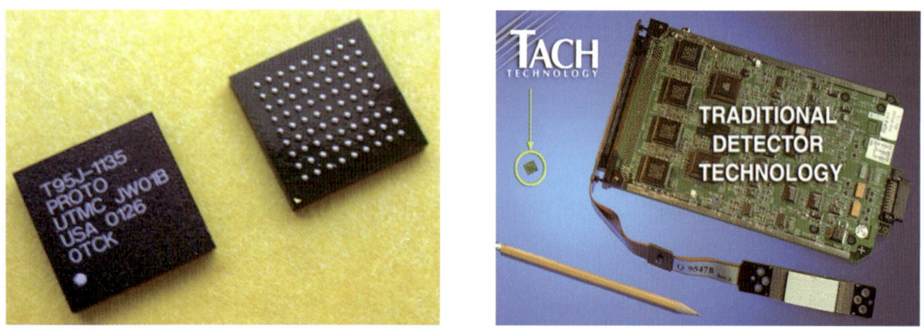

(a) Tack 칩　　(b) 검출기 모듈

그림 3-46 필립스 MDCT의 Tach 칩과 검출기 모듈

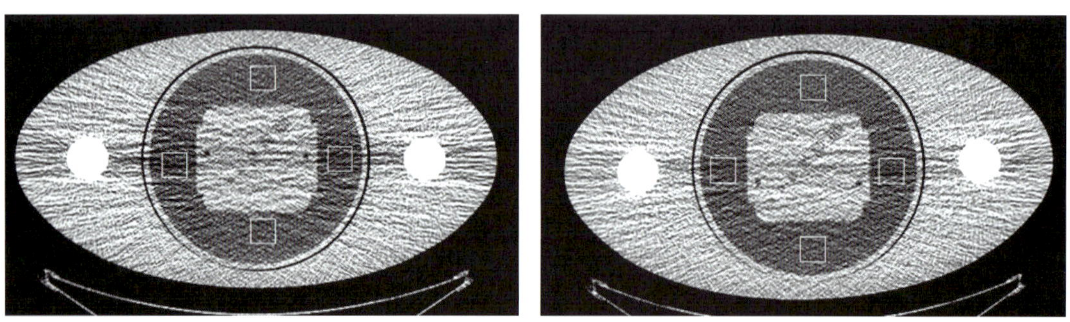

(a) Conventional DAS　　(b) Volara DAS

그림 3-47 GE사 Volara DAS와 기존 DAS의 팬텀 영상

그리고 필립스의 Brilliance40 및 Brilliance64에서는 검출기 모듈(그림 3-46(b))을 applause detector module(APDM)이라고 부른다. 필립스 MDCT에서 채택하고 있는 Tach 칩(ASIC 칩)을 내장한 DAS는 8mm×8mm 크기의 소형 칩을 장착하여 광다이오드에서 발생된 신호를 아날로그 신호로의 경유없이 디지털 포맷으로 직접 변환시킨다. 이는 기존의 큰 크기의 컴퓨터 카드와 여러 케이블의 역할을 대신하며 아날로그 신호를 디지털 신호로 변환시키는 Tach 칩은 검출기와 함께 보드에 통합되어 있으며, 저신호 영상획득과 저선량에서의 노이즈 감소를 통해 디지털 데이터의 SNR을 향상시킨다. 이는 최근에 많은 관심을 불러일으키고 있는 저선량 스캔기법과 직접적인 연관을 갖는 낮은 신호레벨에서 우수한 특성을 보인다. 또한 multi-slice 데이터 세트로부터의 수많은 데이터들을 하나의 패키지로 묶어 빠른 속도로 전송하는 역할도 한다(초고속 다중채널(multi-channel) DAS).

2) DAS의 동적범위(dynamic range)

동적범위란 검출시스템에서 직선적인 응답으로 받아들여지는 신호의 범위를 의미하며, CT검출기가 saturation(포화상태) 없이 동시에 측정할 수 있는 입력신호 레벨의 범위를 의미한다. 여기서 saturation은 매우 작은 신호에서 미세한 차이가 더 이상 측정되지 않고 소멸되는 현상을 말한다. 동적범위는 식별이 가능한 범위 내에서 가장 밝은 부분(X2)과 어두운 부분(X1)의 비율로 나타내며. 이를 데시벨(dB)로 표현한다. dB = 20log(X2/X1)로 계산된다.

동적범위는 SNR과 함께 검출기의 성능을 나타내는 주요한 지표이며, 하단부는 시스템 노이즈(noise floor)에 의해 제한되며, 상단부는 포화 레벨(saturation level)에 의해 제한된다. 입력신호가 동적범위를 넘어서면 포화효과(saturation effect)에 의한 아티팩트가 발생되며 영상 재구성 과정에서 사용되는 데이터는 실제 광자의 양을 반영하지 못하게 된다.

지멘스의 Definition Edge와 Definition Flash 모델에 적용된 Stellar 검출기(with HiDynamics)의 경우 120dB(1,200,000:1)의 높은 동적범위를 가진다. 이는 동사의 기존 UFC 검출기에 비해 15% 이상 향상된 동적범위를 가진다. 그리고 필립스 Brilliance40 모델은 1,000,000:1의 동적범위를 갖는다. 높은 동적범위는 검출기의 포화효과를 줄여 주며 저관전압 스캔(ex. dual energy scan이나 70kVp 사용 소아 스캔)과 저선량 dynamic CT(80kVp 적용)에서의 영상 디테일을 향상시키는 효과를 준다.

그리고 bowtie filter 역시 검출기의 포화효과 발생을 예방하는 효과를 준다. 즉, 높은 감약계수와 낮은 감약계수를 갖는 피사체 사이의 대조도 차이를 줄임으로써 넓은 동적범위를 취해야 하는 DAS의 기능을 도와주는 역할을 한다.

DAS의 요구조건으로는 동적범위가 넓고 포화효과로 인한 아티팩트가 없어야 하며 증폭과정에서의 노이즈가 적어야 한다. 그리고 아날로그 신호에 정비례하여 디지털 신호를 발생시켜야 하며(직선성), 안정성이 높아야 한다. MDCT에 사용되는 DAS의 동적범위는 10,000:1 이상이며, 동적범위가 클수록 어두운 부분과 밝은 부분을 동시에 잘 표현할 수 있다. 최근의 MDCT에서는 획득되는 슬라이스 두께에 따라 동적범위가 자동으로 조절되도록 되어있다. 이로 인해 얇은 슬라이스 두께의 스캔에서 gain(동적범위)이 증가됨으로써 적은 선량으로 우수한 질의 영상획득이 가능해진다.

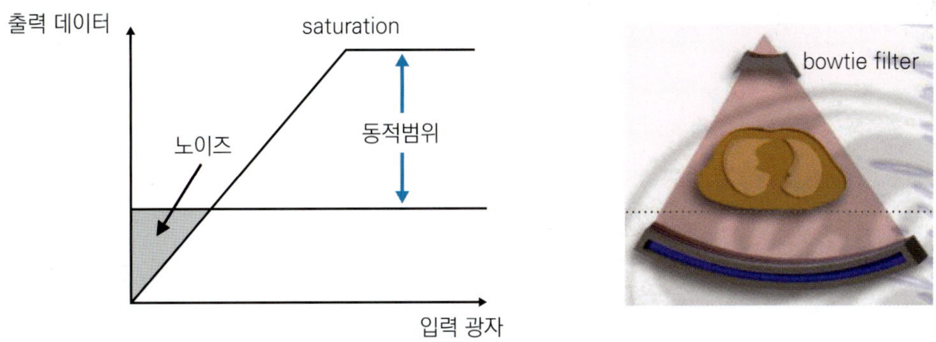

그림 3-48 DAS의 동적범위

9. 영상처리장치

1) 개요

DAS에서 디지털 신호로 변환된 데이터는 영상처리를 위하여 컴퓨터로 전송된다. 컴퓨터에서는 convolution과 영상 재구성 기법을 통해 횡단면 영상을 얻어내고 이를 토대로 영상을 강조하는 처리나 MPR 등의 각종 처리를 행한다. 또한 장치 내부의 전반적인 처리과정을 제어하고 운영에 관련되는 각종 데이터의 관리 등을 행한다.

영상처리장치는 입출력장치(input/output unit), 중앙처리장치(central processing unit; CPU), back-projector를 비롯한 array processor(AP), 인터페이스장치, 저장장치 및 통신 하드웨어 등을 포함하며, 각 하드웨어가 특정한 작업을 시행하도록 하는 소프트웨어도 역시 포함한다. 이러한 컴퓨터를 포함한 영상처리장치를 scan control unit(SCU) 라고 부르는 장치도 있다. SCU를 구성하는 요소로는 scan reconstruction unit(SRU)와 CPU로 구분 가능하다. SRU는 환자 테이블과 gantry, generator를 제어하고, raw data를 수집하며, 영상을 재구성하고, 만들어진 영상을 컴퓨터로 전송하는 역할을 한다. 최근의 MDCT는 SRU에서 영상을 재구성하는 동안 환자 스캔, 영상의 디스플레이 등의 작업이 동시에 가능하다.

지멘스 Sensation64의 경우 300GB, 필립스 Brilliance64의 경우 108GB의 raw 데이터 저장용량을 갖는다.

GE사 4MDCT인 LightSpeed QXi의 경우 영상 재구성에 관여되는 프로세서는 front-end processor(FEP)와 하나의 image generator(IG)로 구성되며, 64MDCT인 LightSpeed VCT 모델에서는 IG가 3개로 증가되었다.

MDCT의 CPU는 일반적으로 2-3GB 정도의 메모리를 가지며 컴퓨터 내부의 전반적인 제어와 부속적인 장치의 작동을 통제하는 역할을 한다. GE사 16MDCT(LightSpeed Pro16)의 경우 Linux 호스트 컴퓨터(HP x8000)의 사양을 살펴보면 Dual P4 Xeon 2.6GHz의 CPU를 탑재하고 있으며 2GB의 메모리와 36GB 용량의 하드디스크를 탑재하고 있다. Single board computer(SBC)는 환자 스캔 및 영상 생성의 제어를 담당하여 지원하고, array processor(AP; 영상 재구성에 관여하는 여러 개의 프로세서)와 디스크 사이의 데이터 전송, calibration tools 등의 순서를 관리하는 기능을 한다.

Host interface board(HIB)는 SBC 보드에 위치하며 AP와 연관되며, 영상 재구성 및 전송속도를 향상시키는 역할을 한다. 그리고 전송카드(trans-card)는 serial communication line을 통해 전송된 데이터를 변형시키는 역할을 한다.

2) 영상처리장치의 아키텍쳐

CT의 컴퓨터 영상처리 시스템의 아키텍쳐는 multi-processing을 위해 여러가지 작업을 동시에 가능케 한다. Multi-processing의 최종 목표는 처리속도를 신속하게 하는 것이다. CT 데이터 프로세싱 아키텍처는 pipeline processing, parallel processing, distributed processing의 3가지로 분류된다.

Pipeline processing은 영상 재구성 과정에서 일어나는 영상의 전처리, convolution 그리고 back projection의 각 단계를 분리된 프로세서들에 할당하여 시행하는 방식을 취한다. 이러한 구조는 신속한 영상처리와 재구성이 가능하여 스캔이 끝나는 즉시 모니터에 영상을 디스플레이한다.

Parallex라고 불리는 parallel processing 아키텍처는 시스템 버스에 의해 연결되어 있는 3개의 multi-task 컴퓨터에서 환자스캔, 영상 디스플레이, 데이터 프로세싱이 분배되어 행해진다. 이를 위해서는 빠른 계산속도를 갖는 고성능 프로세서가 필요하다.

Distributed processing 아키텍처의 예를 들면, AP가 약 1,025 고속 퓨리에 변환으로 bulk reconstruction 작업을 하며, multiple pipeline 아키텍처를 갖는 back projector processor는 픽셀당 80nsec의 pipeline 속도로 순차적으로 views를 통과시킨다. 또한 12개의 독립된 프로세서가 초당 40MB의 비율로 multi-bus에 의해 연결되어 있다. 그리고 laser imager와 모니터 키보드에 연결되어 있는 2개의 다른 프로세스 보드가 있다.

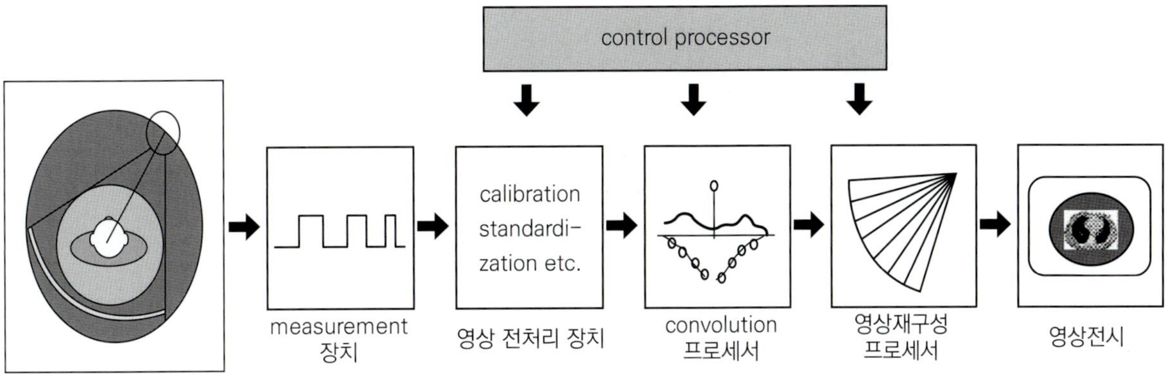

그림 3-49 Pipeline processing 모형

3) 입출력 장치

(1) 사용자 조작대(console)

대표적인 입출력 장치이며 display controller(키보드와 마우스), 영상 메모리, DAC, 모니터 등으로 구성된다. 스캔을 위한 정보입력 및 각종 기능의 제어를 수행하며 데이터 및 영상을 처리, 해석, 저장하여 얻고자 하는 정보를 처리한다. 이는 조작 콘솔과 디스플레이 콘솔(physician console; independent console)로 구분된다. 후자는 스캔 후 영상 재구성 등의 별도 작업을 시행하는 용도이다. 콘솔의 모니터는 256단계(8bit depth)의 gray level을 갖는다.

GE사 16MDCT(LightSpeed16)의 콘솔을 예로 들면, 2GB의 RAM(64 bit)과 146GB 용량의 하드디스크가 배치된 SGI 옥타곤 컴퓨터가 장착되어 있다. LightSpeed Pro16의 경우에는 Dual P4 Xeon 2.6GHz의 CPU를 탑재한 Linux 호스트 컴퓨터(HP x8000)가 장착되어 있다. 영상 재구성 장치(global recon engine; GRE)는 3개의 노드(node)로 구성되는데, 이는 데이터 획득과 재구성 조절 노드(data acquisition and recon control node; DARC), 영상 생성 노드(image generator node; IG node), 그리고 스캔 데이터 디스크 노드(scan data disk array node; SDDA node)이다. 그리고 64MDCT(LightSpeed VCT)에서는 3개의 영상 생성 노드(IG node)가 합해져 하나의 IG모듈로 이루어져 있다.

반면에 필립스의 Brilliance40의 경우 호스트 컴퓨터의 주메모리는 4GB의 RAM이 채택되어 있다. Common image reconstruction system(CIRS)는 3개의 서버로 구성되어 있다. 서버-1은 8개의 SCSI 디스크 시스템과 4개의 SCSI 조절기(RAID 0), 획득 보드(acquisitor board; ACQ board)로 구성되며 영상데이터의 획득과 calibrated 데이터를 보관한다. 그리고 서버-2는 3-D 역투영, 서버-3은 post-reconstruction을 담당한다.

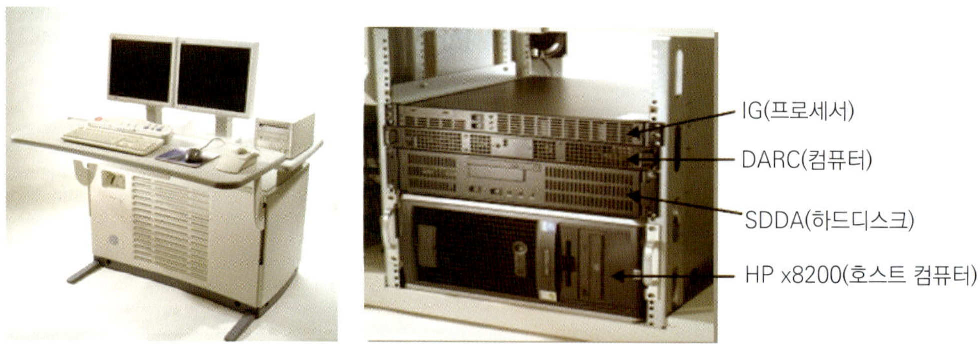

(a) 16MDCT(GE사 LightSpeed Pro)의 콘솔 및 reconstruction engine(GRE)

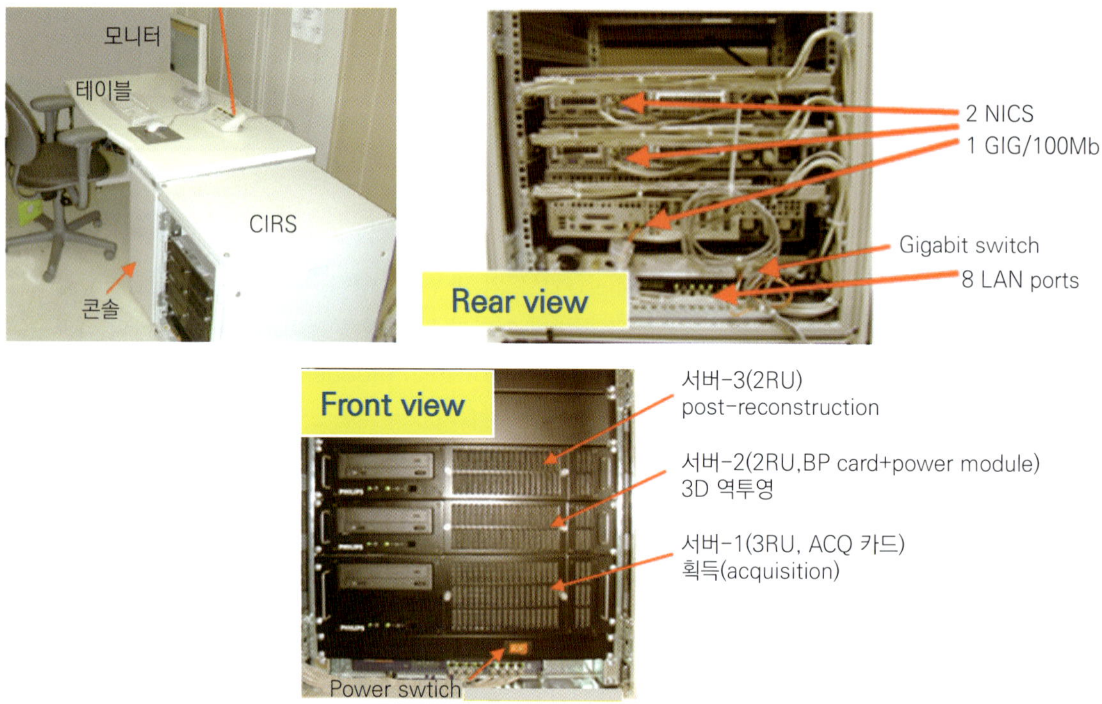

(b) 필립스의 40MDCT의 콘솔 및 recon system(CIRS)

그림 3-50 콘솔과 영상 재구성 장치

(2) 워크스테이션(workstation)

① 용도 및 구성

워크스테이션은 재구성된 영상을 네트워크를 통해 전송받아 영상을 디스플레이, MPR 및 3차원 재구성 처리, 하드카피 및 다른 장치로 데이터를 전송한다. 최근의 MDCT에서는 워크스테이션에서 자체적으로 영상 데이터를 저장할 수 있는 시스템(magneto optical disk; MOD 등)이 별도 부착되고 DICOM 네트워크가 가능하며 multi-modality 간의 영상합성 등 특수한 목적의 영상처리 소프트웨어를 설치하여 영상 후처리를 시행하는 경우가 많다. 워크스테이션은 해상도에 따라 1K와 2K 워크스테이션으로 구분되며, 1 또는 2 모니터 시스템으로 구축된다. 또한 gray scale 모니터와 컬러 모니터로 구분되며, portrait형과 landscape형으로 구분된다.

그림 3-51은 1K의 해상도를 갖는 컬러 모니터이며, 모니터의 가로 길이가 세로 길이보다 긴 형태인 landscape 워크스테이션이다. MDCT용 워크스테이션은 많은 수의 영상을 신속하게 후처리를 시행할 수 있으며 사용이 간편해야 한다.

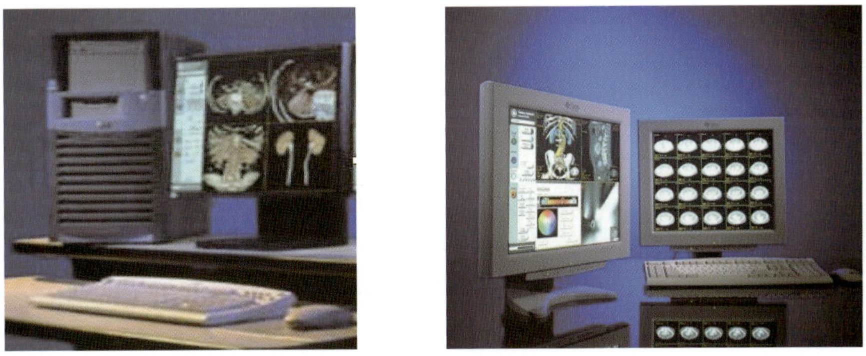

그림 3-51 GE사 컬러 워크스테이션

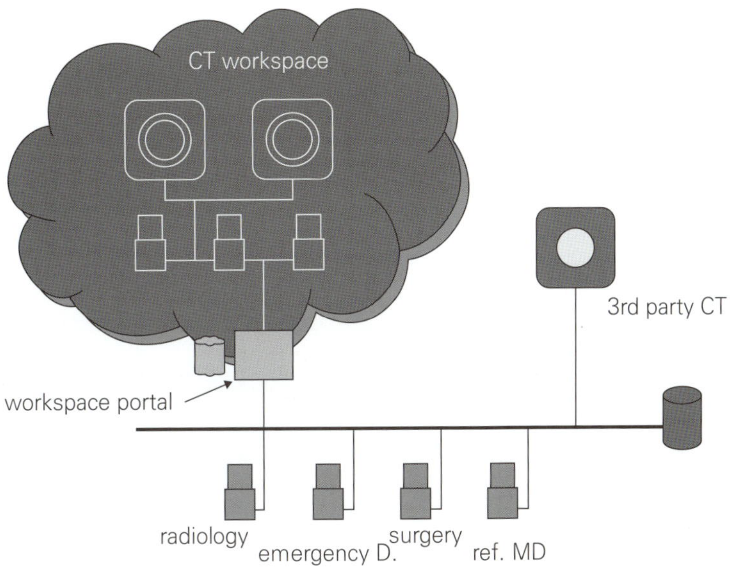

그림 3-52 필립스의 Brilliance Portal의 개념도

GE사 advantage workstation 4.2version(HP X8000 워커스테이션)의 경우 2×3.06GHz의 이중 제논 프로세서를 장착하고 있으며, 2GB의 RAM과 146GB(73GB×2개)의 하드디스크 용량을 갖는다. 그리고 필립스의 Extended Brilliance workspace(Dell precision 650 워커스테이션) 역시 2BG의 RAM과 146GB의 하드디스크 용량을 갖는다. 이는 512매트릭스의 257,121개 영상의 보관이 가능하다.

대부분의 워커스테이션에서는 DICOM 프린트가 가능하며 워크스테이션 자체에서 CD드라이버가 부착되어 있어 자체적으로 보조기억매체에 영상저장(DICOM CD writing)이 가능하다. 이 외에 MDCT 영상의 후처리용으로 국내에서 많이 사용되는 워크스테이션으로는 지멘스의 Leonardo workstation, Vital images의 Vitrea 2, TeraRecon의 Aquarius workstation version 3.5, Infinit의 Rapidia, 그리고 Aze 등이 있다.

② 워크스테이션의 최신 업무흐름(workstream)

MDCT용 high version 워크스테이션은 효율적인 영상후처리(post-processing)를 위해서 해당 워크스테이션뿐만 아니라 사무실이나 집에서 PC를 통해 자유롭게 워크스테이션에 접속하여 워크스테이션에서 할 수 있는 작업들을 수행할 수 있다. 이러한 기능을 원거리 접근(remote access) 기능이라 한다. 대표적인 예로 필립스의 Brilliance Portal 시스템은 PC에 간단한 client-server 소프트웨어의 설치를 통해 CT콘솔에 저장되어 있는 영상의 디스플레이와 후처리가 가능하여 사용자가 다른 장소에서도 영상후처리 작업을 할 수 있게 한다.

10. 영상전송장치

1) 네트워크와 MDCT 전용 PACS

CT콘솔, 워크스테이션, 영상 후처리 장치 그리고 PACS 사이에서의 영상 전송을 위해서는 DICOM(digital imaging and communication in medicine) 데이터 포맷과 이더넷 네트워킹(ethernet-based connectivity)이 권고된다. PACS로 영상을 전송을 할 경우 MDCT의 출력영상이 DICOM 포맷이면 MIU(modality interface unit)로 충분하나, DICOM 포맷이 아닌 제조사의 고유 영상 포맷으로 출력되는 경우(대부분의 현재 MDCT시스템에서는 DICOM 포맷으로 영상 데이터를 얻음) 이를 DICOM 포맷으로 변환시켜주는 게이트웨이(gateway)가 필요하다.

기존의 non-MDCT에서의 데이터 네트워크은 ethernet 100base-T(이는 베이스밴드 전송방식으로 양꼬임대 케이블(twisted pair cable)의 전송매체를 사용하며 100Mbps의 전송속도를 가지며, 이는 16fps 정도의 DICOM 전송율을 가짐)로 충분하였지만, 64슬라이스 MDCT 이상의 high version CT에서의 네트워크 구축은 데이터 전송의 원활을 위해서 광케이블 매체를 사용하고 1Gbps의 전송속도를 갖는 네트워크(기가비트 네트워크) 구성이 요구된다.

MDCT 전용 PACS(picture archiving and communication system)란 여러 대의 MDCT를 운영하는 대형 병원에서 main PACS와는 별도로 CT영상을 단기간 보관하는 mini-PACS(또는 partial PACS) 시스템이다. 이는 mini-PACS의 기능 외에 기존의 MOD 등을 이용한 데이터 저장시스템을 대체하는 MDCT 영상의 이중 저장시스템으로 운영이 가능하다.

3대의 MDCT를 운영하는 1,000 병상 규모의 대형병원에서 MDCT 전용 PACS를 구축하여 운영하고 있는 상황을 예로 들면, MDCT 전용 PACS의 데이터 저장용량은 3TB이며, 이는 CT영상을 한달 정도 보관한다. 반면에 테라리콘(TeraRecon)의 Aquarius Net server(16GB 메모리와 9TB의 하드디스크 용량, 최대 27,000여 슬라이스 까지의 동시 접속 가능한 시스템임)를 사용한 국내 대형병원의 MDCT 전용 PACS 시스템의 경우 약 2달 정도의 CT 영상이 보관되고 있다.

MDCT 전용 PACS의 구축 시에는 하드디스크 저장용량이 가득 찼을 경우 입력된 순서에 따라 자동적으로 데이터가 삭제되도록 하고, 장기저장이 필요한 경우에는 CT실에 구비된 별도의 DVD(또는 MOD나 하드디스크)를 이용하여 영상을 저장하도록 설계하는 것이 권고된다. 또한 MDCT 전용 PACS와 main PACS 사이의 양방향 영상전송이 가능하도록 하는 것이 좋다.

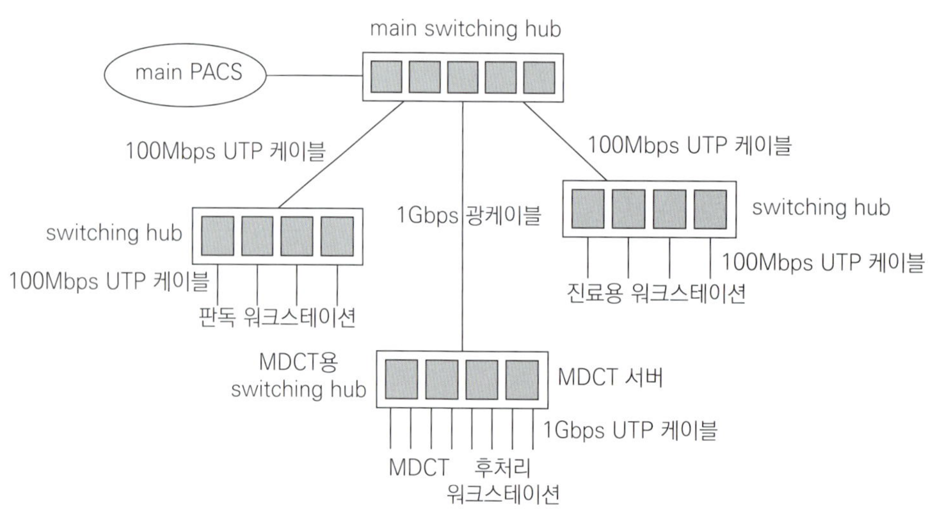

그림 3-53 MDCT 전용 PACS의 네트워크 예

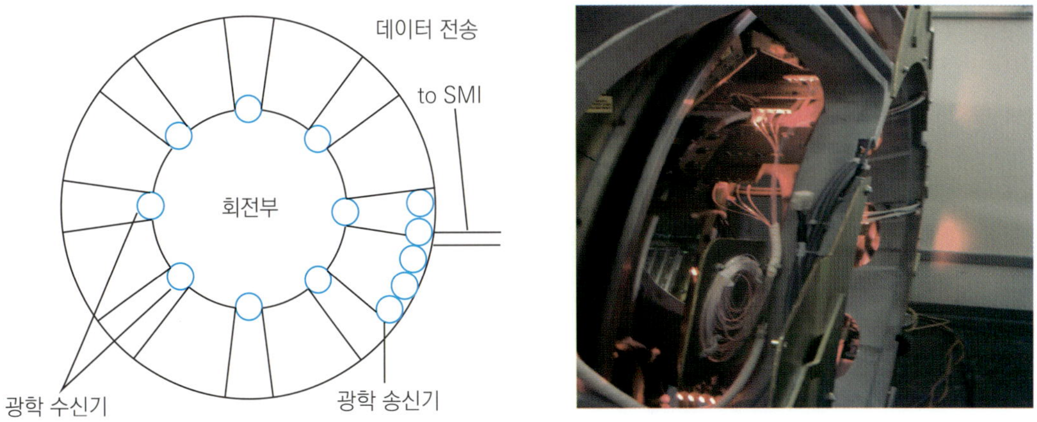

그림 3-54 광학 slip ring의 개념도

2) 데이터 송수신 장치

(1) 광학 slip ring 시스템

GE사나 필립스의 MDCT에서는 DAS의 디지털 데이터를 갠트리 외부에 위치된 프로세서로 전달하기 위해서는 slip ring과 광케이블을 이용하는 광학 slip ring(optical slip ring) 시스템을 사용한다. 갠트리의 광학 송신기는 데이터를 광학 수신기 어레이에 보내며, 적어도 하나의 송신기와 하나의 수신기가 광학적 접착(optical contact) 상태로 되어 있다.

필립스 40 및 64MDCT(Brilliance64) 모델의 광학 slip ring은 5.28Gbps의 전송율을 갖는다. 이는 레이저를 이용하여 데이터를 전송하는 방식으로 기존 800Mbps의 전송속도에 비하여 5.28Gbps로 비약적으로 빨라지고, 순수한 신호만을 전송하므로 저선량의 영상전송에 효율적이다.

(2) SURECOM

① SURECOM의 개념

하지만 지멘스, 캐논 메디컬의 MDCT에서는 무선주파수(radiofrequency; RF) 신호를 이용하는 별도의 데이터 송수신장치를 사용한다. 이의 대표적인 제품이 SURECOM(sure communications)이다. SURECOM은 독일 슐레이프링(Schleifring)에서 개발된 제품으로 용량 결합(capacitive coupling)과 전하 결합(charge coupling)에 의해 데이터를 전송하는 시스템이다. 이는 채널당 2.125Gbps의 전송속도를 갖는 micro-stripe 전송선을 사용한다. 참고로 캐논 메디컬의 경우 2010년 이전의 Aquilion32와 64모델에서는 데이터 송수신 장치로 다중 데이터 전송 시스템(multi-data transmitting system; MUDAT)을 사용했으나 그 이후의 버전에서는 SURECOM을 사용한다.

② SURECOM의 구성

SURECOM은 송신기(transmitter)와 수신기(receiver), 그리고 안테나로 구성된다. 송신기는 복잡한 커넥터로 안테나와 연결되어 있으며 광신호를 전기신호로 변환시킨다. 안테나는 2개로 분리되어 있으며 각각 180°씩 담당하고 있다. 또한 각각 40옴의 레지스터(register)에 연결되어 있다. 레지스터란 특정한 목적으로 외부 정보를 일시적으로 기억하는 장치이다. 이는 데이터를 읽고 쓰는 기능이 매우 빠르며 중앙처리장치 안에 사용된다. 수신기는 전기신호를 광신호로 변환시키며, 안테나 담채(antenna carrier; 안테나 운송파)와 연결된다. 안테나 담채는 안테나와 1.4mm의 간격을 두고 배열되어 있다.

그림 3-55는 데이터 송수신장치인 SURECOM의 구조 및 데이터 전송방법을 나타낸 것이다. DOWNLINK에서는 control data와 스캔한 데이터를 재구성 프로세서로 전송한다. 이는 항상 2개 채널(각각 2개의 송신기, 안테나, 수신기)로 전송이 이루어진다. 반대로 UPLINK에서는 control data의 전송이 이루어진다. 이는 콘솔에서 데이터를 입력함으로써 전송이 시작되며, 1개의 채널(1개의 송신기와 안테나, 그리고 수신기)을 사용하여 전송이 이루어진다.

그림 3-56은 캐논 메디컬의 64MDCT에 장착된 SURECOM ring의 구조를 나타낸 것이다. 고정링(stationary ring)과 회전링(rotating ring)은 폴리우레탄 재질이며, 정착물들(fixtures)은 금속 재질로 이루어져 있다.

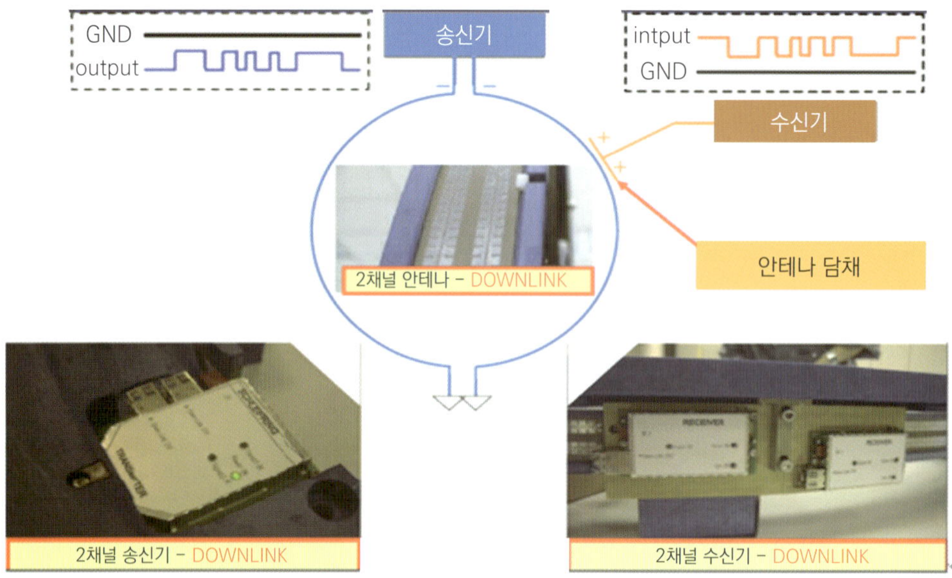

그림 3-55 SURECOM의 구조

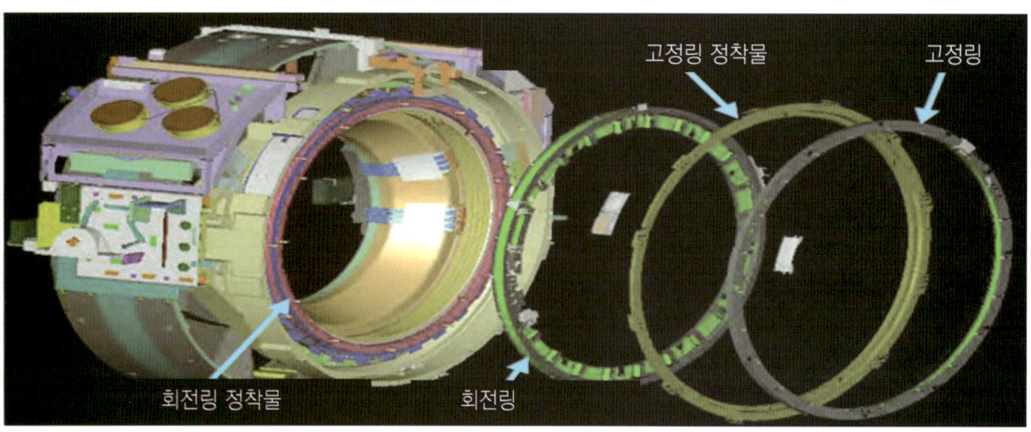

그림 3-56 64MDCT의 SURECOM ring(캐논 메디컬)

CHAPTER 04

1. Multi-detector CT의 발전
2. MDCT의 검출기 구조 및 2, 4, 8MDCT
3. 제조사별 16, 32, 40MDCT의 특성
4. 제조사별 64 slice CT
5. 제조사별 128 slice CT
6. GE 256MDCT와 필립스 256MSCT
7. 지멘스 dual source CT
8. 캐논 메디컬의 640MSCT
9. Photon-counting detector CT(PCD-CT)

CHAPTER 04

제조사별 MDCT의 기술적 특성

1. Multi-detector CT(MDCT)의 발전

다중검출기(multi-detector) 기술은 1991년 Elscint(현재 필립스에 인수되었음)의 2 row 검출기에서 최초로 도입되었다. 그 후 1998년에는 본격적인 MDCT 시대를 열은 4MDCT가 GE사, 지멘스, 필립스, 캐논 메디컬(예전 도시바), 후지필름(예전 히타치)에 의해 상용화되었다. 이는 8개 또는 16개 row 검출기로써 한번의 노출로 최대 4개의 영상을 획득하였으며 X선관 최소 회전시간(tube rotation time)을 기존의 0.7-1.0초에서 0.5초로 단축시켰다.

2002년에는 24 또는 40 row 검출기를 가진 16MDCT가 개발되어 한번의 노출로 최대 16개 영상획득이 가능하게 되었으며, 이는 심장 및 전신 CT혈관조영검사를 가능케 함으로써 CT의 임상적용을 범위를 더 한층 넓히는 계기가 되었다. 또한 2004년에는 64MDCT가 최초로 상용화되었으며, 2006년에는 128 row 검출기와 Z-sharp 기술을 이용하여 최대 256 슬라이스의 영상을 얻을 수 있는 지멘스의 이중 소스CT(dual source CT; DSCT)가 소개되었다. 이는 0.33초의 최소 회전시간을 갖는다. 2008년 이후 256MDCT가 필립스와 GE사에 의해 상용화되었으며, 캐논 메디컬의 시험적인 320MDCT를 거쳐 2017년에는 최대 640 슬라이스 MSCT가 임상에 적용되기 시작하였다. 그림 4-1은 single slice CT, dual slice CT, 그리고 X선관 일회전에 2, 4 또는 그 이상의 슬라이스 획득이 가능한 MDCT의 검출기 디자인을 비교한 것이다. 참고로 MDCT는 장치의 detector row의 수, MSCT는 획득되는 슬라이스의 수를 기준으로 명명된다.

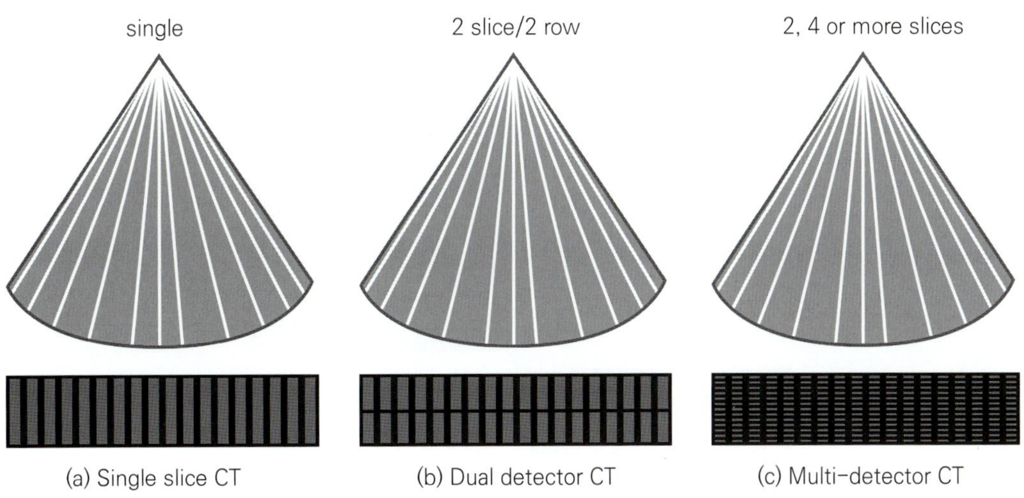

그림 4-1 Single slice CT와 multi-detector CT의 디자인 비교

2. MDCT의 검출기 구조 및 2, 4, 8MDCT

1) Dual slice CT

1991년에 개발된 최초의 dual slice CT인 Elscint의 CT Twin은 2개의 고체상태 검출기(solid-state detector array)를 병렬로 연결하여 일회 스캔에 2개의 영상을 동시에 얻을 수 있었다. 이는 기존의 spiral SDCT(non-MDCT)에 비해 거의 2배 속도의 스캔이 가능하였다. CT Twin은 60kW의 연속 X선 정격과 10MHU의 열축적 용량을 가진다. 그리고 split beam imaging 기법과 음극에서 발생되는 전자선빔을 마이크론 단위의 정확도로써 양극에 가이드하는 전자-광시스템인 double dynamic focus(dynamic focal spot) 기술을 채택하여 선속 강도를 증가시키고 검출시스템의 데이터 샘플링을 2배로 증가시켜 20lp/cm의 공간분해능을 가능케 하였으며 1,024× 1,024의 매트릭스를 사용하였다.

그 후 dual slice CT는 HiSpeed NX/I dual(1999년 GE), Volume Access와 Emotion Duo(2000년 지멘스), Mx8000 Duo(Marconi; 필립스에 인수되었음), 그리고 Asteion Dual(2001년 캐논 메디컬)로 발전되었다.

그림 4-2는 dual slice CT로 5mm 두께의 두 영상을 획득하는 모형도이며, 그림 4-3은 double axial fusion 기능을 이용하여 동시에 획득한 2mm 두께의 두 영상을 가산하여 하나의 영상으로 얻어낸 영상이다. 후두와(posterior fossa) 부위의 아티팩트가 현저하게 감소함을 알 수 있다.

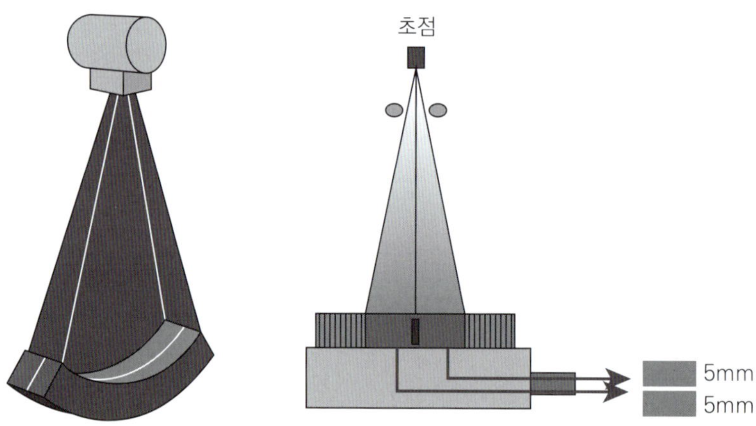

그림 4-2 Dual slice CT에서 5mm 두께의 2영상을 획득하는 모형도

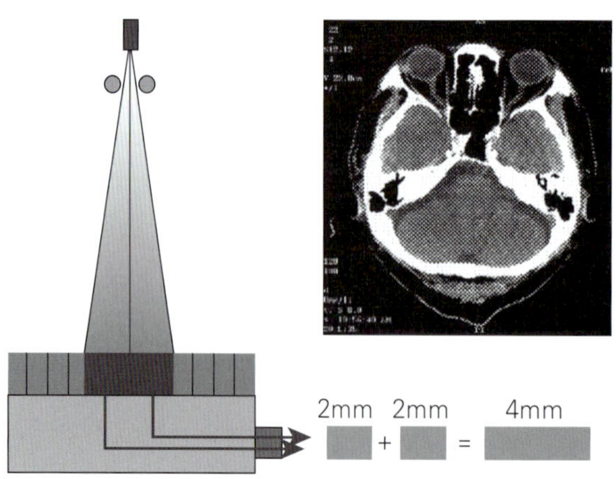

그림 4-3 Dual slice CT의 double axial fusion 모형도와 이를 통해 얻어진 영상

2) 4MDCT

4MDCT는 8개 또는 16개의 detector row를 갖는 구조이다. 중앙부 4개의 detector row를 사용하여 일회 노출로 최대 5mm 두께의 영상을 4개 얻는다. 만일 한번의 노출에 7.5-10mm 정도의 두꺼운 슬라이스 두께를 갖는 4개의 영상을 획득하고자 하면, 발생되는 X선이 1mm 이하의 작은 초점에서 시작되어 부채형으로 확산되는 형태를 가지므로 중앙부에 위치한 검출기에 도달하는 X선량은 충분하지만 가장자리 부위에 위치한 검출기에 도달하는 X선 광자량이 부족하여 진단에 필요한 영상을 얻지 못한다. 4MDCT의 X선관 최소 회전시간은 0.5초 수준이다.

MDCT의 검출기 형태는 크게 3가지로 구분된다. 이를 4MDCT에서 예를 들면, GE사(LightSpeed Plus), 필립스(Brilliance4), 히타치(Presto)의 4MDCT에 장착된 matrix detector(fixed array detector)와 지멘스(Sensation4)의 adaptive array detector, 그리고 캐논 메디컬(Aquilion4)의 hybrid detector로 구분된다. 각 제조사의 4MDCT의 특성을 detector type(detector configuration)별로 구분하여 설명하기로 한다.

(1) Matrix detector(fixed array detector)

GE사의 LightSpeed 시리즈, 필립스의 Secura 모델, Hitachi의 Presto 모델에서 채택하여 사용되는 매트릭스 타입의 multi-detector의 구조는 그림 4-4에 나타낸 바와 같이 Z-축 방향으로 1.25mm의 동일한 두께로 총 16개의 row가 배열되어 있으며, 모두 14,592개의 검출소자(detector elements)로 구성되어 있다.

검출기의 표면부에는 X선 광자를 빛으로 변환시키는 섬광체가 있으며, 이는 크리스탈 구조의 투명한 섬광체가 캡슐에 넣어져 있다. 그 하부에는 빛을 전기신호로 변환시키는 실리콘 재질의 광다이오드 어레이(photodiode array)가 있다. 채널의 조합과 채널 사이의 스위칭 기능을 담당하는 스위칭 어레이(switching array)는 전계효과 트랜지스터(field effect transistor; FET)로 이루어져 있으며, 커넥터는 전기신호를 DAS로 전달하는 역할을 한다.

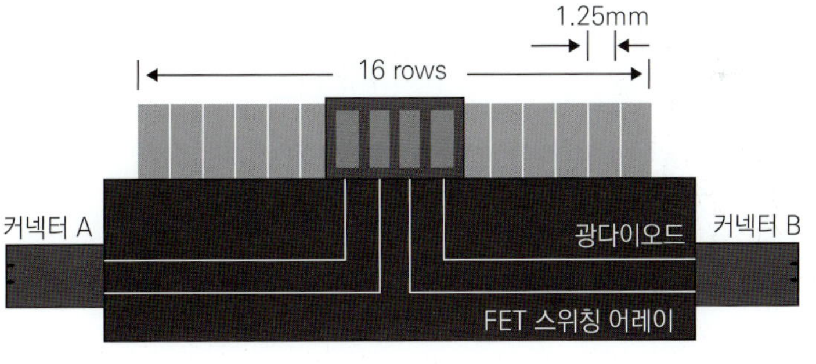

그림 4-4 16 row로 구성된 matrix type 4MDCT의 검출기 구조

Matrix type detector는 산란선 억제를 위해 삽입되어 있는 텅스텐 재질의 콜리메이터 판(additional measures)과 검출소자 사이의 갭으로 인해 근원적으로 기하학적인 효율의 저하는 피할 수 없지만, adaptive array detector에 비해 슬라이스 두께의 조합에 다양함을 갖는다. 즉, matrix type의 4MDCT 검출기는 일회 노출에 최대 4개의 신호를 받아들이며 각 detector row에서 하나의 영상을 얻을 수 있으며 2, 3, 4개의 detector row를 조합하여 영상을 얻을 수도 있다.

그림 4-5는 GE사의 SDCT(non-MDCT)와 16 row를 갖는 matrix type의 4MDCT의 검출기 구조를 비교한 것이다. Matrix type detector는 Z-축 방향으로 1.25mm의 동일한 두께로 16열로 배열되어 있으며 최대 20mm의 scan range를 갖는다. 그림 4-6은 지멘스 4MDCT의 adaptive array detector, 캐논 메디컬 4MDCT의 hybrid detector, 그리고 GE사와 필립스의 4MDCT에서 채택하고 있는 matrix type detector의 구조를 비교한 것이다.

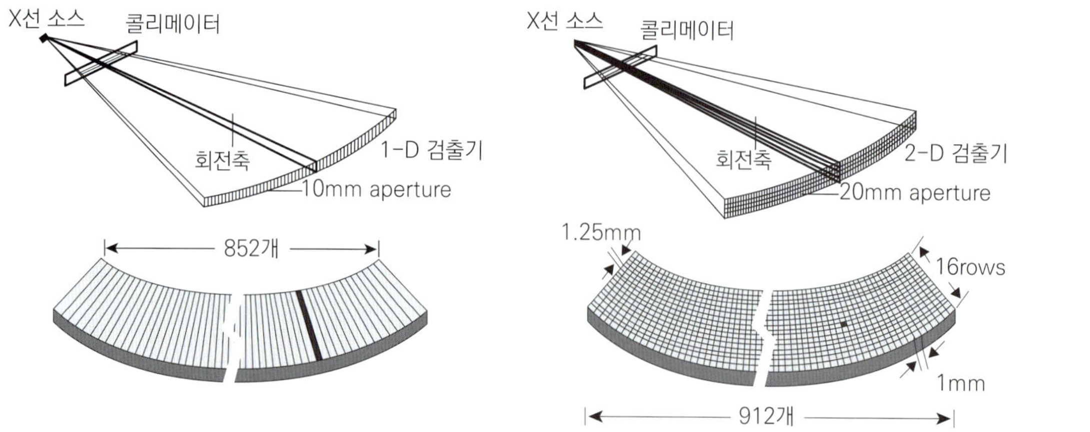

1mm 간격, 총 852개 검출소자, 49°arch

(a) Non-MDCT

1mm×1.25mm 간격, 총 14,592개 검출소자, 55°arch

(b) 4MDCT

그림 4-5 Non-MDCT와 matrix type 4MDCT의 검출기 비교(GE사)

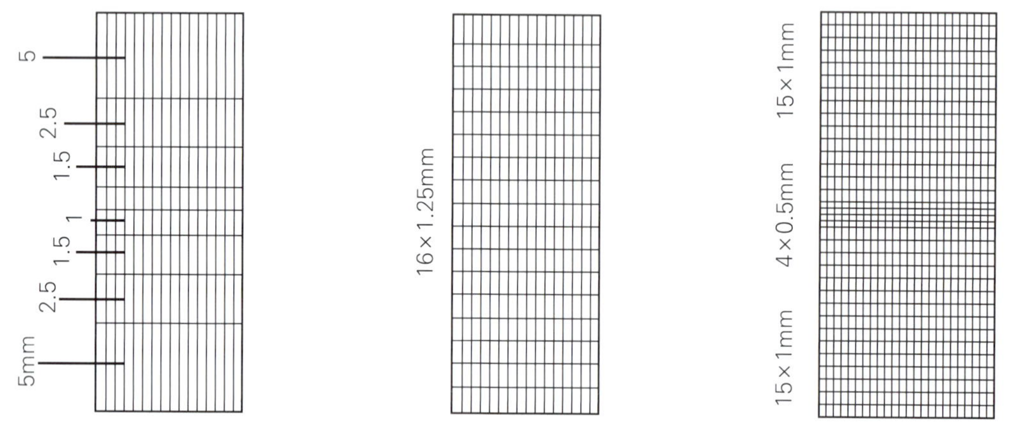

20mm(8rows)
지멘스(adaptive arryay type)

20mm(16rows)
GE/필립스(matrix type)

32mm(34rows)
캐논 메디컬(hybrid type)

그림 4-6 제조사별 4슬라이스 multi-detector의 구조

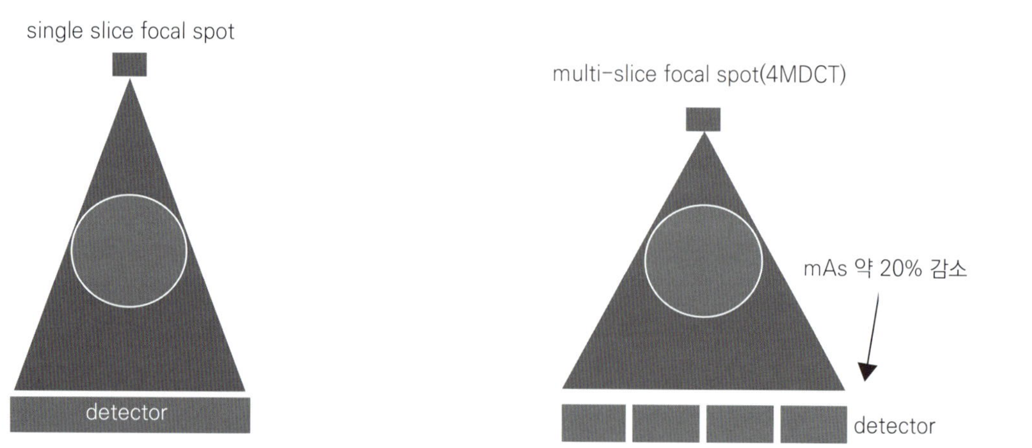

- focus to isocenter : 63cm
- focus to detector : 110cm
- fan beam angle : 49°
- scan FOV : 48cm
- sampling rate : 984Hz
- image acquisition : 1 image/rot

- focus to isocenter : 53cm
- focus to detector : 90cm
- fan beam angle : 55°
- scan FOV : 50cm
- sampling rate : 1,230Hz
- image acquisition : 1,2,4 image/rot

그림 4-7 Non-MDCT와 4MDCT의 scan geometry 비교(GE사)

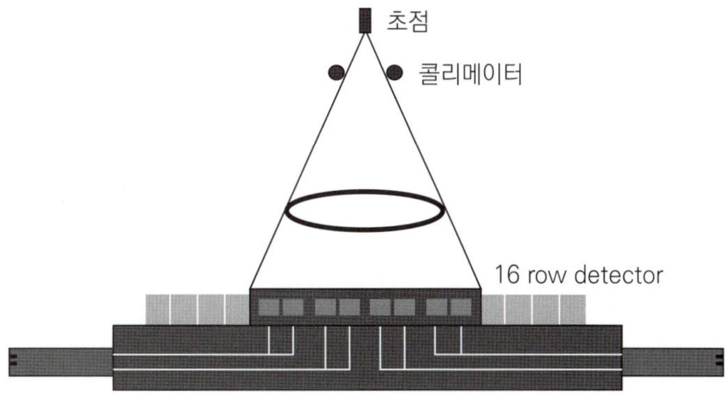

그림 4-8 중앙부 8개 detector rows를 이용한 2.5mm 두께의 4영상 획득

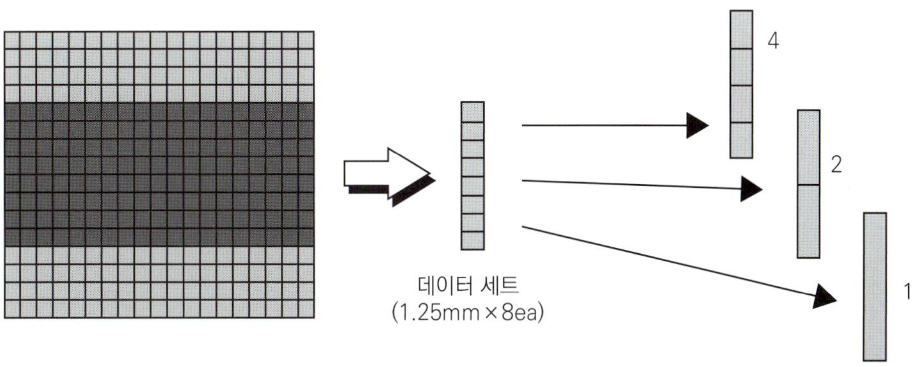

그림 4-9 하나의 데이터 세트(1.25mm x 8개)로 부터 1, 2, 4개의 영상획득

그림 4-7은 GE사의 non-MDCT와 4MDCT의 scan geometry를 비교한 것이다. MDCT는 non-MDCT에 비해 X선관의 원심력이 감소하며, 초점과 검출기 사의의 거리 단축으로 인해 약 20% 정도의 mAs 감소효과가 발생한다. GE사의 4MDCT인 LightSpeed QX/i나 Plus 모델의 경우 한번의 노출로 1.25, 2.5, 3.75, 5mm 두께의 영상을 4개씩 획득할 수 있다. 반면에 Hitachi의 Presto 모델의 경우 검출기가 1.25mm 두께로 총 16 row로 이루어져 있으며, 한번의 노출로 0.75mm 두께의 영상을 2개, 1.25mm 두께의 영상을 4개 획득할 수 있다.

그림 4-8은 4MDCT에서 중앙에 위치한 8개의 detector rows를 사용하여 2.5mm 두께의 영상 4개를, 그림 4-9는 하나의 데이터 세트(1.25mm×8ea)에서 여러가지의 영상(1, 2, 4개 영상)을 얻는 것을 보여준다.

(2) Adaptive array detector

그림 4-10(a)는 지멘스 Sensation4 모델에 사용되는 adaptive array detector의 구조이다. 1, 1.5, 2.5, 5mm 두께를 갖는 8개 detector rows로 구성되며. 획득 가능한 영상의 조합은 0.5mm×2개, 1mm×4개, 2.5mm×4개, 5mm×4개, 10mm×2개이다.

Sensation4의 경우 30lp/cm의 공간분해능을 가지며 ASSR(advanced single slice rebinning) 재구성 알고리즘을 채택하며 초당 2개의 영상 재구성이 가능하다. 그리고 helical pitch의 다양한 적용이 가능하다. 즉 GE사의 4MDCT에서는 preferred pitch(fixed pitch)의 적용으로 인해 slice pitch 선택이 3과 6에 한정되지만 지멘스 Sensation4에서는 1-8까지의 slice pitch 선택이 가능하다(variable pitch).

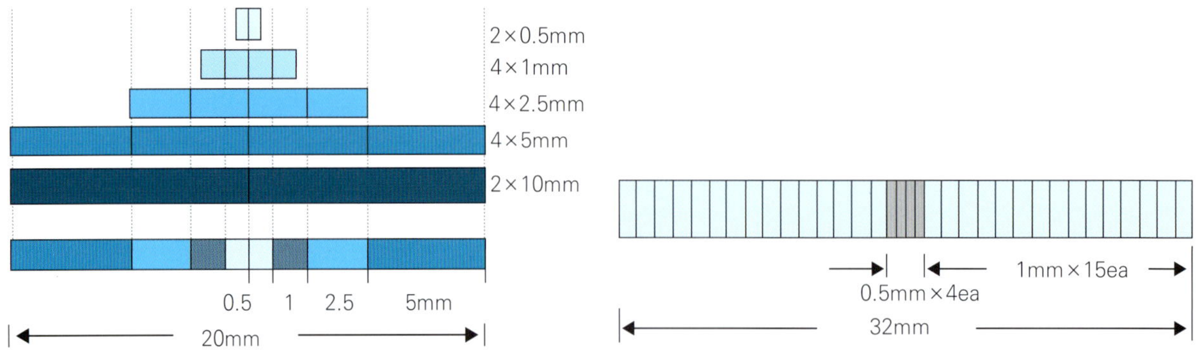

(a) Adaptive array detector (b) Hybrid detector

그림 4-10 Adaptive array detector와 hybrid detector의 구조

(3) Hybrid detector

그림 4-10(b)는 캐논 메디컬의 Aquilion4 모델에서 사용되는 hybrid detector의 구조이다. 34 row로 이루어져 있으며 중앙부에는 0.5mm 두께가 4개, 좌우로 1mm 두께의 검출소자가 15개씩 배치되어 있다. 총 33,296개의 검출소자로 구성되어 있으며, 한번의 X선관 노출에 최소 0.5mm에서 최대 8mm 슬라이스 두께의 영상(0.5, 1, 2, 3, 4, 5, 8mm)을 4개씩 획득할 수 있다.

3) 8MDCT

8MDCT의 대표적인 장치로는 GE사의 LightSpeed Ultra과 캐논 메디컬의 Aquilion8이 있다. 4MDCT의 4채널 DAS를 8채널의 DAS 시스템으로 업그레이드하여 영상의 detection 수를 확대한 개념이다. GE사 LightSpeed Ultra의 경우 X선관 최소 회전시간이 0.5초이며, X선관 일회전에 8슬라이스의 영상획득(8×1.25mm, 8×2.5mm)이 가능하다. Single helical scan은 최대 120초 동안 가능하다. 검출소자의 수는 880(여기에 32개의 reference 소자가 추가됨)×16 row이며, 초당 1,408 view를 갖는다. 캐논 메디컬의 경우 0.5, 1, 2, 3, 4mm 두께 영상을 8개씩 획득 가능하다.

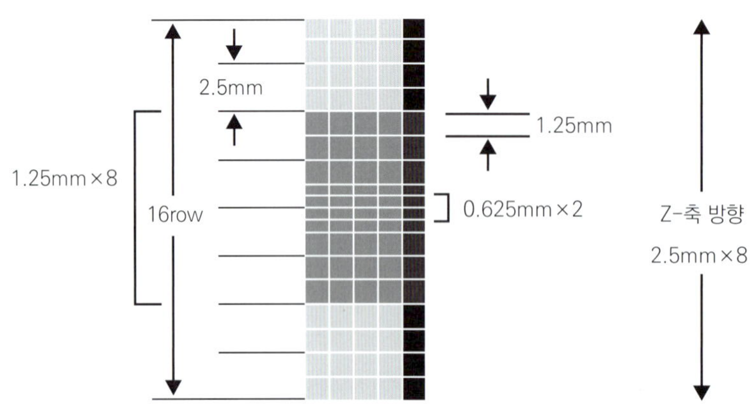

그림 4-11 GE사 8MDCT의 검출기 구조

3. 제조사별 16, 32, 40MDCT의 특성

1) GE사 16MDCT

GE사 LightSpeed Ultra 16의 검출기는 전체가 24 row로 이루어져 있으며, 중앙부 16개 row는 0.625mm, 양쪽 주변부 8 row는 1.25mm의 크기로 구성된다. 최대 scan coverage는 20mm이며, 10mm의 narrow beam collimation(0.625mm×중앙부 16개 row의 조합)과 20mm의 large beam collimation(1.25mm×16개 조합)이 선택 가능하다.

X선관의 일회전에 0.625mm 또는 1.25mm 두께의 16개 영상을 획득할 수 있으며 0.5초 스캔이 가능하며, 초당 6개의 영상 재구성이 가능하다. 또한 최대 발광파장이 610nm인 $(Y,Gd)_2O_3$:Eu,Pr 재질의 세라믹 검출기(HiLight detector)를 사용하며, 21,888개(912×24)의 검출소자로 구성된다. 3mm@0.3%의 대조도분해능과 15.4lp/cm@0% MTF, 53.2kW의 최대출력을 가진다. Single spiral scan은 최대 120초까지 가능하다.

2) 지멘스 및 필립스 16MDCT

지멘스의 Sensation16과 필립스의 Brilliance16의 검출기는 24개의 row로 이루어져 있다. 중앙부 16개 row는 0.75mm의 폭으로, 주변부 8 row(4 row씩 양쪽)의 경우 1.5mm의 폭으로 구성된다. 12mm의 narrow beam collimation(중앙부의 0.75mm×16개 조합)과 24mm의 large beam collimation(1.5mm×16개 조합)을 선택할 수 있다. 즉, X선관 일회전에 최대 24mm의 스캔이 가능하다(maximum beam coverage: 24mm).

0.75mm의 기본 콜리메이션을 사용하는 경우 0.75, 1, 1.5, 2, 3, 4, 5, 6, 7, 8, 10mm 슬라이스 폭의 선택이 가능하며, 0.5초의 스캔 방식에서 초당 12-36mm의 테이블 이동이 가능하다. 그리고 1.5mm의 기본 콜리메이션을 사용하는 경우 2, 3, 4, 5, 6, 7, 8, 10mm 슬라이스 폭의 선택이 가능하며, 초당 24-72mm의 테이블 이동이 가능하다.

지멘스 Sensation16의 경우 30lp/cm의 공간분해능을 가지며, 심장CT의 경우 105msec의 시간분해능(temporal resolution)을 갖는다. Sensation16은 AMPR(adaptive multiple plane reconstruction) 알고리즘을 채택하고 있으며 초당 6개의 영상 재구성이 가능하다. 하드웨어적으로는 1.7GHz dual CPU(펜티엄4), 223GB 용량의 하드디스크와 2개의 콘솔을 구비하며, 디스플레이 콘솔(second console)에서도 후향적 영상 재구성(retrospective reconstruction)이 가능하다.

그리고 일정한 영상품질을 유지하고 노출의 적정화를 통해 환자선량을 감소시키기 위해 환자 윤곽과 인체기관의 감약 특성에 따라 관전류를 자동으로 조절하는 CARE Dose(자동 관전류 조절 기능; automatic tube current modulation; ATCM) 소프트웨어가 장착되어 있다. 이 기법의 노출 수준은 reference mAs를 기초로 한다. 이는 170cm, 68kg의 표준 체격환자를 기준으로 설정되며 노이즈 레벨은 10으로 설정되어 있다.

반면에 필립스의 Brilliance16의 경우 영상 재구성 기법은 COBRA(cone beam reconstruction algorithm)를 채택하며, DoseRight ACS와 DoseRight D-DOM으로 명명되는 자동 관전류 조절 소프트웨어를 채택하고 있다.

3) 캐논 메디컬의 16MDCT

캐논 메디컬의 Aquilion16의 경우 총 40 row로 이루어져 있으며, 중앙부에 0.5mm 폭의 detector row가 16개, 양쪽 주변부에 1mm 폭의 row가 각각 12개로 구성되어 있다. 0.5, 1, 2mm 두께의 16개 영상획득이 가능하며 초당 12개의 영상 재구성이 가능하다.

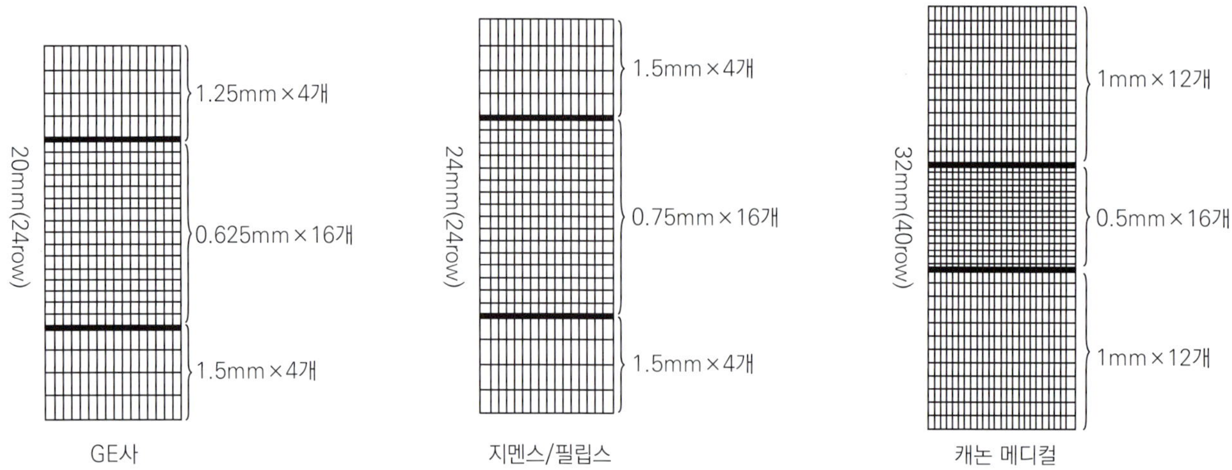

그림 4-12 제조사별 16MDCT의 검출기 구조(hybrid type)

표 4-1 16MDCT의 제조사별 주요 특성 비교

	GE/LightSpeed Ultra16	지멘스/ Sensation16	필립스/ MX 8000 ITD	캐논 메디컬/Aquilion16
Z-축 detector 길이	20mm	24mm	24mm	32mm
최소 슬라이스 폭	16×0.625mm	16×0.75mm	16×0.75mm	16×0.5mm
Tube 회전시간	0.5초	0.42초	0.5초	0.5초
Generator 출력(kW)	53.2	60	60	60
Tube 열축적(MHU)	6.3	5.3	6.5	7.5

4) 32 및 40MDCT

32MDCT는 캐논 메디컬과 GE사에서 개발되었다. 캐논 메디컬의 Aquilion32는 0.4초의 X선관 일회전에 0.5mm 또는 1mm 두께의 32개 영상을 획득할 수 있으며 최대 32mm의 scan coverage가 가능하다.

필립스 Brilliance40의 경우 X선관 일회전에 0.625mm 두께의 영상을 40개(25mm의 scan coverage) 또는 1.25mm 슬라이스 두께의 영상을 32개 획득할 수 있다(40mm의 scan coverage). 초당 20개의 영상 재구성이 가능하며 콘솔뿐만 아니라 워크스테이션에서도 원격 영상 재구성이 가능하다. 그리고 60kW의 최대출력을 가지며 90, 120, 140kVp의 선택이 가능하며 최대 관전류는 500mA이다. Brilliance40에 채택되는 X선관은 MRC800 모델이다. 초점 크기는 대초점의 경우 1.0mm×1.0mm, 소초점의 경우 0.5mm×1.0mm이다. 양극의 회전속도는 6,300rpm(105Hz)이며, 저지극의 각도는 7°이다. MRC tube의 열축적용량은 8.0MHU이며 열방출효율(maximum cooling rate)은 1,608kHU/min에 이른다. 검출기는 세라믹 재질의 multi-slice ceramic detector이며, 34,944개의 검출소자로 이루어져 있다. 데이터 샘플링율은 최대 2,320views/revolution이며, 1,000,000:1의 동적범위를 갖는다.

공간분해능은 ultra-high mode의 경우 24lp/cm@cut-off이며, high mode의 경우 16lp/cm@cut-off, standard mode의 경우 13lp/cm@cut-off이다. 대조도분해능은 4.0mm@0.3%@20cm CATPHAN phantom이다.

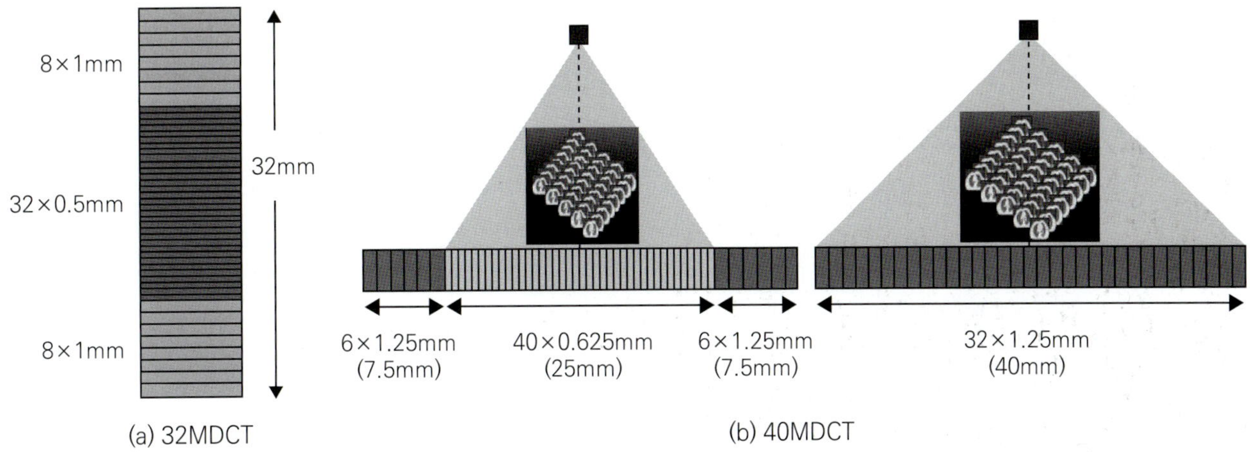

그림 4-13 캐논 메디컬의 32MDCT와 필립스 40MDCT의 검출기 구조

4. 제조사별 64 slice CT

GE사의 LightSpeed VCT 및 Discovery 750HD, 지멘스의 Sensation64 및 Definition AS, 필립스의 Brilliance64, 캐논 메디컬의 Aquilion64 등이 이에 해당된다.

1) GE사 64MDCT

갠트리 회전속도의 단축으로 인한 영상의 질적 저하를 보상하기 위해선 X선관 출력의 향상이 필요하다. 이를 위해 100kW 정격의 generator와 800mA의 최대출력을 가지며 최대 335mA까지 소초점의 적용이 가능한 Performix Pro X선관이 장착되었으며, 이는 최대 670mA로 20초의 스캔이 가능하다. 또한 음극에서 흩어져 양극에 도달되는 자유전자로 인해 발생되는 불필요한 초점외 X선(off-focal radiation)을 현저히 줄일 수 있는 전자 집속장치(electron collector)를 채택하여 환자에게 불필요한 산란선의 조사를 감소시키고 영상의 대조도분해능을 향상시킨다.

Performix Pro X선관의 저지극(target)은 흑연으로 후면 처리된 몰리브덴 합금물질 위에 텅스텐-레늄(tungsten-rhenium) 물질로 초점 트랙을 이룬다. 최대 필라멘트 전류는 7.5암페어이며, 최소 고유여가(minimum inherent filtration)는 70kVp에서 0.04mm 알루미늄 등가를 이룬다. 양극의 회전속도는 8,400rpm이며, 양극과 X선 하우징의 열축적용량은 각각 8MHU와 3.2MHU이다. 양극의 저지극 각도(target angle)은 7°이며, 최대 800mA를 적용할 수 있으며, 최대 100kW@140kVp의 부하를 갖는다. 그리고 소초점과 대초점의 크기는 각각 0.9mm×0.7mm, 1.2mm×1.2mm이다.

LightSpeed VCT 및 Discovery 750HD 모델은 64 rows 검출기를 가지며 888개의 유효 검출소자와 15개의 reference 검출소자를 갖는다. 그리고 32 또는 64 row DAS를 이용한 데이터 획득이 가능하다. 또한 2.7kHz의 Volara digital DAS의 크기를 작게 하여 디지털화 변환속도와 영상획득 속도를 단축하여 갠트리 일회전당 scan coverage를 증가시켰다.

X선관 일회전에 0.625mm 두께의 영상을 최대 64개(0.625×64개= 40mm의 scan coverage) 획득한다. 최소 0.35초의 X선관 회전시간을 가지며 갠트리 구경은 70cm이다. 초점과 isocenter 사이의 거리는 54cm이며 초점과 검출기 사이의 거리는 95cm이다.

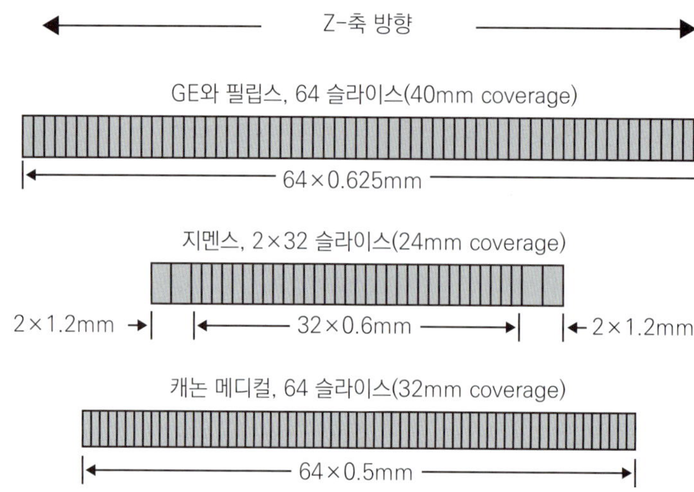

그림 4-14 제조사별 64 multi-slice CT(64MSCT)의 검출기 구조

LightSpeed VCT 및 Discovery 750HD 모델은 6종류의 scan FOV 선택이 가능하다. 25cm 직경인 pediatric head, small head, head와 32cm의 small body, 36cm의 medium body, 그리고 50cm의 large body로 구분된다.

최소 display FOV는 9.6cm이며, 최소 픽셀 크기는 0.1875mm이다. 재구성 알고리즘은 soft tissue, standard, detail, bone, bone plus, lung과 edge의 7개가 사용된다. 그리고 512와 1,024 display matrix가 적용되며, CT number scale은 -31,743HU에서 +31,743 HU이다.

Scan coverage가 넓어지면서 발생되는 cone beam artifact를 최소화하는 볼륨 재구성 알고리즘을 적용하였으며, 섬광체와 다이오드 사이의 신호 전달용 와이어를 다이오드 뒷면에 설치하는 backlit diode 방식으로 변환하여 신호전달과정에서의 손실을 최소화하여 적은 X선량으로 양질의 영상을 얻을 수 있다(필립스의 Brilliance40과 64 모델도 동일함). 기존의 16 이하의 MDCT에서는 신호 전달용 와이어를 다이오드 앞에 설치한 frontilt diode 방식을 채택하였다.

최근 버전의 64MDCT에서는 나선형 스캔의 oversampling을 줄이고 전향적(prospective) ECG gating을 채택하는 CardIQ SnapShot pulse 소프트웨어와 뇌관류CT(brain perfusion CT)에서 interscan delay 없이 일회의 노출로 80mm를 커버하는 volume shuttle mode, 그리고 하나의 X선관으로 50cm의 FOV를 갖는 이중에너지 스캔(volume dual energy; VDE50)이 가능하다.

2) 지멘스 64 slice CT(64 MSCT)

(1) Sensation64

① 하드웨어적 특성

지멘스 Sensation64는 32개의 detector row를 가지며 19.2mm(0.6mm × 32개)의 scan coverage를 갖는다. 그리고 Z-sharp 기술을 이용하여 X선관 일회전에 최대 64개 영상을 얻는다(64 slice acquisition with 32 row detector).

Sensation64는 0.33초의 X선관 회전시간과 50cm 직경의 scan FOV를 갖는다. Sensation64의 검출기 재질은 ultrafast ceramic(UFC)이며 DAS의 데이터 획득속도는 2.5Gbit이다.

Sensation64의 영상획득은 다음의 3가지로 구분된다. 0.6mm의 32개 영상을 획득하는 고해상능 모드(0.6mm×중앙부 32ea=19.2mm scan coverage), Z-sharp technology를 이용하여 0.6mm의 64개 영상을 얻는 routine 모드(19.2mm scan coverage), 그리고 2개의 0.6mm 검출소자에서 받아들인 데이터를 짝지어 1.2mm 두께의 24개 영상을 획득하는 볼륨 모드(1.2mm×24ea=28.8mm)이다. 고해상능 모드는 0% MTF에서 30lp/cm의 공간분해능을 갖는다.

② Z-sharp 기술(double Z-sampling)

Z-sharp 기술, Z-flying focal spot 기술이라고 명명되는 중복 샘플링 기술은 전자석에 의해 전자선빔이 정확하게 제어되어 양극의 초점이 2개로 형성되어 노출이 발생되며, 2개의 부채꼴 선속에서 받아들인 재구성 데이터 샘플들을 번갈아 샘플링(Z-방향의 중복 샘플링)을 시행한다. 이로 인해 각 detector row에서 360° 회전당 2개의 중복된 슬라이스가 동시에 획득된다.

Sensation64의 32 × 0.6mm detector array에서 64개의 슬라이스가 획득되며, 이는 64 × 0.3mm detector의 샘플링 패턴과 동등한 데이터이다. 결과적으로 helical pitch의 크기에 상관없이 Z-축 방향으로 0.3mm의 중복 샘플링(0.3mm의 샘플링 distance)을 시행하여 0.6mm 폭의 64개의 중복된 슬라이스의 데이터 세트를 제공한다. 이로 인해 Z-축분해능(공간분해능)이 향상되며, 0.6mm 폭의 검출소자로 0.4mm의 동등해상능(isotropic resolution) 영상획득이 가능하다(그림 4-15). 이 때 선량은 증가되지 않는다.

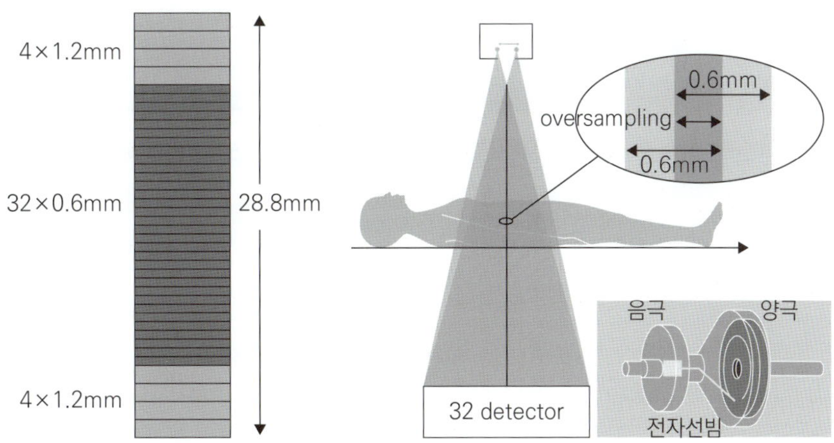

그림 4-15 지멘스 Sensation64의 검출기 구조와 Z-sharp 기술

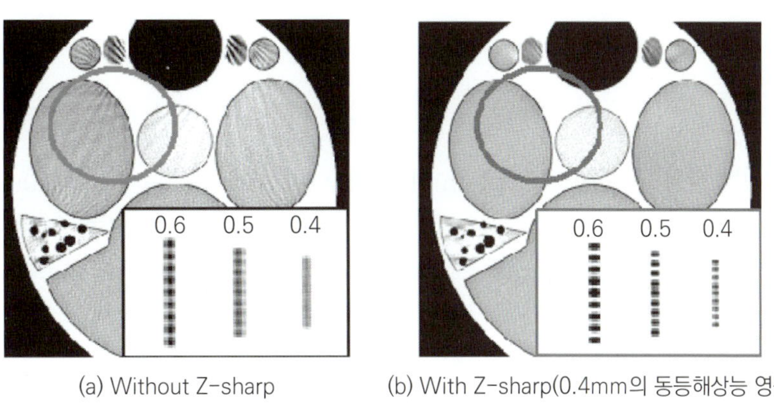

(a) Without Z-sharp (b) With Z-sharp(0.4mm의 동등해상능 영상)

그림 4-16 Z-sharp 기술을 적용 유무에 따른 공간분해능(지멘스 Sensation64)

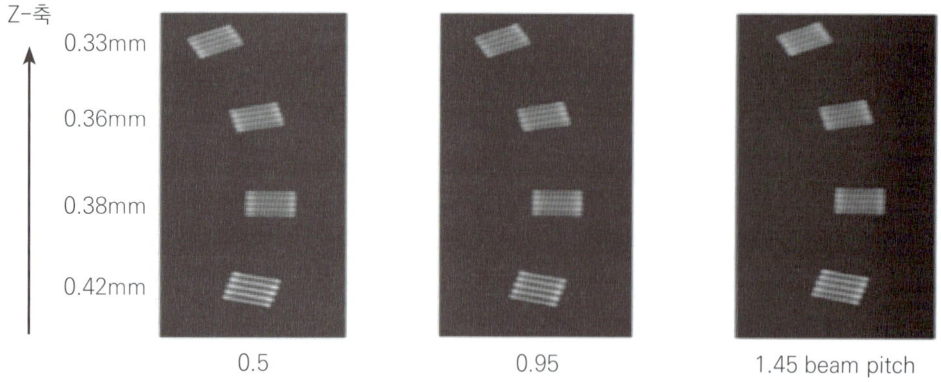

그림 4-17 Z-sharp 기술의 적용으로 helical pitch의 증가에도 일정한 동등해상능 (0.36mm 이하의 Z-축분해능)을 보여주는 팬텀 영상(지멘스 Sensation64)

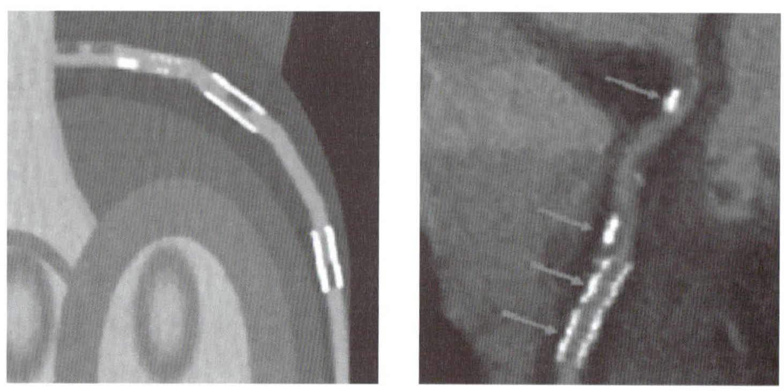

그림 4-18 Z-sharp 기술을 적용한 심장CT의 스텐트 영상(지멘스 Sensation64)

(2) Definition AS

Sensation 모델에서 업그레이드된 지멘스 Definition AS 역시 0.6mm 직경의 32 row detector를 채택하여 19.2mm의 scan coverage를 가지며 최대 64개의 영상획득이 가능하다(64 slice acquisition with 32 row detector).

영상획득 모드는 다음의 3가지로 구분된다. 0.6mm의 32개 영상 획득모드(0.6mm×32ea= 19.2mm scan coverage), Z-sharp 기술을 이용하여 0.6mm의 64개 영상 획득모드(19.2mm scan coverage), 그리고 1.2mm의 16개 영상을 획득하는 볼륨 모드(1.2mm×16ea= 19.2mm)이다.

3) 필립스 64MDCT

필립스 Brilliance64는 한번의 노출로 0.625mm의 영상을 64개 획득할 수 있으며(40mm scan coverage), 0.33×0.33×0.34mm(고해상능 모드에서 0.34mm의 Z-축분해능)의 영상을 얻을 수 있다. 하드웨어적으로는 dual xenon 3.8GHz의 CPU와 4.0GB RAM(host computer main memory), 876GB(73GB×12개)의 하드디스크의 용량을 갖는다. 검출 시스템으로는 2차원적인 모자이크 형태의 타일형 검출기 모듈과 Tach chip으로 불리는 DAS, 그리고 backlit diode 방식을 채택하고 있다.

최신 버전의 Brilliance64는 자동적인 부정맥 편집 기능과 전향적(prospective) ECG gating을 이용한 step and shoot 심장 스캔이 가능하다. 이는 후향적(retrospective) 나선형 스캔에 비해 환자선량을 현저히 감소시킨다. 그리고 뇌관류CT의 경우 jog 모드를 사용하여 일회의 스캔에 80mm 길이의 영상을 얻는다.

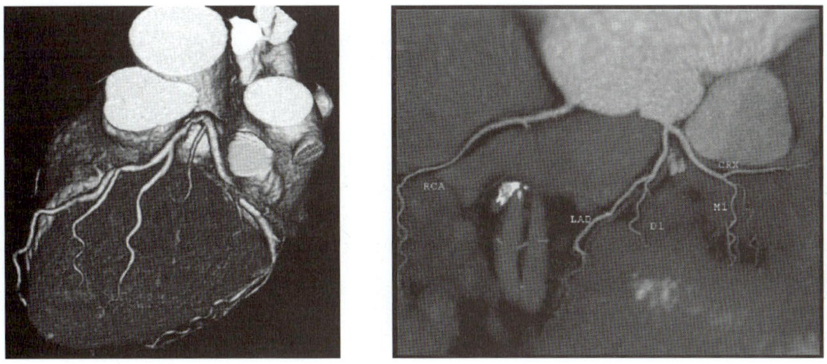

그림 4-19 필립스 Brilliance64의 심장 CT영상
(bit-to-bit variable delay algorithm 적용, 0.4초의 회전속도, 0.2 pitch factor, 5.8초의 scan duration)

4) 캐논 메디컬의 64MDCT

캐논 메디컬의 Aquilion64는 3°의 cone angle을 가지며, 한번의 노출에 0.5mm 두께의 64개 영상이나 1mm 두께의 32개 영상획득이 가능하다(32mm scan coverage). MegaCool tube는 0.35초의 회전속도를 가지며 최대 60kW(120kVp×500mA)의 출력을 갖는다. 이는 기존의 center ground tube 방식에서 탈피하여 anode ground tube 방식을 채택하여 양극의 전위를 0(ground)으로 하고 음극의 전위를 최대 -150kV로 설정하여 X선을 발생시킨다. 또한 양극을 양쪽에서 지지하는 double support G-shaft를 채택하여 안정적으로 X선관을 회전시킨다.

호스트 컴퓨터 시스템의 중앙처리장치(CPU)는 32bit 또는 64bit이며 메모리는 6GB RAM수준이며, 16영상/초의 영상 재구성이 가능하다. 영상의 재구성은 초기 4MDCT에서 사용되던 기존의 helical filtered interpolation (HFI+) 기법을 대신하여 helical Feldkamp algorithm을 업그레이드시킨 true cone beam algorithm(TCOT)을 사용한다. Feldkamp 알고리즘에 기초한 TCOT 기법은 MDCT에서 나타나는 cone angle로 인한 문제(cone beam effect)를 극복하기 위해서 프로젝션 데이터 경로를 따라서 역투영법을 시행하는 3-D FBP이다. 이는 양질의 재구성 영상을 제공하며, FOV의 경계부에서도 단면감성윤곽(section sensitivity profile; SSP)이 넓어지지 않는다.

심장CT에서의 SureCardio는 RR interval+msec method를 사용하는 phaseXact 소프트웨어를 적용한다. 이 기법은 환자 심박수에 따라 적절한 phase 선택이 자동적으로 이루어지는 adaptive segmented reconstruction을 적용한다. 그리고 multi-planar reformation(MPR)이나 3-D reconstruction에 사용되는 얇은 슬라이스 데이터들을 하나의 묶음 데이터(volume data)로 만듦으로써 사용자들의 데이터 관리를 쉽게 한다.

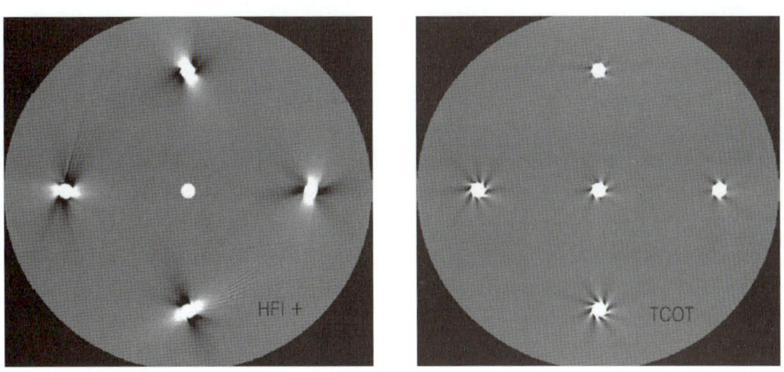

(a) Helical filtered interpolation (b) TCOT algorithm

그림 4-20 캐논 메디컬의 true cone beam algorithm(TCOT)과 기존 재구성 알고리즘인 helical filtered interpolation과 비교한 팬텀 영상

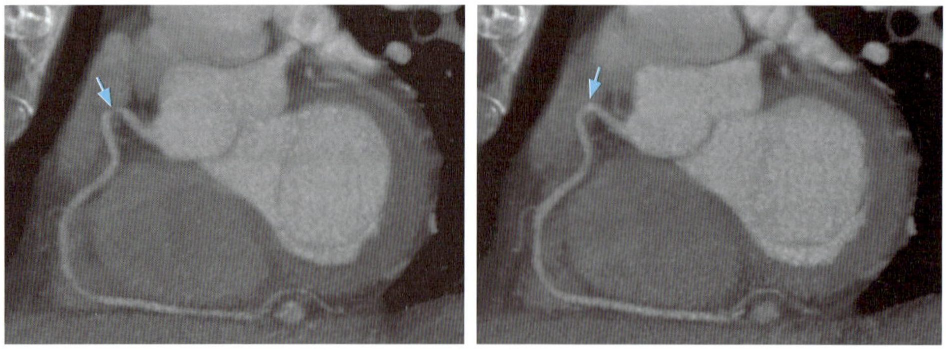

그림 4-21 캐논 메디컬의 Aquilion64의 PhaseXact 소프트웨어를 이용하여 70% RR interval에서 얻은 영상(좌)와 1mm의 차이를 두고 얻어진 영상(우)

5. 제조사별 128 slice CT

1) 지멘스 Definition AS Plus, Definition Edge와 Definition Edge Plus

기존의 지멘스 Definition AS는 0.6mm 직경의 32 row detector를 채택하여 19.2mm의 scan coverage를 가지며 Z-sharp 기술을 적용하여 한번의 노출에 최대 64개의 영상을 얻는다(64 slice CT with 32 row detector). 반면에 Definition AS Plus(기존의 ultrafast ceramic detector 채택)와 Definition Edge(Stellar detector 채택)는 single source MDCT이며, 0.6mm의 64 row detector를 채택하여 38.4mm의 volume coverage를 가지며, Z-sharp technology를 적용하여 X선관 일회전에 최대 128개의 영상을 얻어낸다(128 slice CT with 64 row detector).

Definition Edge(Somatom Edge)는 Straton MX Sigma X선관과 Stellar detector를 장착하고 있으며, 선택 가능한 관전압은 70, 80, 100, 120, 140kVp이다.

Stellar detector는 광다이오드와 AD변환기를 하나의 집적회로(ASIC)에 집적시킨 DAS를 통해 전자적 노이즈와 신호간섭(cross-talk)을 최소화한다. 이로 인해 SNR의 증가와 저선량 스캔(뚱뚱한 환자의 검사, 저선량 소아검사, 이중 에너지 스캔)에서 영상의 질을 향상시킨다. 즉, edge 기술로 명명되는 기술적 향상으로 신호간섭을 최소화하여 얇은 슬라이스에서 발생되는 흐림을 감소시키고 선량을 증가시키지 않은 상태에서 공간분해능을 향상시킨다(Catphan 팬텀을 사용한 지멘스 자체의 측정에서 18.5lp/cm를 나타냄). 이로 인해 물리적으로 0.6mm의 검출소자 폭을 갖지만 0.5mm 슬라이스 두께의 영상획득을 가능케 한다. Definition Edge의 X선관 최소 회전시간은 0.28초이며, 0.3mm의 공간분해능과 142ms의 시간분해능을 갖는다.

Definition Edge Plus(Somatom Edge Plus) 역시 64 row detector로써 X선관 일회전에 최대 128개의 영상을 얻어내는 single source MDCT이다. 최대출력이 100kW인 generator와 70-140kVp의 범위를 가지며 10kVp 간격으로 관전압을 선택할 수 있으며, X선관과 검출기, X선관 최소 회전시간, 공간분해능과 시간분해능은 Definition Edge 모델과 동일하다.

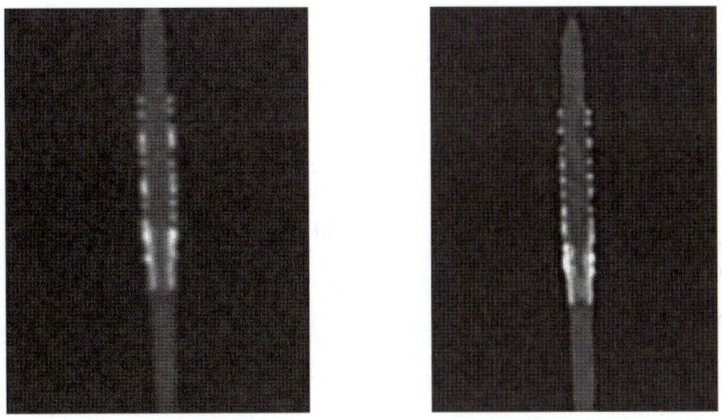

그림 4-22 UFC detector를 장착한 기존 CT(좌)에 비해 stellar detector를 장착한 Definition Edge(우)의 공간분해능(지멘스)

2) 지멘스 Somatom X.cite(엑사이트)와 Somatom X.ceed(엑시드)

Somatom X.cite는 2020년에 출시된 single source MDCT 모델로서 강력한 출력을 갖는 Vectron X선관과 노이즈를 획기적으로 감소시킨 Stellar 검출기를 장착하고 있다. 채택된 high frequency generator의 최대 출력은 105kW이며, Vectron X선관은 70kVp에서 150kVp 범위 내에서 10kVp 단계의 관전압 선택이 가능하며, 70-90kVp를 사용시 최대 1,200mA까지의 관전류 사용이 가능하다. X선관의 최소 회전시간은 0.3초이며, 360도 회전당 최대 128 슬라이스를 얻을 수 있다(128 slice CT with 64 row detector). 또한 1.1 × 0.8mm 크기의 대초점과 0.6 × 0.7mm 크기의 소초점을 가지며, 양극의 열축적용량은 30MHU이며, 최대 1.7 pitch 스캔이 가능하다.

70kVp 스캔을 포함하는 소아CT 전용의 CareChild 모드와 관전압 자동 조절 기능인 Care kV를 이용하여 방사선 피폭을 감소시키며, 주석(Tin) 필터를 장착하여 낮은 에너지의 방사선 스펙트럼으로 인해 인체내에서 발생되는 불필요한 낮은 방사선 에너지를 원천적으로 차단한다.

Bolus tracking 소프트웨어인 Care Bolus와 관전류 자동 조절 소프트웨어인 CARE Dose 4D, 선택적 sinogram mixing에 기반을 둔 metal artifact reduction 알고리즘인 iMAR이 장착되어 있다. 그리고 기존의 통계적(statistical) 기법의 iterative reconstruction인 SAFIRE의 성능을 향상시킨 모델기반의 IR인 ADMIRE(advanced modeled iterative reconstruction)를 채택하고 있다.

영상처리를 위한 시스템으로는 Syngo AWP 주컴퓨터, 인텔 제논 CPU, 그리고 96GB RAM의 메모리가 장착되어 있다. 하드디스크 용량(image data와 raw data 저장)은 4.8TB이며 초당 80개의 영상을 재구성한다.

Somatom X.cite는 인공지능 기반의 CT자동화 검사 프로그램(myExam Companion)을 제공하며 이는 환자 나이와 크기, 검사 목적에 적절한 검사 영역을 자동으로 설정한다. 그리고 인체내 금속물질의 유무를 자동으로 탐지하며, cardiac CT에서의 후처리 과정(chamber view, coronary curved MPR, coronary 3D rendering view 등)을 자동으로 시행하여 결과 영상을 PACS로 자동 전송하는 기능을 갖는다(myExam Companion guide cardiac procedure). 또한 갠트리 상부에 위치된 FAST 3D 카메라는 정확한 검사 범위와 테이블의 높이를 자동으로 조절해 최적의 영상과 방사선량의 조절을 가능케 한다.

Somatom X.ceed 역시 360° 회전에 최대 128 슬라이스를 얻을 수 있는 single source MDCT 모델로서 2021년에 출시되었다(128 slice CT with 64 row detector).

Vectron X선관과 Stellar Infinity 검출기를 장착하고 있다. 채택된 high frequency generator의 최대 출력은 120kW이며, Vectron X선관의 최소 회전시간은 0.25초이며, 최대 1,300mA까지의 관전류 사용이 가능하며, 갠트리 냉각방식은 water/air를 이용한다.

3) GE사 Revolution Frontier

Performix HD plus X선관과 Gemstone Clarity 검출기를 장착하고 있다. 갠트리 구경(aperture size)은 70cm이며, X선관의 최소 회전시간은 0.35초이다. 채택된 고주파수 generator의 최대 출력은 107kW이다. 관전압은 80, 100, 120, 140kVp의 선택이 가능하며 최대 관전류는 835mA이다. 1.2 × 1.6mm 크기의 대초점과 0.7 × 1.0mm 크기의 소초점을 가지며, 양극의 열축적용량은 8MHU이며, 최대 1.531 pitch 스캔이 가능하다.

Revolution Frontier는 0.625mm의 64 row detector를 채택하여 40mm의 scan coverage를 가지며, Z-sharp 기술을 적용하여 X선관 일회전에 최대 128 슬라이스의 영상을 얻어낸다(128 slice CT with 64 row detector).

CPU는 dual 인텔 제논 2.3GHz 12 core processor이며, 메모리는 96GB, 하드디스크 저장용량은 1.0TB이다. 필터보정 역투영법(FBP) 외에 통계적 반복 재구성기법인 ASIR-V과 자동 관전류 modulation 기법인 Smart mA, 자동 장기기준 선량제어 소프트웨어(automated organ based current modulation)인 ODM(organ dose modulation), 영상품질과 SNR 향상을 위해 장기에 따라 자동적으로 선량을 설정하는(organ-sensitive auto dose setting) 소프트웨어인 KV Assist이 장착되었다. 또한 초고속 kVp 스위칭을 이용한 이중에너지 스캔에서의 선량 감소 소프트웨어인 GSI Assist와 금속성 아티팩트 감소를 위한 Smart MAR 등이 장착되어 있다.

4) 캐논 메디컬의 Aquilion CXL

2013년에 최초 출시된 Aquilion CXL은 0.5mm 두께의 64 row detector를 채택하여 X선관 일회전에 32mm (0.5mm x 64)의 스캔범위를 갖는다. 그리고 flying focal spot을 적용하며 검출기 Z-축 방향에서의 이중 샘플링(detector double sampling) 방법인 Z-sharp 기술을 적용하여(이를 캐논 메디컬에서는 double slice technology라고 명명함) 한번의 노출에 최대 128개의 영상을 얻는다(128 slice CT). 최소 0.35초의 회전시간을 가지며 호스트 컴퓨터는 64bit의 CPU, 12GB의 메모리 크기를 가진다. 초당 30개의 영상 재구성 속도와 3-D FBP인 TCOT 외에 통계적 IR방법인 AIDR 3D의 재구성 기법이 장착되어 있다.

업그레이드 모델인 Aquilion CXL Advanced에서는 Aquilion One 모델의 영상 재구성 기법으로 개발된 3-D FBP인 coneXact reconstruction을 채택함으로써 부분체적효과를 최소화시키고 우수한 저대조도분해능을 유지한 상태에서 영상의 디테일을 향상시킨다.

5) 후지필름의 Scenaria View

2014년에 출시된 후지필름(구 Hitachi)사의 Scenaria View CT는 0.625mm의 64 row 검출기를 채택하여 40mm의 scan coverage를 가지며, Z-sharp 기술을 적용하여 X선관 일회전에 최대 128 슬라이스의 영상을 얻어낸다(128 slice CT with 64 row detector). 갠트리 구경은 80cm이며, 환자의 정확한 위치잡이를 위해 ± 10cm 범위에서 자동적으로 이동되는 Lateral shift table이 장착되어 있다. X선관의 최소 회전시간은 0.35초이다. Generator의 최대 출력은 84kW이며 관전압은 80, 100, 120, 140kVp의 선택이 가능하며 최대 관전류는 700mA이다. X선관의 소초점은 0.7mm × 0.8mm, 대초점은 1.2 × 1.4mm이며, oil/air 냉각 방식을 사용한다. 양극의 열축적용량은 7.5MHU이며 최대 냉각율은 1,386kHU/분이다. Large와 small bowtie 필터가 장착되어 있으며, 검출기는 56,832개(64 x 888)의 검출소자를 갖는 solid state 세라믹 검출기이다. 이는 HiVision 검출기로 명명된다.

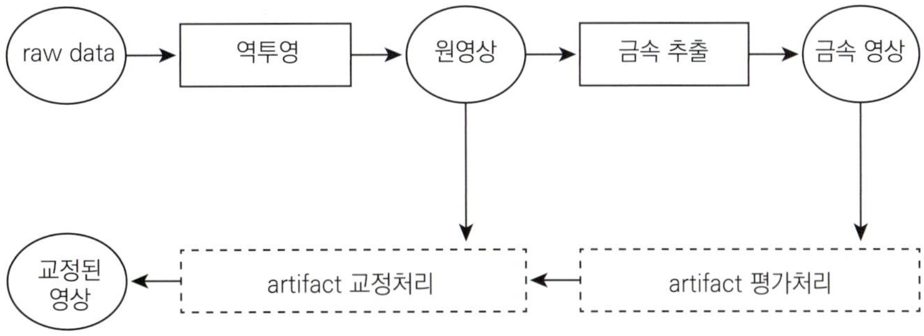

그림 4-23 Scenaria View의 HiMAR plus의 흐름도(후지필름)

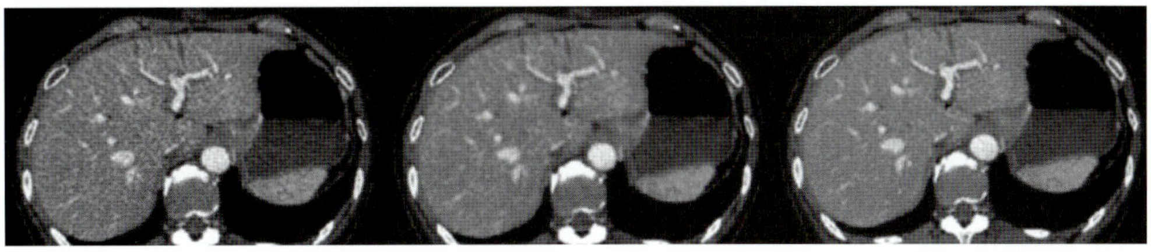

(a) FBP (b) 기존 conventional SIR (c) Intelli IPV

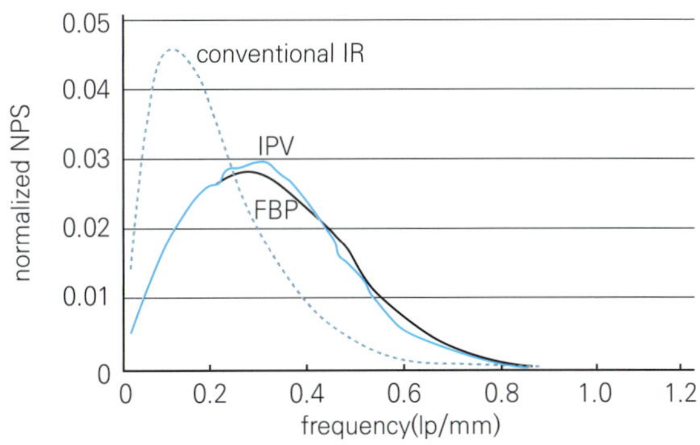

(d) Intelli IPV의 노이즈 스펙트럼(NPS)과 공간분해능 특성

그림 4-24 Intelli IPV와 conventional 통계적 반복 재구성 영상의 비교(후지필름사)

50cm의 scan FOV와 초당 2,880 view의 샘플링율을 가지며, 0.578-1.578 범위에서 pitch를 선택할 수 있다. 초당 60개의 영상 재구성 속도를 가지며 CT number의 범위는 -32,768HU에서 +32,767HU이다. 그리고 Intelli EC plus(자동 관전류 modulation), HiMAR plus(metal artifact reduction) 등의 소프트웨어와 CORETM 3D cone beam reconstruction과 Intelli IPV로 명명되는 반복 재구성 기법이 장착되어 있다.

그림 4-23은 Scenaria View의 금속 아티팩트 감소(MAR) 소프트웨어인 HiMAR plus의 흐름도이며, 그림 4-24의 (a)-(c)는 후지필름의 Intelli IPV 영상을 FBP와 conventional 통계적 반복 재구성법(SIR) 영상과 비교한 것이다. 그리고 (d)는 Intelli IPV 영상의 NPS(noise power spectrum)와 공간분해능 특성을 FBP과 conventional 통계적 반복 재구성법으로 재구성된 영상과 비교한 것이다. Intelli IPV의 노이즈(NPS)와 공간분해능 특성이 FBP 영상과 거의 유사함을 알 수 있다.

6. GE 256MDCT와 필립스 256MSCT

1) GE사 Revolution CT와 Revolution Apex CT

2014년 출시된 GE사의 256MDCT인 Revolution CT는 갠트리의 회전소음을 감소시킨 whisper drive system을 적용하였다. 갠트리 구경은 80cm이며 갠트리에 심전도 동조화(ECG gating) 및 환자정보 디스플레이가 가능한 모니터링 시스템을 부착하였다.

Revolution CT에 채택한 Performix HDw tube는 anode grounded의 metal-ceramic X선관이며, 동적인 in-plane 초점 편향(deflection)과 초점 최적화를 통해 X-축과 Z-축의 초점 크기를 독립적으로 조절함으로써 160mm의 Z-축 coverage에서 일정한 선질을 제공하여 공간분해능을 향상시킨다. 또한 검출기측의 3-D 산란선 방지용 콜리메이터(3-D ASC)는 160mm의 wide coverage 스캔으로 인한 산란선 아티팩트를 최소화하고 Z-축 방향의 CT number 균일성을 좋게 한다. 그리고 wide coverage 스캔에서 야기되는 선속경화 아티팩트를 감소시킨다.

Revolution CT의 generator 최대출력은 103kW이며, Performix HDw의 X선관과 lutetium terbium aluminum garnet(LuTAG) 섬광체에 기초한 젬스톤(gemstone) 검출기를 채택하며 이중에너지 CT검사를 위한 초고속 관전압 스위칭 기술(0.25msec의 초고속 kVp 스위칭)을 적용하였으며, 70, 80, 100, 120, 140kVp의 선택이 가능하다. 최대 관전류는 740mA이다.

특히, LuTAG 섬광체는 고품질의 영상획득을 위한 우수한 primary speed와 잔상 특성을 가지며, DAS는 초저 정전용량의 광다이오드와 ASIC 기술을 채택하여 3 photons@120keV(3,100 electrons)의 양자 한계 이하의 전자적 노이즈를 발생시킨다.

고식적(sequential) 스캔 모드의 경우 16cm(0.625mm×256 row 조합), 나선형 스캔 모드의 경우 8cm(0.625mm×128 row 조합)의 scan coverage를 갖는다. Scan FOV는 50cm이며, 기존의 rotation 당 984 view의 데이터 획득에서 벗어나 2,460 view(2,460 샘플링)를 채택함으로써 공간분해능을 0.23mm로 향상시키고 피사체의 경계부에서 발생될 수 있는 데이터 획득오류의 불확실성과 선속경화현상을 감소시킨다. 그리고 자동 관전류 modulation 외에 유방, 렌즈, 갑상선 등 방사선에 예민한 표면조직의 피폭감소를 위해 자동 장기기준 선량제어 소프트웨어(automated organ based current modulation)인 ODM(organ dose modulation) 기능을 장착하였다.

160mm의 wide cone angle(wide Z-coverage)의 axial 영상 재구성을 위해 VHD(volume high definition) reconstruction이 도입되었다. 이는 또한 선속경화, 산란선, 그 외 다른 X선 물리적 현상의 모델링에 기초한 캘리브레이션과 데이터 교정을 결합하여 cone beam artifacts와 CT number 불균일성을 해결한 영상 재구성 알고리즘이다.

MMAR(multi-material artifact reduction)을 포함한 VHD reconstruction은 wide axial scan에서 바깥쪽 검출소자에서 얻은 영상에 연관되어 발생되는 cone beam artifact를 감소시키며, dynamic contrast study와 관류 CT와 같은 계량적 검사에서 시간분해능을 향상시키고 동일한 Z-축 위치에서 반복된 데이터 획득에서 요구되는 일관성과 재현성있는 영상품질(특히, Z-축 방향의 CT number의 균일성)을 충족시키기 위해 고안되었으며, Feldkamp(FDK) 재구성법에 기반을 둔 알고리즘이다.

Revolution CT에는 wide Z-coverage 영상획득에 특성화된 VHD reconstruction(업그레이드된 3-D FBP) 외에 통계적 기법의 반복 재구성법인 ASiR+(adaptive statistical iterative reconstruction plus) 또는 ASiR-V가 적용되었다. ASiR-V은 진보된 노이즈, 피사체, 물리적 모델링을 포함하는 진보된 모델기반 통계적 IR기법이다. 이는 영상 노이즈의 감소, 대조도분해능의 향상, 실시간 재구성 속도를 갖도록 디자인되었으며, FBP에 비해 유의하게 방사선량을 감소시킨다.

또한 모델기반의 반복 재구성법인 Veo(multi-model based IR; true iterative reconstruction method) 역시 적용되었다. Veo는 영상의 노이즈 및 저신호 아티팩트(streak 형태)를 감소시킴으로써 대조도분해능을 향상시키고

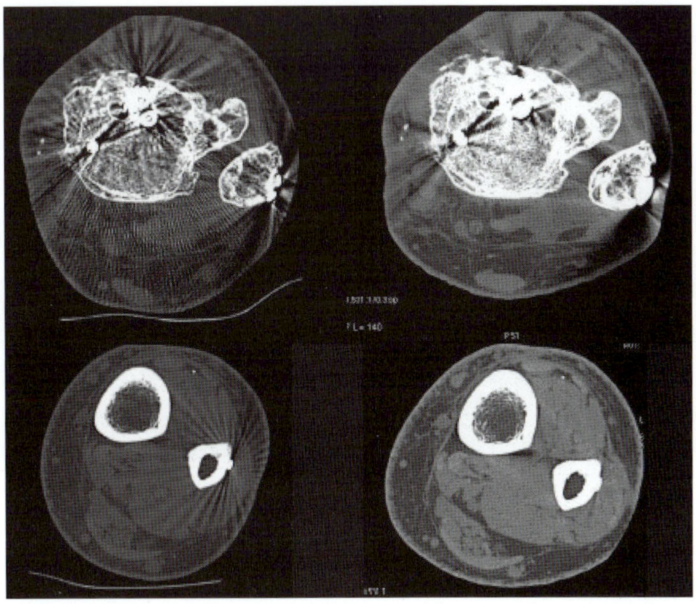

(a) 984 sampling (b) 2,460 sampling

그림 4-25 기존 984 sampling과 2,460 sampling의 영상품질 비교(GE사 Revolution CT)

환자선량을 감소시킨다. 하지만 움직임에 민감한 심장검사(cardiac CT)나 관류검사(perfusion CT)에는 사용에 제한적이며 영상 재구성 소요시간이 긴 점은 극복되어야 할 문제이다.

볼륨 스펙트럴 CT기술로 명명되는 GSI Xtream 소프트웨어는 업무 흐름(workflow)의 단순화와 함께 작은 병변의 검출능과 조직 특성 감별(tissue characterization)을 향상시키고 금속 아티팩트를 감소시킨다. 특히, 초고속 kVp 스위칭을 통해 이루어지는 스펙트럴 CT의 이중에너지 스캔에서 material density 영상은 해부학적 부위의 가시화를 넘어 유사한 HU를 보이는 조직(예를 들면, 낭종이나 증강 병변)의 특성 감별을 가능케 한다. 그리고 단일에너지(monochromatic) 영상은 120kVp의 single energy CT영상에 비해 60% 정도의 CNR을 향상시켜 병변 검출율과 대조도를 향상시킨다. 또한 GSI MAR는 공간분해능을 유지하는 상태에서 금속성 아티팩트를 감소시켜 금속 임플란트 주변의 관찰을 가능케 하며, GSI Assist와 Clinical ID는 프로토콜 선택의 자동화와 영상을 직접 PACS나 워크스테이션으로 전송함으로써 업무 흐름을 단순화시키고 효율을 향상시킨다.

Revolution CT의 고해상능 알고리즘의 공간분해능은 50% MTF에서 7.3lp/cm, 10% MTF에서 12.2lp/cm의 수준을 보인다. 그리고 나선형 스캔 모드에서 standard 알고리즘을 적용하고 통계적 반복 재구성법인 ASIR-V을 적용한 상태에서 20cm의 CATPHAN 팬텀을 5mm의 슬라이스 두께로 재구성한 영상의 대조도분해능은 5mm@0.3%@8.8mGy $CTDI_{vol}$ 수준을 나타낸다.

Revolution Apex CT는 Revolution CT의 업그레이드 모델이며 2019년에 최초로 출시되었다. 갠트리 구경은 80cm이다. 채택된 Quantix160 X선관의 음극은 편평한 형태의 2개의 방사체(dual flat emitter)의 모양을 가지며 기존 X선관 음극에 비해 전자선빔의 방출 면적이 4배 크다. 그리고 디지털로 조절되는 자기장은 전자선빔을 집중시켜(focusing) 정확한 형태를 만든다. 이는 초점의 편향으로 관전류를 정확하게 조절하며, 고선예도의 영상을 얻게 한다. 양극의 저지극(target) 각도는 10°이며(wide-view anode), 양극의 열축적용량은 33MHU이다.

X선관의 최소 회전시간은 0.28초이며, 소초점의 크기는 0.7×1.0mm와 1.2×1.6mm이며, 대초점은 1.5×1.8mm이다. 고주파수 generator의 최대 출력은 108kW이며, 70, 80, 100, 120, 140kVp의 선택이 가능하며 최대 관전류는 1,300mA이다. 젬스톤(Gemstone clarity) 검출기가 장착되어 있으며 이는 Z-축 방향으로 256개의 검출소자를 가지며 최대 16cm(0.625mm×256)의 Z-축 scan coverage를 갖는다. 아날로그-디지털 데이터 획득

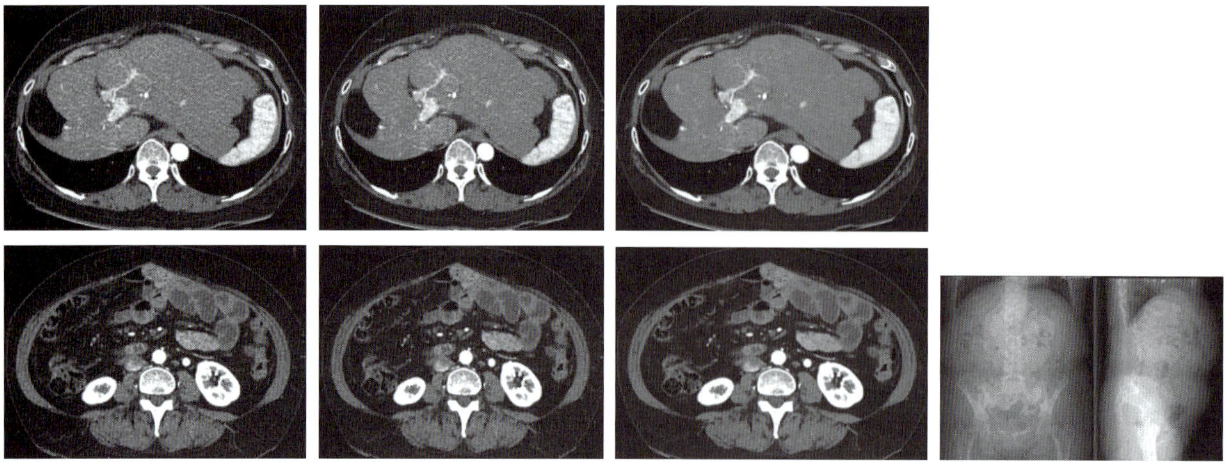

(a) FBP (b) ASIR-V 40% (c) DLIR

그림 4-26 DLIR 기법으로 얻은 저선량 복부CT의 영상(GE사 Revolution Apex)

은 256 채널 DAS에서 행해진다. 0.23mm의 공간분해능, 140msec의 시간분해능을 가지며, 최대 pitch는 1.531이며, reconstruction 속도는 65영상/초이다. 시스템의 스캔 모드는 axial, helical(volumetric), cine, cardiac, gated acquisition mode로 구분된다.

주컴퓨터는 Clarity OC이며, CPU는 인텔 제논 3GHz/8-core이다. 메모리는 64GB이며, image data와 raw data를 저장하는 하드디스크 용량은 3.5TB 수준이다. 부속(independent) 워크스테이션인 AW 워커스테이션의 메모리는 32GB이며, 하드디스크의 저장용량은 1TB 수준이다. 그리고 1,280×1,024의 디스플레이 해상능을 갖는다.

영상 재구성 소프트웨어로는 필터보정 역투영법(1972년 이후) 외에 통계적 반복 재구성법인 ASIR-V, 모델기반의 반복 재구성법(2008년 이후)인 Veo가 장착되어 있으며, 인공지능(AI) 기반의 딥러닝 영상 재구성기법(deep learning image reconstruction; DLIR)이 2018년 최초로 도입되었다. 이는 트루피델리티(TrueFidelity)라고 명명되는 기술(엔진)을 이용하여 저선량의 고영상품질 영상을 얻는 기법으로 통계적 또는 모델기반 반복 재구성법과 유사하게 대조도대잡음비와 영상 텍스쳐(texture)를 향상시키며, 모델기반 반복 재구성법에 비해 재구성 소요시간을 줄여주는 인공지능 CT영상 재구성 기법이다. 이러한 딥러닝 기반 영상 재구성기법은 젬스톤 스펙트럴 영상(gemstone spectral imaging; GSI) 에서도 이용된다(GSI DLIR).

그림 4-26의 (c)는 DLIR 기법의 저선량 복부CT의 영상이다(80kVp, 0.5초 tube rotation time, helical scan mode, 0.508 pitch, 80mm detection, $CTDI_{vol}$; 6.0mGy, DLP; 170.3mGy·cm).

Revolution Apex에는 관전류 modulation 기법인 Smart mA, 방사선에 예민한 표면조직의 피폭감소를 위한 자동 장기기준 선량제어 소프트웨어인 ODM(organ dose modulation), Direct 3D(MPR 영상 reformation 소프트웨어), quickly review 소프트웨어인 Image check 등이 장착되어 있다. 그리고 bolus tracking 소프트웨어인 SmartPrep과 영상의 질과 CNR 향상을 위해 장기에 따라 자동적으로 선량을 설정하는(organ-sensitive auto dose setting) 소프트웨어인 KV Assist가 장착되어 있다.

스펙트럴 영상(Gemstone spectral image)의 획득을 위해 초고속 kVp 스위칭을 이용하는 Revolution 모델과 달리 Revolution Apex 모델은 초고속 kVp와 mA 스위칭을 이용한 스펙트럴 영상을 얻는다. 이는 kVp와 mA가 동시에 변경되면서 이중에너지 스캔을 시행하는 것이다. 이는 영상품질의 향상과 방사선 피폭을 감소시키는 효과를 제공하며 양질의 이중에너지 데이터 획득을 가능케 한다. 이러한 스펙트럴 영상을 위한 이중에너지 스캔에서의 선량 감소를 위한 GSI Assist 소프트웨어의 적용이 가능하다.

또한 cardiac CT에서 심장 및 관상동맥 분석과 볼륨 측정, 심근 정지 관류(myocardium static perfusion) 소프트웨어인 CardIQ Xpress가 장착되어 있다.

그 외 사용자의 편의성을 위한 Smart workflow 기술이 도입되었는데, 이에는 금속성 아티팩트 감소를 위한 Smart MAR, 관상동맥 석회화 검사인 Smart Score, 심장CT에서의 적절한 phase(이완기 말기, 수축기 말기)를 자동적으로 선택해주는 Smart phase와 그리고 정확한 환자 위치잡이를 통해 업무 흐름을 단축시키는 Smart centering 등이 해당된다.

2) 필립스 Brilliance iCT, IQon spectral CT, Spectral CT 7500

(1) 하드웨어적 특성

필립스 Brilliance iCT(2009년 출시), IQon spectral CT(2014년 출시), Spectral CT 7500(2021년 출시)은 0.625mm 두께의 128 row detector(나노 패널 검출기)를 채택하여 X-관 일회전에 80mm(0.625mm × 128)의 스캔범위를 갖는다. 그리고 기존의 Brilliance64와 동일하게 flying focal spot과 검출기 Z-축 방향에서의 이중 샘플링(double sampling)을 이용하는 Z-sharp 기술을 적용하여 한번의 노출에 최대 256개의 영상을 얻는다(256 slice CT). 70cm의 갠트리 구경(Spectral CT 7500: 80cm)과 최소 0.27초의 회전시간을 가지며, 공기 압축기로 약 5μm 정도 띄워서 갠트리를 회전시키는 공기 베어링 방식을 채택함으로써 갠트리 회전이 조용하고 안정된 가동성을 갖는다(airglide 갠트리 시스템). 여기서 공기 베어링 방식이란 기계의 축과 베어링 사이에 고압공기를 보내어 공기압으로 축을 뜨게 하여 하중을 지지하는 베어링 방식이다. Generator의 최대출력은 120kW이며, 80, 100, 120, 140kVp의 선택이 가능하며 관전류는 10-1,000mA(1mA 간격)의 범위를 갖는다.

메탈과 세라믹 기술에 기반을 둔 iMRC(maximus rotalix ceramic) tube는 X선관의 열부하용량을 높이고 열분산을 신속하게 하여 신뢰도 및 내구성 향상시킨 12분절 양극(12 segmented anode disk; 양극에 미리 틈(crack)을 만들어 놓아 고회전과 고열에 의해 양극이 팽창하더라도 파열되지 않도록 함)과 double support기능을 채택하며, 고해상능 영상획득에 필수적인 초점의 안정성을 향상시키고 X선관의 신속한 냉각을 위해 나선형 홈베어링(spiral-groove bearing)을 사용한다. 직경이 20cm인 양극의 열축적용량은 30MHU이며 직접적인 액체 쿨링을 사용한다. X-축과 Z-축 방향의 굴절을 하는 초점의 크기는 소초점의 경우 0.6mm×0.7mm, 대초점의 경우 1.1mm×1.2mm이다. 그리고 4,800 views/revolution/element 이상의 데이터 샘플링율을 가진다.

Brilliance iCT와 IQon spectral CT에 장착된 나노 패널 검출기(nano-panel detector)는 넓은 scan coverage를 위한 확장이 가능하며, 기존의 Tach칩을 업그레이드한 Tach2칩이라고 명명되는 256 채널 DAS 시스템은 아날로그-디지털 변환과정의 전기적 노이즈를 더욱 감소시킨다. 또한 infant, cardiac, adult의 3종류로 구분된 웨지 필터(wedge filter; beam shaping filter)는 꼭 필요한 부분에만 X선이 나가도록 함으로써 환자선량을 최적화한다.

나노 패널 검출기 타일에 집적된 ClearRay 2-D anti-scatter collimator(anti-scatter grid; ASC)는 cone beam geometry에 집중화(focusing)되게 장착되어 있으며, 기존의 1차원적 anti-scatter collimator(검출기측 collimator)에 비해 산란선을 더욱 효과적으로 감소시킨다. 이는 산란선대주선속비(scatter-to-primary ratio(SPR)를 6% 수준으로 감소시켜(기존 1차원적 anti-scatter collimator의 SPR=18%) 균일도를 향상시킨다. 이로 인해 15% 이상 향상된 SNR을 제공하며, 저대조도 피사체 부위에서 보다 향상된 대조도분해능을 제공한다(그림 3-22).

Eclipse collimator는 40mm 이상의 콜리메이션을 적용한 나선형 스캔에서 조사범위를 조절함으로써 콘빔 끝효과(cone beam end-effects)에 의한 overscan dose를 감소(촬영범위 외의 overscan 되는 범위 감소)시키기 위해 사용되는 하드웨어적인 콜리메이터이다. 이는 Brilliance64와 동일 조건을 적용할 경우 약 12%의 환자선량을 감소시킨다(그림 3-23). 또한 Spectral CT 7500의 경우 인공지능(AI) 기반의 3D카메라 솔루션인 PRECISE position이 탑재되어 정확한 환자 positioning을 돕는다.

Brilliance iCT와 IQon spectral CT의 scan FOV는 50cm이며, reconstruction FOV(display FOV)는 50-500mm이다. 하지만 ultra-high 해상능의 경우 사용 가능한 reconstruction FOV는 25-250mm이다. 사용 가

능한 pitch는 0.07-1.5이며, 고해상능용 매트릭스 사이즈는 768 × 768, 1,024 × 1,024가 있다. 자동 관전류 조절 기능인 DoseRight ACS(automatic current selection), DoseRight 3D DOM과 Z-DOM이 장착되어 있다.

24lp/cm의 고공간분해능(0.21mm의 해상능)을 가지며, 34msec의 시간분해능을 갖는다. 그리고 quad core processor를 탑재하여 신속한 영상 재구성(40영상/초)이 가능하다. 호스트 컴퓨터 시스템의 CPU는 인텔 제논 E5-1650 3.5GHz/6-core이다. 메모리는 64GB이며, image data와 raw data를 저장하는 하드디스크 용량은 1,174GB이다. CD writer와 DVD RAM이 제공되며, 영상 표시장치인 19인치 LCD 모니터는 1,280 × 1,024의 디스플레이 해상능을 갖는다.

(2) 영상 재구성 기법

① COBRA(cone beam reconstruction algorithm)

COBRA(cone beam reconstruction algorithm)은 필립스 MDCT에서 채택하고 있는 3-D FBP으로 6장 MDCT의 영상 재구성 기법에서 자세히 설명한다. 그 외 선속경화현상과 산란선을 교정하는 영상전처리인 ClearRay reconstruction이 부가적으로 시행된다. 그리고 심장CT에서의 adaptive multi-cycle reconstruction은 비균질성의 패턴 노이즈를 감소시켜 다양한 심박동에서 얻고자 하는 위치의 정확하고 신속한 영상획득을 가능하게 한다.

② iMR(iterative mode reconstruction)

아티팩트 예방과 저선량에서의 영상품질을 향상시키는 통계적 반복 재구성법(statistical IR)인 iDose4와 모델기반 반복 재구성법인 iMR(iterative mode reconstruction)이 장착되어 있다. iMR은 raw data 영역에서 시행되는 영상 재구성 기법으로 영상 노이즈와 streaks 형태로 나타나는 저신호 아티팩트를 감소시킴으로써 대조도분해능을 향상시키고 공간분해능 향상을 통해 환자선량을 감소시킨다. iMR로 재구성한 심장 CT영상의 경우 COBRA에 비해 약 50%의 선량감소가 가능하다.

iMR은 필터보정 역투영법과는 달리 분리된 추가 프로세서에서 비용함수 해법(solve cost function)과 build model을 통해 재구성이 이루어진다. 비용 함수란 머시인 러닝(machine learning)에서 실제값과 가설함수의 오차를 최소화하는 매개변수를 찾기 위해 사용되는 함수이며, build는 소스 코드 화일을 컴퓨터에서 실행할 수 있게끔 만드는 과정을 의미한다.

더불어 Spectral CT 7500에서는 인공지능(AI) 기반의 재구성법인 딥러닝 영상 재구성 알고리즘인 PRECISE image와 AI 기반의 cardiac motion 교정 알고리즘 등을 탑재한 PRECISE cardiac이 도입되었다.

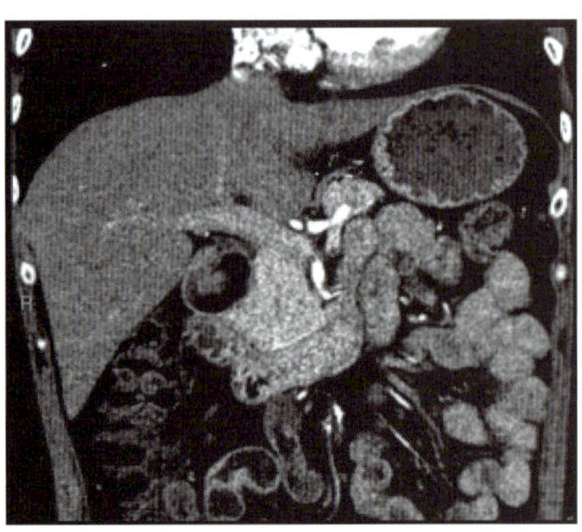

(a) iMR 비적용

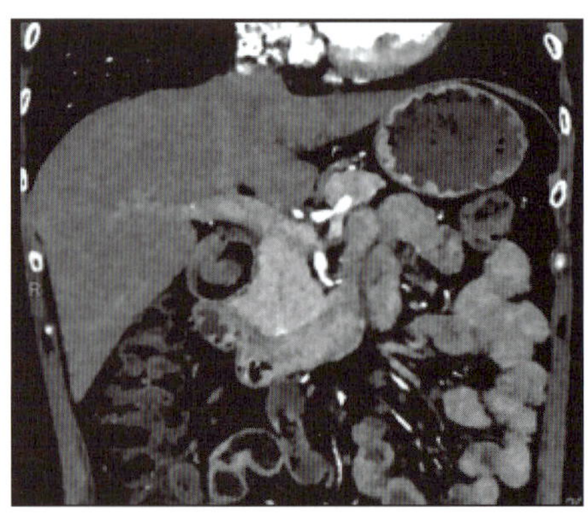

(b) iMR 적용

그림 4-27 필립스의 모델기반 반복 재구성법(iMR) 적용 복부CT영상

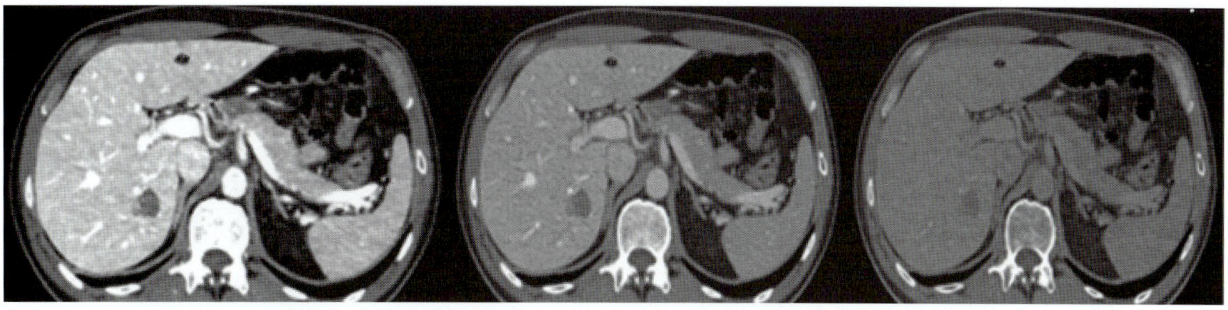

(a) 저keV 범위 (b) 중keV 범위 (c) 고keV 범위

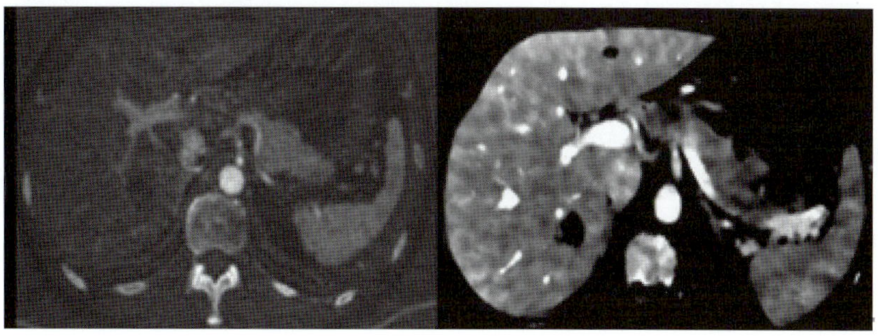

(d) Iodine no water 영상 (e) Iodine density 영상

그림 4-28 복부의 다양한 스펙트럴 CT영상(필립스 IQon spectral CT)

(3) 스펙트럴 영상화(spectral imaging; dual energy CT)

IQon spectral CT의 검출기는 저에너지와 고에너지 X선을 구별하여 검출할 수 있도록 2가지 타입의 검출기를 장착하고 있다. 상부에 위치한 40mm 두께의 Yttrium 기반의 garnet 섬광체 검출기는 저에너지를 검출하고, 하부에 위치한 40mm 두께의 GOS(gadolinium oxysulphide) 섬광체 검출기는 고에너지를 검출한다. 즉, 하나의 소스에서 나온 X선을 검출기에서 2개의 신호로 분리해서 받아들여 같은 부위의 고에너지와 저에너지 신호를 동시에 획득한다. 이러한 방식은 두 신호 사의의 영상획득의 시간차를 없앨 수 있다. 즉, Brilliance iCT와 IQon spectral CT의 경우 한번의 120kVp 스캔으로 스펙트럴 영상을 구현해 낼 수 있으며, 특히 Spectral CT 7500의 경우 100kVp(100, 120, 140kVp 사용 가능)의 저선량 스펙트럴 영상화가 가능하다. 이는 환자피폭의 증가없이 해부학적 정보뿐 아니라 인체 내부물질의 성분을 구별해 컬러로 보여준다(컬러 계수화 및 spectral resolution). 또한 spectral magic glass 기능은 PACS에서 후향적 스펙트럴 분석이 가능하여 CT진단 영역을 한 차원 넓힌다. IQon spectral CT의 spectral imaging의 중요한 적용은 다음과 같다. 참고로 spectral imaging의 더욱 자세한 적용은 13장을 참조하기 바란다.

① 단일에너지 영상(단일에너지 kV equivalent 영상; monochromatic 영상)

Spectral CT view에서 제공되는 40-200keV의 단일에너지(monochromatic; monoenergetic) 영상의 획득은 spectral CT의 중요한 적용 중의 하나이다. 저keV의 단일에너지 영상(60keV 이하)는 요오드와 요오드가 증강된 조직의 가시능을 향상시키므로 혈관상을 더 선명하게 볼 수 있다. 반면에 고keV 단일에너지 영상(80keV 이상)은 선속경화와 금속 아티팩트를 현저히 줄임으로써 금속 주변부위를 좀더 명확하게 관찰할 수 있다.

그림 4-28은 필립스 IQon spectral CT에서 얻어진 복부의 스펙트럴 CT영상이다. 저keV 영상(a)에서는 요오드 신호가 강조되며, 중keV 영상(b)에서는 HU값이 그대로 유지되며 아티팩트는 감소된다. 반면에 고keV 영상(c)에서는 금속 및 선속경화 아티팩트가 감소된다. 즉, 단일에너지 영상(단일에너지kV equivalent 영상)에서

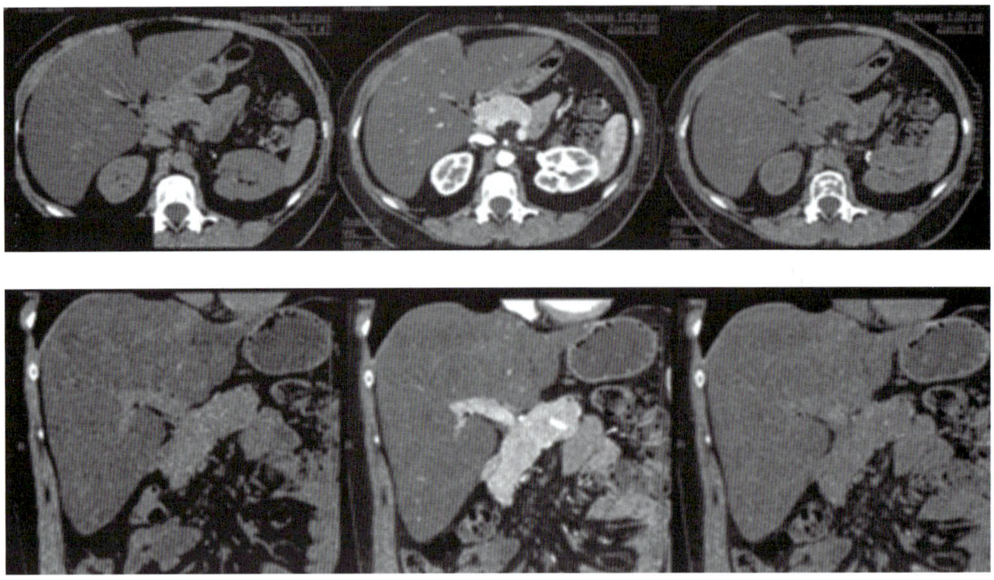

(a) Conventional non-contrast　(b) Conventional contrast　(c) Virtual non-contrast

그림 4-29 Virtual non-contrast CT영상(필립스 IQon spectral CT)

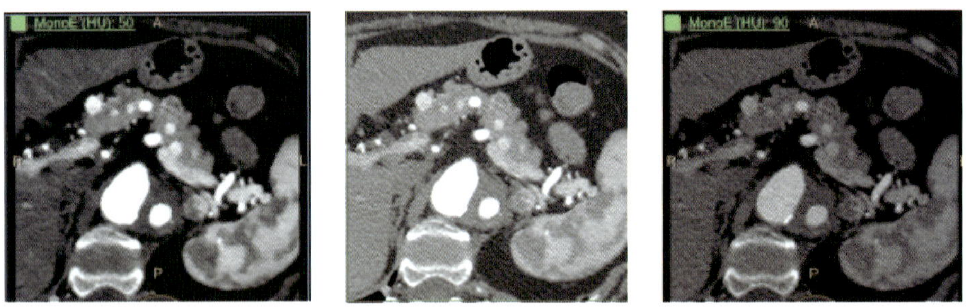

(a) 50keV 단일에너지　(b) 70keV 단일에너지　(c) 90keV 단일에너지

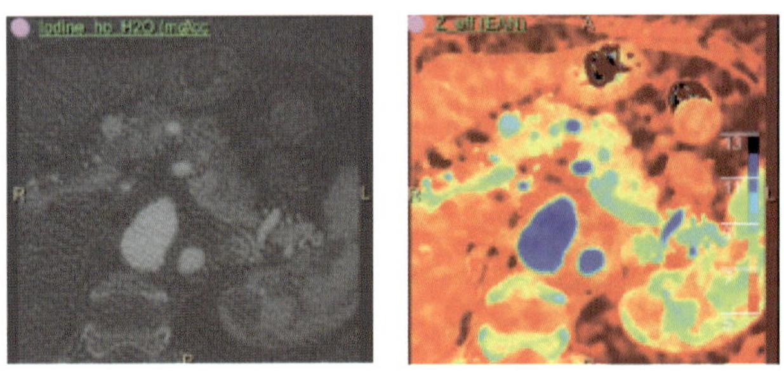

(d) Iodine no water 영상　(e) 유효원자번호 영상

그림 4-30 췌장의 스펙트럴 CT영상(필립스 IQon spectral CT)

는 모든 조직이 거의 동일한 HU값으로 재현되며 아티팩트는 감소된다. 그리고 (d)는 iodine이 증강된 조직의 가시능을 향상시킬 수 있는 iodine no water 영상이다. Iodine no water 영상에서는 물과 같은 조직(water-like tissues)이 구분되어 억제된다. 이는 iodine의 계량화에 사용될 수 있다. 여기서 억제는 픽셀이 0mg/ml로 대체됨을 의미한다. 또한 요오드 증강량을 측정하고 조영증강된 조직 내에서의 요오드 가시화를 향상시킬 수 있는 iodine density 영상(iodine only 영상)인 (e)에서는 iodine이 집적된 농도로 나타나며, iodine을 제외한 모든 조직의 픽셀이 제거되는데 이는 공기와 같이 검은 픽셀로 대체됨을 의미한다.

② Virtual non contrast(VNC) 영상

Dual energy의 조영증강 영상에서 요요드 성분을 제거하여 virtual non-contrast 영상을 얻어내는 기법이다. VNC영상은 조영증강된 영상으로부터 요오드를 감산함으로써 얻어진다. VNC 알고리즘은 multi-material decomposition(MMD)에 기반을 두고 있으며, 조영제의 용적율을 동일한 혈액의 용적율로 대체함으로써 요오드가 억제된(iodine suppressed) 영상을 얻는 것이다. 이러한 VNC 영상은 기존 영상과 마찬가지로 HU으로 감약정보를 제공하며, 추가적인 non-contrast scan의 필요없이 석회화와 결석의 감지가 가능하므로 환자선량을 감소시킨다.

③ 유효원자번호(effective Z)

유효원자번호(effective Z)는 원자번호 값에 기초하여 다양한 컬러로 각 구성물질의 식별을 가능하게 하고(예를 들면, stone characterization), 이를 통해 명확한 분석을 할 수 있도록 한다. 특히, 유효원자번호는 양적으로 조직의 특성 해석(tissue characterization)이 필요한 방사선치료에서의 적용에 유익한 것으로 알려져 있다.

그 외 골조직에서 골수 병리 가시화를 위해 칼슘을 억제시킨 영상인 spectral calcium suppression 영상과 조직 특성을 정확히 제공하는 전자밀도영상(electron density image)인 spectral electron density 영상획득이 가능하다.

그림 4-30은 하행대동맥에 박리가 관찰되는 신세포암으로 수술한 환자의 DECT영상이다. 스펙트럴 매직 글라스(spectral magic glass) 기능을 사용하여 얻은 췌장의 스펙트럴 CT영상이다.

(4) Cardiac CT

0.27초의 나선형 스캔의 심장CT에서 single segment reconstruction을 적용할 경우 135msec, 4 segment reconstruction을 적용할 경우 34ms의 시간분해능을 갖는다. 그리고 자동적인 부정맥 editing 기능과 전향적 심전도 gating의 스캔을 시행하는 step and shoot cardiac technology 적용 시 기존의 후향적 나선형 스캔에 비해 환자선량을 80% 정도 감소시킨다. 이 경우 2회의 고식적 스캔으로 심장 부위의 스캔이 가능하며 135ms의 시간분해능을 갖는다.

더불어 beat-to-beat delay 알고리즘은 환자의 심박동수가 변화하여도 심장의 휴지기에서의 양질의 영상을 구현해 준다. 즉, gating 시점을 계획 단계에서 고정하기 때문에 검사 중간에 심박동수가 변하거나 심한 부정맥이 있는 경우 기존 심장CT에서는 제대로 된 영상의 구현이 안되지만, Brilliance iCT와 IQon spectral CT에서는 RR interval + Percentage delay algorithm을 사용하여 보정이 가능하다. 이를 통해 심박동수가 높은 환자의 경우에도 베타블록의 사용 없이 심장CT가 가능하다.

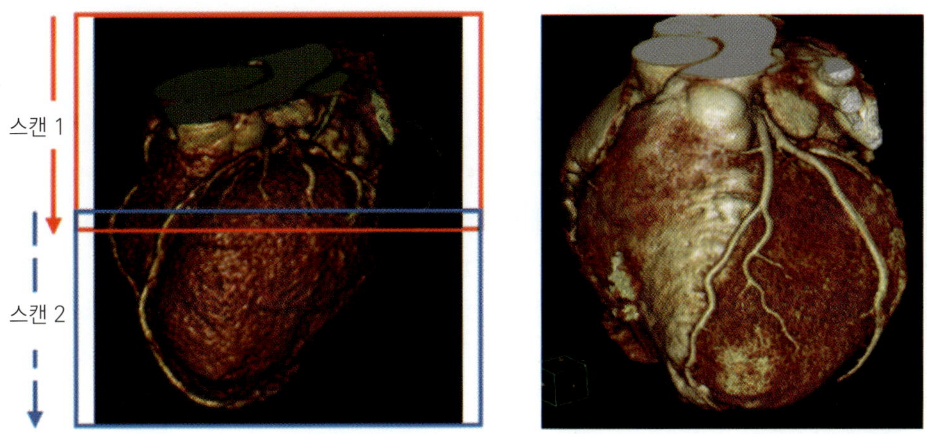

그림 4-31 필립스 Brilliance iCT에서 저선량의 step and shoot technology로 얻어진 2 beat 심장 CT영상

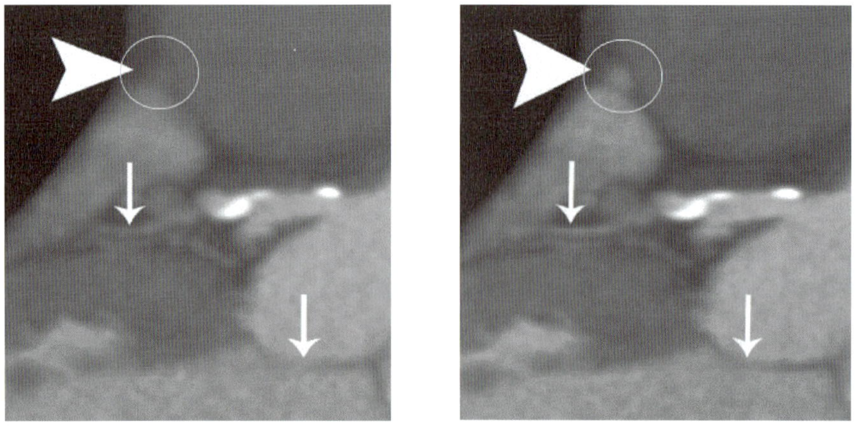

(a) FBP (b) iMR

그림 4-32 필립스 Brilliance iCT에서 FBP과 모델기반 IR법(iMR)으로 얻은 심장CT의 영상품질 차이

그 외 진보된 간 분석 소프트웨어(liver analysis software)는 기존의 수작업으로 그려서 측정했던 간의 용적이나 종양 측정 등을 자동으로 가능하게 하여 진단 시간을 획기적으로 줄여 준다. 이는 고주파 열치료(radiofrequency ablation), 냉동치료(cryosurgery), 부분적 간절제술(partial hepatectomy), 간이식(liver transplant) 등에서 환자의 경과를 정밀하게 추적 검사할 수 있도록 한다.

LNA(lung nodule analysis)는 단일 폐결절 뿐만 아니라 비고체 결절(non-solid nodule) 등의 검출이 가능하며, 폐기종의 크기와 면적을 자동으로 분석해 준다. 그리고 결장의 dissection view의 단점을 보완한 filet view가 제공되며, fillet view를 통해 folder 아래에 위치한 용종의 검출도 가능케하여 진단효율을 극대화시킨다. 또한 사용자 인터페이스 플랫폼인 iPatient에는 dose modulation, 반복 재구성법과 같은 스캔 프로토콜이나 소프트웨어가 포함된다.

7. 지멘스 dual source CT

1) Somatom Definition Flash(256 slice CT)

Dual source CT(DSCT)에는 초기 버전인 Somatom Definition(2005년 출시, 1세대 DSCT로 명명됨)과 업그레이드된 시스템인 Somatom Definition Flash(2세대 DSCT라고 명명됨)가 있다. 그림 4-33은 Definition과 Definition Flash의 검출기 구조를 비교한 것이다.

(1) Definition Flash의 기술적 특성

그림 4-34는 Definition Flash의 갠트리 내부 구조이다. 갠트리의 회전하중(rotating mass)은 1.6톤이며, 갠트리 내에 90°의 각도를 가진 2개의 영상획득 시스템(2개의 Straton tube와 2개의 Stellar detector)을 장착하고 있다.

X선관은 52°와 27°의 fan angle을 갖는 Straton tube가 0°와 94°로 위치되어 있으며, 0.28, 0.33, 0.5, 1초의 X선관 회전속도와 70, 80, 100, 120, 140kVp의 선택이 가능하다. Tube-1과 -2의 scan FOV는 각각 50cm와 33cm이며 최대 256개(2 × 128)의 영상획득이 가능하다. 검출기는 총 77,824개의 검출소자(A 검출기: 47,104개, B 검출기: 30,720개)로 이루어져 있으며, 각 검출기는 4,608 프로젝션(1/360°)을 가진다. 그리고 각 검출기는 0.6mm의 64 rows로 구성되어 최대 38.4mm의 scan coverage를 가지며, Z-sharp 기술을 이용하여 한번의 노출에 0.6mm 두께의 128개(2 × 64ea) 영상을 동시에 획득할 수 있다. 그리고 DAS의 채널은 A detector가 1,472개, B detector가 960개이며, 200kW(2 × 100kW)의 출력을 갖는 generator와 200cm의 scan range를 갖는다.

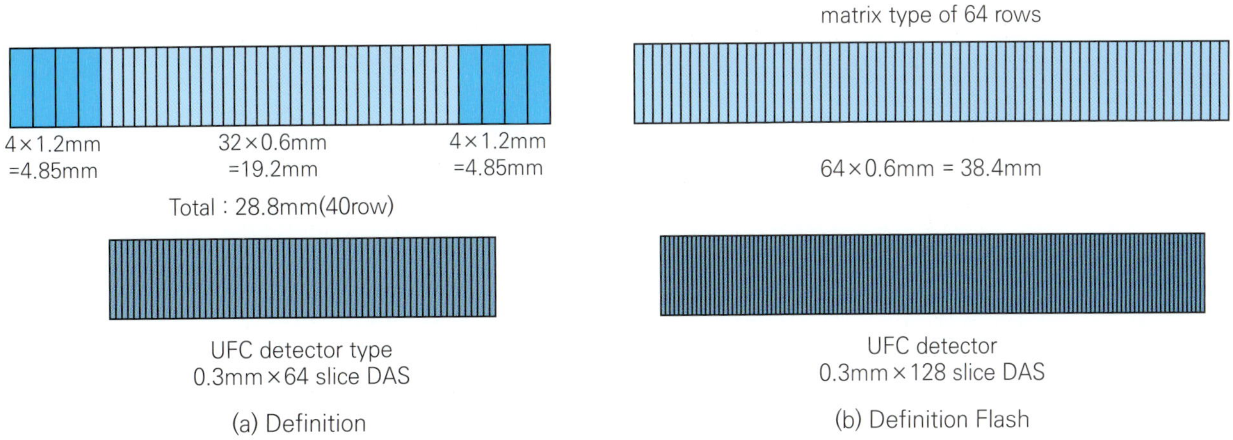

그림 4-33 Somatom Definition과 Definition Flash의 detector 구조

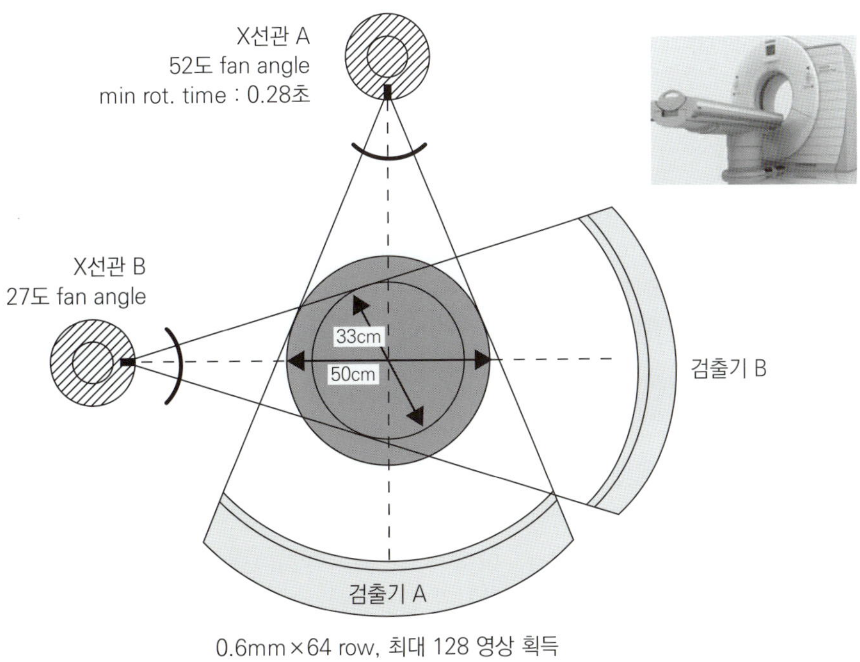

그림 4-34 지멘스 Somatom definition flash의 갠트리 내부 구조

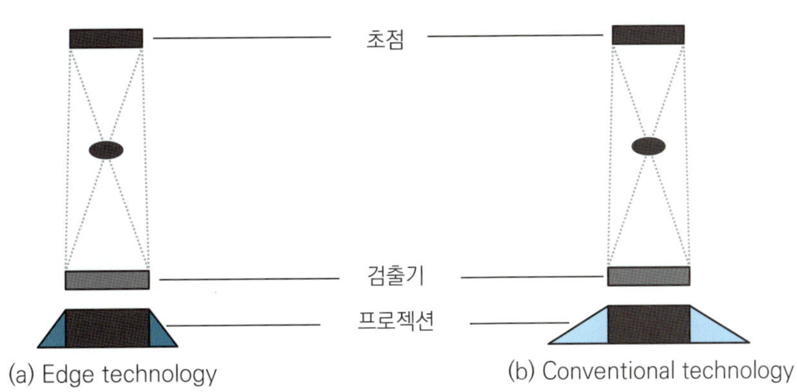

그림 4-35 Stellar detector의 Edge technology

그리고 75ms의 시간분해능과 함께 TrueSignal technology 및 Edge technology를 통해 최소 0.5mm 슬라이스 두께를 가능케 하며, 이는 0.3mm의 종축분해능 영상 획득을 가능하게 한다(0.33×0.33×0.33 mm^3 의 동등해상능).

여기서 TrueSignal technology란 검출소자의 전자부품의 크기를 소형화하여 광다이오드에 통합(integration)시킨 Stellar 검출기에서 시도된 기술을 일컫는 용어(full electronic integration with the photodiode)이다. 이로 인해 전자적 노이즈와 전자유도(electromagnetic induction)로 인한 혼선(cross-talk)이 감소된다.

기존의(conventional) 검출기에서는 혼선에 의해 전자기적으로 야기되는 슬라이스 blurring이 발생한다. 만일 혼선이 없으면, 인접 검출기 채널 사이의 슬라이스 흐림 현상은 발생하지 않으며 각 슬라이스 프로필은 더욱 정확해질 것이다. Stellar 검출기는 이러한 혼선을 감소시켜 초점과 검출기의 모델을 정확히 만들어내며, 이는 0.5mm 슬라이스 두께의 임상 적용을 가능케 한다. 이를 Edge technology(그림 4-35)라고 일컫으며, 이는 석회화된 플라크(plague)와 스텐트 재협착의 정확한 분석과 같은 높은 디테일의 영상 관찰을 가능케 한다.

또한 영상의 질적 향상을 위해 metal artifact reduction을 위한 iMAR(iterative metal artifact reduction)과 기존의 통계적 기법의 iterative reconstruction인 SAFIRE의 성능을 향상시킨 ADMIRE(advanced modeled iterative reconstruction)를 채택하고 있다.

(2) Definition Flash의 장점

Definition flash는 일반적인 CT검사 외에 dual source를 사용함으로써 얻어지는 시간분해능의 향상으로 인해 심장CT, 이중에너지CT, 소아CT에 강점을 갖는다.

심장CT의 경우 dual source를 적용하고 큰 helical pitch를 적용하는 flash spiral scan mode(routine 검사에서 최대 3.2 pitch, 심장CT에서 3.4 pitch)의 경우 초당 458mm의 스캔 속도를 갖는다(그림 4-36). 그리고 단일 세그먼트(single segment) 재구성법을 적용하면 83msec(갠트리 회전속도/4 = 330/4 = 82.5msec)의 시간분해능을, 멀티 세그먼트(dual segment) 재구성법을 적용하면 평균 60msec(최저 42msec)의 시간분해능이 가능하다. 기존 bowtie filter(regular bowtie filter)와 새롭게 적용된 심장용 bowtie filter(cardiac beam shaping filter; 그림 4-37)의 복합적인 사용은 심장CT의 선량을 감소시킨다. 그리고 심박동수가 높아지면 테이블 이동속도와 helical pitch를 자동적으로 증가시켜 스캔이 빨라지게 되는 pitch adaptation software(heart rate-dependent pitch and table feed setting)로 인해 환자선량이 감소된다.

Selective photon shield는 이중에너지 스캔 시 high kVp source에서의 사전 필터링(pre-filteration)을 통해 저에너지와 고에너지 X선 스펙트럼 분리를 최대화시켜 불필요한 노출을 예방한다. 그림 4-38에서 selective

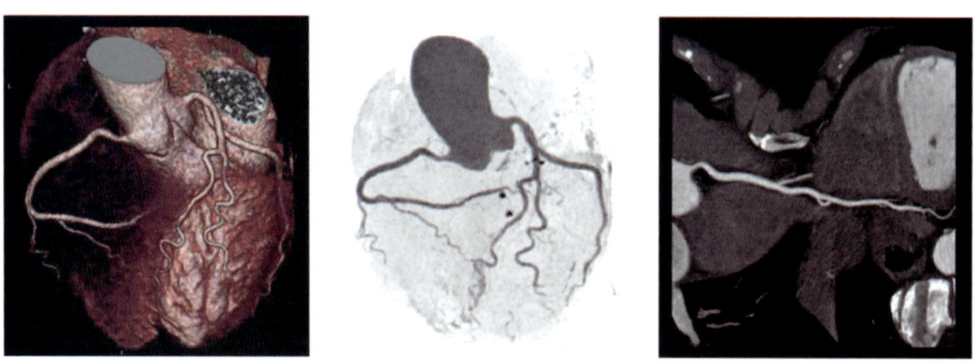

그림 4-36 지멘스 Definition Flash에서 얻은 섬유성 연축(fibrillation) 환자의 high pitch 나선형 스캔 영상

(Heart rate independent, collimation: 128×0.6, rot. time: 0.28초, 스캔 시간: 0.27초, 스캔 길이: 120mm, 100kVp, 320mAs/rot, temporal resolution: 75msec, 공간분해능: 0.33mm)

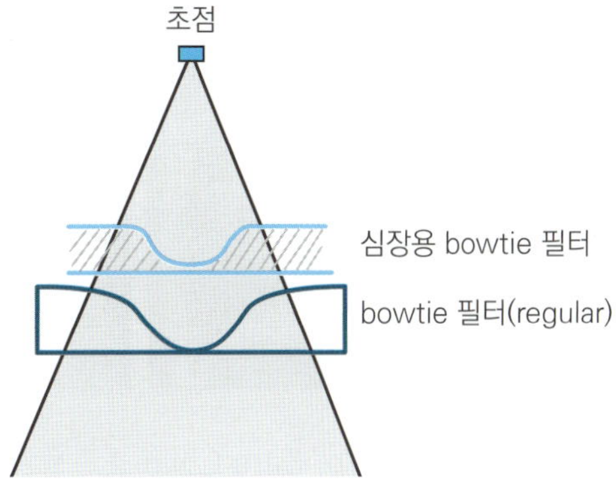

그림 4-37 지멘스의 부가적 심장용 bowtie filter

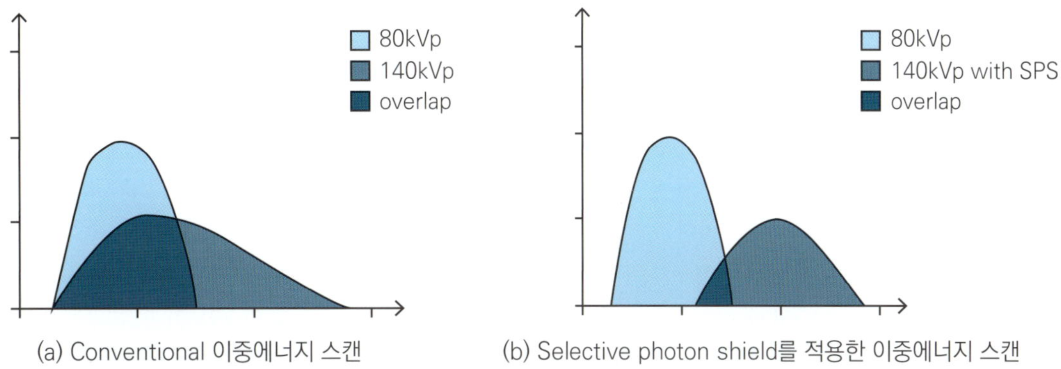

그림 4-38 Selective photon shield를 적용한 이중에너지 스캔의 분리된 스펙트럼

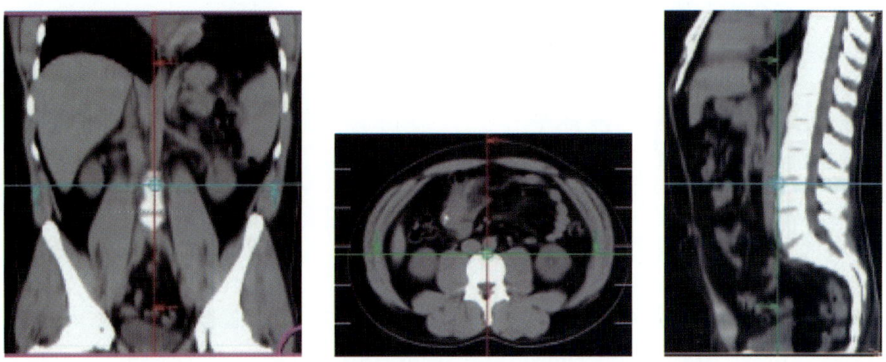

그림 4-39 Fast 3D align 소프트웨어 적용 영상

photon shield를 적용하지 않은 기존의 이중에너지 스캔의 경우 스펙트럼의 중복과 에너지 분리의 한계로 선량효율에 제한성이 있다. 하지만 selective photon shield의 적용은 스펙트럼의 중복을 감소시키고 80%의 에너지 분리로 선량효율을 좋게 만든다.

그리고 빠른 스캔 속도와 함께 Fast Care 소프트웨어는 소아CT의 시행을 쉽게 하고 소아에게 친근감을 주며, 척추나 신경계CT에서 유용한 Fast 3D align 소프트웨어는 FOV의 설정을 자동적으로 해준다. 그림 4-39는 Fast 3D align 소프트웨어를 적용한 영상으로 신속하게 자동화된 정렬과 라벨로 시행된 척추 CT영상이다.

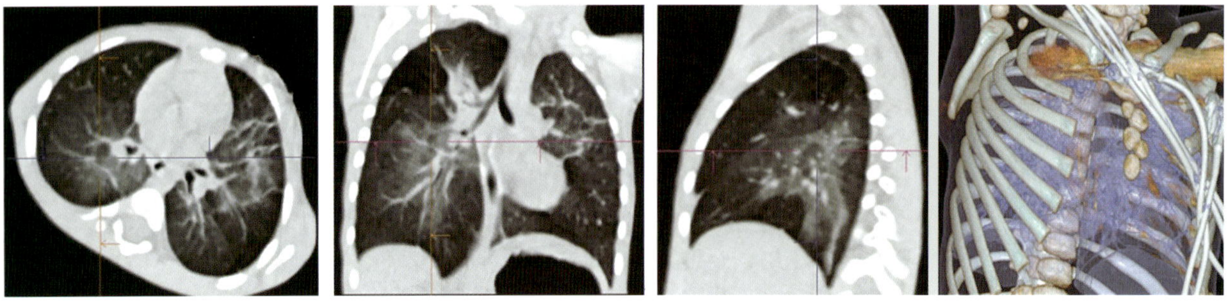

그림 4-40 Superfast 스캔 모드와 70kVp, Care Child 소프트웨어를 적용한 2세 소아의 저선량 흉부CT (지멘스 Somatom Drive)

2) Somatom Drive(256 slice CT)

지멘스 Somatom Drive는 2.5세대 dual source CT라고 명명되며, 360도 회전에 획득 가능한 최대 슬라이스 수는 256개(128ea×2 tube)이다. Stellar detector와 함께 장착된 Straton Sigma tube는 0.7×0.7mm와 0.9×1.1mm의 초점 크기를 가지며, 최소 회전시간은 0.28초이다. 관전압은 70-140kVp의 범위를 가지며, 최대 관전류는 1,600mA(800×2ea)이다. 그리고 양극의 열축적용량은 50MHU이며, 최대 출력은 200kW(100kW×2ea), 최대 pitch는 3.4 pitch(1.7×2ea)이다.

Main computer는 Syngo AWP, CPU는 Quad 2.6GHz, 메모리는 8GB RAM이 장착되며, 하드디스크의 용량은(2×136GB)+3.8TB이다. AD 데이터 획득시스템은 128 채널 DAS×2ea로 구성되며, 초당 50개의 reconstruction time을 갖는다.

그림 4-40은 Somatom Drive 모델에서 Superfast 스캔 모드와 70kVp, Care Child 소프트웨어를 적용한 상태에서 폐렴 진단을 위해 시행된 2세 소아의 저선량 흉부 CT영상이다. Free breathing, 비진정 상태에서의 스캔으로 인해 스캔 도중 환자 움직임이 발생됨을 알 수 있다.

8. 캐논 메디컬의 640MSCT

1) Aquilion One Prism의 하드웨어적 특성

테이블의 이동없이 X선관 일회전에 장기의 완전한 영상을 얻을 수 있는 볼륨영상 획득을 위해서는 고식적 CT의 장점을 취하면서 넓은 스캔 범위(scan coverage)를 구현하여야 한다. 또한 X선관의 일회전 스캔에서 심장 전체를 포함시키기 위해서는 최소 14cm 이상의 스캔 범위를 갖는 시스템이 요구된다. 이를 위해 캐논 메디컬은 Aquilion 방식의 핵심기술을 근간으로 시험적인(prototype) 256MDCT를 거쳐 Aquilion Premium(320MDCT)을 개발하였다. 이에 Z-sharp 기술을 채택하여 640개 영상을 얻어내는 Aquilion One(2007년 출시), Aquilion One Vision(2013년), Aquilion One pureVision(2014년), Aquilion One Genesis(2017년), Aquilion One Prism(2020년) 모델을 상용화하였다.

Aquilion One Genesis와 Aquilion One Prism은 78cm의 갠트리 구경(aperture)을 가지며, 16cm(0.5mm×320 row의 조합)의 scan range을 가지며, Z-sharp 기술을 이용하여 X선관 일회전에 최대 640개 슬라이스를 획득한다. 고주파수 generator의 최대출력은 100kW이며, 최대 관전압은 135kVp이며 최대 관전류는 900mA이다.

MegaCool tube를 채택하였으며 X선관의 최소 회전시간은 0.275초(초기의 Aquilion One: 0.35초)이며 0.5mm의 얇은 슬라이스 두께의 스캔은 동등해상능(isotropic resolution)을 제공한다. 15°의 cone angle을 가지며 0.9mm×0.8mm 크기의 소초점과 1.6mm×1.5mm의 대초점을 가진다. 양극의 열축적용량은 7.5MHU이다.

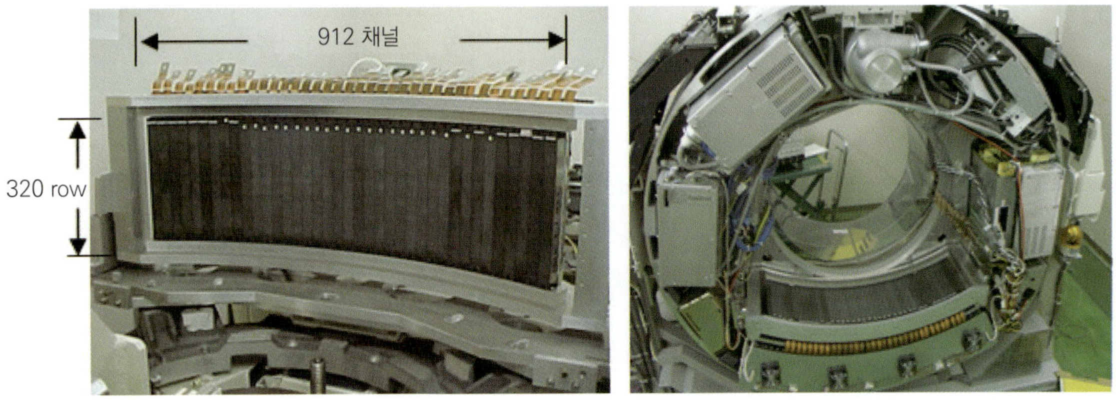

그림 4-41 캐논 메디컬의 640MDCT 검출기와 갠트리 내부

캐논 메디컬의 Aquilion One 시리즈에는 PureVision 검출기가 장착되어 있다. 검출소자 폭은 0.5mm이며, 하나의 detector row는 896개의 검출소자로 구성되므로 PureVision 검출기는 총 286,720개(896ea × 320row)의 검출소자로 이루어져 있다. 섬광체 재질의 빠른 감쇠시간(decay time)과 저잔광 특성은 역동적인 심장영상 구현에 충분하며 우수한 stopping power와 높은 빛출력 성능(기존 검출기에 비해 40% 향상)은 우수한 선량효율성(검출효율)을 갖게 한다. 또한 소형화되고 집적화된 회로의 DAS는 노이즈를 25% 이상 감소시킨다.

그리고 PureVision optics로 명명되는 X선 care chain은 저에너지 광자의 필터링을 통해 더욱 균질한 X선 스펙트럼을 얻어낸다. 특히, SilverBeam filter는 저에너지 광자의 제거 기능이 우수하여 기존의 wedge filter에 비해 더욱 저선량의 고품질 영상을 제공하며 폐암 screening에 적정화된 스펙트럼을 제공한다. 더불어 X선 전달과정에서의 선량감소를 줄이기 위해 raw data 영역의 모델링에 기초한 산란선 교정을 시행한다. 이는 주선속 광자가 전달과정에서 흡수되는 현상을 최소화하여 결과적으로 검출기에 도달하는 선량을 증가시키는 효과를 준다(기존 MDCT에서는 검출기에 도달하기 전에 하드웨어적인 산란선 제거용 그리드에 의해 많은 양의 주선속 광자들이 흡수되어 SNR이 저하되며 이를 보상하기 위해선 노출의 증가가 필요하다). 그리고 active collimator는 helical scan 전과 후의 overradiation을 제거하는 기능을 한다.

Aquilion One Genesis와 Aquilion One Prism 모델은 80영상/초의 영상 재구성 속도를 가지며, Sure Start(bolus tracking), Sure Exposure 3D(관전류 자동 modulation), OEM(organ effective modulation; 방사선에 예민한 표면조직의 피폭감소를 위한 자동 장기기준 선량제어 소프트웨어(automated organ based current modulation), Multiview(영상 reformation 소프트웨어) 등의 소프트웨어가 장착되어 있다. 그 외 사용자의 편의성 증가를 위해 raw data를 이용한 reformation 기능인 Auto MPR과 quick review 소프트웨어인 Insta view, Sure Position 등이 있다.

주컴퓨터 시스템으로는 제논 CPU와 32GB RAM의 메모리, 3.3TB 용량의 하드디스크(image & raw data 저장)가 장착되어 있으며 그 외 CD와 DVD-RW 타입의 보조저장장치와 19인치 LCD 모니터가 구비되어 있다.
Aquilion One Prism의 공간분해능은 0.17mm이며, 최대 1.5 pitch의 helical 스캔이 가능하다. Aquilion One Vision 또는 Aquilion One Genesis 모델의 경우 14.5lp/cm at 2% MTF, 8.0lp/cm at 50% MTF의 공간분해능을 갖는다. 그리고 대조도분해능은 6.5mGy의 $CTDI_{vol}$에서 3mm@0.3%, 16mGy의 $CTDI_{vol}$에서 2mm@0.3% 수준을 갖는다.

2) 영상 재구성 기법

ConeXact reconstruction algorithm은 320개의 detector row로 구성된 Aquilion One CT 시리즈의 16cm wide coverage CT(wide cone beam; wide detector CT; Aquilion One 시리즈의 경우 15° cone angle)에서 발생되는 cone beam artifact와 Z-축 방향의 CT number 불균일성을 극복하기 위해 개발된 알고리즘이다.

그리고 업그레이드 버전인 Volume ConeXact과 Volume ConeXact plus 재구성법은 GE사의 VHD 재구성법(volume high definition reconstruction)과 유사한 균일도 교정(uniformity correction)이 포함된 high quality mode의 재구성 기법이다.

캐논 메디컬의 Aquilion 시리즈에는 raw data 영역과 image data 영역에서의 통계적 반복 재구성법(statistical iterative reconstruction; SIR)인 AIDR 3D Enhanced(adaptive iterative dose reduction 3D enhanced; AIDR의 업그레이드 버전)가 장착되어 있다. 특히, Aquilion 후기 모델에는 FIRST(forward projected model-based iterative reconstruction solution)가 장착되어 있다. 이는 forward projection이 추가된 모델기반 IR법이다.

그리고 Aquilion One Prism 모델에서는 AiCE(advanced intelligent clear-IQ engine; 2019년 북미방사선의학회 발표) 또는 PIQE(precise IQ engine; 2021년 북미방사선의학회 발표)에 의한 인공지능 기반의 딥러닝 영상 재구성법(deep learning image reconstruction; DLIR; DLR)이 탑재되어 있다. 이에 대한 내용은 6장을 참조하기 바란다.

그림 4-42는 Aquilion One Prism 모델에서 100kVp를 사용하고 DLIR 기법으로 얻은 0.5mm 두께의 영상이다. 흉부 영상의 CTDI 와 DLP는 각각 0.6mGy와 24.7mGy·cm이다. 그리고 복부 영상은 관전류 자동 조절기능(tube current dose modulation)을 적용한 상태에서 얻어졌으며, CTDI 와 DLP는 각각 2mGy와 146mGy·cm이다. 이는 AIDR 3D에 비해 20%의 선량이 감소된다.

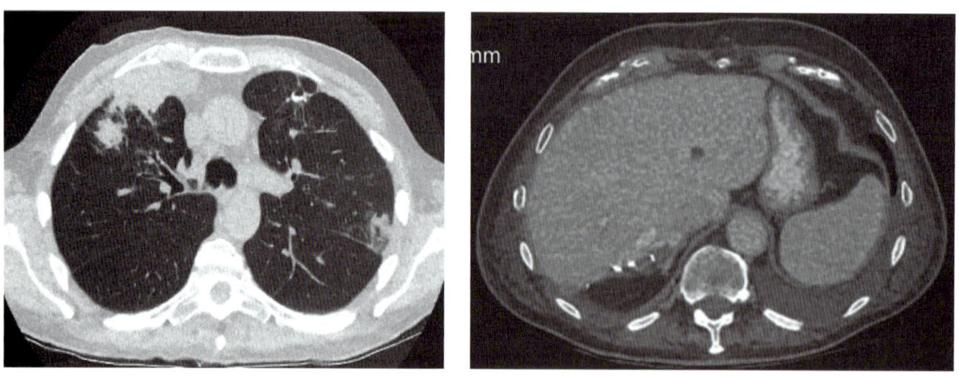

그림 4-42 DLIR 기법으로 재구성된 흉부와 복부 CT영상(캐논 메디컬 Aquilion One Prism)

3) Cardiac 및 dual energy, functional imaging

(1) Cardiac CT

Cardiac CT의 경우 ECG dose modulation 외에 SureCardio prospective(전향적 ECG triggered sequences)과 SureCardio scan(후향적 ECG gated helical scans), percentage triggering 또는 inverse triggering 기능이 장착되어 있으며, 자동적으로 적정 phase(이완기 후기, 수축기 후기)를 감지하는 PhaseXact이 사용 가능하다. 이를 통해 약 2mSv의 저선량인 단일 노출(single-shot)로 심혈관 영상화나 저선량 역동적 영상화를 통해 상세한 혈류량 정보의 구현이 가능하다.

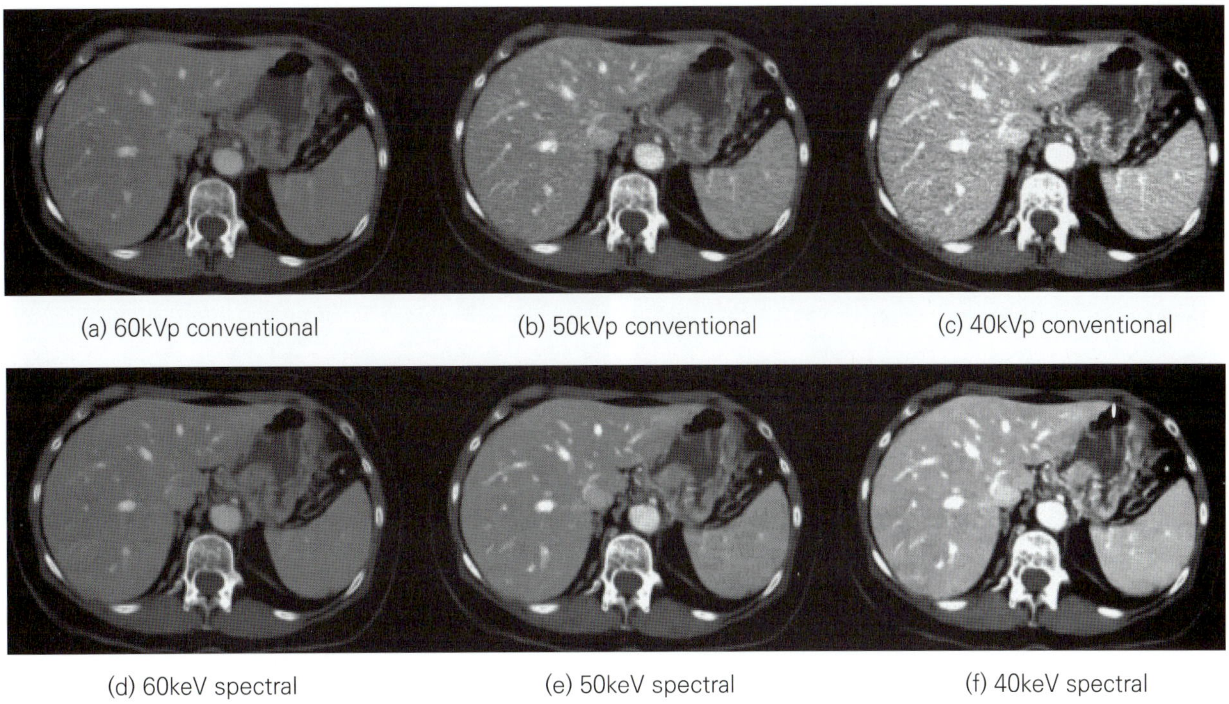

그림 4-43 저에너지의 단일에너지 스펙트럴 영상(d-f)과 일반 관전압 영상(a-c)의 비교 (캐논 메디컬 Aquilion One Prism)

(2) Spectral CT(DECT)

Aquilion One Prism은 고속의 kVp 스위칭을 이용한 이중에너지 스캔을 시행하며, AI 기반의 딥러닝 스펙트럴 재구성을 통해 영상을 재구성한다(딥러닝 스펙트럴 영상화).

그림 4-43은 Aquilion One Prism 모델에서 얻은 저에너지 스펙트럴 영상(d-f)과 일반 관전압 영상(a-c)의 비교한 것이다. 저에너지 스펙트럴 영상에서 조영증강된 조직의 가시능이 향상된다.

(3) 기능적 영상화(functional imaging)

단일 에너지(single energy)를 사용하며 raw data에 기초한 SEMAR(single energy metal artifact reduction)과 뇌동맥류, 기도 및 기관지의 동적인 움직임, 관절의 움직임 범위 및 각도 파악 등 정량적 분석이 가능한 기능적 영상화(4-D functional imaging)가 가능하다.

그림 4-45의 (a)는 심장의 순환주기에 따라 뇌동맥류가 변화하는 모습을 3차원 영상을 통해 얻어냄으로써 뇌동맥류의 파열 여부 등 위험도를 분석하는 4차원적 뇌동맥 형태 분석 영상이며, (b)는 관절 움직임의 범위나 각도를 정량적으로 분석하는 4차원 정형외과적 분석 영상이다. 그리고 (c)는 호흡 주기에 의한 기도 및 기관지 움직임을 동적으로 나타내는 4차원적 기도 분석영상이다.

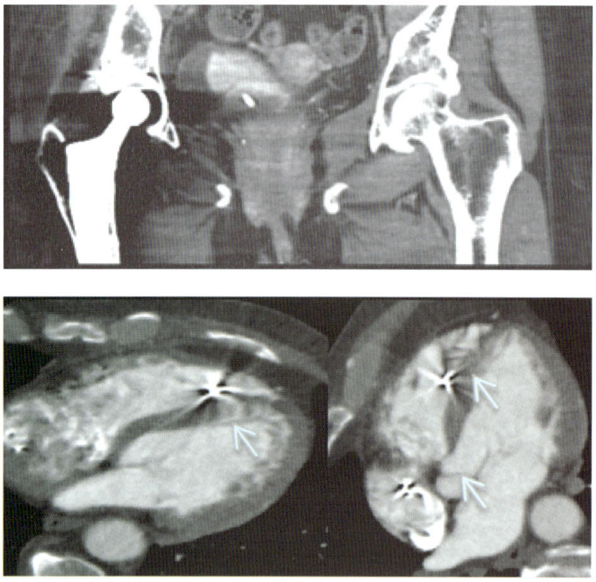

(a) SEMAR 비적용

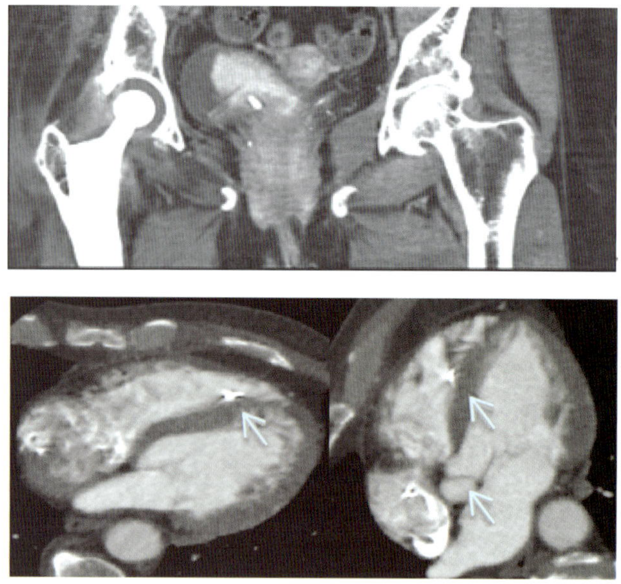

(b) SEMAR 적용

그림 4-44 Single energy metal artifact reduction(SEMAR) 적용 CT영상(캐논 메디컬)

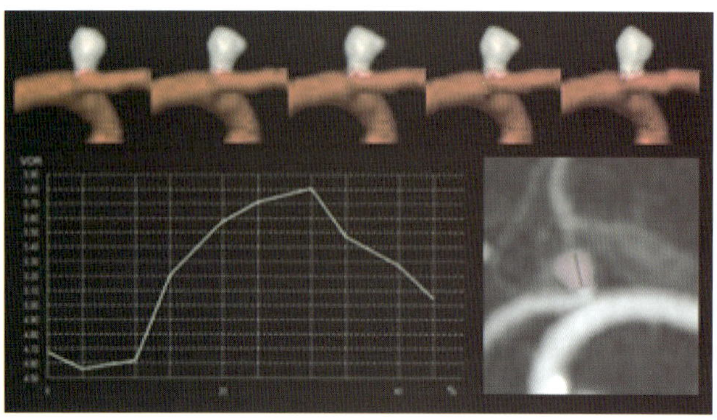

(a) 뇌동맥의 4-D 형태학적 분석

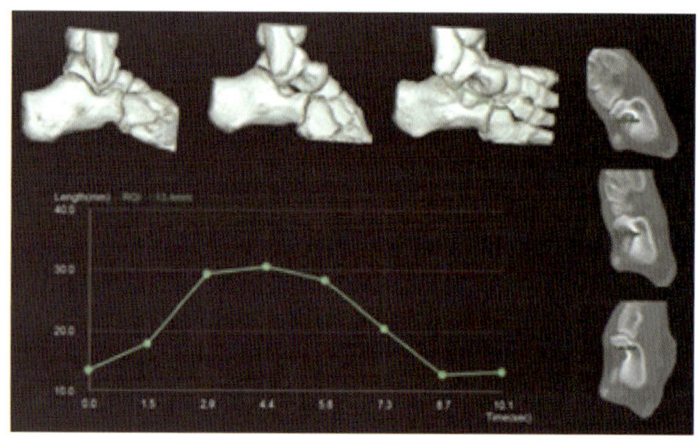

(b) 정형외과적 4-D 분석

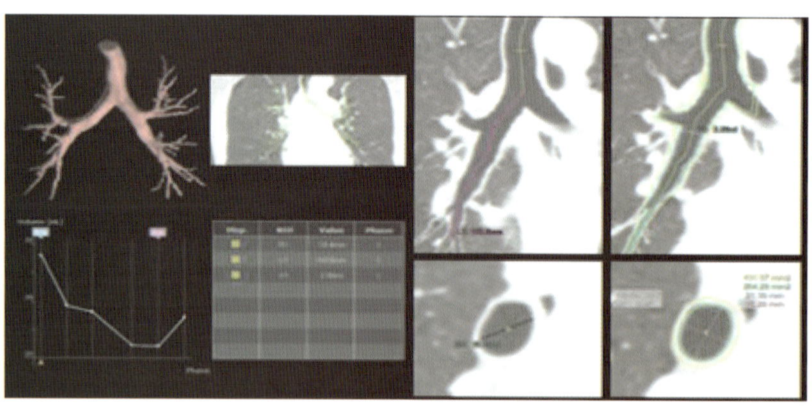

(c) 기도의 4-D 분석

그림 4-45 4차원적 기능 CT영상(캐논 메디컬의 Aquilion One Prism)

4) 영상품질 특성

Aquilion One Vision과 Aquilion One Genesis 모델의 공간분해능은 50% MTF에서 8lp/cm, 2% MTF에서 14.5lp/cm의 수준을 보인다. 그리고 통계적 반복 재구성법인 AIDR 3D를 적용한 상태에서 20cm의 CATPHAN 팬텀을 10mm의 슬라이스 두께로 재구성한 영상의 대조도분해능은 2mm@0.3%@16.2mGy $CTDI_{vol}$ 또는 3mm@0.3%@6.5mGy $CTDI_{vol}$ 수준을 나타낸다.

9. Photon-counting detector CT(PCD-CT)

2021년 11월 북미방사선의학회 학술대회(RSNA meeting)에서 15년의 연구결과로 Naeotom Alpha라고 불리는 지멘스의 photon-counting CT가 소개되었다. Photon-counting CT는 현재 MDCT에 사용되는 solid-state 섬광체 검출기와 근본적으로 다른 방식의 검출기를 사용하여 데이터를 측정하고 처리한다.

기존 MDCT의 검출기는 흡수된 X선이 섬광체(scintillation crystal)에서 빛 신호로 변환된 후 각 검출소자의 뒤에 부착되어 있는 광다이오드에 의해 전기신호(아날로그 신호)로 변환되는 2단계의 과정을 갖는다. 광다이오드에 의해 변환된 낮은 레벨의 아날로그 신호는 전자적 노이즈에 민감하며 미래의 잠재적 선량감소를 제한하는 요소로 작용한다. 그리고 solid-state 섬광체 검출기의 공간분해능을 현재 수준보다 유의하게 향상시키는 것은 쉽지 않다.

2단계의 변환과정으로 수천의 X선 광자로부터 만들어진 빛 신호는 노출시간에 걸쳐 축적되고 전체로서 측정되는데, 이로 인해 입력신호의 스펙트럴 정보에는 손실이 발생된다. 반면에 photon-counting CT는 single 광자를 분리하고 에너지 레벨의 평가를 가능하게 하며, cadmium telluride crystals(detector 물질)을 이용하여 X선 광자가 전류로 직접 변환되어 영상화되는 1단계의 변환처리를 통해 높은 선량효율을 얻는다. 즉, 섬광체가 없이 반도체(semi-conductor) 검출기에 X선이 조사되면 전하구름(charge cloud)이 발생되는 현상을 이용하여 영상화가 이루어진다. 이는 검출기와 영상화 체인에서의 전자적 노이즈를 제거할 수 있으며(50%의 선량감소 효과) 저선량으로 고공간분해능의 영상 제공을 의미한다. 이러한 photon-counting CT는 전자적 노이즈가 제거되고 고공간분해능과 고유의 스펙트럴 정보를 가진 CT데이터를 제공함으로써 기존의 CT검출기의 한계를 극복할 수 있는 잠재력을 갖고 있다.

지멘스의 Naeotom Alpha photon-counting CT의 하드웨어적 특징으로는 2개의 Vectron X선관과 2개의 QuantaMax photon-counting detectors를 장착하며, 57.6mm(144×0.4mm)의 Z-coverage를 갖는다. 하지만 ultra-high resolution(UHR)을 채택할 경우엔 24mm(120×0.2mm)로 축소된다. 그리고 최대 288개(144개×2)의 영상을 획득할 수 있다. Generator의 최대 출력은 각각 120kW이며, 1,300mA의 최대 관전류와 90, 120, 140kVp(Sn100, Sn140Kv)의 관전압 설정이 가능하다. 그리고 시간분해능은 66ms이며, UHR mode에서는 0.11mm의 공간분해능(in-plane resolution)을 갖는다.

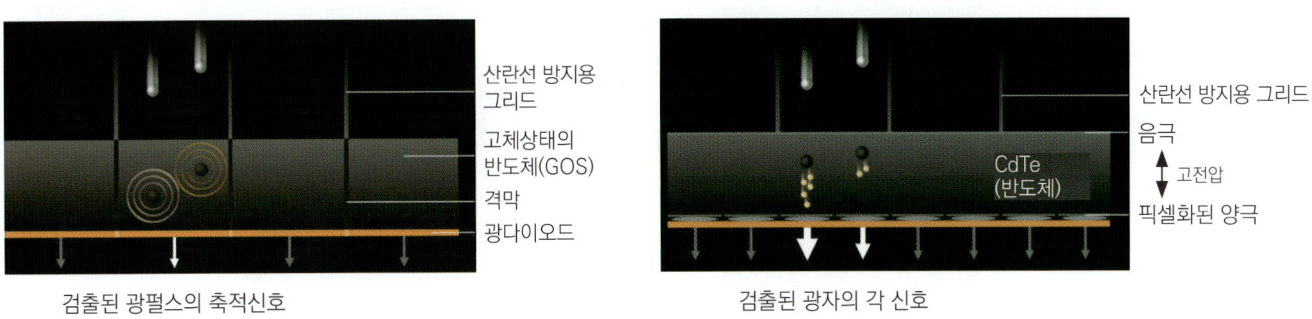

(a) Conventional solid-state 섬광체 검출기　(b) Photon-counting detector

그림 4-46 Solid-state 섬광체 검출기와 photon-counting detector의 구조 비교

초기의 photon-counting CT의 임상적 적용은 관상동맥 석회화를 비롯한 cardiac CT에 주로 집중될 것으로 보인다. 그러나 Naeotom Alpha는 칼슘으로 인한 아티팩트에 영향을 받지 않고 혈관 내강을 관찰하는 가상의 non-calcium 영상획득도 가능하다.

지멘스의 최초 photon-counting CT인 Naeotom Alpha는 250ms의 회전속도와 66ms의 시간분해능을 갖는 dual-source CT이다. 이는 어떠한 심박동수를 가진 환자의 스캔도 지원되며 고해상능과 양질의 spectral CT영상의 획득이 가능하다. 또한 혈액종양학과 호흡기 내과적 영상 적용이 가능하다. 그리고 업무 편이를 위한 원격 조종과 모니터링이 가능하며, Syngo Carbon enterprise 영상화 플랫폼, 인공지능(AI) 기반의 업무 소프트웨어인 MyExam Companion(검사 및 진단과정을 사용자에게 안내하여 환자와 검사간 소통을 자연스럽고 쉽게 하는 소프트웨어), GO technologies(테블렛이나 워크스테이션을 통해 환자 설정, 영상분배 및 저장, 판독의 모든 검사과정을 표준화하고 단순화하는 기술), AI Rad Companion 소프트웨어(정상과 비정상을 감별하고 계수화하는 자동화된 영상후처리 알고리즘으로 빠르고 정확한 진단을 위해 판독내용을 진단 컨텍스트에 둠)를 장착하고 있다.

그림 4-47의 (b)는 표준 프로토콜을 적용하여 스캔된 0.4mm 슬라이스 두께와 0.24mm의 in-plane resolution을 갖는 영상이다. 우수한 선량효율로 모든 해부학적 부위에서 미세구조를 평가할 수 있는 높은 디테일의 영상을 제공하며, 전자적 노이즈의 제거로 얻어지는 향상된 SNR은 선량 감소와 저선량 프로토콜의 적용을 가능하게 한다. 이는 스크리닝 스캔에서도 후향적 스펙트럴 평가를 통한 부수적인 판독이 가능하게 한다.

(c)는 cardiac CT영상의 예이다. 기존 cardiac CT에서의 고해상능 영상의 한계는 0.6mm 슬라이스 두께이다(comb filters의 사용이 없는 경우). 하지만 Naeotom Alpha에서는 선량효율의 향상과 66ms의 시간분해능과 함께 슬라이스 두께가 0.4mm로 줄어든다. 이는 좁은 관상동맥 디테일의 관찰과 플라크 평가에 많은 도움이 된다.

그리고 (d)는 장치에서 자동으로 생성하는 spectral CT의 단색에너지 영상이다. Liver 위주의 영화같이 렌더링된 영상이며 과관류의 악성 병변이 관찰된다. 모든 스캔에서 Naeotom Alpha는 스캔 파라메터와 독립적인 단색에너지 영상을 제공한다. 우수한 시간분해능과 공간분해능이 결합된 spectral CT영상은 각 사례별로 영상 특성을 적정화시킬 수 있다. 이는 판독자에게 일관성과 비교가능성에 타협하지 않고 환자의 필요성에 맞추어진 검사를 할 수 있게 하며, 이상적인 단색에너지 영상을 이용하여 당면한 임상문제 해결을 위해 스캔을 분석, 평가, 비교할 수 있도록 한다.

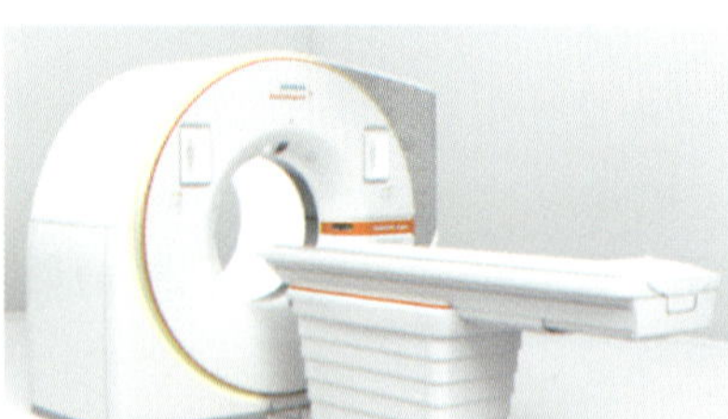

(a) 외관

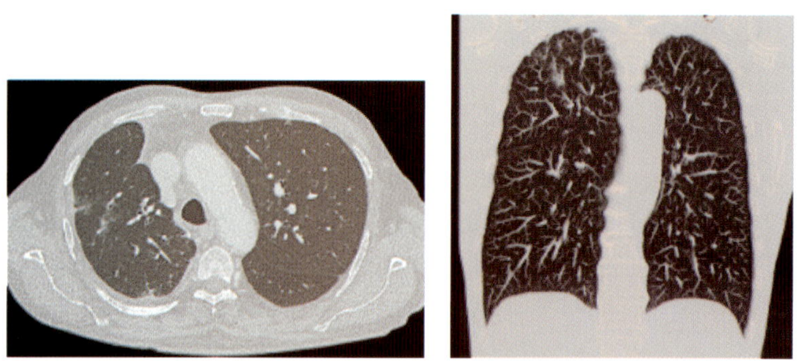

(b) 저선량의 고해상능 폐CT

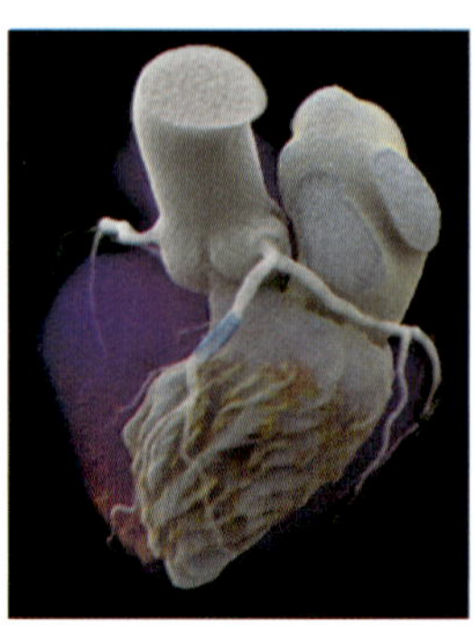

(c) Cardiac CT영상

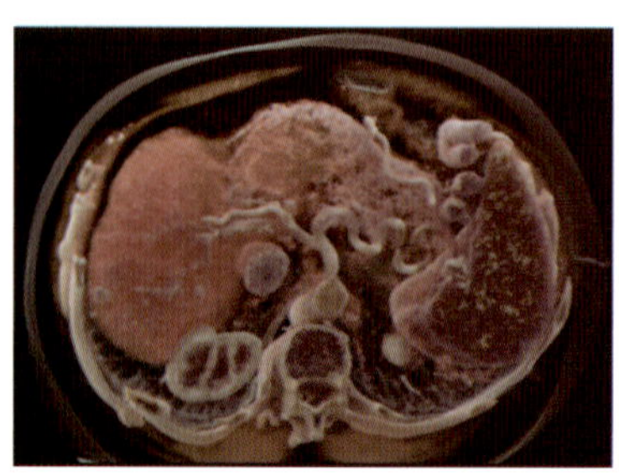

(d) 단색에너지 영상

그림 4-47 지멘스의 photon-counting CT영상들((b)와 (d): Erasmus Medical Center, Rotterdam, The Netherlands, (c): Centre Cardio-Thoracique, Monaco, MC)

CHAPTER 05

CHAPTER 05

MDCT 영상의 형성 (image formation)

1. Scan projection radiography(topography)

Scan projection radiography는 CT검사 시 횡단면 스캔(axial scan)을 시행하기 전에 X선관과 검출기가 고정되어 있는 상태에서 환자 테이블이 일정한 속도로 이동되면서 스캔이 이루어지며, 1.25mm 크기 정도의 effective aperture가 주로 사용된다. 그리고 테이블 이동속도는 10cm/sec, 최대 이동거리는 160cm 정도이다.

Scan projection radiography는 slit beam의 형태로 스캔이 행해진다. 일반적으로 흉부나 복부CT에서는 frontal(AP 또는 PA) projection, 두부나 척추CT에서는 스캔의 각도를 부여하기 위해 lateral projection의 스캔이 시행된다. 하지만 더욱 정확한 재구성 영역을 지정하거나 선량 적정화를 위한 dose modulation 기법을 적용하고자 할 경우 lateral projection과 frontal projection 영상을 동시에 얻기도 한다.

Topogram, scannogram으로도 불리는 scan projection radiograph는 주로 스캔 범위와 display FOV 설정을 목적으로 얻으며, 장치 제조사에 따라서 scout 영상, pilot view, surview로도 명명된다.

Scan projection radiograph는 필터보정 역투영법(FBP)으로 재구성(reconstruction)되는 횡단면 영상과는 달리 피사체의 감약 정도에 따라 프로세서에서 부여되는 디지털 신호의 그레이 스케일 값을 이용하여 영상이 구성(construction)된다. 즉, scan projection radiograph의 형성과정은 검출기에서는 환자를 투과하여 감약된 X선 신호를 받아 빛신호로 변환된 후 광증배관(또는 다이오드 어레이)에서 아날로그 형태의 전기신호로 변환되고, 데이터 획득시스템(DAS)로 보내져 디지털 신호로 변환되고 프로세서로 전달된다. 프로세서에서는 이에 그레이 스케일을 부여하여 모니터에 나타낸다.

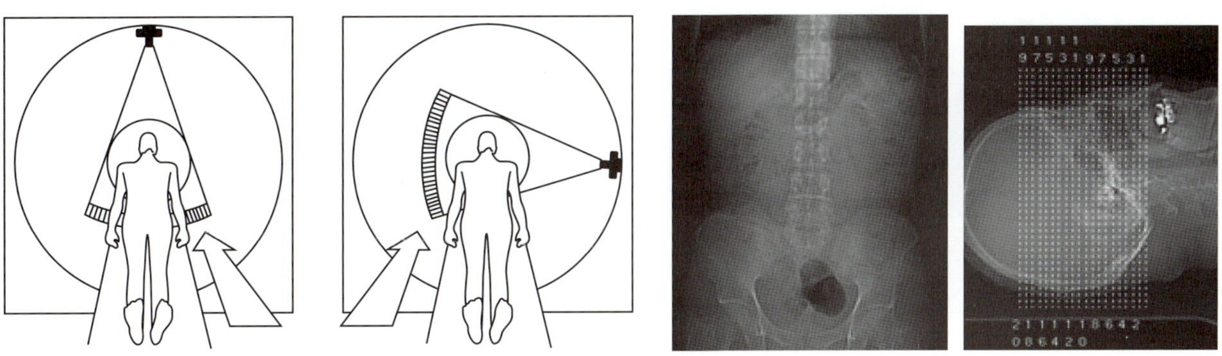

(a) X선관과 검출기: 고정, 테이블: 등속도 운동

(b) Frontal 및 lateral 영상

그림 5-1 Scan projection radiograph

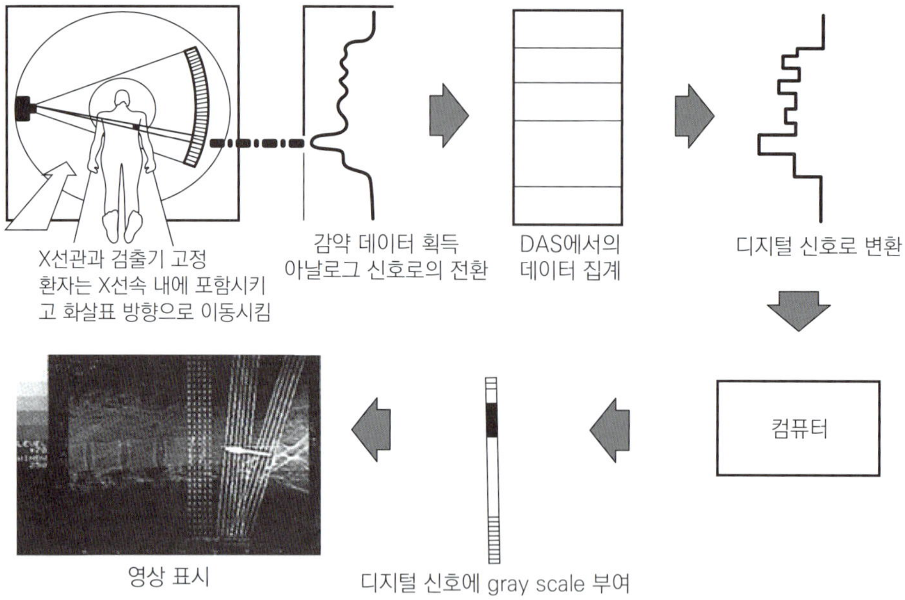

그림 5-2 Scan projection radiograph의 형성 과정

2. Axial 영상과 노이즈 필터링

1) Projection과 sinogram

일반적인 CT스캔에서는 X선이 360° 회전하는 경로를 따라 조사야(scan field)에 위치된 해부학적 구조물을 연속적으로 투사된다. 피사체를 투과한 X선의 강도(감약 프로필)은 X선관과 함께 회전하는 검출기에서 측정된다. 이때 투사되는 방향에서의 ray의 합(ray-sum)을 projection(투영)이라 하며, 모든 projection이 합하여 이루어지는 데이터를 sinogram이라 한다. 그림 5-3은 projection과 sinogram을 나타낸 것이다. MDCT에서의 영상당 projection 수는 1,100-2,460개 정도이다.

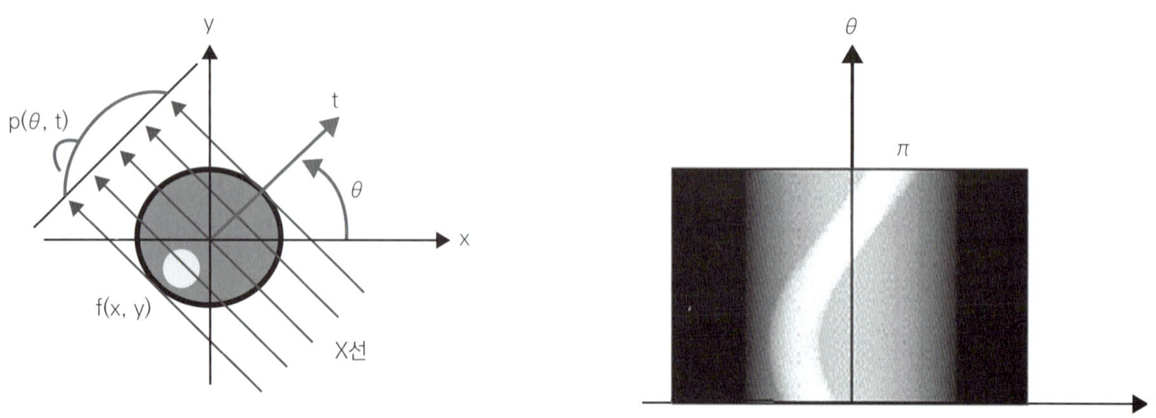

그림 5-3 Projection(좌)과 sionogram(우)

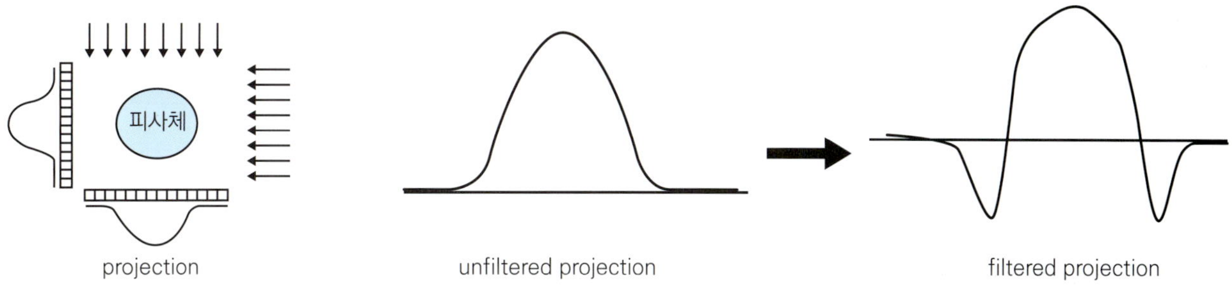

그림 5-4 Unfiltered projection과 filtered projection

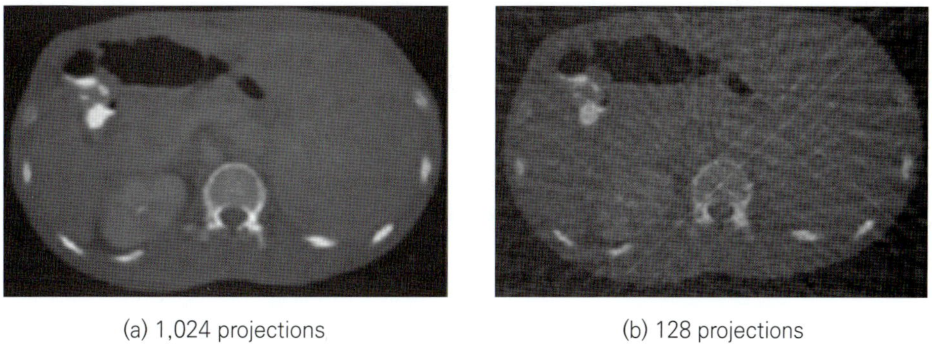

그림 5-5 Projections 수와 영상품질(공간분해능과 노이즈)

2) 연속적인 회전을 통한 각 방향에서의 감약 프로필의 획득

임상에서 주로 사용되는 3세대 CT장치는 넓은 부채꼴 선속을 사용하며 X선관과 검출기가 동시에 회전하는 scanning geometry를 채택하고 있다. 즉, 그림 5-6과 같이 X선관과 검출기의 연속적인 회전으로 각 방향에서의 감약 프로필을 획득한다. 한 영상당 1,800개의 projection을 얻는 CT장치를 예로 들면 0.2°씩 변화된 위치에서 하나의 projection을 얻는 셈이 된다.

Normal 스캔 모드(360°의 회전)의 적용 시 MDCT의 X선관 회전속도는 0.35-0.6초 정도이다. 그러나 0.6초 회전시간의 선택은 0.35초 스캔에 비해 검사 소요시간을 증가시킨다.

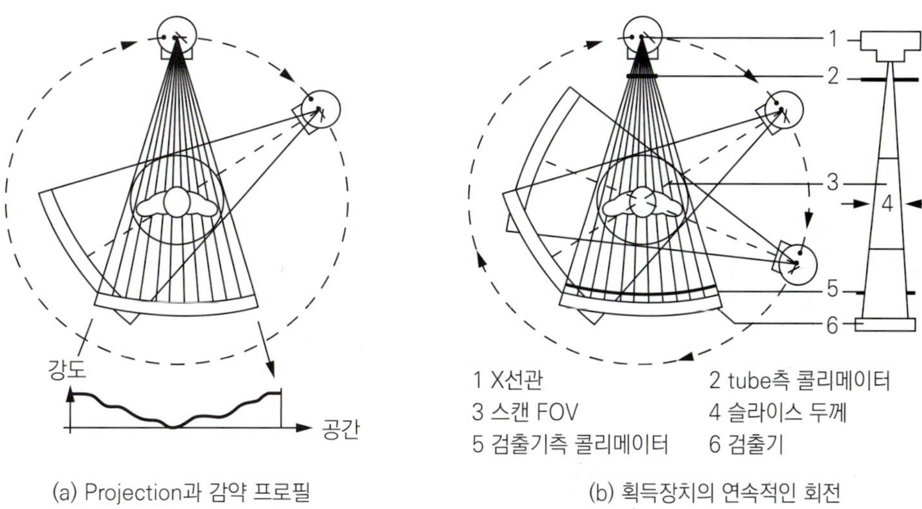

그림 5-6 연속적인 회전을 통한 각 방향에서의 감약 프로필 획득

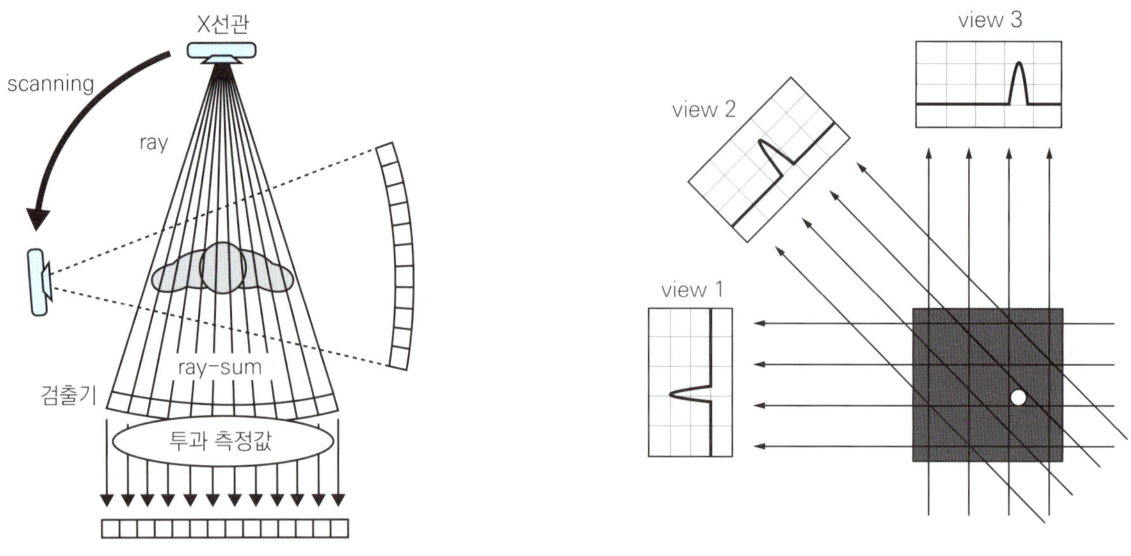

그림 5-7 Ray-sum과 view

3) 총 투과 측정값

CT에서 데이터 획득의 첫 단계는 스캔이다. X선관과 검출기는 데이터 획득을 위해 환자 주위를 회전하면서 각 위치에서 환자를 투과한 X선을 측정해 낸다. 그림 5-7에 나타낸 바와 같이 한 방향의 ray의 합을 ray-sum이라 하며, 이는 projection과 동일한 의미로 사용된다.

투과 측정값(measurement data)은 수백 개가 넘는 ray-sum에 의해 만들어지며, 이는 컴퓨터로 보내져 raw data로서 보관된다. 그리고 각 위치에서의 투과 측정값은 소스에서의 X선 강도를 검출기에서의 X선 강도로 나누어 얻을 수 있으며, 하나의 영상 형성을 위한 총 투과 측정값(raw data 세트)은 view수와 각 view에서의 ray-sum 수를 곱하여 얻을 수 있다. 즉, 360° 회전 방식에서 하나의 view가 800 ray-sum이고 1,000개의 views를 얻는 CT의 경우 raw data 세트는 800,000 ray-sum이 된다. 그리고 각 방향에서의 projection이 합하여 이루어지는 데이터를 sinogram이라 한다.

4) Axial 영상의 형성

(1) 감약 데이터(measurement data)의 획득

DAS는 data electronics와 동일한 의미로 사용되며 소형의 IC 보드(integrated circuit boards)로 구성되며, 검출기에 도달한 X선 데이터를 증폭하여 디지털 신호로 변환시키고 컴퓨터(프로세서)로 보내는 역할을 한다.

CT의 데이터 획득과정은 검출기에서 환자를 투과한 감약 X선을 측정하여 섬광체에서 빛 신호로 변환되어 DAS로 보내진다. DAS는 빛 신호를 광증배관(photo-multiplier tube)을 통해 아날로그 형태인 전기신호로 바꾼다. 그리고 아날로그디지털변환기(ADC)에서 이를 디지털 신호로 변환하여 컴퓨터 메모리에 전송한다. 다시 말하면, DAS 내에서 감약 데이터를 전기적인 에너지로 변환시키는데 이러한 전기신호는 너무 약해서 전치증폭기(pre-amplifier)에서 증폭과정을 거친다. 그 후 데이터는 대수변환(logarithmic conversion)이 이루어진다. 대수변환은 측정 데이터가 두께를 갖는 감약 데이터로 변화되는 것을 의미하며, 이는 영상전처리의 중요한 부분이다. 이 과정은 대수증폭기에서 행해지며, 이러한 과정을 거친 데이터는 ADC에서 디지털화되어 컴퓨터로 전송된다.

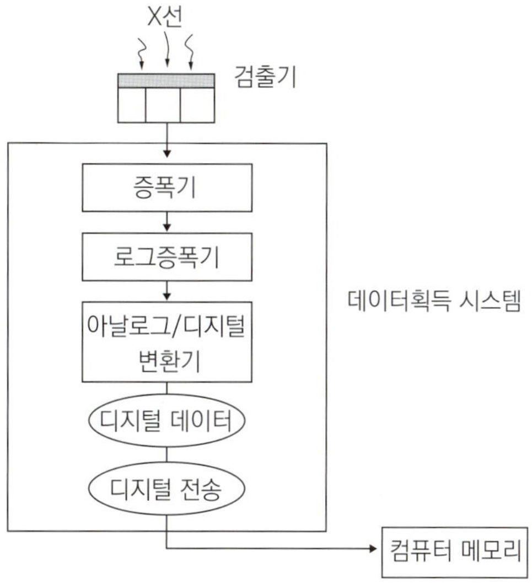

그림 5-8 DAS(데이터 획득 시스템)의 구성도

DAS에서 측정되어 영상 재구성의 기초가 되는 데이터를 감약 데이터라고 한다. 하나의 영상을 형성하기 위한 총 감약 데이터는 유효검출소자(active detector element) 수에 초당 샘플링수를 곱하여 얻을 수 있다.

예를 들면, 유효검출소자가 852개이며 초당 샘플링수가 984개인 CT장치에서 50cm의 scan FOV를 사용하여 1초의 X선관 회전시간으로 복부 스캔을 시행한다면, 한 영상당 프로세싱되는 총 감약 데이터량(raw data량)은 852×984×1 = 838,368이 된다.

(2) 샘플링(sampling)

① 샘플링의 정의

검출기는 환자를 투과한 후 도달된 선속 강도를 측정하고 projection data의 샘플링을 시행한다. CT에서의 샘플링이란 컴퓨터에서의 영상 재구성을 위한 데이터를 생성하는 과정을 의미한다. 이는 view sampling으로 명명되기도 하며, radial sampling(최종 영상의 공간주파수 성분을 좌우함)과 angular sampling으로 구분된다. 만일 데이터 획득 과정에서 충분한 샘플링이 이루어지지 않으면 aliasing artifact(일그러짐)가 재구성된 영상에 나타난다. 이러한 문제를 예방하고 영상 재구성을 위한 데이터 획득 과정에서의 샘플링수를 증가시켜 영상품질을 향상시키기 위해서는 다음의 방법들이 사용되어 왔다.

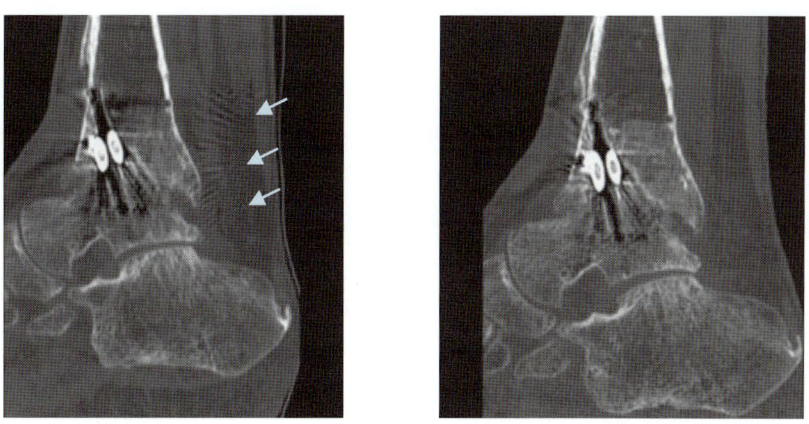

(a) Conventional sampling (b) Improved sampling

그림 5-9 샘플링수 증가로 인한 아티팩트 감소 영상(Dennis Foley)

얇은 슬라이스 두께를 채택함으로써 샘플링에 연관된 aliasing artifact를 줄이며, 밀폐형 검출기(closed packed detectors)를 채택하여 view당 더욱 많은 샘플링을 가능하게 하고 스캔당 얻어지는 총 측정값을 증가시킨다. 그리고 Z-방향의 이중 샘플링을 제공하는 Z-sharp technology(Z-flying focal spot technology)와 검출소자 크기의 1/4 만큼 차이를 두고 검출기를 배치시키는 방법인 Quarter detector offset(Quarter offset method; 7장의 공간분해능 영향인자에 자세히 설명되어 있음)을 통해 샘플링 효율을 향상시킨다.

② MDCT 샘플링 기술

고공간분해능의 영상을 얻기 위한 MDCT의 샘플링은 DAS, X선관, 검출기 시스템에 직접적인 영향을 받는다. 이를 위해서는 DAS, X선관, 검출기의 모든 구성품이 통합되어 디자인되고 서로 지렛대의 역할을 수행해야 한다.

샘플링 기술의 향상을 위해선 많은 샘플링수(views/revolution/element)를 가져야 한다. 샘플링수가 많은(빠른 샘플링) MDCT의 DAS는 샘플링의 균일성을 향상시키고 피사체 위치의 부정확성을 감소시킴으로써 경계부가 잘 보존되고 공간분해능이 향상되기 때문이다.

MDCT의 공간분해능 향상을 위한 방법의 또다른 하나는 선량의 증가없이 추가적 정보를 얻는 동안 동일한 피사체를 다방향에서 관찰할 수 있도록 샘플링 패턴을 변화시키는 것이다. 이는 X선관 초점의 방향 전환(굴절)을 통해 이루어질 수 있다. 즉, dynamic focal spot 기법과 같이 초점의 위치를 약간 변화시킴으로써 검출소자들이 다른 view angle에서 동일 피사체의 추가적인 정보를 얻게 하는 것이다. 이는 피사체의 위치를 더욱 정확히 파악함으로써 고해상능의 영상을 제공한다. 검출소자들이 다른 view angle에서 추가적인 명확한 샘플을 갖도록 하여 영상 재구성에 이용되는 정보량을 증가시키는 것도 이와 유사한 방법이다.

그리고 많은 view를 얻기 위해서는 각 view의 통합에 적은 시간을 소비하는 것이 필요하다. 즉, 통계적 IR기법과 같은 노이즈 감소 영상 재구성 기법의 사용은 고해상능 샘플링을 쉽게 하는 장점을 갖는다. 또한 매우 빠른 속도의 검출기(예, Gemstone, Stellar 검출기 등)는 DAS의 샘플링을 신속히 하는 장점을 갖는다. 검출기의 빠른 decay time(primary speed)과 적은 잔광 특성은 적절한 샘플링과 고해상능 영상의 획득을 가능케 한다.

이러한 적절한 샘플링 디자인을 갖춘 MDCT의 경우 흐림 현상(azimuthal blurring)과 aliasing artifact를 감소시키고, FOV 내의 모든 부위에서 해상능이 증가되어 영상의 공간분해능(in-plane resolution)을 향상시키는 임상적 효과를 얻게 된다.

(3) 아날로그 신호의 디지털 변환

① 아날로그 신호의 디지털 변환과정

검출기에서 출력되는 신호는 아날로그 형태이다. 이와 같은 아날로그 정보원에 대한 디지털 처리의 첫번째 과정은 아날로그 신호를 디지털 신호로 변환하는 것이다. 디지털 신호는 시간이 흐름에 따라 진폭이 이산적인 값을 갖는 신호로 정의된다.

아날로그 신호의 디지털 변환은 3개의 분리된 과정을 통해 이루어진다. 즉, 시간축 상에서의 이산화 조작인 표본화(sampling), 진폭값을 일정한 이산값으로 변환시키는 과정인 양자화(quantization), 그리고 양자화된 디지털값을 일정한 법칙에 따라 이진부호로 바꾸는 부호화(coding) 과정이다. 일반적으로 양자화와 부호화는 동일한 집적회로에서 수행된다.

아날로그 신호의 디지털 변환과정을 설명하려면 적분을 생각하면 이해하기 쉽다. 어떤 신호가 입력되면 적분에서는 구간을 생각한다. 아날로그/디지털 변환기(AD convertor)에서 적분의 구간에 해당되는 것이 샘플링 타임에 해당한다. 즉 적분에서 구간을 잘게 나눌수록 원래의 함수의 체적을 정확히 구할 수 있듯이 아날로그 디지털 변환기에서도 표본화 시간이 빠를수록(표본화 간격이 좁을수록) 정확한 신호 값을 얻는다.

Nyquist 정리에 의하면, 아날로그/디지털 변환에서 입력 아날로그 신호에 포함된 최대주파수의 2배 이상이 되는 주파수로 샘플링을 시행하면 노이즈가 없는 원래의 신호를 재현할 수 있다. 따라서 고주파 신호(음성보다 비디오 신호가 고주파임)일수록 고속의 아날로그/디지털 변환기가 요구된다.

다음의 과정은 짧은 표본화 간격으로 이산화된 값들이 어떤 단계에 해당하는지를 알아야 한다. 아날로그 영상신호가 입력될 때 표본화에 의해 어느 한 시점의 아날로그 값을 얻으며, 이와 정확히 일치하는 디지털 값으로의 변환은 사용하는 아날로그 디지털 변환기의 비트 수(bit depth)에 의해 결정된다. 예를 들어, 8비트 아날로그 디지털 변환기를 사용하면 28(8: 비트 수)에 의해 256 단계의 신호로 구분할 수 있다. 즉 표본화한 값을 컴퓨터가 알 수 있는 이진수로 표시되는 디지털값으로 나타내기 위해서 샘플링한 값을 아날로그 디지털 변환기의 단계에 매칭시켜는 작업을 해야 하는데 이 과정을 양자화라고 한다. 이때 아날로그 디지털 변환기가 갖는 출력 이진수의 비트 수가 많을수록 아날로그 디지털 변환기의 해상능이 높다고 말하며, 해상능이 높다는 것은 양자화 단계가 더욱 세분화되어 원래의 신호에 더욱 가까운 디지털값을 갖는 것을 의미한다.

마지막 과정은 양자화에 의해 어느 단계의 값인지 알았으면 부호화를 해야 한다. 부호화란 아날로그 디지털 변환기에 의해 나누어진 단계 값을 이진화 하는 작업이며 이러한 부호화 과정을 마쳐야만 비로소 컴퓨터에 디지털 값을 저장할 수 있다.

결론적으로, 아날로그 디지털 변환은 아날로그 신호에 대해 샘플링 주기의 결정, 양자화, 부호화의 과정을 거쳐 디지털 신호로 바꾸는 것이다. 그림 5-10은 이러한 3단계의 의미를 간략하게 나타낸다. 이렇게 변환된 디지털 신호는 여러 가지 필요한 영상처리 과정을 거치며 추후 영상 관찰을 위한 모니터 디스플레이를 위해선 디지털 신호의 아날로그 변환이 필요하다.

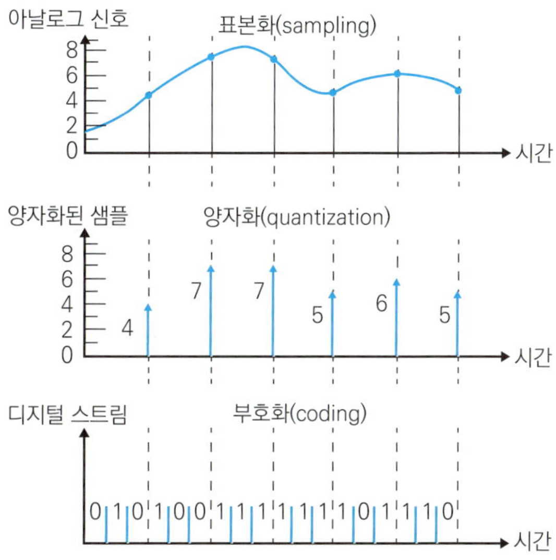

그림 5-10 아날로그 디지털 변환 과정

② 아날로그 디지털 변환기의 변환방식

CT에서의 아날로그 디지털 변환기는 특정 입력전압을 이진 표현의 디지털 값으로 바꾸는 전자소자를 의미한다. 병렬형의 고속 아날로그 디지털 변환기가 주로 사용되며, 입력전압을 모든 변환요소들에게 동시에 적용시켜 디지털 출력을 받아낸다. 이는 입력신호 범위가 좁은 신호(예를 들면, 비디오 신호)를 매우 빠른 속도로 디지털 처리하는데 적합하며, 빠른 속도로 인해 번개 아날로그 디지털 변환기(flash AD converter)라고 불린다.

CT장치에 8비트의 아날로그 디지털 변환기가 장착되어 있고 100MHz의 신호가 입력되는 경우를 예를 들어 변환과정을 설명하도록 한다.

우선 Nyquist 정리에 의해 샘플링 주파수는 최소 200MHz 이상이 되어야 한다. 그래야 다시 아날로그 신호로 변환할 때 원래의 신호를 복원할 수 있다. 주기= 1/주파수이므로 1/(200 × 1,000,000)= 0.000,000,005초에 한 번씩 값을 얻을 것이다. 또한 8비트이므로 양자화 레벨은 256(0-255 단계) 레벨이 된다. 이것은 영상의 검고 흰 정도를 256 단계로 나누어 놓은 것으로 생각하면 된다. 그리고 얻어진 영상의 한점의 값이 10이라는 레벨에 속한다면 최종적으로 이 값을 부호화하면 00001010(10 진수로 10)이라는 이진수의 디지털값으로 표시될 것이다.

(4) 영상의 전처리(pre-processing)

필터보정 역투영법의 예를 들면, DAS에서 획득된 감약 데이터(DAS 데이터)로부터 최종적인 횡단면 영상으로 변환되는 pipe-line 영상처리는 영상전처리, convolution, 역투영법의 3단계로 이루어진다(그림 5-11). 그 외 영상 후처리는 필요에 의해 부가적으로 행해진다.

영상전처리는 모든 디지털 영상장치에서 적용되는 처리이며 영상 재구성의 첫 단계이다. CT에서의 전처리는 각 projection으로 부터 얻어진 감약 데이터의 프로필 값을 필요한 형태로 변환시키는 기본처리이다. 이는 장치의 calibration file에 이미 수록되어 있는 데이터와 비교되어 행해진다. CT영상의 전처리에는 대수처리(logarithm), 표준화(normalization), offset과 calibration file의 교정, 그리고 선속경화현상(beam hardening effect)에 기인되어 물리학적으로 파생되는 신호강도의 편차를 수학적으로 교정하는 과정이 포함된다.

영상전처리 과정을 통하여 감약 데이터는 raw data(스캔 데이터)로 변환된다. Raw data는 image data에 비해 매우 많은 양을 갖고 있으며, 보조기억장치에 저장될 수 있고 추후의 영상 재구성을 위해 불러낼(retrieve) 수도 있다.

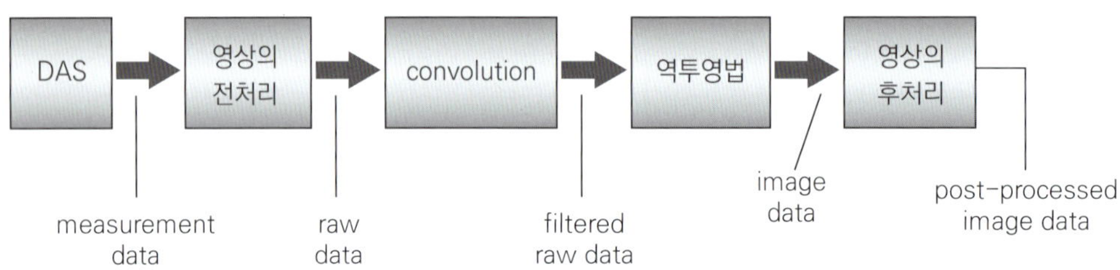

그림 5-11 FBP을 이용한 횡단면 영상의 형성 단계

(5) Convolution

Convolution은 필터함수(filter function)로써 감약 프로필을 합성하는 수학적인 프로세스이며, 이는 재구성 영상의 흐림을 제거하며 선명도(definition)와 노이즈에 많은 영향을 준다. Convolution에 사용되는 필터함수를 convolution kernel이라 하며 기본적인 형태는 그림 5-12와 같다. 필터함수는 원점이 양의 값(+)이고 그 밖은 음의 값(-)이며, 원점에서 멀어질수록 0으로 접근하는 형태를 갖는다.

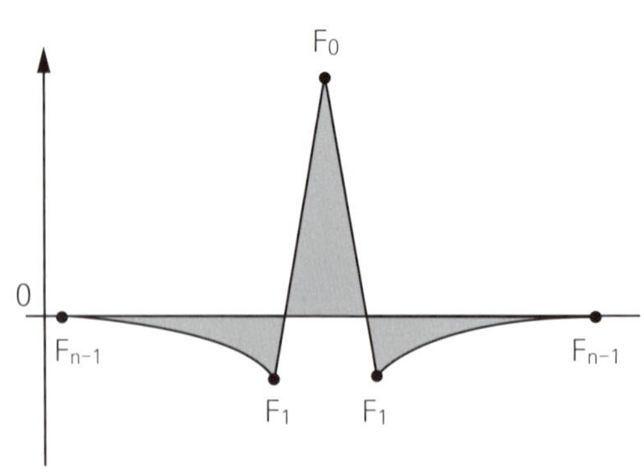

그림 5-12 Convolution kernel의 기본적인 형태

Convolution은 알고리즘(algorithm) 또는 필터링(filtering)이라고도 하며 공간영역(spatial domain)에서 픽셀값을 변형시키는 영상처리이다. 즉, 출력 픽셀값이 처리하고자 하는 입력영상 픽셀의 주위 작은 영역의 픽셀값에 의해 영향을 받는 로컬 프로세싱(local processing; local operation)의 일종이다. 수행되는 기본과정을 그림 5-13에 나타내었다.

출력영상에서 P_5의 새로운 값은 입력영상의 P_5 픽셀과 그 주위 픽셀들의 가중 평균값에 의하여 계산된다. 평균값은 convolution kernel이라고 하는 픽셀 그룹을 사용하여 계산되며, kernel에서의 각 픽셀은 하나의 가중요소(convolution 계수)이다. 일반적으로 kernel 크기가 3×3인 매트릭스가 흔히 사용되지만 필요로 하는 처리 형태에 따라서 다른 크기의 convolution kernel이 사용될 수 있다. 이런 경우에는 가중요소 역시 달라진다.

Convolution 수행을 위해선 입력영상의 각 픽셀과 인접 픽셀들 그리고 convolution kernel 모두가 해당되는 출력 픽셀값을 계산하는데 이용된다. 다시 설명하면, 각 픽셀의 값(이는 각 감약 프로필의 값이라고 생각하면 됨)은 convolution kernel 고유의 가중요소로 곱해진 후 합해지며 이러한 합산의 결과로 산출된 값은 출력 픽셀의 중앙부 값으로 정해진다. 이러한 처리가 입력영상의 모든 픽셀들에게 적용되며, 이때 각각의 픽셀 계산을 위해서는 9번의 곱셈과 9번의 덧셈이 필요하다.

CT에서 사용되는 convolution 처리는 크게 standard, enhancement, smoothing 처리의 3가지로 구분된다. Standard 알고리즘은 강조(enhancement)나 노이즈 감소처리를 하지 않은 알고리즘이며 뇌조직 등의 일반적인 조직이나 구조물을 관찰하고자 할 때 사용된다.

High, ultrahigh, bone 등으로 명명되는 강조 알고리즘은 표시되는 해부학적 구조물의 경계부를 강조할 뿐만 아니라 영상의 선예도를 향상시킨다. 하지만 부수적으로 영상 노이즈가 증가된다. 이들은 주로 미세한 구조물의 파악이 필수적인 폐야 또는 측두골 CT에 주로 사용된다.

반면 soft나 soft tissue 등으로 명명되는 smoothing 알고리즘은 영상의 노이즈를 줄이고 감약 차이가 적어 구별이 어려운 연부조직 구조의 선별력을 증가시킨다. 하지만 경계부와 미세조직 구조들 역시 smooth하게 만든다. Smoothing 알고리즘은 주로 복부CT에서 많이 사용된다.

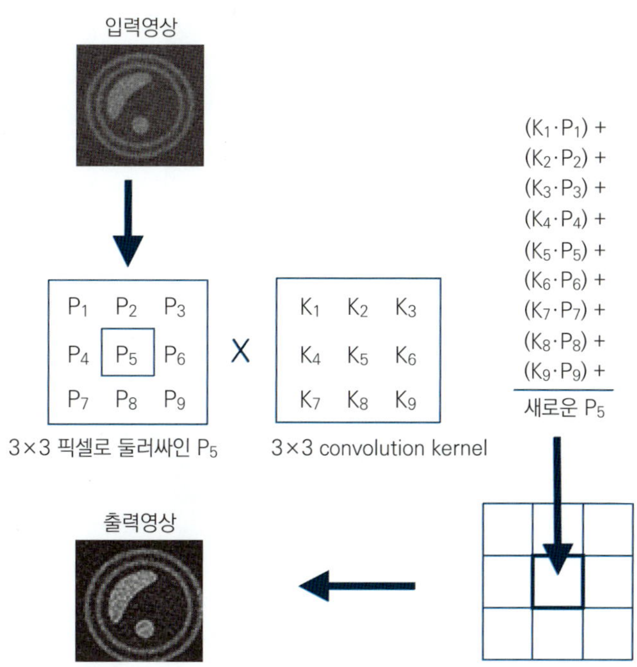

그림 5-13 Convolution의 개념도

(6) 역투영법(back projection)

역투영법은 영상형성 과정의 가장 중요한 단계이며 filtered raw data(convolved raw data)를 우리가 눈으로 볼 수 있는 영상 데이터로 재구성하는 연산 알고리즘이다. 이를 통해 각각의 projection으로부터 filtered raw data는 512×512개의 픽셀(element)을 갖는 영상 데이터(매트릭스 데이터)로 재구성된다.

역투영법은 그림 5-14에 나타낸 바와 같이 각 view를 원래 얻어진 ray 경로(path)를 따라 되돌려 투영함으로써 영상을 재구성한다. 그 후 image zoom factor나 display FOV의 적절한 선택에 따라 재구성된 영상의 특정 부분이 선택되어 나타내게 한다.

영상 픽셀의 밝기는 X선속의 감약값(스캔된 슬라이스에 해당되는 픽셀의 CT값)에 대응된다. 즉, 뼈와 같이 높은 CT값을 가진 구조는 희게 표시되고, 반면 폐와 같이 낮은 CT값을 가진 구조는 어둡게 나타난다. 만약 convolution을 하지 않고 역투영법을 raw 데이터로부터 직접 시행한다면 영상의 흐림이 심하게 나타난다. 이러한 이유 때문에 역투영이 시행되기 전에 convolution이 행해져야 한다. 그림 5-15의 (a)는 convolution을 시행하지 않고 역투영한 영상이며, (b)는 convolution과 역투영을 시행한 plexiglass 실린더(특수 아크릴 수지)의 영상에 휘도 프로필을 삽입한 것이다. 이를 통해 convolution이 CT 영상품질에 미치는 영향을 관찰할 수 있다.

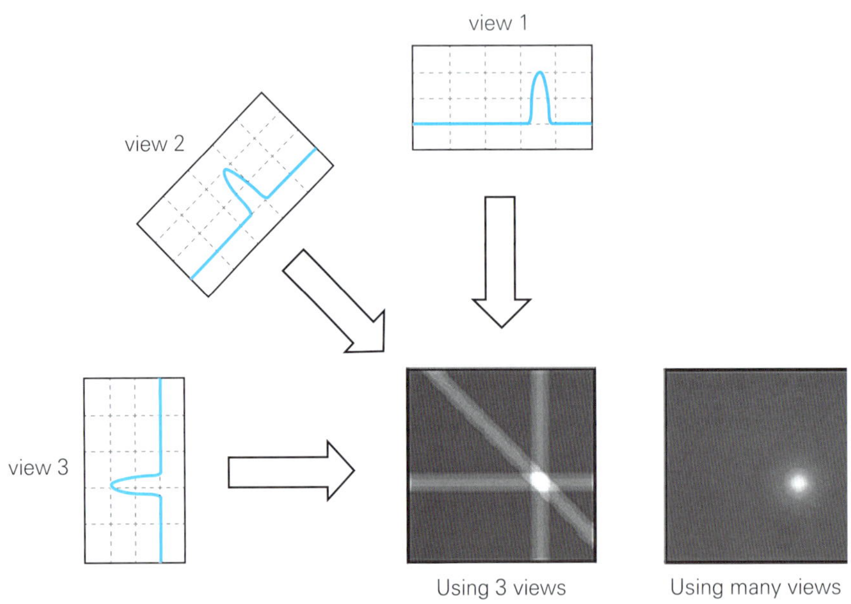

그림 5-14 역투영법의 원리

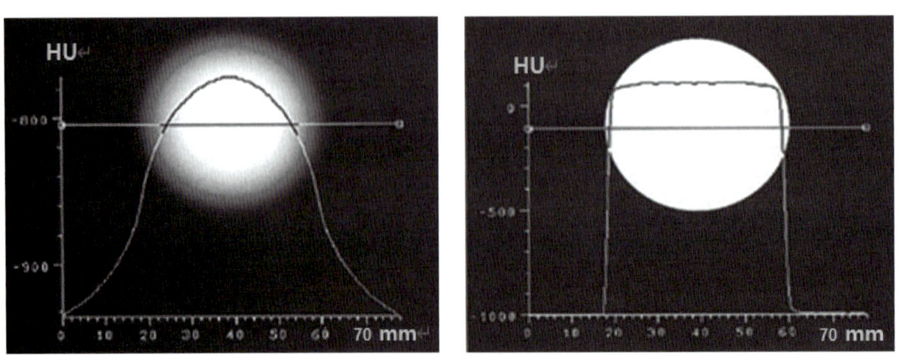

(a) Without convolution (b) With convolution

그림 5-15 Convolution을 시행 유무에 따른 plexiglass 실린더의 역투영상의 품질 차이

(7) 영상의 후처리(post-processing)

CT영상의 대표적인 후처리로는 window width 및 level 변화(window setting)와 대조도 증강(contrast stretching), raw data를 이용한 display FOV의 변환, 재구성 알고리즘 또는 슬라이스 간격(increment)을 변경하는 후향적 영상 재구성(retrospective reconstruction), 영상의 특정부위에서의 픽셀값 분석 또는 히스토그램 표현, multi-planar reformation, 3차원 영상 재구성 및 가상 내시경 영상화(virtual endoscopic reconstruction) 등이 해당된다.

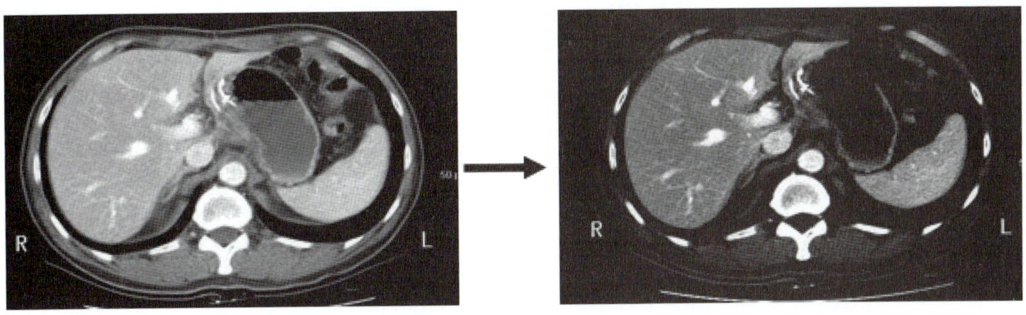

그림 5-16 대조도 증강(contrast stretching; window setting)

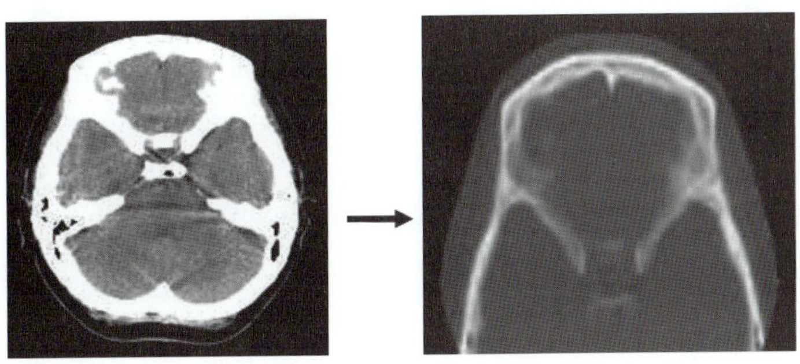

그림 5-17 후향적 영상 재구성(retrospective reconstruction)
(standard algorithm → bone algorithm, 25cm DFOV → 10cm DFOV)

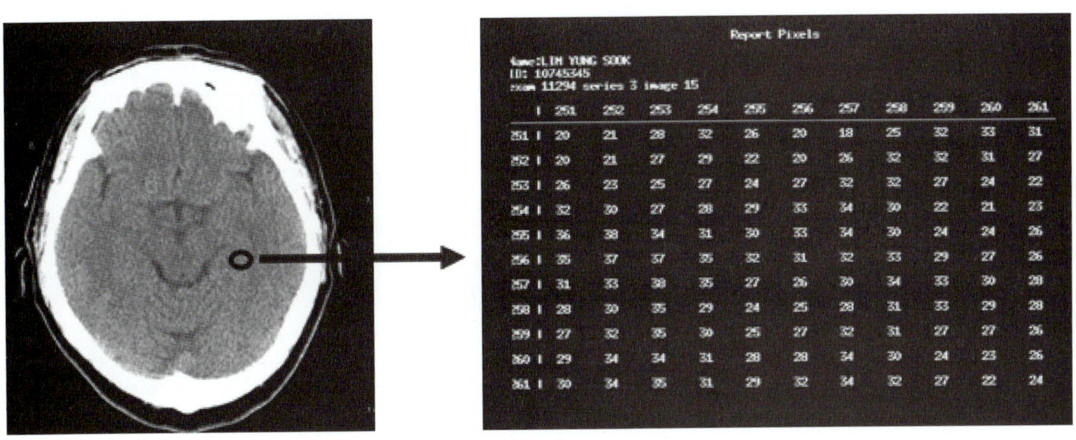

	251	252	253	254	255	256	257	258	259	260	261
251	20	21	28	32	26	20	18	25	32	33	31
252	20	21	27	29	22	20	26	32	32	31	27
253	26	23	25	27	24	27	32	32	27	24	22
254	32	30	27	28	29	33	34	30	22	21	23
255	36	38	34	31	30	33	34	30	24	24	26
256	35	37	37	35	32	31	32	33	29	27	26
257	31	33	38	35	27	26	30	34	33	30	28
258	28	30	35	29	24	25	28	31	33	29	28
259	27	32	35	30	25	27	32	31	27	27	26
260	29	34	34	31	28	28	34	30	24	23	26
261	30	34	35	31	29	32	34	32	27	22	24

그림 5-18 픽셀값의 측정

(8) 영상의 질 향상을 위한 부가적인 영상후처리

후두개와(posterior fossa) 부위에서 많이 발생하는 선속경화현상과 부분체적효과에 의한 아티팩트의 발생을 감소시키거나(posterior fossa artifact reduction), 움직임의 보정(motion correction), 장의 연동운동에 의한 흐림을 감소시키는 peristaltic option 등이 이에 해당된다.

이러한 영상후처리들은 장치 제조사에 따라 용어의 명칭이 다르지만 거의 동일한 기능을 갖는 것이 많다.

① Posterior fossa artifact 감소 소프트웨어

다색방사선(polychromatic beam)으로 이루어진 X선속이 조직을 통과하면 저에너지 스펙트럼(낮은 광자 에너지)이 선택적으로 흡수되어 결과적으로 투과된 선속의 평균에너지가 증가되는 현상을 선속경화현상(beam hardening effect)이라고 한다. 이로 인해 특정 구조물의 Hounsfield값의 변화가 초래되고 아티팩트(인공물)가 발생한다. 이는 영상에서는 broad dark bands 또는 줄무늬 형태로 나타나 영상품질을 저하시켜 정확한 판독을 어렵게 하는 원인을 제공한다. 이러한 선속경화현상은 뼈와 연부조직이 인접한 후두개와 부위에서 가장 많이 발생한다.

선속경화현상에 의한 아티팩트는 beam shaping filter(bowtie filter)를 사용함으로써 감소시킬 수 있으나 이로 인해 주선속의 유효에너지가 증가된다. 그리고 단위 mAs당 발생되는 광자가 다소 감소되므로 mAs의 증가가 요구되고 결과적으로 X선관 부하가 증가되어 냉각시간이 길어진다. 이를 보완하는 방법으로 각 제조사에서는 두꺼운 beam shaping filter 사용을 대신하여 posterior fossa artifact 감소 소프트웨어를 사용하고 있다.

Iterative bone option(IBO)은 GE사의 head scan FOV에서 적용 가능한 영상후처리 방법이며 후두개와 부위에서 많이 발생하는 선속경화현상과 부분체적효과에 의한 아티팩트와 중뇌 부위에서 두개골과 뇌의 인접부위에서 발생되는 흐림 음영을 감소시키는 기능을 갖는다. 이를 average volume reduction(AVR)이라고도 하며, 지멘스는 이를 volume artifact reduction(VAR), 캐논 메디컬 및 Shimadzu사는 각각 beam hardening correction(BHC), partial volume artifact ejection(PVE)라고 명명한다.

그림 5-19는 GE사 IBO의 개념과 영상처리 흐름을 나타낸 것이다. 먼저 스캔을 통해 얻어진 영상에서 골성분을 제거한다. 이를 re-projection한 후 교정 테이블을 통해 영상을 재구성하여 골성분에 의한 아티팩트가 제거된 영상을 얻는 방식이다.

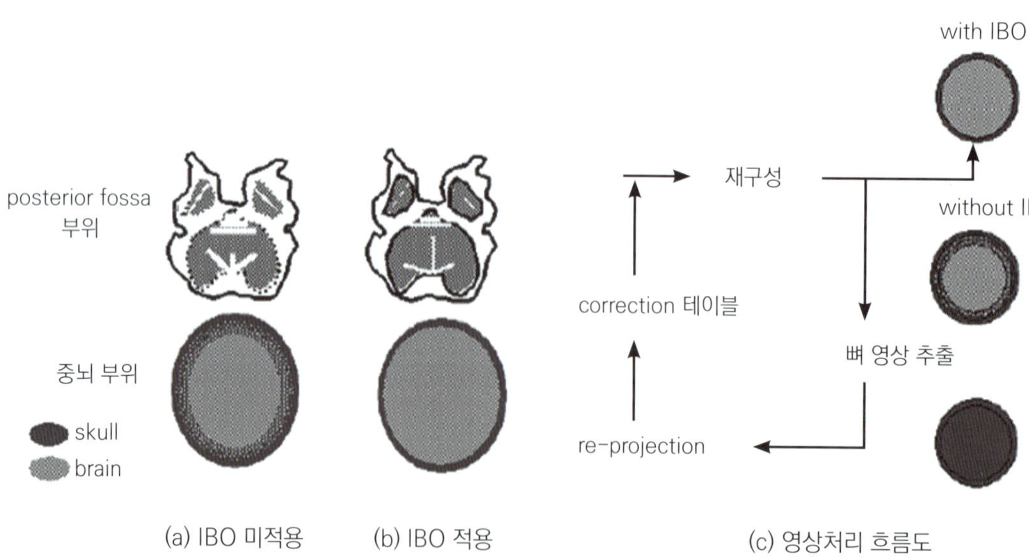

그림 5-19 Iterative bone option의 개념과 영상처리 흐름도

② 노이즈 필터링(noise filtering; noise reduction; denoising)

조직의 영상을 구성하고 있는 성분은 구조물(structure), 경계(edge), 노이즈로 구분할 수 있다. 여기서 노이즈 성분을 구별해내어 원래의 영상에서 노이즈 성분을 감산하는 것이 노이즈 필터링이다.

노이즈 필터링은 소프트웨어적 필터링이며, 경계(edge) 성분을 보존하고 있는 점이 통상적인 필터링(smoothing filtering)과 구분된다. 또한 고유필터 및 부과필터와 같은 하드웨어적인 선속 필터와 구분된다. 이는 ANR(advanced noise reduction)으로도 불리며 각 검출소자에서의 저신호 효과(노이즈 레벨이 높은 경우)를 감소시키는 디지털 필터링이다. 어떤 검출소자에서 너무 낮은 신호가 발생하면 주위 검출소자들의 신호를 이용하여 신호를 평균화한다. 이러한 과정은 raw data 단계에서 이루어진다. 보통 각 projection에서 매우 낮은 신호를 갖는 검출소자(예를 들면, 척추 부위를 담당하는 중앙부 검출소자들)는 많지 않기 때문에 신호 평균화(노이즈 필터링)은 projection data의 일부분에만 영향을 미치게 되므로 결과적으로 공간분해능에 미치는 영향은 크지 않다.

최근 MDCT에서는 raw data에 대한 3차원 노이즈 필터링을 적용하고 있다. 3차원 노이즈 필터링은 어떤 projection에서의 검출 신호가 너무 낮으면 주위 검출소자들의 유사한 projection data를 Z-축을 따라서 부분적으로 평균화시키는 3차원 가중함수를 사용한다. 결과적으로 낮은 검출신호를 갖는 projection data(노이즈가 높은 projection data)가 선택적으로 평균화되어 노이즈가 감소되는 것이다. 이러한 기술은 실질적으로 노이즈에 연관되어 어깨나 골반부에서 볼 수 있는 streak artifact를 줄여준다. 그림 5-21은 노이즈 필터링을 통한 streak artifact의 감소를 보여주는 영상이다.

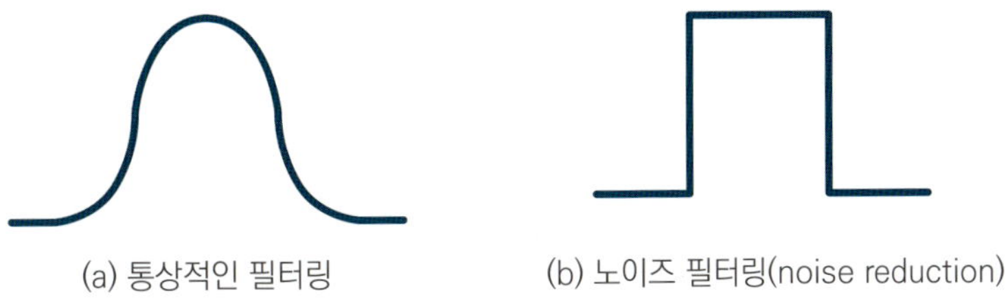

그림 5-20 통상적인 smoothing filtering과 노이즈 필터링의 차이

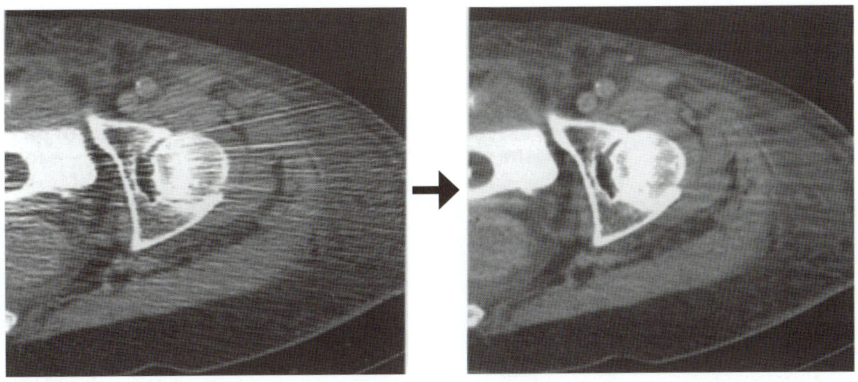

그림 5-21 노이즈 필터링을 통한 streak artifact의 감소

ⓐ GE사 smart filter, advanced artifact reduction(AAR), metal artifact reduction(MAR), multi-material artifact reduction(MMAR)

ㄱ. Smart filter

GE사의 smart filter는 낮은 신호부위의 자동적인 교정을 통해 아티팩트를 감소시키고 노이즈를 감소시키기 위해 사용되며, 이를 통해 선량감소 효과도 얻어진다. 그림 5-22에서 conventional smoothing 필터와 smart 필터의 차이를 보여준다. Conventional smoothing 필터를 적용한 경우 경계부의 선예도(짧은 화살표 부위)와 고공간주파수(긴 화살표 부위)가 감소된다. 반면에 smart 필터를 적용한 경우 conventional smoothing 필터와 달리 경계부의 선예도는 보존되고(짧은 화살표), 긴 화살표 부위에서의 고공간주파수는 유지됨을 알 수 있다.

그림 5-23은 smart filter의 적용 유무에 따른 CT영상의 SNR을 비교한 것이다. mA를 50% 감소시키고 smart filter를 적용한 (b)영상에서 SNR이 20% 정도 향상됨을 알 수 있다.

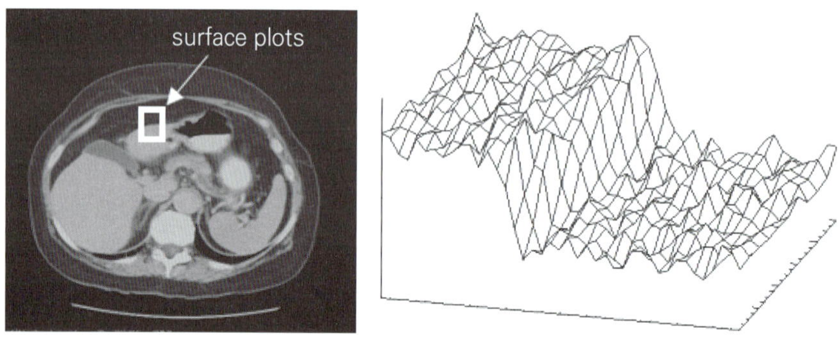

(a) 원영상

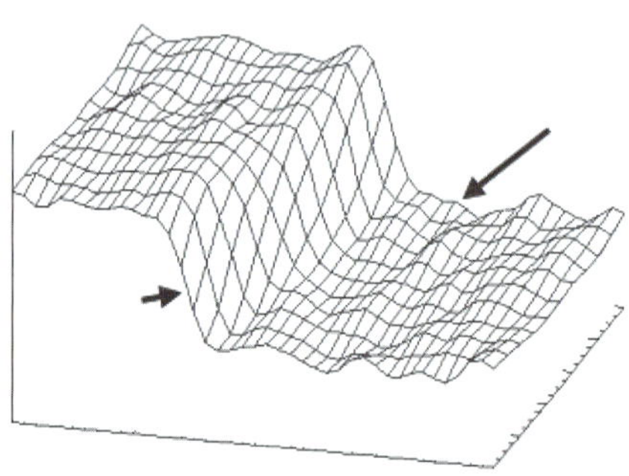

(b) Conventional smoothing filter의 적용

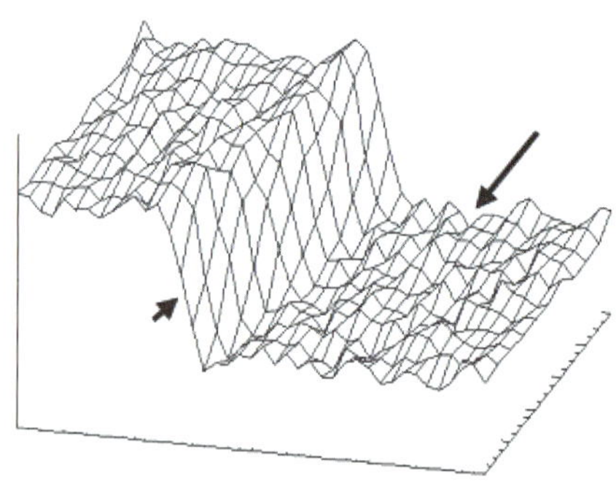

(c) Smart filter의 적용

그림 5-22 Conventional smoothing filter와 smart filter의 차이(GE사)

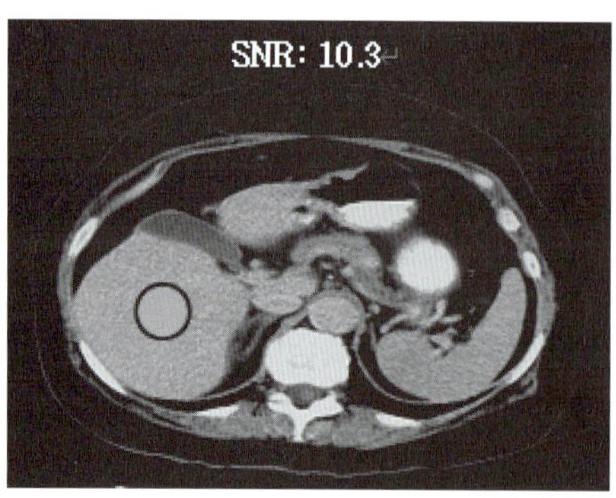

(a) 260mA, smart filter의 미적용

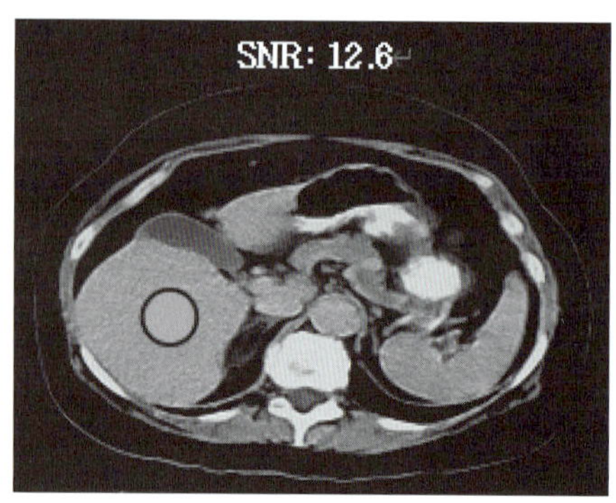

(b) 130mA, smart filter의 적용

그림 5-23 Smart filter의 적용으로 인한 SNR의 향상(GE사)

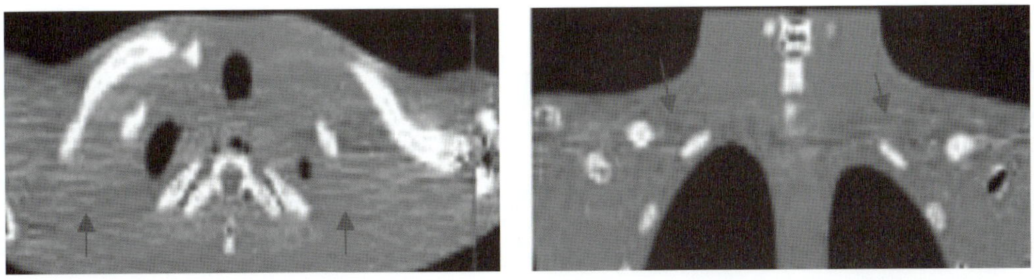

(a) Without AAR

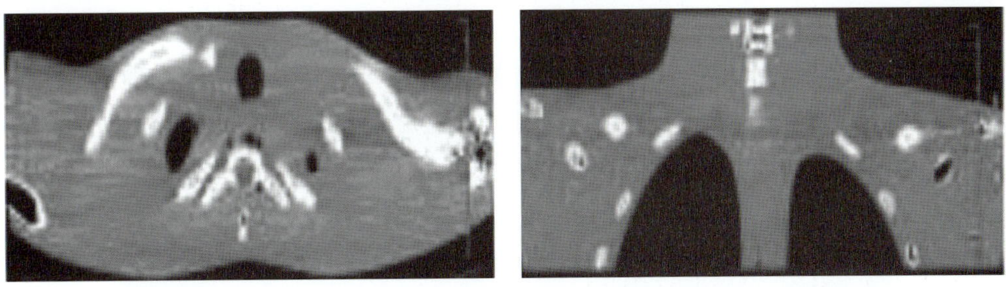

(b) With AAR

그림 5-24 GE사 advanced artifact reduction(AAR) 알고리즘 적용 영상

ㄴ. Advanced artifact reduction(AAR)

Advanced artifact reduction은 Smart filter의 기능을 더욱 업그레이드시킨 소프트웨어이다. 이는 고감약 부위에 저선량이 적용될 때 적절한 영상품질을 유지시키는 streak artifact 감소 알고리즘으로 projection 측정값의 분석을 통해 이루어진다. 즉, streak artifact를 최소화하고 적절한 공간분해능을 유지시키는 신호 함수로서 필터(data dependent filter)가 적용된다(그림 5-24).

ㄷ. Metal artifact reduction(MAR)

Metal은 CT영상에 streak-like artifacts를 발생시키며 병변과 건강한 조직 사이의 명확한 구별을 어렵게 만든다. MAR 알고리즘은 photon starvation과 인체내 metal에 의해 발생되는 선속경화현상과 streak artifacts를 감소시킨다.

그림 5-25는 single scan을 통해 projection 영역에서 시행되는 GE사 MAR 알고리즘의 개념을 보여준다. 재구성(FBP)된 axial 영상에서 metal의 분할(segmentation)과 forward projection을 시행하여 metal의 sinogram을 얻는다. 그리고 원래의 sinogram에서 metal을 감산하여 제거하고 3-D 보간처리를 시행한 후 재구성을 시행한다. 이때 마스크(mask)로 metal을 대체한다. 이 과정을 3단계로 나누어 설명하면, 첫 단계는 projection에서 금속 물질에 의해 변질된 표본을 식별하는 과정이며, 두번째 단계는 metal에 의해 변질된 projections을 정확한 데이터로 대체함으로써 복원된 데이터를 생성하는 과정이다. 이때 정확한 데이터는 분류된 영상의 forward projection을 통해 생성된다. 세번째 단계는 원래의 projection 데이터와 복원된 projection의 조합으로 정확한 projection을 생성하는 과정이다. 이로써 artifacts로 인해 숨겨진 해부학적 디테일이 나타난다.

그림 5-26은 고관절 대치술 환자와 치과 충전물 삽입 환자의 MAR 처리 전후의 영상이다.

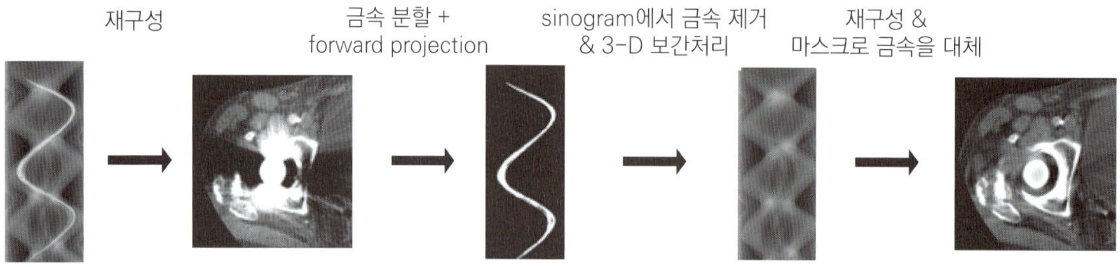

그림 5-25 GE사 MAR의 개념도

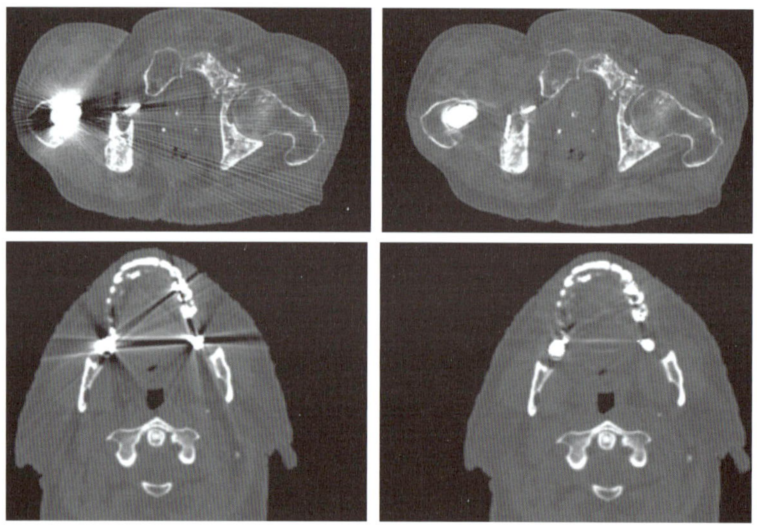

그림 5-26 GE사 MAR의 적용 영상

ㄹ. Multi-material artifact reduction(MMAR; spectral solution; spectral uniformity solution)

CT에서 영상 아티팩트를 만들어내는 중요한 소스의 하나는 환자를 투과하면서 발생되는 X선속 스펙트럼의 변화이다. 특히 저에너지 X선 광자가 고에너지 X선 광자에 비해 감약이 많아질 때 선속경화현상이 발생되어 X선 광자의 평균 에너지가 증가되기 때문에 다색 X선 스펙트럼은 CT에서의 핵심적인 이슈이다. 이러한 선속경화현상 제거를 위해 통상적으로 사용되어 온 기존의 단일 물질 선속경화 교정법(e.g., water correction)은 요오드와 뼈와 같은 고농도 물질을 교정하기에는 충분치 못하여 X-Y plane의 고농도 피사체 사이에 아티팩트가 잔존하는 결과가 나타난다.

또한 wide cone angle CT 시스템의 경우 산란선과 선속경화 아티팩트의 발생 외에 heel effect의 증가로 인한 소스 스펙트럼의 큰 변동은 Z-축 coverage의 CT number 불균일성을 야기시킨다. 이의 하드웨어적 해결법은 X선 광자량을 증가시키는 것이다.

GE사 Revolution CT(256MDCT)에 장착된 multi-material artifact reduction(MMAR) 알고리즘은 스펙트럴 솔루션(spectral solution; spectral uniformity solution)으로도 명명되며, wide coverage MDCT의 FBP인 volume high definition(VHD) 재구성법에 포함되는 부분적 영상후처리 알고리즘이다.

MMAR 알고리즘은 heel effect와 환자 감약 및 검출기 스펙트럴 반응의 불균일성에 기인된 스펙트럴 아티팩트를 감소시킨다. 즉, Revolution CT의 모든 영상 프로토콜에 적용 가능하며 산란선 제거 용도인 3차원 검출기측 콜리메이터와 함께 요오드 조영제와 뼈, 다른 고농도 피사체에 의한 선속경화 아티팩트를 현저히 감소시킨다. 이러한 MMAR은 X선과 물질 사이의 물리적 이해와 이중에너지 영상법인 GSI(Gemstone spectral imaging)을 단일에너지 영상화(single energy acquisition)에 결합시키는 기술을 기반으로 한다.

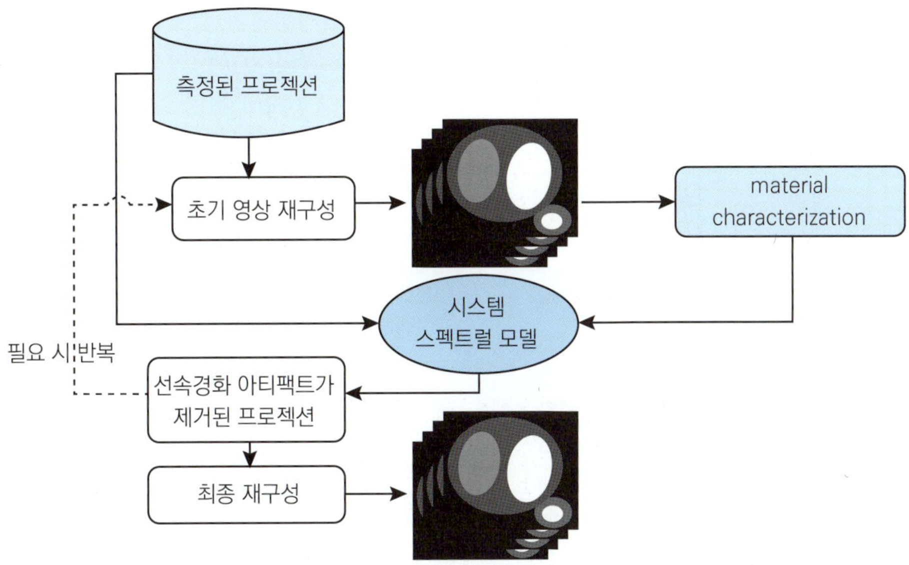

그림 5-27 VHD 재구성법의 부분적 영상화 체인인 MMAR의 흐름도(GE사 Revolution CT)

그림 5-27은 GE사 스펙트럴 솔루션인 MMAR의 모식도이다. 이의 개념을 간단히 설명하면, 먼저 측정된 프로젝션으로부터 한세트의 중간단계의 재구성(intermediate reconstruction; initial reconstruction)이 이루어진 후 복셀값을 다른 물질 형태로 분리하는 물질적인 특성화(material characterization; material classification) 처리가 진행된다. 그 후 복잡한 calibration과 물리적 모델링에서 유래된(3-D) 시스템 스펙트럴 모델을 사용하여 선속경화가 평가된다. 이는 원래 geometry에서의 forward projection을 통해 시행되며, 측정된 raw data와 initial 영상에 더하여 이루어진다. 최종적으로 선속경화가 제거된 프로젝션으로부터 최종 CT영상이 재구성된다. 필요하면 다수의 물질의 반복적 교정이 적용될 수 있다.

그림 5-28은 GE사 MMAR 알고리즘의 선속경화 아티팩트의 감소 정도를 관찰하기 위해 실험한 영상들이다. 주문 제작된 폴리우레탄 재질의 심근심장 팬텀이 이용되었으며, 이는 2개의 심실과 대동맥, 작은 관류결손 부위(대동맥과 심실사이에 위치하며 산란선과 선속경화에 기인된 darkening에 의해 영향을 받는 영역)로 구성된다. 그리고 관류결손 부위는 희석된 요오드 조영제(~60HU at 120kVp), 좌심실과 대동맥은 고농도 조영제(~500HU), 우심실은 중간농도의 요오드 조영제(~250HU)로 채워져 있다.

영상의 선속경화 아티팩트 정도는 MMAR 알고리즘의 적용 유무로 비교되었다. MMAR 알고리즘을 적용한 (b)영상에서 선속경화 아티팩트(영상의 희석된 요오드 조영제)와 shading이 훨씬 감소되고 관류 부위가 쉽게 구분됨을 보여준다.

더욱 더 정량적인 평가를 위해 관류 부위와 동일한 농도를 갖는 비교 부위 1과 2에 ROI를 그려 CT number를 측정한 결과 MMAR을 적용하지 않은 (d)그래프에서는 shading artifacts로 인해 ROI 1, 2, 3 사이에 100HU 수준의 차이가 나타났다(이상적으로는 모든 ROI들은 CT number가 동일해야 한다). 이는 관류 부위의 구별을 매우 어렵게 한다. 결론적으로 Revolution CT의 MMAR 알고리즘은 (e)그래프에 나타낸 바와 같이 영상 내 여러 부위의 CT number 편차를 유의하게 감소시킴을 알 수 있다.

MMAR은 head CT에서는 iMMAR(iterative multi-material artifact reduction)으로 명명된다. 이는 예전의 선속경화현상 교정법인 IBO(iterative bone option) 알고리즘을 확대한 부가적인 영상후처리이다. 반복 가능한 부가적인 처리인 iMMAR은 특히 bone과 뇌의 인접부위의 영상품질 향상에 유용하며 영상화하는 볼륨 전체의 CT number 균일성을 향상시킨다.

그림 5-29는 single pass 교정을 이용한 기존의 image 기반 선속경화현상 예방 소프트웨어인 IBO에 비해 iMMAR의 향상된 영상품질을 보여준다. 이는 5mm 슬라이스 두께와 80/40의 WW/WL으로 디스플레이된 영상들이다. 뒤머리뼈우묵(후두개와) 부위의 영상 중앙부에서 품질 향상이 현저하게 관찰된다.

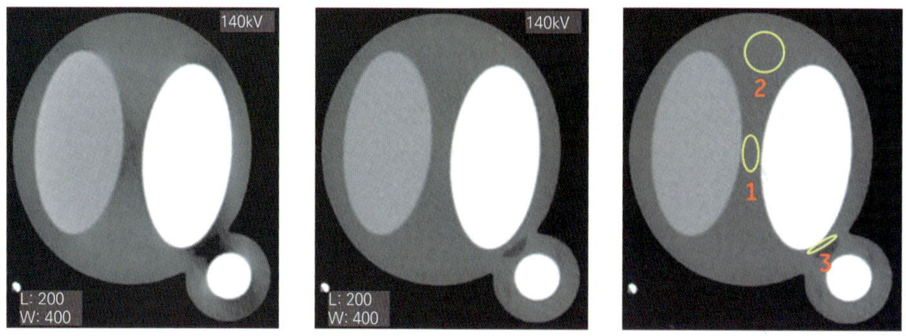

(a) MMAR의 Off (b) MMAR의 On (c) ROI의 위치

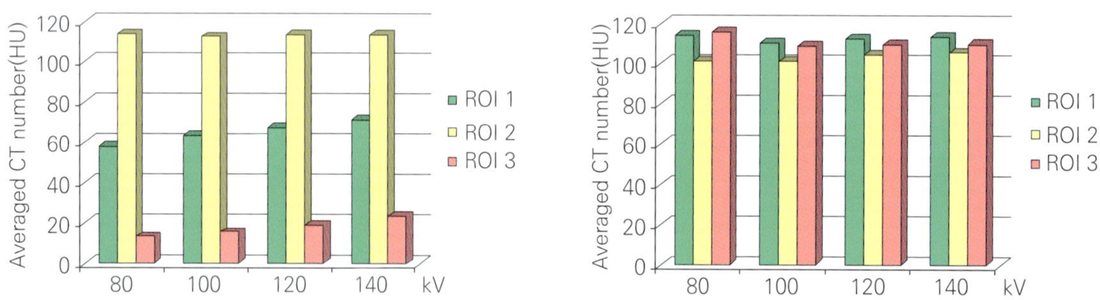

(d) MMAR 비적용 시 ROI의 CT numbers (e) MMAR 적용 시 ROI의 CT numbers

그림 5-28 MMAR의 성능평가 위한 heart 팬텀영상 및 선속경화 아티팩트와 CT number 불균일성의 감소 (GE사 Revolution CT 백서)

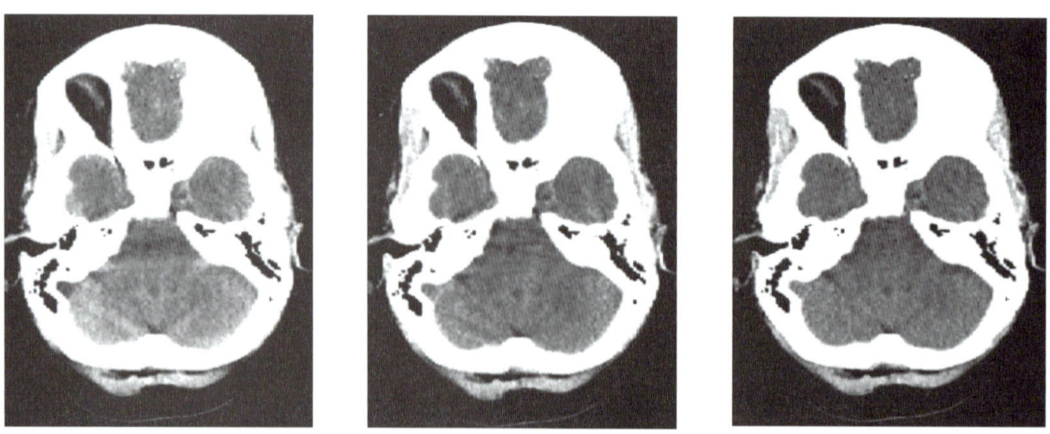

(a) No 선속경화 교정 (b) Image 기반의 선속경화 교정법 (c) iMMAR

그림 5-29 iMMAR 알고리즘을 적용한 brain CT영상(GE사 Revolution CT 백서)

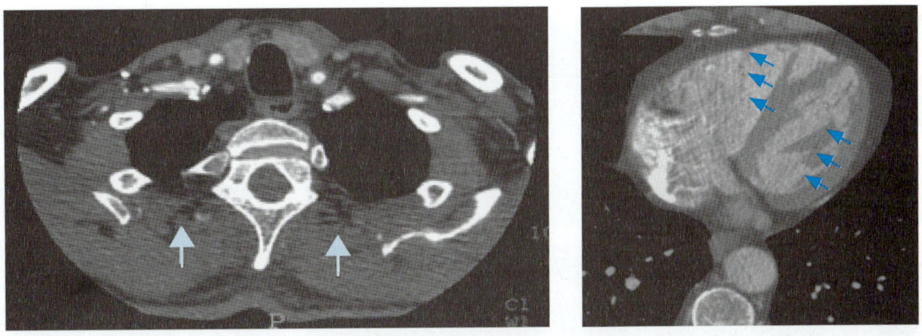

(a) Without adaptive filter

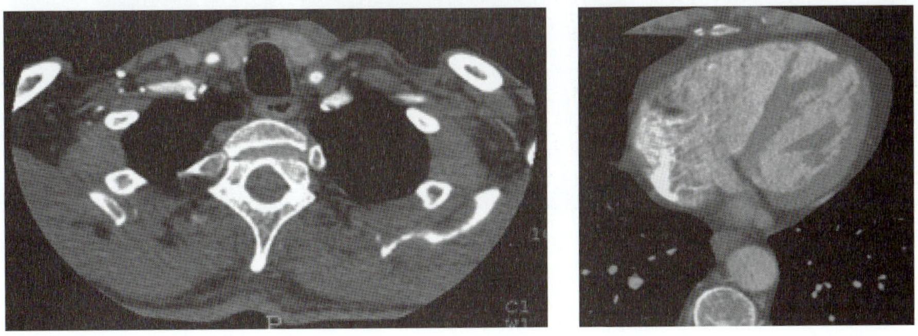

(b) With adaptive filter

그림 5-30 필립스의 adaptive filter 적용 영상

ⓑ 필립스의 adaptive filter와 sharp point(SP) filter

필립스의 adaptive filter(선택적 필터)는 어깨, 골반부 등 X선 감약이 큰 부위나 mAs가 작아서 매우 낮은 신호를 발생시키는 부위에서 streak artifact를 줄여 준다. 이는 스캔 전 또는 후에 적용이 가능하다. 그림 5-30(b)는 adaptive filter 적용 영상이다. Adaptive filter를 적용하지 않은 (a)의 좌측 영상에서는 가로 방향(화살표 표시)의 streak artifact가, 우측 영상에서는 영상의 전체에 세로 방향으로 streak artifact가 관찰된다.

필립스의 sharp point filter(SP filter)는 cone beam geometry로 인해 발생되는 프로필 왜곡현상을 보상하기 위해 사용된다(cone beam correction filter). SP filter의 경우 Brilliance16에서는 On/Off가 가능하며(적용 시 영상 재구성 시간이 다소 길어질 수 있음), COBRA 재구성 알고리즘을 적용하고 있는 Brilliance40 및 64에서는 항상 적용된다.

ⓒ 캐논 메디컬의 Boost 3D와 quantum denoising filter(QDS)

어깨나 고관절의 lateral projection에서는 높은 X선 흡수로 인해 streak artifact가 발생하며 이를 감소하기 위한 고전적인 방식으로는 선량을 증가시켰다.

캐논 메디컬의 Boost 3D는 raw data 영역에서 측면 데이터에 3차원적이며 선택적인 노이즈 필터(adaptive noise filter)를 적용시켜 패턴 노이즈와 streak artifact를 감소시켜 SNR을 향상시킨다. 이는 어깨나 고관절 등에서 발생하는 streak artifact 제거에 효과적인 소프트웨어이다. 캐논 메디컬의 초기 MDCT에서는 raster artifact suppression protocol(RASP)이라는 명칭으로 사용되었으며, Boost란 명칭을 거쳐 Aquilion64와 Aquilion One 등에서는 Boost 3D로 명명되고 있다.

그림 5-31과 -32는 Boost 3D의 적용에 따른 노이즈의 감소를 보여준다. 특히 그림 5-32의 우측 영상에서 좌속가슴동맥(left internal mammary artery)이 streak artifact없이 선명하게 관찰된다.

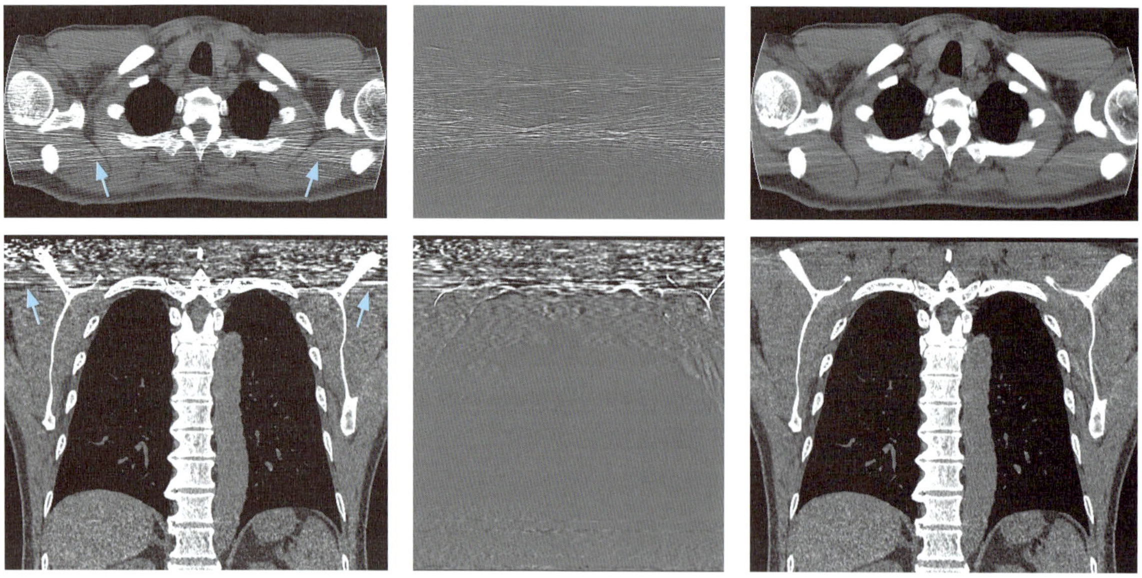

(a) Without Boost 3D (b) Subtraction (c) With Boost 3D

그림 5-31 캐논 메디컬의 Boost 3D 적용 흉부영상

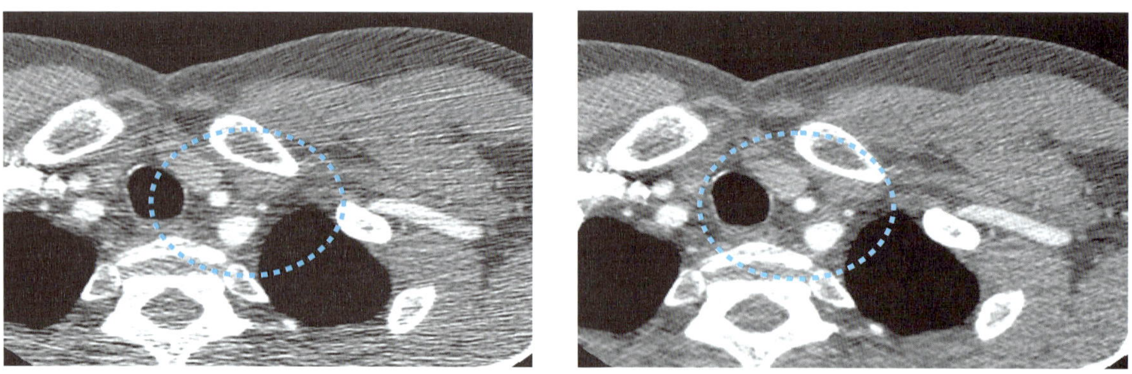

그림 5-32 캐논 메디컬의 Boost 3D를 적용한 심장 CT영상(우측)

Quantum denoising software plus(QDS+; quantum denoising filter; QDF)는 재구성된 영상에서 고대조도 영역은 그대로 유지하면서 노이즈를 감소시키는 소프트웨어이다. 이는 SNR과 공간분해능을 향상시키고 영상 텍스쳐를 보존하는 역할을 하는 일종의 post-scan filter이며, 적은 방사선량을 사용하여 우수한 대조도분해능의 영상을 제공한다. 필터처리 과정에서의 노이즈 감소로 인해 영상이 전반적으로 smoothing해지는 것을 방지하기 위해 경계부의 증강이 더해진다. 흉부나 심장CT에서의 노이즈 감소에 특히 유용하다.

그림 5-34는 QDS+ 적용에 따른 노이즈 감소 정도를 보여주는 팬텀 영상이며, 그림 5-35는 filter kernel이 10이며, 0.5mm의 두께와 120kVp로 스캔한 복부 CT영상이다. 150mAs를 적용하고 QDS+를 적용하지 않은 영상과 80mAs를 적용하고 QDS+를 적용한 영상에서의 노이즈 차이는 불과 1HU임을 보여준다.

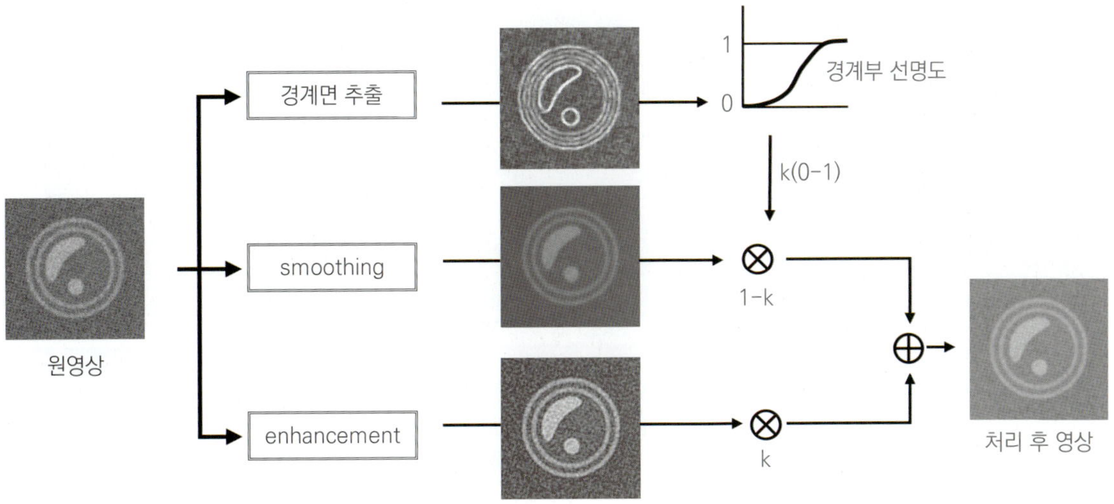

그림 5-33 캐논 메디컬의 quantum denoising filter 개념도

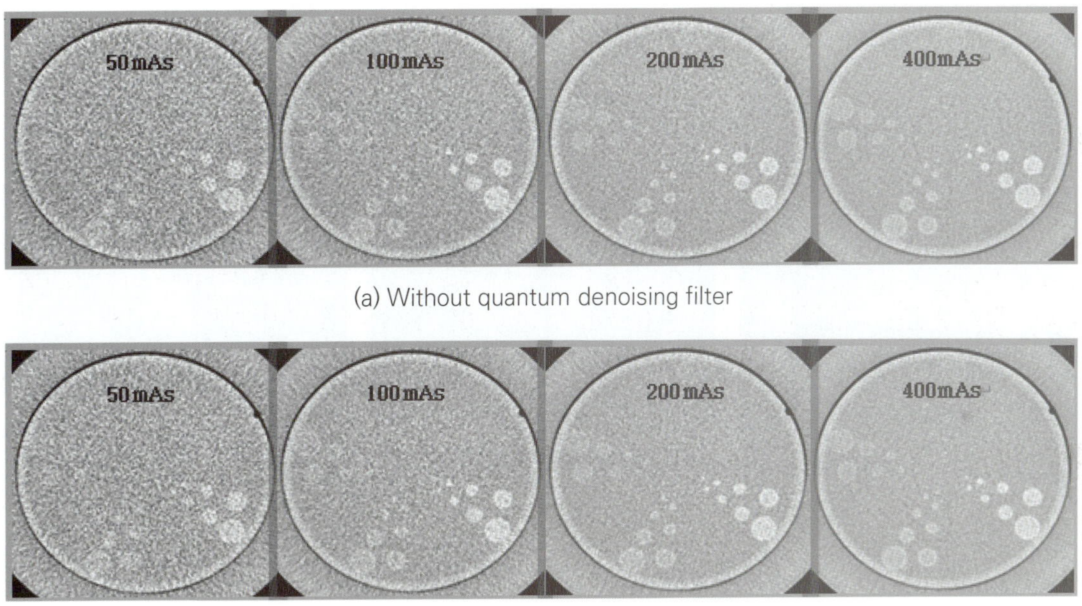

(a) Without quantum denoising filter

(b) With quantum denoising filter

그림 5-34 캐논 메디컬의 quantum denoising filter의 적용에 따른 노이즈의 감소

캐논 메디컬의 user filter(UE 및 US)는 재구성된 영상을 증강시키거나 smoothing시키는 필터이다. Aquilion 64 모델에서는 U01에서 U10까지의 user filter 사용이 가능하다. 그림 5-36에서 UE는 user enhancement filter, US는 user smoothing filter이다.

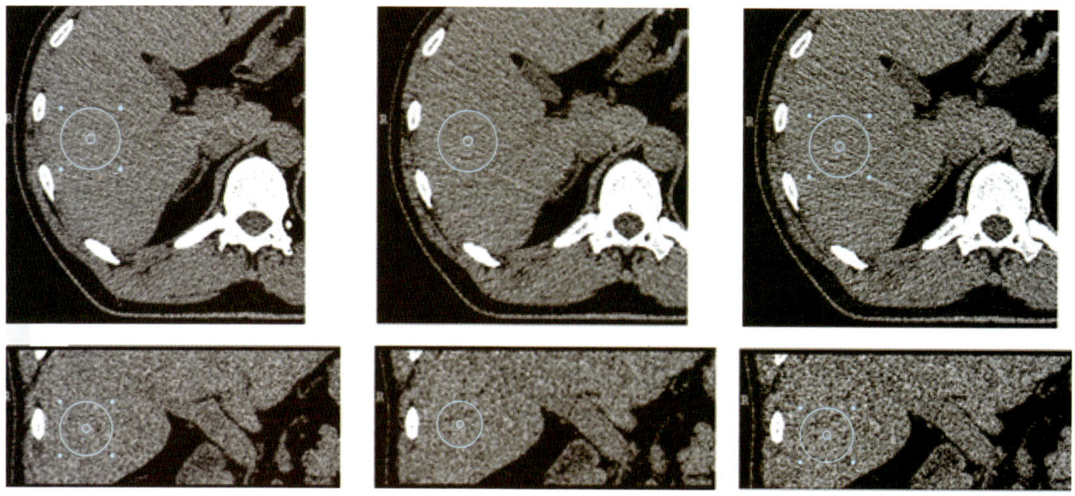

SD : 33
(a) 150mAs without QDF

SD : 32
(b) 80mAs with QDF

SD : 48
(c) 80mAs without QDF

그림 5-35 캐논 메디컬의 quantum denoising filter의 적용 복부 CT영상

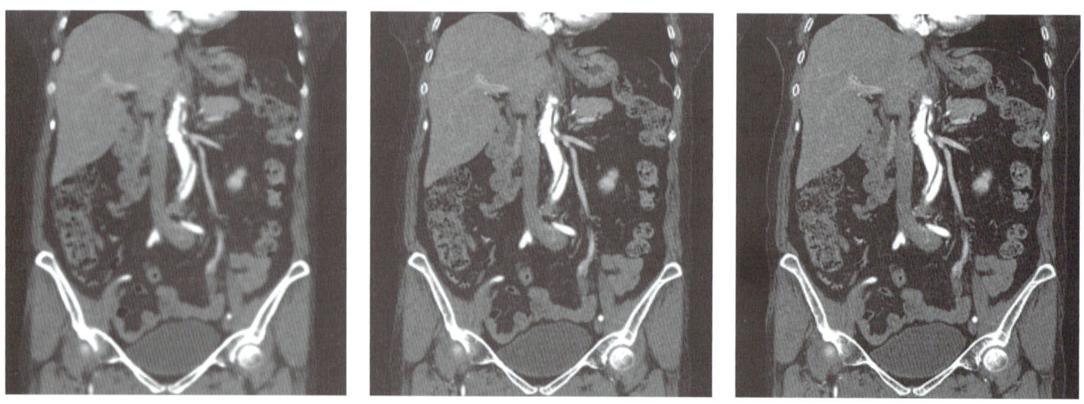

(a) US filter　(b) Original image　(c) UE filter

그림 5-36 캐논 메디컬의 user filter(US, UE)를 적용한 복부CT 영상

③ Motion correction 처리

움직임이 있는 경우의 보정에 사용되는 소프트웨어이다. 주로 심장 또는 복부CT에서 장의 움직임에 의한 흐림 음영을 감소시키는 peristaltic option과 유사한 영상처리이다.

그림 5-37의 (a)는 motion correction 처리를 하지 않은 심장CT의 axial 및 reformation 영상이며, (b)는 motion correction 처리 후의 영상이다. 그리고 motion correction 처리를 하지 않은 조영증강 복부CT 영상인 그림 5-38의 (a)에서 motion artifact가 콩팥 윤곽을 흐리게 한다(화살표 머리). 하지만 적용한 (b)영상에서는 대부분의 motion artifact가 관찰되지 않는다.

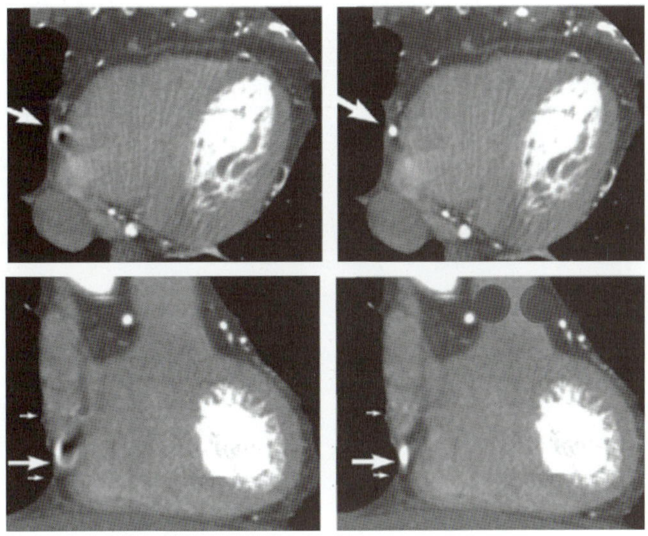

(a) 비적용　　　　　　　　(b) 적용

그림 5-37 심장CT의 motion correction 처리

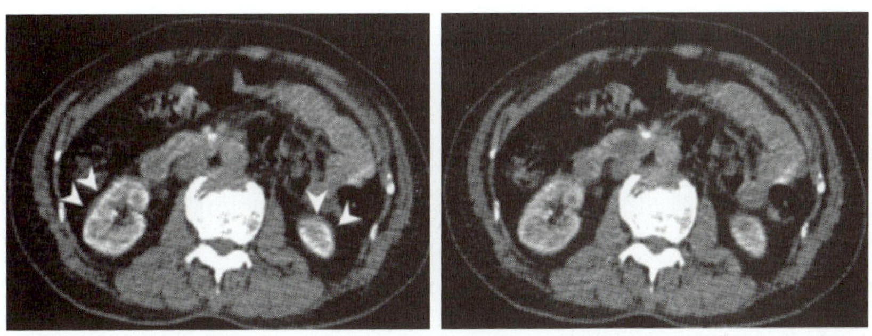

(a) 비적용　　　　　　　　(b) 적용

그림 5-38 복부CT의 motion correction 처리

④ Enhanced Contrast(EC) 처리

Brain CT영상에서 회백질과 백질 사이의 높은 대조도를 얻기 위해서는 window width를 좁게 설정한다. 하지만 이는 심한 노이즈 증가를 유발한다. GE사 Revolution CT에 장착된 Enhanced Contrast(EC) 알고리즘은 노이즈 증가없이 회백질과 백질 사이의 대조도를 높이기 위해 개발되었으며, 회백질과 백질 사이의 차별을 크게 하기 위해 선택된 주파수 밴드에서의 비선형적 프로세싱을 시행한다.

그림 5-39는 Enhanced Contrast 알고리즘의 프로세싱 모식도이며, 이의 원리는 다음과 같다. 먼저 원영상에서 연부조직 영역이 구분된 후 영상의 고해상능 경계부 내용물로부터 회백질과 백질 사이의 대조도 영역을 격리하기 위한 다단계 해상능 분할(multi-level resolution separation)이 시행된다. 회백질과 백질 사이의 대조도를 주로 포함하고 있는 영상에 비선형 맵핑이 적용된다. 비선형 처리 후 영상은 경계부 정보를 포함하고 있는 primary 영상에 재결합된다.

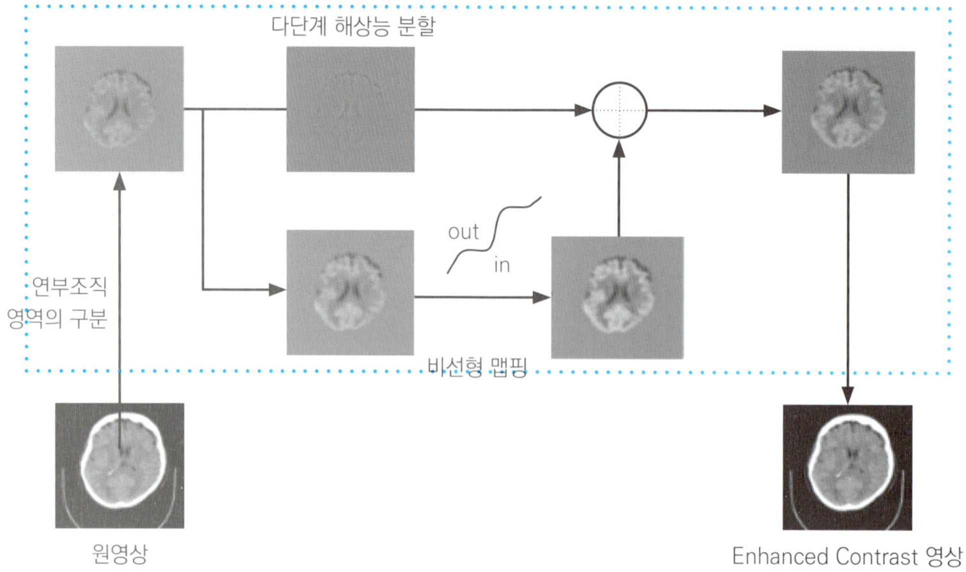

그림 5-39 Enhanced Contrast 알고리즘의 프로세싱 흐름도

Enhanced Contrast 알고리즘은 재구성 영상에서 고해상능 경계부를 유지하는 상태에서 회백질과 백질 사이의 시각적 차별화의 향상으로 설명되며, 회백질과 백질 사이의 강조 레벨은 EC1, EC2, EC3로 구분되며 사용자가 선택할 수 있다(EC3>EC2>EC1). 그리고 각 프로세싱 레벨에서 대조도가 증강된 혈관이나 bone의 HU값 범위는 제대로 유지되며, 영상과 함께 비선형 전달함수의 구성 형태(플롯; plots)가 도식적으로 추가된다. 이에는 회백질과 백질 사이의 차별을 최대화하기 위한 곡선의 변곡점이 표시된다.

Enhanced Contrast 알고리즘은 일차적 재구성뿐만 아니라 이차적 재구성에서 전향적 또는 후향적으로 선택될 수 있으며, 스캔 프로토콜에 포함시켜 저장할 수 있다. 그리고 Smart mA와 같은 자동 노출조절 기능이 선택되는 경우에도 영상획득 파라메터에 영향을 미치지 않는다. 하지만 비선형 프로세싱의 실행이 바람직하지 않는 brain perfusion CT에서는 Enhanced Contrast 알고리즘은 적용되지 않는다.

그림 5-40은 Enhanced Contrast 처리의 강조 레벨을 비교한 것이다. (d)영상에서 가장 우수한 백질의 선명도를 관찰할 수 있으며, 영상의 오른쪽 윗부위에 도식적으로 표현된 플롯은 Enhanced Contrast 처리의 비선형 전달함수를 나타낸다.

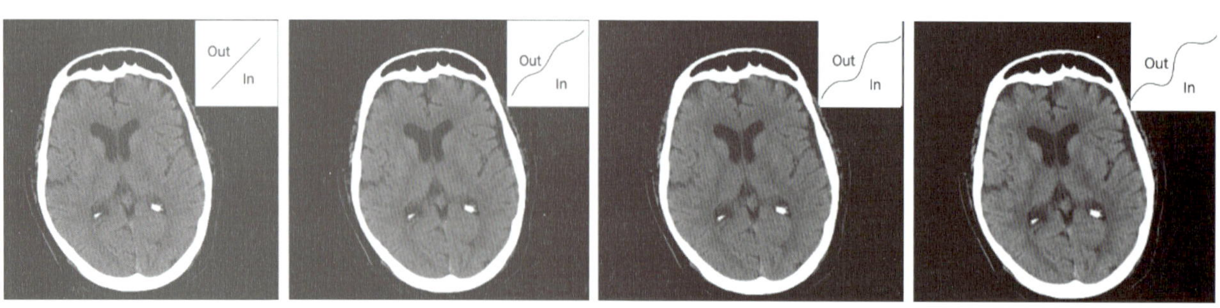

(a) EC Off (b) EC1 (c) EC2 (d) EC3

그림 5-40 Enhanced Contrast 처리의 강조 레벨(WW/WL: 100/40)

5) 영상 재구성 흐름도

필립스 Brilliance64 모델을 예로 들어 영상 데이터 획득과 영상 재구성의 흐름도를 그림 5-41에 나타내었다. 스캔 후 detector modules(42개)에서 받아진 데이터는 회전자 교환기(rotor communicator; RCOM)를 통해 영상 재구성 시스템(image reconstruction system; IRS)의 획득기(acquisitor)에 도달된다. 획득기는 IRS의 앞부분에 위치하며, 4개의 광섬유 케이블을 통해 갠트리의 고속데이터 링크로 부터 raw data를 받는 역할을 하며, 이를 영상 전처리 하도록 전송한다.

여러 교정과정을 통해 전처리된 영상 데이터는 spiral interpolation과 rebinning 처리를 거쳐 3-D 역투영과 필터링이 시행된다. 그 후 영상 밸런스와 영상 문턱값 처리(image balance and image threshold), image bone correction, 영상증강처리를 거친 후 호스트 컴퓨터로 보내진다. 호스트 컴퓨터에서는 영상의 디스플레이, 저장, 조작이 행해진다. 참고로 topogram의 construction은 IRS의 획득기에서 raw data를 전송받아 이를 영상 전처리 한 후 호스트 컴퓨터로 보낸다. 그림 5-42는 필립스 Brilliance64와 GE LightSpeed VCT에서의 광섬유를 통한 데이터 경로를 보여준다.

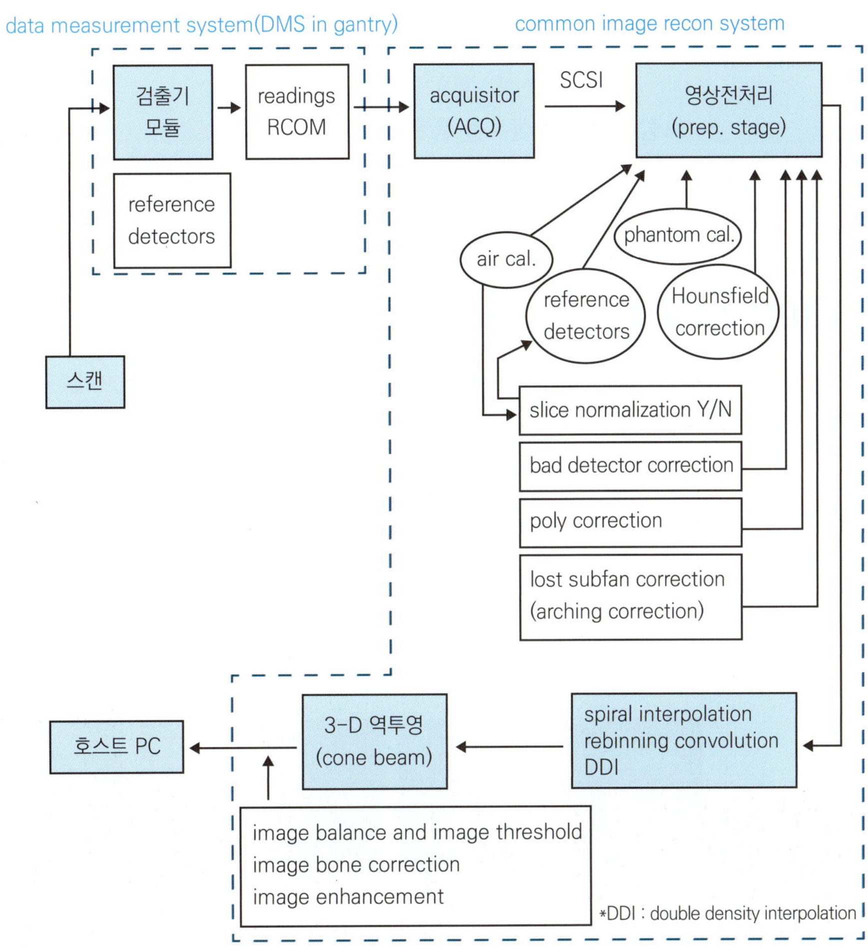

그림 5-41 필립스 Brilliance64의 영상 데이터 획득과 재구성 흐름도

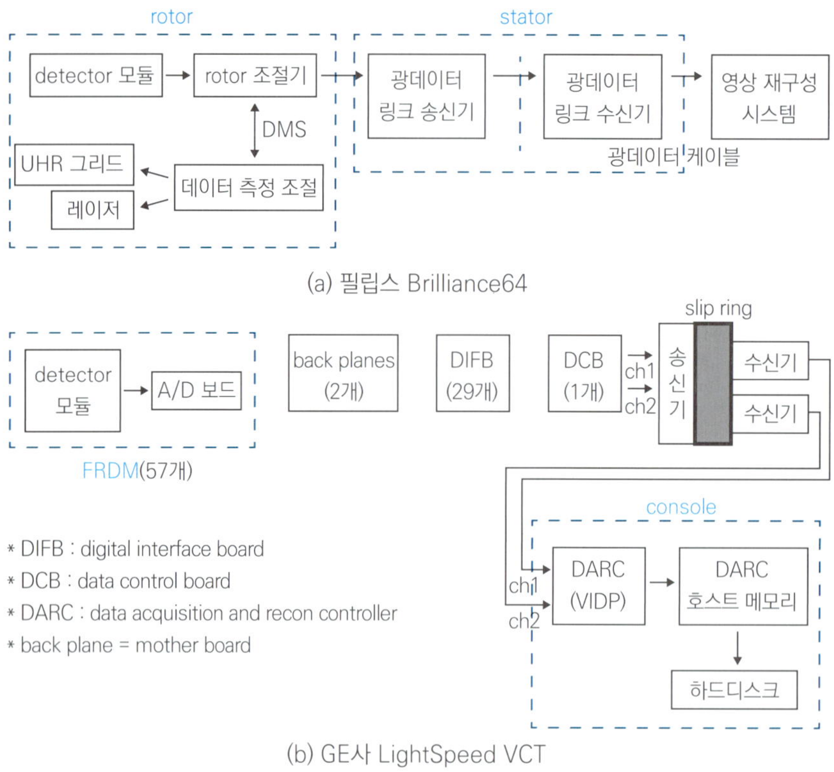

그림 5-42 광섬유를 통한 영상 데이터 경로

3. Reformation 영상

1) Multi-planar reformation(MPR)

재구성된 얇은 슬라이스의 횡단면 영상을 이용하여 다방면(multi-planar)으로 실시간 reformation하는 것으로 영상의 형태를 변경시키는 영상처리이다. 이는 재구성(reconstruction)과 달리 영상 데이터를 이용하는 2차원 영상처리이다. MDCT에서 많이 사용되는 MPR 기법으로는 coronal, sagittal, oblique, 그리고 curved reformation 등이 있다.

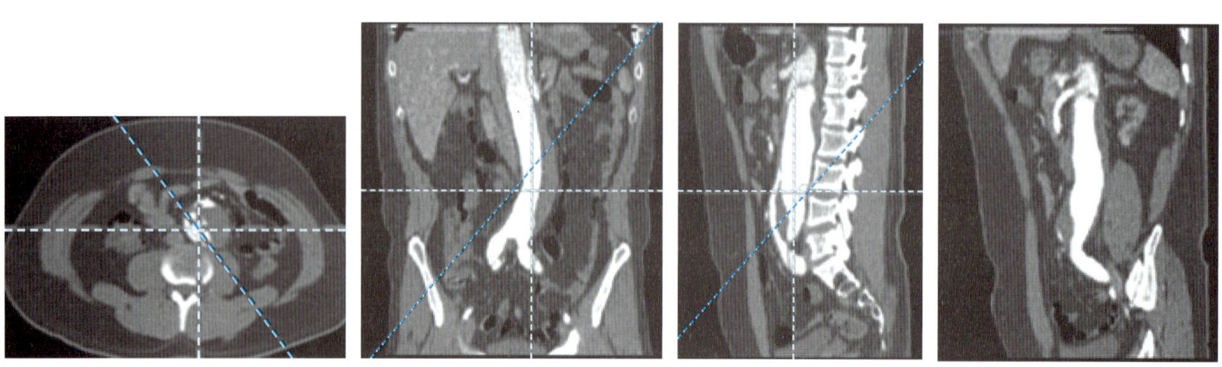

(a) Coronal (b) Sagittal (c) Oblique

그림 5-43 복부 대동맥 박리(aortic dissection)를 보이는 MPR 영상

그리고 MPR은 average projection, MIP(maximum intensity projection), minIP(minimum intensity projection)의 3가지로 구분하여 나타낼 수 있다(그림 5-44).

Average projection은 각 픽셀의 밀도가 CT영상 내의 각각의 픽셀에 대응하는 복셀 강도의 평균으로 만들어지는 일반적인 MPR 영상이다. MIP는 영상 내에서 가장 밝은 복셀들(가장 높은 밀도)만이 선택되어 프로젝션하는 MPR 기법이다. 반면에 minIP는 영상 내에서 가장 어두운 복셀들(가장 낮은 밀도)만이 선택되어 디스플레이 하는 기법으로 저대조도 피사체를 증강시키는 효과를 갖는다.

대부분의 MDCT는 70-80cm의 갠트리 구경과 최대 50cm의 조사야(scan FOV)를 갖고 있어 두부를 제외한 body scan에서는 직접적인 coronal이나 sagittal scan(direct coronal or sagittal scan)이 불가능하다. 초음파나 MRI에서는 가능한 다방면의 영상을 얻지 못하는 점이 CT의 단점으로 여겨져 왔다. 그러나 최근의 MDCT에서는 양질의 얇은 단면두께의 영상획득이 가능하여 X-Y축 분해능(in-plane resolution)과 동일한 수준의 Z-축분해능(longitudinal resolution)을 갖는 영상을 실시간 reformation을 통해 얻을 수 있다. 양질의 MPR 영상을 위해서는 동일한 스캔 파라메터의 영상(동일한 각도, display FOV, 슬라이스 간격 등)이 필요하며 Z-축분해능의 향상을 위해서 얇은 슬라이스의 횡단면 영상이 권고된다.

2) Curved planar reformation(CPR)

Curved reformation으로 불리며, 보통 원하는 해부학적 부위의 trace를 통해 얻어지며 치과용(dental) 또는 심장CT에서 많이 이용된다. 그림 5-45의 (a)는 신동맥(renal artery), (b)는 췌장관(pancreatic duct), (c)는 요관(ureter), (d)는 좌전하행지(LAD)의 curved reformation 영상이다.

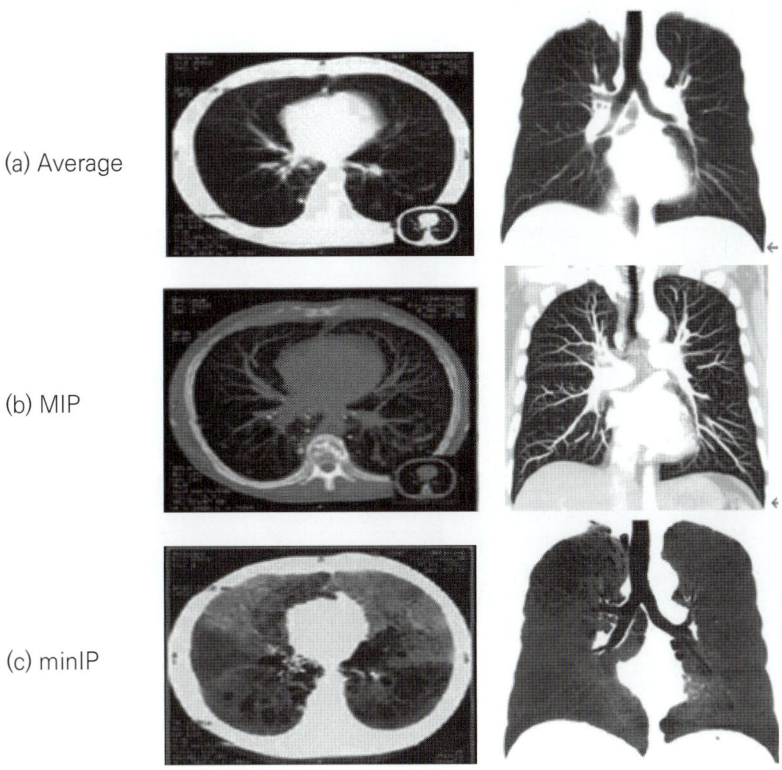

그림 5-44 Average, MIP, minIP CT영상

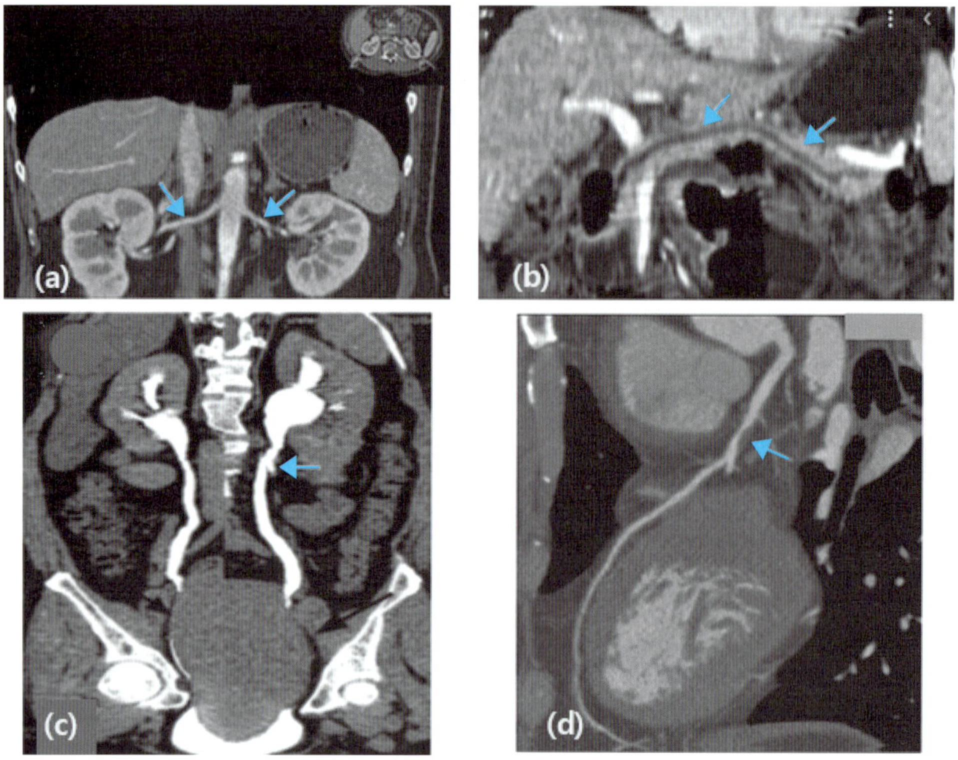

그림 5-45 Curved planar reformation images

3) Multi-planar volume reconstruction(MPVR)

MPVR은 볼륨 데이터를 이용한 3차원적인 reconstruction이다. 이는 어떤 단면에서 선택적으로 볼륨을 갖는 프로젝션이며, 슬라이스 두께와 방향의 변화가 가능하다.

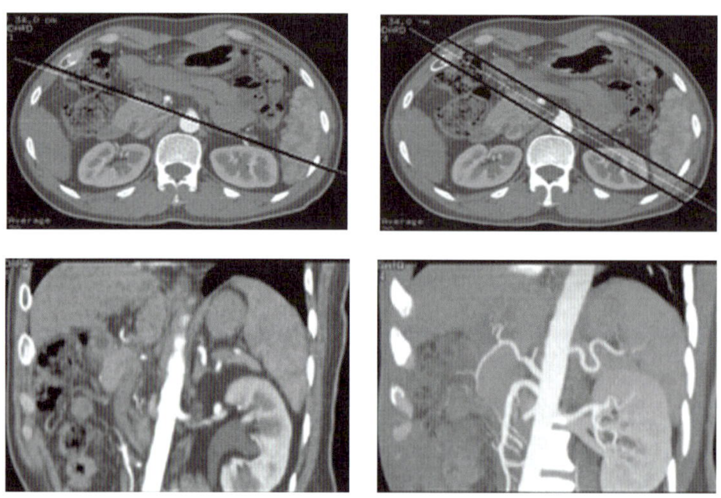

(a) MPR　　(b) MPVR

그림 5-46 복부 MPR과 MPVR 영상

4. 3차원 영상

1) 3차원 영상화 단계

3차원 영상화란 스캔으로 얻어진 데이터 세트로부터 병변이나 해부학적 특성을 사용자가 다각도로 가시화할 수 있는 입체적인 피사체로 재구성하는 과정이다. 이를 위해 2차원 단면영상 데이터를 상부에 위치시켜 계속적인 gray level volume을 얻으며 이의 결과적인 데이터 구조는 각각의 강도값(intensity 정보)을 갖는 복셀로 이루어진 직각의 3-D array가 된다. 이를 복셀 모델이라 한다. 3차원 CT영상화에 사용되는 볼륨 데이터는 gray level 복셀 모델이다.

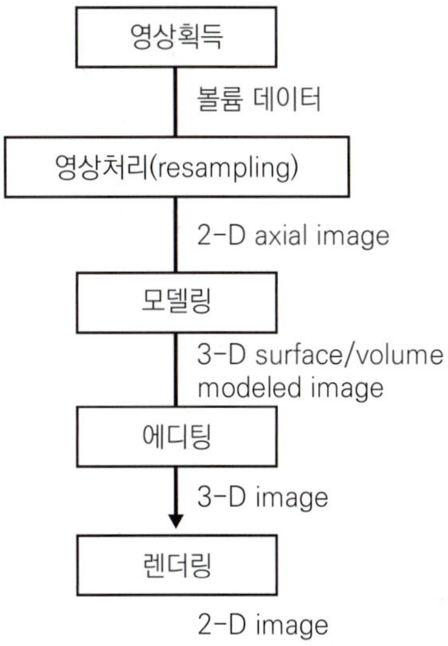

그림 5-47 3차원 영상화 경로

CT장치에서 얻어진 볼륨 데이터가 3차원적으로 가시화되려면 먼저 환자를 투과하여 얻어진 일련의 볼륨 데이터들은 데이터 변환이나 영상 여과 등의 기본적인 영상처리를 거쳐 양질의 axial 영상으로 표현된다. 이러한 영상처리는 임의의 강도 역치값(threshold)을 설정하여 이진화를 통해 원하는 데이터만을 분할해 내는 데이터 분할화(segmentation)와 직각 좌표계의 3방향 모두에서 동등한 데이터 값을 가질 수 있도록 동일한 간격의 데이터 보간삽입 처리(interpolation)로 대표된다. 하지만 최근의 MDCT에서는 Z-축분해능의 향상으로 isotropic resolution 영상의 획득이 가능해져 보간삽입처리는 생략되고 있으며, 데이터 분할화는 필요에 의해 시행되기도 한다. 이러한 영상처리를 통해 볼륨 데이터는 전용 소프트웨어를 통해 3차원 모델링(영상표현 또는 representation) 과정을 거친 후 여러 가지 형태로 전환된다. 3차원 모델링 방법은 표면 모델링(surface modeling)과 볼륨 모델링(volume modeling)으로 구분된다. 그 후 표면 또는 볼륨화된 모델 영상은 사용자에 의해 불필요한 부위가 제거되거나 지워지는 과정 등을 통해 필요한 부위만 남게 된다. 이러한 과정을 editing(manipulation)이라 부른다. Editing된 3차원 영상을 최종적으로 모니터에 2차원적으로 나타내는 렌더링(rendering; display) 과정을 시행함으로써 볼륨 데이터의 가시화가 마무리된다. 그러나 어떤 제조사의 MDCT에서는 앞에서 설명한 post-processing(모델링, 에디팅, 렌더링) 개념과는 달리 스캔 후 axial 영상이 재구성됨과 거의 동시에 3-D 영상과 MPR 영상을 만들어 낸다. 이의 대표적인 예가 GE사의 Direct 3-D 기능이다. 그림 5-47는 일반적인 3차원 영상의 가시화 경로를 나타낸 것이다.

결론적으로 양질의 3차원 CT영상을 얻기 위해서는 관심부위의 해부학적 볼륨을 충분히 포함하는 연속적인 볼륨 데이터가 필요하며 이를 3차원 영상화 소프트웨어가 설치된 콘솔이나 워크스테이션으로 보내어 모델링, 에디팅, 렌더링 과정을 거쳐 최종 영상이 가시화된다.

2) 모델링(modeling)

공간적인 모델을 구축하여 3차원적으로 표현하는 방법을 모델링이라 하며, 이는 외곽선(contour), 표면(surface) 그리고 볼륨 모델링으로 분류된다. 이중 외곽선 모델링을 제외한 표면 모델링과 볼륨 모델링이 3차원 CT영상화에 주로 사용된다.

표면 모델링은 2차원 단면상의 윤곽을 연결하여 피사체를 재구성하는 방법으로 초기에 사용되었던 방식이다. 가장 전형적인 표면 모델링 방식은 보이는 피사체를 먼저 즉각적인 표면구조로 묘사를 한 후 어떠한 표준 컴퓨터 그래픽을 이용하는 방식을 따른다.

볼륨 모델링은 비교적 최근에 개발되었으며, 최근의 3차원 CT영상화에서 주로 사용되는 방법이다. 이는 볼륨 데이터로 부터 직접 3-D view를 생성시키며 표면구조의 영상이나 투명 또는 반투명한 영상을 얻기 위해 gray level 복셀 데이터가 사용된다.

3) 에디팅(editing)

에디팅은 3차원 모델링 후 관심부위의 관찰을 쉽게 하기 위하여 주위의 불필요한 부분을 제거하는 것이다. 관심부위의 CT number가 주변부위에 비해 큰 차이를 가지면 3-D 디스플레이 시 구분이 잘 되지만, 차이가 크지 않거나 주위조직의 CT number가 관심부위보다 클 경우 관심부위를 가릴 수 있기 때문에 이를 제거해 주어야 한다.

에디팅 기법은 자동 에디팅과 수동 에디팅으로 구분된다. Thresholding 기법으로 불리는 자동 에디팅 기법은 설정된 문턱값 이상의 강도 부위는 표시하고 이하의 강도 부위는 지워지게 하는 방법이다. 이는 역치값보다 높은 강도를 갖는 픽셀에서는 효과적이지만, 혈관과 뼈가 공존하는 복잡한 부위에서 혈관구조의 영상만을 얻고자 할 경우 만족한 결과를 얻기 어렵다. 이 경우 혈관구조가 손상되지 않고 골구조를 제거하려면 섬세하고 숙련된 기법이 요구되는 수동 에디팅이 유리하다. 3차원 CT영상화에서 많이 사용되는 editing tool에는 다음의 몇 가지가 있다.

(1) Threshold 기법

특정 조직이나 피사체를 표현하는 복셀의 범위에 속하는 부분을 선택하는 기법이다. 즉 CT number의 범위를 정하여 설정범위에 있는 부분들만 선택하는 기법으로 3-D 모델링에 기본적으로 사용되며 에디팅에도 적용된다. 제조사 및 모델에 따라 다소 차이는 있지만 slider bar를 이용하거나 미리 설정한 값(default value)을 사용하여 문턱값을 정한다. 혈관이나 골부위의 모델링과 에디팅에서는 약 +100HU, 공기가 들어있는 기도부나 대장에서는 -200HU 이하의 문턱값이 적당하다.

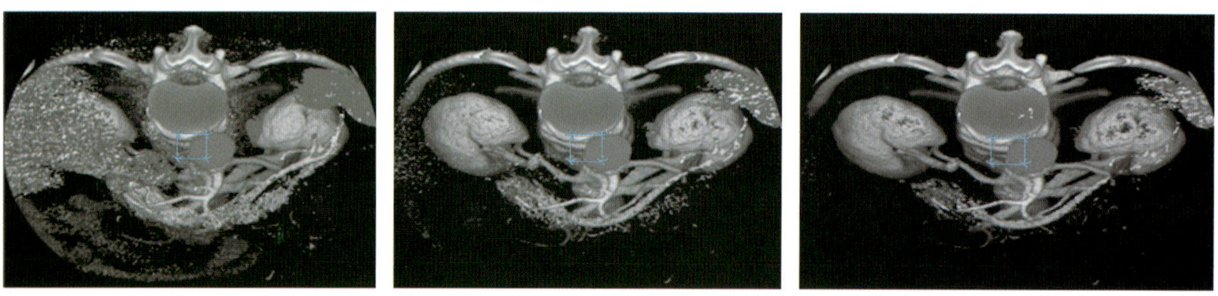

(a) 70HU (b) 85HU (c) 100HU

그림 5-48 Thereshold 기법에서의 문턱값에 따라 표시되는 영상의 차이

(2) Scalpel 기법

3-D 영상을 여러 방향으로 움직이거나 회전시키면서 관심부위와 겹치거나 가리고 있는 부위, 불필요한 구조물을 잘라내어 관심부위를 보다 깨끗하게 관찰할 수 있는 기법이다. Scalpel 기법은 sculpt 또는 punching이라고도 부른다. Scalpel 기법에서 불필요한 부분을 제거하는 방법으로는 inside trace, outside trace, along trace로 구분된다. Inside trace는 trace로 그려진 안쪽 부위가 제거되며, outside trace는 바깥부분 그리고 along trace는 trace로 그려진 선대로 cutting된다.

(3) Clip-plane editing 기법

지멘스 워커스테이션의 볼륨 렌더링에서 사용하고 있는 기법으로 그림 5-49에 나타낸 바와 같이 복벽이나 다른 표면구조를 잘라내어 볼륨 내에 있는 해부학적 구조나 병리상태를 관찰할 수 있도록 한다. 여기서 clip-plane은 직선의 화살표로 표시되며, 볼륨 렌더링과 MPR을 복합화한 형태의 영상을 제공한다. 곡선으로 표시된 화살표는 우신배의 전이성 세포암을 나타낸다.

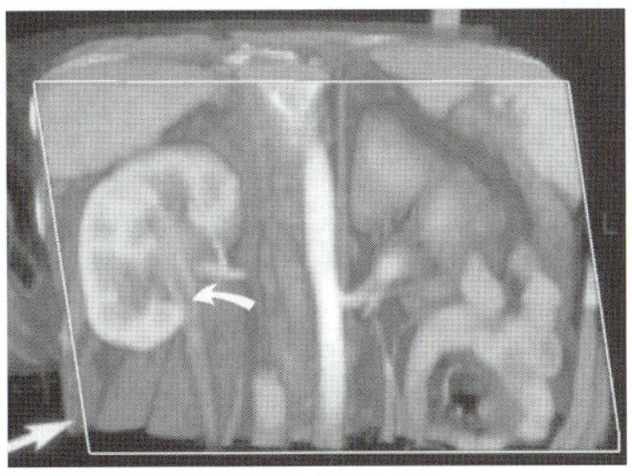

그림 5-49 Clip-plane editing

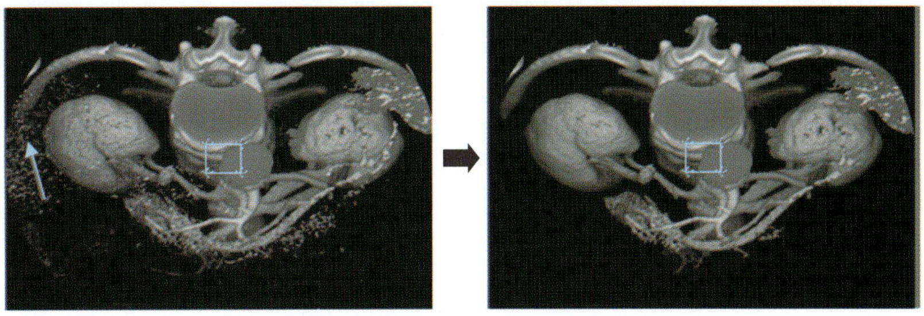

그림 5-50 Filter(filter floater)

(4) Filter 또는 filter floater

설정한 복셀의 크기보다 작은 볼륨 데이터를 제거하는 기능으로, 디스플레이되어 있는 영상 주위의 불필요한 작은 노이즈 또는 아티팩트를 제거할 수 있다.

(5) Growing과 painting 기법

CT값의 범위를 정한 후 관심부위에 커서를 놓고 클릭을 하면(이를 seeding이라고 함), 설정범위 내에서 연결되어 있는 픽셀들이 제거되는 기법이다. Region growing이라고도 부르며, 영상 하나하나 혹은 전체를 선택하여 growing 기법을 적용할 수 있다. 뼈의 제거를 위한 CT number의 범위는 +150HU부터 +3,071HU 까지가 적당하다. Growing 기법은 일정한 범위 안에 비교적 균일한 CT값의 픽셀로 되어있는 부위의 제거에 유용하나, 관심부위에 불필요한 구조물이 연결되어 있는 경우 함께 제거되므로 주의가 필요하다.

반면에 painting 기법은 seeding 작업 후에 원하지 않는 부분이 씨앗점(seed point)의 픽셀과 연결되어 같이 선택되었을 때 원하는 CT number의 영역에서 벗어난 영역의 경계를 그려주면, 그려진 경계를 이웃 영상으로 전달하여 영역을 가르고 씨앗점을 포함하지 않는 부분을 비분할 영역으로 복원하는 기법이다.

(6) Subtraction 기법

원하는 구조와 원하지 않는 해부학적 구조가 포함되어 있는 경우 원하지 않는 구조를 감산함으로써 원하는 구조만 남기는 감산기법이다. 다른 editing 기법에 비해 깨끗한 3-D 영상을 얻을 수 있으며, 조작이 간편하고 처리시간이 짧은 것이 특징이다.

(7) SAVS(semi-automatic volume segmentation)

커서를 이용하여 axial 영상에서 필요로 하는 부위만을 선택적으로 drawing(= painting)하여 보고자 하는 부위만 3-D로 만드는 기법이다. 이 기법은 하나 또는 여러 개의 슬라이스 단위로 작업이 가능하며 브러시의 크기에 따라 drawing되는 슬라이스 수가 정해진다.

(8) Select object와 remove object

필요로 하는 구조물만 선택하거나 지우는 기능이다.

(9) Erosion과 dilation

Erosion은 3-D 모델의 표면으로부터 하나 또는 여러 개의 복셀의 표면을 벗기는 기능이며, dilation은 3-D 모델의 표면에 하나 또는 여러 개의 복셀을 덧붙이는 기능이다. 그리고 close gaps은 3-D 영상의 표면에 존재하는 갭을 채우는 기능이다.

(10) Merging과 transparency 처리

3차원적으로 모델링된 영상을 관찰하기 좋게 하는 처리이다. 즉, merging이란 일반적으로 한 영상에 각각 3-D화된 피사체를 동시에 표현하는 기법이다. 반면에 투영처리(transparency)는 관찰부위를 투명화시키는 영상처리이다.

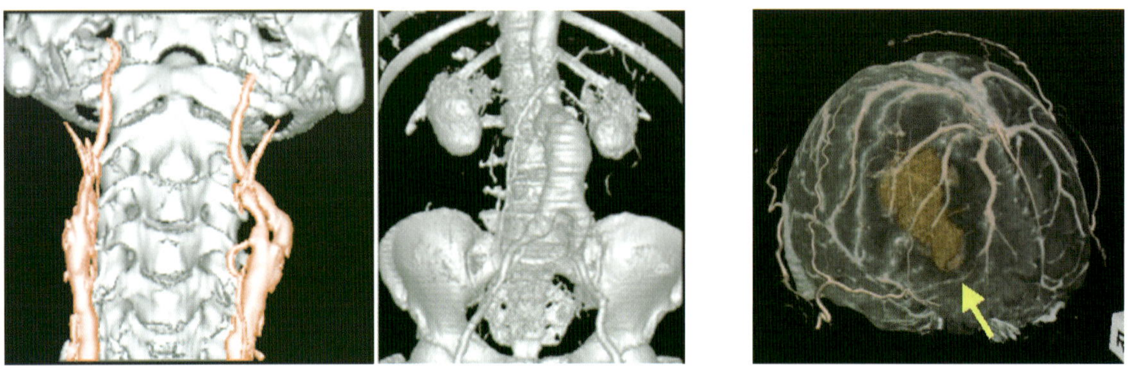

(a) Merging (b) Transparency

그림 5-51 Merging과 투영처리

4) 렌더링(rendering)

렌더링이란 재구성 과정을 거친 3차원의 데이터를 2차원의 모니터에 나타내는 과정이다. 이때 일어나는 차원의 축소에 따른 데이터 손실은 보상하며 자연스러운 표현을 위해 음영법(shading), 투영법(transparency), hidden part removing(관찰하는 시선의 뒷쪽에 있는 부위를 보이지 않게 제거하는 기법), 그리고 dynamic rotation 등의 기법이 같이 사용될 수 있다. 렌더링은 크게 표면 렌더링, 체적 렌더링 그리고 projection shading으로 분류된다.

(1) 표면 렌더링(surface rendering; surface shading; SSD)

3차원 의료영상의 표시(렌더링)에 최초로 적용된 기법으로 일명 문턱값 렌더링이라고도 한다. 데이터 분할을 위해 설정된 문턱값 범위에 속하는 강도(intensity, HU)의 복셀들을 선택하고 범위 밖의 복셀들은 제거시킨 후 기하학적 계산을 통해 구조물의 표면을 나타내는 이진법에 기초한 기법이다.

표면 렌더링은 3-D 피사체를 완전히 불투명(opaque)하게 처리하며, 선택된 복셀들은 원래 자신의 HU값을 버리고 일정 수준 이상의 값으로 높여져 표시된다. 이 경우 모든 복셀은 약 +2,000 정도의 HU값을 유지하기 때문에 걸 표면만 관찰이 가능하며, 선택된 복셀의 고유 HU값이 모두 동일한 HU값으로 변하여 표시되므로 상대적으로 대조도가 매우 낮은 3차원 영상이 된다. 이를 보완하기 위해 가상적인 광원으로부터 빛을 비추어 명암을 만들고 음영(shading)을 추가한다. 이를 통해 깊이를 갖는 입체감을 얻을 수 있다(shaded surface display; SSD).

표면 렌더링은 구조물의 표면 평가를 위해 볼륨 데이터를 단순한 이진법의 형태로 변화시키므로 복셀이 1개의 단순한 형태로 구성되는 가장 단순한 렌더링 기법이다. 표현 가능한 데이터의 전체가 사용되지 않으므로 데이터 소모량이 상대적으로 적고(볼륨 렌더링의 약 10% 미만) 처리속도가 빠르다. 그러나 문턱값의 변화에 매우 민감하여 높은 문턱값의 설정은 작은 혈관의 관찰을 어렵게 하고 협착 정도를 과장되어 나타낸다. 반대로 문턱값을 낮게 설정하면 배경조직에 의해 혈관구조의 묘사가 부족해진다.

표면 렌더링에 음영을 추가한 SSD(shaded surface rendering)의 경우 표면의 정보만 갖고 있으므로 비교적 단순하고 영상 표시속도가 빠르다. 또한 상대적으로 경계가 우수한 영상을 얻을 수 있고 해부학적 구조의 묘사능이 우수하다. 하지만 가늘거나 협착정도가 심한 혈관은 부분체적효과에 의해 혈관의 CT감약치가 떨어지면 협착 정도가 과장되거나 존재하지 않은 협착이 만들어질 수 있으며 혈관 내경과 혈관벽의 석회화 구분이 어렵다. 또한 노이즈나 혈류의 흐름에 영향을 받아 영상의 왜곡현상이 나타날 수 있으며 가상 광원이 비추는 방향으로 각도를 이루는 혈관은 음영이 발생되어 혈관이 협착된 것처럼 나타날 수 있다.

그리고 SSD 기법에서는 HU값의 차이가 큰 서로 다른 관심부위를 나타내고자 할 경우 다양한 영역의 표시범위를 설정할 수 없기 때문에 동일한 범위 안에 있는 피사체를 분할처리(segmentation)하여 저장한 후 다른 영상에 부착시켜 동시에 나타내는 방법을 이용한다. 이러한 기법을 merging이라고 한다(그림 5-51(a)). SSD 기법은 두개 및 안면부, 척추, 사지, 기관지 등의 3차원 CT영상화에 두루 사용되고 있다.

(2) 볼륨 렌더링(volume rendering; VRT)

① 볼륨 렌더링의 특성

Percentage rendering 방식이며 복셀이 1개의 강도값만 갖는 표면 렌더링에 비해, 복셀 자체도 여러 개의 강도값을 가지며 구조물의 표면이 아닌 전체적인 볼륨 정보를 나타내는 우수한 3차원 렌더링 기법이다. 이는 관심 영역별로 각각 다른 CT number의 문턱값 범위를 여러 개 동시에 지정할 수 있으며, 영역별로 각기 다양한 휘도 레벨과 불투과도(opacity의 정도, transparent 또는 opaque 처리), 다른 컬러를 적용하여 여러 개의 해부학적 구조를 동시에 입체적이고 사실적으로 표시할 수 있다. 즉, 데이터 세트에서 VRT 조직 분류와 다른 구조의 컬러 코딩과 결합된 투과도를 변화시킴으로써 영상의 표면부와 심부의 구조를 동시적으로 디스플레이 할 수 있으며, 구조물을 완전히 투명하게(transparent) 표시하거나, 반대로 매우 opaque하게(obscured) 표시할 수도 있다. 완전히 opaque한 볼륨 렌더링 영상은 표면 렌더링 영상과 거의 동일한 효과를 나타낸다.

각각의 영역을 지정할 때에도 SSD 기법처럼 선택범위가 절대적이지 않고 그래프상에서 기울기를 주어 상하영역의 일정 범위에 불투과도를 다르게 선택하여 지정할 수 있다.

타 렌더링 기법에서는 부분체적효과에 의해 경계영역 복셀의 CT number값이 이웃한 복셀의 CT number값으로 인해 점점 커지거나 작아지는 현상이 나타나는데, 볼륨 렌더링 기법은 상하영역에 각기 다른 불투과도를 갖는 CT number값을 지정해 줄 수 있어 3차원 재구성 영상을 보다 자연스럽게 나타낼 수 있다. 그리고 구조물 내부의 복셀에 특성이 각각 부여되므로, 특별히 어떤 부분을 선택하여 강조하거나 소멸시키는 특수기법을 적용시킬 수 있고, 중복된 부분의 가시능이 우수한 장점이 있다.

볼륨 렌더링은 임상에서 가장 사용빈도가 높고 우수한 렌더링 기법이다. 그러나 표면 렌더링이나 MIP 기법에 비해 훨씬 많은 양의 데이터가 소모되며 경계면의 명확한 묘사가 불충분하여 미세한 측정에는 볼륨 렌더링 기법의 사용이 권고되지 않는다.

② 볼륨 렌더링의 기본 원리

그림 5-52는 볼륨 렌더링의 원리를 나타낸 것이다. (a)의 윗부분은 밑에 묘사된 data ray에 있는 복셀값의 히스토그램을 나타낸다. 여기서 0% opacity는 5 또는 그 이하의 값, 100%의 opacity는 9 또는 그 이상의 값으로 할당된다. 그리고 중간에 있는 6, 7, 8의 opacity는 각각 25%, 50%, 75%에 해당된다. (a)의 아랫부분은 볼륨을 통

과하는 ray에 따라 가중 합산값(weighted summation)을 결정하는데 사용되는 공식과 누진 계산된 결과들을 보여준다. 결과적으로 디스플레이된 6이라는 값은 opacity와 하부의 복셀값에 의해 영향을 받는다.

이를 서술적으로 쉽게 설명하면, (b)와 같이 관찰자로부터 일직선으로 피사체에 프로젝션한 투영에서 그 직선상에 놓여 있는 강도 신호를 컴퓨터가 구조물의 색깔과 투명도에 따라 다른 블록으로 가정하여, 블록의 위치와 각도에 따른 투과도 및 다른 조직으로 부터의 반사도(reflection)를 구하여 직선상에 있는 모든 복셀값들의 픽셀분포를 가중치를 두어 합하여 표시하는 것이다.

간 종양환자의 CT angiography에서 볼륨 렌더링의 적용을 예를 들어 설명해보자. 먼저 컴퓨터가 픽셀-강도 히스토그램에서 얻은 각 픽셀 강도를 근거로 하여 각 복셀을 간, 혈관, 그리고 종양의 백분율로 분류한 후 관심부위를 잘 보기 위해 각 물질에 정해진 색깔과 투과도와 굴절도를 결정한다. 다음 단계로 복셀의 구성성분 차이에 따른 표면평가를 위한 분할 데이터를 이용하여 볼륨 데이터를 얻는다. 마지막 단계로 관찰자에게 입체적인 감각을 주기 위해 표면부 및 심부에 명암을 부여하거나 회전을 사용하여 렌더링이 시행된다.

그림 5-53의 (b)에 나타낸 바와 같이 볼륨 렌더링 기법에서는 HU값이 각각 다른 간실질 조직(+70HU), 담관(0HU), 비장(+300HU), 하대정맥, 척추 등이 여러 색깔과 투과도를 지닌 채 묘사되고 있다. SSD 기법에서는 문턱값을 주어 포함된 모든 조직이 동일한 HU값으로 그려지는 반면, 체적 렌더링에서는 기울기(window width와 level)를 부여하여 간실질 조직 내에 있는 여러 장기를 사실적이고 부분 해상능이 우수한 3차원 영상으로 그려낸다. (c)는 볼륨 렌더링의 히스토그램으로 관심부위 픽셀의 HU값의 분포를 나타낸 것이다. (a)에서 꺽은선 그래프는 3-D 디스플레이 하고자 하는 장기의 불투과도(opacity)와 색을, 꺽은선의 기울기는 window level과 width

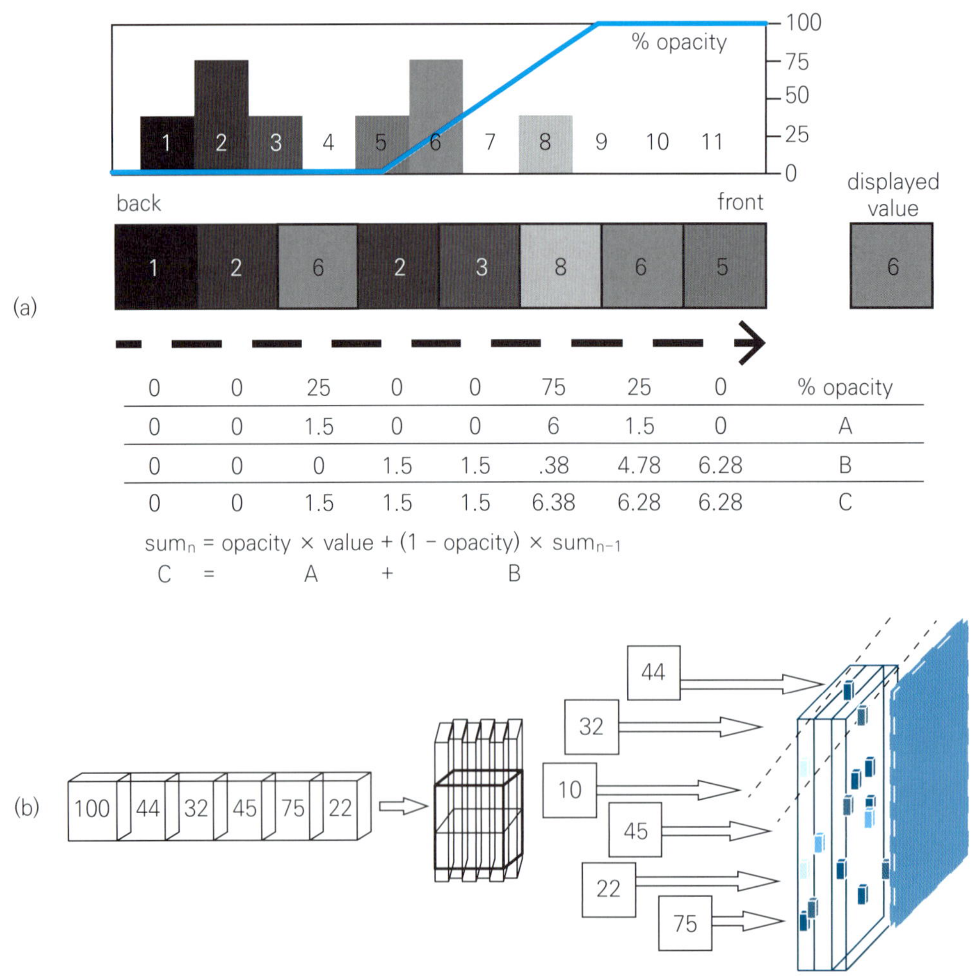

그림 5-52 볼륨 렌더링의 원리

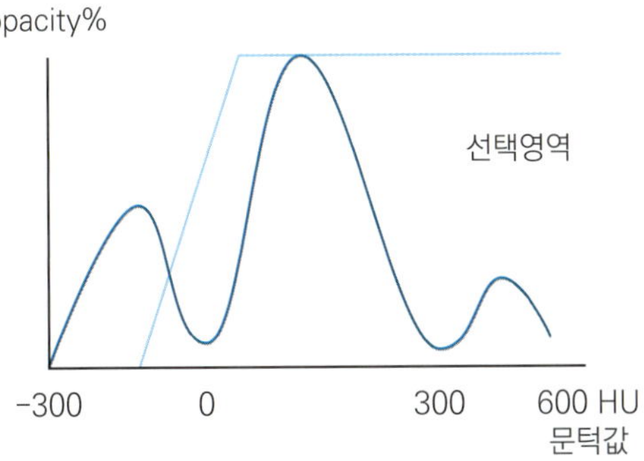

(a) 장기의 불투과도와 색의 선택

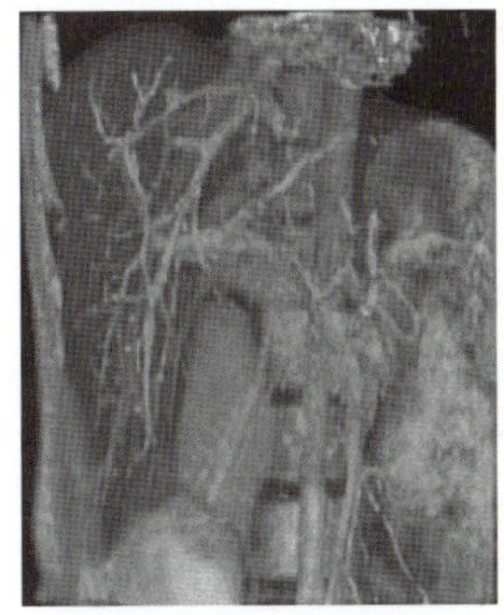

(b) 볼륨 렌더링으로 나타낸 영상

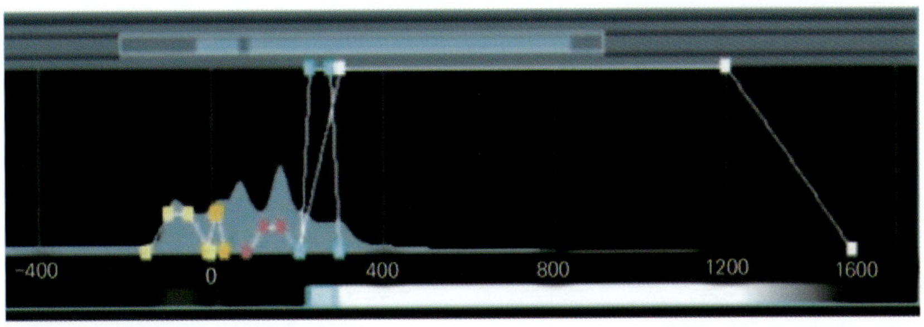

(c) 관심부위 픽셀의 HU값의 분포를 나타낸 히스토그램

그림 5-53 간 종양환자의 볼륨 렌더링

를 나타낸다. 볼륨 렌더링 기법에서는 관심분야의 HU값마다 서로 다른 불투과도와 색, 기울기를 부여할 수 있기 때문에 내부 장기들의 해부를 명확하게 구분하여 관찰할 수 있다. 각 장기의 조영제 흡수 정도에 따라 서로 다른 HU값의 분포를 갖는다. -150HU와 0HU 사이의 값을 갖는 조직(예를 들면 물, 지방)에는 노란색과 25%의 불투과도를 주고, 80-200HU 사이에 속하는 값을 갖는 조직에는 자주색과 20%의 불투과도를 주어 간실질 조직 내에 있는 담낭과 간정맥, 뒤에 위치하는 척추까지 묘사되고 있다.

(3) Projection shading

Projection shading은 3-D 피사체를 마치 투명한 것으로 취급하며, 3-D 피사체 내의 복셀을 변화시키는 방법에 따라 최대강도 투영법(MIP), 고선명 최대강도 투영법(HD MIP; high definition maximum intensity projection), 최소강도 투영법(MinIP), 평균강도 투영법(average intensity projection), ray-sum projection, integral projection으로 구분된다.

① MIP(maximum intensity projection; 최대강도 투영법)

MIP는 대표적인 projection shading 기법의 하나이며 CT나 MR혈관조영술에서 광범위하게 사용되어지는 렌더링 기법의 한 형태이다. 기본적인 원리는 그림 5-54(a)에 나타낸 바와 같이 관찰자로부터 일직선으로 구조물을 투과시켜(projection) 그 직선상에 놓여 있는 최대강도의 신호를 갖는 복셀들(maximum voxel value)을 선택하여 렌더링한다.

MIP는 대조도가 우수한 영상을 얻을 수 있으며, 일직선상의 단일 픽셀을 사용하여 복셀값을 나타내므로 볼륨 렌더링에 비해 데이터량이 적고 처리속도가 빠르다. 그리고 MIP는 고식적인 혈관조영상과 유사한 영상을 나타내며 SSD 기법과는 달리 영상의 gray scale이 CT감약값으로 표현되므로 혈관의 협착이나 조영증강된 혈관에서 금속 클립이나 혈관벽의 석회화(mural calcification)의 구별이 용이하다. 또한 혈관 스텐트 삽입 환자의 스텐트 구조의 관찰이 용이하고, SSD 영상에 비해 작은 혈관의 묘사능이 우수하다. 하지만 겹쳐져 있는 혈관구조의 농도가 일률적으로 동일하게 표시되어 가시능의 저하현상이 나타나 혈관 내의 정보획득이 결여될 수 있다. 그리고 관심부위보다 높은 HU값을 갖는 구조가 있는 경우 원하지 않는 구조가 선택되어 표시되기 때문에 불필요한 부위의 제거를 위한 에디팅 소요시간이 길어진다. 또한 투과 시의 데이터 손실로 인한 노이즈의 증가와 미리 샘플링된 영상 데이터의 재샘플링 과정에서 계단(stair-step) 모양의 추가적인 아티팩트(aliasing artifact)가 수반될 수 있다.

② HD MIP, MinIP, average intensity projection

HD MIP(high definition MIP)는 영상의 선명도가 더욱 우수한 점을 제외하고는 MIP와 동일한 특성을 갖는다. 반대로 MinIP는 projection 상에서 최저 강도신호를 갖는 복셀을 선택하여 표시해 낸다. 그리고 average intensity projection은 프로젝션된 복셀값의 합을 복셀의 수로 나누어 평균값을 표시해 내는 기법이다.

그림 5-56은 MIP의 대조도를 average intensity projection과 비교한 것으로서 짙게 보이는 픽셀은 강도가 60HU인 축에 수직인 혈관을 묘사한 것이며, 엷게 보이는 픽셀은 강도가 30HU인 배경부를 2차원적으로 표시한 것으로서, 혈관을 통과한 투영의 평균값은 최대 픽셀값에 비해 작게 나타난다. 그러므로 MIP가 average intensity projection에 비해 대조도가 우수함을 알 수 있다.

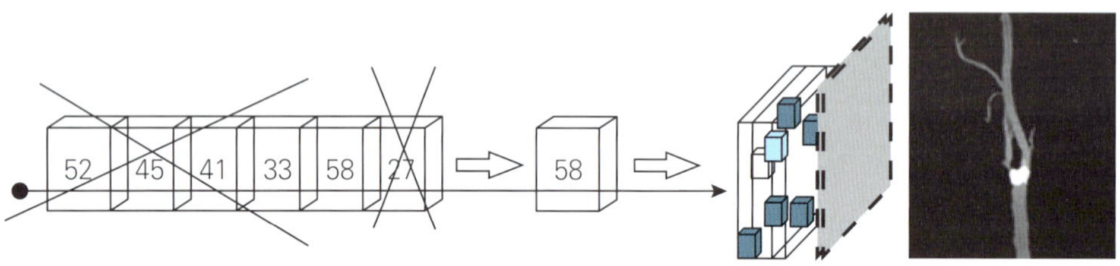

(a) MIP

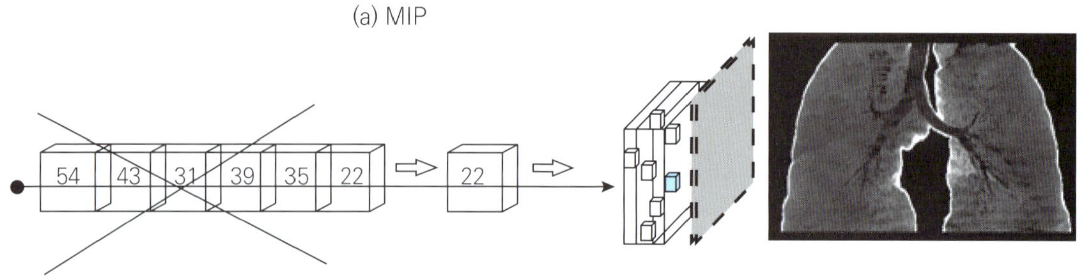

(b) MinIP

그림 5-54 MIP와 MinIP

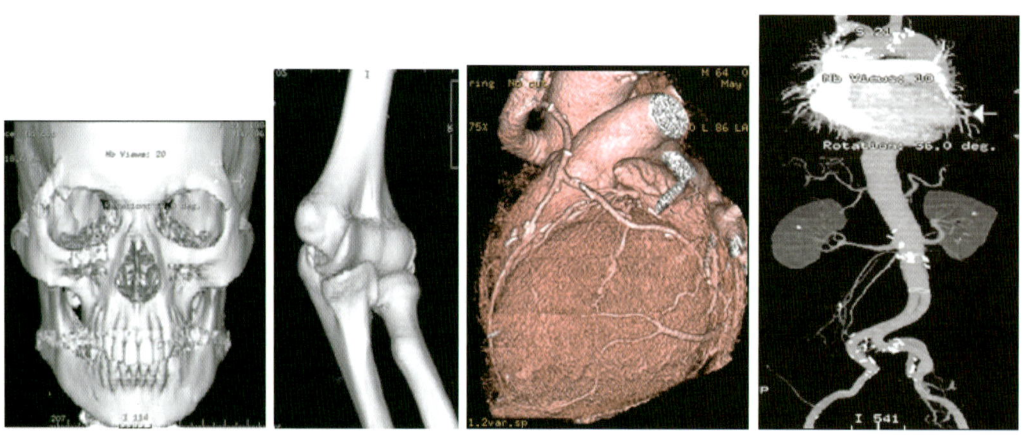

(a) Surface rendering (b) Volume rendering (c) MIP

그림 5-55 SSD, VRT, MIP 영상의 예

③ Ray-sum projection

Summed projection이라고 불리는 ray-sum projection 기법은 구조물에 투과된 rays에 따라 픽셀값의 합을 나타내는 모드이다. 이 기법은 중복된 혈관을 상대적으로 투명하게 나타내며, 고식적 혈관조영술에 가장 근접된 영상을 제공한다(angio view라고도 함). Ray-sum projection은 혈관 내에 혈병(clot)이 존재하거나 혈관이 여러 개로 얽혀 있는 구조, 또는 정맥류(varix)가 뭉치를 이루고 있는 구조물의 묘사에서 특히 유용한 렌더링 기법이다.

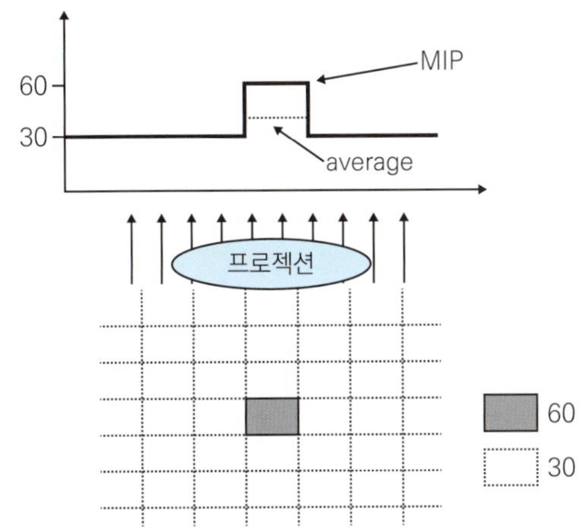

그림 5-56 MIP와 average intensity projection의 대조도 비교

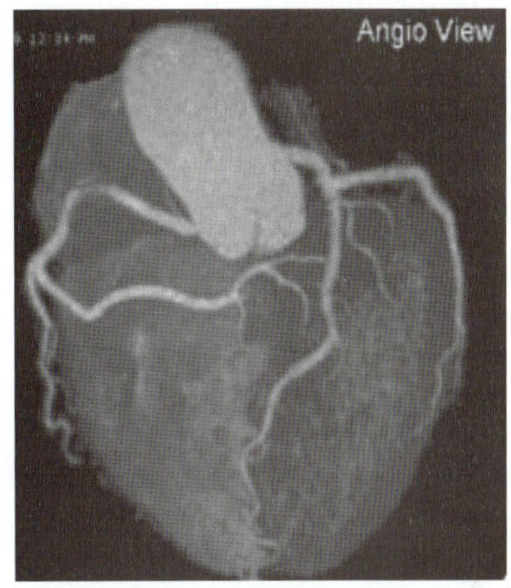

그림 5-57 Ray-sum projection 영상

④ Integral projection

구조물 표면 바로 아래 복셀값의 합으로 나타내며, CT보다는 MR 영상의 3차원 영상화에서 주로 이용되고 있다. 표면 렌더링과의 차이는 피사체의 표면 바로 밑의 피사체를 나타내며 반사광에 기초한 음영을 사용하지 않는 점이다.

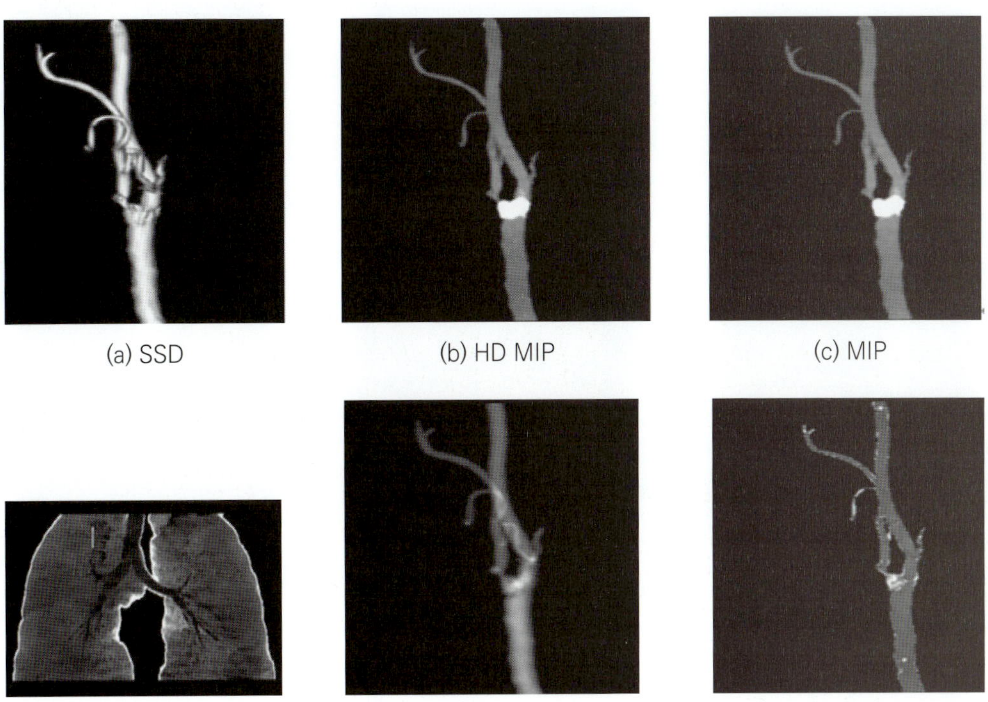

(a) SSD (b) HD MIP (c) MIP

(d) MinIP (e) Ray-sum projection (f) Integral projection

그림 5-58 Projection shading 기법으로 나타낸 경동맥과 기관지의 3차원 CT영상

5) CT virtual endoscopy(CT가상내시경 기법)

볼륨 데이터를 얻어내는 CT기술과 컴퓨터 그래픽의 급격한 발전으로 가능해진 가상내시경 기법은 컴퓨터 마우스를 기반으로 가상현실에서의 볼륨 데이터를 원근법(perspective)과 광선 추적법(ray tracing)이라는 렌더링 기법을 통하여 초당 15-30 프레임의 실시간 영상표시를 통해 관찰자가 가상환경에서 인체 속을 항해하듯이 관찰하는 기법이다. 주된 적용부위는 기관 및 기관지, 대장 등의 점성기관(viscous organ)이다.

원근법이란 인간의 눈으로 보는 3차원을 규격화된 2차원 평면 위에 묘사적으로 표현하는 회화 기법이며, 광선 추적법은 가상적인 광원에서 나온 빛이 여러 물체의 표면에서 반사되는 경로를 추적하면서 각 물체의 모양을 형성하는 기법이다.

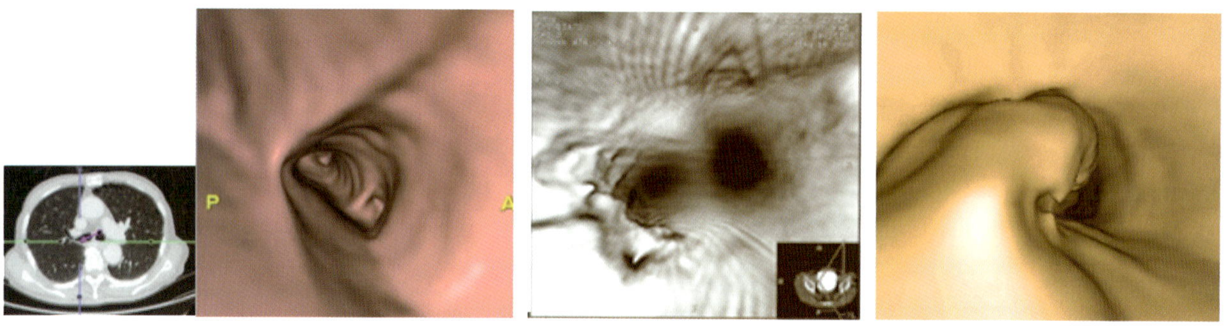

(a) 기관지(bronchus)　　　(b) 결장(colon)

그림 5-59 CT bronchial virtual endoscopy와 colon virtual endoscopy 영상

CHAPTER 06

1. 필터보정 역투영법
   (filtered back projection)
2. 반복 재구성법(iterative reconstruction)
3. 딥러닝 영상 재구성법
   (deep learning image reconstruction)
4. 기타 영상 재구성 기법

CHAPTER 06

MDCT의 영상 재구성 기법

CT영상이 비슷한 감약계수를 가진 조직에 대해 우수한 식별 능력을 갖는 원인 중의 하나는 고성능 컴퓨터에 의한 우수한 영상 재구성 기법이다. 영상 재구성이란 피사체를 투과한 감약계수의 분포를 한 방향에서 합계하여 얻는 1차원 분포(투영; projection data)를 다수의 방향으로부터 얻은 후 수학적 처리기법을 이용하여 2차원의 횡단면상을 복원하는 것이다.

MDCT에서의 영상 재구성 기법은 기존의 필터보정 역투영법 외에 반복 재구성법이 추가로 많이 사용되고 있으며, 최근의 일부 제조사에서는 high-end MDCT(해당 업체가 출시하는 제품군 중 최상위에 있는 MDCT)를 대상으로 딥러닝 영상 재구성법을 도입하는 경향이다.

1. 필터보정 역투영법(filtered back projection)

1) 역투영법(back projection)

1960년대 William H. Oldendorf와 David E. Kuhl에 의해 핵의학 영상의 재구성을 위해 개발되었으며 각 방향에서 얻은 투영값(ray)을 거꾸로 픽셀면에 되돌려서 그 하나 하나를 합산하는 기법이다. 합산이 다 된 후에는 전체 픽셀 중에서 가장 수치가 작은 기본값(background)을 각각의 픽셀에서 감산한 다음, 다시 픽셀들의 최소공배수의 값으로 나누어 원래의 값을 얻어내는 방법을 이용하는 연산법이다. 역투영법은 summation method, linear superimposition method, 중첩 재구성법이라고도 불린다.

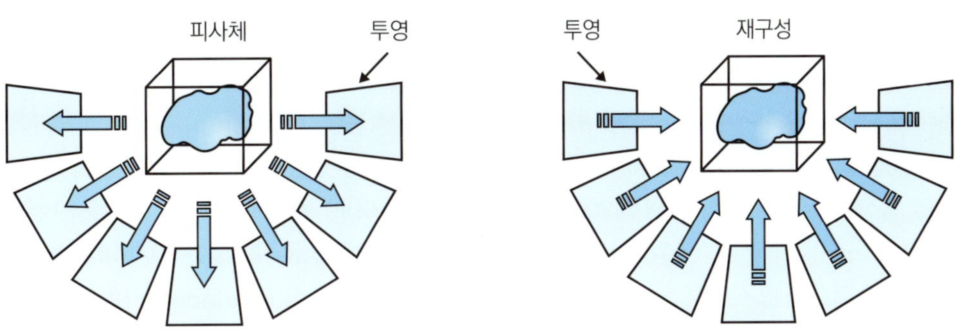

(a) 투영 (b) 역투영

그림 6-1 투영(projection)과 역투영(back projection)

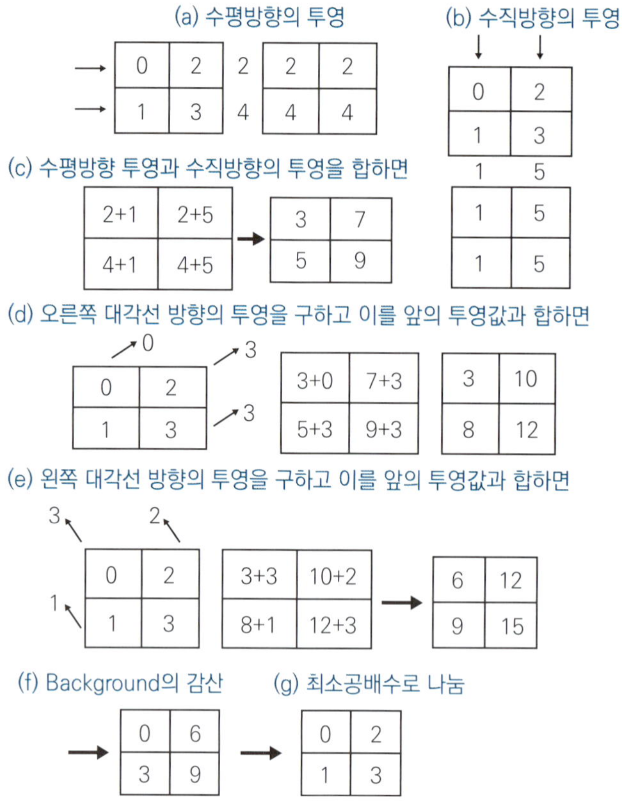

그림 6-2 역투영법의 기본원리

기본 연산방법을 그림 6-2에서 설명한다. 투영 후 각 단면에는 0, 1, 2, 3의 다른 감약계수값을 가지는 픽셀로 구성된 횡단면이 생긴다. 이 영상을 역투영하기 위하여 수평방향 및 수직방향의 투영을 구하여 각각 중첩시킨 후 투영값을 더한다. 동일한 방법으로 오른쪽 대각선 방향의 투영을 각각 구하여 순차적으로 앞의 값에 더한다. 최종적으로 얻어진 값에서 background값 6을 빼면 된다. 여기서 최소공배수 3으로 나누면 원래의 값이 된다.

다시 말하면, 역투영은 투영된 데이터 세트를 2차원 평면에 역방향으로 재배열하여 단면영상을 얻는 것으로 그 결과는 주변에 방사형의 흐림(burring)이 나타나 본래의 투영값과 동일하게 나타내지 못한다.

실제 물체를 스캔하여 역투영 결과를 컴퓨터 화면에서 확인해보자. 그림 6-3에서 보듯이 한 방향에서 고흡수 물체인 못을 스캔하면 (a)와 같이 못의 위치에 대응되는 피크가 투영에 나타나며 피크의 크기에 비례한 강도를 픽셀면에 나타낸다. 한번의 스캔이 끝나면, X-선관과 검출기가 일정 각도로 회전하여 다시 스캔하여 각 방향에서의 투영을 얻으며 앞에서 역투영된 영상에 포개어져 수레바퀴(spoke) 모양이 된다. 수레바퀴의 중심부는 못의 위치에 대응하는 높은 농도로 나타나며 그 주위의 부분도 수레바퀴 모양의 흐림(blurring)이 나타난다. 이 흐림은 높은 농도의 물체로부터 거리에 역비례하여 감소한다. (a)는 못을 투과한 실제의 투영 데이터이며 (b)는 역투영법의 결과로 컴퓨터 화면에 나타나는 데이터이다. 그림 (b)는 역투영법에 의한 점확산 함수(point spread function; PSF)를 나타내고 있으며, 원래 횡단면의 흡수계수의 분포에 점확산 계수를 종합적분(convolution) 처리하면 역투영에 의한 재구성 영상이 얻어진다. 그림 6-4는 projection 데이터 수에 따른 역투영 영상의 차이를 비교한 것이다.

또한 역투영된 영상을 원래의 양질의 영상으로 복원하기(deblurring) 위하여 필터링 처리를 시행하는데 이에 사용되는 필터는 그림 6-5(b)와 같다. (a)와 (b)를 곱하여 필터링 후의 데이터(c)를 얻는다. 이러한 방법으로 역투영을 시행한 후 2차원적인 필터링을 시행하는 기법이 역투영 필터처리 기법(back-projection filtering method)이다.

역투영 시행 후에 필터 처리를 하는 역투영 필터처리 기법은 초기의 non-MDCT에서 사용되었으나 재구성 시간이 많이 소요되는 단점으로 인해 현재는 사용되지 않는다. 현재의 CT 영상 재구성법은 다음에 설명하는 필터링과 역투영법을 거의 동시에 시행하는 필터보정 역투영법(filtered back-projection)이 주로 사용된다.

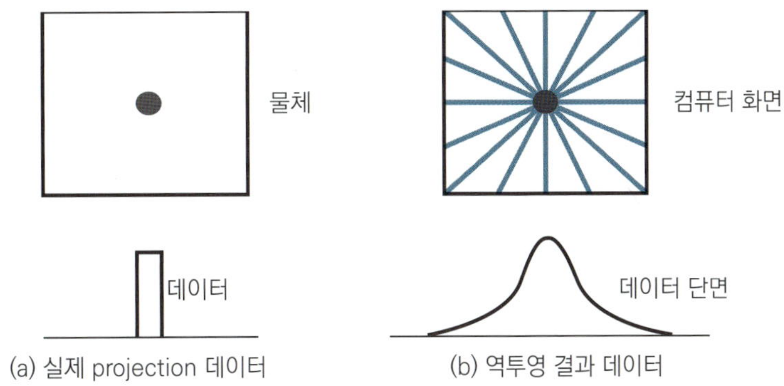

그림 6-3 실제 projection 데이터와 역투영 결과 데이터의 차이

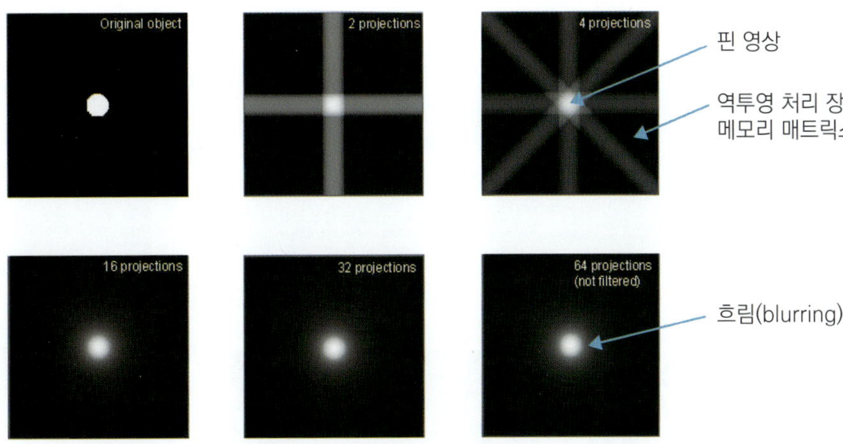

그림 6-4 Projection수에 따른 역투영 영상의 차이

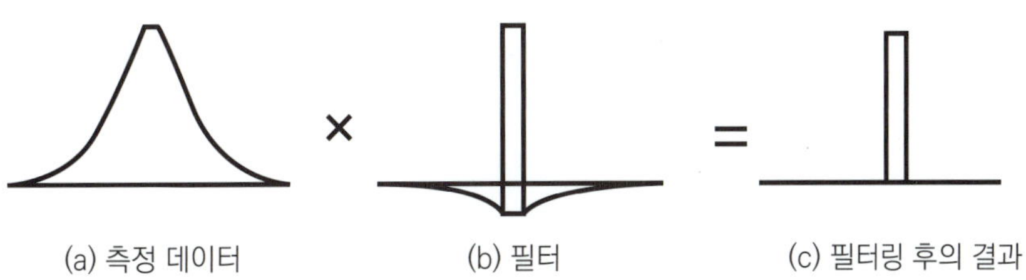

그림 6-5 역투영 데이터의 필터링 처리

2) 필터보정 역투영법의 원리

필터보정 역투영법(filtered back projection; FBP)은 convolved back projection이라고도 명명되며, 2차원적 퓨리에 변환법과 함께 CT영상 재구성에 사용되는 대표적인 분석학적 영상 재구성법(analytical reconstruction method)이다.

필터보정 역투영법은 투영된 크기에 정비례하는 역투영법과 흐림을 제거하는 수학적 필터처리를 포함한다. 필터처리는 convolution 또는 algorithm 처리로 명명되며, 사용되는 필터의 특성에 따라 얻어지는 최종 영상의 해상능 특성이 달라진다. 즉, smoothing 필터는 연부조직의 관찰에, enhancement(sharp) 필터는 고해상능의 영상을 얻는데 사용된다. 그림 6-6은 필터(알고리즘)처리 전과 후의 공간분해능과 신호 프로필을 비교한 것이다.

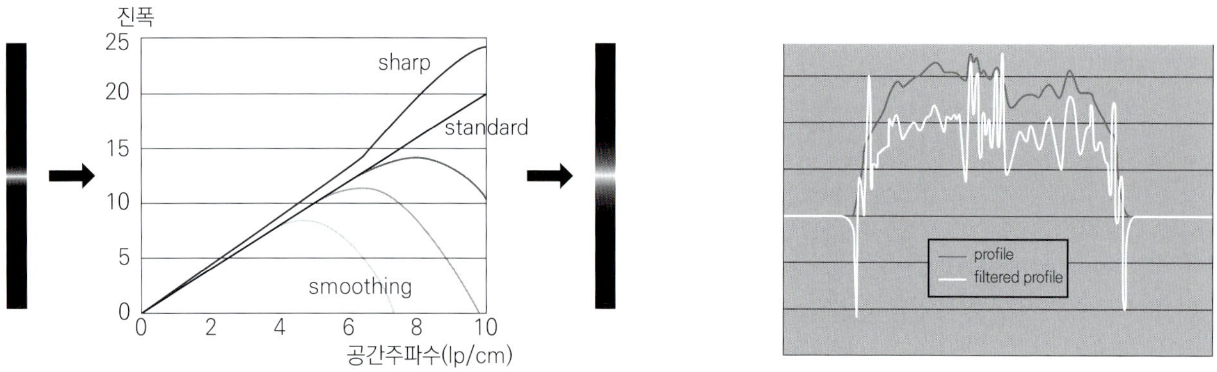

(a) 공간분해능 (b) 신호 프로필

그림 6-6 필터처리 전과 후의 공간분해능과 신호 프로필의 비교

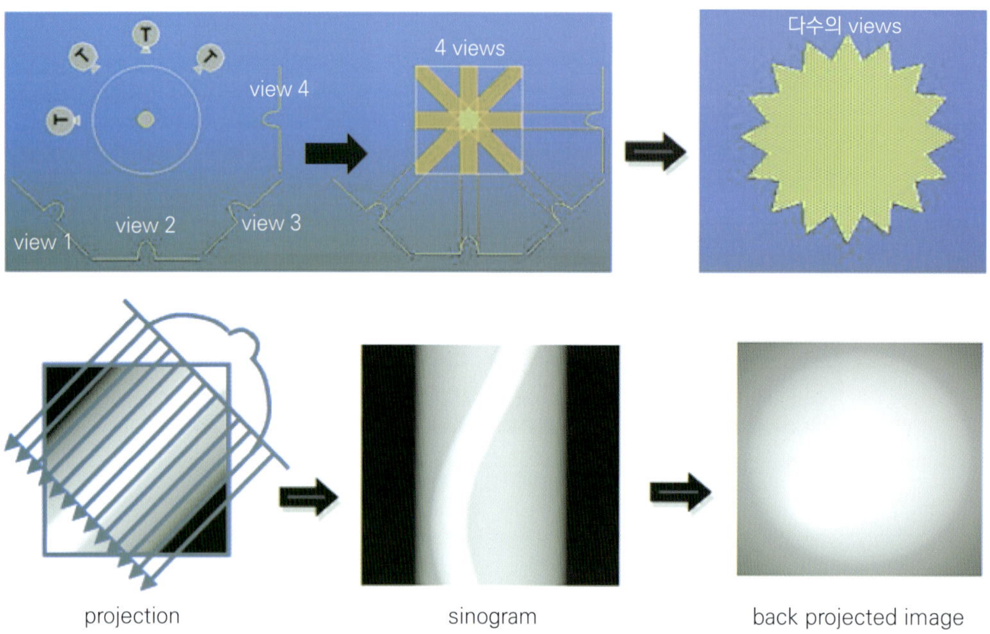

(a) 역투영법

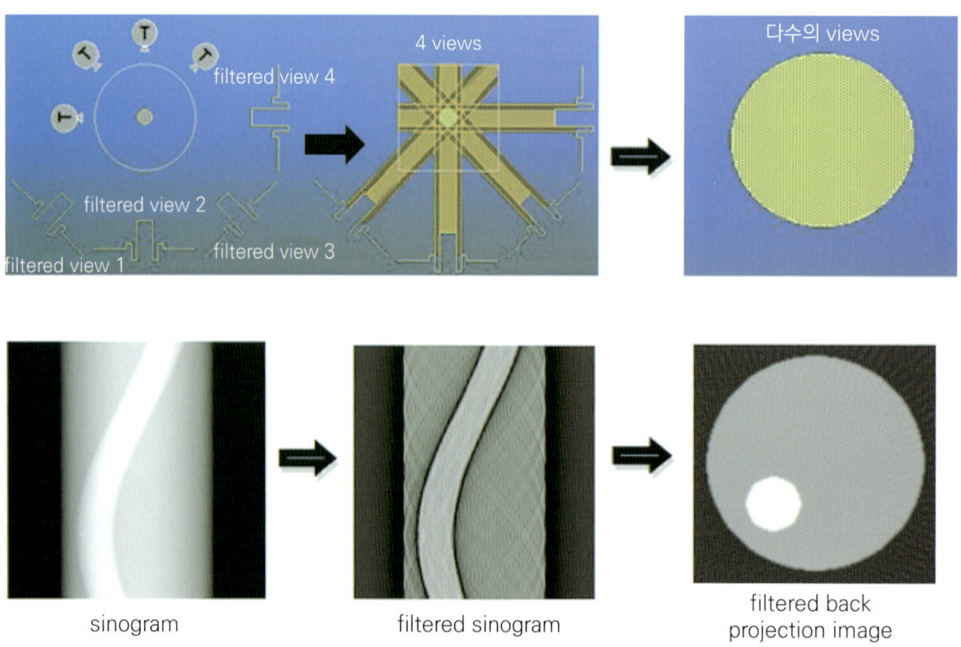

(b) 필터보정 역투영법

그림 6-7 역투영법과 필터보정 역투영법의 개념 비교

필터는 앞의 그림 6-5(b)에 나타낸 바와 같이 원점이 양의 값(+)이고 그 밖은 음의 값(-)이며, 원점에서 멀어질 수록 0으로 접근하는 함수이다. 보정 후의 투영은 중심이 양의 값이고 주위가 음의 값이므로 중심이 교차하는 점은 높은 농도로 나타나며, 그 점 이외는 양의 값의 중심선과 음의 값의 주위 영역이 상쇄되어 거의 0이 된다. 따라서 고농도의 점은 남고 주위의 흐림은 없어진다. 이러한 필터보정 역투영법은 다음의 과정으로 요약된다.

① 모든 방향의 투영값(projection profile)을 획득된다.
② 데이터 대수화(logarithm) 및 선속경화현상 감소를 포함한 영상전처리(pre-processing)가 시행된다.
③ 디지털 필터(convolution filter)가 각 데이터에 곱해진다.
④ 필터된 프로필을 역투영(backprojection)한다.
⑤ 필터된 역투영값은 합산되고 마이너스와 플러스 성분이 각기 상쇄되며 최종적으로 흐림이 없어진 영상이 얻어진다.

만약 역투영을 필터처리 없이 raw data로부터 직접 시행한다면 영상의 흐림이 발생되며, 흐림이 발생된 후에 필터처리를 시행하면(역투영 필터보정법) 효율성을 저하시키고 처리시간을 지연시키므로 역투영을 하기 전에 필터처리가 행해지는 것이다(필터보정 역투영법).

3) 필터보정 역투영법의 발전

(1) Parallel beam 필터보정 역투영법(parallel beam FBP)

특정 각도에서 projection 데이터를 얻기 위해 X선관과 검출기가 평행하게 이동하는 초기 CT인 parallel beam geometry에 적합한 필터보정 역투영법이다. Parallel beam 필터보정 역투영법에서는 초점과 피사체의 복셀, 검출기를 점(point)으로 가정하여 연산이 이루어진다.

(2) 2-D 필터보정 역투영법(2-dimensional FBP; 2-D FBP)

Wide fan beam을 갖는 non-MDCT의 검출기는 X-축 방향으로 배열되어 있는 많은 수의 검출소자를 이용하여 데이터를 동시에 수집함으로써 연필형 선속을 갖는 기하학적 구조(pencil beam geometry)에 비해 스캔시간이 단축된다. 하지만 연필형 선속이 아닌 부채꼴 형태이기 때문에 기존의 parallel beam FBP 기반의 재구성 기법을 적용할 경우 fan beam artifact가 유발된다. 이를 극복하기 위해 개발된 2-D FBP은 MDCT 이전의 wide fan beam을 채택한 CT에서 발생되는 fan beam artifact를 극복하기 위해 개발된 필터보정 역투영법이다.

2-D FBP이 진행되는 과정은 그림 6-8(a)에 나타낸 바와 같이 measurement data를 필터처리(convolution)와 역투영을 시행하기 전에 angular rebinning과 등중심 보간처리(isocenter interpolation; radial rebinning), 영상전처리를 비롯한 특성화된 알고리즘이 먼저 시행된다.

① Spiral interpolation(spiral weighting; helical interpolation)

나선형 스캔에서 테이블 이동으로 인해 발생되는 영상의 흐림을 방지하기 위해 영상의 재구성에 필요한 가상의 횡단면 투영 세트(simulated axial projection set)를 만들어내는 선형보간 처리(linear interpolation)이다.

② Angular rebinning

Angular rebinning은 fan beam artifact를 제거하기 위한 알고리즘으로, 서로 다른 각도로부터 투영 데이터를 이루고 있는 ray의 진행 경로에서 공통적으로 평행한 ray의 진행 경로를 골라내어 pencil beam과 같은 투영 데이터(그림 6-8(a)에서 두껍게 표시된 직선들)를 얻는 과정이다. 참고로 rebinning이란 reconstruction과 동일한 의미를 갖는 영상처리 용어이다.

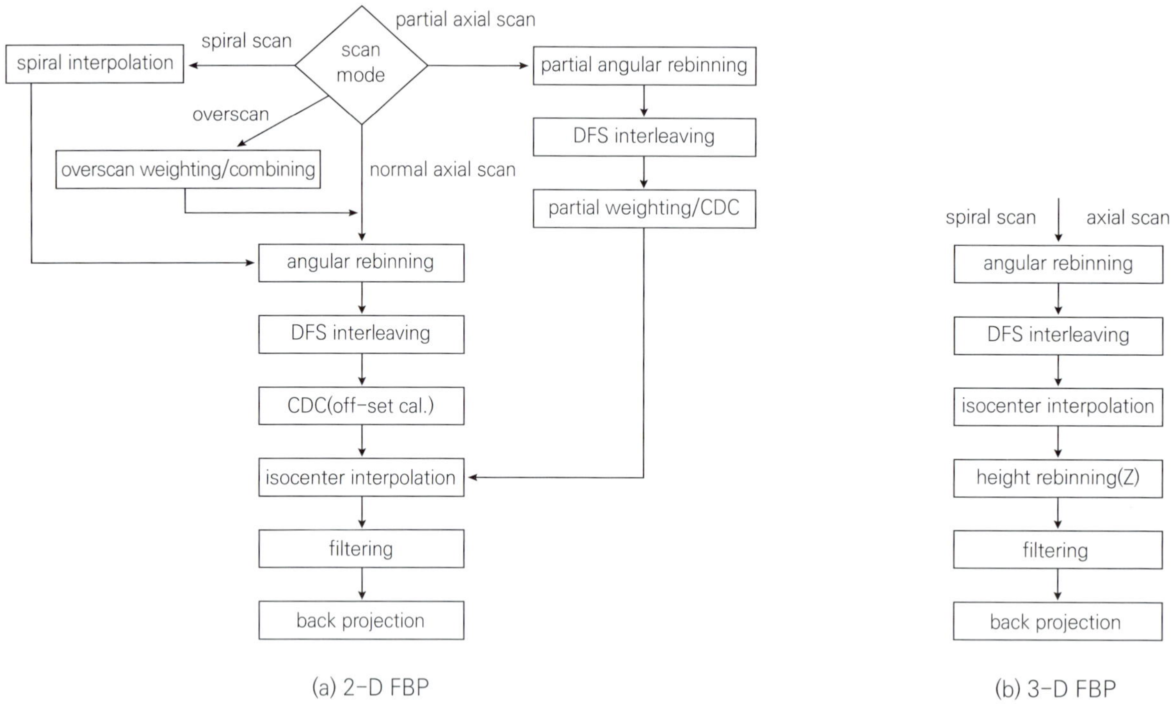

그림 6-8 2-D 및 3-D FBP의 흐름도(필립스)

③ DFS interleaving

장치 제조사에 따라 영상품질 향상을 위해 특성화된 알고리즘이 추가되기도 한다. 필립스 MDCT의 예를 들면, 공간분해능(X-축분해능)을 향상시키기 위한 quarter detector offset 처리와 dynamic focal spot(DFS) 및 interleaving 등이 이에 해당된다.

DFS interleaving(DFS 인터리브 처리)은 dynamic focal spot 기법을 이용하여 만든 여러 개의 views를 알맞은 위치로 만드는 처리이다. 여기서 인터리브(interleave)란 처리속도 향상 등을 위해 일련의 연속성을 보존하면서 데이터 구성요소를 서로 교차 배치하는 처리를 의미하는 용어이다.

④ CDC(off-set calibration)

장치 제어계의 설정값과 실제 출력값(지시값)의 차이를 잔류편차라고 하며, 이를 보정하는 것이 off-set calibration이다. 이는 영상전처리의 하나이다.

⑤ 등중심 보간처리(isocenter interpolation; radial rebinning)

Angular rebinning된 데이터 정보는 그림 6-9(b)와 같이 약간 휘어져 있으며 ray는 서로 평행하지만 그 간격이 일정하지 않다. 즉, X-선 진행경로(path)가 X-선 소스의 위치가 대해 수직인 직선을 기준으로 살펴보면 외각으로 갈수록 간격이 좁아진다. 이러한 현상은 영상 아티팩트를 발생시키기 때문에 이의 방지를 위해 중심부와 주변부 ray의 진행경로 간격을 일정하게 유지하기 위한 보간처리(interpolation)를 시행한다. 이를 등중심 보간처리 또는 radial rebinning이라 한다(그림 6-10).

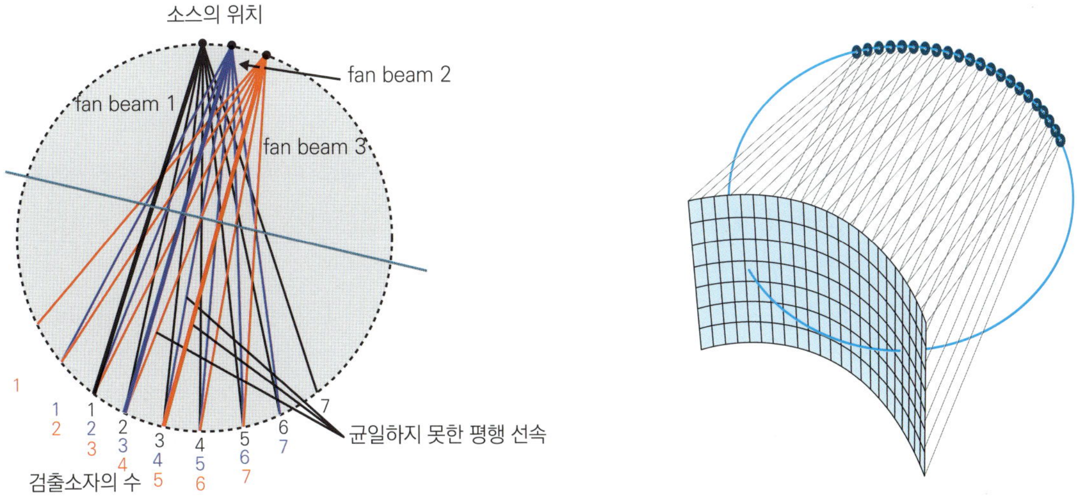

(a) 각 fan beam에서 평행한 ray의 선택

(b) Angular rebinning 후의 데이터

그림 6-9 Angular rebinning

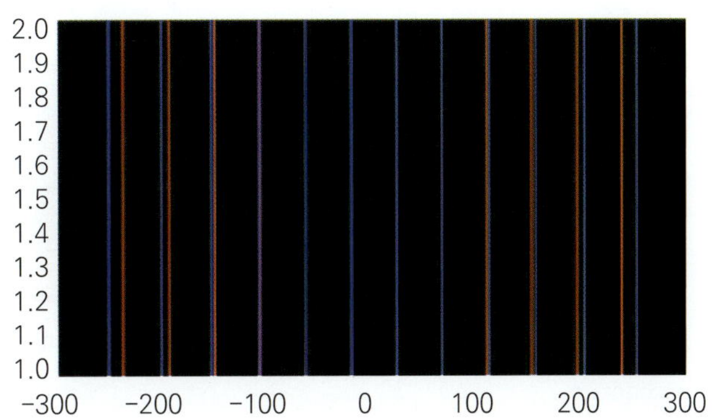

그림 6-10 등중심 보간처리(isocenter interpolation)

⑥ Filtering(convolution)

필터링(filtering)은 convolution 또는 알고리즘(algorithm) 처리이다. 이는 필터함수(filter function)로써 감약 프로필을 합성하는 수학적인 프로세스이며, 공간영역에서 픽셀값(raw data)을 변형시키는 영상처리이다.

필터링은 재구성 영상의 흐림을 제거하며, 영상의 선명도(definition)와 노이즈에 영향을 미친다. 필터함수는 원점이 양의 값을 갖고 그 밖은 음의 값을 갖는다. 원점에서 멀어질수록 0에 접근하는 함수이다.

⑦ Back projection

역투영법은 filtered raw data(convolved raw data)를 image data로 재구성하는 연산 알고리즘이다. 이를 통해 각각의 projection으로부터 filtered raw data는 512×512개의 픽셀(element)을 갖는 image data(matrix data)로 재구성된다.

(3) 3-D 필터보정 역투영법(3-D FBP)

① Cone beam 데이터의 2-D FBP 적용 시 문제점

MDCT에서의 cone beam 형태는 3차원의 원뿔형이며 검출기는 X-축과 Z-축의 배열을 갖는다. 이러한 MDCT의 검출기는 X-축 배열만을 가진 fan beam을 사용할 때보다 더 넓은 영역을 짧은 시간에 스캔할 수 있으며, 이로 인해 움직임 아티팩트를 줄일 수 있는 장점을 가지고 있다.

그림 6-11은 동일한 피사체 부위를 fan beam과 cone beam을 이용하여 스캔했을 때 나타나는 투영 데이터의 차이를 보여준다. Fan beam의 multi-slice scan의 경우 스캔면(scan plane)이 영상 단면(image plane)과 일치하지만 cone beam scan의 경우 일치하지 않는 것을 알 수 있다. Cone beam에서의 스캔면과 영상 단면의 불일치 현상은 cone beam의 외각으로 갈수록 더욱 두드러지며, 기존의 2-D FBP을 이용하여 영상을 재구성하는 경우 아티팩트를 유발하게 된다. 이렇게 cone beam의 특수성으로 인해 나타나는 아티팩트를 cone beam artifact라 한다.

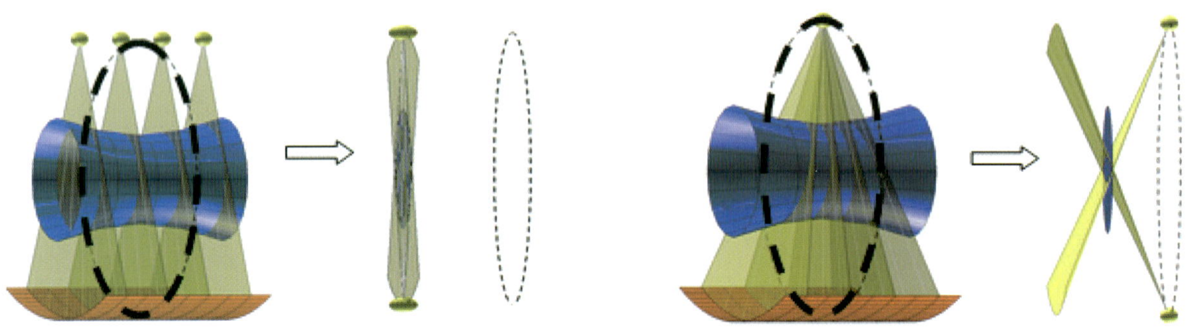

(a) Fan beam scan (b) Cone beam scan

그림 6-11 Fan beam과 cone beam scan의 투영 데이터 차이

그림 6-12에서 cone beam에서의 ray path와 이로 인해 영상에 미치는 영향에 대해 설명하기로 한다. 실제 보고자 하는 영상 단면은 점선으로 표시된 가상의 2-D (FBP) ray path가 지나는 영역이다. 하지만 cone beam을 사용하면 실제 ray path는 점선이 아닌 실선을 따라 진행하게 되고, 실선과 만나게 되는 검출기는 우리가 보고자 하는 영상 단면의 정보를 거의 가지고 있지 않다. 이러한 cone beam의 투영 데이터를 기존의 fan beam back projection에 기초한 2-D FBP 알고리즘에 적용하여 가상의 2-D ray path를 따라서 영상을 재구성하면 보고자 하는 위치에 대한 정보가 전혀 없는 영상을 얻게 된다. 또한 ray path와 검출기 사이에 angle이 존재하고 있음에도 불구하고 수직으로 가정하여 재구성을 시행하기 때문에 cone beam artifact를 유발하게 된다(2-D FBP).

결론적으로, 검출기 rows가 상대적으로 작은 4MDCT의 경우 cone angle에 의한 영상의 질적 저하는 무시될 수 있어 2-D FBP이 사용될 수 있다. 하지만 cone angle이 큰 경우(검출기 rows가 많은 경우, 8MDCT 이상)에는 심각한 영상품질의 저하 현상이 발생된다.

즉, 2-D FBP으로 cone angle 데이터를 재구성하면 고식적 스캔의 경우 회전 중심에서 재구성면을 교차하는 detector rows의 데이터에서만 영상이 재구성된다. 이는 중앙부 row의 데이터는 괜찮지만, FOV 경계부에서 채택되는 데이터는 재구성면으로부터 넓게 분리되므로 단면감성윤곽이 넓어지며 다른 주변 rows 데이터로부터의 간섭(data employ)이 이루어진다.

반면에 나선형 스캔에서는 FOV 경계부에서 채택되는 데이터는 detector row의 폭에 비해 단면감성윤곽이 커지며 인접 슬라이스에서 역투영되는 데이터가 사용되므로 helical artifact가 증가된다. 만일 8 row scan에서

slice pitch를 7 정도 이하로 설정하면 cone angle에 의해 야기되는 artifact가 어느 정도 감소되는 경향을 보이지만 FOV 주변부에서의 단면감성윤곽은 향상되지 않는다. 이러한 이유에서 wide cone angle을 사용하는 MDCT에서는 실제 영상면의 정보(2-D ray의 가상 정보)에 가까운 영상면을 얻어 내고 추가적인 교정을 시행하는 3-D FBP와 같은 정밀한 재구성 기법이 필요하다. 그림 6-13은 기존의 2-D FBP을 사용하여 cone beam 데이터를 재구성한 경우 나타나는 영상 프로필(단면감성윤곽)의 왜곡을 보여준다. Cone beam에 의한 프로필 왜곡(distortion)은 X선 초점과 detector row가 회전축에 수직이 되지 않아 발생된다. 이러한 cone beam distortion은 갠트리 회전당 얻어지는 슬라이스 수가 많거나 슬라이스 두께가 얇을 때 더욱 심해진다.

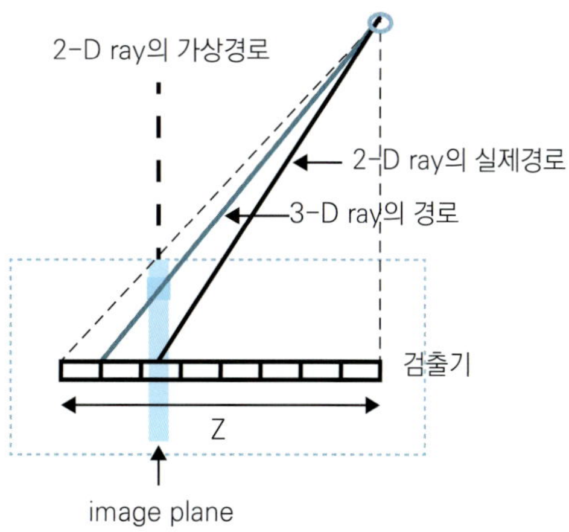

그림 6-12 Cone beam에서 2-D FBP 적용 시 2-D ray의 가상경로와 실제경로의 차이

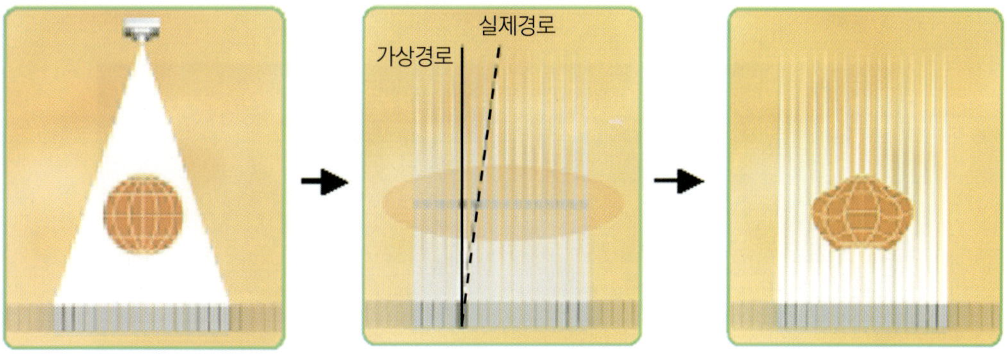

그림 6-13 Cone beam 데이터를 2-D FBP를 사용하여 재구성한 경우 발생되는 영상 왜곡

② 3-D cone beam reconstruction(3-D FBP)의 원리

3-D cone beam reconstruction(3-D FBP)은 MDCT에서 발생되는 cone beam artifact를 줄이기 위해 고안된 필터보정 역투영법이다. 지멘스는 노이즈 감소 효과를 특화시킨 3-D FBP을 타사와 차별화하여 WFBP(weighted FBP)이라고도 명명한다.

ㄱ. 필립스의 COBRA(cone beam reconstruction algorithm)

필립스의 COBRA(cone beam reconstruction algorithm)를 예를 들어 3-D FBP을 설명하기로 한다. 앞의 그림 6-10(b)는 2-D FBP에 비교한 3-D FBP의 흐름도를 간단히 나타낸 것으로, 2-D FBP에 비해 height rebinning 처리가 추가됨을 알 수 있다.

Height rebinning은 cone beam artifact의 영향을 줄이기 위해 휘어진 평면 데이터를 회전축 중심부로 다시 projection하는 과정이다. 이는 데이터 샘플들을 직교 격자 보간처리(cartesian grid interpolation)함으로써 얻어진다. 그림 6-14에서 height rebinning을 다시 설명해보자. 먼저 measurement data를 angular rebinning을 하면 앞의 2-D FBP에서 설명하였듯이 휘어진 평면 데이터(a)를 얻는다. 휘어진 평면 데이터를 회전축 중심으로 끌어올려 가운데 부분이 약간 볼록한 평면 데이터(b)를 얻고, 직교 격자 보간처리를 통해 볼록한 사각형을 직사각형으로 변화시키는 과정(c)이 height rebinning이다. 참고로 (b)는 중앙부의 ray path가 바깥 부분의 ray path에 비해 더 길기 때문에 직사각형이 아닌 가운데 부분이 약간 볼록한 사각형을 이루게 되는 것이다. 이러한 height rebinning 처리는 2-D FBP에서 설명한 등중심 보간처리 다음 단계에 시행되며, height rebinning 처리가 끝나면 필터처리(convolution)로 연결된다.

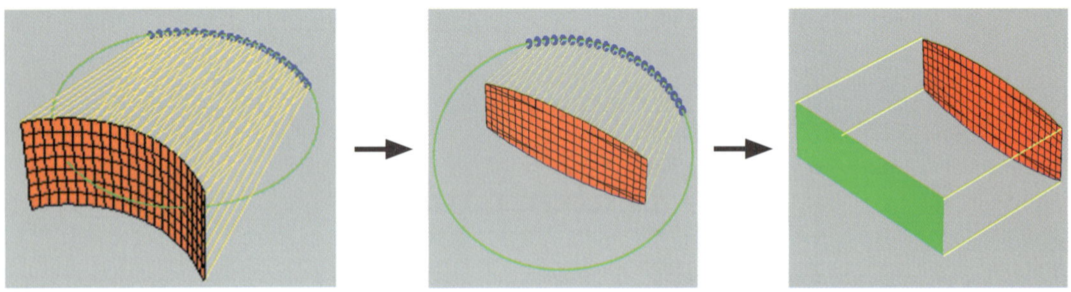

(a) (b) (c)

그림 6-14 Height rebinning

(a) Angular rebinning 후의 휘어진 평면의 데이터, (b) 휘어진 평면을 회전축의 중심으로 끌어올려 가운데 부분이 약간 볼록한 평면의 데이터, (c) Height rebinning된 직사각형 형태

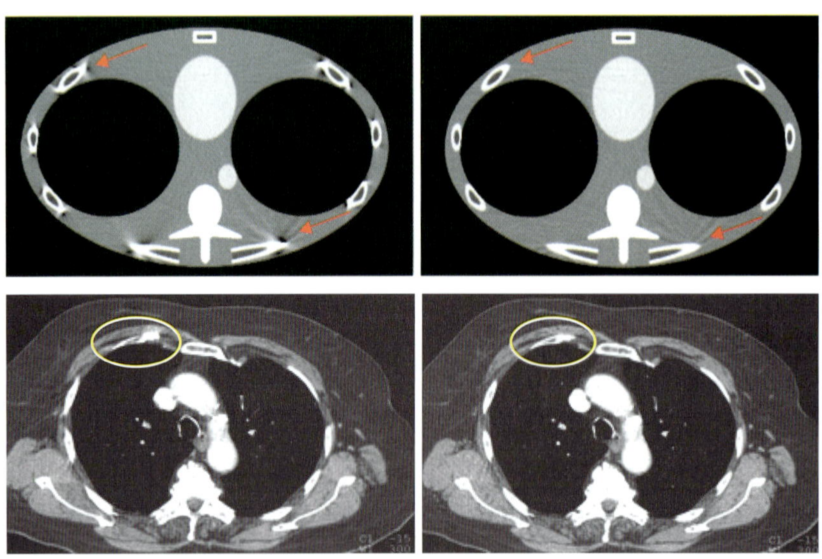

(a) 2-D FBP (b) 3-D FBP

그림 6-15 2-D FBP에 비교한 3-D FBP 영상(필립스의 COBRA)

ㄴ. 캐논 메디컬의 TCOT(true cone beam tomography)

Feldkamp법은 지멘스의 AMPR 알고리즘과 근원적으로 개념이 동일하며, cone beam geometry에서 발생되는 아티팩트를 최소화하기 위해 모든 픽셀들이 가장 가까운 ray-sum을 채택할 수 있도록 데이터가 projection data 경로(true ray-path)를 따라서 역투영법을 시행하는 3-D FBP법이다.

TCOT 알고리즘은 cone beam geometry를 도입한 재구성법인 Feldkamp 법을 기초로 하며 Aquilion16 모델 이상에서 채택되고 있다.

Cone beam geometry에 기존의 FBP을 적용하면 Z-축분해능이 불균등하며, off-center 부위의 단면감성윤곽(section sensitivity profile; SSP)이 중앙부 부위에 비해 넓어지며 흐림 현상을 보인다. 하지만 TCOT 알고리즘은 가장 가까운 그룹의 detector rows에서 각 픽셀의 데이터를 재구성함으로써 cone angle에 의한 아티팩트가 보상된 양질의 재구성 영상을 제공한다. 그리고 FOV 전체영역에서(전체 영상화 범위 내에서) SSP의 주변부 흐림이 최소화된 균일한 형태의 SSP(균일한 Z-축해상능의 영상)를 제공한다. 이는 FOV의 경계부에서 얻어진 영상도 SSP가 넓어지지 않음을 의미한다.

그림 6-16은 3-D FBP인 TCOT 알고리즘의 개념을 나타낸 것이다. (a)에서 파란색으로 나타낸 부분이 사용되는 projection angle의 범위이며, source가 재구성면(slice plane; reconstruction plane)과 가깝게 위치되면 중앙부의 detector rows 사용되며(b), 반대로 멀리 위치되면 바깥쪽에 있는 detector rows가 사용된다(c). 이는 재구성면에 사용되는 픽셀 데이터는 detector rows 중 가장 근접된 그룹의 데이터가 선택됨을 의미한다.

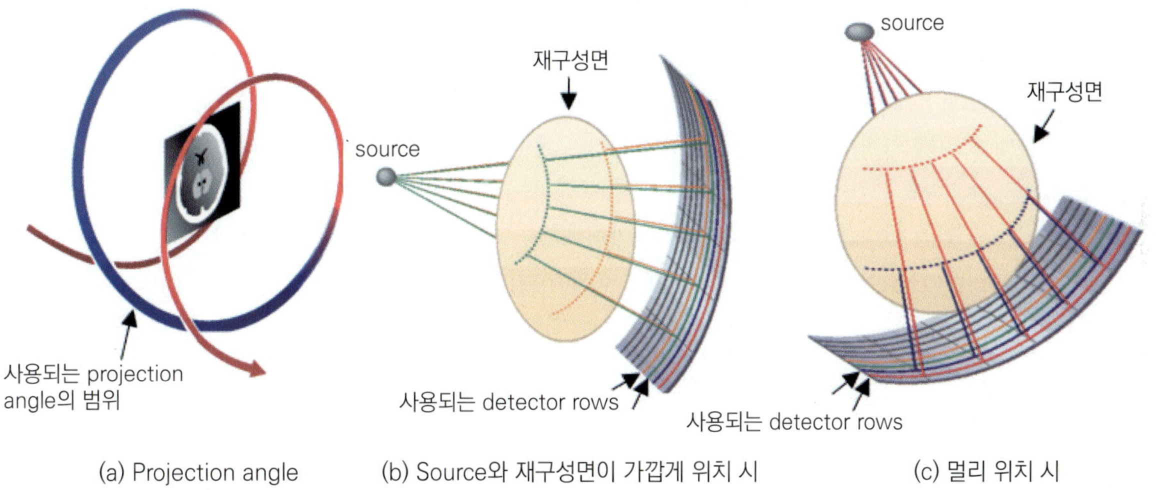

그림 6-16 TCOT에서 source와 재구성면의 거리에 따라 선택되는 detector rows

TCOT는 cone angle을 고려한 가중치를 사용하여 X선 경로에 따라 각 픽셀의 최상의 데이터를 선택하는 3차원적인 역투영법을 시행하지만 detector rows 그룹의 선택은 view 방향의 변화에 영향을 받는다. 이에는 나선형 스캔에 의한 테이블 이동으로 인한 Z-방향의 변화가 해당된다. 그리고 픽셀 위치에 의해 역투영되는 detector row의 선택이 좌우되며, 픽셀의 양쪽에 위치되어 있는 인접 detector rows의 데이터로부터 간섭이 발생된다. 픽셀에서의 거리에 따라 detector row의 가중치가 설정됨에 따라 FOV 내에서의 단면감성윤곽은 거의 균일하지만, cone angle에 의한 cone beam artifact와 helical motion으로 인해 야기되는 helical artifact는 해결해야 될 문제로 여전히 남는다. 이는 TCOT(업그레이된 TCOT plus 포함)가 균일도 교정을 시행하지 않은 high speed mode의 재구성 기법임을 의미한다. 반면에 80 row 이상의 MDCT에 채택되는 V-TCOT는 균일도 교정을 시행한 high quality mode의 재구성 기법이다.

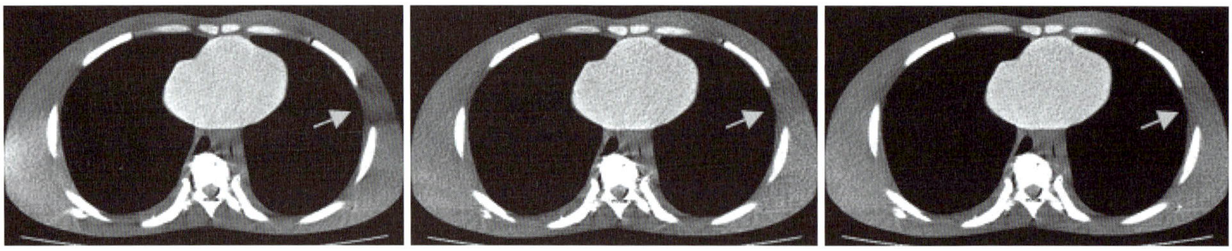

(a) 기존 multi-slice helical reconstruction (b) ASSR (c) TCOT

그림 6-17 재구성 기법에 따른 저음영 cone beam artifact의 유무

TCOT의 경우 작은 helical pitch가 적용되면 360° 또는 그 이상의 projection angle이 적용되며, 잉여분의 view 방향 데이터에서는 적절한 가중처리가 행해진다. 반면에 큰 helical pitch가 적용되면 half scan의 재구성이 이루어진다. 고식적 스캔 방식에서의 half scan 재구성은 180°에 fan angle을 더한 projection angle의 데이터를 사용하는데 이 경우 잉여분의 데이터 발생이 없다. 이로 인해 영상에 아티팩트가 발생된다. 이러한 문제를 극복하기 위해서 TCOT는 180°+fan angle+α의 projection angle의 데이터를 사용하는 half scan 재구성을 채택한다. 여기서 α는 helical pitch에 따라서 변화하는 값이다.

그림 6-17은 캐논 메디컬의 16MDCT에서 기존 multi-slice helical reconstruction과 ASSR에 비교한 TCOT의 팬텀 영상이다. 1.125 beam pitch를 사용하고 2mm×8의 콜리메이션으로 스캔하고, 아티팩트 수준을 비교하기 위해 중앙부 detector rows에서 3mm의 슬라이스 두께로 재구성하여 200/35의 window setting으로 나타내었다. (a)는 초기의 multi-slice helical reconstruction 기법, (b)는 4MDCT에서 주로 사용되는 ASSR 기법, (c)는 3-D FBP인 TCOT 기법으로 재구성한 것이다.

기존 multi-slice helical reconstruction 영상의 경우 FOV의 경계부에서 고대조도 부위 주변에 화살표로 표시된 저음영 아티팩트(저주파수 CT값)가 관찰되며, ASSR 영상에서는 다소 감소되었지만 여전히 관찰된다. 이들은 cone angle에 기인된 것이다. 반면에 TCOT에서는 완전히 제거되지는 못했지만 저음영 아티팩트가 현저하게 감소되었다. 남아 있는 약간의 저음영 아티팩트는 cone angle에 의한 것이라기 보다는 2mm의 얇은 detector collimation의 설정으로 인한 coarse sampling에 연관되어 보인다. 이는 1mm×16의 조합에서 더욱 심해지는 것으로 미루어 확인되었다.

앞에서 COBRA와 TCOT의 원리에 대해 살펴보았다. 이러한 3-D FBP은 많은 양의 computing power를 필요로 하며, helical pitch의 자유로운 선택과 pitch의 변화에도 불구하고 단면감성윤곽의 모양과 슬라이스 폭이 거의 일정한 helical 영상의 획득이 가능하다. 항상 일정한 단면감성윤곽을 얻기 위해서는 pitch와 원하는 슬라이스 두께에 적합하도록 자동적으로 모양이 적응되어지는 비선형적인 나선형 가중함수(non-linear spiral weighting functions)가 사용된다.

(4) Wide coverage CT(16cm scan range CT)의 3-D FBP

16cm(0.625mm×256rows)의 Z-coverage 또는 그 이상의 검출기 폭을 갖는 wide coverage CT(wide detector MDCT)는 갠트리 일회전으로 심장 등의 기관을 영상화할 수 있는 임상적 장점을 갖지만 넓은 cone angle의 채택으로 인해 많은 산란선(scattered photons)의 발생과 heel effect의 증가로 인한 X선 스펙트럼의 변동을 야기시킨다. 이러한 산란선과 X선 스펙트럼의 변동은 주파수의 잘못된 처리나 소실 및 종축의 끈김 현상을 야기시켜 CT number의 불균일성과 대조도대잡음비의 저하시킬 뿐만 아니라, shading, cupping, ghosting artifacts를 제공함으로써 CT영상의 품질에 나쁜 영향을 미친다. 그러므로 wide coverage MDCT는 산란선과 CT number의 불균일성, cone beam artifact 및 beam hardening artifact, 그리고 선량 성능의 향상과 같은 영상품질 측면에서 해결해야 할 물리적 문제를 갖는다.

이러한 문제의 극복에 필요한 가장 중요한 부분은 영상 재구성 기술이다. 이에 각 장치 제조사에서는 고유의 영상 재구성 기술을 개발하였으며, GE사의 경우 VHD reconstruction이 이에 해당된다.

① GE사 VHD(volume high definition) reconstruction

VHD reconstruction 알고리즘은 wide axial scan에서 바깥쪽 검출소자에서 얻은 영상에 연관되어 발생되는 cone beam artifact를 감소시키며, dynamic contrast study와 관류 CT와 같은 계량적 검사에서 시간분해능을 향상시키고 동일한 Z-축 위치에서 반복된 데이터 획득에서 요구되는 일관성과 재현성있는 영상품질(특히, Z-축 방향의 CT number 균일도 향상)을 충족시키기 위해 고안되었다. 또한 선속경화, 산란선, 그 외 다른 X선 물리적 현상의 모델링에 기초한 캘리브레이션과 데이터 교정을 결합하여 cone beam artifacts와 CT number 불균일성을 해결한다.

GE사 Revolution CT에 장착된 VHD reconstruction은 wide coverage CT에 특성화시킨 재구성 알고리즘으로 axial 영상 및 gated cardiac 영상의 재구성에 적용된다. 160mm의 wide-cone angle의 axial 영상 재구성을 위해 360°의 standard axial full-scan mode로 획득된 데이터가 사용되며, 이의 바탕은 Feldkamp(FDK) 알고리즘이다. 반면에 gated cardiac mode에서는 Parker-weighted FDK 알고리즘의 temporal weighting data를 바탕으로 하고 있다.

그림 6-18은 기존의 Feldkamp 재구성법과 비교한 GE사 Revolution CT의 VHD 재구성 영상이다(160mm scan coverage, 파라메터: 0.5초의 회전시간, 300mm display FOV, 4.9mm coronal thickness, window level 50HU, window width 340HU). (a)는 비교를 위해 움직이지 않는 팬텀(static phantom)을 5mm collimation으로 스캔된 영상으로 cone beam artifact가 관찰되지 않는다. (b)는 움직이는 팬텀(moving phantom; 10 breaths/분: moderate respiratory motion)을 5mm collimation으로 스캔된 영상이다. 피사체의 움직임은 인접 단면사이에서의 mis-registration을 발생시켜 연속된 구조물의 표시를 어렵게 만든다. 그리고 (c)와 (d)는 moving phantom(10 breaths/분)을 160mm collimation의 full-scan mode(360°)로 스캔한 후 각각 Feldkamp와 VHD 재구성법으로 얻어진 coronal reformation 영상이다. VHD로 재구성된 영상(d)에서 아티

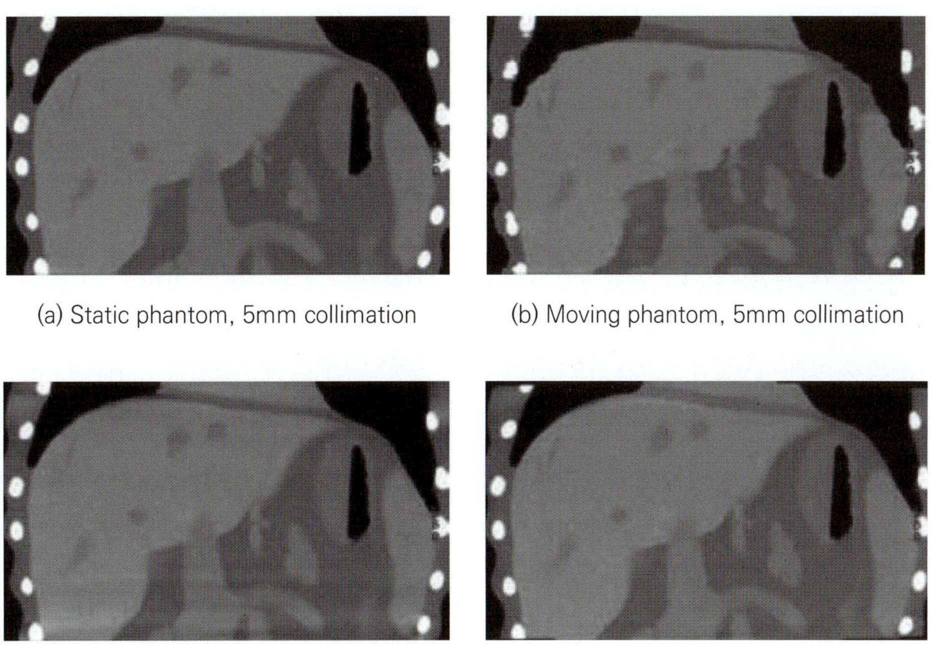

(a) Static phantom, 5mm collimation (b) Moving phantom, 5mm collimation

(c) Moving phantom, 160mm collimation, Feldk (d) Moving phantom, 160mm collimation, VHD

그림 6-18 Feldkamp법과 비교한 VHD 재구성 영상의 품질(GE사 Revolution CT 백서, Brian Nett 등)

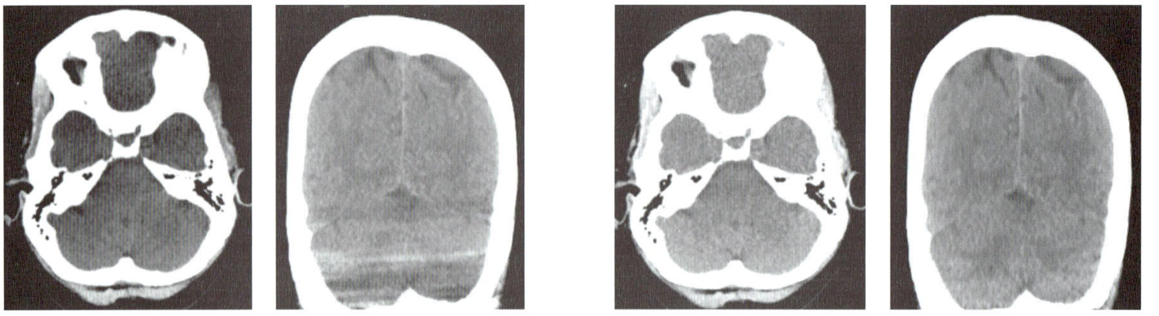

(a) Traditional (b) VHD

그림 6-19 Non-wide cone angle에 적용하던 기존의 cone beam 영상 재구성 알고리즘과 비교한 VHD 재구성 영상(WW/WL: 80/40)

팩트의 감소가 현저하게 관찰된다. 즉, Revolution CT는 테이블의 이동없이 갠트리 일회전에 mis-registration artifacts없이 160mm의 데이터를 획득한다. 반면에 Feldkamp 재구성 영상은 인접한 coronal 슬라이스에서 유래되는 cone beam artifacts가 관찰된다. 이러한 artifacts는 VHD reconstruction에서는 제거된다.

그림 6-19는 non-wide cone angle에 적용하던 기존의 cone beam 재구성법과 VHD 재구성 영상을 비교한 것이다. 5mm의 슬라이스 두께로 재구성된 axial 및 coronal reformatted VHD 영상에서 아티팩트가 제거되고 유의한 질적 향상이 관찰된다.

Full-scans에서는 cone beam artifact의 원인의 대부분은 주파수 데이터의 소실과 Z-방향에서의 끊김이며, 반면에 cardiac scans에서는 잉여 주파수(redundant frequencies)의 가중(weighting) 효과로 인해 발생된다. Cardiac CT영상의 cone beam artifacts는 심근 조직의 CT number를 변화시키므로 cone beam artifacts의 감소는 중요하다. Cone beam artifacts는 Parker-weighted FDK 재구성법에서는 영상 균일도를 손상시키는 streaks을 발생시키지만 VHD 재구성법에서는 발생되지 않는다.

그림 6-20은 160mm collimation을 적용한 gated cardiac CT에서의 non-VHD(Parker-weighted Feldkamp; (a))와 VHD 재구성 영상(b)의 품질을 비교한 것이다. (a)와 (b)의 위와 아랫영상은 sagittal reformation, 가운데 영상은 coronal reformation 영상이며, 이들의 원 영상(axial 영상)의 display FOV는 250mm이다. Parker-weighted Feldkamp 재구성 영상에서 보이는 화살표들은 cone beam artifacts이며 (b)의 VHD 재구성 영상에서는 교정이 되어 관찰되지 않는다.

그리고 그림 6-21에 나타낸 바와 같이 160mm의 collimation을 적용한 Revolution CT의 gated cardiac CT에서 대동맥과 좌심실과 같은 조영증강된 구조는 MMAR(스펙트럴 솔루션; spectral solution) 알고리즘을 적용한 VHD 재구성 영상(b)에서는 하행대동맥의 위와 아랫부위의 CT number 차이는 약 1HU이며, 상행대동맥과 심실의 CT number 차이는 약 2HU이다(Parker-weighted Feldkamp 재구성 영상인 (a)에서는 각각 약 24HU와 41HU의 차이를 보임). 이는 MMAR 알고리즘을 적용한 VHD 재구성법이 Parker-weighted FDK 재구성에 비해 전체 Z-coverage에서의 CT number 균일도가 우수함을 보여주는 것이다. MMAR 알고리즘에 대해서는 5장의 “영상의 질 향상을 위한 부가적인 영상후처리”에서 자세히 설명하였다.

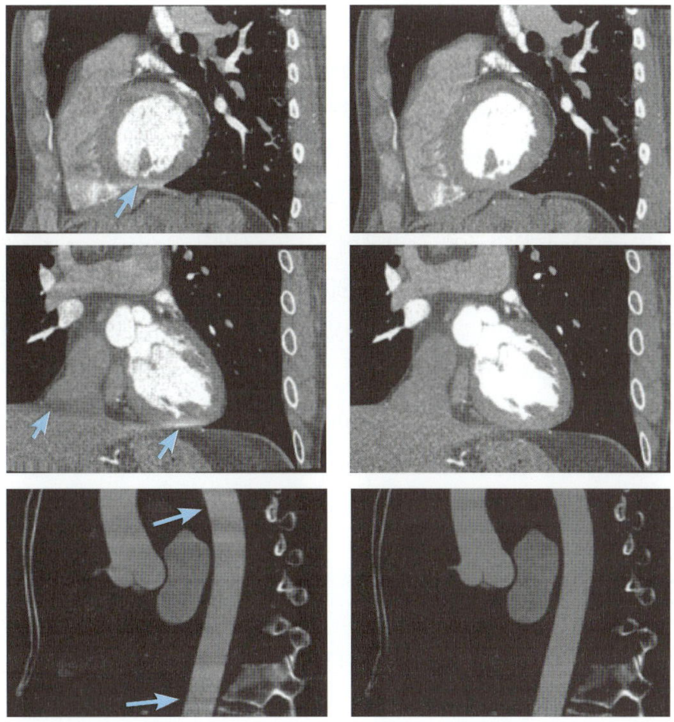

(a) Parker-weighted Feldkamp (b) VHD

그림 6-20 160mm collimation을 적용한 gated cardiac CT에서의 Parker-weighted Feldkamp(non-VHD)와 VHD 재구성 영상의 품질 비교(GE사 Revolution CT 백서, Brian Nett 등)

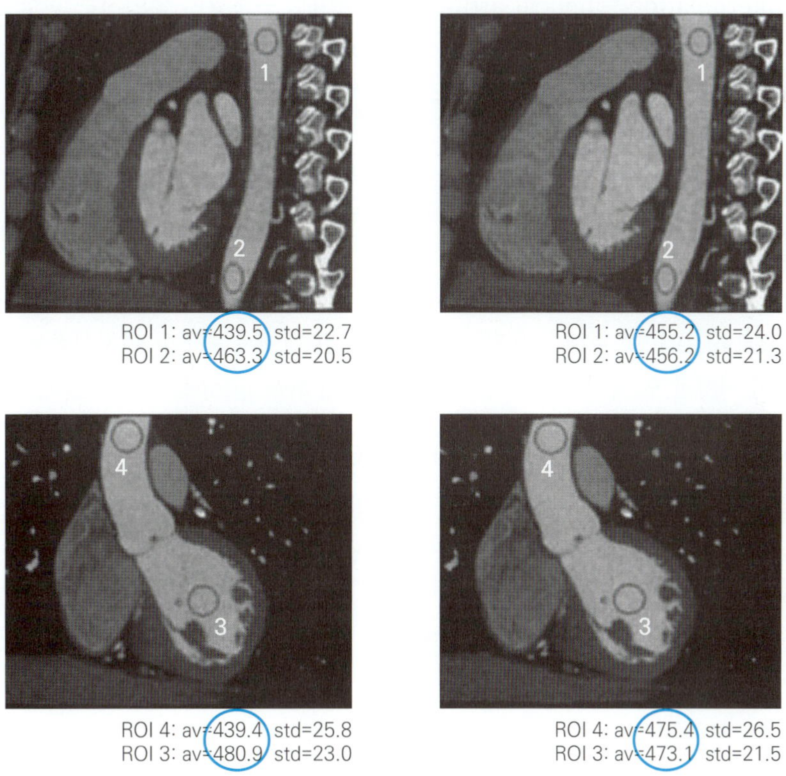

(a) Parker-weighted Feldkamp (b) VHD reconstruction with MMAR

그림 6-21 160mm의 collimation을 적용한 gated cardiac CT에서 Parker-weighted Feldkamp와 VHD 재구성 영상의 Z-축 방향 CT number의 균일도 비교(GE사 Revolution CT 백서, Hewei Gao 등)

② 캐논 메디컬의 ConeXact reconstruction

ConeXact 재구성법은 기본적으로 circular Feldkamp 재구성법에 기반을 두고 있으며, cone angle이 고려되는 80 슬라이스 이상의 MDCT에서 볼륨 스캔 데이터의 획득과 볼륨 dynamic 스캔 데이터에 재구성에 적용되는 3-D FBP 기법이다. 이러한 ConeXact 재구성법은 wide cone beam(Aquilion One 시리즈: 15° cone angle) 사용에 의한 cone beam artifact를 극복하기 위해 개발되었으며, 320개의 detector row(16cm scan coverage)로 구성된 Aquilion One 시리즈에 장착되어 있다. 그리고 ConeXact plus 재구성법은 ConeXact 재구성법을 확장한 버전으로 표준범위보다 넓은 범위인 80 슬라이스 이상의 single 볼륨 스캔 데이터의 획득 또는 두 스캔의 경계부 조합으로 재구성 시 적용된다. ConeXact 및 ConeXact plus 재구성법은 균일도 교정을 시행하지 않는 high speed mode의 재구성 기법이다.

반면에 Volume ConeXact과 Volume ConeXact plus 재구성법은 GE사의 MMAR(multi-material artifact reduction)을 포함하는 VHD 재구성법(volume high definition reconstruction)과 유사한 균일도 교정(uniformity correction)이 시행된 high quality mode의 재구성 기법이다.

(5) 제조사별 3-D FBP의 명칭과 발전사

GE사의 multi-dimensional and multi-parameter(MDMP) optimized cone beam algorithm, 지멘스의 AMPR(adaptive multiple plane reconstruction)과 WFBP(weighted FBP), 필립스의 COBRA(cone beam reconstruction algorithm), 캐논 메디컬의 TCOT(true cone beam tomography) 등이 최근 MDCT에 사용되는 3-D FBP이다. 각 제조사별 여러 버전의 MDCT에 사용되어온 3-D FBP의 특성을 간단히 살펴보기로 하자.

① GE사 4MDCT의 Conjugate ray interpolation

Conjugate ray interpolation은 helical artifact와 슬라이스 프로필이 넓어지는 현상을 최소화하기 위하여 GE사 초기 4MDCT에 적용된 Z-filter interpolation algorithm이다. 이는 180° interpolation을 채택하며 영상품질 향상을 위해 preferred pitch를 채택하였다.

② 캐논 메디컬 4MDCT의 MUSCOT

MUSCOT(multi-slice cone-beam technology)은 캐논 메디컬의 초기 4MDCT에서 적용된 나선형 스캔 데이터의 재구성 기법(helical interpolation method)이다. MUSCOT에서는 Z-축 방향 데이터(반대의 선속 데이터 포함)에서의 가중 합산(weighted summation)이 시행된 후 fan-beam 재구성이 시행된다. 다시 말하면, filter width(interpolation을 위해 사용되는 범위)의 범위 내에서 재구성 위치설정을 위한 데이터 재샘플링(data resampling)이 시행된 후 재샘플된 데이터에 weighted averaging을 시행하는 과정을 갖는다.

③ ASSR(advanced single slice rebinning; for 4MDCT)

지멘스와 캐논 메디컬의 4MDCT에 사용되던 재구성 기법이다. 1999년 Frederic Noo 등에 의해 최초로 제안되었으며, Quasi cone beam geometry 라고도 불리며 nutating slice 알고리즘에 바탕을 둔 기법이다.

ASSR은 cone beam effect에 의한 왜곡현상을 줄이기 위해 경사진 영상면을 사용하는데, 영상 재구성을 위해 240° 까지의 partial scan interval을 사용하며 영상면(image plane)을 환자의 축(Z-축)에 수직으로 하지 않고 초점의 나선형 경로에 근사화시키기 위해 경사지게 한다. 즉, 가상의 재구성 plane을 사용하는 tilted reconstruction이다.

④ AMPR(adaptive multiple plane reconstruction; for 16MDCT)

지멘스 16MDCT에서 사용되던 재구성 기법이다. ASSR 알고리즘은 하나의 재구성 영상면에서 유용한 모든 데이터를 사용하지만 AMPR 알고리즘은 하나의 영상 재구성을 위해 모든 데이터를 사용하지 않고 2개의 oblique 영상면(multiple double oblique image plane)에 맞추어 데이터가 2개 이상의 partial 영상으로 분리된다. 이러한 partial 영상들은 각각 나선형 궤도에 맞춰진다.

재구성되는 2개 이상의 partial 영상들은 동일한 reference projection angle을 가지며, 마치 책의 페이지들이 바람에 불리는 것 같은 모양새를 갖는다. 이는 pitch의 자유로운 선택을 위해 X선관 초점이 회전되는 나선형 궤도에 따라 3차원적인 필터보정이 이루어지는 것이다.

AMPR은 적은 X선량을 이용하여 full dose를 얻을 수 있으며, 최종 영상들은 경사진 partial 영상면들 사이의 적절한 axial interpolation에 의해 계산된다. 그리고 interpolation 함수의 형태와 폭은 자유롭게 선택이 가능하며, Z-축 재구성 단계에서 다른 크기의 슬라이스 두께나 단면감성윤곽의 변화를 쉽게 조정할 수 있다. 또한 AMPR은 상대적으로 선량이용률을 향상시키며 영상 노이즈를 감소시킨다. 더불어 interpolation 함수의 형태를 pitch에 자동적으로 접합시킴으로써 pitch의 자유로운 선택과 pitch의 변화에도 슬라이스 두께가 변화하지 않고 거의 일정하도록 한다.

⑤ GE사의 MDMP optimized cone beam reconstruction(16슬라이스 이상의 MDCT)

Cone beam artifact를 극복하기 위해서는 역투영법이 프로젝션 데이터의 정확한 경로를 따라서 시행되어야 한다. 이러한 이유에서 16슬라이스 이상의 MDCT에서는 다면(hyperplane) 재구성법과 tilted interpolation을 채택한 3-D FBP과 Feldkamp법 기반의 3-D FBP이 주로 사용되었다. Tilted interpolation의 대표적인 예는 ASSR이다.

다면 재구성법과 tilted interpolation을 공유한 3-D FBP은 GE사 16MDCT에 적용된 MDMP(multi-dimensional and multi-parameter) optimized cone beam reconstruction이며, Feldkamp법 기반의 3-D FBP은 필립스 16 이상의 MDCT에 적용된 COBRA(cone beam reconstruction algorithm)와 캐논 메디컬의 16 이상의 MDCT에 적용된 TCOT(true cone beam tomography)이다.

GE사의 초기 16MDCT는 MDMP optimized cone beam reconstruction이 사용되었다. 이는 ASSR에 기초하고 있으며 cone beam에 의한 왜곡현상을 최소화하기 위해 CrossBeam interpolation을, helical artifact를 최소화하기 위해서 이중 원추형 다면 interpolation(dual conical hyperplane interpolation; 이는 hyperplane helical reconstruction이라고도 명명됨)을 사용한다.

CrossBeam interpolation 기법은 16개의 검출기 채널과 180° 샘플링을 채택한 결합 샘플링 기법(Conjugate ray interpolation; Conjugate sampling)을 사용하여 여러 개의 영상을 하나의 영상으로 감거나 섞을 수 있으며, 어떠한 슬라이스 프로필에서도 일련의 영상들을 재구성할 수 있다. 영상을 섞을 때 각 detector row는 cone beam의 특성에 따라 가중치를 다르게 받는다. 즉, 양호한 cone beam 특성을 갖는 중앙부 detector row에서 생성된 영상들은 주변부 detector row에서 생성된 영상들보다 더 많은 가중치를 받는다. 이를 통해 원래의 슬라이스 프로필을 정확하게 유지하는 하나의 cone beam-corrected 영상을 만들어낸다.

많은 detector row를 가진 MDCT의 경우 high pitch 스캔에서의 나선형 가중함수(helical weighting functions), 특히 결합 샘플링 기법을 사용하는 함수는 일반적으로 연속적이지 않으며 애매한 특성을 가지며 이로 인해 helical artifact가 야기된다. 이러한 문제 해결을 위해서는 Z-축에 수직인 single imaging plane에서 시행하던 기존의 interpolation 기법을 여러 개의 경사면(tilted hyperplane)에서 시행하는 interpolation 기법으로의 대체가 요구된다. GE사의 16MDCT에 사용되는 경사면 interpolation 기법은 hyperplane helical reconstruction이라고 명명되며, 각 interpolation으로부터 전달되는 view 가중치를 여러 개의 원추형 다면(hyperplanes)에 적용시키며, 다면에서 이상적인 슬라이스 프로필과 실제 슬라이스 프로필을 일치시킨다.

이에 추가하여 Alpha smoothing이 사용된다. Alpha smoothing은 각 view로부터 개별적으로 전달되는 interpolation 가중함수들을 결합시켜 연속성과 차별성을 갖는 최종적인 interpolation 가중치를 만들어 낸다. 이를 통해 결과적으로 helical artifact가 없는 높은 pitch의 helical 영상을 얻게 된다.

그림 6-22의 (a)는 GE사 16MDCT에서 1.25mm×16, 1.75 beam pitch를 사용하고 기존의 multi-slice 재구성 알고리즘을 사용하여 재구성한 영상이며, (b)는 MDMP optimized cone beam reconstruction으로 재구성한 영상이다. (a)에서 관찰되는 심한 helical artifact가 (b)에서 감소된다.

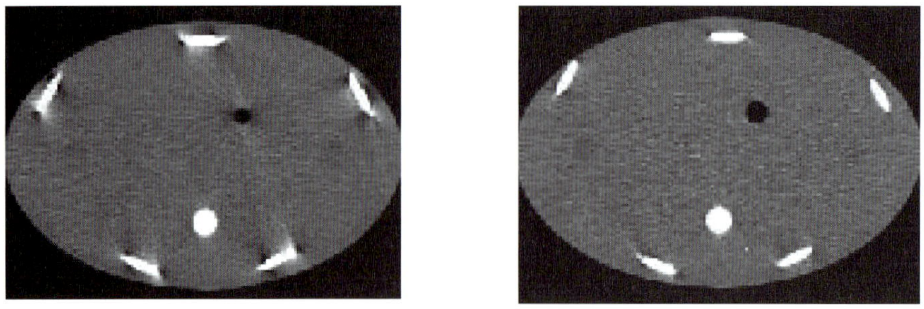

(a) 기존의 multi-slice 재구성 알고리즘 (b) MDMP optimized cone beam reconstruction

그림 6-22 GE사 16MDCT에서 재구성 알고리즘에 차이에 따른 팬텀 영상

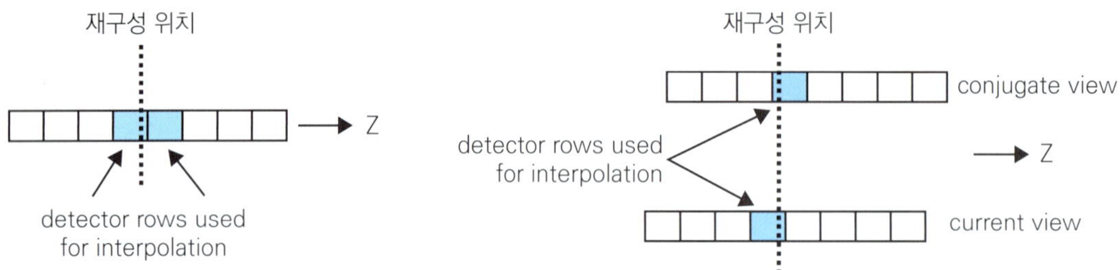

(a) Conventional 3-D FBP (b) Conjugate ray back projection

그림 6-23 GE사 conjugate ray back projection

⑥ GE사 conjugate ray back projection(16 또는 64MDCT)

기존의 conventional 3-D FBP은 이웃하는 detector rows 사이에서 interpolation이 이루어지는 반면에 conjugate ray back projection(=conjugate ray reconstruction)은 그림 6-23(b)에 나타낸 바와 같이 360°의 데이터를 갖고 axial 영상을 얻는데 있어 0°와 180° 데이터를 함께 projection한다. 이는 helical weighting과 filtering 측면에서는 기존의 conventional 3-D FBP과 동일하지만 180° 떨어져 있는 2개의 샘플링 쌍을 이용하여 back projection을 시행하는 차이를 갖는 진보된 3-D FBP이다. Conjugate ray back projection은 업그레이드된 16MDCT(LightSpeed Pro)나 64MDCT(LightSpeed VCT)에서 채택하고 있다.

GE사 LightSpeed VCT의 detector element는 0.625mm의 두께를 갖는다. 하지만 conjugate ray back projection으로 재구성된 영상의 공간분해능은 각 detector element의 약 50%에 해당하는 0.35mm를 나타낸다.

⑦ GE사 3-D view weighting cone beam FBP(64MDCT)

Source helix의 궤도에 따라 projection을 시행하는 기존의 3-D FBP의 필터링은 수평적인 detector rows를 따라서 수행된다. 이러한 수평적인 필터링은 cone angle이 작은 경우와 helical pitch가 작은 경우에는 양호한 특성을 보이지만 cone angle이 증가하거나 helical pitch가 큰 경우에는 데이터 불일치에 의해 많은 streak artifacts를 발생시킨다.

GE사 LightSpeed VCT 모델에 채택된 3-D view weighting cone beam FBP(3-D VW CB-FBP)은 이러한 수평적 필터링에 의한 streak artifacts를 감소시키기 위해서 helical source 궤도의 접선 방향을 따라 자동적으로 수행되는 3-D 필터링(3-D view weighting) 알고리즘을 사용한다. 3-D 필터링에 사용되는 가중함수는 데이터 불일치에 의해 발생되는 artifacts를 줄이고, 잉여분의 projection data를 사용함으로써 노이즈를 감소시키고, 높은 pitch에서도 FOV를 크게 하기 위해 사용된다.

4) 필터보정 역투영법의 장단점

FBP은 타 영상 재구성 기법에 비해 처리속도가 빠르며 선명한 영상을 제공한다. 하지만 많은 노이즈의 생성은 단점으로 작용한다. 이를 보완하기 위해 모든 제조사에서는 필터보정 역투영법 시행 후에 노이즈 감소처리(image-based denoising)를 추가적으로 시행하고 있다. 이와 달리 FBP의 시행 전에 projection-based denoising(scan data based denoising)를 행하는 장치도 있다.

그림 6-24는 저선량 폐(120kVp와 5mAs)와 복부 CT영상이다. (a)는 노이즈 감소 알고리즘을 적용하지 않은 영상으로 폐CT의 노이즈는 260HU이며, 복부CT는 52HU이다. (b)는 FBP 후 노이즈 감소 알고리즘을 적용한 영상으로 폐와 복부CT의 노이즈는 각각 60HU와 25HU로 감소되었다. 다음 절에서 설명하는 통계적 반복 재구성법(statistical iterative reconstruction; SIR)이나 모델 기반의 반복 재구성법(model based iterative reconstruction; MBIR)은 분해능 향상뿐만 아니라 노이즈 감소를 위한 또 다른 영상 재구성 기법이다.

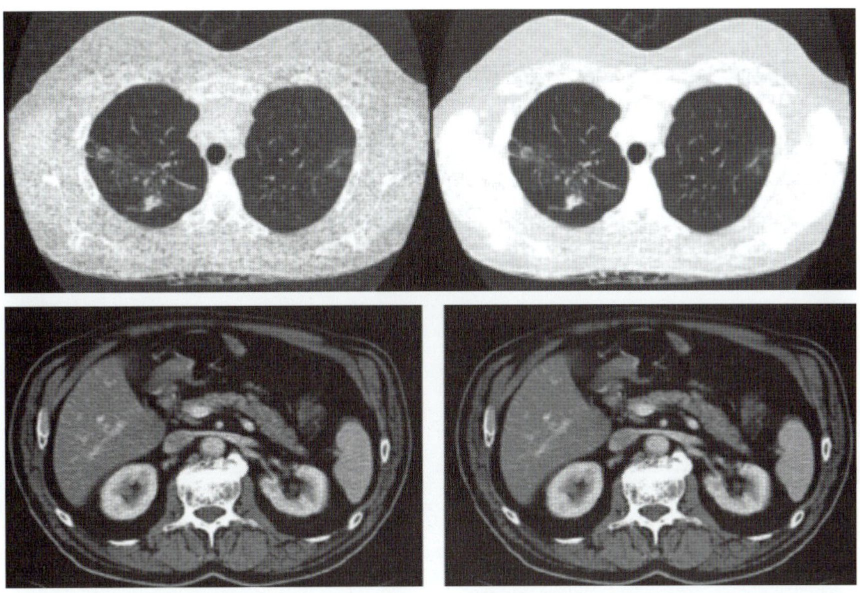

(a) 비적용 (b) 적용

그림 6-24 노이즈 감소처리(denoising)를 적용한 흉·복부 CT영상의 노이즈 비교

2. 반복 재구성법(iterative reconstruction; IR)

1) 대수적 반복 재구성법의 기본원리

반복 재구성법은 단일광자 방출 컴퓨터단층촬영(single photon emission computed tomography; SPECT)와 양전자 단층촬영(positron emission tomography; PET)에서 사용되어 왔던 대수적 재구성법(algebraic reconstruction; ART)으로 반복 근사치 보정에 의한 재구성법(iterative approximation method)이라고도 명명된다. 이는 피사체를 투과해서 측정된 투영값을 각각의 여러 방향에서 반복적인 보정(correction)을 통해 평균치를 구하는 방법이다. 보정은 원래 구조에 접근한 만족한 영상이 얻어질 때까지 시행할 수 있다.

그림 6-25는 반복 재구성법의 기본적 연산 원리이다. 4개의 다른 감약계수 값(0, 1, 2, 3)을 갖는 픽셀로 구성된 영상에서 먼저 수평방향 투영의 합 6을 구하고 이를 전체 픽셀수 4로 나누면 (a)와 같이 각 픽셀의 평균값은 1.5가 된다. 그리고 (b)와 같이 할당된 수치의 수평방향의 새 투영(new ray)을 구하고 이를 old ray와 합쳐 새로운 수평방향의 새 투영을 구한다. 그 후 (c)와 같이 수평방향에서의 실측치(old ray)와 계산치(new ray)의 차를 픽셀수로 나누는 보정을 시행하면 윗행은 (2-3)/2 = -0.5 이며, 아랫행은 (4-3)/2 = +0.5가 된다.

다음은 원래 데이터의 수직방향을 투영을 구하고, 수평방향 보정결과치(c)의 수직 방향 투영을 구한 후 합하여 수직방향에서의 새 투영(d)를 얻는다. 그리고 (e)와 같이 수직방향에서의 실측치에 대한 두번째 교정을 시행하면 좌측 열은 (1-3)/2 = -1이며, 우측 열은 (5-3)/2 = +1이 된다. 이러한 보정과정을 거치면 원래의 픽셀값과 동일한 값을 얻게 된다.

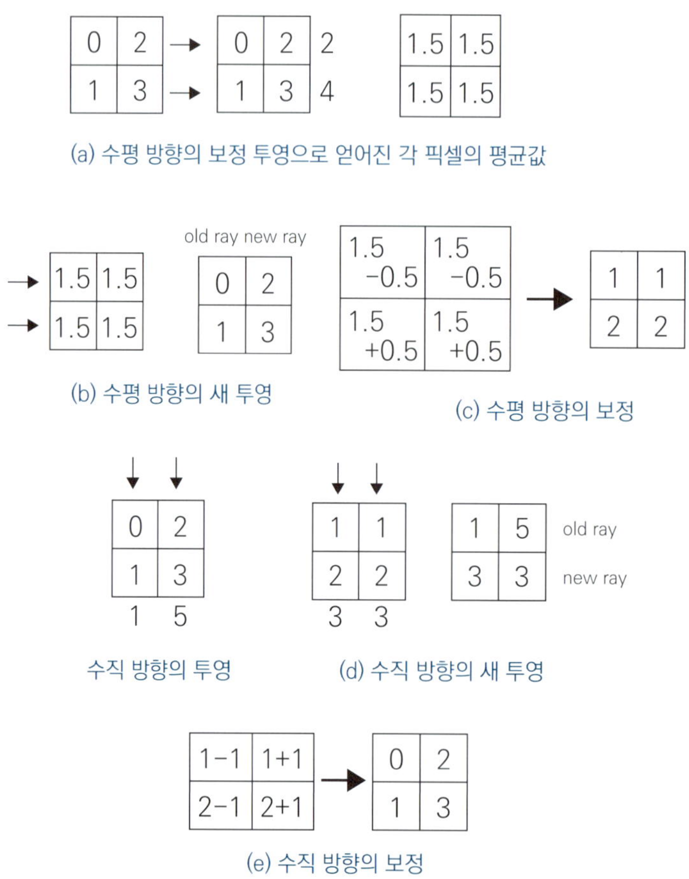

그림 6-25 대수적 반복 재구성법의 기본연산 원리

반복 재구성법의 실제 적용 시 픽셀수가 너무 많고 X선속의 방향에 따라서는 선속이 픽셀의 일부분 밖에 투과하지 않는 부위도 발생한다. 따라서 실제의 투영을 계산함에 있어서 각 픽셀의 값에 선속이 지나가는 면적율을 곱해 총합을 구한다.

이러한 반복 재구성법은 계산에 있어서 여러 가지 제한조건을 붙여 재구성 영상의 정밀도를 향상시키고 노이즈를 감소시킬 수 있는 장점이 있다. 그러나 모든 투영값의 반복 계산으로 인해 재구성 소요시간이 길며, 양자 노이즈와 환자의 미세한 움직임에 의해 발생되는 투영값의 부정확 현상이 발생되는 단점을 가진다. 그러므로 반복 재구성법은 매트릭스 내의 모든 점이 동일한 값을 갖고 있다는 가정 하에서 재구성을 시행하며, 이 값과 측정값이 동일할 때까지 반복하여 보정 작업을 해야 한다. 이로 인해 임상에서는 사용되지 않는 기법이다.

보정 작업에는 3가지 유형이 있다. 하나는 전체 매트릭스를 위한 모든 투영값을 반복의 첫 시작부터 계산되고 모든 보정이 반복되는 과정마다 동시에 시행하는 동시 재구성법(simultaneous reconstruction)이 있으며, 한 열의 합을 계산하여 보정하고 이들 보정은 다음 열과 연결되어 매 열을 반복 처리하는 방법인 열대열 보정법(ray by ray correction method)이 있다. 그리고 한 점을 투과한 모든 투영에 계산과 보정을 하며 이들 보정은 연속 계산하여 합성되고 다시 매 점마다 반복하여 처리하는 점대점 보정법(point by point correction method)이 있다.

2) 통계적 반복 재구성법(statistical IR; SIR)

2000년대 후반부터 IR기법은 MDCT의 부가적인 영상 재구성 기법으로 활용되기 시작했다. 즉, 컴퓨터 기술의 향상으로 인해 영상 재구성 시간이 다소 단축됨에 따라 기존의 필터보정 역투영법(FBP)에서 발생되는 노이즈를 감소시키는 보완적인 재구성 방법으로 자리잡은 것이다.

IR기법은 통계적 IR(statistical IR)과 모델 기반 IR(model based IR)로 구분할 수 있다. 통계적 IR은 하이브리드 IR(hybrid IR; 필립스)이라고도 불리며, 주로 필터보정 역투영법으로 재구성된 영상을 image data 또는 raw data 영역에서 통계적인 방법을 이용하는 재투영(reprojection)을 통해 추가적인 재구성을 시행한다(그림 6-26(b)). 통계적 IR은 CT시스템의 모든 모델링 요소(그림 6-40)가 아니고 영상화 체인의 통계적 특성(노이즈 특성)의 모델링에만 초점을 맞춘다. 이러한 결과로 모델 기반의 IR에 비해 계산적 복잡성이 현저히 감소된다.

통계적 IR기법의 중요한 장점 중의 하나는 측정된 CT projection data(투영 데이터)의 통계적 특성을 CT영상 재구성 처리에 쉽게 포함할 수 있는 것이다. 이는 high-quality projection에 비해 노이즈가 많은 low-quality projection에 가중치를 적게 부여할 수 있게 한다. 이를 통해 영상 디테일을 보존하는 상태에서 노이즈 및 아티팩트를 감소시키며 부가적으로 선량감소효과도 얻는다. 즉, 입상성(grain size; granularity; graininess)과 대조도분해능을 향상시키며, 또한 dark-band artifact를 감소시켜 공간분해능 향상과 저선량 검사를 가능하게 한다. 하지만 통계적 IR기법으로 얻은 영상에서의 인공적인 느낌(plastic 또는 blotchy appearance)은 수정되어야 할 부분이다.

제조사에 따라 다소 차이는 있지만, 통계적 IR기법은 영상 재구성 동안의 시스템 광학 특성(system optics)의 모델링을 단순화시켜 노이즈와 환자선량을 감소시킨다. 또한 사용자가 통계적 IR을 적용 시 선택적으로 IR값을 적용할 수 있는데, 캐논 메디컬의 AIDR 3D의 경우 3단계(mild, standard, strong), GE사 ASIR의 경우 10단계의 선택이 가능하다. ASIR 0%는 필터보정 역투영법만 시행한 영상임을 의미하며, ASIR 100%는 노이즈가 제로인 영상을 의미한다.

통계적 IR은 제조사와 버전에 따라 명칭이 차별화되어 사용된다. GE사의 ASIR(adaptive statistical iterative reconstruction)과 ASiR Plus 및 ASiR-V가 이에 해당되며, 지멘스의 경우 IRIS(iterative reconstruction in image space), SAFIRE(sinogram affirmed iterative reconstruction), ADMIRE(advanced modeled iterative reconstruction)가 이에 해당된다. 필립스의 iDose 및 iDose4, 그리고 캐논 메디컬의 AIDR(adaptive iterative dose reduction), AIDR plus, AIDR 3D, AIDR 3D Enhanced, FIRST(forward projected model-based iterative reconstruction solution)가 이에 해당된다.

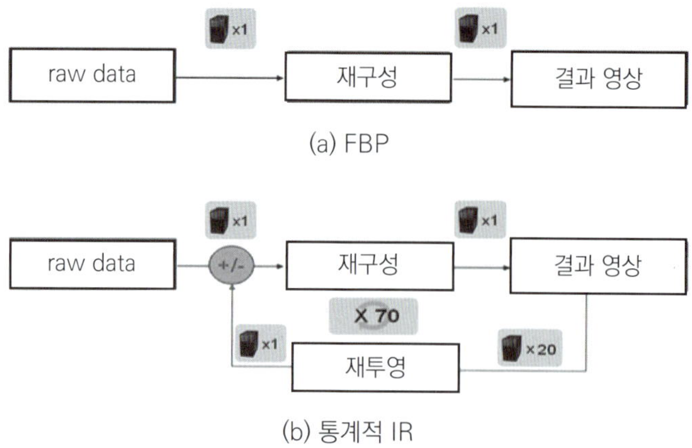

그림 6-26 FBP과 통계적 IR의 개념 비교

(1) 캐논 메디컬의 AIDR 3D, AIDR 3D Enhanced, FIRST

① AIDR 3D 및 AIDR 3D Enhanced

AIDR 3D는 raw data와 image data 영역에서 노이즈를 제거하기 위해 고안된 통계적 IR이다. 즉, AIDR 3D와 이를 업그레이드시킨 AIDR 3D Enhanced는 raw data 영역에서 3차원적으로 양자 노이즈를 선택적으로 제거하고 image data 영역의 재구성 과정에서 반복적으로 노이즈를 감소시킨다. 사용자가 통계적 IR을 적용 시 AIDR 3D의 경우 3단계(mild, standard, strong)의 IR값의 선택이 가능하다.

그림 6-27의 (a)는 AIDR 3D의 개념도이다. 스캐너 모델링(scanner modeling)은 데이터 획득시기의 CT 장치가 가진 물리적 특성(physical properties)을 분석하는 과정이며, 통계적 모델링(statistical modeling)은 projection data 영역(raw data 영역)에서의 양자 노이즈와 전자적 노이즈의 패턴을 특성화 하는 과정이다. Projection 노이즈 감소 과정은 스캐너의 raw data 영역에서의 적응처리(adaptive processing)와 노이즈 및 아티팩트를 감소시키는 통계적 모델링에 의해 이루어진다. Projection 노이즈 감소가 끝나면 역투영이 행해져 FBP 영상이 얻어진다. 그 후 FBP 영상은 해부학적 모델링에 기초하여 스캔 부위의 영상 재구성을 적정화하는 anatomical modeling based optimization 과정은 edge detection, edge extraction, smoothing 처리와 피사체 업데이트(영상 업데이트) 과정을 거치면서 공간분해능과 영상 텍스쳐를 보존하는 범위에서 노이즈를 감소시킨 영상을 얻는다. 이를 원래의 입력 FBP 영상과 혼합(blending)시킴으로써 최종 AIDR 3D영상을 얻는다. 이러한 결과로 얻어지는 AIDR 3D는 노이즈와 선량을 최대 50%까지 감소시킬 수 있다.

그리고 (b)는 AIDR 3D Enhanced의 적응처리(adaptive processing)의 개념도이다. AIDR 3D에 비해 noise power spectrum(NPS) 모델이 추가되어 업그레이드되었다.

그림 6-28은 FBP과 비교한 AIDR 3D와 AIDR 3D Enhanced의 공간분해능 특성을 나타낸 것이다. (a)에서 AIDR 3D의 MTF 곡선은 FBP과 거의 일치한다. 이는 AIDR 3D에서도 공간분해능이 보존됨을 의미한다. 그리고 (c)와 (d)는 FBP과 비교한 AIDR 3D와 AIDR 3D Enhanced의 공간분해능을 비교한 것이다.

그림 6-29는 FBP와 비교한 AIDR 3D의 노이즈 특성을 보여준다. (a)는 40cm 물 팬텀에서 측정된 AIDR 3D의 각 선량별 노이즈 특성이며 (b)는 250mAs를 적용한 FBP과 75mAs를 적용한 AIDR 3D로 재구성한 복부 CT영상의 noise power spectrum이다. AIDR 3D의 곡선 형태가 FBP과 유사하다. 이는 AIDR 3D가 70%의 mAs를 감소함에도 불구하고 거의 동일한 수준의 영상 노이즈 텍스쳐(noise texture)를 가짐을 의미한다.

그림 6-30은 FBP와 AIDR 3D의 심장 CT영상을 비교한 것이다. FBP 영상에서 보이는 조영증강된 고대조도 조직으로부터의 streak artifact가 AIDR 3D영상에서는 감소됨을 알 수 있다. 그리고 그림 6-31에서 AIDR 3D에서 보이는 dark band artifact가 AIDR 3D Enhanced로 재구성된 복부 CT영상에서는 제거된 것을 알 수 있다.

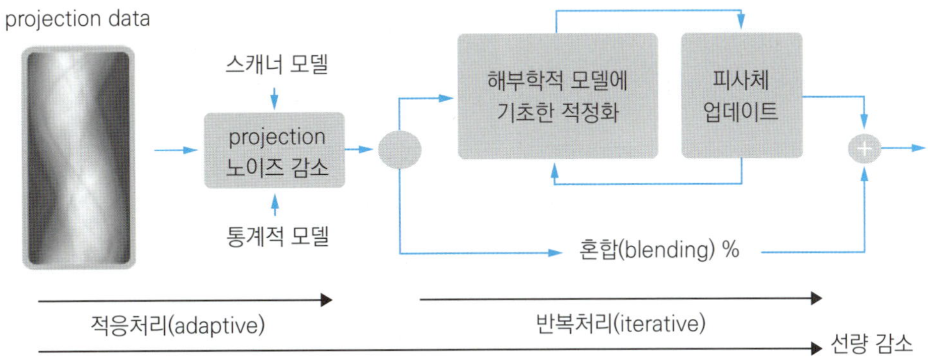

(a) AIDR 3D

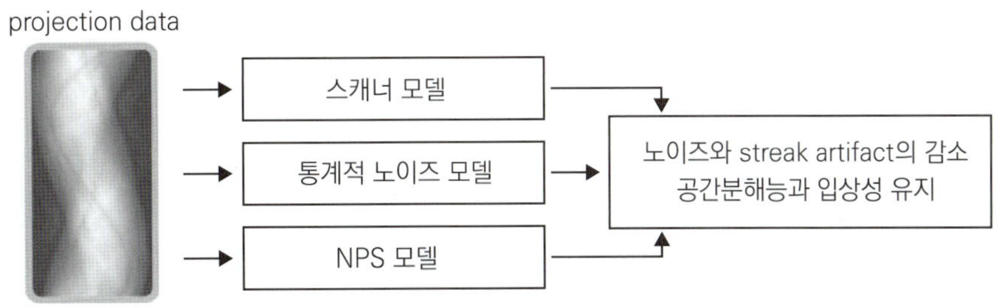

(b) AIDR 3D Enhanced의 적응처리

그림 6-27 **캐논 메디컬의 통계적 IR인 AIDR 3D와 AIDR 3D Enhanced의 개념도**

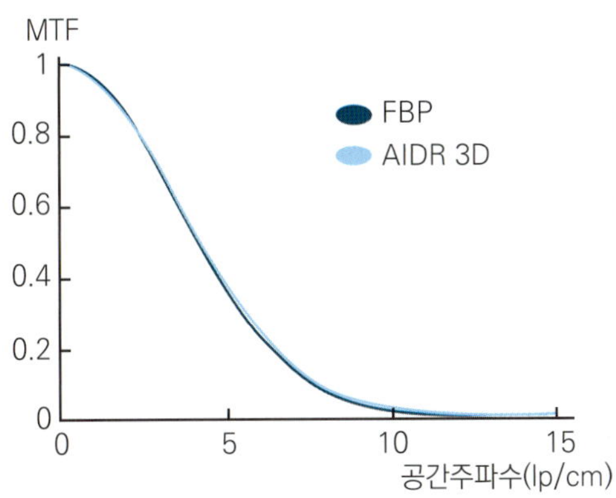

(a) MTF 곡선

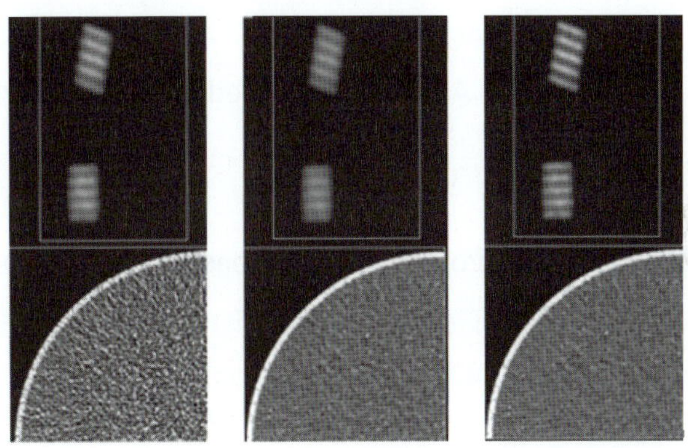

(b) FBP (c) AIDR 3D (d) AIDR 3D Enhanced

그림 6-28 **FBP과 비교한 AIDR 3D와 AIDR 3D Enhanced의 공간분해능 특성(캐논 메디컬)**

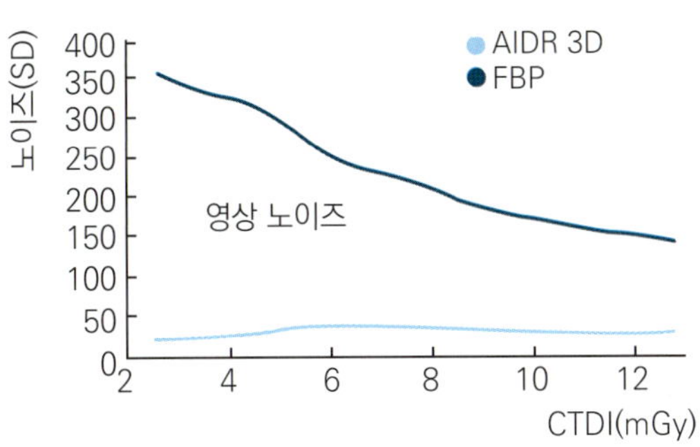

(a) 선량 변화에 따른 노이즈 차이

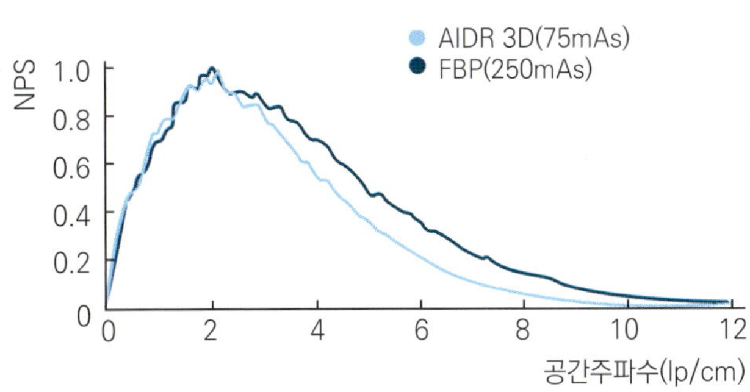

(b) Noise power spectrum

그림 6-29 **FBP와 비교한 AIDR 3D의 노이즈 특성(캐논 메디컬)**

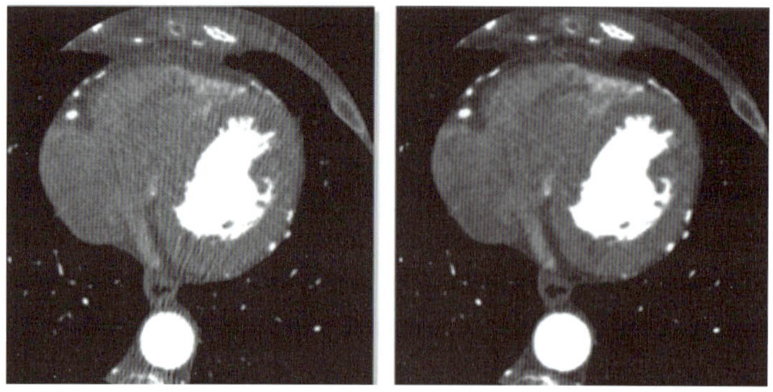

(a) FBP (b) AIDR 3D

그림 6-30 FBP과 비교한 AIDR 3D의 심장 CT영상(캐논 메디컬)

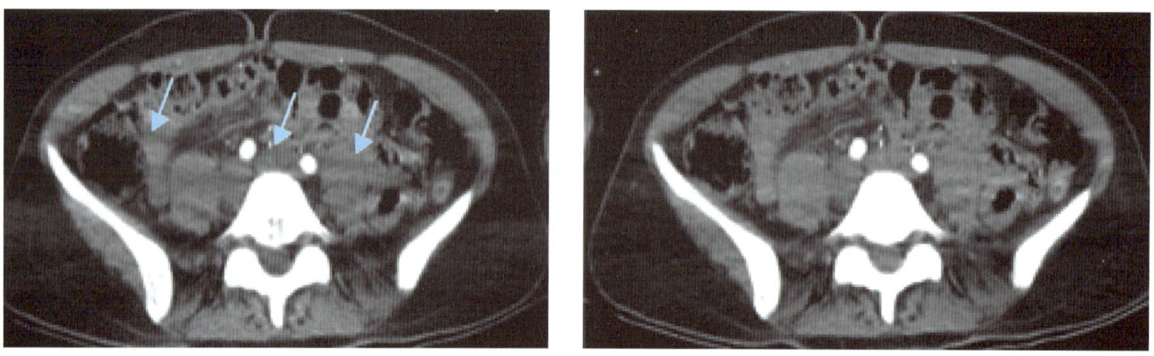

(a) AIDR 3D (b) AIDR 3D Enhanced

그림 6-31 AIDR 3D Enhanced 영상에서의 dark band artifact의 제거(캐논 메디컬)

② FIRST(forward projected model-based iterative reconstruction solution)

캐논 메디컬의 FIRST는 통계적 IR인 AIDR 3D에 forward projection을 추가하여 업그레이드한 모델 기반 IR(model based iterative reconstruction)이다. FIRST의 원리는 앞에서 설명한 AIDR 3D의 원리와 유사하지만 그림 6-32를 통해 다시 설명하기로 한다.

ㄱ. FBP의 시행

Seed 영상(FBP영상)을 얻기 위해 original projection data(measured projection data)로부터 FBP가 시행된다.

ㄴ. FBP 영상의 forward projection 시행

FBP 영상이 forward projection되어 forward projection 데이터 세트가 만들어진다. 이는 각 ray path projection을 따라 HU값의 projection summation으로 얻어진다.

ㄷ. Forward projection data와 original projection data의 비교(차이 계산)

두 데이터 사이의 차이를 찾아내기 위해 forward projection data와 original projection data가 비교되며, 이 과정에서 보상되어야 할 FBP의 에러가 찾아진다.

ㄹ. Seed 영상을 업데이트하기 위한 순차적인 교정(correction)의 시행

이는 광자 노이즈 및 전자적 노이즈(통계적 모델), 정확한 스캔 파라메터(스캐너 모델), 초점 및 복셀 크기와 선속 및 검출기 형태(광학적 모델; optics model), cone beam 궤적(cone beam 모델)에 관련된 추가적인 정보들이 업데이트되는 프로세스이다. 이러한 프로세스는 original projection data와 forward projection data

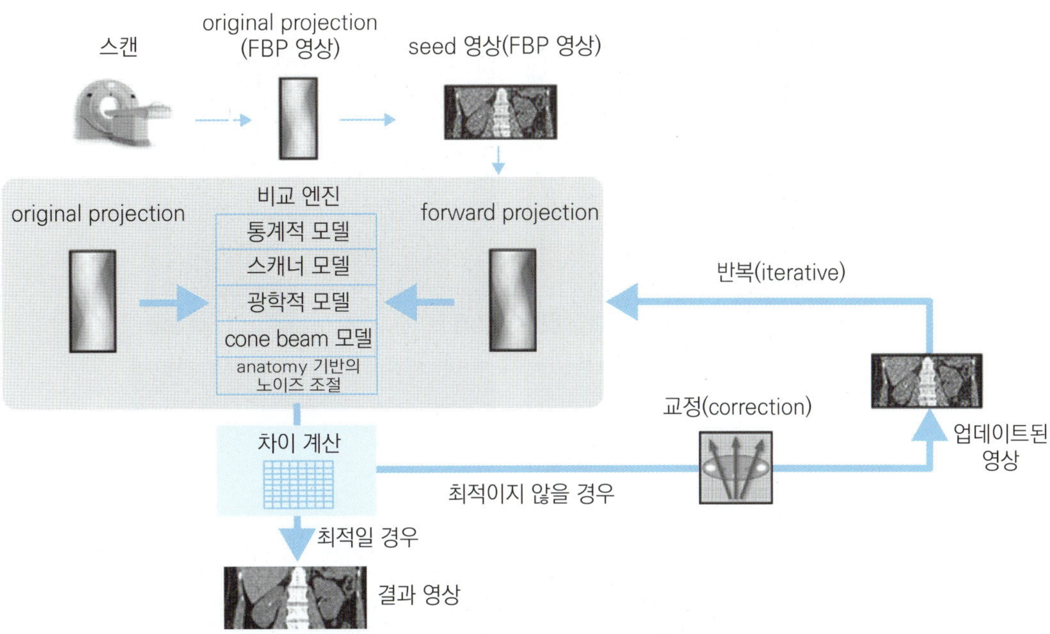

그림 6-32 **캐논 메디컬의 FIRST의 개념도**

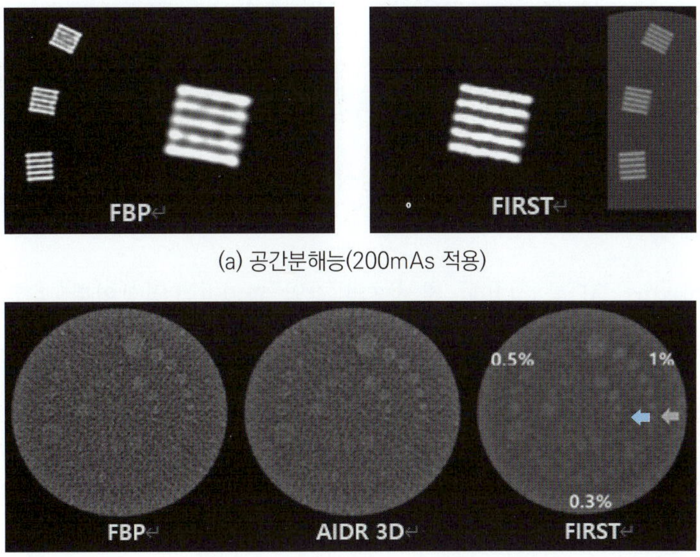

(a) 공간분해능(200mAs 적용)

(b) 대조도분해능(50mAs 적용)

그림 6-33 **FBP, AIDR 3D, FIRST의 대조도분해능 비교(캐논 메디컬)**

사이의 차이가 최소화될 때까지 반복된다. 이는 공간 및 대조도분해능이 향상된 영상이 만들어지는 것을 의미하며, 이러한 프로세스는 아나토미에 근거된 노이즈 규칙화(anatomical based noise regularization)와 연결되어 이루어진다. 이를 통해 얻어진 최종 영상은 적은 광자량의 데이터에서도 우수한 영상품질을 보이며, 이는 곧 선량의 감소로 연결된다.

그림 6-33의 (a)는 200mAs의 노출에서 FIRST의 공간분해능을 FBP과 비교한 팬텀 영상이며, (b)는 50mAs의 노출에서 FIRST(모델기반 IR)의 대조도분해능을 FBP, AIDR 3D(통계적 IR)과 비교한 팬텀 영상이다.

그림 6-34은 FIRST 영상을 FBP와 비교한 것이다. 흉부 영상은 0.5mm×80 collimation, 120kVp, 5mAs의 조건으로 스캔한 CT영상으로 $CTDI_{vol}$: 5mGy, DLP: 15.1mGy · cm, 유효선량: 0.2mSv를 나타내었다. 화살표는 간유리 음영의 폐결절(ground-glass nodule)이다. 그리고 복부 영상은 0.5mm×320 collimation,

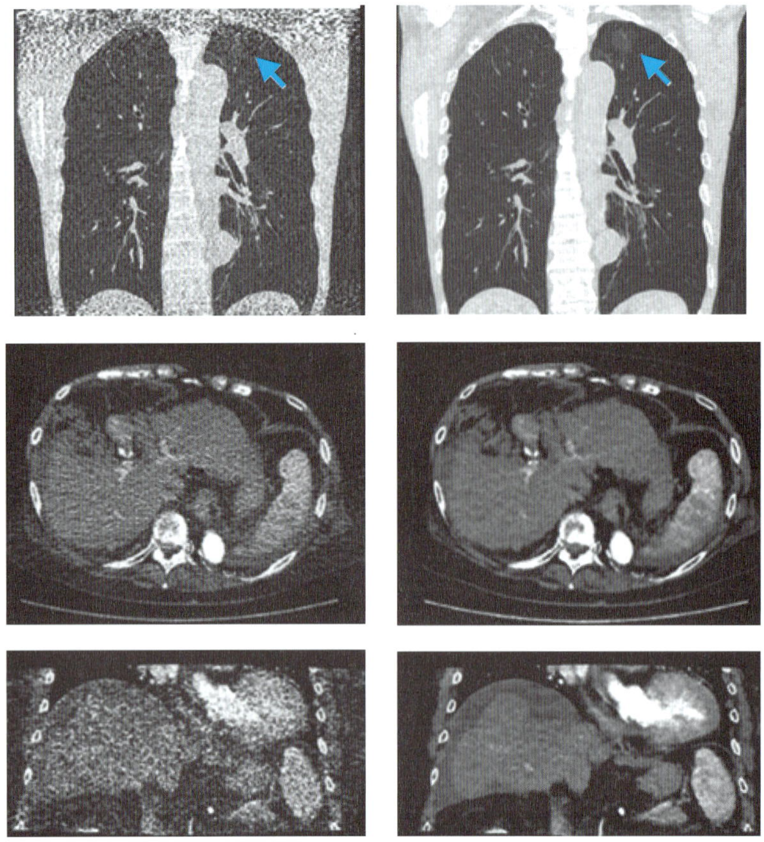

(a) FBP (b) FIRST

그림 6-34 FBP와 FIRST 영상의 품질 비교(캐논 메디컬)

80kVp, SURE Exposure 3D를 적용한 저선량의 간암 환자 CT영상이다. $CTDI_{vol}$: 3.4mGy, DLP: 54.5mGy·cm, 유효선량: 0.82mSv를 나타내었다.

(2) 지멘스의 IRIS, SAFIRE, ADMIRE

그림 6-35의 (a)와 (b)는 IRIS(iterative reconstruction in image space)와 SAFIRE(sinogram affirmed iterative reconstruction)의 개념도이다. 지멘스의 통계적 IR기법의 초기 버전인 IRIS는 image data 영역에서의 영상 재구성(image data reconstruction)과 교정(image correction)을 통해 노이즈를 감소시켜 우수한 영상품질과 인공적이지 않고 FBP 영상에 가까운 느낌의 영상을 제공한다.

그리고 2010년에 도입된 SAFIRE는 raw data 영역(sinogram)에서의 교정 고리(correction loop)를 포함하고 데이터의 forward projection 동안에 CT 시스템 geometry의 모델을 추가시킨 최초의 IR기법이다. 이는 raw data 영역에서의 forward projection을 통한 artifact 감소(특히 helical artifact의 감소)와 image data 영역의 두번째 교정 고리에서 노이즈 감소처리가 반복적으로 시행된다.

(c)는 최근 MDCT에 장착되는 ADMIRE(advanced modeled iterative reconstruction)의 개념도이다. ADMIRE는 SAFIRE를 업그레이드한 모델 기반의 IR기법으로, raw data 영역에서의 모든 projection에 향상된 통계적 가중치를 부여하며(통계적 모델링), 정규화(regularization)를 통해 실제 해부학적 구조로부터 노이즈를 분리해 낸다. 또한 CT geometry와 스캐너의 구성품과 특성에 맞는 모델링(진보된 시스템 모델링)을 포함한다. 이에는 검출기의 타입과 크기(Stellar detector 또는 StellarInfinity detector), flying focal spot 특성 등이 포함된다. 이러한 시스템 모델링은 공간분해능 향상과 helical artifact의 감소에 기여한다.

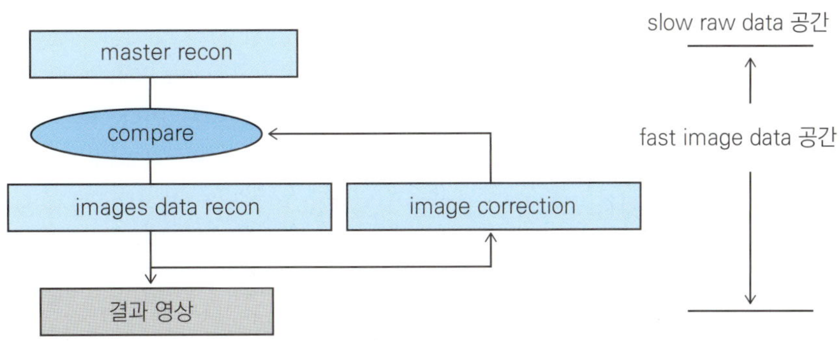

(a) IRIS

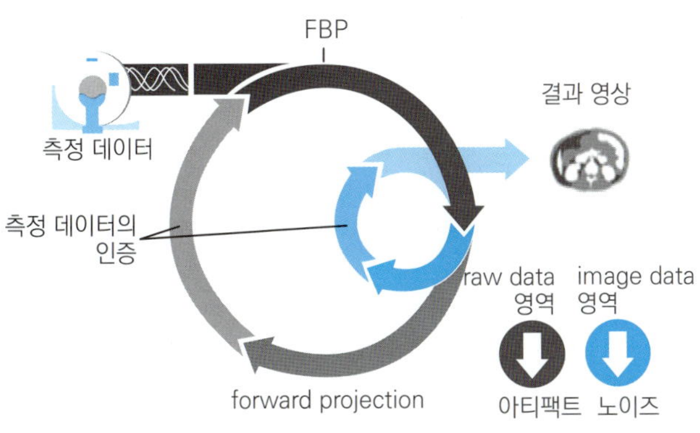

(b) SAFIRE

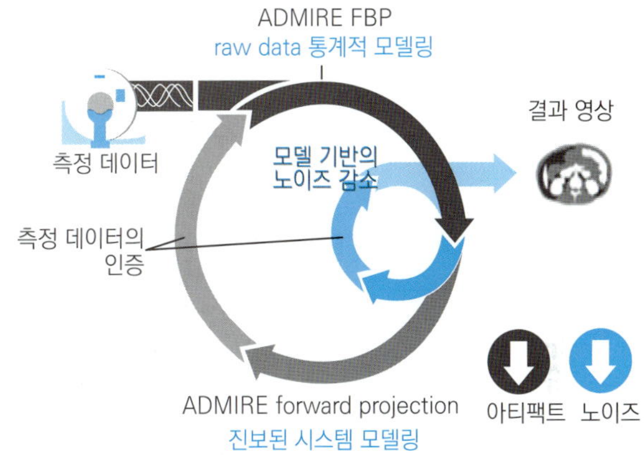

(c) ADMIRE

그림 6-35 지멘스의 통계적 IR의 개념도

그림 6-36은 심장 CT angiography의 ADMIRE 적용 예이다. (a)는 3-D FBP(WFBP) 영상이며, (b)는 ADMIRE 강도 3, (c)는 ADMIRE 강도 4, (d)는 ADMIRE 강도 5로 재구성된 영상이다. 70kVp와 555mAs의 노출로 스캔되고, 0.5mm의 슬라이스 두께로 재구성되었다. $CTDI_{vol}$은 1.56mGy, DLP는 26.1mGy·cm이다. ADMIRE 강도가 증가됨에 따라 영상 노이즈가 순차적으로 감소되었으며, 영상에 보이는 두개의 화살표는 석회화와 혈관벽을 나타내는데 3-D FBP에 비해 ADMIRE에서 잘 관찰된다.

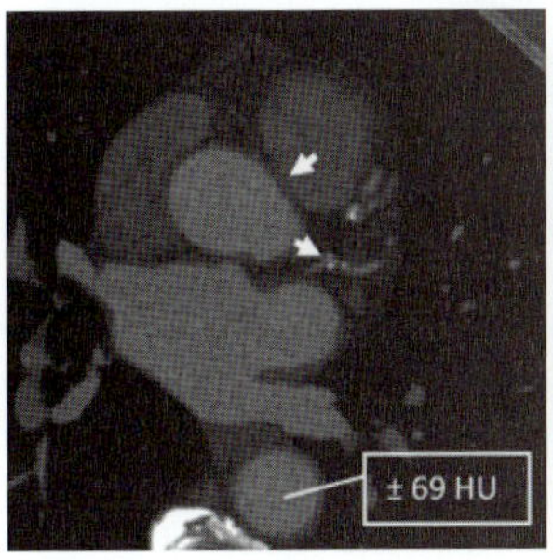

(a) 3-D FBP

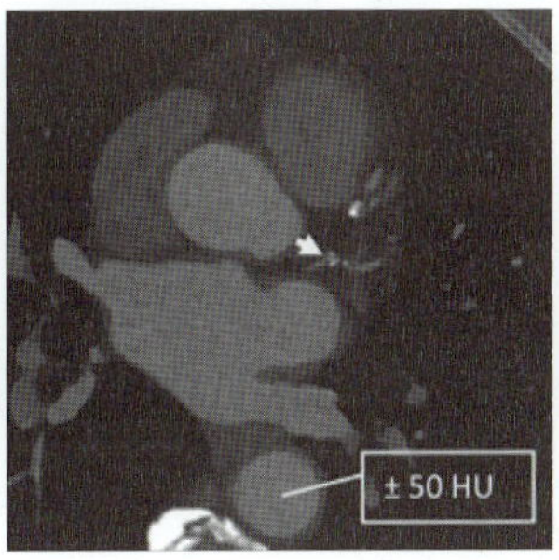

(b) ADMIRE 강도 3

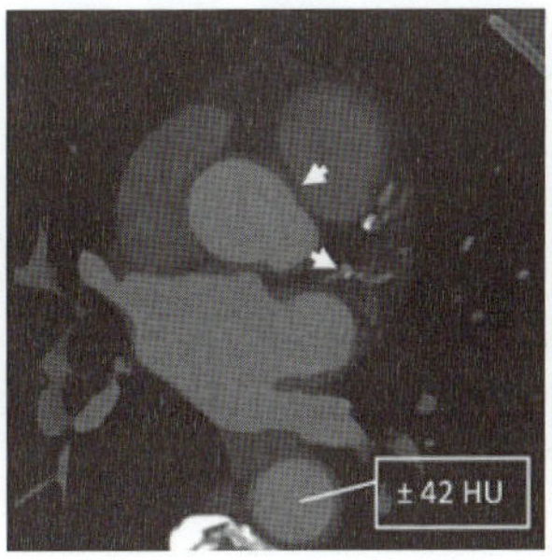

(c) ADMIRE 강도 4

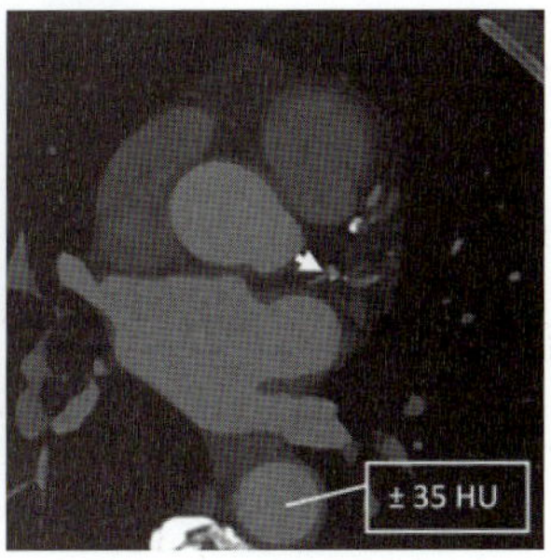

(d) ADMIRE 강도 5

그림 6-36 Cardiac CT angiography의 ADMIRE 적용 예(미국 남캐롤라이나 의과대학)

(3) GE사 ASIR과 ASiR-V

그림 6-37은 ASIR(adaptive statistical iterative reconstruction)의 흐름도이다. 통계적 IR의 적용 시 ASIR의 경우 10단계의 IR값의 선택이 가능하다. ASiR-V은 ASIR의 업그레이드 버전으로 Revolution CT 등에 장착되며 진보된 노이즈, 피사체, 물리적 모델링을 포함하는 실시간 모델기반 IR기법이다. 이는 영상 노이즈의 감소, 대조도 분해능의 향상, 실시간 재구성 속도를 갖도록 디자인되었으며, FBP에 비해 유의하게 방사선량이 감소된다.

그림 6-38(b)는 Revolution CT에서 ASiR-V를 적용하여 얻어진 brain CT영상이다. ASiR-V의 적용으로 MIP 영상(오른쪽 영상)뿐만 아니라 axial과 coronal 영상에서 노이즈 감소와 혈관 디테일이 보존됨을 알 수 있다.

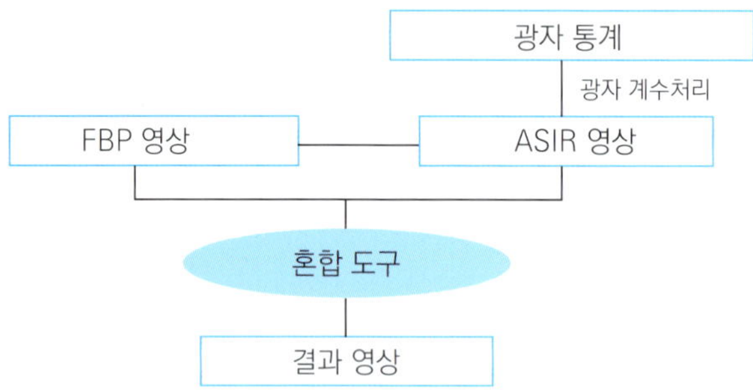

그림 6-37 GE사 ASIR의 개념도

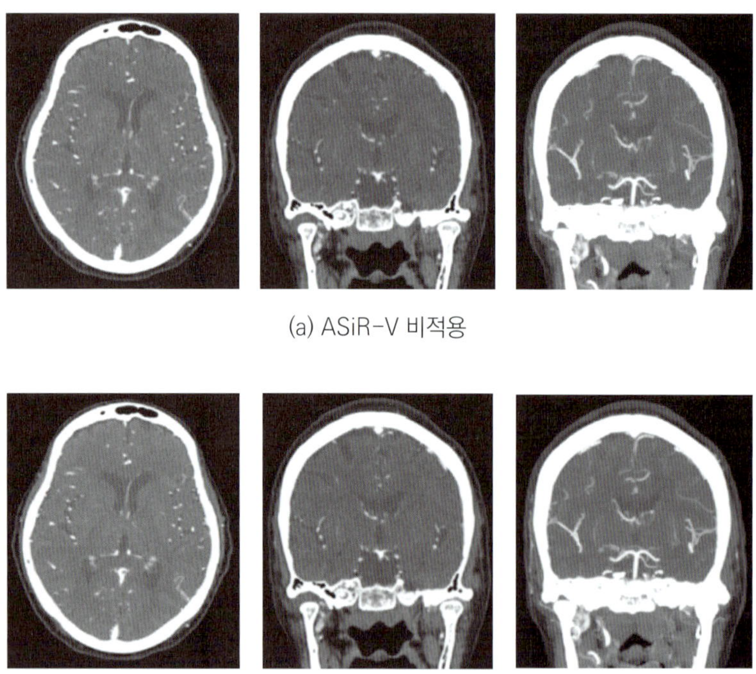

(a) ASiR-V 비적용

(b) ASiR-V 50% 적용

그림 6-38 ASiR-V 재구성법을 적용한 brain CT의 axial, coronal, MIP 영상(WW/WL: 400/40)

(4) 필립스의 iDose와 iDose4

iDose4는 기존의 iDose를 업그레이드하여 기존 통계적 IR의 단점인 인공적인(plastic-like) 영상과 상대적으로 느린 재구성 속도를 해결한 소프트웨어이다. 통계적 반복 재구성에서의 인공적인 영상을 만들어내는 이유인 NPS(noise power spectrum)의 변화를 개선하였으며, FBP와 동일한 수준인 초당 20장의 영상 재구성 속도를 제공하여 모든 CT검사에도 적용이 가능하다. FBP과 거의 동일한 영상품질을 유지하면서 50% 수준의 선량감소가 가능하며, 동일 선량을 적용 시 50% 이상의 공간분해능을 향상시킨다.

3) 모델기반 반복 재구성법(model based IR; MBIR)

지난 50년 넘게 모든 CT는 영상 재구성 방법으로 FBP을 사용해 왔다. FBP에서는 수학적 추적 연산을 위해 많은 단순화와 가정(assumption)이 도입되었다. 이에는 X선 초점은 매우 작은 점이고, 검출기 역시 검출기 소자의 중앙에 위치한 하나의 점이며, 재구성된 복셀도 형태나 크기를 갖고 있지 않다. 그리고 측정된 신호는 광자 노이즈(광자통계; photon statistics)나 전자적 노이즈로 인한 에러를 포함하지 않는다는 가정을 갖는다(그림 6-39(a)). 이러한 가정은 영상 재구성의 수학적 관점에서는 필요하지만 재구성 영상의 결과 측면에서는 CT시스템의 정확한 상태를 대변하지 못하기 때문에 영상의 질을 떨어뜨리는 저해요인으로 작용한다.

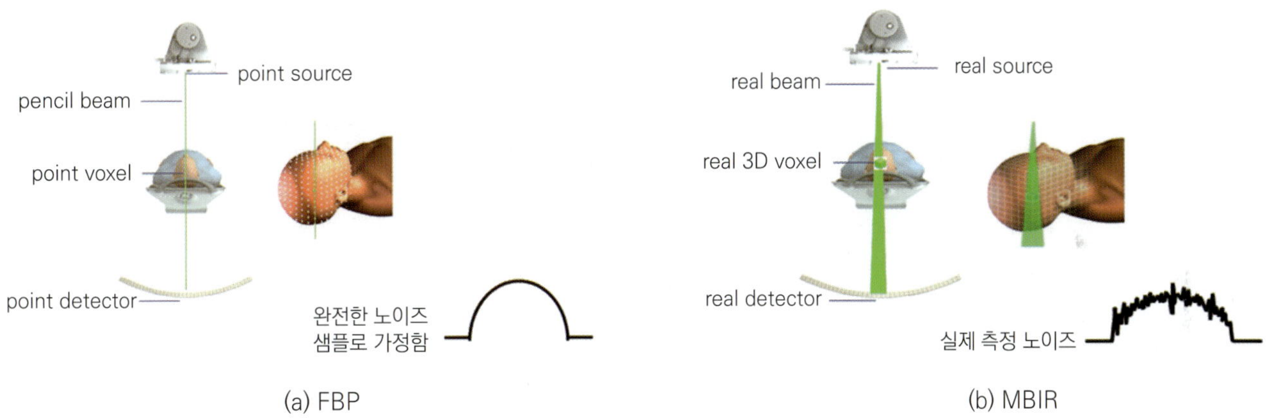

그림 6-39 FBP와 MBIR의 개념 비교(GE사)

표 6-1 FBP과 MBIR의 차이(GE사)

FBP	MBIR
점 초점	실제 초점
연필형 선속	넓은 부채꼴 선속
점 검출기	실제 검출기
점 복셀	입방체의 복셀
완전한 샘플	통계적 모델
선 적분	물리적 모델
상대적으로 단순한 계산	복잡한 계산

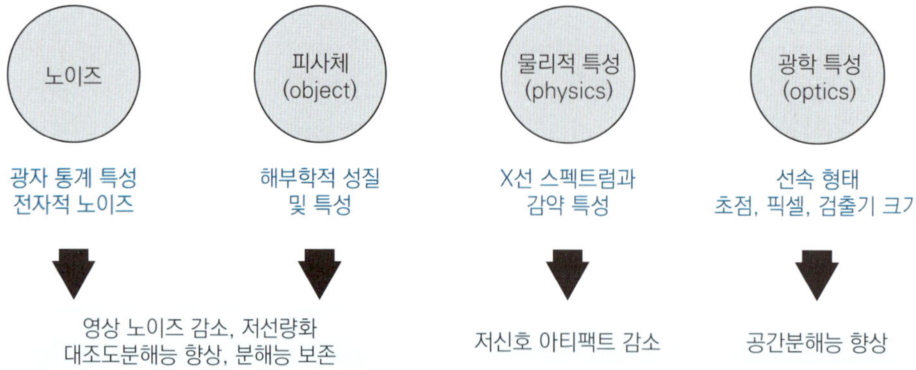

그림 6-40 MBIR에서 사용되는 모델링 요소들과 이들이 영상품질에 미치는 영향(GE사)

이를 해결하고자 GE나 필립스에서는 그림 6-39(b)와 같이 CT시스템의 정확한 상태를 반영한 재구성 알고리즘인 모델기반 IR(model-based iterative reconstruction; MBIR)을 개발하였다. 이는 CT시스템의 광자통계 특성(광자 노이즈)뿐만 아니라 광학 특성(optics; 영상화 체인의 파라메터인 초점, 빔, 픽셀, 검출기 형태 등의 기하학적 정보), 피사체 특성, 그리고 물리적 특성(X선 스펙트럼, 감약)까지도 정확히 모델링하여 반영한다. MBIR에서 사용되는 모델링 요소들과 이들이 영상품질에 미치는 영향을 그림 6-40에 요약하였다. True IR기법의 MBIR은 GE사의 Veo와 필립스의 iMR(iterative model reconstruction)로 대표된다.

MBIR은 FBP과 달리 분리된 별도의 프로세서를 필요로 하며, 비용함수 해법(solve cost function)과 build model을 통해 영상 재구성이 이루어진다. 비용함수란 머신 러닝(machine learning)에서 실제값과 가설함수의 오차를 최소화하는 매개변수를 찾기 위해 사용되는 함수이며, build는 소스 코드 화일을 컴퓨터에서 실행할 수 있게끔 만드는 과정을 의미한다.

MBIR은 raw data 영역에서 영상 재구성이 이루어지며, 공간분해능을 향상시킨다. 영상의 노이즈 및 저신호 아티팩트(streaks 형태)를 감소시킴으로써 대조도분해능을 향상시키고 환자선량을 감소시킨다.

그림 6-41의 (a)는 CATPHAN 팬텀을 이용하여 GE사 ASiR과 Veo의 공간분해능을 비교한 영상이며, (b)는 FBP과 ASiR에 비교한 Veo의 노이즈 특성을 나타낸 그래프이다. 그리고 그림 6-42는 230mAs와 30mAs에서의 FBP(standard 알고리즘)과 ASiR 50%에 비교한 Veo의 영상품질을 비교한 인체모형 팬텀의 CT영상이다. 적용된 스캔 파라메터는 120kVp, 64 × 0.625mm, 0.984 pitch이며, 재구성 영상의 슬라이스 두께는 0.625mm이다. 특히 30mAs의 저선량에서 Veo의 영상품질이 우수함을 알 수 있다. 그림 6-43은 FBP, ASiR, Veo로 재구성된 저선량 복부 CT영상(120kVp, 50mAs, 0.625mm)이며, 그림 6-44는 좌중대뇌동맥 부위의 협착이 관찰되는 뇌혈관조영 CT영상이다.

하지만 MBIR은 움직임에 민감한 심장CT나 관류검사(perfusion CT) 등에는 사용이 제한되며 재구성을 위한 계산의 복잡함으로 인해 최신의 고성능 컴퓨터 시스템으로도 재구성 속도 측면에서 routine CT검사의 업무흐름을 충분히 소화해내지는 못하고 있는 실정이다. 그러므로 영상 재구성 소요시간이 긴 점은 앞으로 극복되어야 할 문제이다.

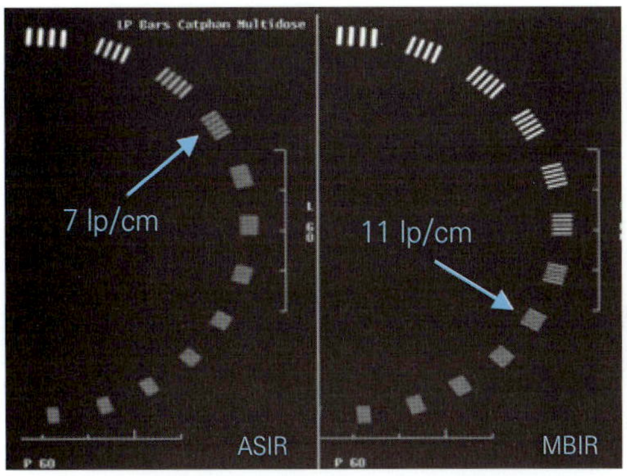

(a) ASiR에 비교한 Veo의 공간분해능

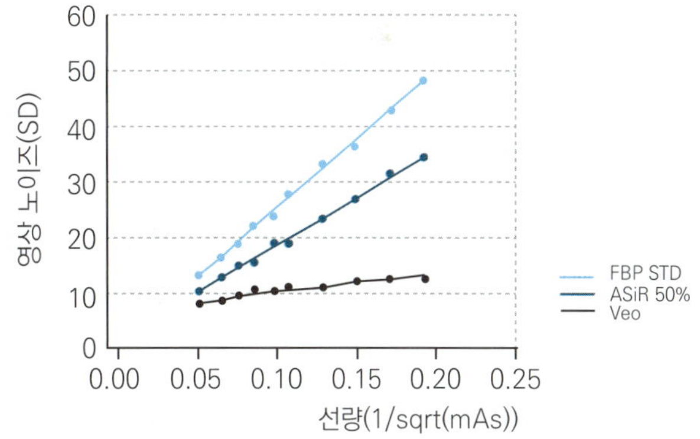

(b) FBP와 ASiR에 비교한 Veo의 노이즈 특성

그림 6-41 Veo의 공간분해능과 노이즈 특성(GE사)

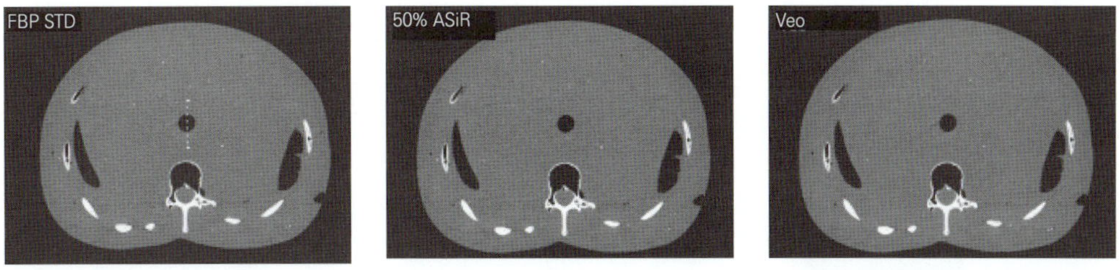

(a) 230mAs

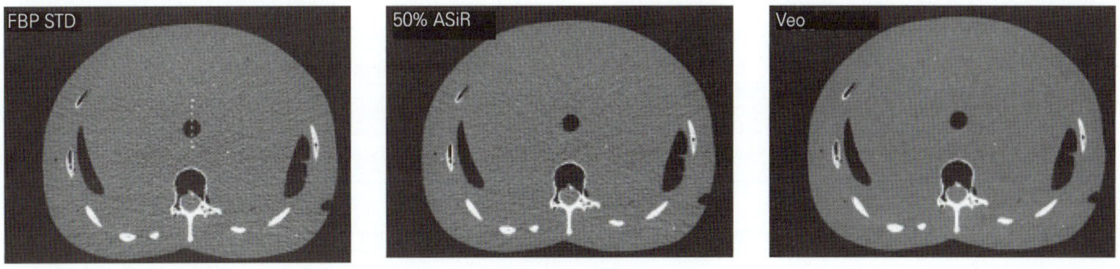

(b) 30mAs

그림 6-42 FBP과 ASiR 50%에 비교한 Veo의 영상품질 비교(GE사, WW=400HU, WL=40HU)

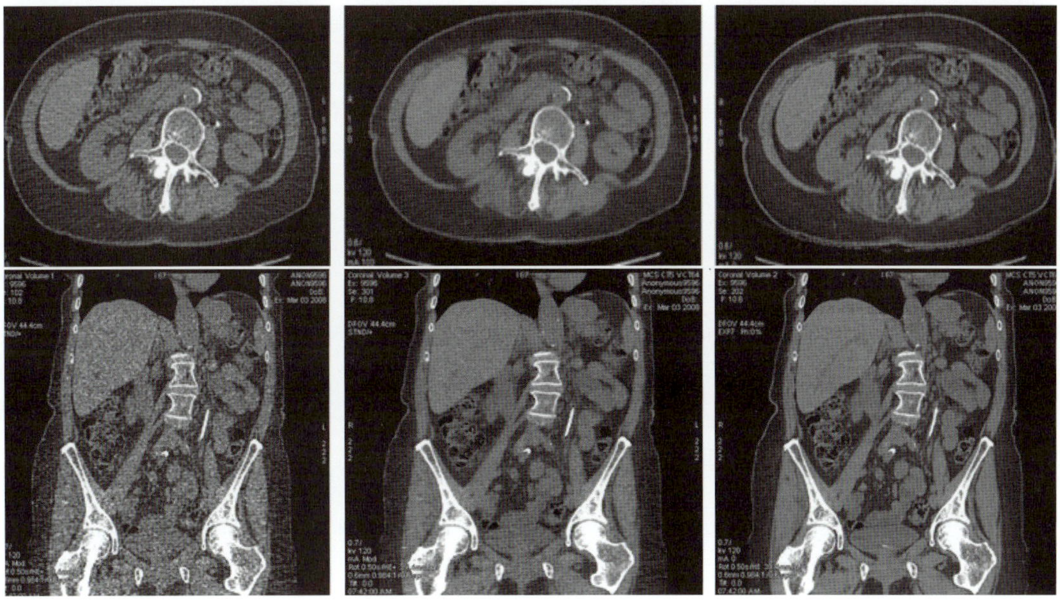

(a) FBP (b) 통계적 IR(ASiR) (c) 모델기반 IR(Veo)

그림 6-43 FBP, ASiR, Veo로 재구성된 저선량 복부 CT영상(120kVp, 50mAs, 0.625mm)(GE사)

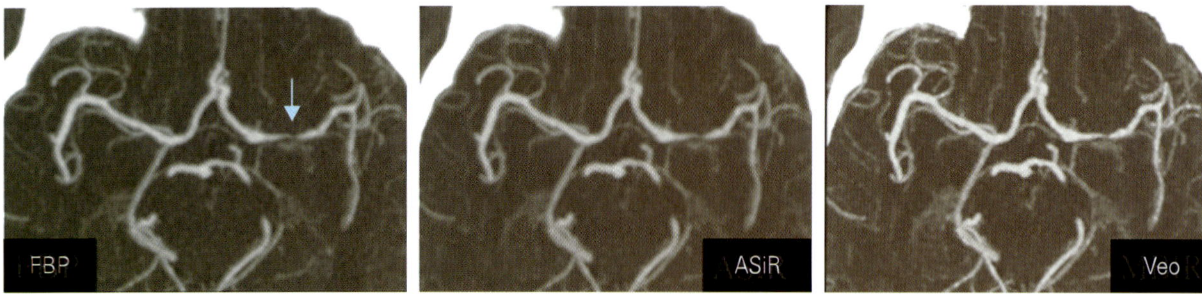

그림 6-44 FBP, ASiR, Veo로 재구성된 뇌혈관상에서의 좌 중대뇌동맥의 협착

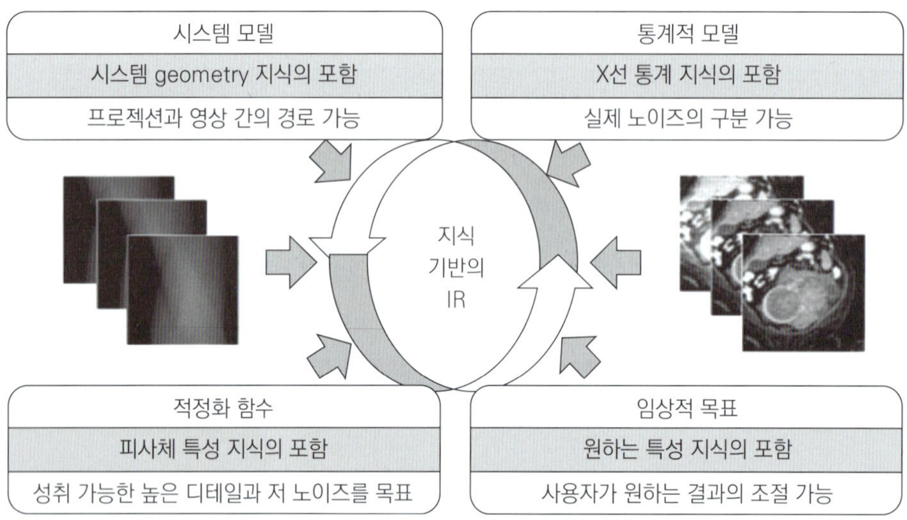

그림 6-45 필립스의 iMR의 개념도

그림 6-45는 필립스 iMR(iterative model reconstruction)의 개념도이다. 이론적 배경은 GE사의 Veo와 유사하므로 생략하기로 한다. iMR은 10mGy 수준의 낮은 선량에서도 노이즈를 감소시켜 2mm 수준의 높은 대조도분해능을 제공한다. 이는 움직임에 민감도가 높은 심장 검사(ECG-gated scan)나 관류CT(perfusion scan)에서도 사용 가능하며, 2.34teraflops의 연산속도를 갖는 슈퍼 컴퓨터를 재구성 엔진으로 사용하여, 대부분의 CT검사 영상을 5분 이내에 재구성한다. 또한 컴팩트한 하드웨어를 가지고 있어 효율적인 공간 사용이 가능하다. 참고로 테라(tera)는 10의 12제곱으로 그리스어의 조(兆)를, 플롭(flop)은 부동 소수점 연산(floating-point operations)을 말한다. 테라플롭스는 슈퍼 컴퓨터의 성능을 따지는 계산속도이며, 1테라플롭스는 1초에 1조번의 연산을 하는 것을 말한다.

그림 6-46은 필립스의 256MDCT인 IQon Spectral CT에서 full dose와 20% dose를 적용한 경우 FBP, iDose(통계적 IR), iMR(모델기반 IR)의 심장 CT영상에서 노이즈 비교한 것이다. 이 경우 100kVp, 300mAs 이하의 노출조건에서 13mGy의 $CTDI_{vol}$, 215mGy·cm의 DLP, 3mSv의 유효선량(k=0.014)이 적용되었다. 그림 6-47은 동일한 MDCT에서 재구성 기법 차이에 따른 비석회화 플라크(plaque)의 검출능을 비교한 것이다.

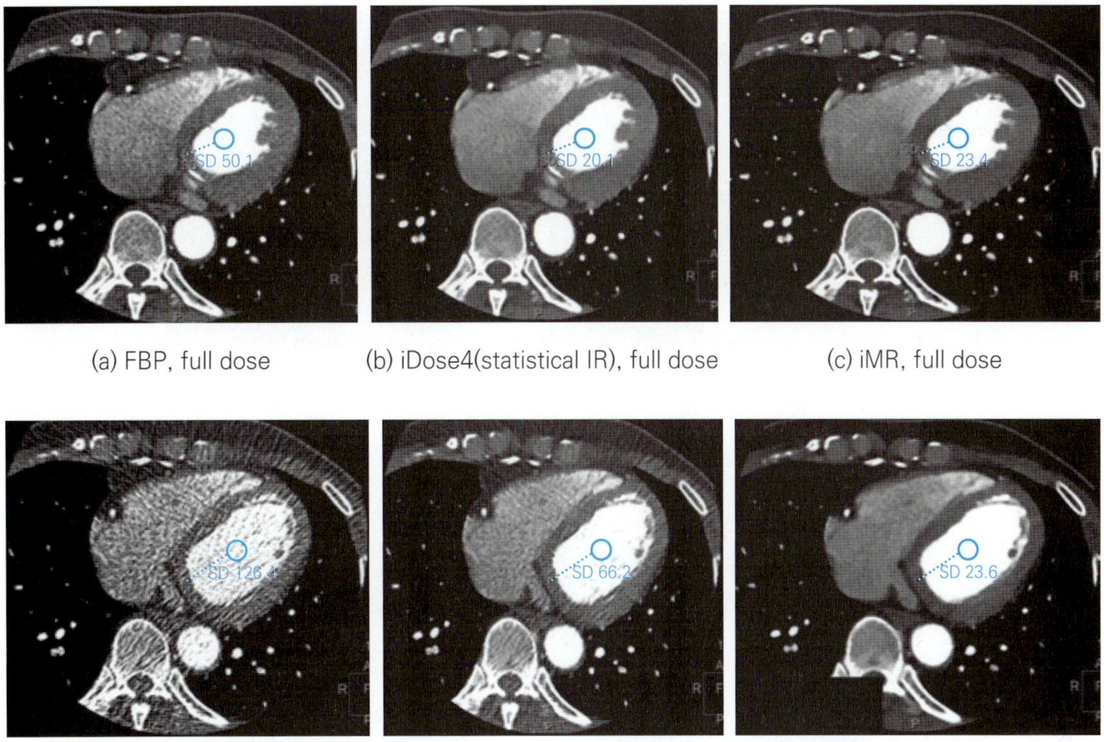

(a) FBP, full dose (b) iDose4(statistical IR), full dose (c) iMR, full dose

(d) FBP, 20% dose (e) iDose4, 20% dose (f) iMR, 20% dose

그림 6-46 Full dose와 20% dose 적용 시 FBP, iDose, iMR의 노이즈 비교(필립스)

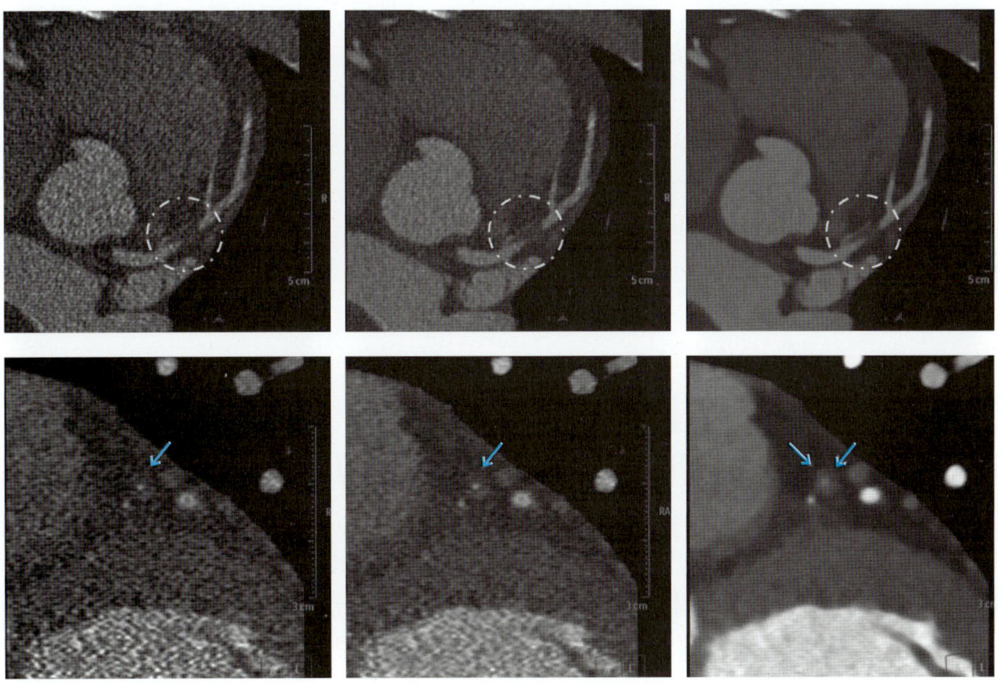

(a) FBP (b) iDose4 (c) iMR

그림 6-47 FBP, iDose, iMR의 심장CT 영상에서 비석회화 플라크의 검출능 비교(필립스)

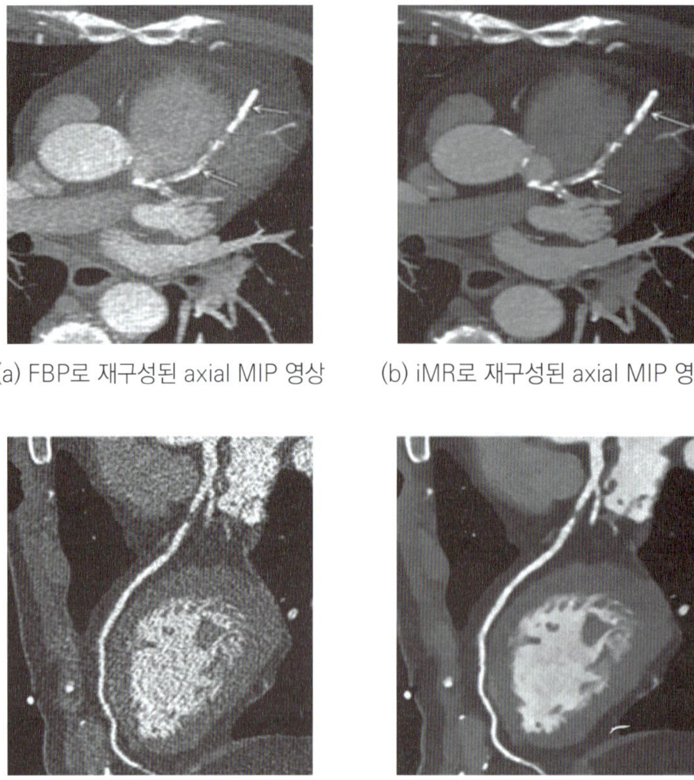

(a) FBP로 재구성된 axial MIP 영상　(b) iMR로 재구성된 axial MIP 영상

(c) FBP로 재구성된 LAD의 CPR 영상　(d) iMR로 재구성된 LAD의 CPR 영상

그림 6-48 FBP과 iMR로 재구성된 심장 CT영상의 석회화 검출능과 양자반점 비교(필립스)

그림 6-48의 (a)와 (b)는 LAD에 석회화가 관찰되는 동일한 환자의 axial MIP 영상이다. FBP으로 재구성된 (a)에서는 심한 석회화(화살표)가 관찰되며, 이로 인해 상당한 내강의 협소화가 야기된 것으로 보인다. 반면에 iMR 영상인 (b)에서의 석회화는 다소 작아 보이며 내강을 채우고 있지 않아 보인다. 그리고 (c)와 (d)는 FBP과 iMR을 사용하여 curved-planar reformation(CPR)으로 나타낸 동일환자의 좌전하행동맥(LAD) 영상이다(Kevin Kalisz et al., 2016). FBP 영상(c)에서는 양자반점 아티팩트(quantum mottle artifact)가 관찰되지만 iMR 영상(d)에서는 많이 감소되어 보인다.

3. 딥러닝 영상 재구성법 (deep learning image reconstruction; DLIR)

2018년 인공지능(artificial itelligence; AI) 기반의 딥러닝 영상 재구성기법(deep learning image reconstruction; DLIR)이 최초로 도입되었다. DLIR은 저선량 IR을 FBP의 고전적인 영상 텍스쳐에 결합시킨 인공지능 이용 CT영상 재구성 기법이며, 저선량으로 고품질의 CT영상을 재구성하는 기법이다. 이는 충분한 선량을 사용하여 얻어진 자연스럽고 우수한 품질의 FBP 영상을 활용하여 인공 신경망(artificial neural network; ANN)으로 학습시킨 인공지능 영상 재구성 기법이다(인공 신경망 중 입력층과 출력층 사이에 여러 개의 은닉층(hidden layers)을 가진 심층 신경망(deep neural network; DNN)을 사용함). DLIR의 궁극적인 목표는 MBIR의 영상품질, 선량특성, 재구성 속도를 능가하며 FBP과 같은 자연스럽고 우수한 영상을 만들어 내는 것이다.

그림 6-49는 딥러닝, 머시인러닝, 인공지능의 개념을 비교한 모식도이다. 인공지능은 머시인러닝과 딥러닝을 포함한다. 머시인러닝의 부분집합인 딥러닝은 정확도 향상을 위해 신경망(DNN)을 사용한다. 딥러닝은 기존의 머시

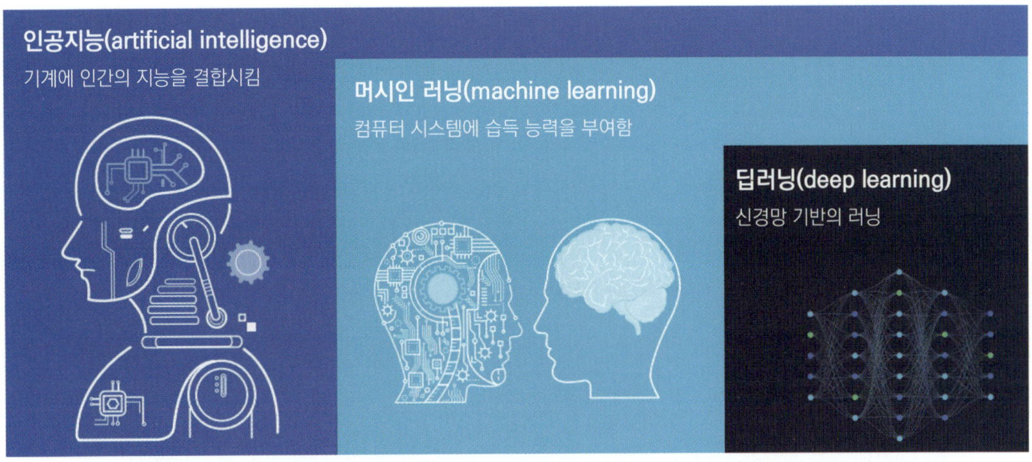

그림 6-49 딥러닝, 머시인러닝, 인공지능의 개념도

인러닝과는 다르게 인간 고유의 영역, 영상분석, 언어 인식과 같은 직관적이고 고차원적인 사고를 요하는 분야에 강점을 갖는다. 하지만 이런 신경망을 이용한 딥러닝을 제대로 수행하기 위해서는 고성능의 컴퓨터(우수한 그래픽 및 처리속도의 개선)가 필요하며, DLIR의 임상에서 상용화는 2015년 GPU(graphic processing unit)의 개발과 함께 시작하였다.

GE사 Revolution Apex의 경우 트루피델리티(TrueFidelity)라고 명명되는 엔진(기술))을, 캐논 메디컬의 Aquilion One Prism 모델의 경우 AiCE(advanced intelligent clear-IQ engine; 2019년 출시) 또는 PIQE(precise IQ engine; 2021년 출시)을 이용하여 DLIR을 구현한다. 특히, PIQE는 cardiac CT를 위한 고해상능(super resolution)을 제공하는 딥러닝 재구성 기술이며, 노이즈의 감소로 인해 대조도분해능의 저하나 선량의 증가없이 공간분해능을 최대화시키는 기술이다.

GE사의 DLIR 엔진 개발을 위한 프로세서는 디자인(design), 교육(training), 테스트(verifying)의 3단계를 거친다. 그림 6-50은 DLIR 교육 프로세서의 모식도를 나타낸 것이다.

디자인은 CT품질 특성을 배우기 위한 인공 신경망(deep neural network; DNN)에 기반을 둔다. Ground truth(실측 자료) 교육 데이터 세트는 스캔된 피사체를 충실하게 표현해내는 FBP으로 재구성된 CT영상이다. 이에는 고선량 FBP의 팬텀 영상과 충실도 높은 FBP의 임상 영상의 2가지 카테고리 데이터가 선택된다. 그리고 영상품질의 모든 측면(공간분해능, 대조도분해능, 영상 노이즈와 NPS, CT number의 정확성 및 균일도, 아티팩트 억제)에 관한 지식을 적용하기 위한 내용이 교육 프로세서에 포함된다

교육 프로세서(교육 단계)는 교육, 인증(validation), 테스트로 요약될 수 있으며, 다음의 단계를갖는다. 먼저 DLIR 엔진이 저선량 스캔으로 얻어진 입력 sinogram으로부터 출력영상을 생성하고, 출력영상은 영상 노이즈, 노이즈 텍스쳐, 대조도분해능, 공간분해능 관점에서의 특성 차이를 찾기 위해 ground truth image와 비교된다. 그 후 DLIR 출력과 ground truth 영상 사이의 차이를 최소화하기 위해 내재된 역전파 알고리즘(embedded back propagation algorithm)을 통해 신경망을 대표하는 수백만개의 파라메터의 미세한 조정이 시행된다. 역전파 알고리즘이란 신경망 모형의 목적함수를 최적화하기 위해 사용하며, 연결강도를 갱신하기 위해 예측된 결과와 실제 값의 차이인 에러를 통해 가중치를 조정하는 알고리즘이다.

이러한 교육 프로세서는 DLIR 엔진이 ground truth 영상과 정확하게 일치하는 출력 영상을 생성할 때까지 다양한 실제 환경 하에서 수천개의 교육 데이터 세트에서 반복이 이루어진다.

이러한 과정의 교육 단계가 끝나면 DLIR은 노이즈를 제거할 수 있을 뿐만 아니라 noise texture, 해부학적 및 병리학적 세부사항을 보존하도록 설계하는 테스트 단계를 거친다. 테스트 단계에서는 DLIR 엔진이 이전에 보지 못했던 수많은 사례와 매우 드문 케이스를 위해 특별히 설계된 테스트를 만나게 되며, 이렇게 DLIR 엔진이 교육되고 충분한 테스트를 거치면 임상 환경에서 효율적 사용 가능성을 평가가 이루어진 후 영상 재구성 엔진으로 이용된다.

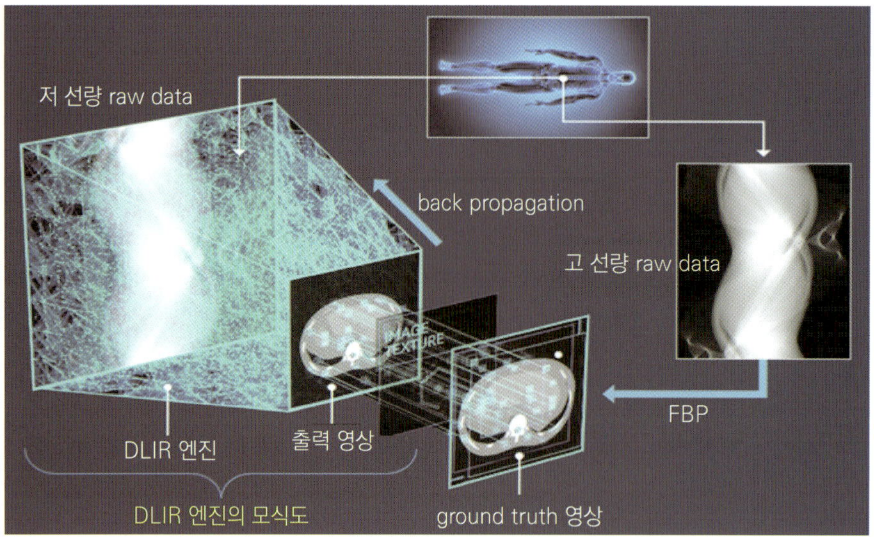

그림 6-50 DLIR 교육 프로세서의 모식도(GE사)

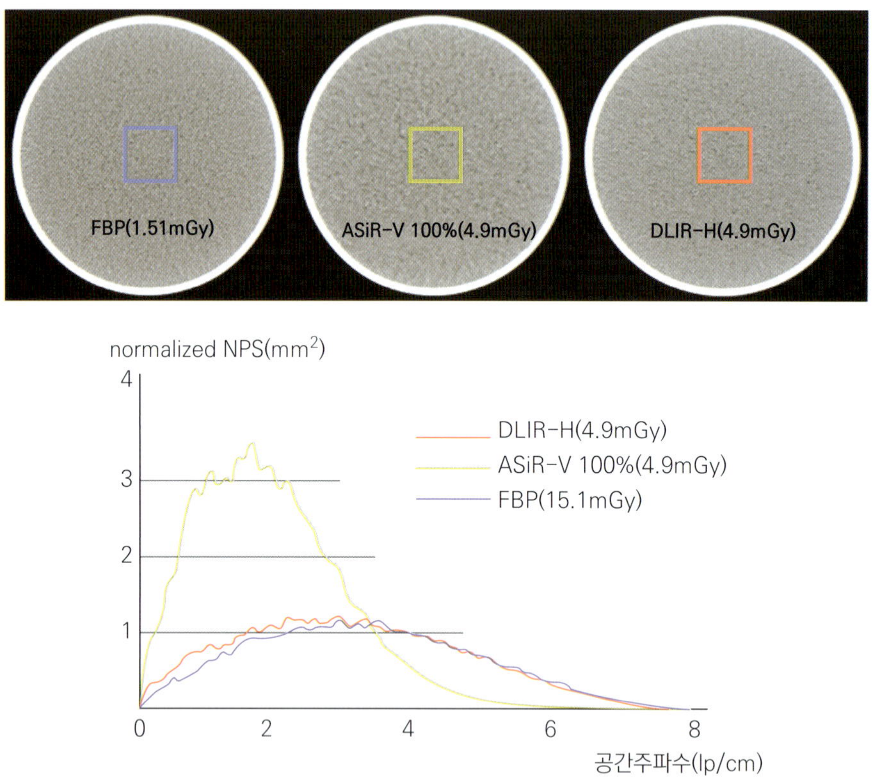

그림 6-51 DLIR의 noise power spectrum(NPS) 곡선

그림 6-51은 FBP과 ASiR-V 100%와 비교한 DLIR의 noise power spectrum(NPS)이다. Noise power spectrum은 CT영상에서 노이즈 특성을 판단하기 위해 사용되며, 공간주파수 함수로서 ROI 내의 noise power를 기술한다. NPS의 피크가 낮은 주파수에 위치하면 영상이 거친 노이즈 세분성을 가지며, 높은 주파수에 위치하면 미세한 노이즈 세분성을 갖는다. 그래프에서 DLIR의 NPS는 FBP와 유사하다. 이는 DLIR의 노이즈 텍스쳐가 고선량의 FBP과 동일함을 의미한다.

DLIR의 노이즈 감소의 제어를 위해 재구성 강도(strength) 수준은 low, medium, high의 3단계에서 선택이 가능하며, 임상적 적용과 SNR(%)를 기초로 설정하는 것이 좋다. 그림 6-52는 low, middle, high strength DLIR의

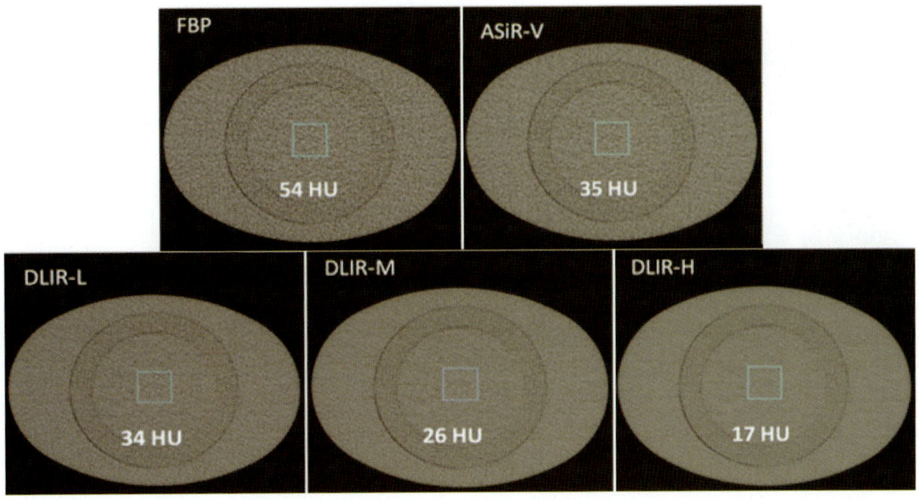

그림 6-52 Low, middle, high strength DLIR의 노이즈 비교

표 6-2 MBIR과 DLIR의 특성 비교

	파라메터 수	파라메터 적정화	재구성 시간	시각적 표현
MBIR	100 이하	수동적으로 디자인되고 인간 전문가에 의해 적정화 됨	늦음 (각 영상 복셀의 반복적인 찾음)	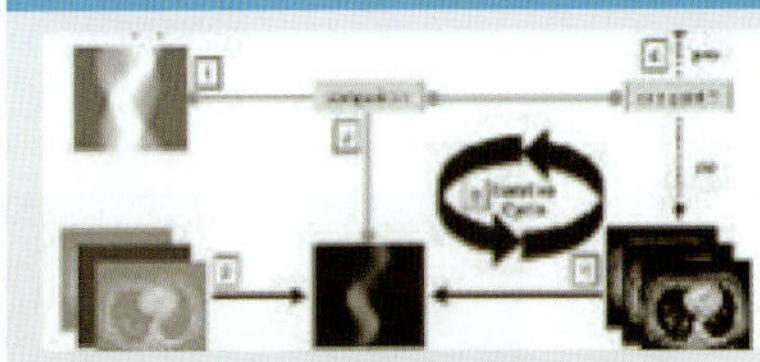
DLIR	1,000,000 이상	신경망(DNN)에 내재된 역전파 알고리즘에 의해 자동적으로 미세하게 조정됨 수많은 데이터세트에 의해 확인되고 인증됨	빠름 (일회의 신경망을 통한 영상 재구성)	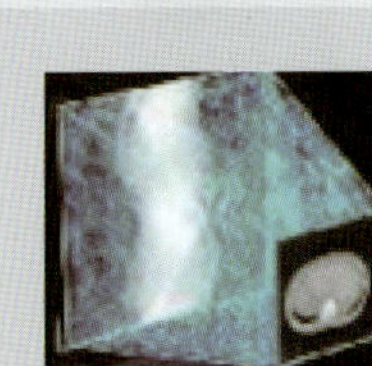

노이즈를 FBP과 ASiR에 비교한 것이다. FBP에 비해 middle DLIR의 노이즈는 약 50%의 감소를 보인다. DLIR은 젬스톤 스펙트럴 영상(gemstone spectral imaging; GSI)에서도 이용된다(GSI DLIR).

그림 6-53은 GE사 Revolution Apex에서 DLIR 기법으로 얻은 심장 CT영상을 FBP과 ASiR-V 50% 영상과 비교한 것이다. 스캔은 70kVp와 1,180mA, 0.28초의 회전시간, 160mm의 scan length로 시행되었다.

그림 6-54(a)는 350mg/ml 농도의 조영제를 25cc 주입하고 70kVp, 1180mA, 0.28초의 회전시간, 34.2의 noise index를 적용한 AEC, 160mm의 scan length의 스캔 파라메터와 DLIR 기법을 이용하여 0.625mm의 슬라이스 두께로 재구성된 axial 1-beat cardiac CT영상이다. $CTDI_{vol}$은 3.36mGy, DLP는 53.7mGy · cm, 유효선량은 0.75mSv이었다. 그리고 (b)의 왼쪽과 가운데 영상은 품질 비교를 위해 (a)와 동일한 조건에서 시행된 FBP과 ASiR 50% 영상이다.

그림 6-55는 캐논 메디컬의 Aquilion One Prism 모델에서 FBP, AIDR 3D, 그리고 AiCE(advanced intelligent clear-IQ engine)을 이용하여 딥러닝 재구성법(캐논 메디컬에서는 deep learning reconstruction(DLR)로 명명함)으로 얻은 1mm 두께의 복부 동맥상이다. (a)에서 (b), (c)의 순으로 노이즈가 감소되고 입상성이 좋아지며(finer grain size), 영상의 선예도가 증가된다. 그리고 그림 6-56은 AIDR 3D와 비교한 PIQE(캐논 메디컬의 cardiac CT 전용 딥러닝 재구성법)의 cardiac 스텐트 영상이다.

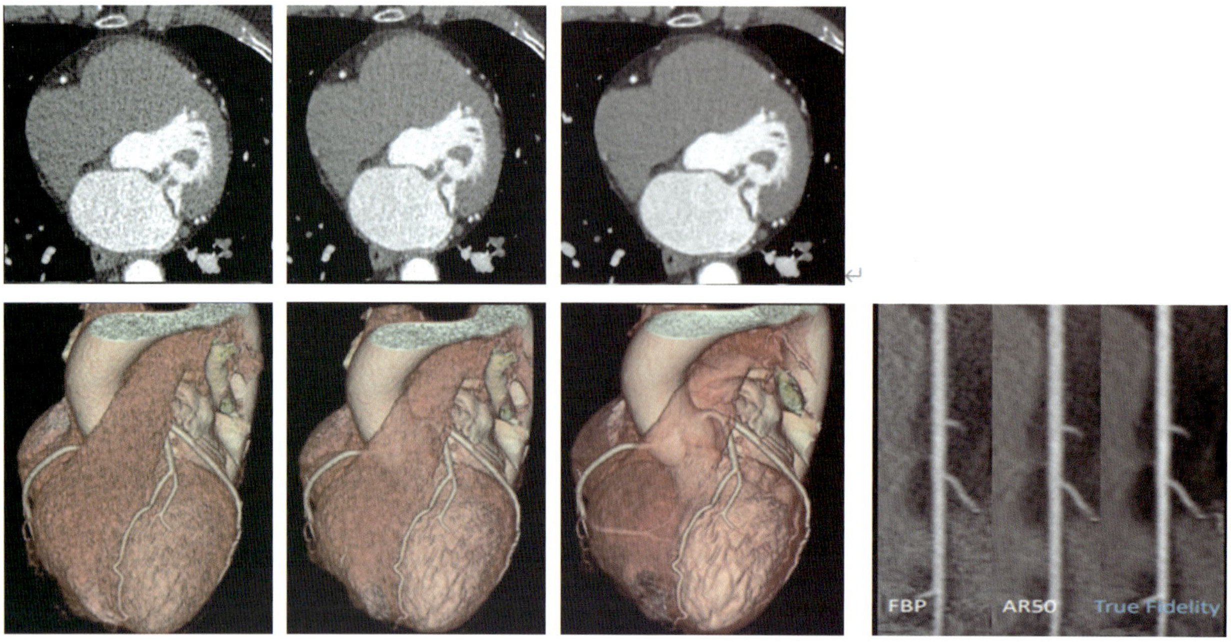

(a) FBP (b) ASiR 50% (c) DLIR

그림 6-53 트루피델리티 기술을 이용한 DLIR과 FBP, ASiR-V 50%로 재구성된 heart 영상의 비교 (GE사 Revolution Apex)

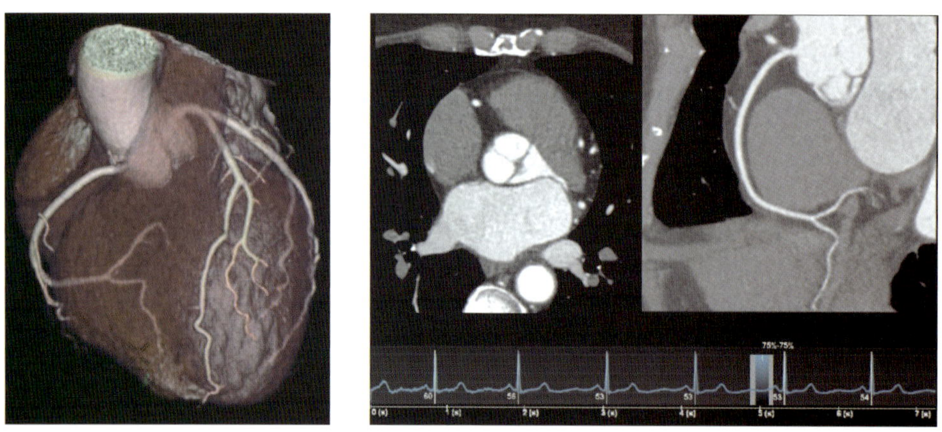

(a) DLIR 영상

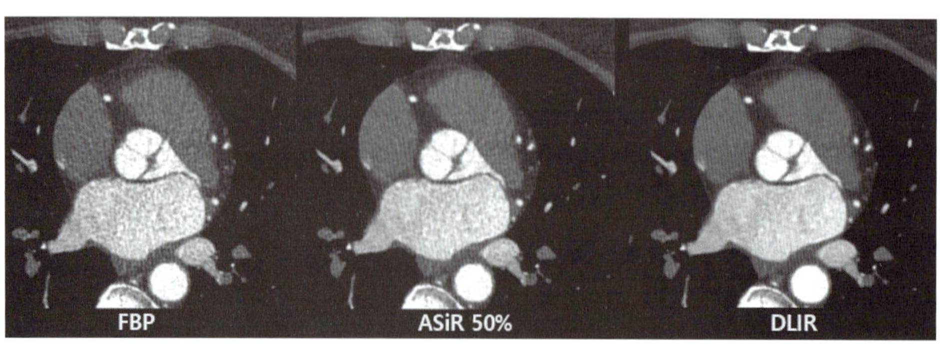

(b) FBP과 ASiR 50%에 비교한 DLIR 영상

그림 6-54 25cc의 조영제 주입 후 DLIR로 재구성된 axial 1-beat cardiac CT영상(GE사)

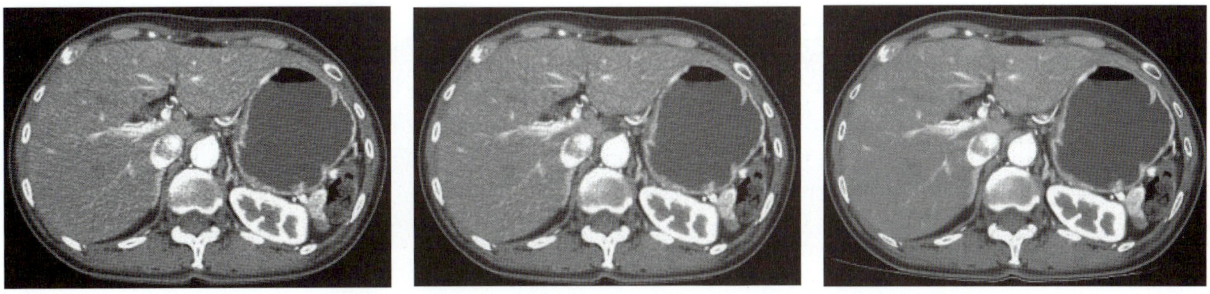

(a) FBP (b) AIDR 3D (c) DLIR with AiCE

그림 6-55 FBP, AIDR 3D, DLIR 영상(캐논 메디컬 Aquilion One Prism)

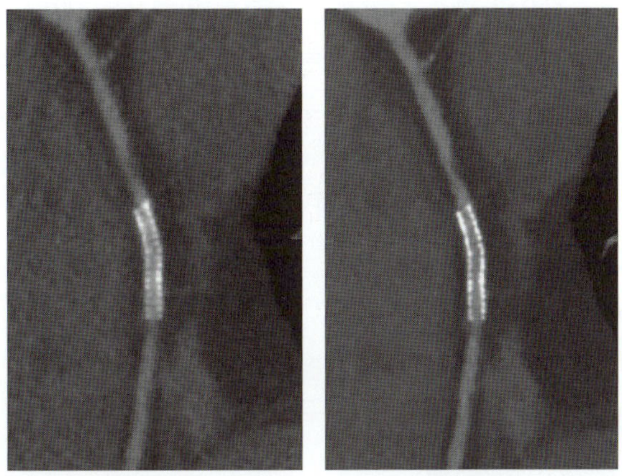

(a) FBP (b) PIQE

그림 6-56 AIDR 3D와 비교한 DLIR의 cardiac 스텐트 영상(캐논 메디컬 Aquilion One Prism, from M Chen)

4. 기타 영상 재구성 기법

1) 역 매트릭스법(matrix inversion method)

MDCT에서는 이용되지 않고 있지만 가장 기본적인 영상 재구성 기법이다. 수학의 방정식에서 구하고자 하는 X값들이 여러 개 있을 때, 알고자 하는 X값들 보다 더 많은 등식을 만들 수 있다면 그 등식들을 서로 대입하여 원하는 X값들을 구하는 방법을 이용한다.

그림 6-57과 같이 0, 1, 2, 3의 다른 감약계수값을 가지는 픽셀로 구성된 횡단면(kernel)이 있을 때, 0 대신에 미지수인 X1, 2 대신에 X2, 1 대신에 X3, 3 대신에 X4 라고 가정을 한다. 여기서 우리는 각 방향의 투영값(ray)을 구할 수 있다.

A 방향에서의 투영 (ray sum) : X1+X2 = 2,
B 방향에서의 투영 : X3+X4 = 4
C 방향에서의 투영 : X1+X3 = 1,
D 방향에서의 투영 : X2+X4 = 5 가 된다.
또 대각선 방향에서의 투영 E :X1+X4 = 3,
F :X2+X3 = 3이 된다.

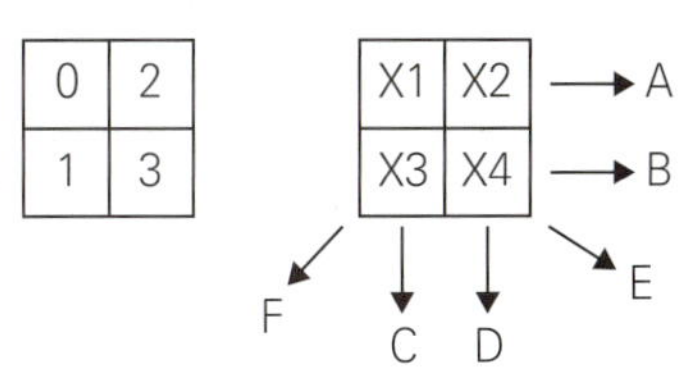

그림 6-57 역 매트릭스법의 원리

이 4개의 연립 1차 방정식을 이용하여

투영 A-C = (X1+X2) - (X1+X3) = X2-X3 = 2-1 = 1

F = X2+X3 = 3에서 X2는 2가 된다.

또한 A로부터 X1 = 0, C로부터 X3 = 1, D로부터 X4 = 3 이 된다. 그러나 실제로는 미지수 X는 매우 많고 연립 방정식의 수도 막대하여 실용화에는 적합하지 못하다.

2) 퓨리에 재구성법

(1) 퓨리에 변환(Fourier transform)

단면영상을 재구성하는 과정에서 필요한 각종 수학적인 처리를 위해서는 데이터를 정량적인 함수식으로 표현이 필요하다. 퓨리에 변환은 어떤 일련의 신호를 퓨리에 이론을 바탕으로 하여 삼각함수의 식으로 표시하는 것이다. 즉, 디지털 영상의 농도가 가지고 있는 매트릭스 신호를 퓨리에 급수로 변환시킴으로써 신호를 삼각함수로 표현하는 것이며, 시간과 공간의 어느 요소를 주파수와 진폭을 달리하는 사인파와 코사인파를 합하여 재현하는 것이다. 그림 6-58은 공간 영역과 주파수 영역의 영상변환을 나타내는 개념도이다.

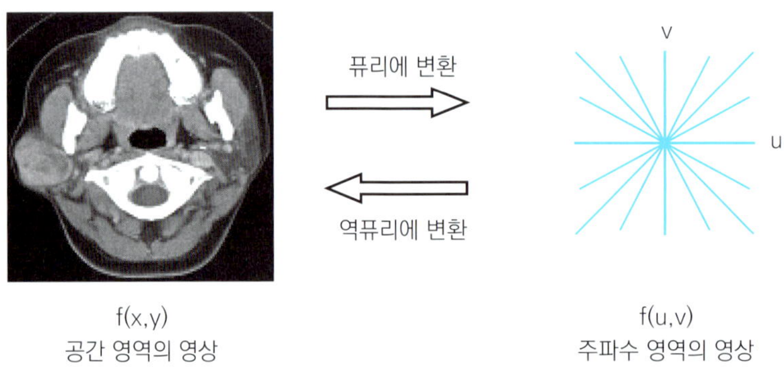

그림 6-58 공간 영역과 주파수 영역의 영상변환 개념도

(2) 퓨리에 재구성법(Fourier transform reconstruction)

퓨리에 재구성은 라돈 변환(Radon transform)의 반대 순서로 이루어지는(inversion) 분석적 영상 재구성법(analytical image reconstruction method)이다. 이는 극성 샘플로부터 카테시안 샘플로의 정확한 보간(interpolating from polar to Cartesian samples)이 어렵기 때문에 CT에선 널리 사용되지 않는다.

퓨리에 재구성의 기본 원리는 다음과 같다. 피사체로부터 투영된 데이터 세트(적어도 180° 이상 회전된 데이터)를 획득하여 이를 함수 F(x,y)로 표현한 후 퓨리에 변환을 통해 주파수 영역(퓨리에 영역)으로 변환시킨다. 이때 실제 영상의 자료체계는 대단히 복잡하고 이를 처리하기 위해서는 고성능의 컴퓨터를 이용하여 계산의 속도와 계산량을 줄일 수 있는 2차원적인 FFT(2-D fast Fourier transform) 알고리즘이 사용된다. 그 후 주파수 영역의 영상은 공간 영역의 필터링과 동일한 역할을 하는 특별히 고안된 툴인 직사각형의 그리드(grid array)에 위치되어 영상처리(interpolation 처리)된다. 이때 주로 512 또는 1,024 그리드가 사용된다. 만일 영상처리가 정밀하게 시행되지 않으면 아티팩트를 야기시킬 수 있다. 이는 퓨리에 재구성법이 MDCT에 사용되지 않는 이유이기도 하다. 마지막 단계는 영상처리된 영상을 역퓨리에 변환을 통해 공간 영역의 영상으로 나타낸다.

2차원적 퓨리에 변환기법은 MRI 영상의 재구성에 주로 이용되고 있다. 그림 6-59와 -60은 퓨리에 재구성법의 기본원리를 함수적 그리고 설명적으로 나타낸 것이다.

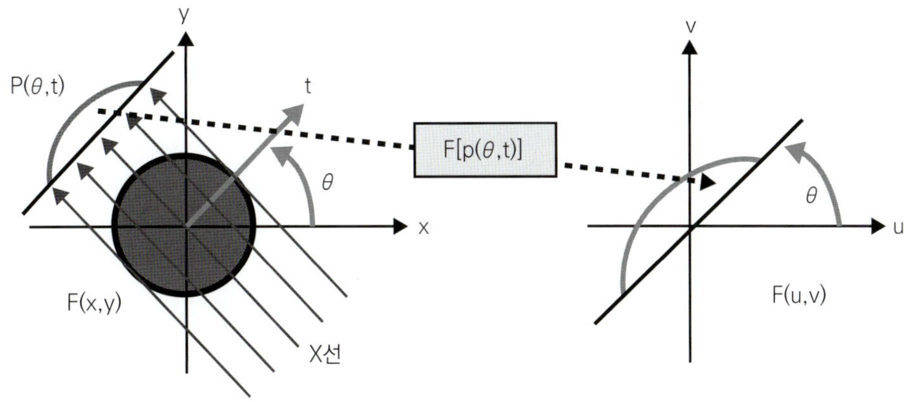

(a) 공간 영역에서 주파수 영역으로의 변환

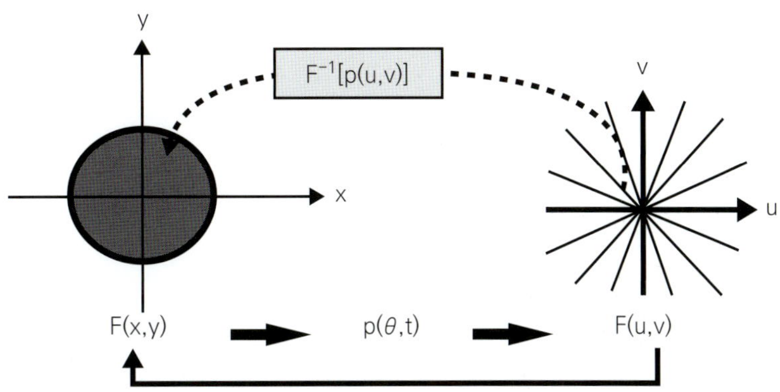

(b) 주파수 영역에서 공간 영역으로의 재변환

그림 6-59 퓨리에 재구성법의 함수적 개념도

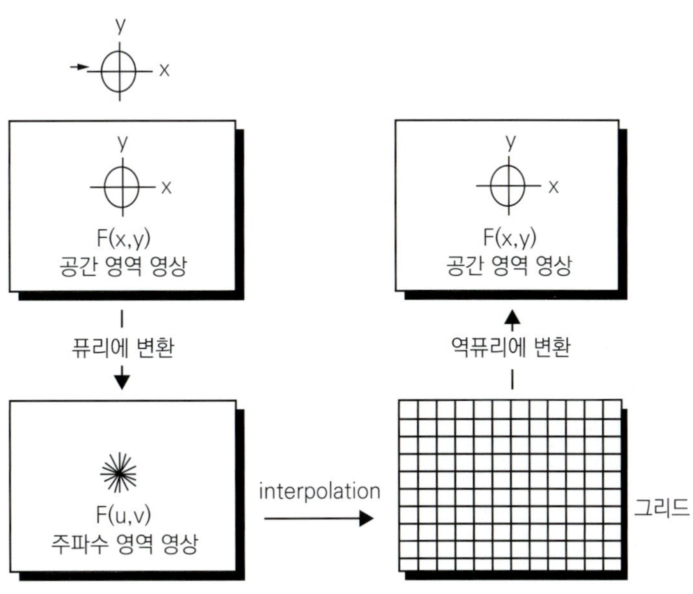

그림 6-60 퓨리에 재구성법의 설명적 개념도

CHAPTER 07

CHAPTER 07

MDCT의 영상품질 특성과 성능관리

1. 영상품질의 개념과 측정

1) 영상품질의 표현

영상품질(image quality)이란 인체의 미세구조를 명료하고 정확한 영상으로 시각화하는 정도를 나타내는 지표이다. Robb RA와 Morin RL WB(Saunders, 1991)은 CT영상의 품질을 노이즈의 측면에서 다음의 관계식으로 나타내었다.

$$\sigma^2(\mu) = \frac{k \cdot T}{t \cdot d^{-3} \cdot R}$$

여기서 μ는 노이즈에 따른 변화율이며, k는 표면선량을 흡수선량으로 전환할 때의 상수, T는 투과율(transmissivity; 감쇄율의 반대개념으로서 조직의 구성성분에 따라 다름)이다. 그리고 t는 슬라이스 두께, d는 픽셀 크기이며, R은 선량을 의미한다.

MDCT의 영상품질을 좌우하는 중요한 요소로는 공간분해능(spatial resolution), 대조도분해능(contrast resolution), 노이즈, 선량, 아티팩트 등이 있으며(그림 7-1), 실제 CT검사에서 환자의 투과율은 거의 일정하므로 슬라이스 두께 등의 스캔 파라메터를 고정시켰을 경우 영상품질을 향상시키기 위해서는 선량을 증가시키거나 픽셀의 크기를 작게 하는(공간분해능 향상) 방법을 사용한다.

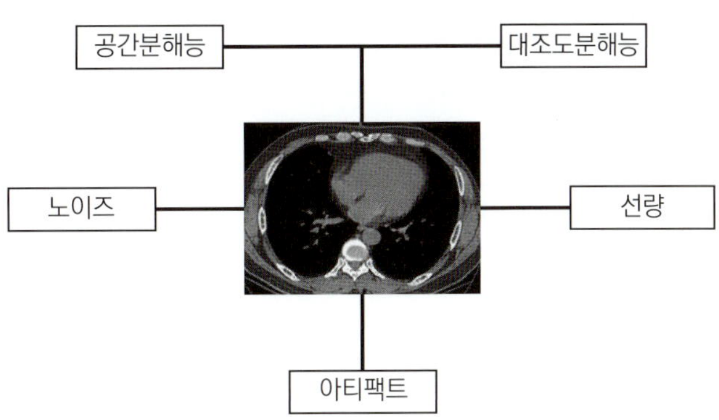

그림 7-1 CT영상의 품질을 결정하는 중요 변수

2) 영상품질의 측정

영상품질의 측정을 위해서는 PSF, LSF, CTF, MTF가 이용된다. MDCT에서의 해상능 및 선명도(definition) 측정을 위해서는 PSF, LSF, MTF를 주로 이용한다. 이들을 간단히 설명하면 다음과 같다.

(1) PSF(point spread function; 점확산함수)

철사줄과 같은 피사체를 단면으로 영상화 할 경우 영상에서 실제의 점으로 재현하는 능력을 의미한다. 많은 장치에서는 점 피사체를 영상화 하는 경우 흐림(blurring)의 발생으로 인해 점이 아닌 원으로 영상화 되어 슬라이스 폭(반치폭; FWHM)이 커지는 결과를 초래한다. 이는 초점, 피사체, 복셀이 점이 아닌 일정한 크기를 가지며, 피사체와 검출기가 떨어져 있고 피사체와 초점 사이의 거리가 무한히 떨어져 있지 않기 때문이다. 점으로 재현시키지 못하는 경우 불선예도로서 나타나며 이는 결국 영상의 공간분해능에 나쁜 영향을 주게 된다.

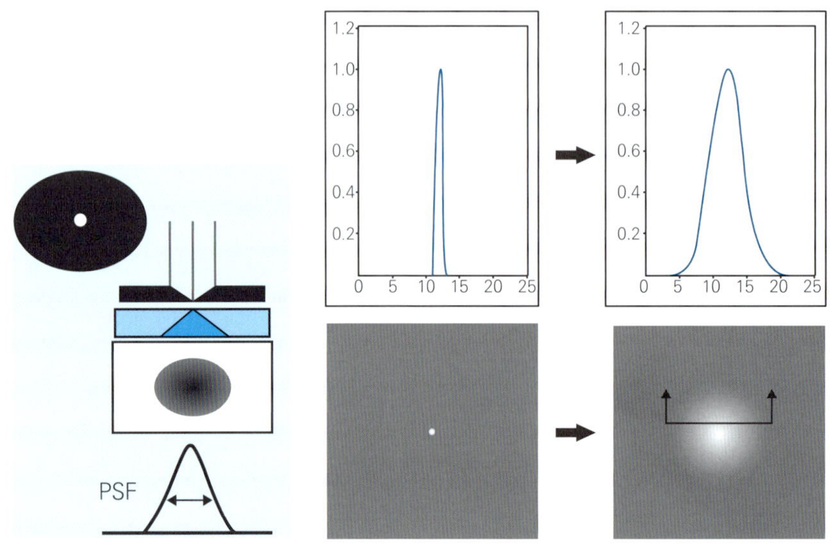

그림 7-2 점확산함수(PSF)의 원리 및 슬라이스 폭(FWHM)

(2) LSF(line spread function; 선확산함수)

하나의 선 또는 선 형태의 틈이 있는 피시체를 영상화 하는 경우 영상에서 하나의 선이나 틈으로 재현시킬 수 있는 능력을 의미한다. 피사체의 영상화 시 흐림이 동반된 선 피사체 영상(line object image)으로 나타나며 영상의 슬라이스 폭(image width)이 피사체의 폭보다 넓게 나타난다.

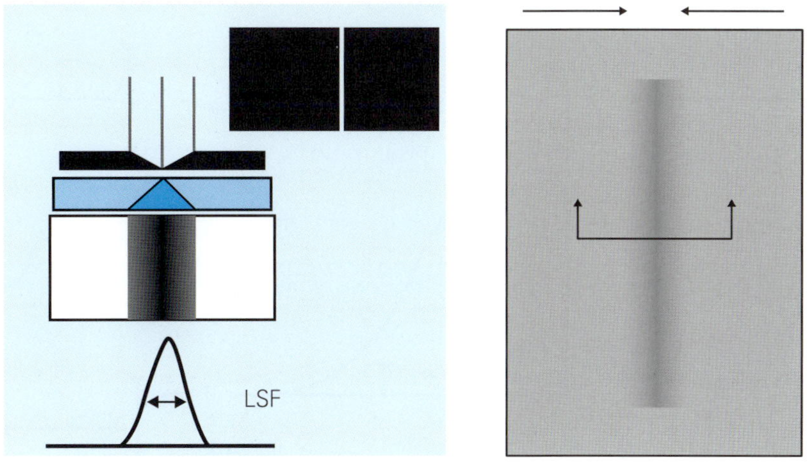

그림 7-2 점확산함수(PSF)의 원리 및 슬라이스 폭(FWHM)

(3) CTF(contrast transfer function; 대조도 응답함수)

Contrast response function이라고도 하며 영상화 시스템의 대조도 응답을 공간주파수의 함수로서 측정하는 방법이다. 단위 길이당 슬릿(slit) 수의 함수를 그래프로 나타내어 CTF를 구한다. 단위 길이당 슬릿 수가 많으면 영상 대조도가 향상된 것으로 해석된다.

그림 7-4의 (a)에서 보면 바(bars)와 공간이 좁으면(고주파수) 희고 검은 부위 사이의 대조도가 감소되어 바와 공간이 흐려져 보인다(저대조도). (b)는 2개의 CTF 곡선을 비교한 것이다. Medium blur 곡선의 경우 한계해상능(limiting resolution)은 6.7lp/cm이다. 여기서 관찰 가능한 최소 피사체의 크기를 구해 보자. 6.7lp/cm는 cm당 13.4개의 선(line)이 존재한다는 의미이므로 mm당 1.34개의 선이 존재하는 것이다. 그러므로 하나의 선의 두께는 1/1.34로써 구할 수 있으므로 0.7mm가 된다. 반면에 High blue 곡선의 한계해상능은 4.6lp/cm이므로 관찰 가능한 최소 피사체의 크기는 1.1mm(1/0.92mm이므로)가 된다.

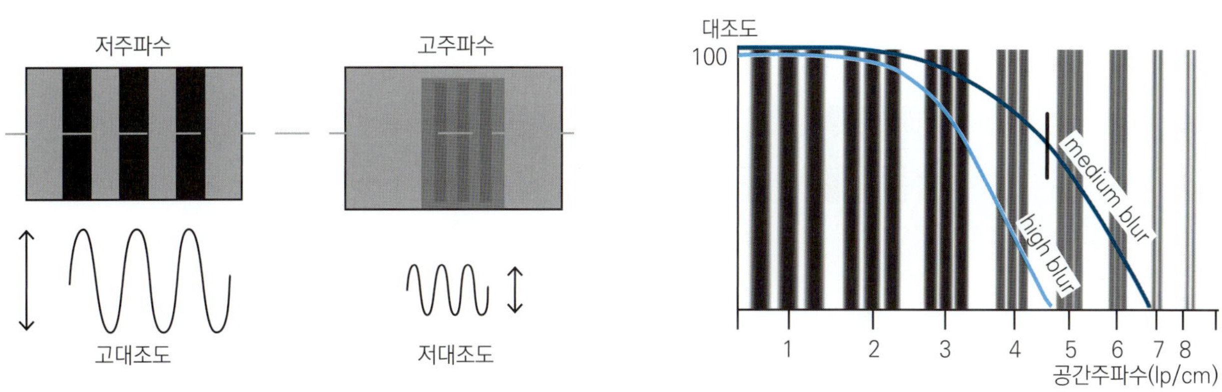

(a) CTF의 대조도 특성 (b) 2개의 CTF 곡선

그림 7-4 대조도 응답함수(CTF)

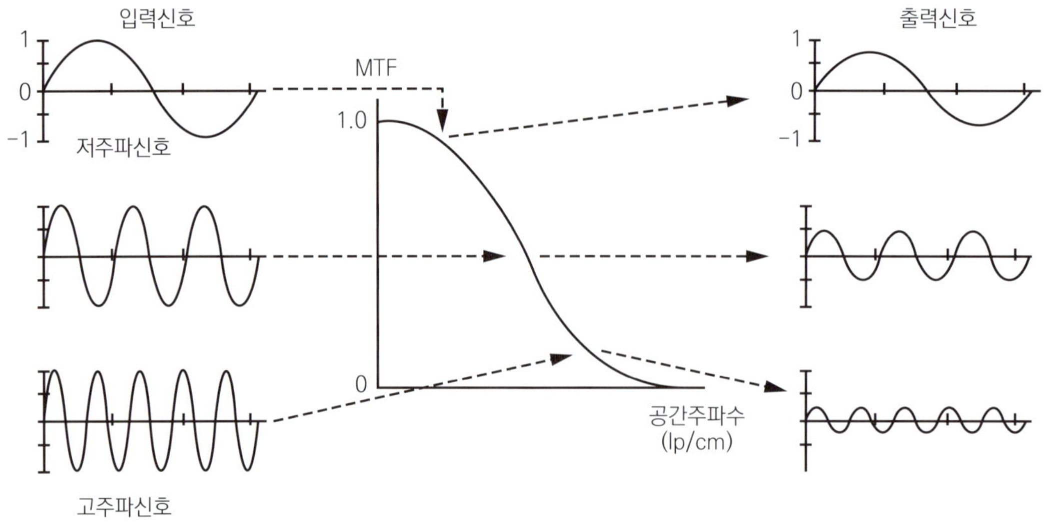

그림 7-5 MTF의 개념도

(4) MTF(modulation transfer function; 변조전달함수)

① MTF의 개념

MTF는 영상의 형성 능력을 측정하는 것으로 피사체를 영상화 할 때 주파수 정보가 영상으로 얼마나 잘 전달되는 가를 나타내는 것이다. MTF는 정현파(sine pulse)의 강도 분포를 갖는 입력 데이터와 출력 데이터 사이의 대조도(진폭)의 비를 공간주파수(spatial frequency) 함수로 표현하며, 기록 정보량/발생 정보량 또는 영상 대조도/피사체 대조도로도 정의된다.

그림 7-5는 MTF의 개념을 나타낸 것으로 각 물질의 주파수 성분에 따른 해상능을 측정하여 MTF를 얻을 수 있다. 그리고 그림 7-6에 나타낸 바와 같이 큰 피사체는 낮은 공간주파수를 갖는 반면, 작은 피사체는 높은 공간주파수를 갖는다. 또한 시각농도(optical density)를 통해 영상의 정확도(영상 충실도)를 알 수 있으며 그 정확도를 영상으로 다시 디스플레이 할 수도 있다. 1lp/cm의 공간주파수를 가질 경우 시각농도는 0.88이며, 2lp/cm의 공간주파수에서는 일 때는 0.59임을 알 수 있다.

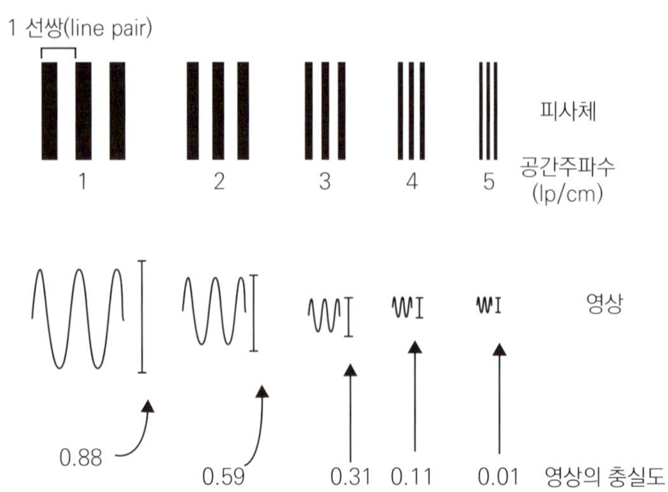

그림 7-6 선쌍으로 구성된 막대모양 피사체의 공간주파수와 영상 충실도

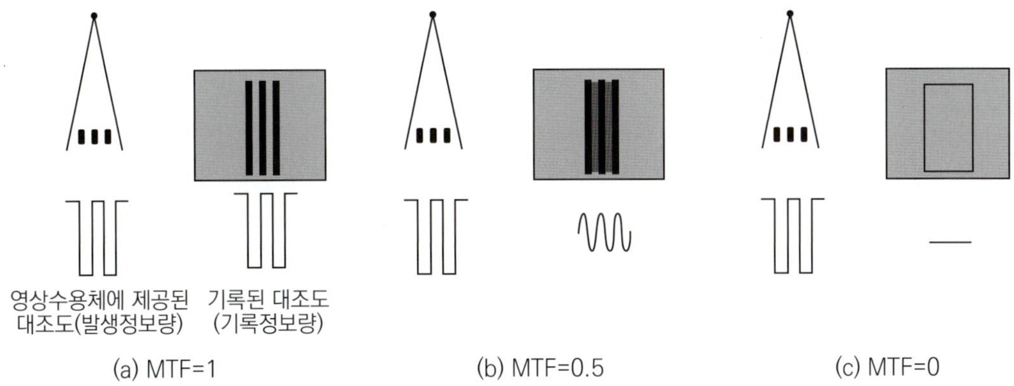

그림 7-7 MTF=1과 MTF=0의 의미

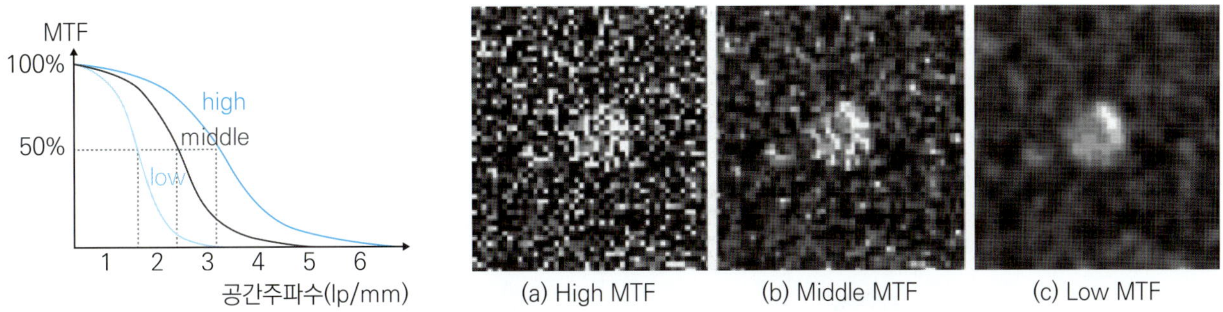

그림 7-8 MTF와 영상 가시능(SNR=1, window width/level:11/96)

MTF는 공간분해능을 측정하는 계산적 방법이며, 이는 PSF 또는 LSF를 구한 후 퓨리에 변환을 통해 얻어진다. 대부분의 MDCT의 경우 PSF을 구한 후 2차원적 퓨리에 변환을 통해 MTF를 구한다.

CT장치는 영상의 고주파수 부분(주로 경계부위)을 감약시키는 경향이 있으며 이로 인해 흐림(노이즈)이 발생된다. 그리고 픽셀의 크기가 작고 (한계)해상능이 클 경우 우수한 분해능 특성을 갖는다. 하지만 노이즈가 많을 경우엔 반드시 우수한 분해능을 제공하는 것은 아니다.

MTF는 0에서 1사이의 값을 갖는다. CT장치의 MTF가 1(100%)이라는 것은 피사체가 갖고 있는 모든 정보를 최종적인 영상으로 손실없이 나타내는 것을 의미한다. 즉, 해당 주파수에서 모든 대조도를 생성해낼 수 있다는 의미이다. 반면에 MTF 0는 영상으로 전혀 변환되지 않는 것을 의미하며, 해당 주파수에서는 대조도가 전혀 생성되지 않음을 의미한다. 그리고 MTF가 0.5(50%)인 경우는 해당 주파수에서는 대조도가 절반만 생성되는 것이다(그림 7-7). 그리고 그림 7-8은 SNR이 동일한 상태에서의 MTF 차이에 따른 영상의 가시능을 비교한 예이다.

② MTF와 CTF의 비교

그림 7-9는 CTF와 MTF를 비교한 것이다. CTF는 사각파(square-wave) 타입의 시스템 응답이며 MTF는 곡선형으로 나타난다. MTF= $(\pi/4) \times$ CTF로 계산되며 이는 $(3.14/4) \times$ CTF 이므로 MTF= 0.785 CTF의 관계를 갖는다. 공간주파수(spatial frequency)가 커질수록 CTF와 MTF의 차이가 벌어짐을 알 수 있다.

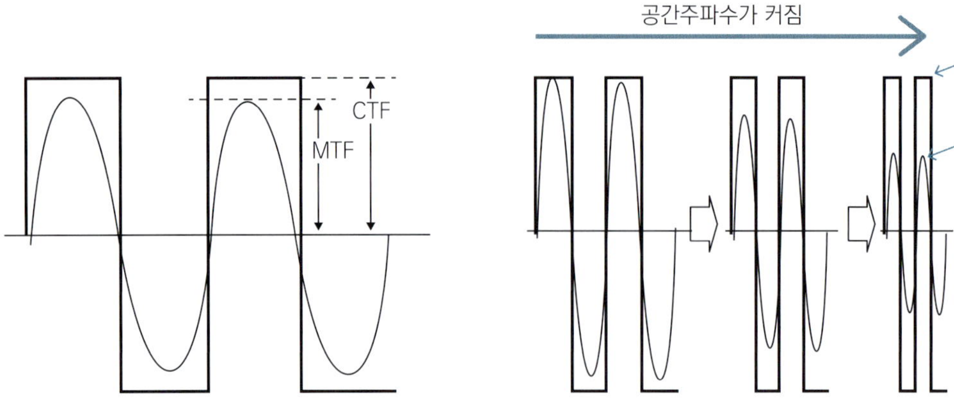

그림 7-9 CTF와 MTF의 비교

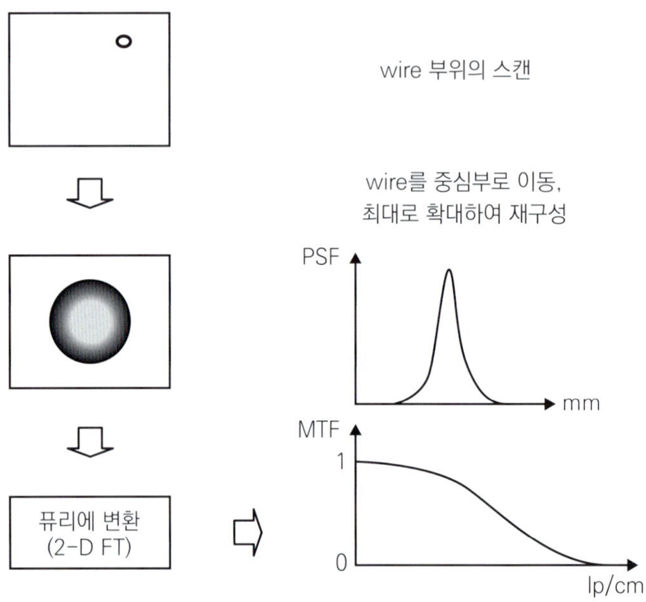

그림 7-10 MDCT에서의 MTF 측정

③ MDCT에서의 MTF 측정

그림 7-10은 MDCT에서 MTF를 측정하는 방법을 개념적으로 나타낸 것이다. 직경이 0.05-0.2mm 정도의 가는 철사줄(eccentrical wire)를 스캔하여 얻은 영상을 확대한 후 PSF를 통해 그래프를 얻은 후 퓨리에 변환시켜 공간분해능을 측정한다.

대부분의 MDCT의 경우 MTF 측정 프로그램이 장착되어 있으며, 이는 엔지니어 영역에서 측정이 가능하도록 설계되어 있다. 하지만 필립스의 Brilliance 모델의 MDCT의 경우 시스템에 내장된 임펄스 응답(impulse response) 소프트웨어를 이용하여 임펄스 응답과 MTF 평가가 가능하다. 여기서 임펄스 응답의 공학적 개념은 매우 작고 간단한 신호인 임펄스가 주어질 때의 출력을 의미한다. 이의 시행방법을 간단히 설명하도록 하자.

자사의 성능관리용 두부 팬텀의 physics layer 부위를 스캔 조사야의 중앙에 두고, head STD-QA 프로토콜을 사용하여 single axial scan을 시행한다. 이때 스캔 파라메터는 250mm의 scan FOV, EB필터(SP필터는 적용하지 않음)를 적용하고 120kVp와 250mAs, 0.75초의 rotation time, 16×2.5mm의 콜리메이션, 5mm의 슬라이스 두께를 적용한다.

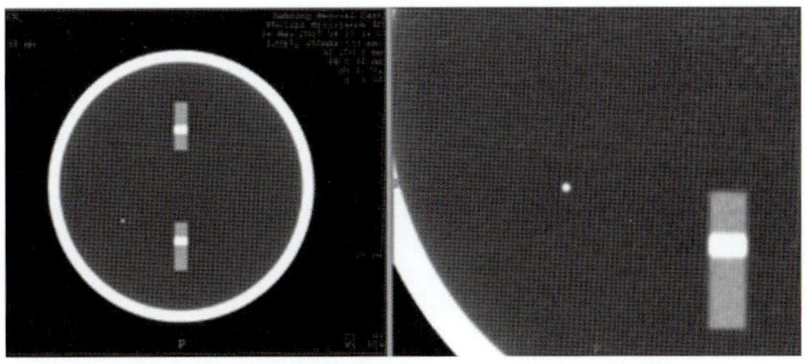

(a) 팬텀 영상을 10mm의 display FOV로 재구성

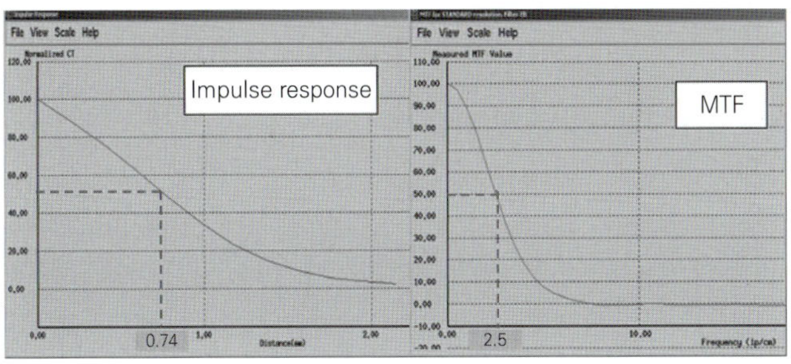

IMPULSE RESPONSE RESULTS
Resolution - STANDARD
Filter EB, 512×512 matrix
Width at 50% max = 1,494 mm
Width at 10% max = 2,666 mm
Calculated Max CT = 565
Background CT number = 25
Wire diameter = 0.2 mm
FWHM correction for the wire = -0.007 mm
MTF RESULTS
Width at 50% max = 2.5 lp/cm
Width at 10% max = 4.7 lp/cm

(b) 임펄스 응답과 MTF 곡선 (c) 50%와 10%의 impulse response 및 MTF 결과

그림 7-11 필립스의 Brilliance64의 임펄스 응답 및 MTF 측정

스캔 후 browser 화면에서 application의 해상능 테스트(resolution test) 기능을 선택하여 프로그램을 실행시킨다. 임펄스 화면에서 구리줄(0.18mm 직경)이 포함된 영상을 선택하여 구리줄을 화면 중앙에 위치시키고 10mm의 display FOV로 재구성한다. 그 후 커서를 구리줄 부위에 두고 계산(calc) 기능을 선택하여 임펄스 응답과 MTF를 구한다. 그림 7-11의 (b)는 임펄스 응답과 MTF 곡선을, (c)는 10%와 50%에서의 임펄스 응답과 MTF의 계산값을 보여준다. 필립스 64MDCT의 경우 EB필터와 standard 해상능을 적용한 head STD-QA 프로토콜에서 50% 임펄스 응답과 50% MTF를 각각 1.5±0.2mm와 3.45±1.05lp/cm(40MDCT: 각각 1.45±0.10mm와 3.5±1.0lp/cm) 이내로 권고한다.

④ MTF의 해석

MTF는 CT장치의 공간분해능을 나타내는 기본적인 방법으로서 매우 중요하다. 2대의 CT장치의 MTF를 비교한 그림 7-12에서 B장치는 0.2 MTF(20% MTF)에서 3.5lp/cm이며, A장치는 0.2 MTF에서 3.9lp/cm임을 알 수 있다. 즉 A장치가 B장치에 비해 공간분해능이 우수하다는 것을 의미한다.

일반적으로 50%의 MTF값은 영상의 선예도를 결정하는데 사용되며, 10%의 MTF값은 그래프의 형태를 나타내는 파라메터로 이용된다(visual measurement method). 그리고 최대값의 2%(또는 1%)이며 육안으로 확인할 수 있는 최저의 상태를 limiting spatial resolution(2% MTF 또는 1% MTF)이라 하며 공간분해능을 기술하는 파라메터로 많이 사용된다. 또한 이론적으로 2%인 MTF값(calculated measurement method)은 주파수가 소멸되는(cut-off) 부분이라 하여 cut-off frequency라고 불린다.

2장의 마지막 부분에서 언급하였듯이 ImPACT(image performance assessment in CT scanners)에서는 50% MTF와 10% MTF값의 평균을 계산하여 Q값을 얻고 이를 CT장치의 선량과 공간분해능 특성으로 이용한다.

동일한 MDCT에서도 공간분해능은 재구성 알고리즘에 따라 차이가 난다. 필립스의 Brilliance40을 예로 들면, standard 알고리즘의 경우 13lp/cm@cut-off, high 알고리즘의 경우 16lp/cm@cut-off, 그리고 가장 고해상능을 갖는 ultrahigh 알고리즘의 경우에는 24lp/cm@cut-off를 갖는다. 흔히 CT장치의 성능을 나타내는 명세서(specification)를 살펴보면, MTF의 표시는 자사에 유리한 측면의 MTF값을 나타내는 경향이 있으므로 장비 구입 시 이러한 점이 고려되어야 한다.

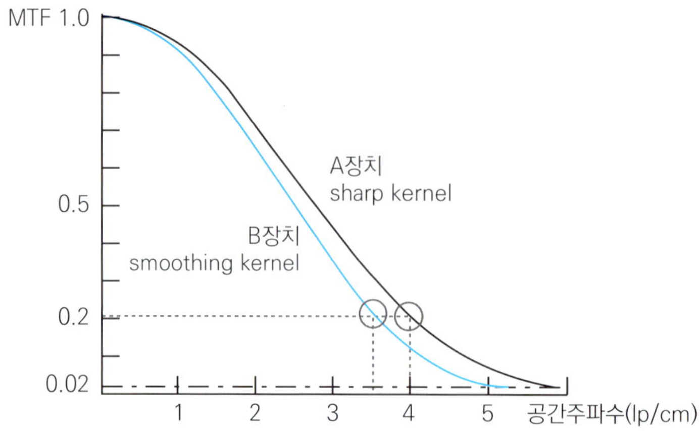

그림 7-12 CT장치의 MTF 곡선의 특성 비교

어떤 CT장치의 MTF가 10lp/cm이라고 하면, 이것이 의미하는 바를 생각해보자. 이는 cm당 20개의 선(line)이 존재할 수 있다는 것이고, 이는 mm당 2개의 선이 존재 가능하므로 하나의 선 두께는 0.5mm이다. 그러므로 0.5mm의 해상능(resolving power)을 갖는다고 할 수 있다.

(5) SNR과 CNR

① SNR(signal to noise ratio; 신호대잡음비)

SNR이란 유용한 영상정보 대비 불규칙한 정보의 비율을 나타내는 개념으로, 일반적으로 관심영역 내 신호(CT number)의 수준과 배경위의 노이즈 비율이며 다음의 식으로 나타낸다.

$$SNR = CT\#t \,/\, SD_b$$

여기서 CT#t는 관심부위의 감약계수값(CT number), SD_b는 배경부위의 노이즈(표준편차; standard deviation)이다.

그림 7-13은 SNR 변화에 따른 피사체의 가시적 인식 정도를 보여주고 있다. 영상 내에서 노이즈가 같다면 신호가 많을수록(SNR이 커질수록) 피사체의 인식 정도가 좋아진다.

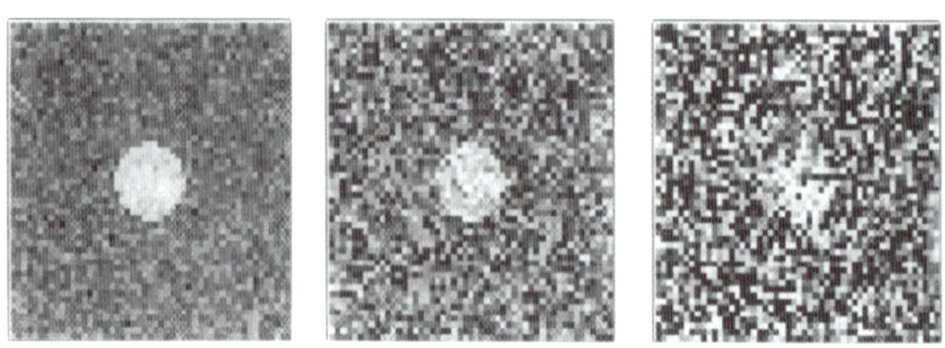

(a) SNR = 5:1 (b) SNR = 3:1 (c) SNR = 1:1

그림 7-13 SNR 변화에 따른 피사체의 인식 정도

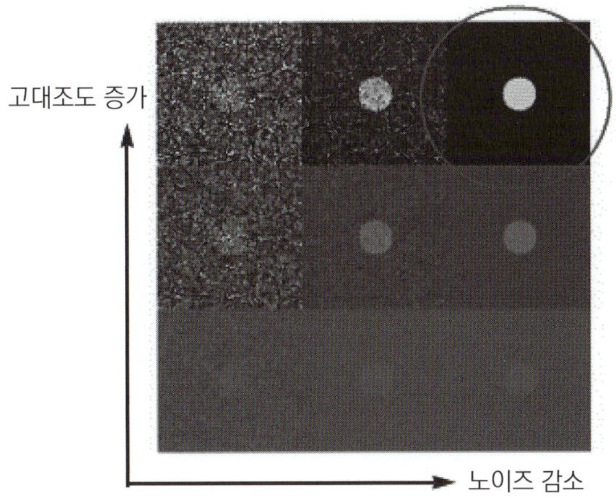

그림 7-14 CNR의 개념

② CNR(contrast to noise ratio; 대조도대잡음비)

우수한 영상품질과 피사체 검출능력(object detectability)을 얻기 위해서는 노이즈가 적고 고대조도 성능이 요구된다. 노이즈가 배제된 상태에서의 고대조도 성능을 표현하는 MTF와 달리 CNR은 노이즈를 포함한 피사체 검출능을 가장 잘 표현하는 용어이다. CNR은 다음의 식으로 계산된다.

$$CNR = (CT\#t - CT\#_b) / SD_b$$

여기서 CT#t는 관심부위의 감약계수값(CT number), $CT\#_b$는 배경부위의 감약계수값(CT number), 그리고 SD_b는 배경부위의 노이즈이다. 그림 7-14는 고대조도와 노이즈를 포함한 CNR의 개념을 잘 표현하고 있다.

또한 영상의 노이즈 특성은 표준편차(또는 SNR)뿐만 아니라 noise power spectrum(NPS; Wiener spectrum으로도 불림)에 의해 설명되며 측정된다(Stephen J. Riederer 등, 1978).

그림 7-15는 영상 노이즈의 특성을 묘사하기 위해서는 표준편차나 SNR만으로는 불충분한 사실을 보여주는 예이다. 다시 말하면, NPS를 측정하는 이유를 보여준다. 두 영상은 팬텀을 서로 다른 관전류와 커널(B10: standard, B50: bone)로서 재구성된 영상으로 동일한 표준편차를 가졌음에도 불구하고 가시능은 매우 다르다. 이와 같이 NPS는 공간주파수 함수로서 노이즈의 다양성(variance)을 보여주며, 노이즈 텍스쳐 특성(노이즈의 공간주파수 분포)을 제공함으로써 표준편차보다 노이즈의 특성을 더욱 완전하게 묘사한다.

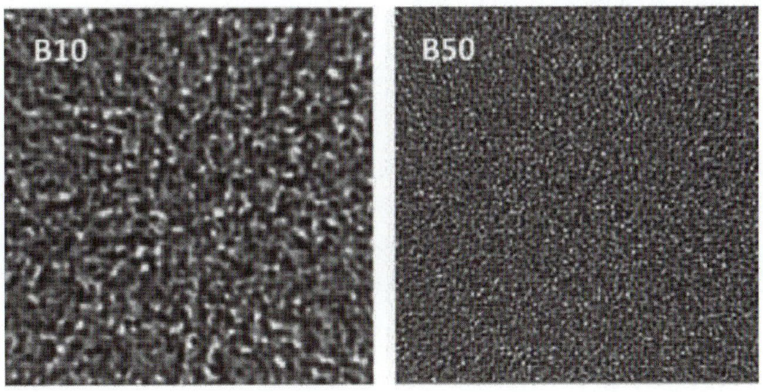

그림 7-15 NPS의 영향을 보여주는 팬텀 영상(동일한 표준편차를 가졌음에도 불구하고 가시능은 매우 다름)

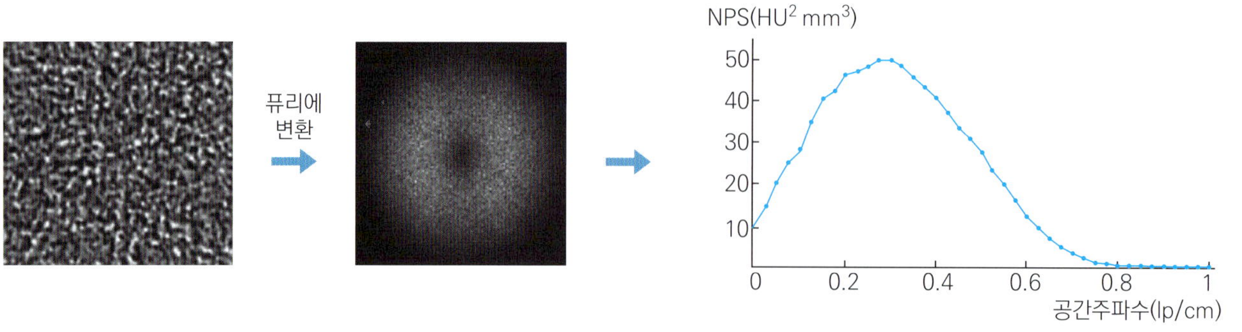

(a) NPS의 형성

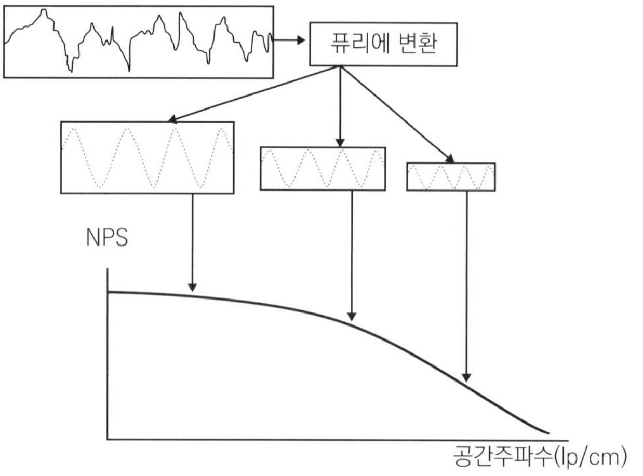

(b) 농도분석과 퓨리에 변환을 통한 주파수 성분 내의 영상 노이즈의 NPS 변환

그림 7-16 NPS의 개념도

Noise power spectrum은 영상 노이즈(noise intensity)를 퓨리에 변환을 통해 주파수 성분(공간주파수의 함수)으로 나타낸다. 그림 7-16에서 영상의 농도분석과 퓨리에 변환을 통해 주파수 구성 성분 내의 영상 노이즈가 noise power spectrum로 어떻게 변환되는지를 보여준다. 이러한 NPS는 소프트웨어 또는 하드웨어를 이용하여 계산될 수 있다. 소프트웨어를 이용한 NPS 계산은 An analysis tree in IQWorks(described in The Journal of the ICRU Vol 12 No 1 (2012) Report 87)를 이용할 수 있다. 반면에 하드웨어적으로는 광전도성 유리섬유(photoconductive glass fiber)의 농도계로 빛을 받아 광증배관(PM tube)에서 전압으로 전환한 후 퓨리에 변환을 통해 영상 노이즈를 파형으로 기록하는 과정을 거친다.

요약하면, MTF는 공간분해능을 나타내는데 사용되고, noise power spectrum은 영상의 노이즈가 중요한 영향을 미치는 대조도분해능을 측정하는데 사용된다.

(6) DQE

디지털 검출기의 고대조도와 노이즈 성능을 가장 잘 표현하는 용어로는 detective quantum efficiency(DQE)가 사용된다. DQE는 다음 식에 나타낸 바와 같이 신호대잡음비(SNR)의 관점에서 정보전달능(노이즈를 포함한 정보전달능)을 의미하며, 이는 영상품질/환자선량으로 나타낼 수 있다.

$$\mathrm{DQE(f)} = \frac{\mathrm{SNR^2\ out}}{\mathrm{SNR^2\ in}}$$

DQE가 우수하면 적은 선량으로 우수한 질의 영상을 얻을 수 있다. 그림 7-17은 DQE와 노이즈 특성을 나타낸 것이다. DQE를 2배로 증가시키면 1/2선량으로도 동일한 출력의 신호대잡음비(영상품질)를 얻을 수 있고, 동일한 선량으로 140%의 신호대잡음비를 얻는다.

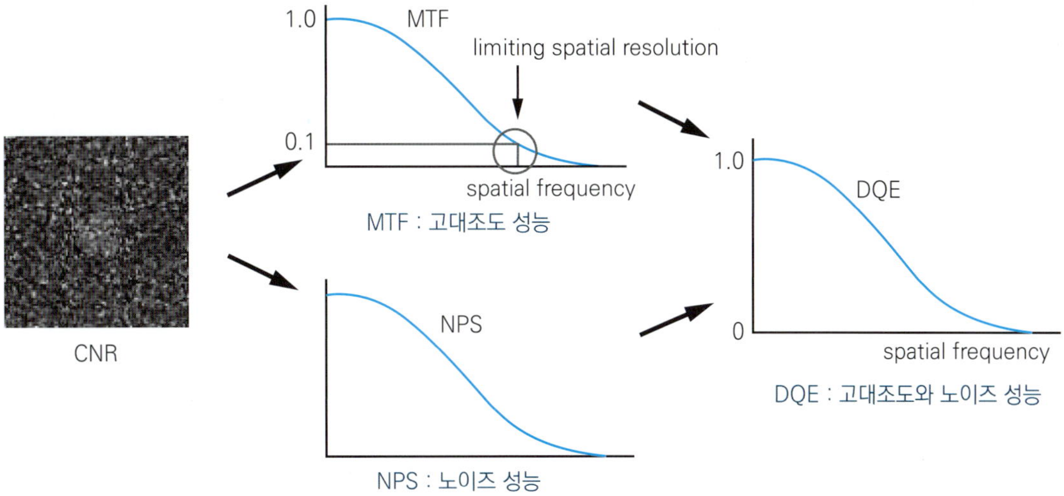

그림 7-17 DQE 곡선

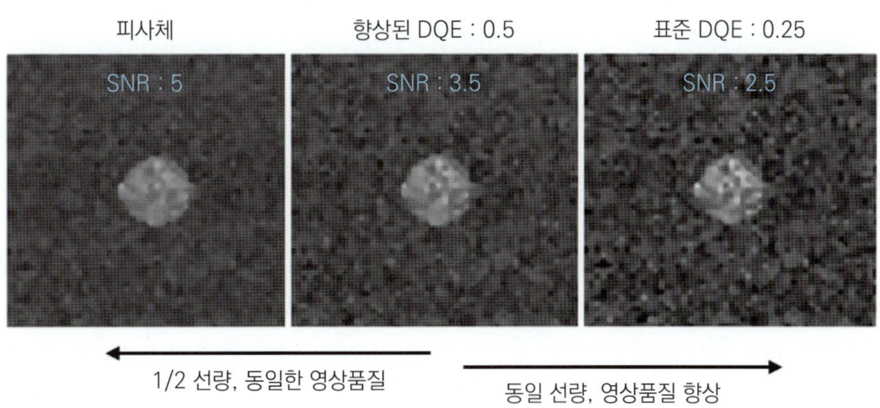

그림 7-18 DQE와 노이즈 특성

2. 영상품질 관련인자

1) 노이즈

(1) 노이즈의 정의

물과 같은 동일한 물질을 스캔한 경우라도 모든 픽셀의 CT number는 동일하지 않고 분산된 형태로 나타나는데, 이 분산되는 값을 표준편차(standard deviation; SD)로 표시하는 것이 노이즈(noise; 잡음)이다.

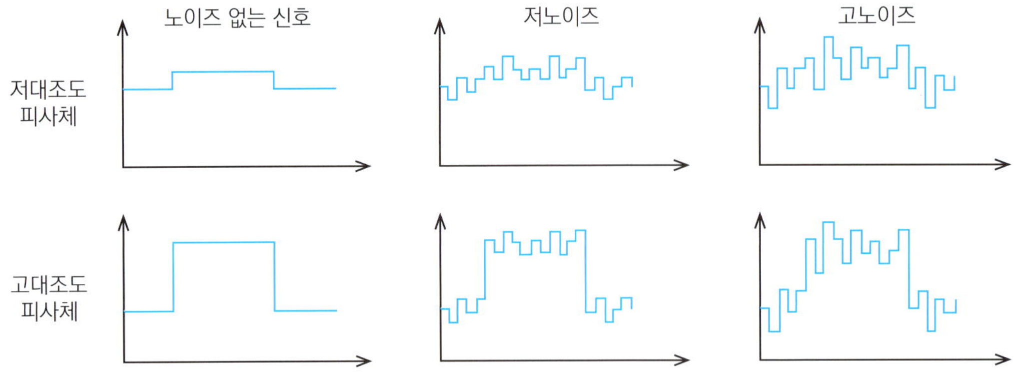

그림 7-19 저대조도와 고대조도 피사체에서의 저노이즈와 고노이즈의 비교

노이즈는 영상을 구성하는 픽셀과 픽셀 사이의 CT number의 변동을 의미하며, 영상의 입상성(graininess) 또는 모트링(mottled appearance)로 나타난다. 그림 7-19는 저대조도와 고대조도 피사체에서의 노이즈가 적은 상태와 많은 상태를 비교한 것이다.

(2) 노이즈의 영향인자

노이즈에 영향을 미치는 인자(노이즈 소스)는 크게 양자 노이즈, 시스템 고유의 물리적 한계인 전자적 노이즈, 영상 재구성 알고리즘의 3가지로 구분된다.

양자 노이즈는 X선량 또는 검출된 X선 광자수에 의해 결정되며 이는 스캔 파라메터들(관전압, 관전류, 슬라이스 두께, helical pitch 등)과 스캐너 효율(검출기의 양자효율과 기하학적 효율, 음영-반음영 비율) 그리고 환자(환자 크기, 스캔면에서의 bone과 연부조직의 양)에 의해 영향을 받는다. 특히, 스캔 파라메터는 환자에게 도달되는 X선 광자수에 많은 영향을 미치며, 스캐너 효율은 환자를 투과하여 유용한 신호로 변환되는 X선 광자의 변환율을 결정한다. 시스템 고유의 물리적 한계에는 검출기 광다이오드의 전자적 노이즈, DAS의 전자적 노이즈가 포함된다. 고해상능의 재구성 알고리즘(커널)은 노이즈 레벨을 증가시킨다. 대부분의 노이즈는 고주파수 신호로서 나타나는데, 고해상능 재구성 커널은 프로젝션의 고주파수 물질을 보존하거나 증가시키기 때문이다. 이 외에 노이즈에 영향을 미치는 인자로는 산란선, 매트릭스 및 픽셀 크기, window width와 level 설정 등이 있다.

이러한 내용은 아래에 자세히 설명되며, helical pitch가 노이즈에 미치는 영향에 대해서는 장치 제조사에 따라 차이를 보이므로 바로 뒷부분인 MDCT의 노이즈 특성에서 별도로 언급된다.

① 선량

CT영상의 노이즈는 다음과 같이 표현된다.

$$SD \propto \sqrt{\frac{1}{W^3DT}}$$

여기서 노이즈는 픽셀 크기(W)의 3/2제곱에 반비례하고 선량(D)과 슬라이스 두께(T)의 1/2제곱에 반비례함을 알 수 있다. 즉, 노이즈는 검출된 X선 광자수에 영향을 받는다. 선량(mAs)이 적으면 노이즈가 증가하며, mAs를 4배로 증가시키면 노이즈는 절반으로 줄어든다. 그리고 슬라이스 두께를 반으로 줄이면 노이즈 레벨은 1.4배 증가된다. 그러므로 노이즈를 감소시키기 위해서는 두꺼운 슬라이스 두께를 사용하고 픽셀의 크기를 크게 하고 조사선량을 증가시킬 필요가 있다. 그러나 두꺼운 슬라이스 두께와 픽셀 크기가 커지면 공간분해능은 반대로 감소하는 효과가 나타난다.

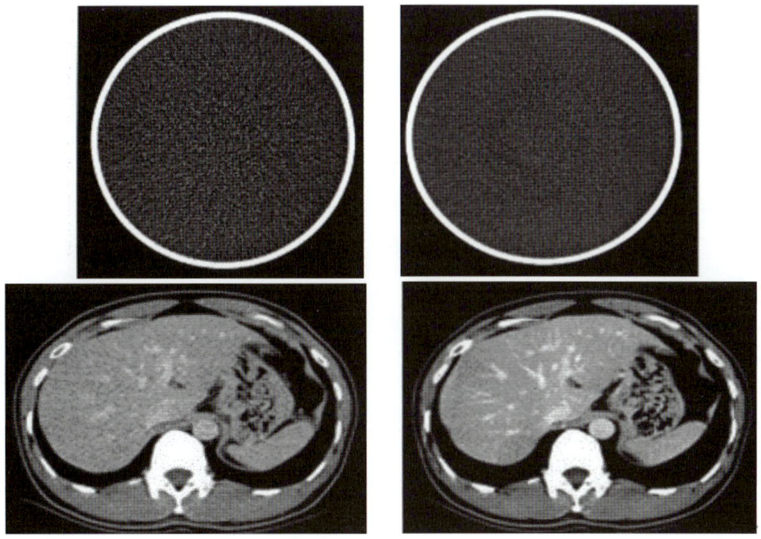

(a) 100mAs(많은 노이즈) (b) 200mAs(적은 노이즈)

그림 7-20 선량 변화에 따른 물팬텀과 복부 CT영상의 노이즈 차이

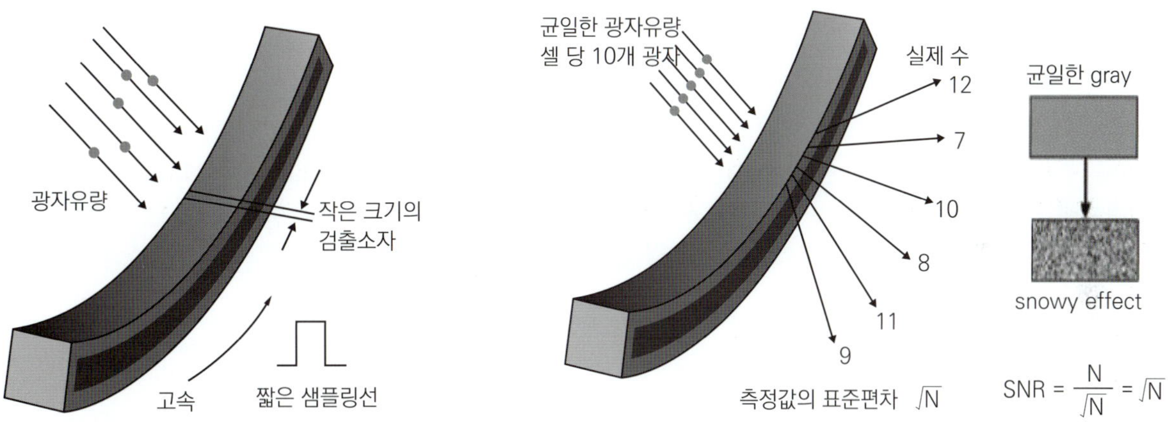

(a) 매우 작은 크기의 검출소자 (b) Snowy effect

그림 7-21 양자 노이즈에 의한 snowy effect

앞에서 설명하였듯이 노이즈에 연관되는 가장 중요한 인자로는 mAs이다. mAs가 너무 적으면 검출되는 광자수의 부족으로 인해 양자 노이즈(quantum noise)가 발생되며 이는 SNR을 저하시키고 영상의 대조도분해능을 감소시킨다. 즉, 양자 노이즈는 각 검출소자들이 측정하는 광자의 한정된 수에 기인된다. 그러므로 공간분해능과 데이터 수집속도를 향상시키기 위해서는(즉, 빠른 시간 내에 광자 흐름을 측정하기 위해서는) MDCT 검출기는 그림 7-21(a)에 나타낸 바와 같이 매우 작은 크기의 검출소자(detector cell)를 필요로 한다.

균일한 구조의 검출기를 통과한 후 검출소자당 평균 10개의 광자를 갖는 균일한 흐름(광자량; photon flux)을 예로 들면, 각 검출소자에서의 실제 광자는 (b)에 나타낸 바와 같이 항상 10개의 광자를 받는 것이 아니다. 이러한 결과로 균일한 농도를 가져야 할 영상이 실제로는 양자 노이즈에 의해 snowy effect를 나타낸다. 만일 측정하고자 하는 신호의 크기(amplitude)를 N이라고 하면 통계적인 오차인 노이즈는 $\sqrt{N}$으로 표시되며, SNR 역시 $\sqrt{N}$이 된다.

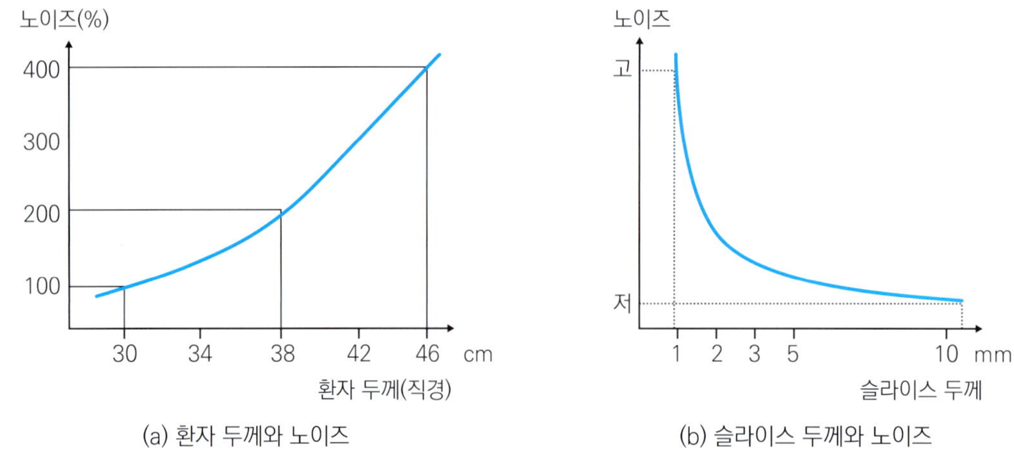

그림 7-22 환자 및 슬라이스 두께와 노이즈 특성

② 피사체의 크기(피사체의 두께; 환자 크기)

원통형 물팬텀에서 직경이 4-6cm 증가 시 팬텀 중앙부의 노이즈가 2배로 증가된다. 하지만 인체에서의 크기 증가에 따른 노이즈 증가는 물팬텀에 비해 다소 적다. 특히, 소프트웨어적인 노이즈 필터링이 채택되어 있는 대부분의 MDCT의 경우에는 더욱 그렇다. 보통 인체 직경이 4-8cm 증가되면 노이즈가 2배로 증가된다고 한다(Thumb 법칙). 또한 산란선이 많으면 노이즈는 증가된다. 그림 7-22(a)는 동일한 조건 하에서 환자의 두께와 노이즈의 관계를 나타낸 것으로 환자의 두께가 8cm 증가하면 노이즈가 2배로 증가됨을 알 수 있다.

③ 슬라이스 두께

얇은 슬라이스 두께(thin slice width)는 작은 구조물의 위치 파악을 향상시키고 부분체적효과를 감소시키지만 노이즈의 증가가 동반된다. 슬라이스 두께가 Z-축 방향의 구조물 크기에 비해 크면 부분체적효과가 항상 일어나며 결과적으로 영상 대조도가 감소된다. 더불어 MPR이나 3차원 영상을 얻는 경우 슬라이스 두께는 영상품질을 특성을 좌우하는 중요한 요인으로 작용한다.

④ 재구성 알고리즘

감약 측정값(attenuation measurements)으로부터 얻어진 raw data 세트는 고공간분해능과 저노이즈를 제공하며 임상적 목적에 부합하는 재구성 알고리즘(수학적인 필터 커널)을 통해 CT영상으로 재구성된다. 재구성 알고리즘의 특성을 표준화하기는 쉽지 않으며, 동일한 제조사의 CT장치들 사이에서도 브랜드에 따라 상당히 다양한 특성을 갖는다.

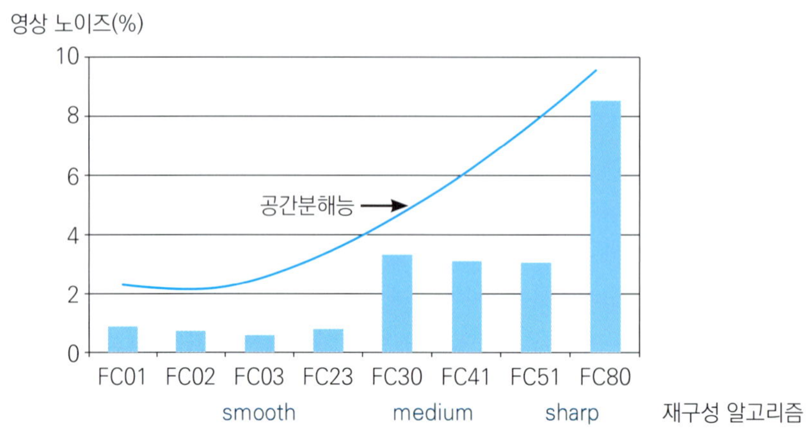

그림 7-23 지멘스의 재구성 알고리즘별 노이즈와 공간분해능 특성

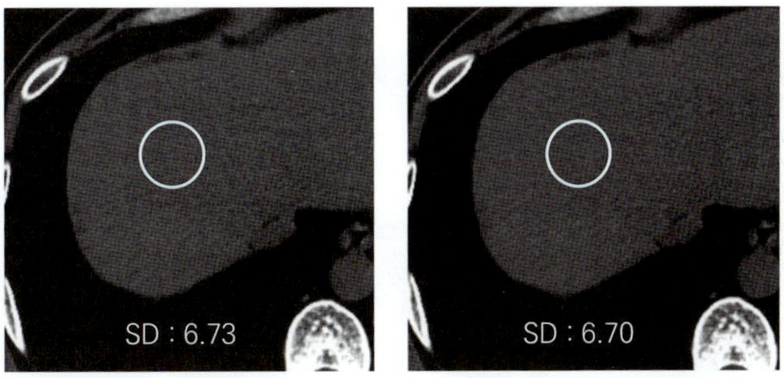

(a) 250mAs, standard (b) 150mAs, soft tissue

그림 7-24 Smoothing 알고리즘의 노이즈 감소 효과

영상 노이즈는 재구성 알고리즘의 타입에 의해 영향을 받는다. 즉, 공간분해능을 향상시키는 고해상능 재구성 알고리즘(sharp 알고리즘 등)을 사용하면 영상의 노이즈는 증가되며, 반대로 smoothing 알고리즘은 노이즈와 환자선량을 감소시키지만 공간분해능의 감소가 동반된다. 즉, 원하는 영상의 질에 따라 노이즈와 공간분해능의 교환(trade-offs)이 요구된다. 그림 7-23은 지멘스의 재구성 알고리즘별 노이즈 특성을 예로 든 것이다.

⑤ 매트릭스 및 픽셀 크기

작은 매트릭스를 사용하면 보통 공간분해능이 저하되며, 여러 개의 작은 픽셀들이 하나의 큰 픽셀로 묶어지는 공간적 평균화(spatial averaging)의 결과로 영상 노이즈가 감소된다. 즉, 256 매트릭스의 사용은 512 매트릭스에 비해 노이즈가 반으로 감소된다.

일반적으로 CT검사 시 영상의 공간분해능을 향상시키기 위해 가능한 큰 매트릭스를 사용하여 픽셀크기를 작게 만든다. 이 경우 노이즈가 증가되고 대조도분해능을 저하시키는 결과가 동반되므로 이를 보상하기 위해서 선량을 증가시켜야 한다.

⑥ Window setting

Window width 설정에 의해서도 영상의 노이즈가 좌우된다. 즉, wide window width를 사용하면 노이즈가 감소되며, 그레이 스케일(gray scale) 수가 작아지므로 영상의 대조도 역시 감소된다.

Window width 설정은 선량이나 콜리메이션에 비해 노이즈에 더욱 큰 영향을 미친다. Window width를 400(표준 연부조직 윈도우 폭)에서 200(조영증강을 하지 않은 간 윈도우 폭)으로 변화시키면 노이즈가 2배로 증가된다. 즉, 시각적으로 보여지는 영상의 노이즈를 50% 줄이기 위해서는 window width를 2배로 증가시켜야 한다.

그림 7-25(a)는 non-contrast liver CT에서 간실질과 병변사이의 대조도를 높이기 위해 narrow window (width/level: 150/80)로 표시한 영상이다. 300-400HU의 width로 표시하는 연부조직 세팅된 영상에 비해 노이즈의 증가가 수반된다. 고해상능 알고리즘은 폐실질의 우수한 해상능을 제공하지만 노이즈를 증가시킨다. 시각적인 노이즈를 감소시키기 위해서 고해상능 알고리즘을 사용할 경우에는 window width를 1,000HU 이상으로 설정해야 한다. (c)는 window width를 400HU으로 나타낸 영상이다. Window width를 1,500HU로 나타낸 (b)에 비해 연부조직 부위에서 노이즈가 많이 보인다.

그리고 양자 노이즈 외에 빛신호를 전기신호로 변환시키거나 아날로그 신호의 디지털화 과정에서도 전자적 노이즈(electronic noise)가 발생된다. 그 밖에 노이즈에 영향을 미치는 인자로는 산란선, beam geometry, 선속 필터링 등이 있으며, 모든 CT는 영상 재구성(FBP)후 영상후처리 과정인 소프트웨어적인 노이즈 필터링(denoising)을 통해 노이즈를 감소시킨다.

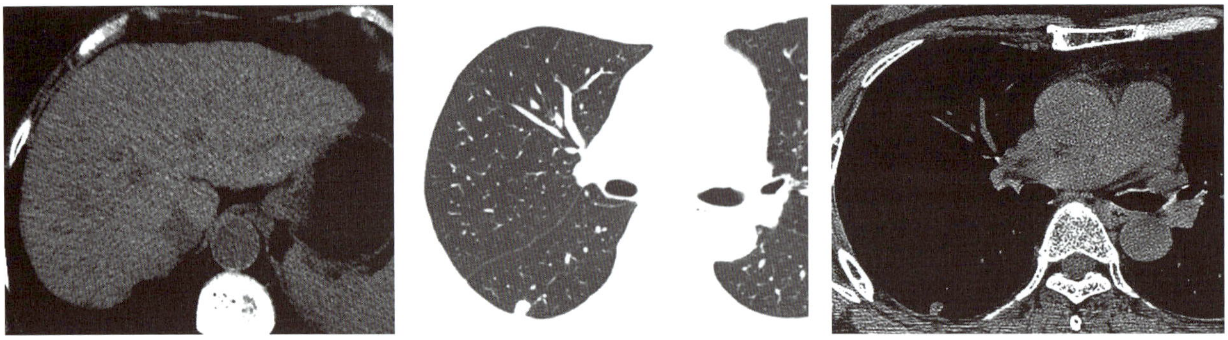

(a) Liver narrow window setting (b) Lung setting (c) Mediastinal setting

그림 7-25 Window width의 변화에 따른 시각적인 노이즈 차이

(3) MDCT의 노이즈 특성

Non-MDCT의 나선형 스캔의 경우 wide interpolation algorithm(360° linear interpolation)은 X선관이 2번 회전하는 동안에 얻어진 데이터를 사용하는 반면 narrow interpolation algorithm(180° linear interpolation)은 X선관이 한번 회전한 데이터에 2배의 fan beam angle을 더한 값에 해당되는 보완적 데이터(complementary data)를 사용한다.

하지만 narrow interpolation algorithm은 wide interpolation algorithm에 우수한 단면감성윤곽을 얻을 수 있으나 사용되는 데이터 양이 적기 때문에 영상의 노이즈가 많이 발생된다. 그러므로 wide interpolation algorithm은 Z-축분해능이 중요하지 않고 노이즈가 적어야 하는 부위에 적합하며, narrow interpolation algorithm은 골이나 폐와 같이 우수한 공간분해능이 필요한 부위의 검사에 적합하다.

지멘스 CT를 예로 들면, wide interpolation algorithm를 적용한 나선형 스캔은 고식적 스캔(sequential scan)에 비해 약 15%의 노이즈가 감소하고, narrow interpolation algorithm을 적용하면 wide interpolation algorithm에 비해 약 15%의 노이즈가 증가된다.

① 나선형 스캔과 고식적 스캔의 노이즈

그림 7-26은 Fuchs 등이 지멘스 4MDCT에서 채택되고 있는 adaptive axial interpolation 알고리즘을 적용한 나선형 스캔과 고식적 스캔의 노이즈를 비교한 것이다. 동일한 슬라이스 두께와 동일한 선량을 적용한 상태에서 adaptive axial interpolation 기법을 적용한 나선형 스캔의 노이즈가 고식적 스캔에 비해 10% 정도 감소한다. 만일 동일한 영상 노이즈를 얻고자 할 경우 adaptive axial interpolation을 적용한 나선형 스캔이 고식적

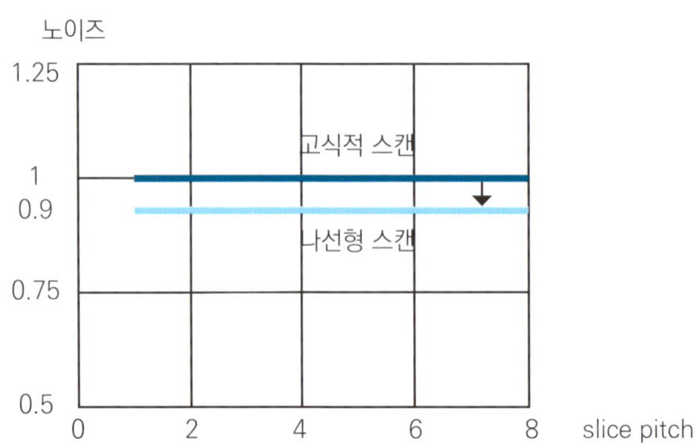

그림 7-26 나선형 스캔과 고식적 스캔의 노이즈 비교(지멘스 4MDCT)

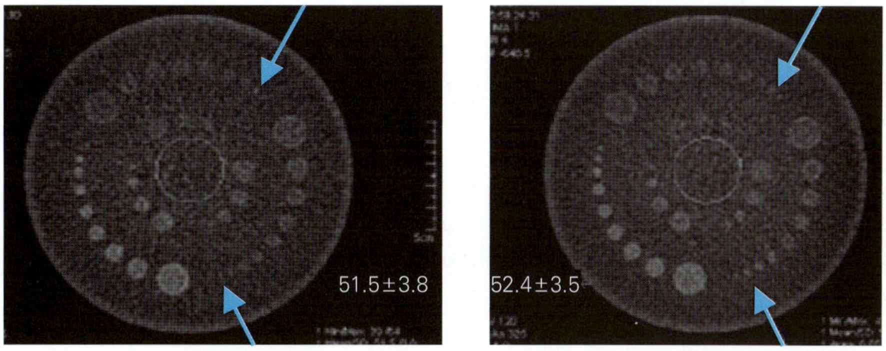

(a) 고식적 스캔　　　　(b) 나선형 스캔

그림 7-27 고식적 스캔과 나선형 스캔의 노이즈와 대조도분해능의 비교(지멘스 4MDCT)

스캔에 비해 20% 정도의 선량감소 효과를 얻을 수 있다. 그림 7-27은 지멘스의 동일 4MDCT에서 시행된 고식적 스캔과 나선형 스캔의 노이즈와 대조도분해능을 비교한 것이다. 동일한 선량으로 스캔한 후 영상 중앙부에서 원형 커서로 측정된 노이즈는 나선형 스캔(3.5HU)이 고식적 스캔(3.8HU)에 비해 작았으며, 대조도분해능(화살표)은 유의한 차이를 보이지 않는다.

② Helical pitch 변화와 노이즈

그림 7-28은 캐논 메디컬의 4MDCT에서 helical pitch 변화와 영상 노이즈의 관계를 나타낸 것이다. Helical pitch가 증가함에 따라 노이즈가 증가한다. 이는 interpolation width(filter width)가 동일한 수준으로 유지될 경우 helical pitch의 변화에 따라 종축 방향의 데이터 농도가 변하기 때문이다.

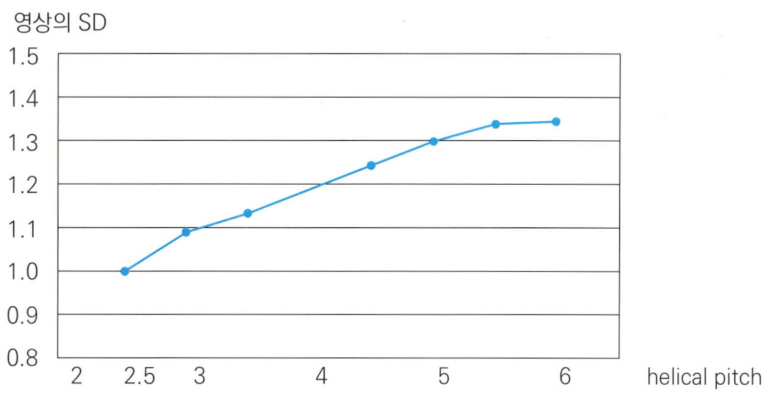

그림 7-28 4MDCT에서의 slice pitch와 노이즈의 관계(캐논 메디컬)

③ 지멘스의 관전류 자동조절기능(automatic mA adjustment software)

그림 7-29는 지멘스의 adaptive axial interpolation을 사용한 4MDCT에서 helical pitch를 변화시킬 경우 동일한 영상 노이즈를 얻기 위해 필요한 관전류의 양을 나타낸다.

지멘스의 고유 기술인 관전류 자동조절기능은 helical pitch의 변화에 관계없이 노이즈를 일정하게 유지시킨다. 이를 위해서 mAs를 일정하게 유지시킨 상태에서 beam pitch가 1.0보다 크면 X선관의 관전류를 증가시키고, 1.0보다 작으면 관전류를 감소시킨다. 이를 통해 helical pitch에 관계없이 동일한 영상품질과 선량이 유지된다. 이는 냉각효율을 향상시켜 X선관의 수명을 연장시킨다.

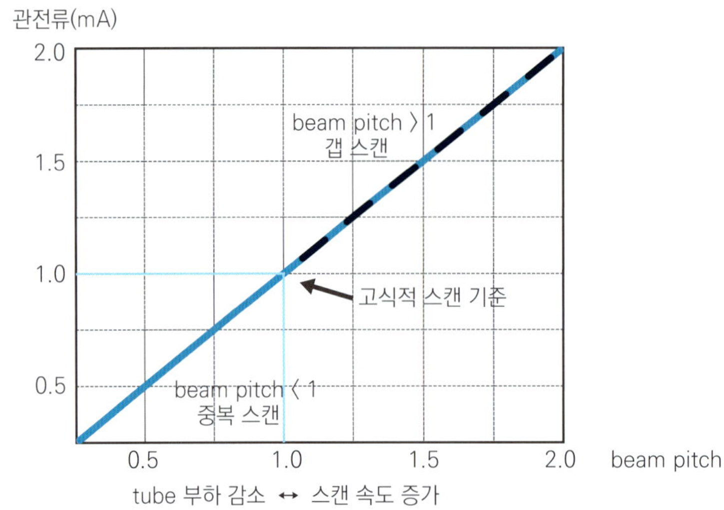

그림 7-29 Helical pitch의 변화에 관계없이 일정한 노이즈를 유지하기 위한 관전류의 변화 (automatic mA adjustment software; 지멘스 4MDCT)

(4) 노이즈의 측정

실제 방사선 영상에서 정상과 병리학적 소견을 갖는 조직의 감약계수 차이는 대부분 적게 나타난다. 이러한 저대조도 물질에 대한 식별능력을 저하시키는 중요한 요인 중의 하나인 노이즈의 측정은 CT장치의 성능평가에서 중요한 의미를 가지며, 측정하고자 하는 관심부위의 크기에 따라 차이가 발생하므로 통계적인 정확성을 유지하기 위해서는 적어도 25개 이상의 충분한 픽셀에서의 표준편차로 표시되어야 한다(AAPM).

노이즈를 측정하는 방법으로는 3가지로 구분된다. 이중 하나는 물팬텀을 일정한 파라메터를 사용하여 스캔한 후 영상의 중앙부에 관심영역(region of interest; ROI)을 설정하여 특정 개수 이상의 CT number의 표준편차로 얻는 방법이다. 이는 별도의 계산이 필요없이 장치에서 간단히 구할 수 있어 임상에서 가장 많이 사용되고 있는 방법이다.

다른 하나는 물팬텀 중앙부의 CT number 표준편차를 CT scale factor로 나누고 100을 곱하여 노이즈율(noise rate)로 나타내는 방법이다.

마지막 하나는 $\%\sigma\mu_w$인데 이는 $(\sigma_{ave} \times CS \times 100)/\mu_w$ 로 나타내진다. 즉, 물 부위 표준편차의 평균에 contrast scale을 곱하고 물의 감약계수로 나눈 후 100을 곱하여 백분율 표준오차로 표시하는 방법인데, 이는 먼저 contrast scale을 계산하여야 하며 다소 복잡하여 많이 사용되지 않고 있다.

(5) 노이즈 레벨

CT number 범위가 ±1,000HU를 갖는 CT장치에서 팬텀 영상의 노이즈를 의미하는 표준편차가 4.0으로 나타나면, 노이즈 수준은 대조도%로서 표시되며 노이즈 레벨(%)은 $(4.0/1{,}000) \times 100 = 0.4\%$가 된다.

2) 공간분해능(spatial resolution)

CT에서의 분해능은 공간분해능(spatial resolution; high contrast resolution; in-plane resolution), 대조도 분해능(contrast resolution; low contrast resolution) 그리고 시간분해능(temporal resolution)으로 구분된다.

(1) 공간분해능의 정의

CT에서는 공간분해능은 감약 차이(선흡수계수 차이)가 큰 인접한 작은 크기의 구조물을 흐림없이 구분해 내는 시스템의 능력이며, 피사체의 공간정보를 영상으로 전달해내는 능력이다. 이는 미세한 구조의 가시화에 영향을 미치는 중요한 요소이다. CT 공간분해능은 고대조도분해능(high contrast resolution)과 같은 개념으로 사용되고 있으며, 이는 axial(X-Y plane) 분해능과 Z-축분해능(longitudinal resolution)으로 구분된다. Axial 분해능은 matrix size, display FOV, 픽셀 크기에 의해 결정된다. 반면에 Z-축분해능은 Z-sensitivity, cross-plane resolution으로도 명명되며 detector array의 두께에 의해 결정된다.

공간분해능 측정은 시각적인 측정법과 계산에 의한 측정법으로 구분된다. CT에서 공간분해능의 정성적(시각적)인 평가는 스캔한 팬텀의 해상능 바(bar) 또는 홀(hole)의 관찰 가능한 최소한의 직경으로 평가되며, 측정용 팬텀의 두 물질 사이의 대조도 차는 10%(100HU) 이상이 되도록 권고된다. 정량적(계산적)인 평가는 MTF 측정에 의해 이루어진다. MTF를 통한 공간분해능 평가는 노이즈가 배제된 상황에서 이루어진다.

(2) 피사체 대조도와 영상대조도

① 피사체 대조도(object contrast)

피사체 대조도는 픽셀 노이즈가 영향을 받지 않을 정도로 큰 실물상의 두 피사체 사이의 CT값의 차이이다. 이는 피사체의 크기, 재구성 알고리즘, window setting과는 무관하다.

CT에서는 일반적으로 100HU 보다 큰 대조도 차이를 고대조도(high contrast), 10HU 이하의 대조도 차이를 저대조도(low contrast)라고 한다.

② 영상 대조도(image contrast)

영상 대조도는 피사체를 스캔하여 재구성된 영상에서의 휘도(CT값)의 차이를 말한다. 피사체 대조도와 영상 대조도의 차이는 대조도비(contrast ratio)에 의해 발생되며, 대조도비는 영상 대조도를 피사체 대조도로 나눈 값이다. 이는 피사체의 크기와 재구성 알고리즘에 좌우되며 매우 큰 피사체에서는 영상대조도와 피사체 대조도는 같아진다(대조도 비가 1이 됨).

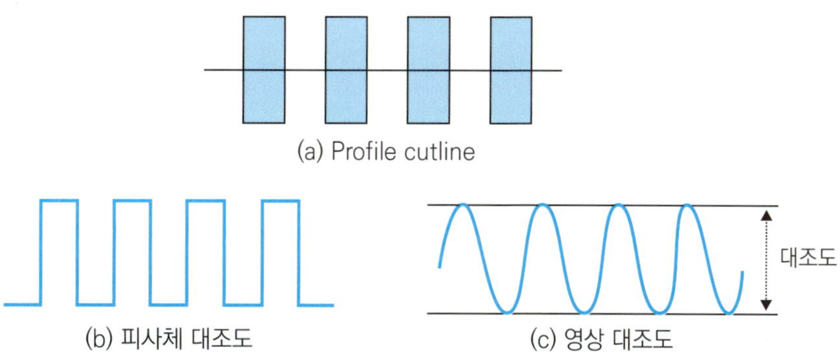

그림 7-30 피사체 대조도와 영상 대조도의 개념

(3) 공간주파수(spatial frequency)

공간주파수란 영상 또는 물체를 구성하는 주기적인 구조의 세분화를 표기하는 양이며, 디지털 영상의 공간상에서 명암의 변화율(영상의 섬세도)이며, 영상에서 가로 또는 세로 방향의 픽셀값이 변화하는 비율로 정의된다.

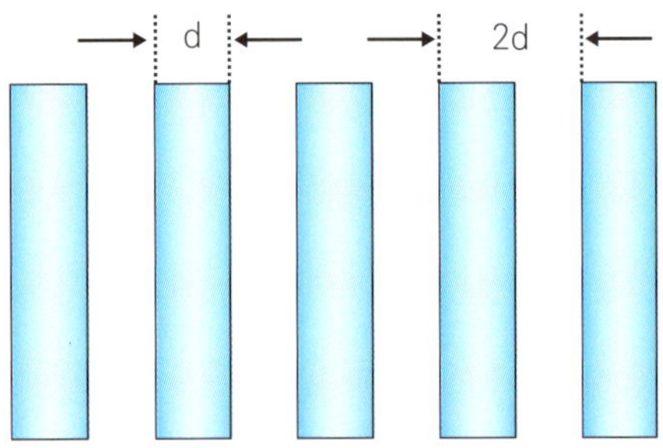

그림 7-31 공간분해능 측정용 막대 테스트 팬텀

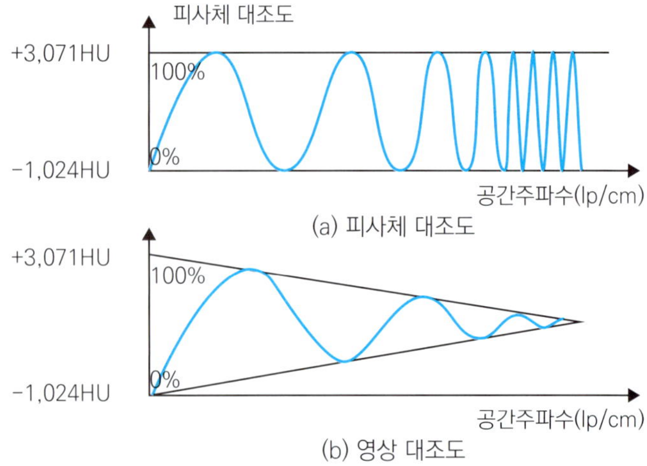

그림 7-32 공간주파수 증가에 따른 피사체 대조도와 영상 대조도의 차이

공간분해능은 균일한 폭과 간격을 가진 막대 테스트 패턴을 사용하여 쉽게 측정될 수 있다. 그림 7-31에 나타낸 바와 같이 하나의 라인 쌍은 흑백의 두 개의 막대로 구성되며 2d의 길이를 갖는다. 공간주파수는 단위길이당 선쌍(lp/cm)으로 얻어지며, 이는 1/(2d)로 정의되며 단위는 lp/cm이다. 여기서 2d는 wave length의 의미를 갖는다.

그림 7-32는 공간주파수가 증가함에 따라 피사체 대조도와 영상 대조도가 어떻게 변화하는지를 보여준다. 공간주파수가 증가해도 피사체 대조도는 일정하지만, 영상 대조도의 레벨은 감소한다. 높은 공간주파수(high spatial frequency)의 영상은 수평적, 수직적 또는 양 방향으로 거리상 명암이 빠르게 변화하며 낮은 공간주파수(low spatial frequency)의 영상은 명암이 천천히 변화하거나 일정한 비율로 변화하는 영상이다.

(4) 공간분해능의 측정

아크릴 핀에 공기를 삽입한 해상능 bars(또는 구멍)가 구분되는 가장 작은 크기를 시각적으로 판정하거나, 팬텀 내에 위치된 공간분해능 측정용 철사줄 부위를 스캔한 후 MTF 측정 소프트웨어를 사용하여 계산적으로 측정한다. 전자를 정성적 평가법 또는 시각적 평가법이라 하며, GE사 MDCT의 경우 자체 성능평가용 팬텀의 공간분해능 측정 블록을 스캔한 후 구별 가능한 최소 크기의 해상능 bars로써 판정한다. 그리고 후자를 정량적 평가법이라고 하며 지멘스, 필립스, 캐논 메디컬 MDCT의 경우 자체 성능평가 소프트웨어를 이용하여 측정할 수 있다. 이러한 측정용 팬텀 내의 두 물질인 물과 아크릴의 대조도 차이는 10%(100HU) 이상이어야 한다.

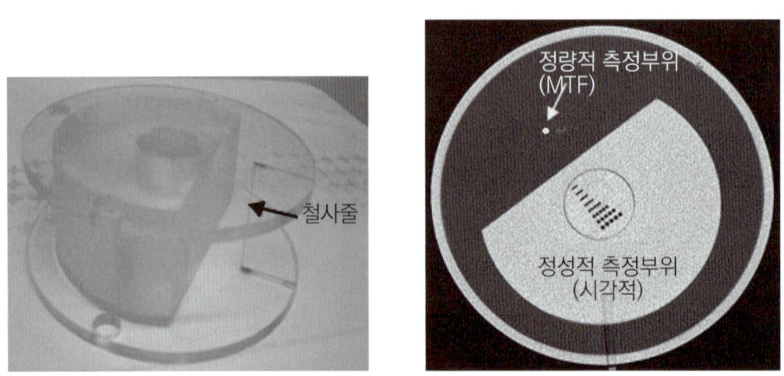

그림 7-33 AAPM 팬텀을 이용한 공간분해능 측정

그림 7-33은 AAPM에서 고안한 성능평가 팬텀의 공간분해능 측정용 블록과 이 부위를 스캔한 영상이다. 일반적인 공간분해능의 시각적 평가는 구멍이 주위의 아크릴판과 구별이 잘 되도록 윈도우 세팅을 설정하고 모니터로부터 50cm 이상 떨어져서 육안으로 구별가능한 구멍의 크기로 평가한다.

국내 특수의료장비의 설치 및 운영에 관한 규칙에 준한 팬텀영상검사에서는 AAPM 팬텀의 공간분해능 측정용 블록의 중앙부를 120kVp, 250mAs, 50cm의 scan FOV, 25cm의 display FOV의 스캔조건과 10mm의 슬라이스 두께로 단일 슬라이스 스캔(single slice axial scan)을 한다. 그 후 영상을 300-400HU의 윈도우 폭과, -200HU과 -100HU 사이의 레벨에서 가장 작은 구멍들이 관찰 가능한 영상을 캡쳐(screen save)한다.

(5) 공간분해능의 영향인자

MDCT의 공간분해능은 대략적으로 픽셀 크기의 1.5배 정도에 해당되며 장치의 기하학적인 요소와 영상 재구성 관련 요소에 의해 영향을 받는다. 1989년 Barns 등은 CT장치의 공간분해능 측정을 위해 처음으로 MTF를 이용했으며 MTF를 다음과 같이 표현하였다.

MTF(f) = 기하학적 요소의 MTF × 재구성 요소의 MTF　　f: 공간주파수

① 기하학적 요소(geometric factors)

공간분해능은 시스템의 기하학적 특성(scan system geometry)에 의해 대부분 결정된다. 이에 관련되는 요소는 초점 크기 및 형태, 검출소자의 크기(detector cell size; detector aperture width; 0.5, 0.6, 0.625mm 등) 및 검출소자의 수, 선속 콜리메이션(beam collimation) 및 슬라이스 두께, scanner geometry, 샘플링 수(sampling frequency; view수) 등이 해당된다. 여기서 scanner geometry는 초점과 검출기 사이의 거리, isocenter와 검출기 사이의 거리 등이 해당되며 시스템의 확대를 좌우한다.

ⓐ 초점 크기(focal spot size)

CT에서 X선관의 초점 크기는 isocenter에서의 유효초점 크기를 의미한다. 만약 유효초점 크기가 증가되면 피사체의 세부적인 정보가 여러 검출소자에 분산하게 되고 이로 인해 공간분해능이 감소된다. GE사 LightSpeed VCT의 예를 들면, 대초점을 사용하면 소초점에 비해 공간분해능(MTF)이 5-7%(standard 알고리즘; 5%, edge 알고리즘; 7%) 감소된다. 하지만 한계해상능(limiting spatial resolution)은 영향을 받지 않는다.

또한 지멘스 MDCT 외에 GE사 Optima660, 필립스의 Brilliance iCT, 캐논 메디컬의 Aquilion One Prism 등 다수의 모델에서는 공간분해능을 향상시키기 위한 방법으로 dynamic focal spot 기술을 적용한다.

Dynamic focal spot 기술은 Z-sharp 기술, double Z-sampling, Z-flying focal spot으로 명명되고 있다. 이는 전자선빔의 역동적인 편향을 통해 동일한 양극(anode track)에서 2개의 초점을 만드는 방법으로 X선관 일회전에 샘플링수(view수)를 2배로 증가시키는 진보된 샘플링 기술이다. 이는 Z-방향의 double 샘플링을 통해 영상의 Z-축분해능(공간분해능)을 향상시킨다. 이는 axial 및 helical 모드의 스캔에서 공통적으로 적용되고 있다(그림 7-35). 자세한 내용은 4장의 지멘스 64슬라이스 CT를 참고하기 바란다.

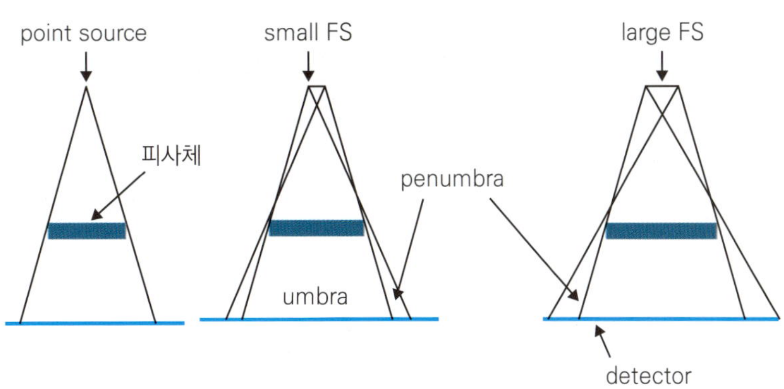

그림 7-34 소초점과 대초점 사용 시의 반음영(penumbra) 비교

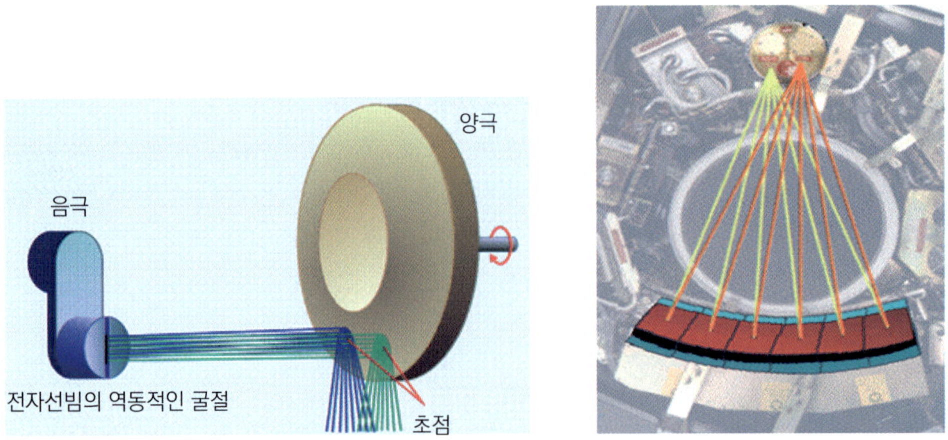

그림 7-35 Dynamic focal spot 기술

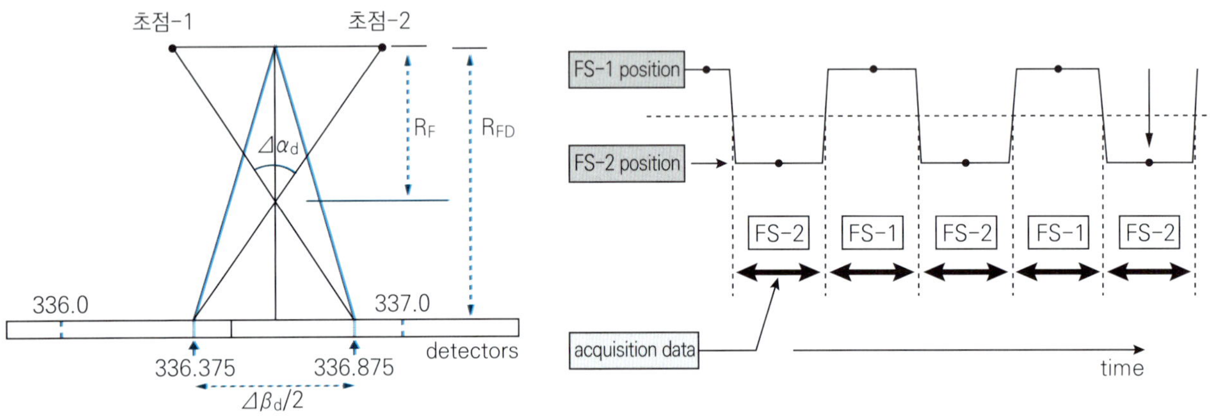

(a) (b)

그림 7-36 Dynamic focal spot 기술의 원리

그림 7-36(a)는 dynamic focal spot 기법에서 양극에 위치가 다른 2개의 초점에서 시작하는 투영 경로(ray path) 및 위치 차이를, (b)는 2개의 초점이 동작하는 동안의 데이터 획득 시간을 나타낸 것이다. (a)에서 각 초점으로부터 시작하여 isocenter를 지나 검출기에 도달하는 투영 경로를 살펴보면, 그 차이가 검출소자의 1/2 길이임을 알 수 있다. 이때 R_F는 source로부터 isocenter 까지의 거리, R_{FD}는 source로부터 검출기까지의 거리를 의미하며, $\Delta\alpha_d$는 2개의 초점에서부터 시작한 투영경로의 각을 의미한다. 그리고 β_d는 검출기의 위치, $\Delta\beta_d$는 2개 검출기의 위치 차이를 의미한다. (b)는 2개의 초점이 동작하는 동안 검출기의 데이터 획득시간을 보여준다.

임의의 각도에서 초점-1과 초점-2에서 각각 X선을 방출하며, 검출기 또한 획득시간을 반으로 나누어 2개의 초점으로부터 투영 데이터(projection data)를 번갈아 받는다. 따라서 투영 데이터가 2배로 늘어나며, 일회의 회전에서 얻을 수 있는 view수가 2배로 늘어난다. 즉, 일회전에 샘플링수가 2배로 늘게 되므로 SNR이 좋아지게 되고, 영상의 질도 향상된다. 그 후 dynamic focal spot을 이용하여 만든 여러 개의 view를 알맞은 위치로 변화시키는 처리인 DFS interleaving이 추가로 시행된다.

ⓑ Detector aperture 폭(검출소자 폭; detector element width)

Aperture size는 검출기에서의 aperture 폭(0.5, 0.6, 0.625mm 등)을 의미하는데, 일반적으로 aperture size가 피사체의 크기에 비해 작을수록 더 좋은 공간분해능을 얻을 수 있다. 이는 aperture size가 구별해야 할 피사체 간격보다 작으면 피사체를 정밀하게 표현하는 능력이 우수하다는 것이다.

다시 말하면, 초점 크기와 검출기의 aperture 폭은 isocenter에서의 유효 선속의 관점에서 공간분해능에 영향을 미친다. 이는 선속의 폭(beam width)이 초점과 isocenter 사이의 거리, 초점과 검출기 사이의 거리에 영향을 받는다는 것을 의미한다. 결론적으로, 초점과 검출기 aperture 폭이 작을수록 공간분해능은 우수하다.

ⓒ 샘플링수(view수)

검출기는 환자를 투과한 후 도달된 선속 강도를 측정하고 projection data의 샘플링을 시행한다. CT에서의 샘플링이란 컴퓨터에서의 영상 재구성을 위한 데이터를 생성하는 과정을 의미한다.

샘플링수는 view수와 동일한 개념으로, 영상품질(특히, 공간분해능)에 영향을 미친다. 데이터 획득 과정에서 샘플링수가 많을수록 영상 재구성 데이터가 많아지므로 공간분해능이 증가되고 충분한 샘플링이 이루어지지 않으면 aliasing artifact(일그러짐; view aliasing)가 재구성된 영상에 나타난다. 다시 말하면, 샘플링수가 많으면(빠른 샘플링) 샘플링의 균일성을 향상시키고 피사체 위치의 불정확성을 감소시킴으로써 공간분해능이 향상된다. 반면에 샘플링수가 작으면 영상의 경계부(고공간주파수 부위)에서 방사형의 aliasing artifact가 발생하며, 이는 영상의 주변부에서 더욱 명확하게 나타난다(그림 7-37).

GE사 64MDCT인 Discovery 750HD의 Volara DAS는 모든 rotation speed에서 일회전당 2,460 또는 2,496views/revolution/element(이를 2,496views per rotation(VPR)로 표기하기도 함)의 샘플링을 시행한다. 여기서 2,496views per rotation = 2,496/0.35초 = 7,131회/초의 샘플링을 하며, 이는 1회 샘플링에 140μs가 소요됨을 의미한다(1 sample every 140 microseconds). 그림 7-38은 GE사의 2,460 샘플링(Discovery 750HD)과 984 샘플링(기존 MDCT)의 공간분해능과 airway의 가시능을 비교한 것이다.

그리고 X선관 회전시간에 따라 샘플링이 달라지는 장치도 있다. 필립스 Brilliance40과 Brilliance64의 경우 아래와 같이 3가지의 샘플링 모드를 적용한다. 심장검사 전용의 low sampling mode에서는 1,160views/revolution/element(580×2), 0.42-1.0초 스캔이 가능한 normal sampling mode에서는 2,320views/revolution/element(1,160×2), 그리고 1.5와 2초 스캔에서 가능한 high sampling mode에서는 4,640views/revolution/element(2,320×2)의 샘플링이 적용된다. 그림 7-39는 normal sampling mode와 high sampling mode의 병변 검출능을 비교한 것이다.

Z-방향의 이중 샘플링을 제공하는 Z-sharp technology(Z-flying focal spot technology)의 채택은 MDCT에서의 샘플링수를 증가시키기 위한 방법으로 사용되고 있으며, 검출소자 크기의 1/4 만큼 차이를 두고 검출기를 배치시키는 방법인 Quarter detector offset(Quarter offset method)을 채택하는 장치도 있다. 그리고 얇은 슬라이스 두께의 채택은 샘플링에 연관된 aliasing artifact를 줄여준다.

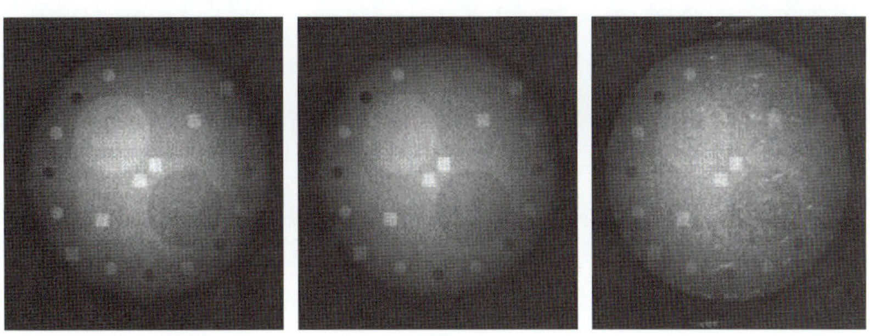

(a) 960 views (b) 240 views (c) 60 views

그림 7-37 작은 샘플링수의 적용으로 영상 경계부에서 발생되는 aliasing artifact

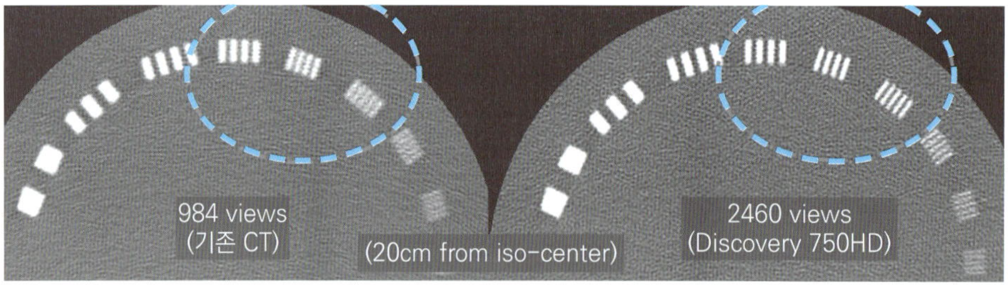

(a) Isocenter로부터 20cm 위치의 팬텀의 공간분해능

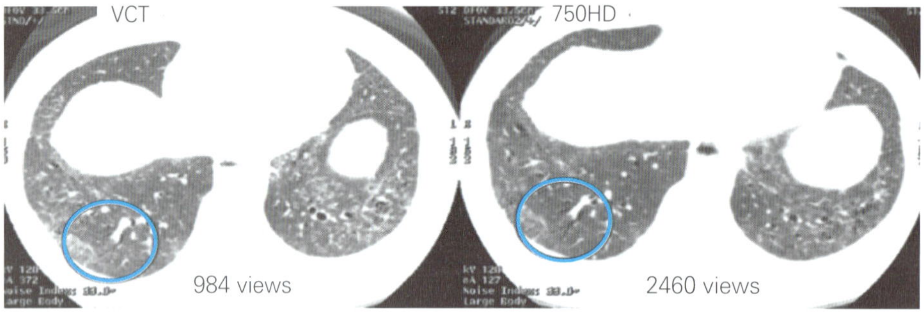

(b) 샘플링수 향상으로 인한 airway의 가시능 향상

그림 7-38 984와 2,460 샘플링 사용 시 공간분해능 비교(GE사)

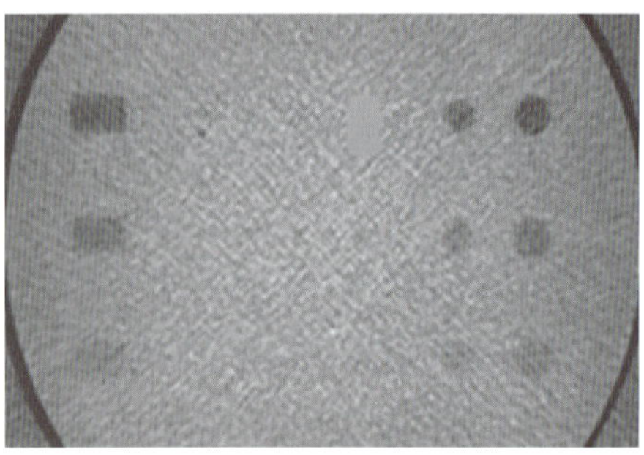

(a) Normal sampling mode

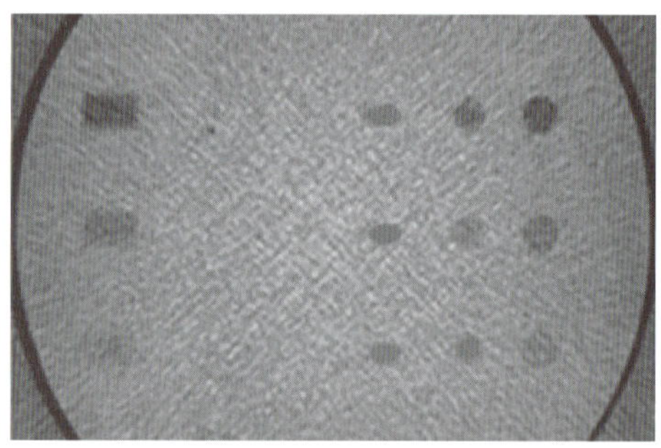

(b) High sampling mode

그림 7-39 Normal sampling mode와 high sampling mode의 병변 검출능 비교

ⓓ Beam collimation 또는 슬라이스 두께

작은 크기의 피사체를 영상화하여 좋은 공간분해능의 영상을 얻으려면 beam collimation(슬라이스 두께)를 얇게 조절하여야 한다. 예를 들어 피사체의 크기가 3mm일때 5mm의 슬라이스 두께를 사용하면 피사체가 5mm의 슬라이스 두께 내에 포함되기 때문에 부정확한 CT number로 표현될 수 있다. 이를 부분체적효과(partial volume effect)라 하며, 공간분해능의 향상을 위해서는 피사체의 크기와 비슷하거나 얇은 슬라이스 두께를 선택해야 한다. 즉, 얇은 슬라이스와 narrow beam collimation은 공간분해능을 향상시키고 부분체적효과를 방지하는 역할을 한다. 하지만 노이즈의 증가는 피할 수 없다. 그림 7-40은 유효 슬라이스 두께와 공간분해능의 관계를 나타낸 그래프이며, 그림 7-41에서 슬라이스 두께 변화에 따른 측두골 CT영상의 영상품질 차이를 보여준다.

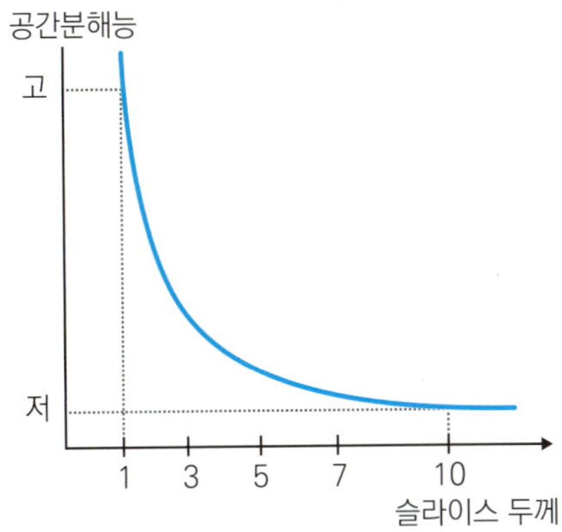

그림 7-40 슬라이스 두께와 공간분해능의 관계

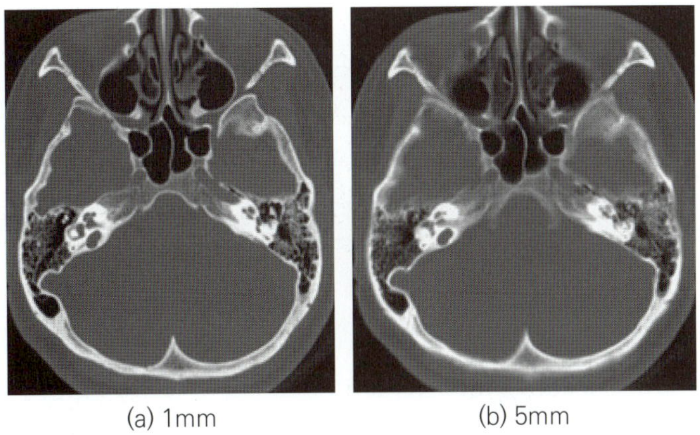

그림 7-41 슬라이스 두께 변화에 따른 측두골 CT영상의 영상품질 차이

ⓔ Quarter offset method

필립스의 MDCT에서 공간분해능(X-축분해능)을 향상시키기 위한 목적으로 채택하고 있는 기법으로 quarter detector offset으로도 명명된다. 이는 검출소자 크기의 1/4 만큼 차이를 두고 0° 위치와 180° 위치에 검출기를 배치시켜 전체적으로 검출소자가 1/2만큼 이동되어(0°에서 180° 사이에서 1/4 이동 효과, 180°에서 360° 사이에서 1/4 이동 효과) 검출소자의 크기가 반으로 줄어드는 효과를 얻음으로써 공간분해능(X-축해상능)이 더욱 향상된 영상을 얻는다. 이 경우 소스 위치가 0° 일때와 180° 일때의 투영 경로를 살펴보면, 대칭되는 투영 경로가 검출소자 길이의 1/2만큼 차이가 나는 것을 알 수 있다(그림 7-42).

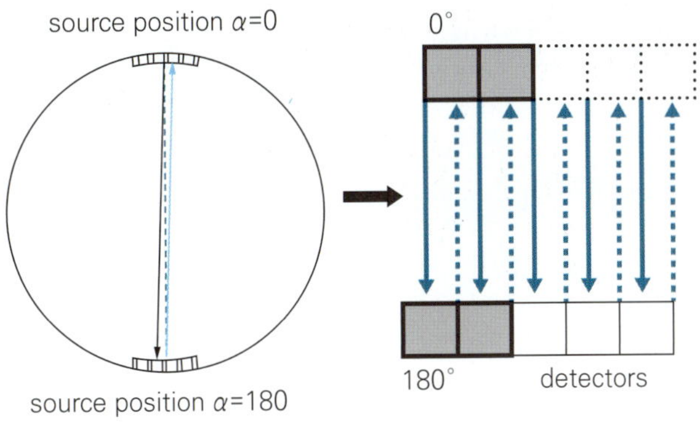

그림 7-42 Quarter detector offset 기법에서 검출소자의 위치 이동과 투영 경로

② 영상 재구성 관련요소(reconstruction factors)

영상 재구성 관련요소에는 매트릭스 및 픽셀 크기, display FOV, 재구성 알고리즘(convolution), 재구성 기법(필터보정 역투영법, iterative reconstruction 등) 등이 관련된다.

ⓐ 매트릭스 및 픽셀 크기, display FOV

대부분의 MDCT는 해부학적인 구조에 따라 적절한 convolution 알고리즘의 선택과 함께 큰 matrix size를 사용하여 고해상능의 영상을 얻고 있다. 주로 512×512 매트릭스가 사용되지만 최근 MDCT에선 1,024×1,024 매트릭스 사용이 가능한 장치도 있다. 512×512 매트릭스를 사용하면 0.3-0.5mm 크기의 픽셀을 얻을 수 있으며 1,024×1,024 매트릭스의 영상에서는 세밀한 해부학적 구조도 쉽게 구별해낼 수 있고, 세밀한 구조들을 더 선명하게 분리하여 볼 수 있다. 픽셀 크기는 display FOV를 매트릭스로 나누어 구할 수 있으며, 픽셀 크기가 작을수록 공간분해능이 증가된다. 하지만 노이즈의 증가가 동반된다.

예를 들어, 512×512 매트릭스를 사용하고 display FOV를 40cm로 설정하는 경우 픽셀의 크기는 400/512 =0.78mm이 된다. 만일 display FOV를 20cm으로 줄이면 픽셀의 크기는 0.39mm가 되며, display DFOV를 13cm으로 줄이면 픽셀의 크기는 0.25mm로 더욱 작아진다. 이와 같이 작은 크기의 display FOV는 픽셀 크기를 감소시켜 영상을 재구성함으로써 공간분해능을 증가시킬 수 있다. 이처럼 raw data(scan data)를 사용하여 재구성 알고리즘이나 display FOV 등을 변화시켜 재구성하는 것을 타겟팅(targeting), 후향적 재구성(retrospective reconstruction) 또는 후향적 타겟팅(retrospective targeting)이라고도 한다.

그림 7-45는 image data를 이용한 단순 확대영상과 raw data를 이용하여 targeting(retrospective targeting; retrospective reconstruction)한 영상을 비교한 것이다. 공간분해능의 차이를 볼 수 있다.

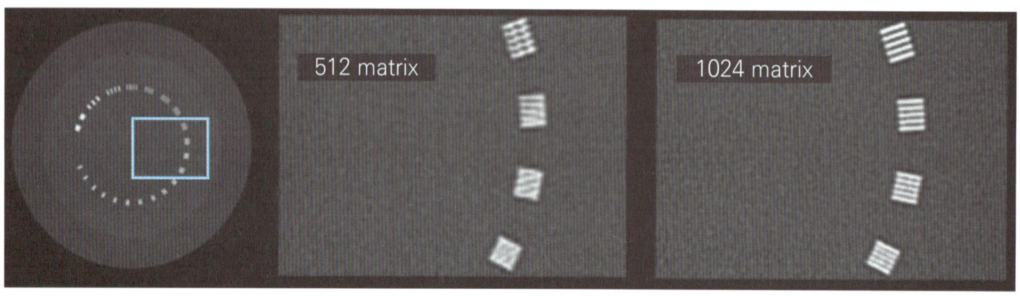

그림 7-43 매트릭스 크기에 따른 공간분해능 차이(지멘스의 Somatom Force)

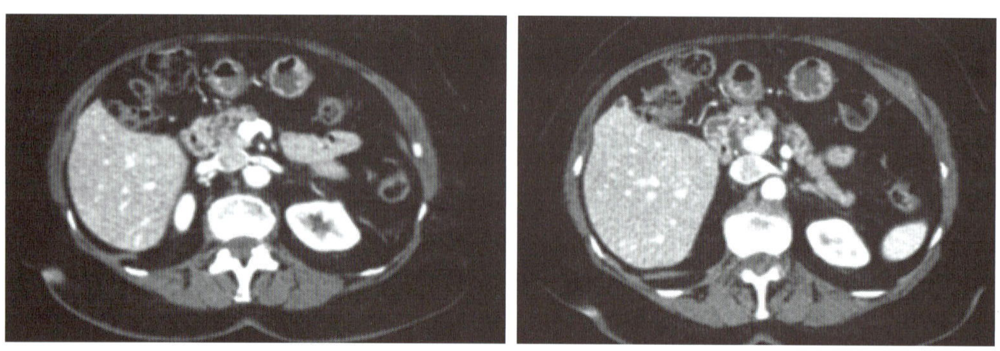

(a) 256 매트릭스 (b) 512 매트릭스

그림 7-44 매트릭스 크기에 따른 복부 CT영상의 영상품질 차이

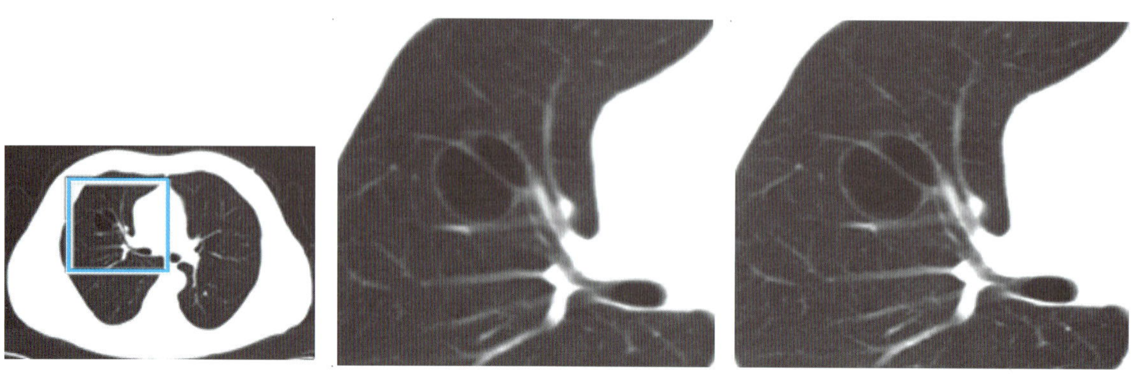

(a) 확대영상 (b) targeting 영상

그림 7-45 단순 확대영상과 retrospective targeting 영상의 공간분해능 비교

ⓑ Convolution 처리(영상 재구성 알고리즘)

모든 CT에서 기본적으로 사용되는 재구성 기법인 필터보정 역투영법은 2개의 수학적 연산과정인 convolution과 역투영을 포함한다. 공간영역에서 시행되는 지역처리(local processing)의 하나인 convolution은 필터링 또는 알고리즘 처리라고도 명명되며 역투영 과정에서 발생되는 흐림 현상을 최소화하기 위해 raw data 영역에서 시행된다.

Convolution 처리는 크게 다음의 3가지로 구분되며 영상의 해상능에 각기 다른 영향을 준다. 기본적이며 중용적인 해상능 특성을 갖는 standard 알고리즘은 두부나 척추CT 등에서 많이 사용된다. 경계부위를 증강시킨 고공간주파수 알고리즘(high spatial frequency algorithm; edge enhancing algorithm)은 제조사에 따라 bone, high, ultrahigh 등으로 명명되며 폐야의 미세조직, 내이 등의 치밀골 강조에 주로 사용된다. 그리고 노이즈의 영향을 감소시킨 저공간주파수 알고리즘(low spatial frequency algorithm; smoothing algorithm)은 선감약계수 차이가 크지 않은 연부조직을 강조하여 차별화하는데 주로 사용된다. 이는 soft tissue 또는 soft 알고리즘으로 명명되며 복부 등의 연부조직 검사에 주로 사용된다.

그림 7-46은 재구성 알고리즘에 따른 공간분해능 특성을 나타낸 것이다. (a)에서 복부CT의 경우 standard와 soft tissue 알고리즘의 50% MTF와 10% MTF는 각각 1.4lp/cm와 2.7lp/cm의 차이가 나는 것을 알 수 있다. 그림 7-48은 재구성 알고리즘에 따른 측두골 CT영상의 품질 차이를 보여준다. H70 커널을 사용한 (b)영상이 B60f 커널의 (a)에 비해 측두골의 미세한 뼈 부위의 디테일이 우수함을 알 수 있다.

(단위 : lp/cm)

kernel (%MTF)	내이	뇌조직	복부	
	ultrahigh	standard	standard	soft detail
50% MTF	8.8	3.3	4.2	2.8
10% MTF	12.1	6.9	7.2	4.5
2% MTF	14.0	8.4	9.0	5.4
0.01% MTF	15.0	9.5	10.0	6.0

(a) 지멘스

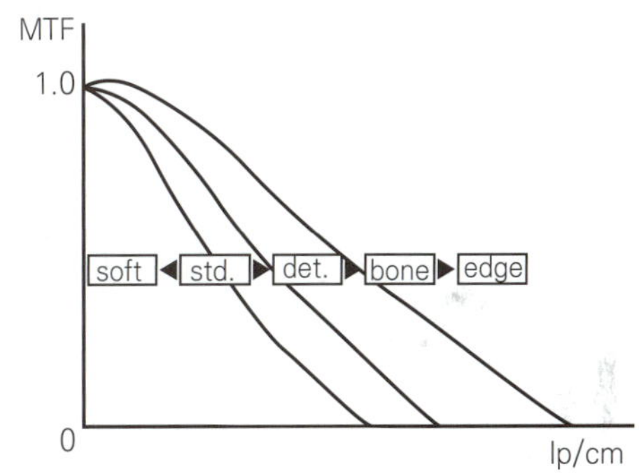

(b) GE사

그림 7-46 재구성 알고리즘별 공간분해능(MTF) 차이

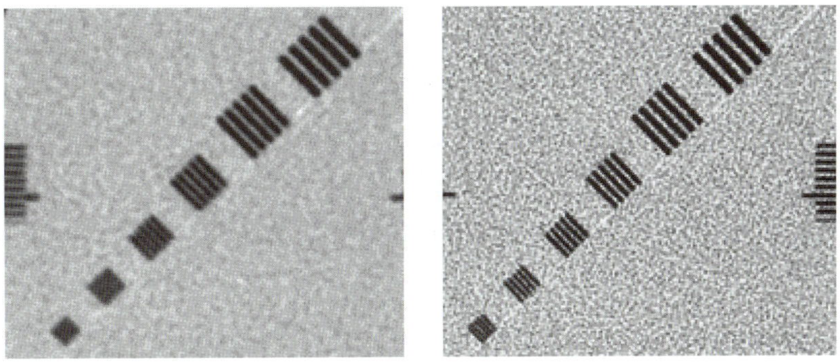

(a) Standard　　(b) Bone

그림 7-47 재구성 알고리즘에 따른 공간분해능 차이를 보여주는 팬텀 영상(GE사)

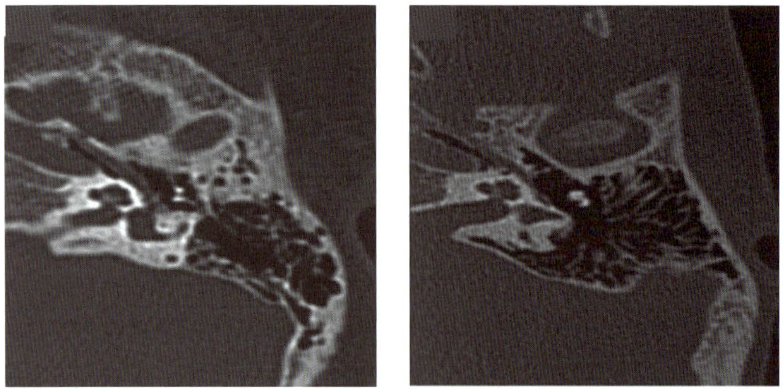

(a) Old B60f kernel (b) New H70 kernel

그림 7-48 재구성 알고리즘(reconstruction kernel)에 따른 영상품질의 차이(지멘스 64MDCT)

ⓒ 재구성 기법(FBP, IR 등)

FBP, 통계적 IR, MBIR의 원리 그리고 제조사별 특성에 대해서는 6장에서 자세히 설명하였으므로 여기선 3가지 방법을 개념적으로 간단히 비교하기로 한다.

FBP은 모든 방향의 투영값(projection profile)을 획득한 후 데이터의 대수화(logarithm)를 통한 전처리가 행해진다. 그 후 원점이 양의 값(+)이고 그 밖은 음의 값(-)이며, 원점에서 멀어질수록 0으로 접근하는 함수인 디지털 필터가 각 데이터에 곱해진 후 필터된 프로필을 역투영 한다. 최종적으로 필터된 역투영값은 합산되고 마이너스와 플러스 성분이 각기 상쇄되며 흐림이 없어진 영상이 얻어진다. 이러한 FBP은 영상의 선명도가 우수하고 재구성 속도가 빠른 장점이 있으나 노이즈의 발생이 단점으로 작용한다.

이에 비해 통계적 IR은 FBP과정을 거친 영상을 image data 또는 raw data 영역에서 통계적인 방법을 이용하여 추가적인 재구성을 시행한다. 이는 FBP영상의 디테일을 보존하는 상태에서 노이즈 및 아티팩트를 감소시키며 부가적으로 선량감소효과도 얻는다. 즉, 대조도분해능과 공간분해능을 향상시키며 dark-band artifact를 감소시키고 저선량 검사를 가능하게 한다. 하지만 기존의 FBP 영상에 비해 인공적인 느낌의 영상 생성은 수정되어야 할 단점이다.

수학적 연산을 위해 많은 단순화가 도입된 FBP에서는 X선 초점이 매우 작은 점이고, 검출기 역시 검출소자의 중앙에 위치한 하나의 점이며, 재구성된 복셀도 형태나 크기를 갖고 있지 않으며, 측정된 신호는 광자 노이즈(이를 광자통계 특성이라고도 함)나 전자적 노이즈로 인한 에러를 포함하지 않는다는 가정을 포함한다. 이러한 가정은 영상 재구성의 수학적 관점에서는 필요하지만 얻어지는 재구성 결과 측면에서는 MDCT의 정확한 상태를 대변하지 못하기 때문에 영상품질의 저해요인으로 작용한다.

이를 해결하고자 CT시스템의 정확한 상태를 반영하는 MBIR은 영상화 과정에서의 전자적 노이즈뿐만 아니라 영상 파라메터들인 초점, 선속, 픽셀, 검출기 형태에 관련된 광학 특성, 피사체 특성, 그리고 X선 스펙트럼과 감약에 관련된 물리적 특성까지도 정확히 모델링하여 반영하는 재구성 기법이다. 이러한 MBIR은 공간분해능의 현저한 향상과 노이즈와 환자선량을 감소시킨다, 하지만 많은 계산 용량과 복잡함으로 인해 고성능 컴퓨터 시스템이 필요하며 재구성 속도가 상대적으로 늦은 것이 단점이다.

그림 7-49는 GE사의 저선량 복부CT(120kVp, 50mAs, 0.625mm의 조건)에서 FBP, 통계적 IR, MBIR로 얻어진 영상들이다. 참고로 FBP 영상은 노이즈 감소처리(denoising)가 추가되었음을 인지해야 한다.

그림 7-50은 FBP, 통계적 IR, MBIR로 얻어진 필립스의 심장 CT영상의 품질을 비교한 것이다(100kVp, <300mAs, 13mGy의 $CTDI_{vol}$, 215mGy·cm의 DLP, 3mSv의 유효선량(k=0.014)). Full dose 스캔의 경우 통계적 IR과 MBIR 영상의 노이즈는 비슷한 값을 갖는다. 하지만 저선량(20% 선량) 스캔의 경우 MBIR 영상이 통계적 IR에 비해 노이즈가 현저히 감소함을 알 수 있다.

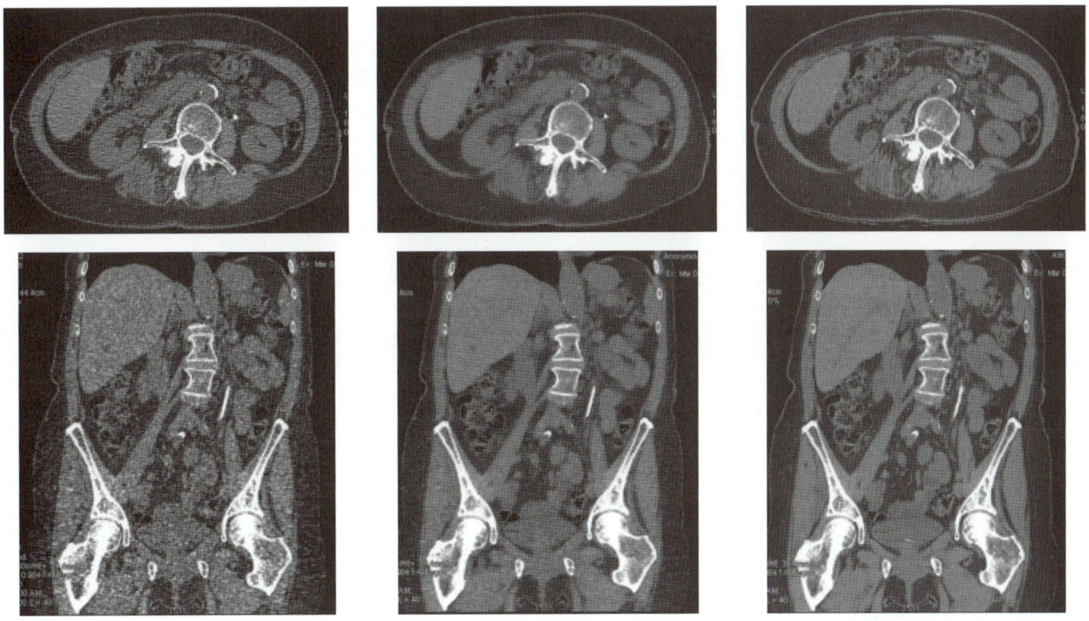

(a) FBP (b) ASIR(statistical IR) (c) Veo(model based IR)

그림 7-49 재구성 기법에 따른 영상품질 차이(GE사)

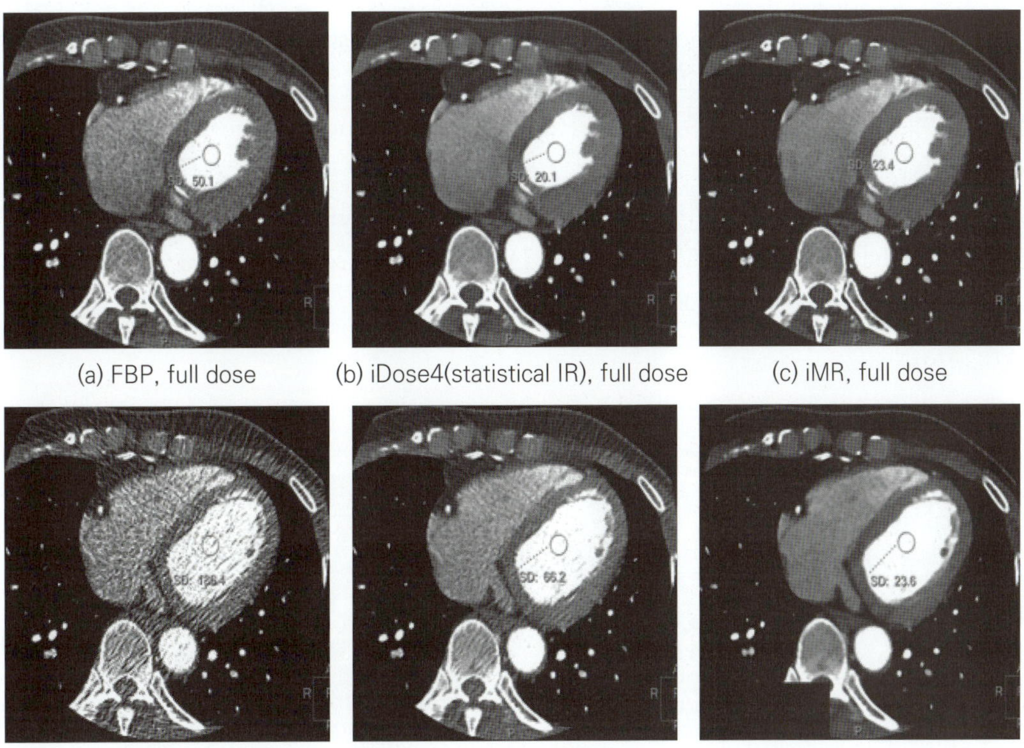

(a) FBP, full dose (b) iDose4(statistical IR), full dose (c) iMR, full dose

(d) FBP, 20% dose (e) iDose4, 20% dose (f) iMR, 20% dose

그림 7-50 재구성 기법에 따른 노이즈와 영상품질의 비교(필립스)

(5) 한계분해능(최대분해능)과 픽셀 크기

픽셀 크기는 display FOV/matrix size로 나타낼 수 있다. 여기서 display FOV의 단위는 mm이다. 그리고 한계분해능(limiting resolution)은 최대분해능(maximum resolving power)과 동일한 의미이며, 이는 선쌍(line pair)의 역수로 계산할 수 있다. 즉, 한계분해능은 1/(2×픽셀 크기)로 나타낼 수 있다.

예를 들어, 40cm의 display FOV와 512 매트릭스 사용한 복부CT에서의 픽셀 크기와 한계분해능을 구해 보기로 하자.

픽셀 크기는 display FOV를 매트릭스 크기로 나누어 계산하므로 400/512 = 0.78mm가 된다. 그리고 한계분해능은 1/(2×0.78mm) = 0.64lp/mm = 6.4lp/cm이 된다.

표 7-2는 512 매트릭스를 적용할 경우 display FOV의 크기 변화에 따른 픽셀 크기와 최대분해능을 나타낸 예이다.

표 7-2 Display FOV의 크기에 따른 픽셀의 크기와 최대 분해능(512 매트릭스)

DFOV(cm)	10	15	20	25	30	35	40
픽셀 크기(mm)	0.20	0.29	0.39	0.48	0.59	0.68	0.78
최대 분해능(lp/cm)	25.6	17.1	12.8	10.2	8.5	7.3	6.4

(6) High resolution CT

고해상능 폐CT는 "Mayo 1991"이라는 책에서 "폐의 구조평가를 위한 가장 정확하면서도 비침습적인 검사방법"이라고 소개된 것처럼 폐의 질환을 평가하는 한 방법으로 발전되었다.

폐야(lung field)의 미세병변 관찰이나 측두골(내이) 부위의 검사에 주로 사용되는 고해상능 CT(HRCT)는 얇은 슬라이스 두께와 함께 윈도우 폭(window width)를 넓게 설정하는 것이 필요하다. 특히, HRCT는 좁은 선속(narrow beam collimation)을 사용하고 1.0mm 이하의 얇은 슬라이스 두께를 사용함으로써 부분체적효과에 의한 아티팩트를 줄여야 하며, 고공간해상능 알고리즘(high spatial frequency algorithm)과 고관전압(130 또는 140kVp)을 적용한다.

또한 공간분해능을 더욱 향상시키기 위해서 픽셀 크기를 감소시키는 것이 필요하다. 이것은 display FOV를 줄임으로써 가능하다. 그리고 고해상능 폐CT(HR lung CT)에서는 가능한 scan time을 줄여 호흡에 의한 아티팩트(respiratory artifact)를 줄이는 것이 필요하다.

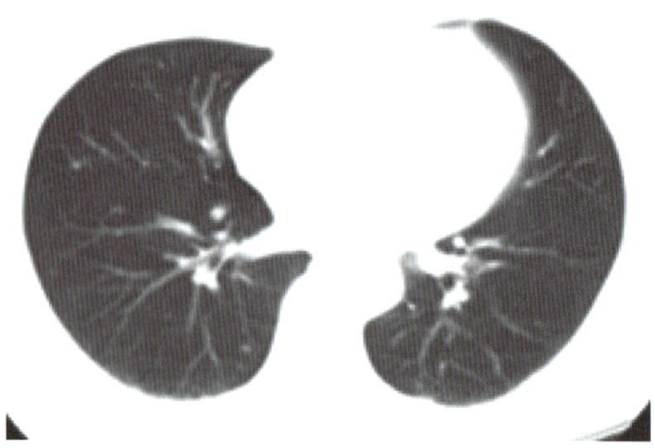

(a) Routine CT(10mm 두께)

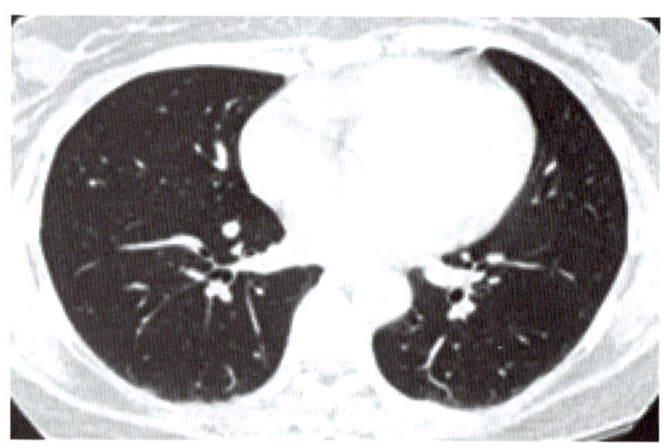

(b) HRCT(1mm 두께)

그림 7-51 Routine CT와 고해상능 폐CT

3) 대조도분해능(contrast resolution)

(1) 대조도분해능의 정의

조직분해능, sensitivity, low contrast sensitivity 또는 low contrast detectability라고도 불리는 대조도분해능은 감약 차이가 작은 인접한 구조물을 구분해내는 시스템의 능력이며 조직의 대조도 측면에서 어떤 작은 변화를 표현해 낼 수 있는 CT장치의 능력을 의미한다. 대조도분해능은 질환의 조기진단에 큰 영향을 미치는 중요한 요소이며, 이는 노이즈에 영향을 많이 받는다.

밀도와 원자번호가 다른 지방과 근육, 뼈의 3종류의 구조를 예를 들어 설명하기로 하자.

만약 일반방사선촬영장치로 이 구조를 영상화한다면 단지 뼈와 연부조직(근육과 지방이 함께 포함)에 대해서만 좋은 대조도를 보여주는 영상을 얻을 수 있다. 근육과 지방의 밀도와 그 원자번호를 확실히 구분해 내기에는 너무 근소한 차이를 가지므로 연부조직은 그림자처럼 보여진다. 그래서 이 두 조직 사이에는 확연한 대조도 차이가 나타나지 않고, 뼈와 연부조직 사이에는 확실한 구분이 나타나는데 이는 두 조직 사이의 밀도나 원자번호가 확실히 차이가 있기 때문이다. 이에 비해 CT는 대조도분해능이 확실히 우수한 장점이 있다. 이는 다른 디지털 영상장치와 근본적으로는 큰 차이가 없지만, CT는 밀도나 원자번호가 근소하게 차이를 갖는 조직을 다양하게 영상화할 수 있다.

보통 일반 방사선촬영장치가 10% 정도의 밀도차이를 구분해 낼 수 있는 반면, CT는 기종과 모델에 따라서 다소 차이는 있지만 0.25-0.5%의 밀도 차이를 구분할 수 있다. 이를 감약계수 분해능이라는 용어로 표현한다. 이를 가능케 하려면 적어도 1% 정도의 대조도 차이를 구별할 수 있는 검출시스템이 필요하다.

(2) 대조도분해능의 측정

대조도분해능의 측정을 위해서는 기본 블록에 1%(10HU) 정도의 감약계수 차이를 갖는 물질을 원형의 다양한 크기로 제작하여 삽입한 팬텀을 스캔한 영상에서 식별 가능한 가장 작은 크기의 구멍으로 나타내는 방법을 사용한다.

그림 7-52는 20cm 직경의 CATPHAN 팬텀의 대조도분해능 측정용 블록을 스캔한 영상이며, 그림 7-53은 AAPM 팬텀(AAPM의 CT performance phantom) 내부의 대조도분해능 측정 부분과 이를 스캔한 영상이다. 특수의료장비의 설치 및 운영에 관한 규칙에 의거한 팬텀영상검사에서의 대조도분해능의 측정방법은 AAPM 팬텀을 스캔한 후 모니터로부터 50cm 이상 떨어져 영상의 window width와 level을 조절하면서 시각적으로 구분이 가능한 가장 작은 크기의 구멍을 확인한다. 이때 window width는 300-400HU, level을 0-100HU 사이에서 구멍들이 잘 보이는 조건으로 조정하고 영상의 가장 큰 구멍 내용물과 아크릴 부분의 CT number를 영상에 표시한 후 screen save한다. 아크릴 부분과 구멍 내용물의 CT number 129.4HU와 121.0HU으로 8.4HU의 차이가 남을 알 수 있다.

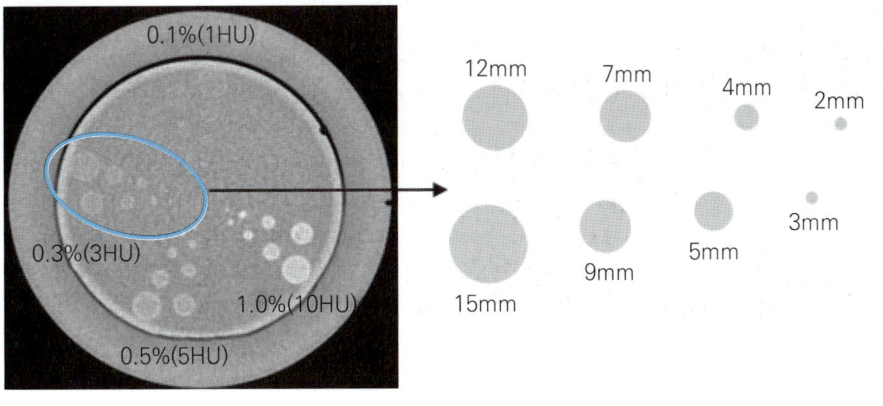

그림 7-52 CATPHAN 팬텀의 대조도분해능 측정 블록을 스캔한 영상

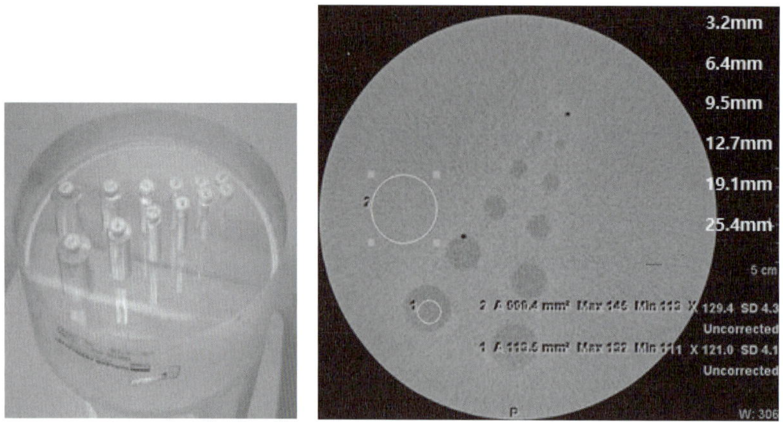

그림 7-53 AAPM 팬텀을 이용한 대조도분해능 측정 영상

(3) 대조도분해능의 영향 인자

대조도분해능에 영향을 미치는 인자로는 노이즈, kVp와 mAs 그리고 선속의 여과 정도에 의해 좌우되는 X선 광자량, 슬라이스 두께, 선속의 감약에 영향을 미치는 환자의 크기, 검출기의 감도, 재구성 알고리즘 등이 있다.

① 노이즈(양자 노이즈; quantum noise)

노이즈는 대조도분해능과 가장 밀접한 관계를 갖는다. 너무 적은 양의 X선 광자가 검출되면 노이즈가 많은 영상으로 나타나고 이는 대조도분해능을 저하시킨다.

② 광자량(photon flux; photon fluence)

광자량(광자유량)은 kVp, mAs, 선속의 필터링 정도에 의해 좌우되며 이러한 요소들에 의해 검출기에 도달하는 광자의 질과 양이 결정된다. 즉, kVp나 mAs를 증가시키면 광자량은 증가하며, 선속 필터링을 증가시키면 선속의 감쇄가 많아지게 되어 광자량은 감소한다. 이러한 광자량은 결과적으로 영상의 대조도분해능에 영향을 미치게 된다.

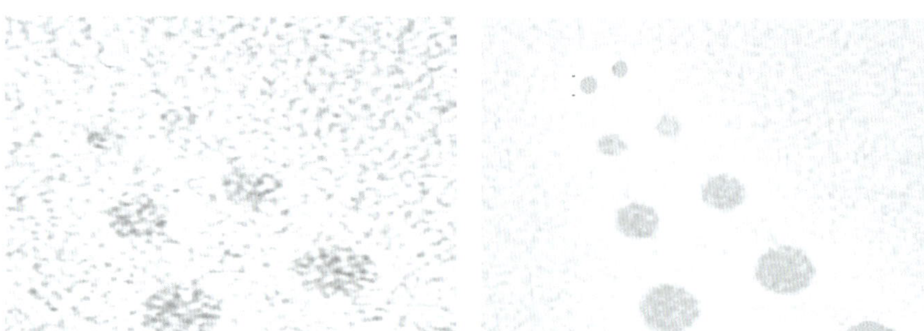

(a) 50mAs (b) 250mAs

그림 7-54 선량에 따른 대조도분해능의 차이

③ 슬라이스 두께

산란선은 영상의 노이즈를 발생시켜 대조도와 대조도분해능을 저하시키며, CT에서는 콜리메이션을 조절하는 방법으로써 이를 감소시킨다.

특히, non-MDCT에서의 콜리메이션 조절은 슬라이스의 두께를 결정한다. 좁은 선속 콜리메이션에 의한 얇은 슬라이스 두께의 선택은 검출기로 가는 산란선을 중간에 차단함으로써 대조도분해능을 개선하는 효과를 준다. 하지만 슬라이스 두께를 감소시킴에 따라서 노출을 증가시켜야만 하는 부담이 생긴다. 반면에 넓은 선속 콜리메이션에 의한 두꺼운 슬라이스 두께의 설정은 얇은 슬라이스 두께에 비해 노이즈가 상대적으로 감소되므로 대조도분해능의 향상 효과를 얻을 수 있다.

④ 검출기 감도(sensitivity)

검출기의 감도(sensitivity) 역시 대조도분해능의 영향 요소이다. CT검출기는 X선 흡수과정에서 조그만 차이가 나더라도 이를 구분할 수 있는 능력이 있어야 하는데 연부조직의 대조도에서 적어도 1% 이상의 작은 차이는 측정할 수 있어야 한다.

⑤ 재구성 알고리즘(reconstruction algorithm; reconstruction kernel)

재구성 알고리즘이 대조도분해능에 미치는 영향은 크다. 저공간분해능 알고리즘(low spatial frequency algorithm)은 영상을 smoothing하게 만들며 특히, 전이(metastasis)와 같은 저대조도 병변에서는 증강효과가 크다.

⑥ 환자의 크기

환자 크기는 선속의 감쇄에 영향을 줌으로써 검출기에 도달하는 광자량에 영향을 미친다. 즉, 큰 피사체에서는 선속의 감쇄가 많아지게 되어 광자량은 감소한다. 그러므로 CT검사에서는 이러한 인자들을 최적화하여 대조도분해능을 개선하여야 한다.

⑦ 모니터 스크린의 크기, 영상 관찰 거리

모니터 스크린 크기와 영상의 관찰 거리도 대조도분해능에 영향을 준다. McCullough에 의하면, 대형의 스크린에 있는 영상을 보기 위해 관찰하는 거리를 증가시킬수록 저대조도 부위를 검출하는 능력은 향상된다고 한다.

(4) 대조도분해능의 해석

CT장치의 대조도분해능 수준은 2.0mm at 0.25% at 30mGy(또는 2.0 mm at 0.25% at 200mAs) 정도이다. 이는 30mGy(또는 200mAs)의 선량에서 주위(background)와 0.25%의 대조도 차이를 가질 때 직경 2.0mm 크기의 피사체를 구별해 낼 수 있다는 것을 의미한다.

GE사 64MDCT인 LightSpeed VCT의 대조도분해능은 5mm@0.30% at 15.1mGy $CTDI_{vol}$(15mGy)이다. 이는 axial scan mode에서 20cm 직경의 CATPHAN phantom을 사용하고 standard 재구성 알고리즘과 120kVp, 200mAs, small body scan FOV, 22.7cm의 display FOV, 5mm의 슬라이스 두께, 512 매트릭스를 적용하여 측정된 결과이다.

4) 시간분해능(temporal resolution)

Non-MDCT에서는 공간분해능과 대조도분해능이 관심의 대상이었으나, MDCT에서는 스캔속도의 단축과 MPR 및 3차원 영상의 활용이 증가됨에 따라 Z-축분해능과 시간분해능이 영상의 질에 있어 중요한 지표로 대두된다.

시간분해능은 시간의 지남에 따라 형태나 위치가 변화되는 피사체를 검출하는 능력이며, 이는 주로 X선관의 회전속도나 스캔 소요시간 측면에서 평가된다.

MDCT에서의 시간분해능은 scan time(X선관 회전시간)과 scan rate의 두 관점으로 접근할 수 있다. 하나는 호흡이나 움직임을 피할 수 없는 장기나 조직의 스캔에서 scan time을 최소한으로 감소시키는 방향이다. Scan time에 관련되는 요소로는 X선 출력, X선 검출효율, 고속의 스캔 메카니즘이 있다.

다른 하나는 scan rate이다. 이는 주어진 시간 안에 얼마나 많은 수의 스캔이 행해질 수 있는 가로 표현되며, dynamic scan이나 조직의 움직임을 추적하는 경우에 중요한 특성으로 작용된다. Scan rate에 관련되는 요소로는 양극의 열축적용량, 환자테이블의 이동속도, 스캔 매카니즘의 연속성 등이 있다.

5) Z-축분해능(Z-axis resolution; longitudinal resolution)

Z-축분해능은 슬라이스 두께 분해능으로 인체 종축 방향의 분해능이다. 우수한 Z-축분해능은 부분체적효과를 감소시킴으로써 작은 부위의 Z-축 방향 검출능을 향상시켜 양질의 영상을 재구성하게 한다. 이러한 Z-축분해능은 단면감성윤곽(반전치폭; FWHM)을 측정함으로써 얻거나 퓨리에 변환을 통하여 계산되며, 영상 노이즈와 대조도, 부분체적효과, 그리고 작은 크기 피사체의 가시화에 영향을 미친다.

근본적으로 CT영상은 X-Y축에 비해 Z-축의 분해능이 저하되는데, 이는 종축에서의 데이터 샘플링이 axial plane(X-Y plane)에 비해 적기 때문이다. 이를 보완하기 위해 고식적 스캔의 경우 중첩 스캔(overlapped scan)을 통해 어느 정도의 Z-축분해능을 향상시킬 수 있으나 이는 환자선량의 증가를 동반한다.

MDCT의 경우 고식적 스캔에 비해 나선형 스캔의 Z-축분해능은 저하되며, 제조사에 따라 차이는 있지만 helical pitch가 클수록 Z-축분해능은 저하되고 유효 슬라이스 두께는 다소 증가하는 경향을 보인다. 하지만 지멘스 MDCT에서 적용되는 관전류 자동조절기능은 helical pitch의 변화에 관계없이 노이즈를 일정하게 유지시킴으로써 동일한 영상품질과 선량을 유지한다. 이는 beam pitch가 1.0보다 클 경우 X선관의 관전류를 증가시키고, 1.0보다 작은 경우엔 관전류를 감소시키는 원리를 이용한다.

그림 7-55는 지멘스의 4MDCT에서 narrow beam collimation(4×1mm) 적용 시 helical pitch 변화에 따른 MPR 영상의 Z-축분해능을 나타낸 영상이다. Helical pitch의 증가에도 불구하고 Z-축분해능(슬라이스 두께)은 거의 동일하다. 즉, 지멘스의 MDCT에서의 high pitch의 사용은 검사 소요시간을 단축시켜 시간분해능을 향상시키고 슬라이스 두께의 증가를 방지하며(Z-축분해능을 거의 동일하게 유지), 영상 노이즈를 일정하게 유지시키는 장점을 갖는다. 하지만 high pitch의 사용은 helical artifact를 발생시키고 환자선량의 감소를 억제하는 단점을 갖는다.

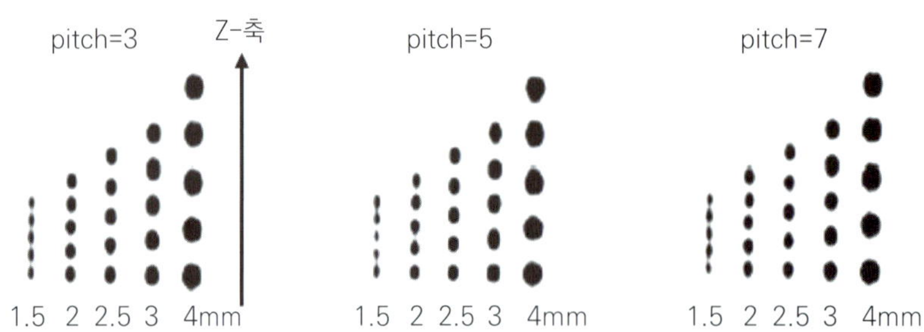

(a) 1mm×4개의 detector configuration, 2mm 슬라이스 두께

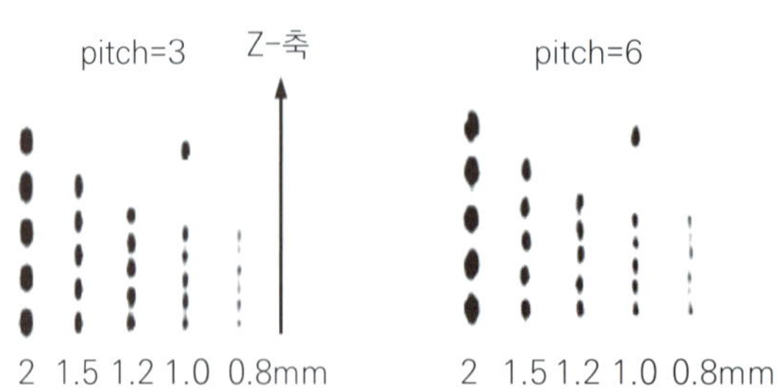

(b) 1mm×4개의 detector configuration, 1mm 슬라이스 두께

그림 7-55 지멘스 4MDCT의 pitch 변화에 따른 MPR 영상의 Z-축분해능

표 7-3에서 GE사 LightSpeed VCT(64MDCT)의 나선형 스캔 시 standard 알고리즘과 edge 알고리즘(주로 측두골CT에서 사용되는 고해상능 알고리즘)의 axial 분해능(X-Y plane resolution)과 Z-축분해능의 차이를 보여준다. Standard와 edge 알고리즘의 Z-축분해능은 50% MTF에서 각각 5.4lp/cm와 5.7lp/cm이며, 10% MTF에서 각각 10.4lp/cm와 10.6lp/cm이다. Z-축분해능은 axial 분해능과 달리 재구성 알고리즘에 크게 영향을 받지 않는다.

표 7-3 GE사 64MDCT의 나선형 스캔 모드에서 standard와 edge 알고리즘의 axial 분해능과 Z-축분해능의 차이

(단위; lp/cm)

	Standard		Edge	
	Axial 분해능	Z-축분해능	Axial 분해능	Z-축분해능
50% MTF	4.2	5.4	10.1	5.7
10% MTF	6.8	10.4	13.7	10.6
0% MTF	8.5	16.0	15.4	16.0

6) 동등해상능(isotropic resolution; isotropic spatial resolution)

3차원의 이상적인 해상능은 X, Y, Z-축해상능이 동일해야 한다. 이를 위해서는 슬라이스 두께가 X-Y plane의 픽셀 크기와 동일한 등방성 복셀(isotropic voxel)이 되어야 한다. MDCT의 장점 중의 하나가 동등해상능의 볼륨 데이터 획득이 가능한 점이다. 이는 Z-축해상능이 axial 해상능(X-Y plane 해상능)과 동일함을 의미하며 임상적인 측면에서 횡단면 영상의 해상능이 coronal이나 sagittal 영상의 해상능과 동일함을 의미한다. 여기서 동등해상능의 영상을 얻기 위해서는 얇은 슬라이스 두께로 스캔해야 함은 물론이다. 이러한 장점을 이용하여 MDCT에서는 두경부 CT검사에서 axial scan과 coronal scan을 시행하던 예전의 프로토콜과는 달리 동등해상능을 갖는 axial 영상만 스캔한 후 이를 이용하여 coronal 영상을 reformation하는 프로토콜이 권장된다. 이는 X선관의 소모를 줄이는 효과와 함께 환자선량을 감소시키는 효과를 얻는다.

Axial 해상능은 스캔 범위 내에서의 픽셀의 크기에 의해 결정된다. 25cm의 scan FOV에서 512 매트릭스를 사용한 경우 픽셀의 크기는 250/512 = 0.49mm가 된다. 이때 0.5mm 슬라이스 두께로 영상을 얻는다면 복셀의 크기는 이상적인 isotropic 값에서 1.2%의 차이가 생기게 된다. 예를 들면, 두부CT에서 25cm의 FOV와 0.5mm 두께로 스캔하거나, 50cm의 FOV와 512 매트릭스를 사용하는 복부CT에서(동등해상능을 얻기 위해서는 0.977mm 두께의 스캔이 필요함) 1mm 두께의 슬라이스로 스캔하는 경우 동등해상능에 가까운 영상을 얻을 수 있다. 그러므로 X선관 일회전에 0.5mm 슬라이스 두께의 16개 영상을 얻는 MDCT의 경우 인체 모든 부위에서 동등한 복셀 데이터를 얻을 수 있음을 알 수 있다.

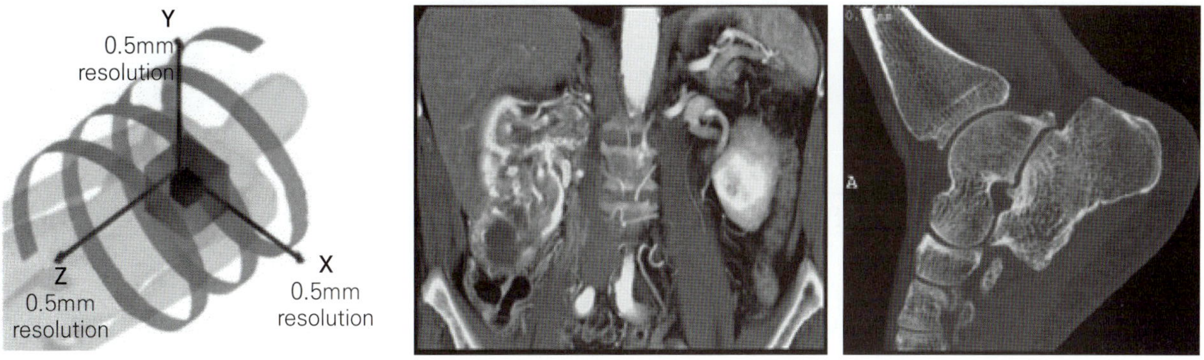

그림 7-56 동등해상능의 개념과 영상(0.5mm resolution)

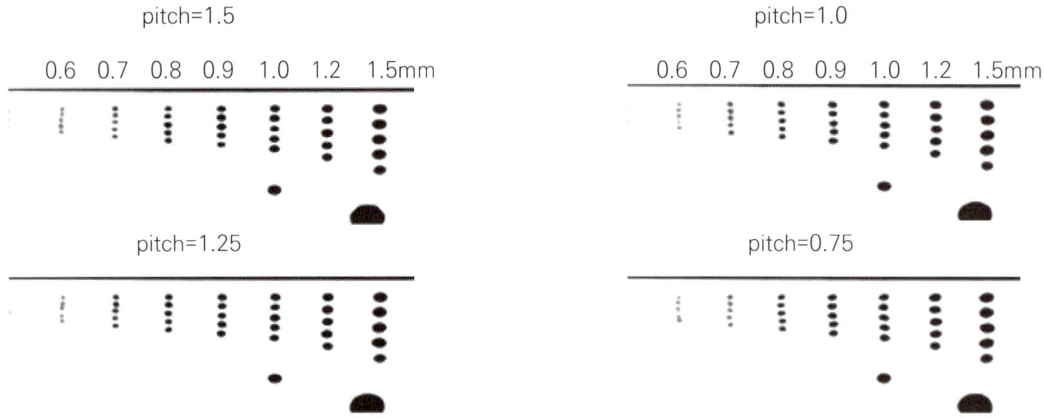

그림 7-57 16×0.75mm의 선속 콜리메이션으로 스캔한 MPR 영상의 Z-축분해능(지멘스 16MDCT)

그림 7-57은 각각 0.75, 1.0, 1.25, 1.5의 beam pitch 하에서 16×0.75mm의 선속 콜리메이션으로 스캔한 영상을 0.75mm 두께의 횡단면 영상으로 재구성하여 reformation한 영상이다. Pitch의 크기에 상관없이 0.6mm 직경의 구멍이 구분되는 거의 동일한 수준의 해상능(동등해상능)을 가지며, 기하학적 왜곡 현상은 관찰되지 않는다.

7) 대조도 척도(contrast scale)

(1) 대조도 척도의 정의

대조도 척도란 물 등가물질의 평균 CT값을 1HU 변경시키기 위해 요구되는 선흡수계수의 변화를 의미한다. 이를 다르게 표현하면, 장치의 CT number가 피사체의 선감약계수와 얼마나 정확히 대응되는 가를 의미한다.

CT 제조사별로 선흡수계수에 대한 CT number scale을 단일화하지 않고 임의로 설정하고 있기 때문에 CT장치의 성능을 평가하기 위해서는 규격화가 필요하다. 이를 위해서 장치제조사에서는 CT number당 흡수계수의 변화를 대조도 척도라는 용어를 사용하여 표시하고 있다. 대조도 척도는 선흡수계수의 차이를 CT number의 차이로 나눈 것을 의미하며, 이는 b/a로 나타내진다($\cot \alpha = b/a$).

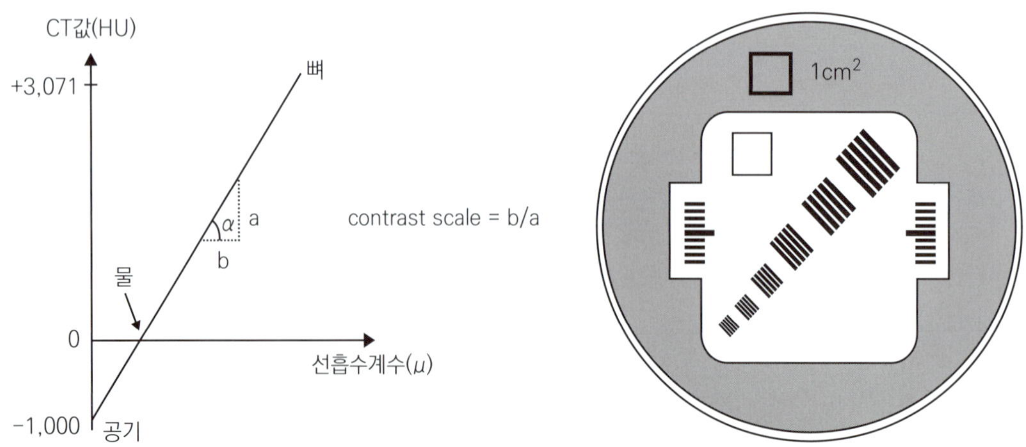

(a) 대조도 척도의 개념 (b) GE사 성능관리용 팬텀을 이용한 측정 영상

그림 7-58 대조도 척도의 개념과 측정 영상의 예

(2) 측정 및 영향인자

Contrast scale을 간단히 구하기 위해서는 아크릴 핀과 물의 CT number를 비교하거나 물과 공기의 CT number를 비교하여 측정하는 방법이 사용되고 있다. 즉, contrast scale의 측정을 위한 공식은 아래의 두 가지가 주로 사용되고 있다.

$$\text{Contrast scale} = \frac{\text{아크릴의 감약계수 - 물의 감약계수}}{\text{아크릴의 CT number - 물의 CT number}} \quad \text{(A)}$$

$$\text{Contrast scale} = \frac{\text{물의 감약계수}}{\text{물의 CT number - 공기의 CT number}} \quad \text{(B)}$$

공식(A)는 AAPM에서 고안된 성능평가용 팬텀에서 사용되고 있으며, 공식(B)는 지멘스의 등에서 권고하는 방법으로 장치 사용자들이 쉽게 적용할 수 있다. 여기서 물의 감약계수(선흡수계수)는 $0.19cm^{-1}$이며 CT에서 일반적으로 사용되는 관전압의 범위에서 아크릴의 감약계수에서 물의 감약계수를 뺀 값은 $0.024cm^{-1}$ 이다.

그림 7-59(b)는 GE사 성능평가용 팬텀을 이용하여 대조도 척도를 구하는 영상이다. 공간분해능과 슬라이스 두께의 정확도를 측정할 수 있는 부위인 팬텀 영역-1(location: 0)에 중심선을 일치시키고 단일 슬라이스 스캔을 시행한다. 이때 120kVp, 340mAs의 노출조건과, head scan FOV, 10mm의 슬라이스 두께, 그리고 standard 알고리즘을 적용한다.

측정을 위해서는 1cm×1cm 크기의 정사각형 커서를 아크릴 재질의 plexiglass(+120HU의 CT number)와 물 부위에 위치한 후 ROI 기능을 이용하여 평균 CT number를 측정한다. GE사의 대조도 척도 시험의 자사규정은 plexiglass와 물 부위의 CT number 차이가 120±12HU 이내에 속해야 한다.

이와 같은 대조도 척도는 선흡수계수, 밀도, 피사체의 크기와 물리적인 성질 등에 따라 좌우되지만 X선의 선질에 의해 가장 큰 영향을 받는다. 그러므로 X선발생장치 계통에 관련된 노후나 고장으로 인해 부품을 교체할 경우에는 대조도 척도의 정밀한 측정이 요구된다.

8) 균일도(uniformity; cross-field uniformity; homogeneity)

(1) 균일도의 정의

동일한 성분을 갖는 물팬텀을 스캔한 단면영상의 모든 부위에서 얻어지는 실제 CT number는 선속경화현상 등의 영향으로 일정하지 않다. 균일도란 이러한 단면영상의 여러 부위(중앙부와 주변부)에서 어느 정도로 CT number가 균일한 가를 나타내는 용어이다.

CT number의 균일도 측정은 선속경화에 의한 직선형 아티팩트나 비균일성인 원형 아티팩트와 같은 영상의 장해요소의 존재 확인에 도움이 된다.

(2) 측정 및 영향인자

노이즈 측정과 동일하게 물팬텀을 일정한 파라메터를 사용하여 스캔한 후 팬텀 영상의 중앙부와 3시, 6시, 9시, 그리고 12시 방향의 주변부에 ROI(원형 또는 사각형)를 그려 특정 개수 이상을 포함하는 픽셀의 CT number로서 측정한다. ROI의 크기는 영상 면적의 2-5% 크기가 권고되며 국내 특수의료장비의 설치 및 운영에 관한 규칙에 의거한 팬텀영상검사의 경우 4cm×4cm 크기를 사용한다.

균일도에 영향을 미치는 인자로는 주로 피사체의 구성물질, 관전압과 필터링 정도, 슬라이스 두께 등이 있다. 스캔 시 균일도가 좋은 영상을 얻으려면 스캔 조사야(scan field) 내에 촬영부위 전체를 갠트리 내에 정확하게 위치시켜야 한다.

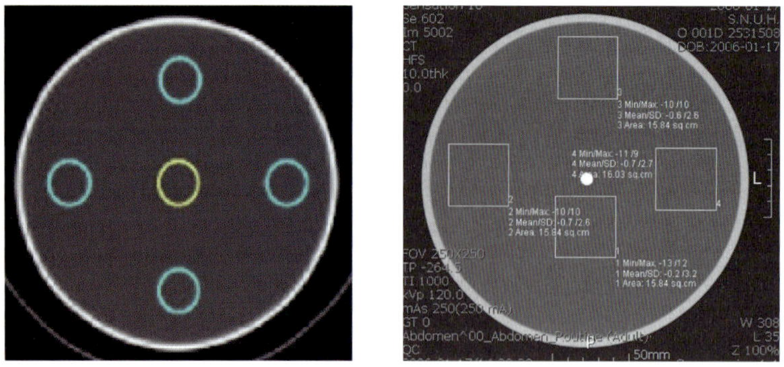

그림 7-59 균일도 측정 영상의 예

9) 직선성(linearity)

(1) 정의

CT number의 직선성은 선흡수계수에 의해 좌우되는 각 조직의 CT number를 장치가 제대로 표현할 수 있는가를 평가하는 것이며, 선택된 CT number의 영역에 대한 대조도 척도의 일치성 여부를 평가하는 것이다. 이러한 CT number 직선성은 골조직의 미네랄 소실 정도를 판단하는 BMD CT의 경우 매우 중요한 요인이 되므로 항상 직선성의 유지가 필요하다.

(2) 측정 및 영향인자

CT number의 직선성을 평가하기 위한 일반적인 방법은 다음과 같다. 선흡수계수를 알고 있는 물, 아크릴, 나일론, 렉산(폴리카보네이트), 폴리에틸렌, 폴리스틸렌 재질의 원주로 이루어진 팬텀 부위를 스캔하여 얻은 영상에서 각 부위의 CT number를 측정한다. 그 후 횡축에 각 물질의 선흡수계수를, 그리고 종축에 CT number의 평균값을 표시하여 1차원 함수의 그래프로 나타낸다. 만일 CT장치가 정상적인 상태에서 가동이 된다면 그래프의 직선 기울기가 1에 가깝게 나타나야 하며 이는 장치의 직선성이 양호한 상태임을 의미한다.

각 물질에 대한 선흡수계수는 그 물질의 원자번호와 X선 에너지의 불균일성으로 인해 다소 차이가 발생된다. 그러므로 CT number의 직선성에 대한 기준은 표준화되어 있지는 않지만, 직선성을 평가하는 방법은 4가지로 구분이 가능하다.

첫째, 팬텀 영상의 각 물질에 설정된 관심영역에서 측정한 CT number의 평균값이 직선과 일치하는 정도로서 평가한다.

둘째, 통계적으로 상관계수를 이용하여 장치의 전체적인 직선성을 평가하는 방법이다.

셋째, 영상의 각 핀부위에서 측정된 평균 CT number가 제시된 기준값의 ±5HU 범위 내에 속하는 지의 여부에 의해 따라 직선성을 평가하는 방법이다.

넷째, 물 부위의 표준편차를 측정한 후 표준편차의 2배 이내에 속하는 지의 여부에 의해 따라 각 핀 별로 직선성을 평가하는 방법이다.

최근 MDCT의 성능향상과 지속적 성능관리에 의해 직선성이 많이 향상되었지만, 장치의 장시간 사용에 따라 X선속과 검출기의 배열이 정확하게 일치하지 않거나 노후에 의한 기능적인 결함에 의해 직선성의 저하가 발생될 수 있으므로 이의 평가와 사전예방이 필요하다.

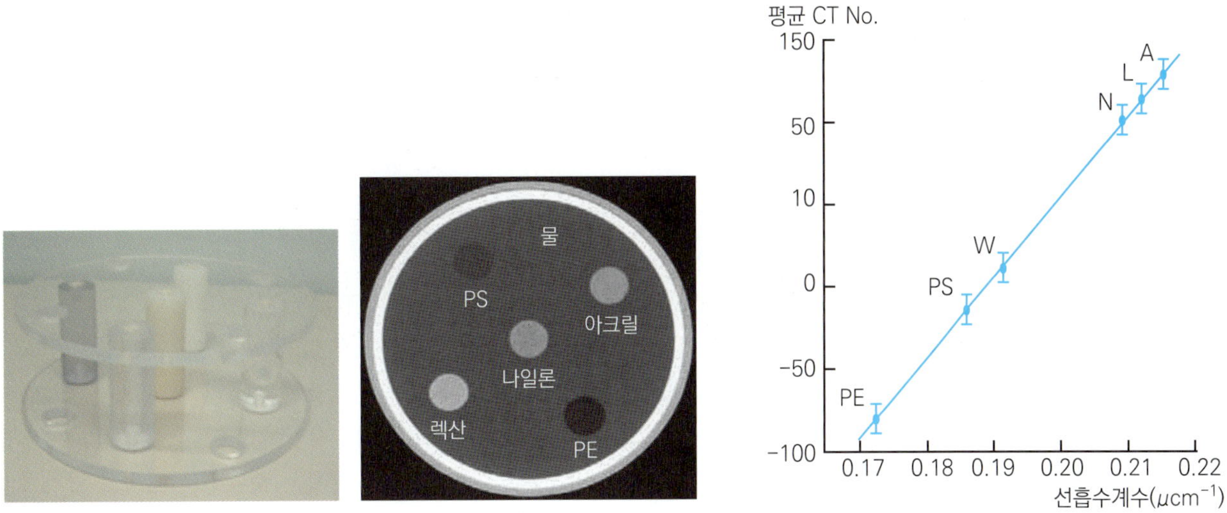

(a) AAPM 팬텀의 직선성 측정부위와 스캔 영상

(b) 직선성 그래프

그림 7-60 직선성 측정

3. MDCT 장치의 성능관리

MDCT는 첨단의 컴퓨터 기술과 X선장치가 결합된 장치로서 타 영상화 장치에 비해 전기, 기계적으로 정밀도가 매우 높아 전기적 특성과 습도 등 외부적인 영향에 매우 민감하며 이에 따른 장치의 성능저하나 고장발생이 많은 편이다. 또한 장치를 구성하는 부품들의 신뢰성 및 안정성의 저하로 영상의 질이 저하되는 경우가 많으므로 장치의 성능을 최적화하는 것이 중요하다.

MDCT의 성능관리는 장치성능을 최적화하며 영상의 질을 일정하게 유지시키기 위한 제반활동을 말한다. 이는 진단의 정확도를 향상시키고 방사선 피폭을 경감시키고, 환자 및 사용자의 안전을 관리하여 경제성을 향상시키는데 있다. 이를 위해서는 정기적이고 지속적인 평가항목 측정을 실시하여 여기서 얻는 자료는 기록되어야 하며, 그 결과의 비교 검토를 통해 문제 발생 전에 변화를 감지하여 필요한 조치가 행해져야 한다

국내에서는 의료법 제32조 2와 제32조 3에 의해 CT장치의 설치·운영 기준, 품질검사와 성능관리 규정이 명시되어 있으며, 의료법 제37조(진단용 방사선발생장치)에 의거하여 시행되고 있는 CT장치의 성능관리검사로는 사전검사(장비의 신규 또는 이전 설치하는 경우)와 정기검사(X선관을 교체하는 경우와 설치 후 3년 주기로 시행)가 있다. 그리고 의료법 제38조(특수의료장비의 설치·운영)에 의거하여 시행되고 있는 서류검사(1년 주기), 정밀검사(3년 주기)가 있다. 이러한 검사들은 대부분 검사대행기관 또는 품질관리원에 의해 이루어지고 있다.

병원 자체적인 성능평가는 일부 대형병원에서만 이루어지고 있으나, 장치 제조사에서 제공하는 정도관리용 팬텀과 프로토콜 하에 사용자에 의해 부분적으로 시행되고 있으며 실제 환자검사에서 사용되고 있는 조건과는 차이가 있다. 그러므로 장치제조사에서 제공되는 성능평가 조건과 프로토콜에서 탈피하여 환자검사에 실제로 적용하고 있는 조건을 사용하여 시행될 필요성이 있다.

그 외에 이루어지는 성능관리로는 대부분의 장치가 2-3개월 단위로 시행되는 정기예방점검, tube나 검출기 등 중요부품의 교체, 장치의 심각한 고장이나 현격한 질적 저하가 발생하는 경우 담당 엔지니어에 의해 시행되고 있다.

1) 성능관리용 팬텀

(1) AAPM의 performance phantom

미국 의학물리학자협의회(AAPM)에서 고안된 performance phantom은 직경이 21.6cm인 아크릴 재질의 원통형으로 제작되어 있으며, 국내 특수의료장비의 설치 및 운영에 관한 규칙에 의해 시행되는 서류검사 항목인 팬텀영상검사 및 자체 정도관리검사의 표준팬텀으로 사용되고 있다.

CT number calibration 블록, 슬라이스 두께 측정 블록, 공간분해능 측정용 블록, 대조도분해능 측정용 블록, 그리고 큰 피사체의 공간분해능과 노이즈 측정을 위해 연결이 가능한 외부 노이즈 링의 5부분으로 구성되어 있다.

CT number calibration 블록에는 물의 CT number, 노이즈, 균일도, 중심선 정렬의 측정이 가능한 부분과 CT number의 직선성 측정이 가능한 부분으로 나누어져 있다. 직선성 측정 부위에는 직경이 2.0cm이며 원형인 5개의 핀(폴리에틸렌, 폴리스티렌, 나일론, 렉산, 아크릴 재질)이 장착되어 있으며 주위에는 증류수로 채워져 있다. 각 핀의 밀도는 0.95, 1.05, 1.10, 1.20, 1.19g/cm^3 이다. AAPM 보고서에 의하면 100-140kVp 범위에서 폴리에틸렌 핀의 선감약계수는 0.179cm^{-1}, 폴리스티렌 핀이 0.187cm^{-1}, 나일론 핀이 0.209cm^{-1}, 렉산 핀이 0.212cm^{-1}, 그리고 아크릴 핀이 0.217cm^{-1}이며 물의 선감약계수는 0.190cm^{-1}이다.

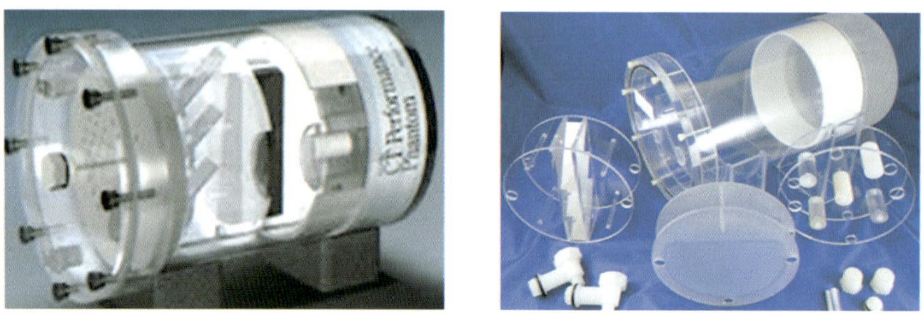

그림 7-61 AAPM에서 고안된 성능평가용 팬텀의 외관과 내부 블록

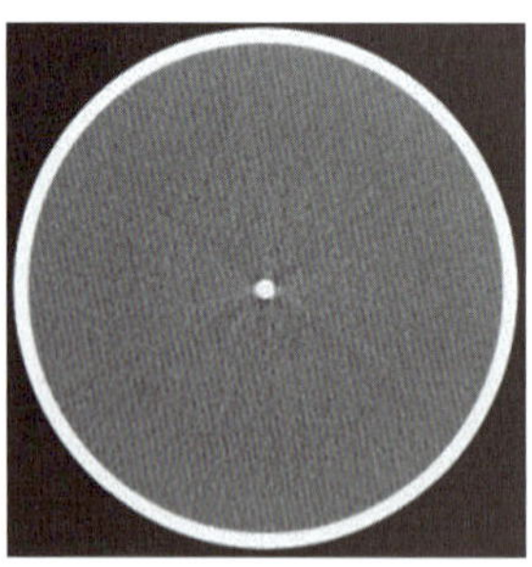

(a) CT number calibration 블록

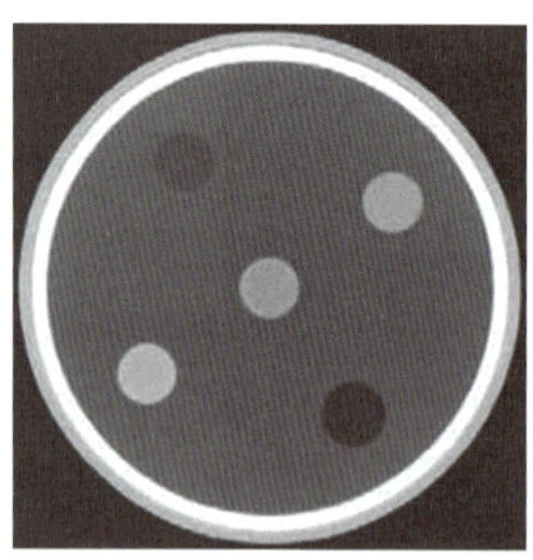

(b) 직선성 측정용 블록

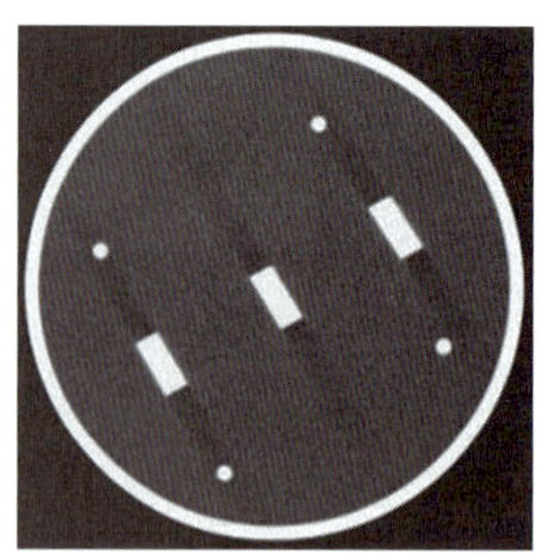

(c) 슬라이스 두께 측정 블록

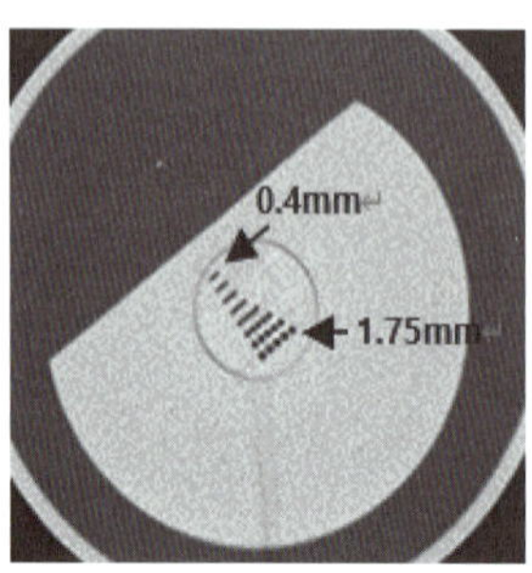

(d) 공간분해능 측정용 블록

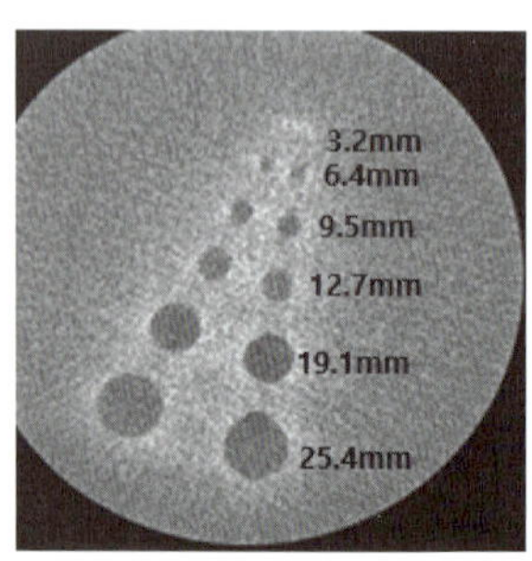

(e) 대조도분해능 측정용 블록

그림 7-62 AAPM에서 고안된 성능평가용 팬텀 영상

그리고 인체의 뼈성분과 동일한 0.25인치 두께의 테프론 밴드가 탱크의 외부에 위치되어 있어 선속경화효과에 의한 아티팩트 측정이 가능하다.

공간분해능 측정용 블록에는 고체의 아크릴 블록에 4.3mm의 간격으로 공기구멍이 5개씩 그룹화되어 있으며 총 8그룹의 구멍들로 구성되어 있다. 공간분해능을 측정할 수 있는 8세트의 공기구멍의 직경은 1.75, 1.50, 1.25, 1.00, 0.75, 0.60, 0.50, 0.40mm의 8단계로 제작되어 있다. 그리고 공간분해능을 측정할 수 있는 블록에는 아크릴 블록 바깥에 선확산계수(line spread function) 측정이 가능하도록 스테인레스 스틸 재질의 철사줄이 삽입되어 있다. 또한 별개의 외부 노이즈 링이 삽입 가능하여 이를 내부의 아크릴 탱크와 부착하면 33cm 직경의 팬텀이 구성되므로 영상의 주변부에서의 공간분해능과 노이즈를 측정할 수 있다.

대조도분해능 측정용 블록은 아크릴 블록 내에 2.25인치 깊이의 구멍이 있어 아크릴과 선감약계수 차이가 1-2% 이하인 물질(예를 들면 요오드 조영제를 희석한 물)을 삽입할 수 있도록 제작되어 있으며, 대조도분해능을 나타내는 구멍의 직경은 1, 3/4, 1/2, 3/8, 1/4, 1/8인치의 6단계이다.

(2) ACR CT팬텀

미국 방사선의학회(American College of Radiology)에서 주관하는 CT장치의 품질관리 인증 프로그램에서 사용되는 표준 팬텀(모델 468ACR)이다. 이는 4개의 모듈로 구성되며 각 모듈은 4cm의 두께와 20cm의 직경으로 이루어져 있으며, 올바른 위치잡이를 위해 팬텀 외부에 axial, coronal, sagittal axis의 하얀색 줄이 표시되어 있다. 또한 head와 foot, top의 마크가 있다.

모듈-1은 foot쪽에 위치하며 중심선 정렬, 물의 CT number, 직선성(linearity), 그리고 슬라이스 두께의 정확도를 측정하는데 이용된다. 배경물질은 물 등가물질이며, 팬텀의 위치잡이를 위해 모듈의 종축 중앙에서 3시, 6시, 9시, 12시 방향의 팬텀 표면부까지 1mm 직경의 금속성 줄(BBs)이 박혀 있다. 그리고 직선성 및 CT number 정확도 평가를 위해 물을 포함한 5가지 물질로 구성된 원주(cylinder)가 삽입되어 있다. 물원주는 5cm의 직경과 4cm의 깊이를 갖고, 나머지 4가지 물질의 원주는 2.5cm 직경과 4cm 깊이를 갖는다. 그리고 슬라이스 두께의 정확도 측정을 위해서는 2개의 ramps가 삽입되어 있는데 이들은 Z-축으로 0.5mm의 간격을 갖는 일련의 철사줄로 구성되어 있다.

모듈-2는 대조도분해능 평가에 사용되며 2, 3, 4, 5, 6mm 직경의 원주가 4개씩 세트를 이루고 있다. 원주와 배경물질의 대조도 차이를 파악하기 위한 용도의 25mm 직경의 단일 원주도 포함되어 있다. 배경물질의 CT number는 약 90HU이며 원주와 0.6%(6HU)의 대조도를 갖는다.

모듈-3은 물의 CT number, 노이즈, 균일도, 아티팩트, 그리고 거리의 정확도 측정이 가능한 부위이다. 0.28mm의 매우 가는 2개의 금속성 철사(BBs)가 박혀 있어 in-plane 거리 정확도 측정에 사용된다. 균일도 등을 측정할 경우 스캔 부위는 모듈-3의 중앙부이며, 성인 복부의 노출조건을 적용하고 측정을 위한 ROI의 크기는 약 400mm2가 권고된다. ACR의 권장수준은 물의 CT number는 0±5HU, 균일도는 5HU 이하이다.

모듈-4에서는 공간분해능 측정이 가능하다. 4, 5, 6, 7, 8, 9, 10, 12lp/cm의 바 패턴(resolution bar patterns)이 포함되어 있으며, 각 패턴의 면적은 15mm×15mm이다. 그리고 모듈-1에 있는 위치잡이 용도의 4개의 금속성 줄이 모듈-4에도 박혀 있다.

공간분해능을 측정할 경우 스캔 부위는 모듈-4의 중앙부이다. 성인 복부CT의 노출조건을 적용하여 2회의 평가를 권고하며 ACR 권장수준은 window width/level을 100/1,000HU으로 설정한 경우 5lp/cm 패턴이 구별되어야 한다. 그리고 고해상능 폐검사(HR lung CT)의 노출조건을 적용하여 window width/level을 100/1,000HU으로 설정한 경우의 권장수준은 6lp/cm 패턴이 구별되어야 한다.

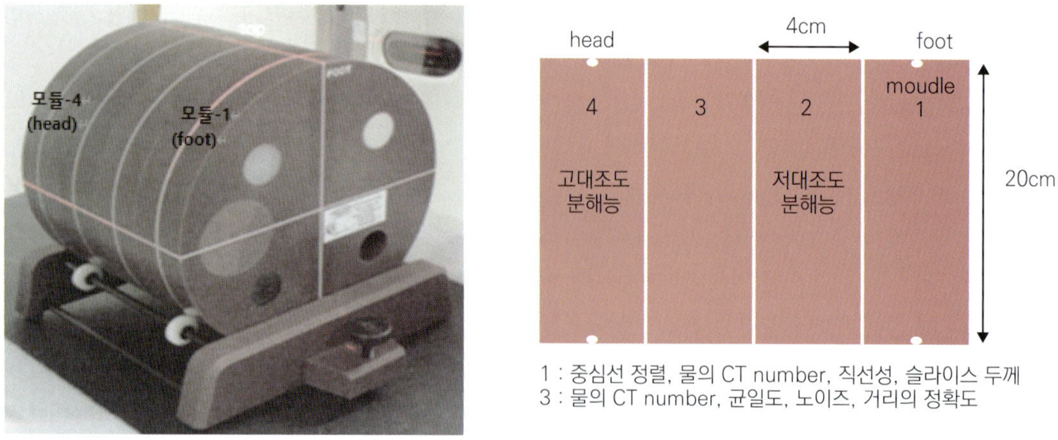

그림 7-63 ACR 팬텀의 외관과 내부 구조

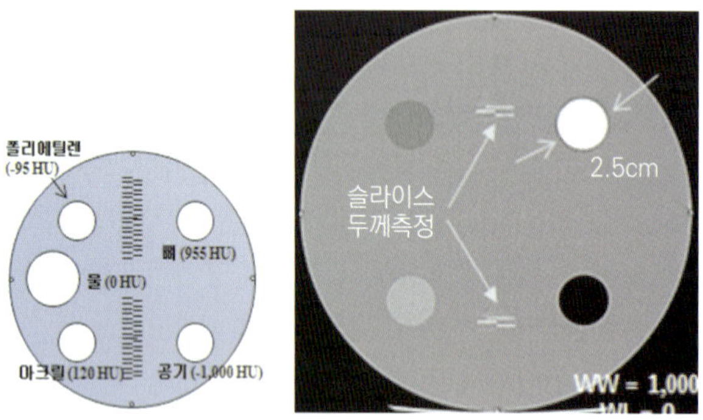

(a) 모듈-1

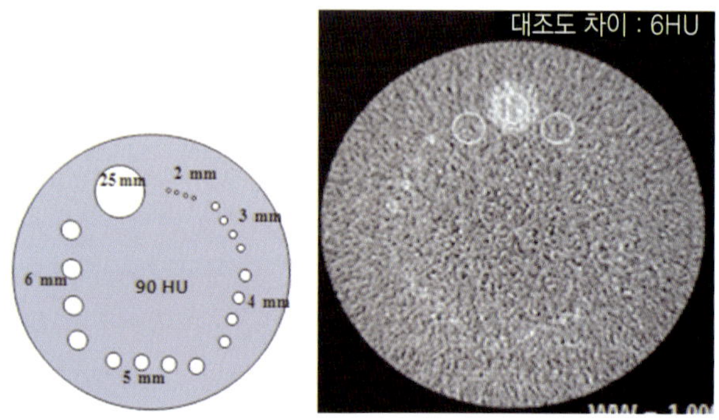

(b) 모듈-2

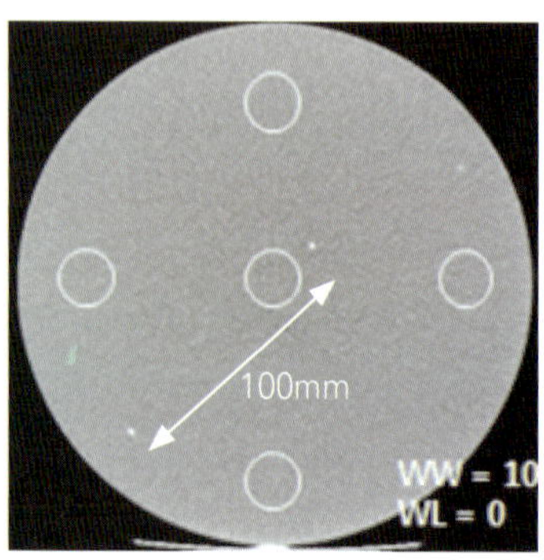

(c) 모듈-3

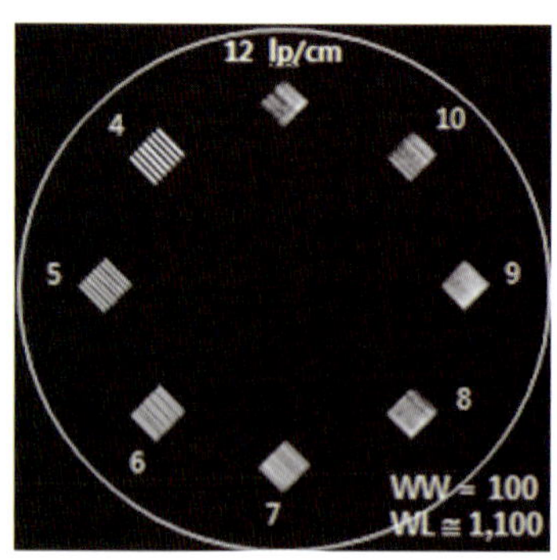

(d) 모듈-4

그림 7-64 ACR CT팬텀의 영상

(3) CATPHAN 팬텀

CATPHAN 팬텀은 노이즈, 공간분해능, 슬라이스 두께와 간격, 직선성, 중심선 정렬, 픽셀 크기 등을 측정할 수 있는 성능평가용 팬텀이다. 그림 7-65의 (b)는 CT number, 노이즈, 균일도를 측정하는 모듈이다. (c)는 공간분해능 측정용 모듈(CTP528 모듈)의 모형과 영상이며, 균일 물질에 2mm 두께의 알루미늄 핀을 원형으로 삽입한 것으로 1-20lp/cm 범위의 해상능을 측정할 수 있으며, 균일한 물질 안에 2개의 점(bead)이 위치해 있다. 이 점은 MTF를 측정하기 위한 것으로 Y-축을 따라 팬텀 중앙에서 위아래로 20mm씩 떨어져 위치하고 있고 Z-축 방향으로는

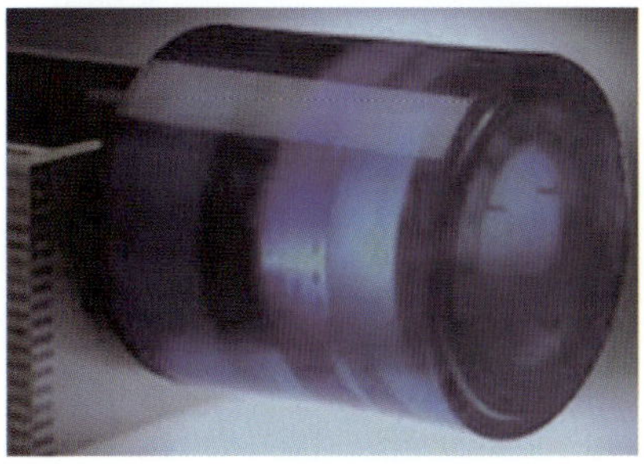

(a) 외관

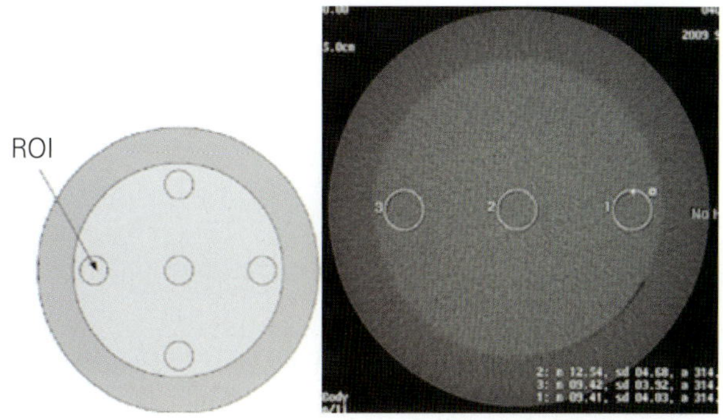

(b) 물의 CT number, 노이즈, 균일도 측정

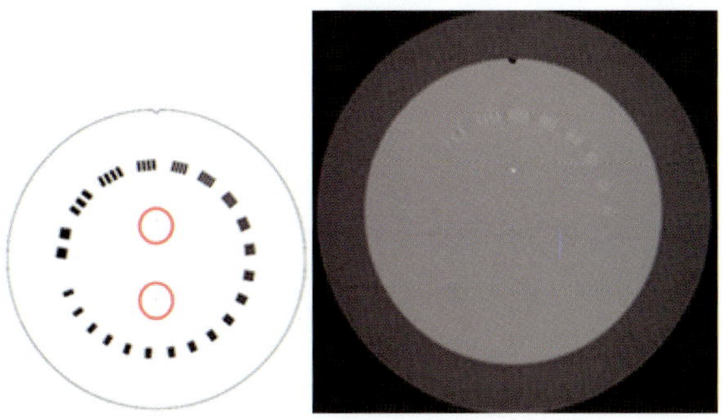

(c) 공간분해능 측정

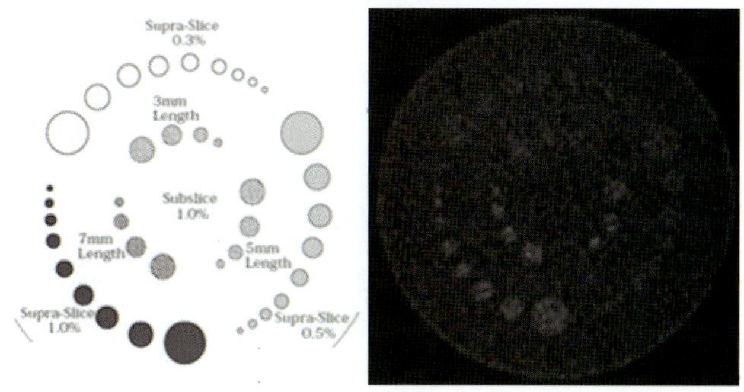

(d) 대조도분해능 측정

그림 7-65 CATPHAN 팬텀의 외관 및 영상

중심의 기준에서 2.5mm와 10mm에 위치한다. (d)는 대조도분해능 측정용 모듈(supra-slice 대조도 타켓과 sub-slice 대조도 타켓을 가진 CTP515 모듈)이다. Supra-slice 대조도 타겟은 0.3, 0.5, 1.0%의 대조도 차이를 갖는 구멍이 바깥쪽으로 3쌍 위치하며 각 구멍은 9개씩 조를 이룬다(2.0-9.0mm와 15mm 직경의 구멍). 반면에 sub-slice 대조도 타켓은 1.0%의 대조도 차이를 갖는 구멍이 안쪽으로 3쌍 위치하며 각 구멍은 4개씩 조를 이룬다(3, 5, 7, 9mm 직경의 구멍).

(4) 각 제조사 팬텀

① GE사 및 지멘스의 성능평가용 팬텀

GE사 자체의 성능평가용 팬텀은 직경 210mm의 아크릴 재질의 원통형으로 그 내부는 증류수로 채워져 있으며 팬텀 내부에는 대조도 척도, 공간분해능, 중심선 정렬(alignment light accuracy), 슬라이스 두께를 측정할 수 있는 영역-1과 대조도분해능을 측정할 수 있는 영역-2, 그리고 물의 CT number, 노이즈, 균일도를 측정할 수 있는 영역-3으로 나누어져 있다.

그림 7-67은 지멘스의 성능평가용 팬텀 외형과 물의 CT number, 노이즈, 균일도 측정 영상이다.

② 필립스의 성능평가용 팬텀

ⓐ Head 팬텀

필립스의 CT팬텀(시스템 테스트 팬텀)은 head 팬텀과 body 팬텀이 복합적으로 연결된 형태를 갖는다. Head 팬텀은 직경이 20cm이고 증류수가 채워진 PVC shell로 되어 있으며 다음의 3부분으로 구성되어 있다. 가장 바깥쪽에 위치한 physical layer는 impulse response(공간분해능의 계산적 측정)와 슬라이스 두께의 측정이 가

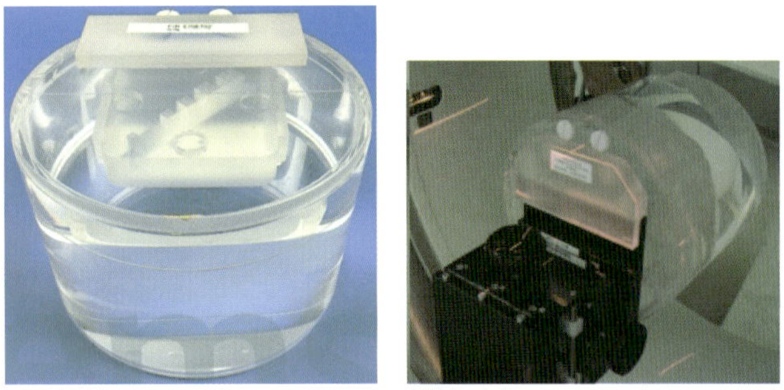

(a) 외형 및 팬텀 홀더

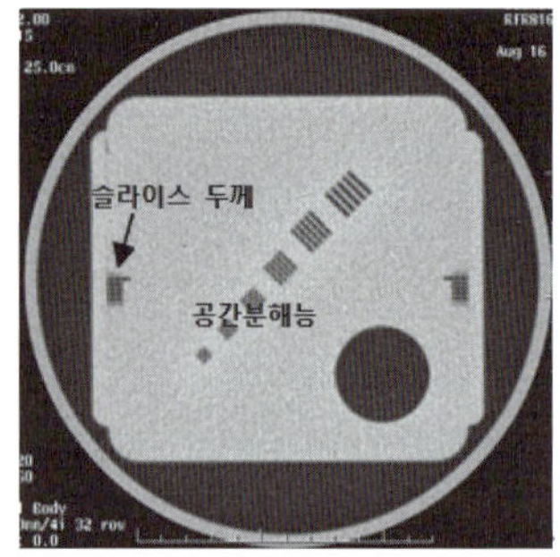

(b) 영역-1(위치: 0mm)

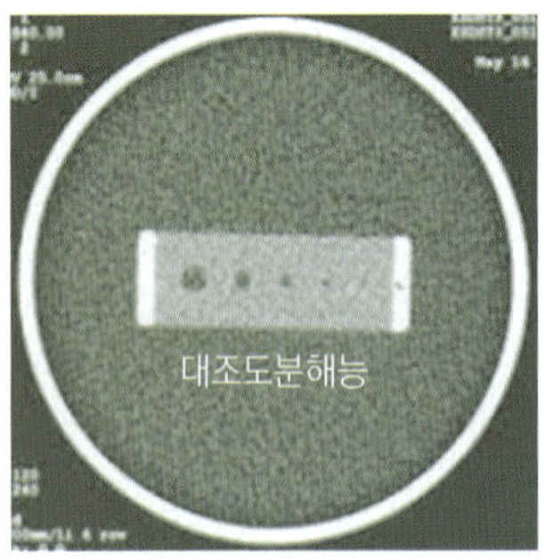

(c) 영역-2(위치: S35mm)

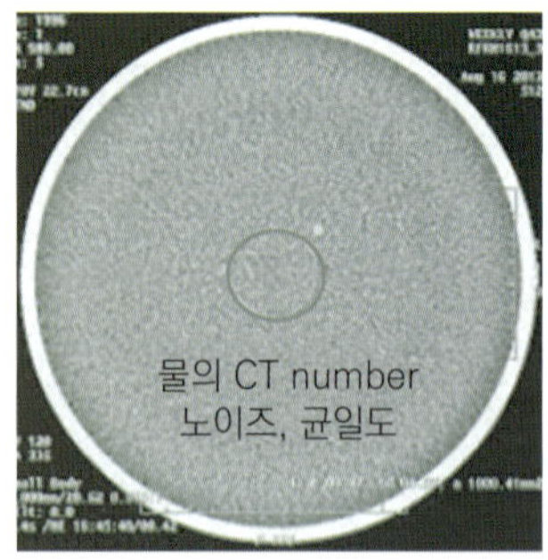

(d) 영역-3(위치: S50mm)

그림 7-66 GE사의 성능평가용 팬텀 외형과 내부 단면도

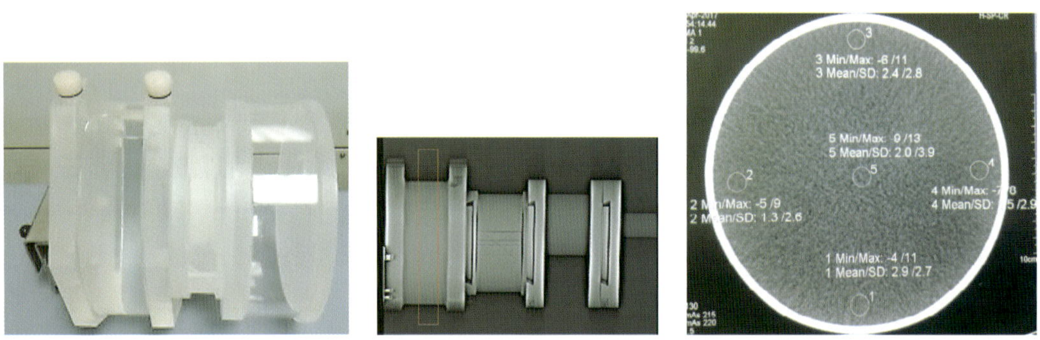

그림 7-67 지멘스의 성능평가용 팬텀 외형과 물의 CT number, 노이즈, 균일도 측정 영상

능하며, 가운데 위치한 water layer에서는 균일도와 노이즈 측정이 가능하다. 그리고 안쪽에 위치한 multi-pin layer에서는 공간분해능, 대조도분해능, 직선성 측정이 가능하다.

그림 7-68(b)는 head 팬텀의 multi-pin layer 영상이다. 공간분해능 측정용 실린더(아크릴 재질)에는 한 줄에 5개씩의 같은 크기의 구멍들이 총 7개 행으로 위치되어 있다. 가장 작은 구멍의 직경은 1mm이며, 1.25, 1.5, 1.75, 2, 2.5, 3mm의 크기 순으로 배열되어 있으며, 구멍들은 최소 1mm에서 최대 3mm의 간격으로 떨어져 있다. 대조도분해능 측정용 실린더(나일론 재질)에는 3, 4, 5, 6, 7, 8mm 직경의 렉산 핀이 위치되어 있다. 그리고 직선성 측정을 위한 렉산 핀의 CT number는 120±10HU, 아크릴 핀은 140±10HU, 테프론 핀은 1,065±50HU, 그리고 폴리에틸렌 핀은 -80±10HU이다.

ⓑ Body 팬텀

그림 7-68(c)에 나타낸 바와 같이 body 팬텀은 직경이 30cm인 나일론 재질의 실린더(100±10HU)로 이루어져 있으며, 내부에 테프론 핀(890±50HU)과 water 홀(0±10HU)이 위치되어 있다.

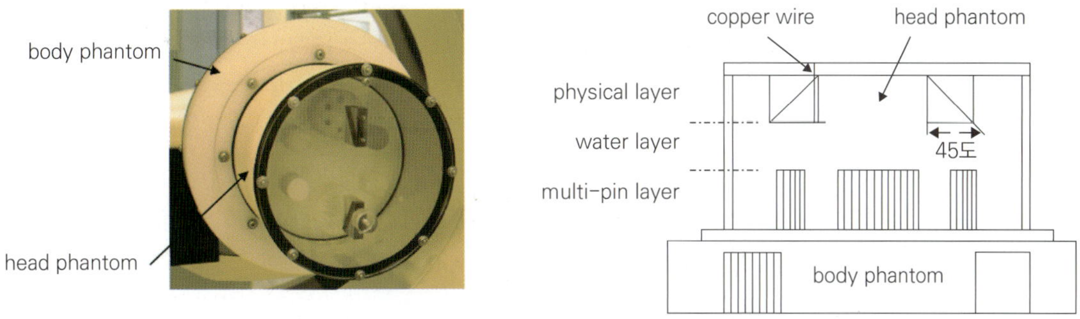

(a) 필립스의 성능평가용 CT팬텀의 외형 및 내부 구조

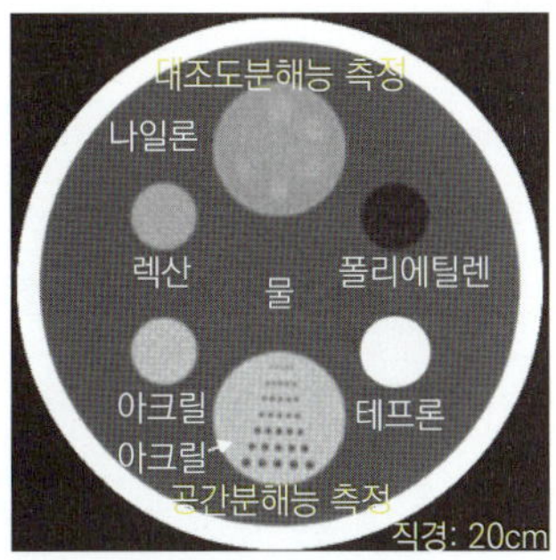

(b) Head 팬텀의 multi-pin layer

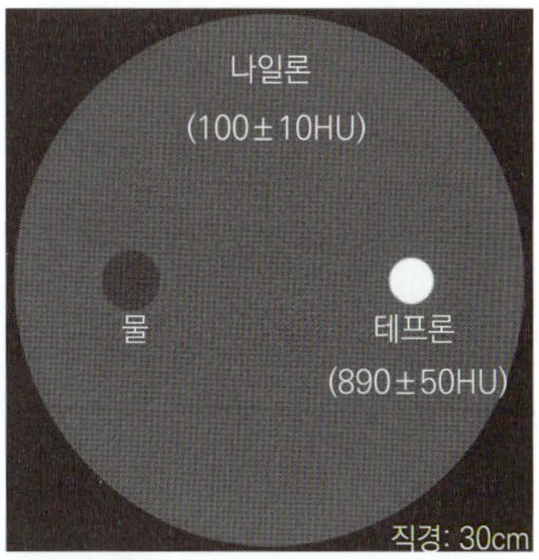

(c) Body 팬텀

그림 7-68 필립스의 성능평가용 CT팬텀의 외관 및 영상

③ 캐논 메디컬의 성능평가용 팬텀

캐논 메디컬의 성능평가용 팬텀(TOS 팬텀)의 직경은 32cm이다. 공기의 CT number는 -980±40HU, 델린(delrin)은 340±20HU, 아크릴은 130±20HU, 나일론은 90±20HU, 폴리에틸렌은 -105±20HU, 그리고 물은 0±5HU이다.

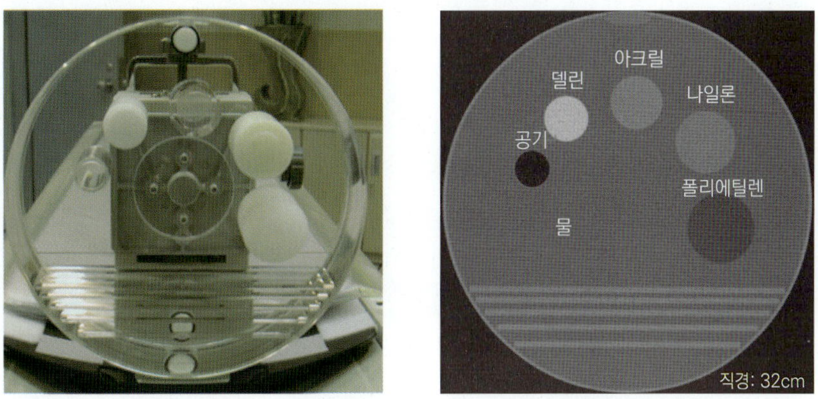

그림 7-69 캐논 메디컬의 성능평가용 팬텀(TOS 팬텀)의 외관 및 영상

2) 소프트웨어를 이용한 MDCT의 성능관리

대부분의 MDCT에서는 장치 내의 자체 성능평가 소프트웨어를 장착하고 있다. 이는 주로 엔지니어 영역에서 운용이 가능하다. 그림 7-70은 지멘스의 성능평가용 팬텀과 자체 프로그램을 이용하여 64MDCT의 성능관리를 시행한 예이다. QC영상과 자동적인 성능관리 프로그램을 통해 얻어진 QC결과가 관찰된다. 이 외에 상용화되고 있는 MDCT의 자동화된 QC 소프트웨어로는 ACR 팬텀과 연계되어 있는 Garmex의 464-automated CT software(ACTS), CATPHAN 팬텀과 연계된 AutoQA plus CT phantom 소프트웨어, 그리고 CT AutoQA lite 소프트웨어가 있다. CT AutoQA lite 소프트웨어 모델 49-802는 지멘스의 QA팬텀을 포함하여 다양한 팬텀의 영상에 자동화된 분석이 가능하다.

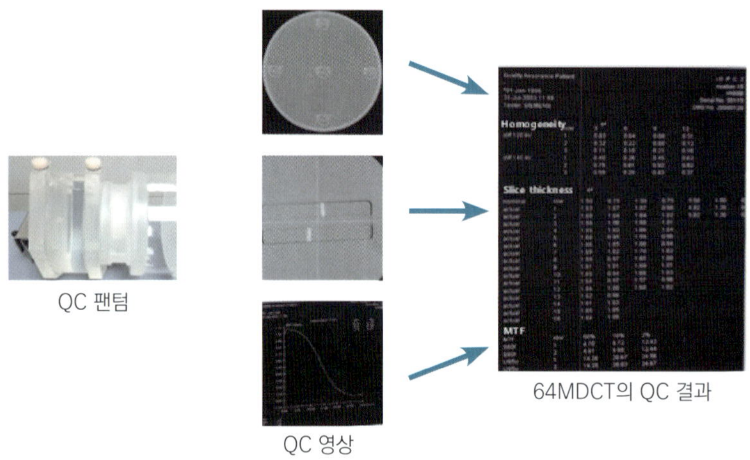

그림 7-70 지멘스의 자동화된 QC 프로그램

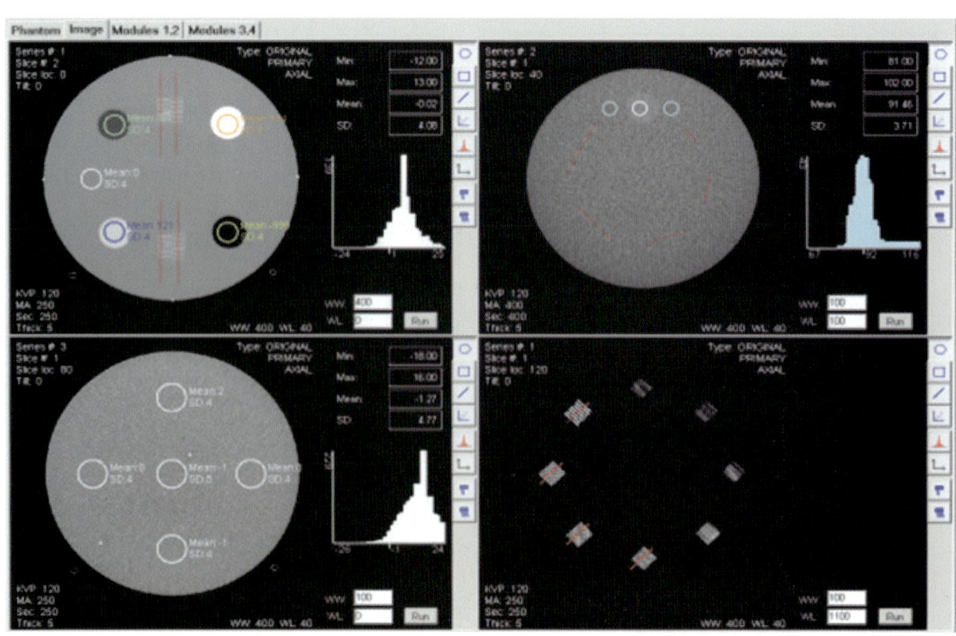

(a) Garmex 464-automated CT 소프트웨어(ACTS)

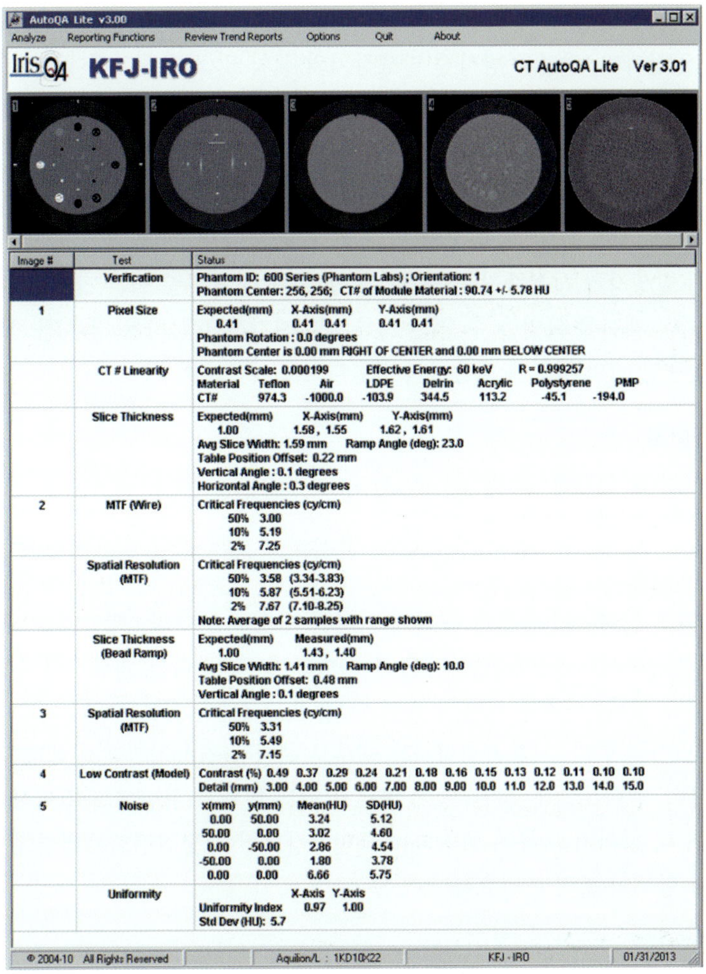

(b) CT AutoQA lite 소프트웨어

그림 7-71 상용화되고 있는 MDCT의 QC 소프트웨어

3) 성능관리의 법적 규제

국내 CT장치의 성능관리와 관련된 법적 규제로는 보건복지부령인 진단용 방사선 발생장치의 안전관리에 관한 규칙과 특수의료장비의 설치 및 운영에 관한 규칙이 적용된다.

CT장치의 운영을 위해서는 진단용 방사선 발생장치의 검사성적서, 방사선방어시설 성적서를 사전에 발급받아야 한다. 그리고 특수의료장비 등록필증과 특수의료장비 등록대장(특수의료장비 설치등록내역, 특수의료장비 인력현황, 특수의료장비 시설현황 기재)을 발급받아야 하며, 식품의약품안전처에서 허가하는 의료기기수입품목 허가증도 필요하다. 또한 한국의료영상 품질원의 품질관리 검사필증을 발급받아야 한다.

(1) 진단용 방사선 발생장치의 안전관리에 관한 규칙

① 개요

이 규칙은 의료법 제37조 규정에 의하여 의료기관에서 설치·운영하는 진단용 방사선 발생장치를 안전하게 관리함으로써 환자 및 방사선관계종사자에 대한 방사선으로 인한 위해를 방지하고 진료의 적정을 기하기 위하여 필요한 사항을 규정함을 목적으로 한다.

그리고 의료법 제37조 제1항의 규정에 의하여 의료기관의 개설자 또는 관리자는 진단용 방사선 발생장치를 설치하는 때에는 사용일 3일전까지, 진단용 방사선 발생장치의 설치 및 사용신고서에 진단용 방사선 발생장치 검사성적서 사본 1부, 방사선방어시설 검사성적서 사본 1부, 방사선관계종사자신고서 1부(처음 설치하는 경우), 양도자의 신고필증 사본 1부(양도받아 설치하는 경우)를 첨부하여 당해 의료기관의 소재지를 관할하는 시장·군수·구청장에게 제출하여야 한다.

또한 사용을 중지한 때에는 사용중지일부터 3일 이내에, 양도 또는 폐기한 때에는 그 사유가 발생한 날부터 30일 이내에 진단용 방사선 발생장치 사용중지·양도·폐기신고서에 신고필증 원본, 양도양수를 확인할 수 있는 서류 1부(양도신고를 하는 경우), 폐기를 확인할 수 있는 서류 1부(폐기신고를 하는 경우)를 첨부하여 당해 의료기관의 소재지를 관할하는 시장·군수·구청장에게 제출하여야 한다.

② 사후품질검사 시험 항목

2001년 1월에 개정된 보건복지부령 제186호 진단용 방사선발생장치의 안전관리에 관한 규칙에 의거하여 아티팩트, 슬라이스 두께, 관전압, 환자피폭선량, mA 또는 mAs, CT number의 직선성, 노이즈, 고대조도 공간분해능의 8개의 시험항목이 시행된다.

진단용 방사선 발생장치의 안전관리에 관한 규칙에 의하면 새로운 모델의 CT장치를 국내에 최초로 설치하려면 생산기술원 등에 의한 정밀검사인 type test를 거친 후 설치되며, 국내 다른 의료기관에서 운영 중인 모델을 설치하는 경우 사전검사가 필요 없다. 하지만 가동 후 3년 단위, 또는 CT용 X선관이나 검출기의 교체가 이루어진 경우에는 사후품질검사를 받아야 한다. 사후품질검사는 대부분 허가된 검사기관에서 대행되고 있다.

그러나 4개의 시험항목이 제조업소의 자가규정에 따르고 있는 현재의 형편에서 벗어나 더욱 구체적인 성능평가 항목 및 기준이 필요하며 더 나아가 다음에 설명하는 국민건강보험 재정건전화특별법에 의한 시험항목과 중복되는 항목이 있어 통합이나 항목의 조정이 필요하다.

③ 항목별 평가기준

- 관전압: ±10% 이내
- 관전류: ±15% 이내(mAs: ±20% 이내)
- 슬라이스 두께: 5mm와 10mm의 슬라이스 두께에서 설정치 ±1mm 이내
- 아티팩트 및 중심선 정렬: 물 부위를 스캔한 팬텀 영상에서 인공물이 없어야 하고, 중심선 정렬이 잘되어 있어야 한다.
- CT number의 직선성, 노이즈, 고대조도 공간분해능, 환자피폭선량: 제조사 자가기준에 준한다.

(2) 특수의료장비의 설치 및 운영에 관한 규칙

① 개요

환자진료의 적정을 도모하기 위하여 특수의료장비인 CT를 설치·운영하고자 하는 의료기관은 시·도지사에게 등록하고 설치인정기준에 맞게 설치·운영하여야 하며, 정기적인 품질관리검사를 받아야 한다.

의료기관의 개설자 등은 특수의료장비의 설치등록필증을 당해 장비의 철거 후 1년까지 보관하며, 특수의료장비를 이용하여 진료한 경우 영상출력물과 그 검사소견서를 5년간 보존해야 한다. 그리고 특수의료장비의 품질관리검사에 관한 검사성적서 및 정도관리대장 그리고 특수의료장비수리·변경이력대장을 5년간 보관해야 한다.

그리고 품질관리검사기관장은 특수의료장비의 품질관리검사에 관한 서류를 5년간 보존해야 하며, 검사에 필요한 기기의 품질관리에 관한 서류는 당해 장비의 폐기시까지 보존한다.

② 품질관리검사

특수의료장비 품질관리기준에 따라 CT를 설치하거나 사용중지신고를 하였거나, 부적합한 것으로 판정되어 사용금지명령을 받은 후 다시 사용하고자 하는 경우, 설치장소를 변경하는 경우에는 CT장치를 사용하기 전에 설치 시 정밀검사를 받아야 한다. 또한 주기적인 품질관리검사를 받아야 한다. 주기적인 품질관리검사는 서류검사와 정밀검사로 구분된다.

ⓐ 서류검사

서류검사는 인력검사, 시설검사, 팬텀영상검사, 정도관리기록검사로 구성된다. 품질관리 검사기관으로는 보건복지부나 한국의료영상품질관리원이며, 이는 CT설치 후 1년 주기로 시행된다.

서류검사를 위해서는 특수의료장비 품질관리검사 신청서, 특수의료장비 등록필증 사본 1부, 의료기관 개설허가(신고)필증 사본 1부, 장비사용 인력현황표 1부(특수의료장비 등록필증에 기재된 인력으로 상근 방사선사 1명과 비상근 진단방사선과 전문의 1인 이상)가 필요하며 정도관리기록검사(정도관리대장 1부, 특수의료장비수리/변경이력대장 1부)와 팬텀영상검사 데이터가 필요하다.

팬텀영상검사 데이터는 검사 지정일로부터 1개월 내에 측정한 것으로 주로 CD로 제출한다. 팬텀 스캔의 조건 및 파라메터를 판정하기 쉽게 서류화하여 별첨하며, 2배 이하로 적절히 확대된 영상이 권고되는 항목(슬라이스 두께 정확도 시험)과 항목별 영상의 window setting은 제시된 대로 시행되어야 한다.

정도관리검사는 정도관리업무를 외주업체에 의뢰하여 시행한 경우 관리대장에 측정결과를 기록하여 제출하며 업체에서 제공된 보고서는 자체 보관한다. 단, 환자피폭선량 데이터는 업체에서 제공된 성적서 사본 1부를 첨부하여 제출한다. 정도관리업무를 의료기관에서 자체 시행할 경우 대장에 기록하여 제출하고 비고란에 측정기구의 모델명과 제조번호를 기록한다.

ⓑ 정밀검사

CT설치 후 3년 주기로 시행되며 현지조사를 통해 이루어지며, 서류검사항목 외에 임상영상검사가 추가된다. 품질관리 검사기관은 한국의료영상품질관리원이다.

③ 팬텀영상검사

ⓐ 팬텀영상검사의 목적

CT영상의 질을 결정하는 중요한 요소들로는 물질의 감약정도를 표현하는 CT number의 정확도, 공간분해능, 대조도분해능, 잡음특성, 인공물, 선량 등이라고 할 수 있다. 팬텀영상검사의 목적은 이러한 영상의 질을 결정하는 요소들을 객관적으로 평가함으로써 영상의 질이 적절한가를 평가하기 위해서이다.

ⓑ 팬텀 촬영조건

표준 팬텀인 AAPM CT performance 팬텀(76-140 모델)을 사용하여 120kVp, 250mAs, 10mm 콜리메이션, 50cm의 scan FOV(50mm의 scan FOV 사용이 불가능한 장치에서는 25-50cm), 25cm의 display FOV를 적용하고 단일 슬라이스의 고식적 스캔으로 standard 재구성 알고리즘을 사용한다.

슬라이스 두께 측정을 제외한 모든 측정에서 10mm의 두께를 적용하며, 촬영할 때 장치 별 또는 검사목적 별로 따로 적용하는 옵션은 가능한 배제하여 모든 장비가 동일한 조건에서 측정이 가능하도록 해야 한다. 측정오차의 감소를 위해 가능한 각 항목별 2회 이상 스캔한다. 그리고 장비의 구비 조건상 기본촬영조건을 정확히 준수할 수 없는 경우 가장 근접한 조건으로 검사하고 이를 명시해야 한다.

ⓒ 시험 항목

시험항목은 물의 CT감약계수, 노이즈, 균일도, 공간분해능, 대조도분해능, 슬라이스 두께(5mm 및 10mm), 인공물 유무의 7개 항목이다.

ⓓ 적합 기준

- 물의 CT감약계수: 0±7HU 이내
- 노이즈: 6HU 이하
- 균일도: 중심부와 주변부간 CT number 차이가 5HU 이하
- 공간분해능: 1.0mm 이하 식별(mm로 기록)
- 대조도분해능: 6.4mm 이하 식별(mm로 기록)
- 슬라이스 두께: 5mm와 10mm에서 측정치가 1mm 이하, -1mm 이상
- 인공물 유무: 없어야 함

이 항목들에 규정한 합격기준은 각 장치제조사에서 제공하는 옵션과 프로토콜을 배제하고 국내 임상에서 실질적으로 사용되고 있는 조건을 채택함으로써, 국내 현실에 맞지 않는 이론적인 CT장치의 성능이 아니라 실제 환자의 검사에서 반영되는 성능을 평가하고자 함에 있다.

ⓔ 팬텀영상검사의 제출

검사예정일 1개월 내에 촬영한 영상을 CD에 담아 CT팬텀영상 촬영기록표와 함께 제출한다. 팬텀영상검사 데이터의 제출시 CT팬텀영상 촬영기록표와 장비고유번호와 촬영일이 표시된 영상 1부를 CD에 기록하여 제출한다.

CD로 제출하는 경우 별첨하는 CT팬텀영상 촬영기록표에 DICOM인 경우 사용 PACS 프로그램명과 PACS viewer 내장 여부, CD갯수를 기록하여 제출한다.

ㄱ. 팬텀/임상영상 제출을 위한 영상저장방법

- DICOM 3.0 표준방식에 의해 저장한 파일을 제출한다.
- 제출영상에는 촬영기관, 촬영기기명, 촬영날짜를 포함한다.
- 제출 팬텀 영상에 모든 측정치가 포함한다.
- DICOM 화일이 아니거나 DICOM gateway를 사용하여 DICOM 화일로 변환하여 제출하는 경우 pixel spacing 정보를 포함하여야 하고 이에 관련하여 발생될 수 있는 오차의 책임은 제출자에 있다.

ㄴ. 사용 viewer

품질관리원 서버에 설치된 국내 대표적인 PACS회사의 프로그램으로 검사업무를 수행하므로 이와 호환되는 DICOM 영상 viewer를 사용한다(거리 측정, window 조절이 가능한 viewer).

ㄷ. 제출 시 유의사항

- 모든 영상에는 병원명칭, 장치명, 길이보정용 자, 촬영조건(kVp, mAs, 슬라이스 두께, 재구성 알고리즘), 촬영일시 및 window setting 조건(window width/window level)을 표기한다.
- 공간분해능을 제외한 항목의 window width와 level은 각각 300-400HU, 0-100HU으로 한다. 공간분해능의 경우 level은 -200--100HU으로 한다.
- ROI로 측정된 모든 CT값과 표준편차 그리고 ROI 면적을 영상에서 직접 확인할 수 있어야 한다.
- 공간분해능 검사영상은 확대영상을 허용되지 않으며, 대조도분해능 검사영상의 경우 아크릴과 구멍 내용물의 평균 CT감약계수가 10HU 이내이어야 하고 각각의 CT값이 영상에 표기한다.
- 슬라이스 두께 검사영상의 경우 5mm와 10mm 스캔에서 반치폭을 계산할 수 있는 장비에서는 반치폭의 수치가 표기되어 있어야 하고 반치폭을 계산하지 못하는 장비에서만 측정한 값이 영상에 표기되어 있어야 한다. 검사의 용이를 위해 확대한 영상을 보내는 것을 권장하며 이 때 확대율은 2배 이하로 한다.
- Soft copy로 제출 시 모니터 상에서 잰 수치나 ROI가 같이 출력되거나 저장되지 않는 경우 수치가 표시된 모니터 화면을 찍은 사진을 함께 첨부한다.

④ 임상영상검사

ⓐ 제출영상

ㄱ. 전신용 CT

특수의료장비 등록필증에 등록된 용도가 전신용 CT인 경우 두부(brain), 일반 흉부(조영), 저선량 흉부(low dose chest), 역동적 조영증강 복부(liver 3 phase) CT영상을 제출한다.

만일 복부 3 phase CT검사를 하지 않는 경우 복부 단일조영CT영상을 제출해도 된다. 임상영상검사를 위해서 각 의료기관에서 동일 검사의 영상을 3부씩 준비하면 검사원이 3부중 1부를 무작위로 확보한다. 그러므로 전신용 CT의 경우 의료기관은 검사별 각 3부, 총 12부의 환자영상을 준비한다.

ㄴ. 비조영증강 전신용 CT

저선량 흉부, 비조영증강 복부 CT영상을 제출한다.

ㄷ. 그 외 등록된 용도의 전용 CT

예를 들어 두부, 척추용으로 등록한 경우 머리와 요추 CT영상을 제출한다. 임상영상평가표 양식은 두부, 일반 흉부(조영), 저선량 흉부, 역동적 조영증강 복부, 비조영증강 복부, 허리뼈 CT의 6가지로 구분되어 있다.

ⓑ 점수의 계산

일반정보항목 점수(20점)과 영상정보항목 점수(80점)을 합하여 100점 만점으로 한다.

ⓒ 합격기준

일반정보항목과 영상정보항목 점수를 합한 점수가 60/100 이상인 경우 합격으로 인정된다. 다만, 전신용 CT인 경우 제출된 모든 영상이 각각 60/100 이상인 경우 합격으로 인정된다.

ⓓ 재검사 기간

의료기관의 개설자 등이 재검사를 신청한 경우 해당자료를 확보하기 위한 보완기간을 1개월의 범위 내에서 허용될 수 있다.

⑤ 정도관리검사

CT를 설치 운영하는 의료기관의 개설자 등은 주기별 정도관리항목을 포함하는 정도관리대장을 만들어 정도관리검사를 시행해야 하며, 특수의료장비/변경이력대장의 기록관리를 통한 정도관리를 한다. 정도관리검사는 매일, 매주, 3개월, 6개월, 그리고 1년 주기로 세분화하여 시행한다.

표 7-4 CT장치의 주기별 정도관리검사항목

주 기	항 목
매일	테이블 이동 점검, 데이터 저장장치 작동점검, 조영제 주입기 작동점검
매주	판독실의 조명 · 환기 · 온도 · 소음점검, 응급환자 구조용 시스템 점검 응급 중단스위치 작동점검
3개월	임상영상평가, 판독용 모니터 관리
6개월	환자테이블의 이동간격 정확도시험, 관전압시험, 관전류시험, 표준팬텀시험
1년	CT number의 직선성, 위치확인영상(scout localization view)의 정확도 점검 영상에서의 측정치와 실측정치의 비교평가, 환자피폭선량 측정시험

CHAPTER 08

CHAPTER 08

CT영상의 아티팩트

1. 아티팩트의 정의 및 형태

1) 아티팩트의 정의

아티팩트(artifact; 인공음영)란 검사 목적과는 관계없이 발생되는 여러가지 변수에 의한 통계적 오차이며, 이는 정확한 CT영상의 구성을 교란하거나 방해하여 영상의 질을 저하시키고 미세부분의 관찰능력을 감소시키는 장해음영이다. 영상 내에 보여지는 아티팩트는 진단의 정확도를 저하시키는 요소로 영상화 과정의 데이터와 최종적인 산물인 영상에 불균등을 초래하여 진단의 정확도와 능률을 저하시키는 요인으로 작용한다. 그러므로 수시적으로 발생여부의 관찰과 원인 규명, 측정 및 보정 그리고 이의 사전 예방이 필요하다.

아티팩트의 관찰은 CT제조사에서 제공되거나 상품화되어 있는 성능평가용 팬텀(performance phantom; 물 또는 폴리에틸렌 등의 재질)을 이용하여 스캔한 영상에서 이루어진다. 이는 육안으로 선명하게 보일 수도 있지만 아주 미세하게 나타날 수도 있다. 미세한 아티팩트의 관찰을 위해서는 영상의 윈도우 세팅 변화가 필요하다. AAPM의 CT팬텀을 사용하는 경우 팬텀의 알루미늄핀 부위를 스캔한 영상에서 주로 발생 유무를 관찰하며, 아티팩트는 핀 모양이 원형이 아닌 육각형이나 팔각형 또는 타원형으로 나타나거나 핀 주위에 직선형 줄무늬, 짧고 불규칙한 곡선, 원형의 곡선 등의 형태로 나타난다.

CT영상의 아티팩트는 물리적인 요인인 선속경화현상 또는 부분체적효과에 의하여 발생되거나 기계적인 구성품의 잘못된 배치나 불안정성, 검출 시스템의 결함 등의 하드웨어적 기능 이상, 그리고 영상처리 및 재구성 과정에서의 감약계수 측정 오류, 부적당한 데이터 전송, 재구성 알고리즘의 변동 등이 주된 원인이 된다. 그 외 환자나 검사 과정에서 기인되어 발생될 수도 있다.

2) 아티팩트의 형태

(1) Ring artifact

주로 검출소자의 기능 이상이나 접촉 불량, calibration 상태의 저하에 의해 발생된다. 그 외 정격 관전압이 발생되지 않거나 콜리메이터의 기능 불량인 경우 발생할 수 있다. Ring artifact는 X선관과 검출기가 같이 회전하는 3세대 CT장치에서 주로 생긴다. 특히 그림 8-1의 척추 CT영상에서 보이는 영상 중앙부의 미세한 ring artifact(화살표 표시)는 고해상능의 재구성 알고리즘을 사용하는 MDCT에서 종종 발생하기도 한다.

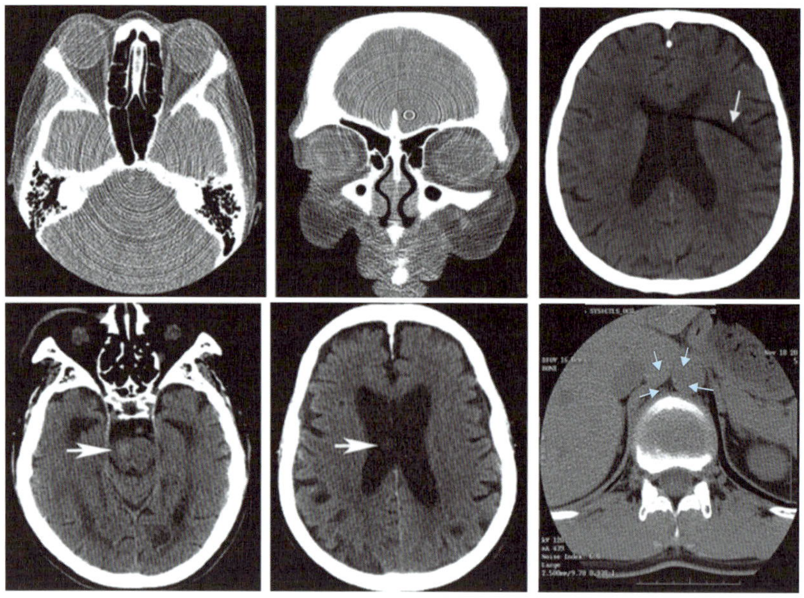

그림 8-1 Ring artifact

(2) Streak artifact

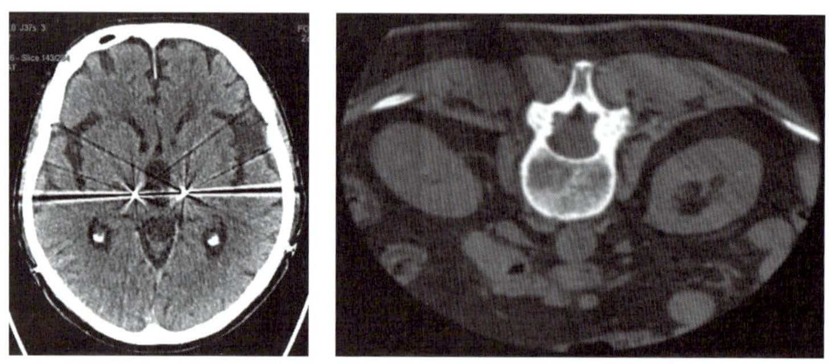

그림 8-2 Streak artifact

영상에서 직선형으로 나타나는 아티팩트이며 주로 view 사이의 불일치에 기인되어 발생된다. 이는 강한 흡수체로 인한 부분체적효과, 광자의 부족(photon starvation), 인체 내 금속성 물질, 환자 움직임, 검출기나 DAS의 오류나 접촉 불량에 의해 발생된다.

(3) Star shape artifact

그림 8-3과 같이 인체 내 바륨이나 금속 등의 고농도 물질에 의해 사방으로 퍼져 나타나는 모양이다.

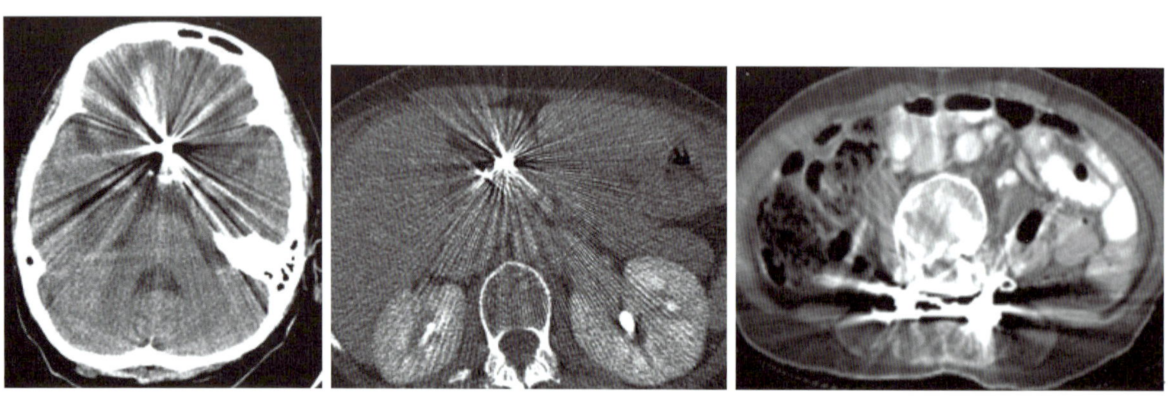

그림 8-3 Star shape artifact

(4) Shading artifact

일련의 데이터 채널이나 view가 정확한 측정값으로부터 점차적으로 벗어날 경우 발생되며, 나선형 스캔에 의한 보간 처리(interpolation)의 잘못으로 인해 나타날 수도 있다. Shading artifact는 CT number의 부정확, 영상 대조도의 손실, 공간적 불균일도를 야기시킨다.

그림 8-4의 뇌 CT영상에서 화살표로 나타낸 바와 같이 희미한 거짓 음영의 형태로 나타난다. 우측 영상의 화살표 부위는 생검 바늘의 음영에 의해 데이터 손실이 발생되어 나타난 shading이다.

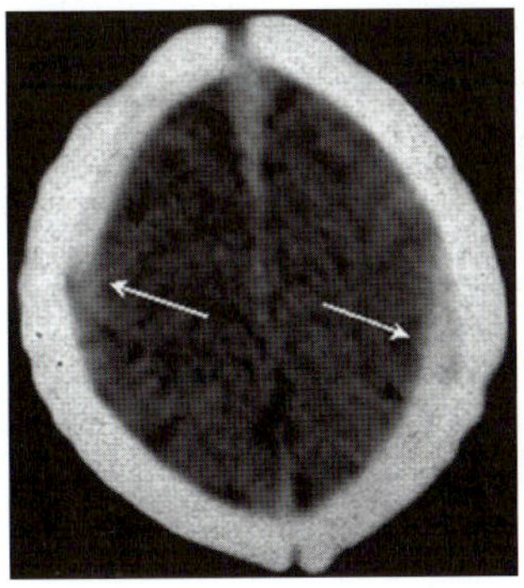

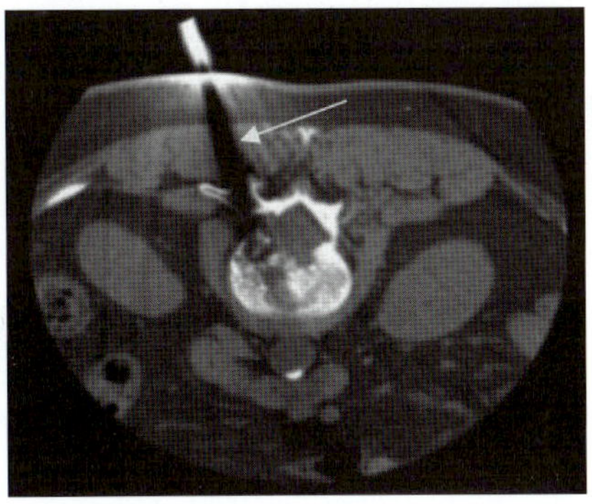

그림 8-4 Shading artifact

2. 물리적 요인의 아티팩트

물리적 요인에 의한 아티팩트는 view를 구성하는 모든 투영의 측정이 일직선적인 상태에서 행해지지 않거나(view 데이터의 기하학적 불일치 또는 오류), view가 많이 부족한 경우, X선 감약 측정값의 오류로 인한 경우, 그리고 나선형 스캔과 MDCT에 관련된 요인으로 구분된다.

X선 감약 측정값의 오류를 발생시키는 요인으로는 선속경화현상과 부분체적효과, 그리고 산란선이 대표적이다. 또한 감약계수가 높은 이물질이 체내에 존재하거나 scan FOV 바깥에 위치된 피사체에 의해 발생되는 아티팩트(out of field artifact)도 감약 측정값의 오류에 관계되어 발생된다.

1) 선속경화 아티팩트(beam hardening artifact)

CT를 포함한 X선을 사용하는 모든 장치에서는 선속의 각 광자에너지를 동일한 단색 X선(monochromatic X-ray)으로 가정하여 계산을 행한다. 그러나 실제 X선의 광자에너지는 다색 X선(multi-chromatic; polychromatic X-ray)의 특성을 갖는다. 이로 인해 X선이 환자를 투과하면 낮은 에너지의 광자는 쉽게 흡수되므로 높은 에너지의 광자가 많아져 유효 에너지가 높아진다. 즉, X선이 피사체를 통과할 때 피사체는 낮은 광자에너지를 흡수하는 필터링 역할을 하여 결과적으로 투과된 선속의 평균에너지는 증가되는데 이를 선속경화현상(beam hardening effect)이라 한다.

그림 8-5는 X선관에서 발생된 광자 스펙트럼과 20cm와 30cm 직경의 물을 통과한 후의 광자 에너지 스펙트럼을 비교한 것이다.

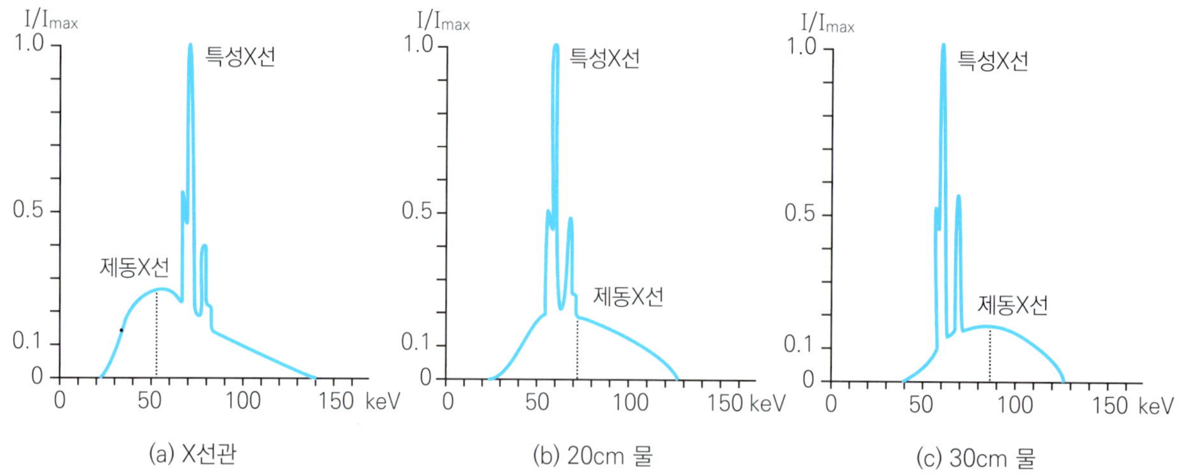

그림 8-5 X선관에서 발생된 광자 스펙트럼과 20cm와 30cm 직경의 물을 통과한 후의 광자 스펙트럼의 비교

CT에서 다색 X선의 사용은 단색 X선에 비해 피사체의 농도가 다소 약하게 나타나며 투과된 강도의 측정값을 대수화(logarithm)하는 과정에서 직선성이 저하된다. 만일 이를 교정하지 않으면 주변부에 비해 영상의 중앙부 농도가 저하되는 cupping 현상을 보이게 되며 이는 CT값의 왜곡현상을 초래한다. 이러한 왜곡현상은 뼈와 조직의 인접부위를 따라 연부조직의 CT number가 증가되는 효과를 나타내는데 이는 두부 CT영상에서 두개저(skull base) 부위에 bands 또는 streak 모양의 cupping artifact로 흔히 나타난다.

Cupping 현상에 의한 아티팩트는 영상에서 직선(streak) 형태로 많이 나타나며 이의 교정은 두가지 방법이 있다. 첫번째 방법은 검출기 출력을 대수화하는 과정에서 CT감약값을 직선화하는 것이다. 원자번호가 높은 뼈가 연부조직에 비해 감약되는 양이 많기 때문에 이러한 교정법은 연부조직이 아닌 뼈가 위치하고 있는 부위에서 좋은 효과를 나타낸다. 그러나 이 방법은 추체부 능선(petrous ridges)과 같이 뼈가 쌍으로 존재하는 부위 사이에서는 streak artifact가 제거되지 않는 경우가 많다.

두번째 방법은 아티팩트 감소 소프트웨어를 적용하는 것이다. 이에는 iterative bone option(IBO; GE사), volume artifact reduction(VAR; 지멘스), beam hardening correction(BHC; 캐논 메디컬) 등이 해당되며 head CT에 주로 적용된다. 이는 각 ray의 뼈와 연부조직의 양을 결정하기 위해서 최초 재구성된 영상정보를 이용한다. 이 정보는 직선적인 데이터의 정확한 평가와 교정 영상을 재구성하기 위한 목적으로 사용된다.

결론적으로, 선속경화 아티팩트는 CT감약값의 측정과정에서 오류에 의해 발생되는 물리적인 요인에 의해 주로 발생된다. 다색 방사선이 흡수체를 통과할 때 흡수체에 의해 저에너지 X선이 흡수되어 평균에너지가 증가하며 이로 인해 선감약계수가 변화되어, 조영제나 뼈 부위의 고밀도 부분에서 넓은 streak으로 나타나거나 영상의 중앙부가 어둡고 주변부가 밝게 나타나는 cupping 현상과 저농도 부위가 희미하게 나타나는 현상을 일컫는다.

선속경화 아티팩트는 X선관 초점 부근에서의 pre-filtering, calibration 교정, 선속경화현상의 교정 소프트웨어에 의해 최소화할 수 있다. 교정 소프트웨어는 뼈와 연부조직이 밀접되어 있는 부위에서의 흐림을 최소화하며 비균일적인 감약계수값을 갖는 단면에서 발생되는 저음영 밴드를 줄여 준다. 하지만 만족스러운 수준은 아니다. 이런 이유로 높은 조직밀도의 뼈가 많은 부위를 스캔할 경우 관전압을 올리고 mAs를 낮추거나, 슬라이스 두께를 얇게 설정해야 하며, 갠트리 각도나 환자 자세잡이를 조절하여 뼈와 같은 조직밀도가 높은 부위를 피해 스캔함으로써 아티팩트 발생을 피하도록 한다.

그림 8-6(a)는 선속경화현상에 의해 중앙부의 선감약계수가 저하되어 CT number(gray 값)가 주변부에 비해 낮아지는 cupping 효과를 보여주며, 이는 그림 8-8에서 화살표나 별표로 표시된 저음영의 아티팩트로 나타날 수 있다. 이러한 cupping 효과는 대부분의 MDCT에서는 선속경화 교정 소프트웨어를 사용함으로써 어느 정도 감소되는 효과를 얻는다. 하지만 컴퓨터가 선속경화현상을 과보정(over-correction)하는 경우 영상 중앙부가 주변부보다 고음영으로 높아져 볼록하게 보이는 현상을 보일 수 있다. 이를 capping 효과(capping artifact)라고 한다.

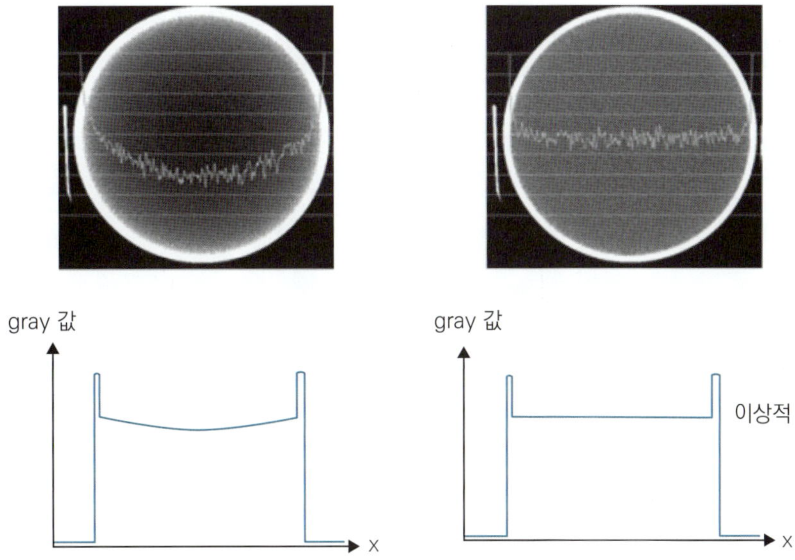

(a) Cupping (b) After calibration correction

그림 8-6 선속경화현상에 의한 영상의 cupping 효과와 이의 교정

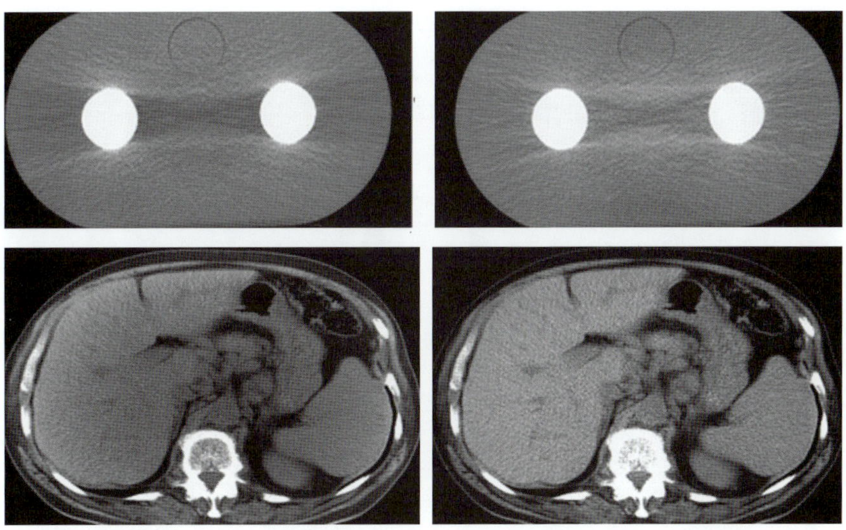

(a) Cupping 현상(중앙부 저음영) (b) 교정 후(균일한 음영)

그림 8-7 선속경화효과의 교정 전과 후의 CT영상

그림 8-9는 선속경화 교정 소프트웨어의 적용과 비적용 영상의 품질 차이를 보여준다. 교정 소프트웨어를 적용한 경부 CT영상에서 갑상선 잘록(thyroid isthmus) 부위에서 연부조직의 대조도를 감소시키고 우측 목빗근 앞에 위치한 혈관성 기형(화살표)의 관찰을 어렵게 하는 저음영의 밴드 형태 아티팩트가 감소됨을 알 수 있다.

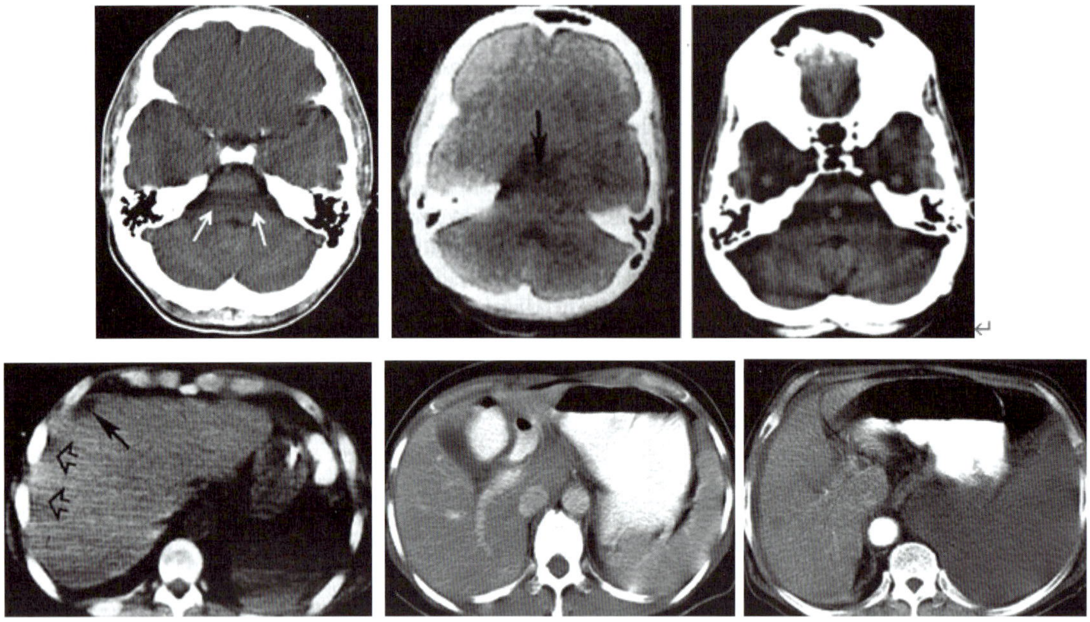

그림 8-8 선속경화 아티팩트 영상

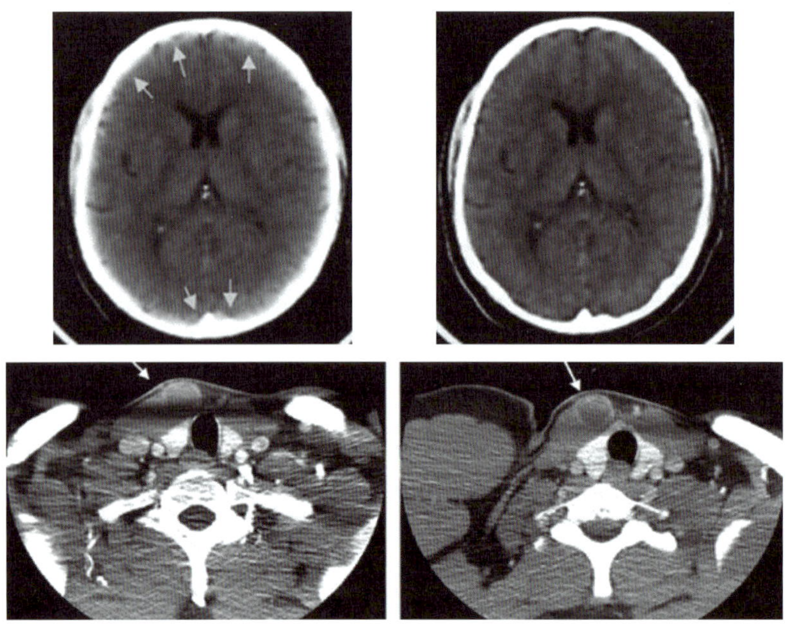

(a) 비적용 시 (b) 적용 시

그림 8-9 선속경화 교정 소프트웨어의 적용 영상

2) 부분체적효과 아티팩트(partial volume artifact)

영상획득 과정에서 view 데이터의 기하학적인 불일치로 인해 CT감약값의 측정 오류로 발생된다. 부분체적효과는 하나의 복셀 내에 감약계수 차이가 큰 조직들이 포함될 때 선감약은 조직들의 감약계수의 평균값에 비례하여 이루어지며, 또한 재구성 알고리즘이 각 복셀의 감약값을 균일하게 가정함으로써 복셀 내 CT감약값이 평균화(volume averaging)되어 계산되기 때문에 발생된다.

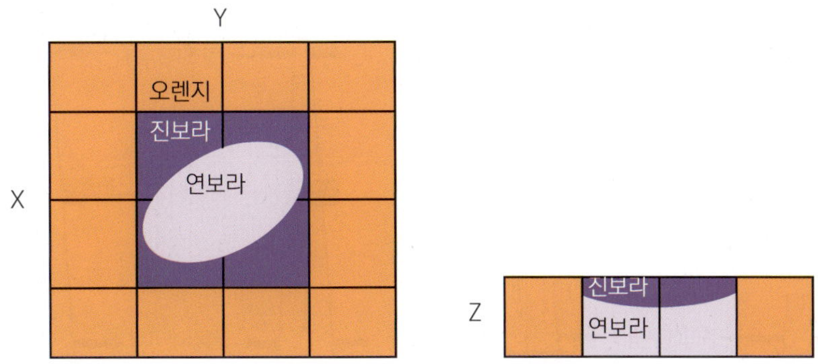

그림 8-10 부분체적 평균화(partial volume averaging)를 보여주는 모식도(Kevin Kalisz et al., 2016)

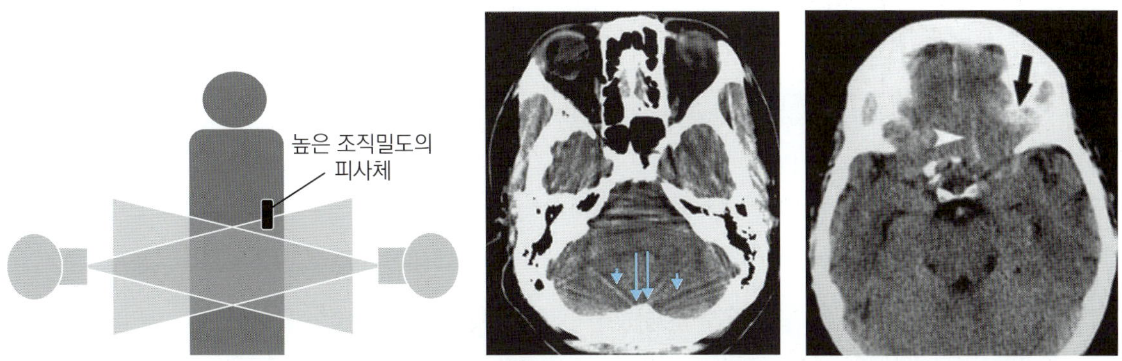

(a) 개념도 (b) 짧은 화살표의 streak 형태와 긴 화살표의 shading 형태 (c) Shading 형태

그림 8-11 부분체적효과에 의한 아티팩트의 원인과 발생 영상

그림 8-10은 부분체적효과에 의한 평균화(partial volume averaging)를 보여주는 모식도이다. 2개의 다른 농도를 포함하는 복셀(오렌지색과 진보라색 부분)이 부분체적 평균화(연보라색으로 표시된 부분)를 발생시키며, 이러한 볼륨 평균화된 복셀에서 발생되는 오류가 부분체적효과에 의한 아티팩트이다. CT에서 주로 관찰되는 부분체적효과에 의한 아티팩트는 그림 8-11에 나타낸 바와 같이 매우 높은 조직밀도를 갖는 피사체(뼈)가 스캔면의 주변부(off-center)에 부분적으로 포함될 때 CT감약값이 평균화되어 대조도 변화(오류)가 발생되는 것이며, 이는 views 사이의 불일치(inconsistencies)로 인해 streak 형태((b)의 짧은 화살표 표시)나 shading 형태(c)로 나타난다.

그림 8-12에서 부분체적효과로 인한 아티팩트의 발생과 얇은 슬라이스 두께의 적용으로 이의 해결을 보여준다. 강도 I_1과 강도 I_2는 검출기에서 두 강도의 합인 (I_1+I_2)로 측정된다. CT number의 정확한 재구성을 위해서는 (a)에 나타낸 바와 같이 영상전처리(엄밀히 말하면, 대수화 처리)에서 $\ln(I_1+I_2)$이 아니고 $\ln I_1+\ln I_2$의 대수의 합으로 나타내어져야 한다. 이는 각 강도의 합을 대수화한 것은 각 강도를 대수화하여 합한 것과는 다르기 때문이다.

이러한 차이는 재구성된 영상에서 streak, rings, 또는 심지어 커다란 면적을 가진 부분체적 아티팩트로 나타나며, 추체골(petrous bone) 또는 후두개와(posterior fossa) 부위에 나타나는 Hounsfield bar(posterior fossa artifact)가 대표적인 예이다. 즉, Hounsfield bar는 선속경화현상과 부분체적효과의 결과로 나타나는 아티팩트이다. (b)는 슬라이스 두께의 1/2에 해당되는 얇은 두께로 스캔을 하면 부분체적효과가 감소되는 것을 보여준다.

이러한 아티팩트의 발생을 줄이기 위해 제조사에 따라 명칭을 달리한 소프트웨어가 사용되고 있다. 여러 개의 얇은 슬라이스 영상들을 결합하여 하나의 두꺼운 슬라이스 영상을 만들어내는 기법을 이용하는 지멘스의 VAR(volume artifact reduction), GE사의 IBO(iterative bone option), Shimadzu와 캐논 메디컬의 BHC(beam hardening correction), PVE(partial volume artifact ejection) 등이 이에 해당된다.

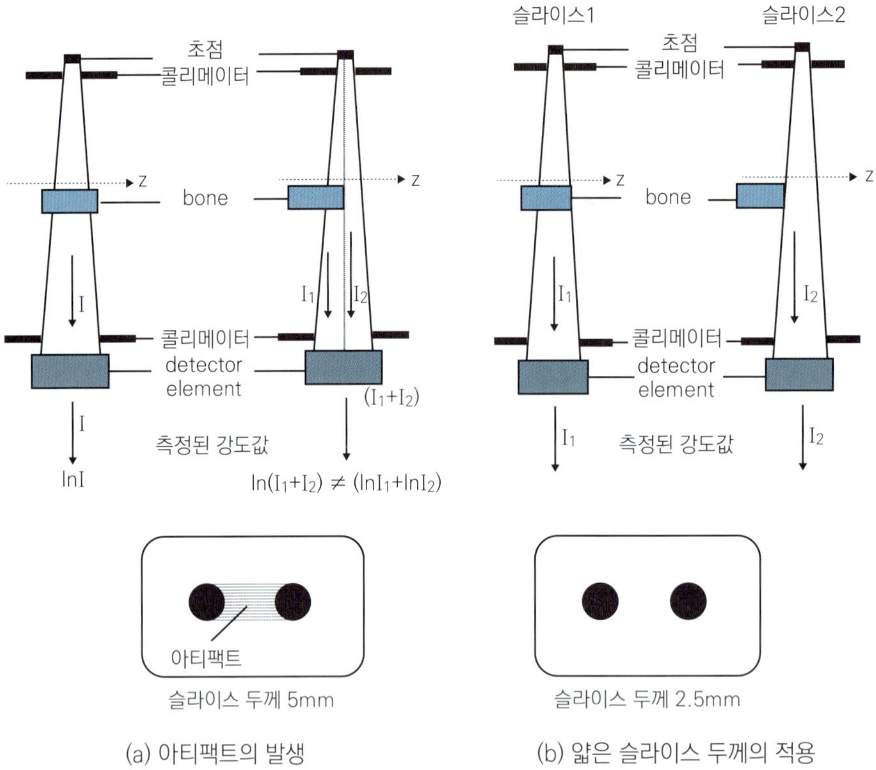

그림 8-12 **부분체적효과로 인한 아티팩트의 발생과 얇은 슬라이스 두께의 적용으로 이의 해결을 보여주는 개념도**

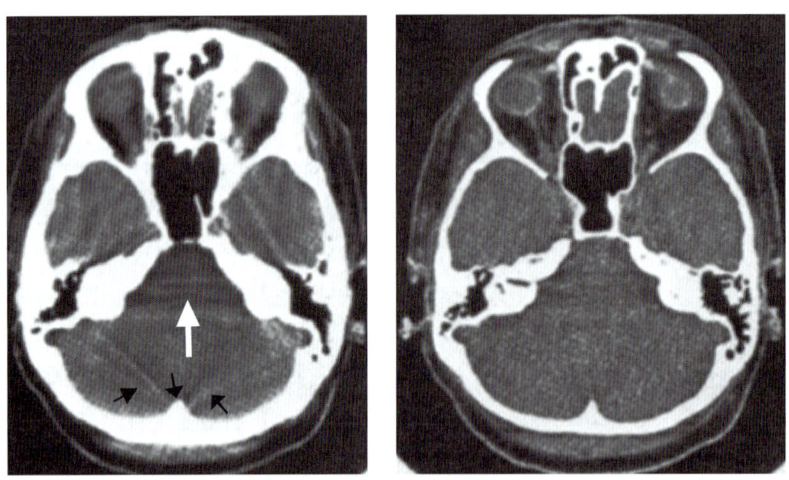

(a) Thick(7mm)　　(b) Thin(3mm)

그림 8-13 **얇은 슬라이스 두께의 적용으로 선속경화효과(큰 화살표)와 부분체적효과(작은 화살표들)로 인한 아티팩트(posterior fossa artifacts)의 감소**

결론적으로 부분체적 아티팩트는 얇은 슬라이스 두께의 적용, 고관전압(140kVp)의 사용, 중복스캔(overlapping scan)의 시행, 큰 매트릭스의 선택(픽셀 크기 작아짐), 예방 소프트웨어의 적용을 통해 발생을 감소시킬 수 있다. 또한 MDCT에서의 영상 재구성면을 이동시키거나 Z-축을 따라 multiple reconstruction을 시행함으로써 이를 감소시킬 수 있다.

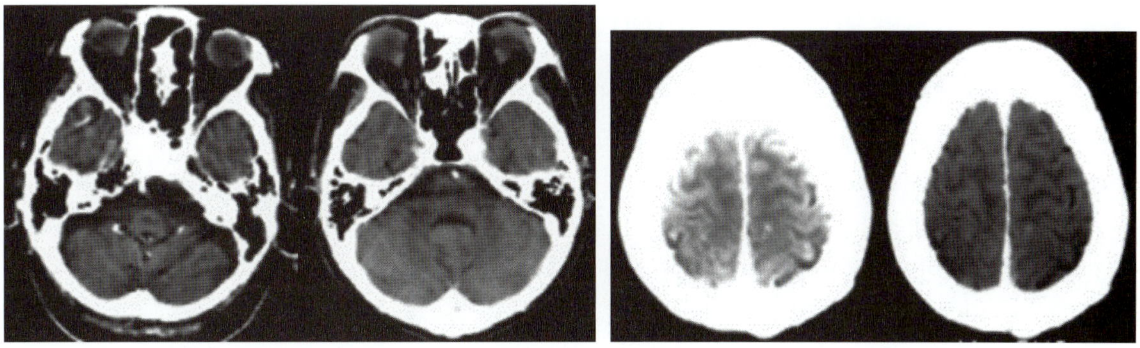

(a) PVE off (b) PVE on (c) BHC off (d) BHC on

그림 8-14 Posterior fossa artifact 예방 소프트웨어 사용 영상(Shimazdu)

3) View insufficiency artifact

영상 데이터의 획득에 사용되는 view수(샘플링수)가 증가되면 재구성의 정확도가 증가되지만 view수가 불충분하다고 해서 항상 아티팩트가 발생되는 것은 아니다.

최근의 MDCT에서는 거의 발생되지 않지만, view수가 불충분하면 역투영 과정에서 흐림의 불충분한 소거로 인해 고대조도의 경계부로부터 떨어진 부분에서 방사형 또는 접선형의 streak이 발생된다. 이러한 streaks을 view insufficiency artifact라고 부르며, 보통 영상의 중앙부로부터 방사상으로 폭이 커지며 균일한 감약 부위에서 명백하게 표시된다.

그림 8-15는 빠른 속도의 갠트리 회전 시 view 부족에 의해 발생되는 직선형의 아티팩트이다. 이는 갠트리 회전당 샘플링수를 증가시키면 해결이 가능하다. 샘플링수에 따른 영상품질에 관련된 내용은 7장에서 자세히 설명하였으므로 여기선 생략한다. 이를 임상적인 면에서 살펴보면, 스캔에서 노출이 부족하면 필요한 영상화 부위의 view수가 불충분해지고 구조적 노이즈 패턴이 초래된다. 그러므로 적절한 영상의 질을 유지하려면 적절한 방사선량을 사용하여 충분한 수의 view 로써 영상이 재구성되어야 한다. 충분한 view수의 확보를 위해서 X선관이 360° 회전하는 normal scan보다 400° 정도로 회전하여 영상을 획득하는 over scan을 권고하는 장치도 있다. 이러한 over scan에서는 스캔의 시작과 끝에서 얻어진 데이터를 합병(merge)하는 방식을 취하여 영상을 재구성한다.

이와 유사하게 획득된 신호의 저하로 인해 영상의 저농도 부위가 희미하게 흐려져 나타나는 현상이 나타날 수 있는데 이를 inhomogeneous artifact라고 하기도 한다. 이를 방지하기 위한 방법으로는 노출을 증가시키는 것이 좋다.

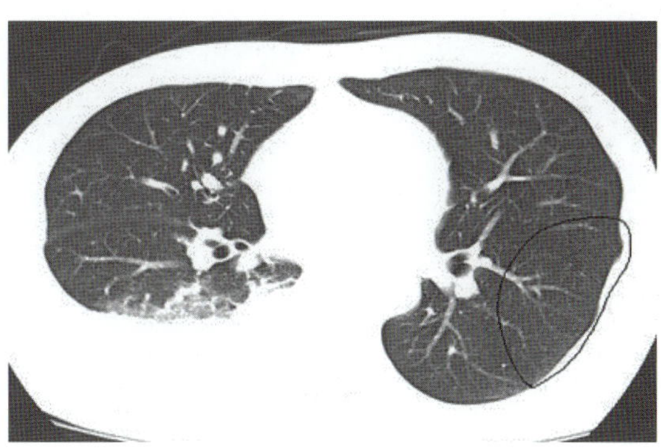

그림 8-15 직선 모양의 view insufficiency artifact

4) 광자량 부족에 의한 아티팩트(photon starvation artifact)

원형이 아닌 피사체에서는 단축보다 장축 방향(예, 어깨의 횡단면 영상에서 좌우 방향)의 프로젝션에서 검출기에 도달되는 신호(광자량)가 적어 발생되는 streak 형태의 아티팩트이다.

스캔에서 얇은 슬라이스의 적용이 광자량 부족에 의한 아티팩트 발생을 종종 야기시킨다. 그러나 최근 MDCT에서는 저신호 영역의 프로젝션을 smoothing시키는 노이즈 감소 필터(예, 필립스의 adaptive 필터)나 dose modulation 소프트웨어의 사용은 광자량 부족에 의한 아티팩트의 발생을 예방하고 있다.

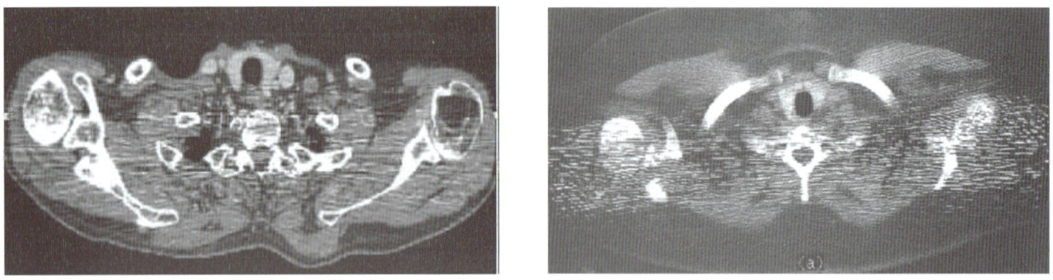

그림 8-16 광자량 부족에 의한 아티팩트(photon starvation artifact)

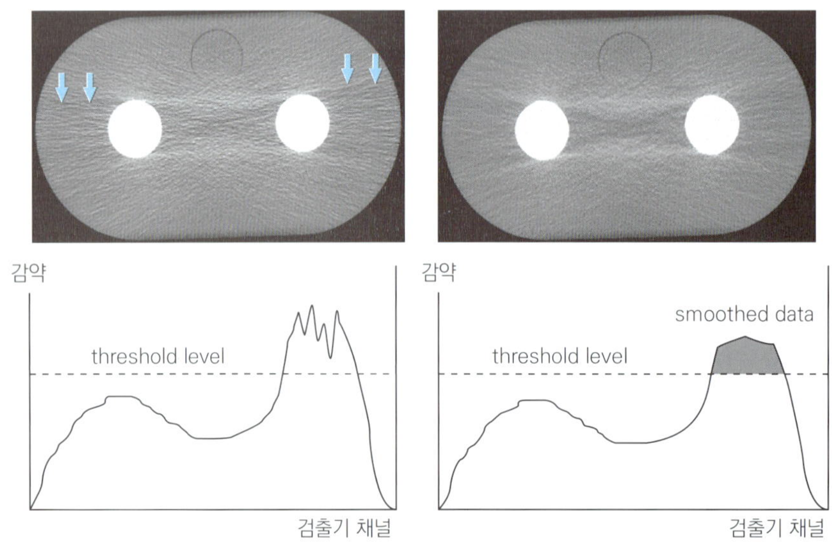

그림 8-17 비원형의 피사체에서 장축 방향으로 X선 감약이 심해 발생되는 노이즈성 아티팩트의 제거를 위한 필립스의 adaptive filter의 사용 전과 후의 팬텀 영상

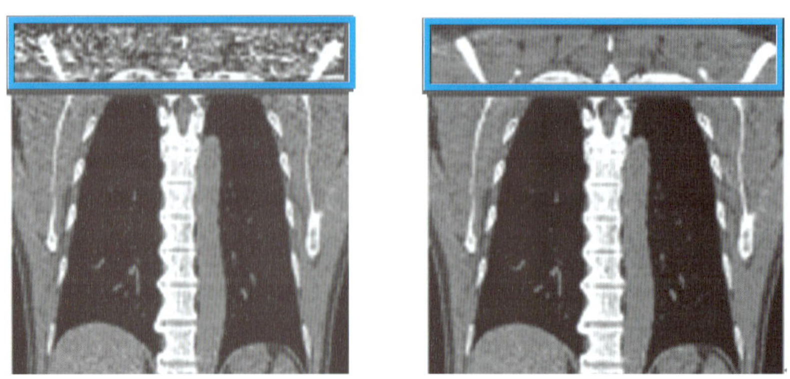

(a) 소프트웨어 비적용 (b) 소프트웨어 적용

그림 8-18 광자량 부족에 의한 streak artifact 제거 소프트웨어 적용 전후 영상(캐논 메디컬의 Boost 3D)

5) Edge gradient effect(air-contrast interface artifact)

주변 구조물과 밀도가 뚜렷한 차이를 보이는 불규칙한 모양의 피사체에서 발생하는 줄무늬 모양 또는 음영(밝음과 어두움 모두)을 만들어내는 아티팩트이다. 이는 복부CT의 위(stomach)에서 양성조영제와 공기가 서로 맞닿는 부위에서 고밀도와 저밀도 물질사이의 심한 농도차에 의해 직선형(streak)으로 나타나며 이는 air-contrast interface artifact라고도 명명된다.

이를 예방하기 위해서는 얇은 슬라이스 두께를 사용하며, 아티팩트의 발생 시 필요에 따라 decubitus 또는 prone position으로 추가스캔을 실시하면 진단에 도움이 된다.

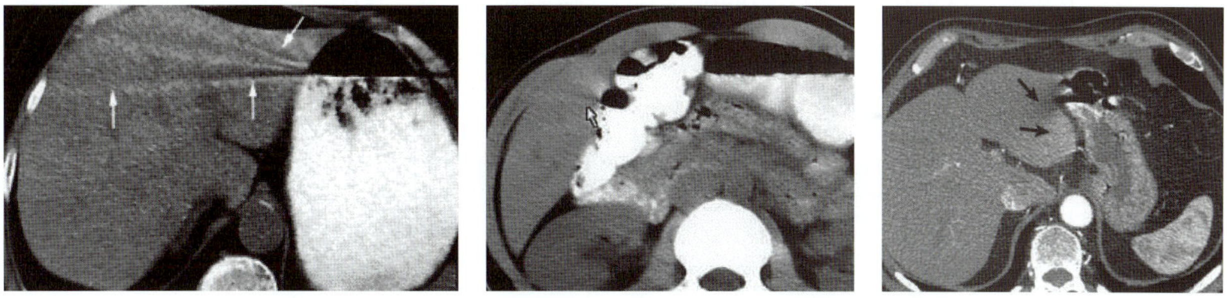

그림 8-19 Edge gradient effect(air-contrast interface artifact)

6) 산란선에 의한 아티팩트(scattering artifact; scatter ray artifact)

그림 8-20은 이상적인 감약 프로필과 산란선에 의해 영향을 받는 경우를 비교한 것이다. 산란선은 감약 프로필을 smooth하게 변화시키며, 많은 감약이 일어나는 부위에서는 산란선에 의한 측정값의 오류가 커진다.

CT장치에서 콜리메이션이 매우 잘된 부채형 선속을 사용한다 할지라도 척추 뒷부분에서는 산란선의 영향으로 인해 선량이 약간 높아진다. 이로 인해 선속경화효과와 유사하게 척추 부위가 실제의 농도에 비해 약간 검게 나타난다. 즉, 많은 양의 산란선이 검출기에 도달하면 암전류(background current)가 있는 것처럼 나타난다. 이로 인해 피사체가 실제보다 검게 나타나 보이며 데이터의 불연속으로 인해 일종의 감약값의 측정 오류인 아티팩트가 발생되기도 한다. 이러한 아티팩트를 scatter ray artifact라고 하며 인체의 두꺼운 부위에서 나타나며 특히 4세대 CT에서 많이 발생된다.

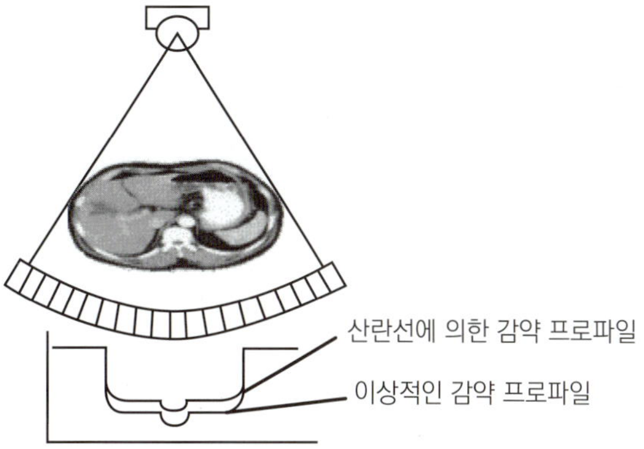

그림 8-20 산란선에 의한 감약 프로필의 변화

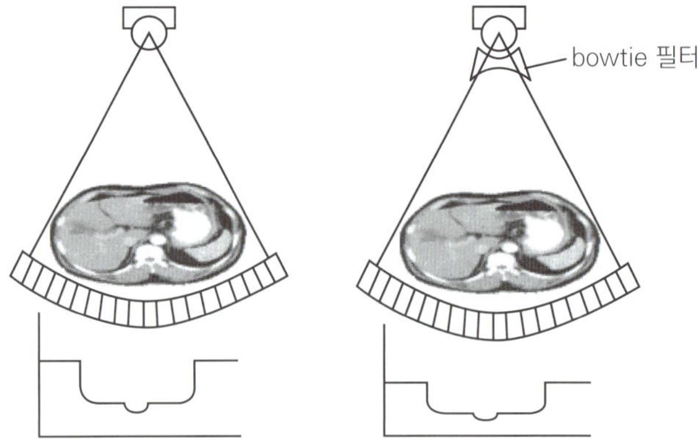

그림 8-21 Bowtie 필터에 의한 감약 프로필의 변화

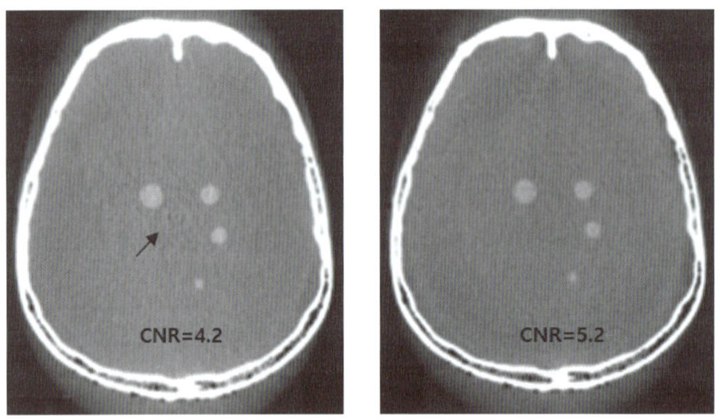

(a) Without bowtie filter (b) With bowtie filter

그림 8-22 Bowtie filter의 사용 유무 영상($CTDI_w$ =19mGy)

가스 검출기를 채택한 초기 3세대 CT에서는 양극/음극판이 몇 cm 정도 깊이 위치되어 있어 그리드의 역할을 하여 산란선을 줄여 준다. 반면에 현존하는 solid state 다이오드 검출기에서는 검출기 앞에 콜리메이터가 설치되어 발생되는 산란선을 줄여준다. 그러나 4세대 CT에서는 넓은 부채꼴 선속의 채택으로 인해 검출기가 넓은 각도로 X선을 검출하므로 산란선에 의한 영향을 더 많이 받는다. 하지만 환자와 검출기 사이에 공간이 존재하므로 산란선의 효과는 다소 줄어든다.

MDCT에서 산란선을 조절하기 위한 일반적인 방법으로는 선속 조절 필터(beam shaping filter)인 bowtie 필터를 사용한다. 이는 전체적으로 X선을 감소시키며 특히, 산란선 발생이 심한 환자 주변부의 X선 강도를 감소시킨다(그림 8-21).

그림 8-22는 bowtie 필터의 사용 유무를 비교한 팬텀 영상이다. 필터의 사용은 팬텀 중앙부의 아티팩트(화살표)를 감소시키고 대조도대잡음비를 1.0 증가시킨다.

3. Helical artifact

Helical reconstruction은 나선형 스캔에서 테이블 이동에 의해 발생되는 종축 방향 샘플링의 불일치를 교정하는 과정이 포함된다. 불일치가 완전히 교정되지 않으면 영상에서 비정상적인 모양이 나타나는데 이를 helical artifacts라고 한다.

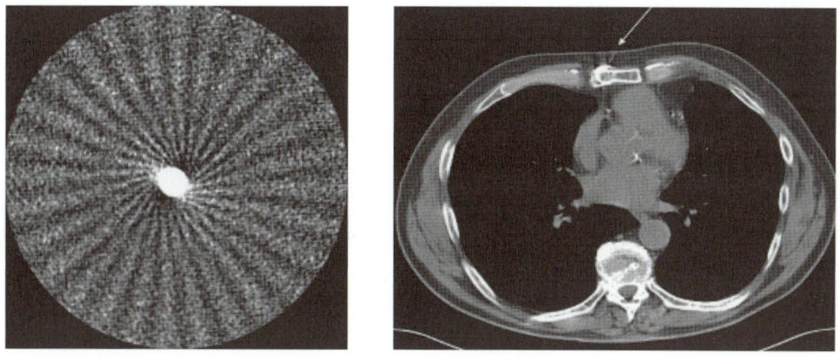

(a) Point phantom (b) 흉골

그림 8-23 Helical artifact의 예

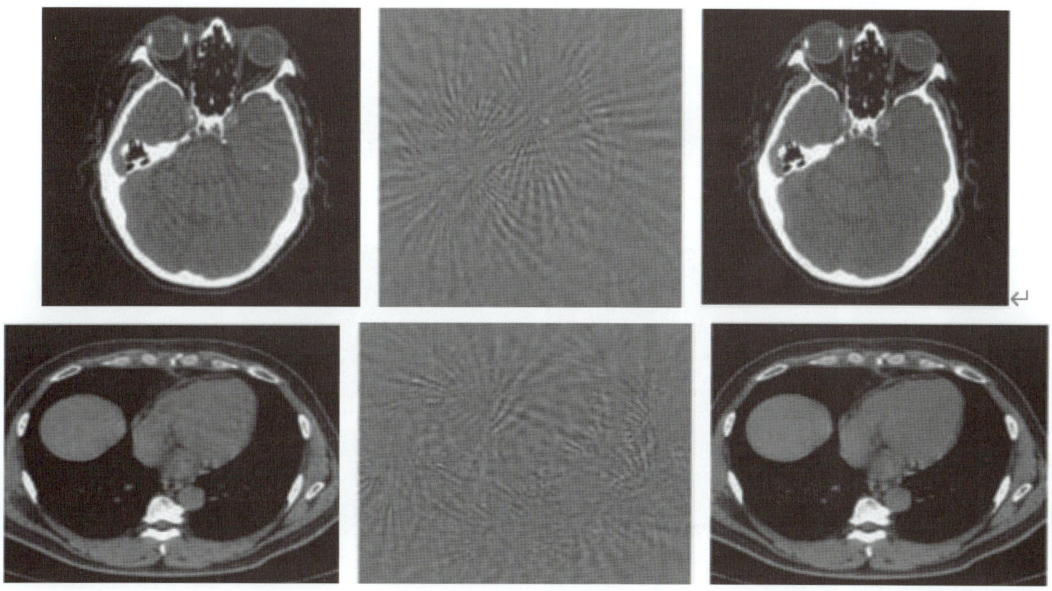

(a) With helical artifact (b) Helical artifact (c) Without helical artifact

그림 8-24 Helical artifact의 유무(필립스 백서, 2010)

그림 8-23의 (a)에서는 전형적인 풍차(windmill) 형태의 helical artifact가 고대조도의 점 팬텀으로부터 발생되었으며, (b)는 고대조도 피사체인 흉골에서부터 나타나는 것을 알 수 있다. 그림 8-24의 (a)는 필립스 64MDCT에서 나선형 스캔과 0.65mm의 얇은 슬라이스를 적용한 영상이며 helical artifact가 관찰된다. (c)는 동사의 Ingenuity DAS를 채택한 128MDCT에서 동일한 조건으로 스캔한 영상이다. (a)에서 보이는 helical artifact가 관찰되지 않는다.

Helical artifacts의 발생은 helical pitch, interpolation 방법(interpolator type), 선택하는 검출소자의 크기(scanning slice thickness), 재구성 영상의 슬라이스 두께(imaging slice thickness)에 영향을 받는다. 임상에서의 helical artifact는 helical pitch artifact와 interpolator artifact로 대표된다.

1) Helical pitch artifact

High pitch와 얇은 슬라이스 두께의 나선형 스캔은 근원적으로 영상품질을 저하시키는 helical artifact와 슬라이스 프로필의 넓힘 현상을 발생시킨다. 그림 8-25의 (a)-(c)는 4MDCT에서 2mm×4ea의 선속 콜리메이션을 사용하고 helical pitch를 변화시키며 스캔한 후 2mm의 슬라이스 두께로 재구성한 영상이다. Pitch factor가 높을수록 helical artifact가 많아지는 것을 알 수 있다. 이러한 helical artifact는 cone beam effect를 보상해주는 장치의 능력과 나선형 스캔의 보상 기능에 의해 영향을 받는다. 검사자 입장에서는 low pitch factor의 선택과 콜리메이션을 좁게 설정함으로써 이의 발생을 감소시킬 수 있다. 그리고 (d)-(g)는 16MDCT에서 beam pitch 변화에 따른 뇌 CT영상의 helical artifacts(windmill artifact)를 비교한 것이다. Pitch의 증가는 helical artifact와 영상 노이즈를 증가시킨다.

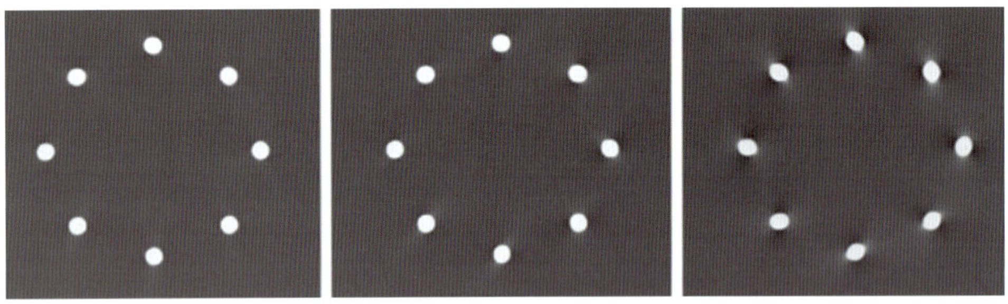

(a) Slice pitch 2.5 (b) Slice pitch 3.5 (c) Slice pitch 4.5

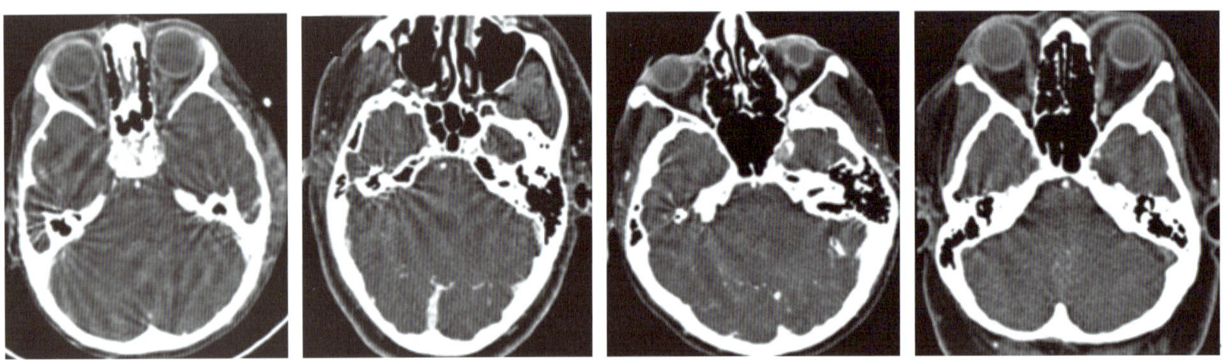

(d) Beam pitch 1.5 (e) Beam pitch 1.0 (f) Beam pitch 0.7 (g) Beam pitch 0.5

그림 8-25 Pitch 변화와 helical artifacts((a)-(c): in 4MDCT, (d)-(g): in 16MDCT)

그림 8-26의 (a)는 지멘스 4MDCT에서 3 slice pitch(=0.75 beam pitch)와 2.5mm 선속 콜리메이션(beam collimation)으로 스캔한 후 3mm의 슬라이스 두께로 얻은 영상이며, (b)는 7 slice pitch(=1.75 beam pitch)와 1mm의 좁은 선속 콜리메이션으로 스캔한 후 3mm의 슬라이스 두께로 얻은 영상이다. 이를 다시 설명하면, (a)는 스캔 파라메터의 설정에서 큰 선속 콜리메이션과 low pitch, (b)는 작은 선속 콜리메이션과 high pitch를 선택하고, 영상 슬라이스 두께는 동일하게 3mm로 재구성한 것이다. 이는 동일한 스캔 범위(scan coverage)에서 일정한 슬라이스 두께로 영상을 재구성할 경우, pitch factor를 증가시키고 콜리메이션을 좁게 설정한 (b)영상이 (a)에 비해 helical artifact의 영향이 적은 양질의 영상을 얻을 수 있음을 보여준다.

그림 8-27은 16MDCT에서 선속 콜리메이션과 helical pitch의 조합에 따른 질적 차이를 비교한 HR lung CT 영상이다. 모든 영상들은 120kVp, 90mA, 0.8초의 조건으로 나선형 스캔하였고 2.5mm 슬라이스 두께로 재구성한 후 동일한 윈도우 세팅으로 디스플레이 되었다. (a)영상들은 20mm 선속 콜리메이션과 0.875 beam pitch를, (b)영상들은 10mm의 선속 콜리메이션과 1.675 beam pitch를 사용하였다. 거의 동일한 스캔 시간에서 좁은 선속 콜리메이션과 high pitch를 사용한 (b)영상들이 넓은 선속 콜리메이션과 low pitch를 사용한 (a)영상들에 비해 우수한 영상품질을 보인다.

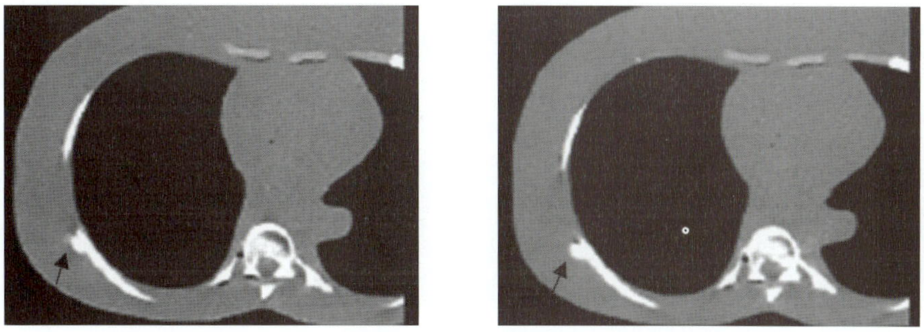

(a) Wide beam collimation, low pitch (b) Narrow beam collimation, high pitch

그림 8-26 Narrow beam collimation의 helical artifact 감소 효과

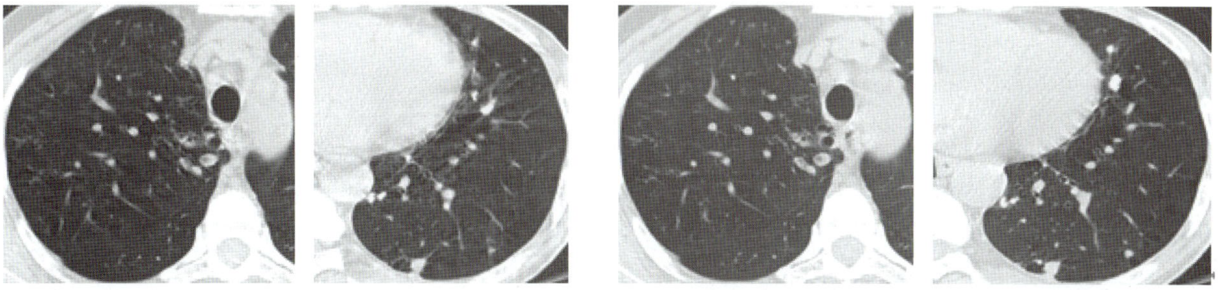

(a) Wide beam collimation, low pitch (b) Narrow beam collimation, high pitch

그림 8-27 선속 콜리메이션과 pitch의 조합에 따른 영상의 질 비교(16MDCT)

그림 8-28은 4MDCT에서 선속 콜리메이션과 helical pitch 변화에 따른 Z-축분해능을 비교한 것이다. (a)는 10mm의 넓은 선속 콜리메이션(4×2.5mm), (b)는 4mm의 좁은 선속 콜리메이션(4×1mm)을 적용하였다. Helical pitch의 증가는 넓거나 좁은 선속 콜리메이션에서 공통적으로 Z-축분해능의 저하를 피할 수 없다. 하지만 동일한 helical pitch 수준에서 좁은 선속 콜리메이션(b)의 선택은 넓은 선속 콜리메이션(a)에 비해 Z-축분해능의 저하를 줄일 수 있다.

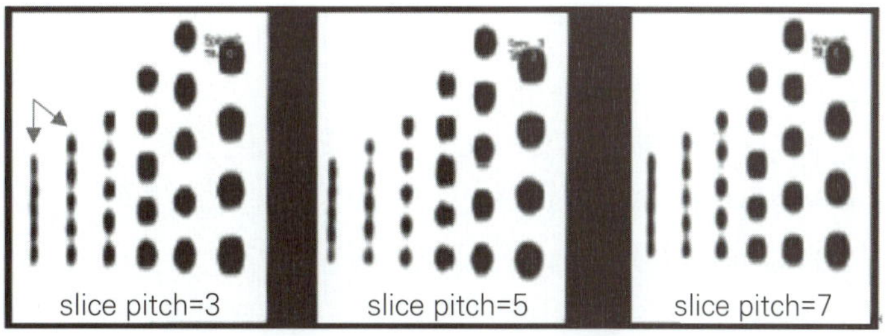

(a) 10mm beam collimation(4×2.5mm)

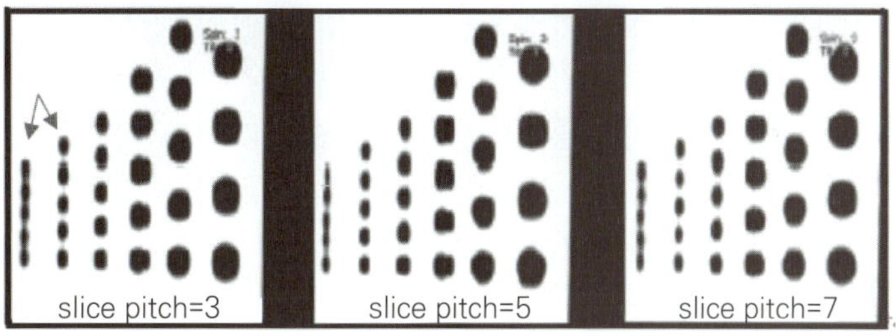

(b) 4mm beam collimation(4×1mm)

그림 8-28 Wide beam collimation과 narrow beam collimation의 Z-축분해능 비교

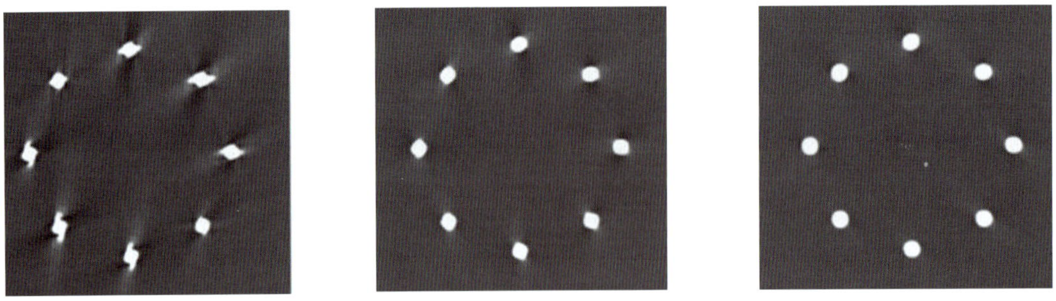

(a) Conventional 180° interpolation (b) 2mm 폭의 interpolation (c) 4mm 폭의 interpolation

그림 8-29 4MDCT에서의 Interpolation artifact

2) Interpolation artifact

그림 8-29는 4MDCT에서 interpolation에 따른 helical 아티팩트를 비교한 것으로 2mm×4ea의 선속 콜리메이션과 2mm의 슬라이스 두께로 얻은 영상이다. (a)는 non-MDCT에 사용되는 180° linear interpolation을 4MDCT에 적용한 것이다. 2mm 폭의 Z-filter(interpolator)에 비해 4mm 폭의 Z-filter를 적용하면 helical artifact가 감소됨을 알 수 있다.

4. Cone beam artifact

고속 스캔을 시행하여 얇은 슬라이스 두께의 영상을 얻어내는 MDCT에서 근원적으로 발생하는 문제는 Z-축에서의 overbeaming 현상과 cone beam geometry에 의한 슬라이스 프로필의 왜곡현상(profile distortion; cone beam artifact) 그리고 high pitch의 사용 시 발생되는 helical artifact이다.

1) Z-축의 overbeaming 현상

Non-MDCT에서는 실제 조사되는 Z-축 방향 X선속의 폭(exposure beam width)은 영상화되는 폭(imaging slice width)과 매우 근접하다. 하지만 MDCT에서는 노출되는 선속의 폭이 영상화되는 폭에 비해 다소 넓어진다. 이의 원인의 하나는 Z-축 선량분포의 불균일성이다.

이로 인해 초기 MDCT에서는 주변부 검출소자에서의 양질의 영상획득은 쉽지 않았으며, 동일한 질의 영상을 얻기 위해서는 non-MDCT에 비해 많은 선량이 요구되었다. 특히 좁은 콜리메이션(narrow beam collimation)을 사용하는 경우에는 이러한 현상이 더욱 심하였다.

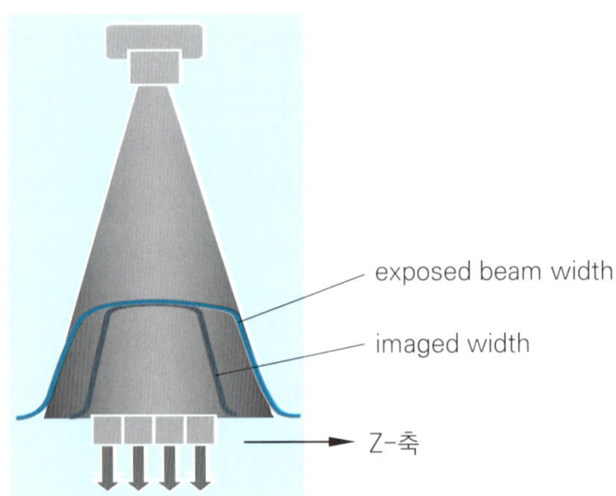

그림 8-30 MDCT의 Z-축 overbeaming

2) Cone beam effect로 인한 슬라이스 프로필의 왜곡

Non-MDCT에서는 Z-축 방향의 경우 선속의 중심부만을 선택하여 단일 선속에 가까운 형태로 샘플링을 시행하므로 선속과 Z-평면이 수직을 이룬다고 할 수 있다. 하지만 MDCT에서는 검출기에 도달하는 모든 선속이 Z-축과 수직이 되지 않고 검출기 row의 위치에 따라 다소 경사를 이룬다. 즉, 선속이 X-Y축으로 부채꼴 형태를 갖는 것과 같이 Z-축으로도 확산되는 모양을 나타내는데 이를 cone beam이라 하며, Z-축으로 경사지는 각도를 cone angle이라고 한다.

그림 8-31은 cone angle과 fan angle을 비교하여 나타낸 것이다. X선관의 일회전에 얻어지는 영상수가 많아질수록 선속의 형태는 더욱 cone beam화되고 Z-축분해능은 저하된다.

Cone beam geometry를 채택하는 MDCT에서는 non-MDCT에 비해 슬라이스 두께는 얇아지고 X선관의 일회전에 얻어지는 영상수가 많아지므로 cone angle을 무시하면 그림 8-32에 나타낸 바와 같이 선속 중심부(iso-center)에서 주변부(off-center) 방향으로 거리가 멀어질수록 0°와 180°의 위치 차이를 갖는 초점에서 얻어지는 영상의 프로필(section sensitivity profile; SSP)은 Z-축 방향의 왜곡현상이 심하게 발생되어 넓어지는 현상이 발생된다. 이를 cone beam effect라 한다.

MDCT의 영상 재구성에 사용되는 역투영 알고리즘은 평면 투영 데이터(planar projection data)를 필요로 한다. 초기 4MDCT에서는 cone angle을 무시하고 선속이 Z-축과 직각으로 검출되는 것으로 간주하여 non-MDCT에서 사용하는 선형보간(linear interpolation) 알고리즘을 적용하였다. 이로 인해 심한 슬라이스 프로필의 변형(cone beam distortion)이 야기되었다. 하지만 업그레이드된 현재의 MDCT에서는 제조사별로 각기 독자적인 cone beam 교정 알고리즘을 개발하여 적용하고 있다.

Cone beam geometry의 채택으로 X선 초점과 검출기 row가 회전축에 수직이 되지 않음으로 인해 발생되는 MDCT의 슬라이스 프로필의 변형(cone beam distortion)은 cone angle, 슬라이스 두께, X선관의 일회전당 얻어지는 슬라이스 수 그리고 FOV 내의 피사체 위치에 영향을 받는다. 즉, X선관 일회전당 획득 슬라이스 수가 많은 장치에서 그리고 얇은 슬라이스 두께의 영상획득 시 슬라이스 프로필의 변형이 더욱 심해진다. 그림 8-32는 상용화 초기의 4와 8MDCT에서 발생되었던 cone beam effect를 보여준다.

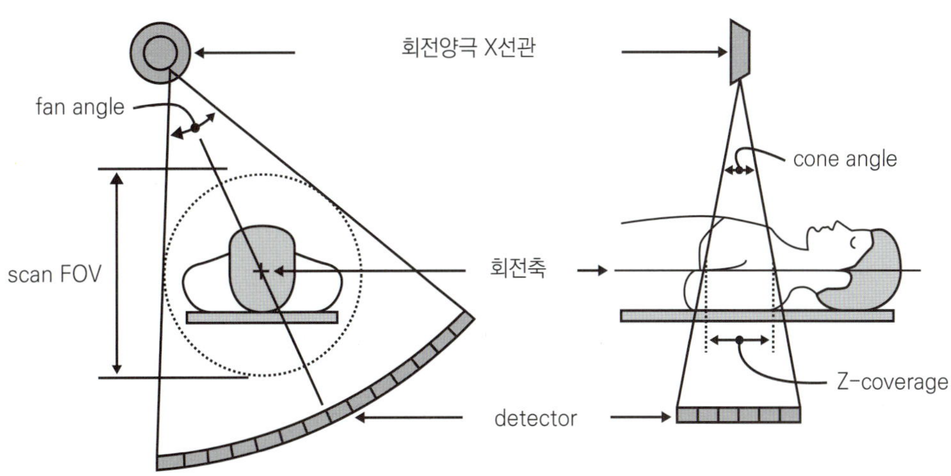

그림 8-31 Fan angle과 cone angle의 개념

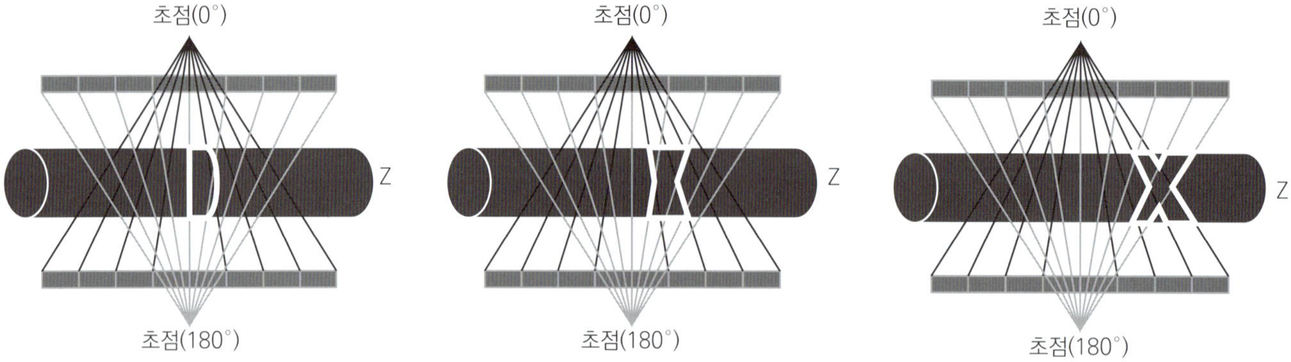

그림 8-32 Cone beam effect로 인한 iso-center와 off-center 부위의 슬라이스 프로필

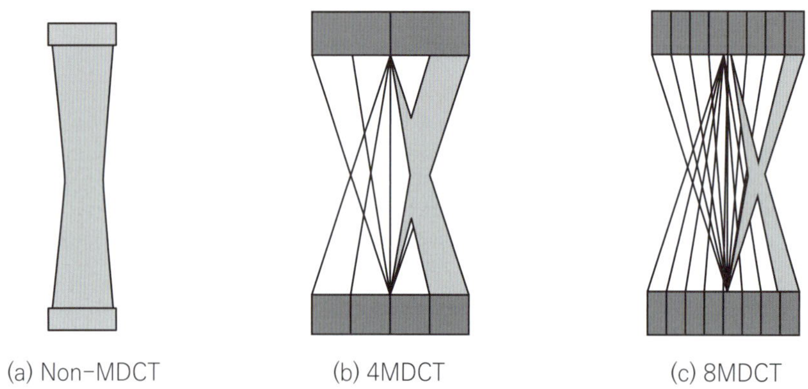

그림 8-33 초기 MDCT에서 보이던 cone beam effect로 인한 슬라이스 프로필의 왜곡

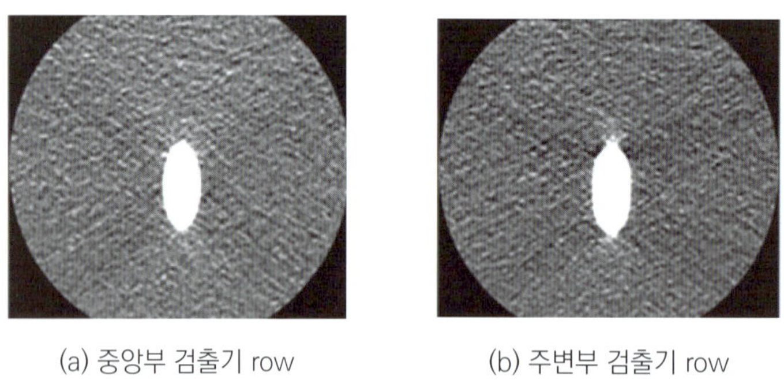

그림 8-34 MDCT의 중앙부와 주변부 검출기 row에서 얻은 영상의 차이

3) Cone beam artifact

Cone beam artifact란 피사체의 고대조도 부위에서 조사되는 ray의 cone angle이 무시되어 발생된다. 이는 tube angle의 차이로 인해 주위의 다른 검출기 row에서 얻어지는 축외 피사체(off-axis objects) 사이의 데이터 mis-registration에 의해 영상의 아티팩트가 발생한다. 지멘스와 캐논 메디컬에서는 이러한 cone beam artifact를 windmill artifact라고도 부른다.

그림 8-35는 피사체와 검출기 row의 위치에 따른 cone beam artifact의 발생 유무를 나타낸 팬텀 영상이다. 피사체가 off-center(10cm off-center)에 위치한 경우 중앙부 검출기 row에서는 미세한 streak artifacts가, 주변부 검출기 row에서는 심한 streak artifact가 발생되는 것을 보여준다. 그림 8-36은 16MDCT에서 cone beam artifact가 발생한 경우이다. 두개저 부위나 오른쪽 늑골부위에서 자주 관찰된다.

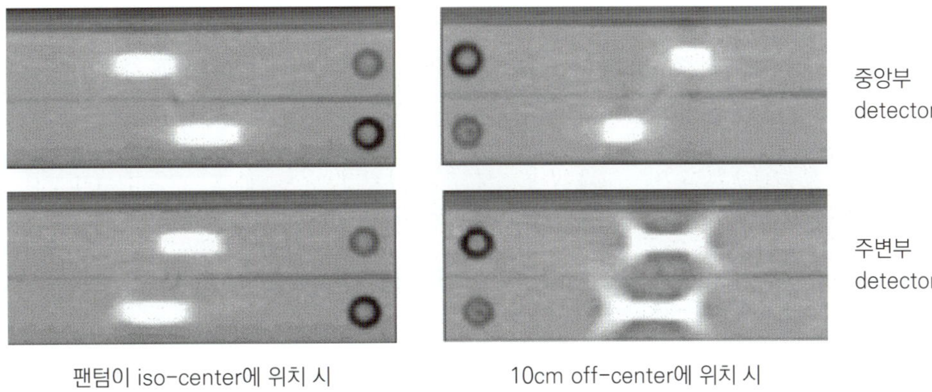

그림 8-35 **피사체와 검출기 row의 위치에 따른 cone beam artifact의 발생 유무**

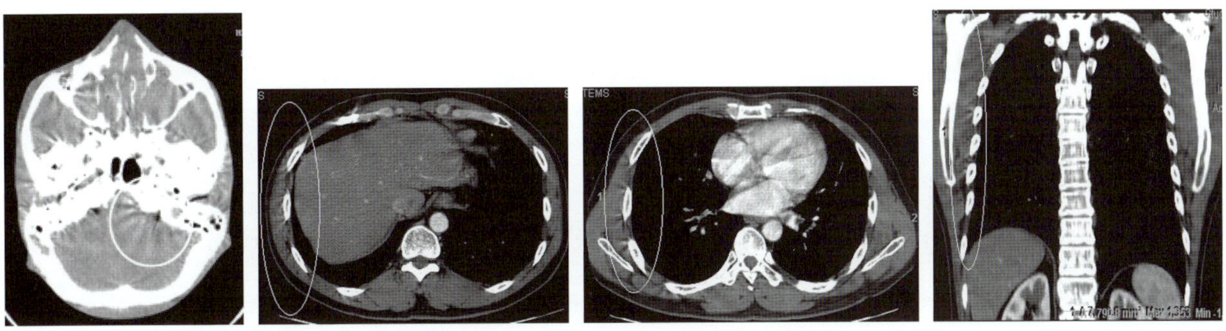

그림 8-36 Cone beam artifact 영상

그림 8-37은 1.5 beam pitch를 적용하고 1mm×4ea, 1mm×8ea, 1mm×16ea의 검출기 조합으로 인체모형의 흉부 팬텀을 스캔한 후 measurement rays의 cone angle을 무시한 180° multi-helical linear interpolation(180° MLI) 기법으로 재구성한 영상들이다. (a)는 팬텀의 형태와 MPR의 방향, 그리고 이상적인 MPR 영상이며, (b)-(d)는 각 검출기 조합으로 스캔한 axial 및 MPR 영상이다. Cone beam artifact는 대조도가 매우 높은 구조에서 잘 발생되며 피사체의 위치가 선속 중심부에서 멀어질수록 발생율이 높아진다. 특히 팬텀의 늑골 부위는 cone beam artifact에 민감하다. X선관 일회전에 8슬라이스를 획득하는 (c)영상에서 심한 streak artifact와 늑골 부위에서의 심한 기하학적 변형이 관찰된다. 그리고 X선관 일회전에 16슬라이스를 획득하는 (d) 영상에서는 임상적으로 수용이 불가능한 아티팩트가 관찰된다. 이와 같이 X선관 일회전에 많은 수의 슬라이스를 획득하는 MDCT일수록 measurement rays의 cone angle은 더 이상 무시될 수 없으며 재구성 기법의 보완이 필요하게 되었다. 이에 각 제조사에서는 cone angle artifact를 감소시키기 위한 소프트웨어를 채택하였으며, 16MDCT 수준에서 채택된 Cross Beam interpolation(GE사), windmill artifact correction(캐논 메디컬)이 이에 해당된다. 하지만 이러한 소프트웨어의 적용은 부분적으로 유효 슬라이스 두께가 증가하는 단점을 발생시키며 이는 혈관의 두께 측정에서는 중요한 요소로 작용될 수 있다. 그러나 심장은 대조도가 매우 높은 구조를 포함하고 있지 않고 검사부위가 중앙에 가깝게 위치하기 때문에 이러한 cone beam artifact의 발생은 거의 없는 편이다.

그림 8-38은 16MDCT에서 cone beam artifact(windmill artifact) correction 적용 유무에 따른 영상의 차이를 보여준다.

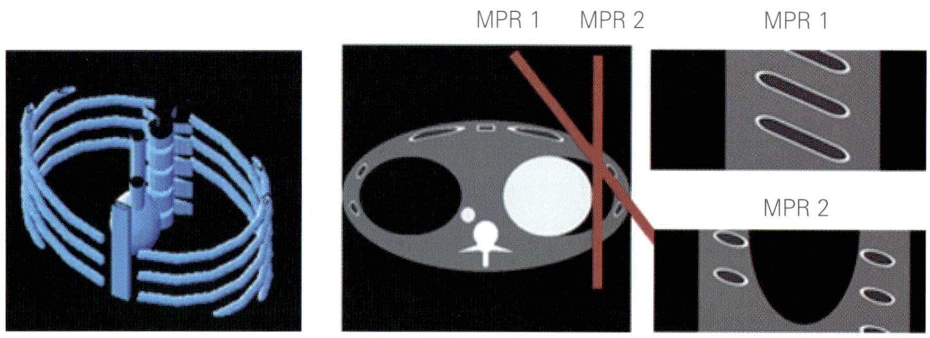

(a) 팬텀의 형태와 MPR의 방향, 그리고 이상적인 MPR 영상

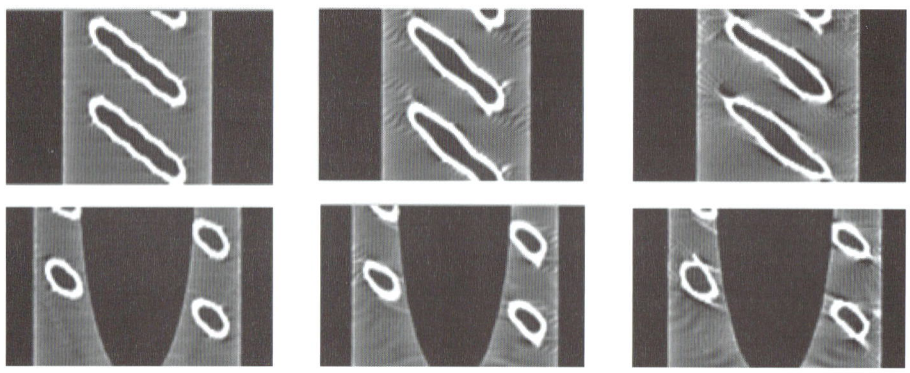

(b) 1mm x 4ea (c) 1mm x 8ea (d) 1mm x 16ea

그림 8-37 16MDCT에서 180° multi-helical linear interpolation 기법으로 재구성한 영상에서 X선관 일회전당 획득하는 슬라이스 수에 따른 cone beam artifact의 발생 정도

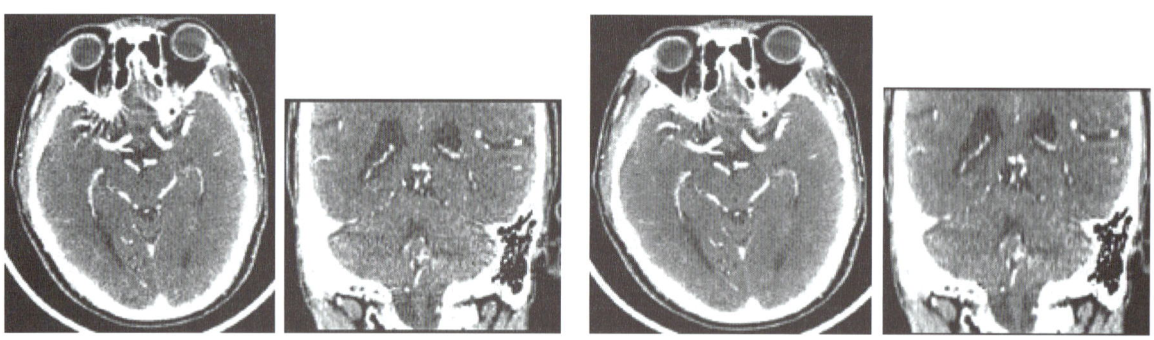

(a) 비적용 (b) 적용

그림 8-38 Cone beam artifact correction의 적용 영상(캐논 메디컬 16MDCT)

5. 3-D 재구성 및 MPR 관련 아티팩트

1) Stair step artifact

고식적 스캔은 단면 데이터 획득시간의 증가로 인하여 얇은 슬라이스를 적용하기에는 곤란한 부분이 있으며, 영상획득 도중에 환자의 움직임이 발생하면 재구성 영상에서 계단형의 인공물(stair step artifact)을 만들어 낼 수 있다. 나선형 스캔을 이용한 데이터 획득은 스캔 속도를 향상시켜 고식적 스캔에 비해 짧은 시간내에 얇은 슬라이스의 영상을 획득할 수 있고, 환자 움직임에 의한 영향을 최소화함과 동시에 선량의 추가없이 중복된 슬라이스의 재구성을 가능하게 한다. 이를 통해 MPR이나 3차원 재구성 영상의 stair step artifact를 감소시킨다.

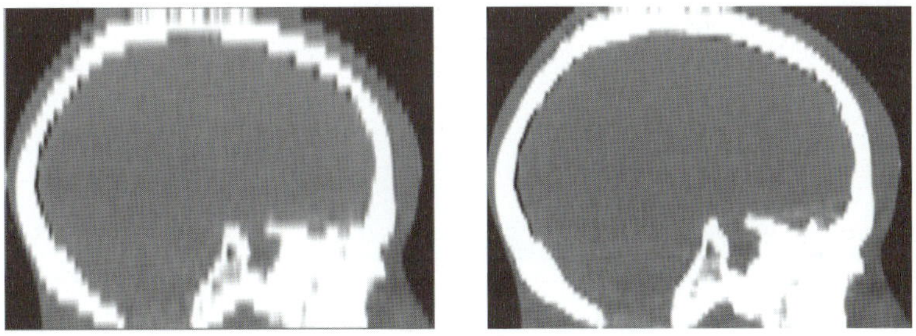

(a) 고식적 스캔 (b) 나선형 스캔

그림 8-39 고식적 스캔과 나선형 스캔을 통해 얻어진 MPR 영상의 비교

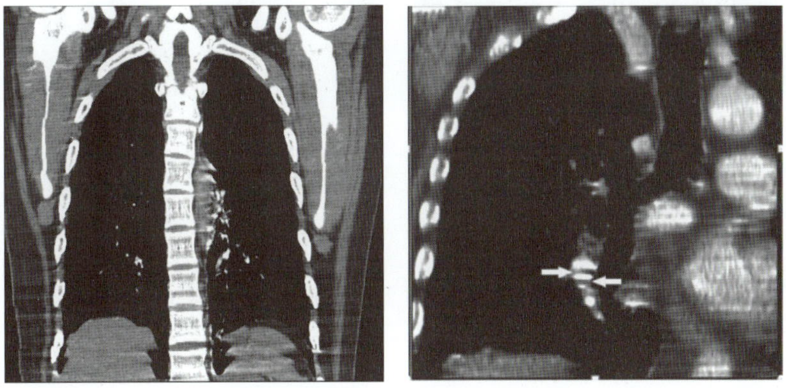

그림 8-40 Stair step artifact

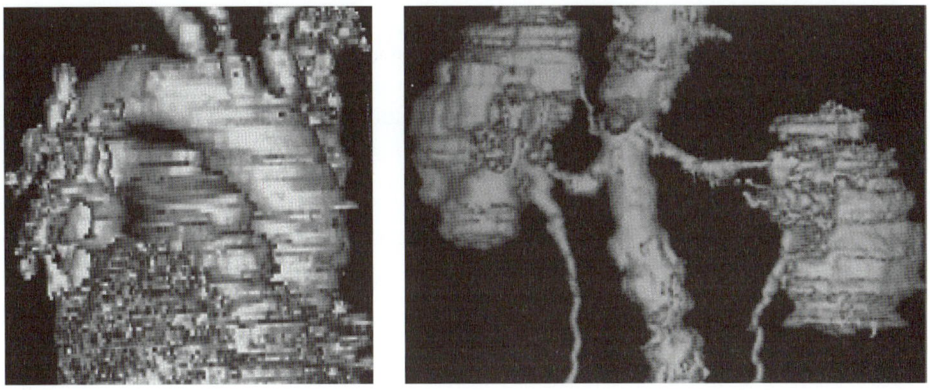

그림 8-41 호흡조절 잘못으로 인해 3차원 영상 재구성 시 나타난 mis-registration artifact(stair-step artifact)

2) Zebra artifact

VRT나 MIP 기법의 3차원 영상에서 낮은 신호영역에서의 구조적 노이즈와 나선형 스캔의 노이즈 효과에 의해 나타나는 아티팩트이며 블라인드형의 횡축 줄모양으로 나타난다(그림 8-42). 그리고 그림 8-43은 캐논 메디컬의 MIP Zebra artifact correction 소프트웨어의 적용 유무 시의 영상이다.

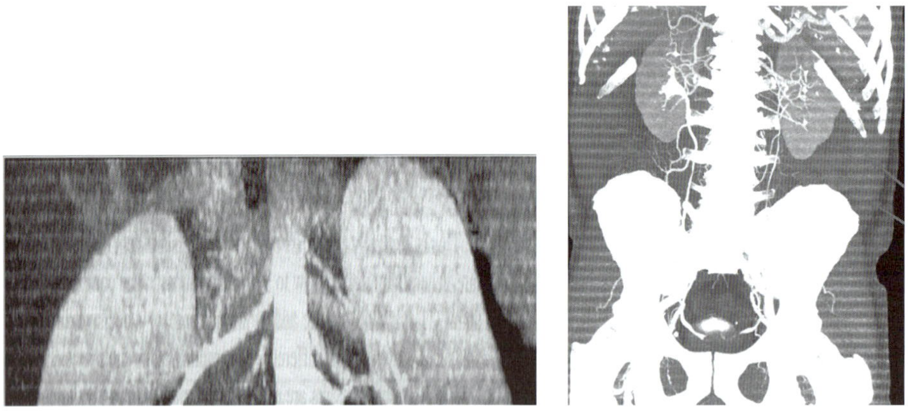

그림 8-42 MIP Zebra artifact

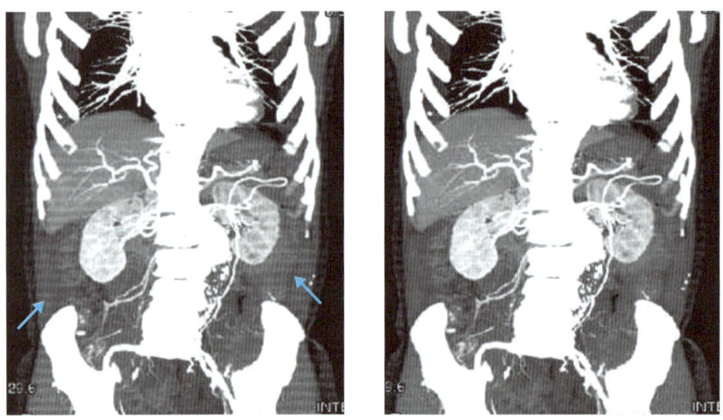

(a) 비적용 (b) 적용

그림 8-43 MIP Zebra artifact correction의 적용(캐논 메디컬)

3) Aliasing artifact(undersampling artifact)

영상처리 및 재구성에 관련되어 발생 가능한 아티팩트에는 aliasing artifact, 재구성 알고리즘의 변동에 의한 아티팩트가 있다. Aliasing artifact는 MDCT의 회전당 프로젝션 수가 부족하거나 아날로그 신호의 디지털 변환의 일부분인 표본화 과정에서 표본화 간격이 넓어 발생되는 아티팩트이다. 즉, 검출기에서 획득된 아날로그 신호의 표본화 과정(시간을 이산화하는 과정)에서 표본화 간격(주기)이 1/(2fo)보다 넓으면(여기서 fo: 최대주파수) 영상에서 aliasing artifact가 발생된다. 이를 under-sampling 또는 불충분한 샘플링(too coarse sampling)이라고 하며, under-sampling이 발생 시 고대조도 경계부와 작은 피사체에 관련된 정보를 컴퓨터가 mis-registration함으로써 복원된 영상에서 미세한 선들이 생기거나(aliasing) 영상의 고대조도 경계부에서 방사상의 streaks 또는 모자이크 형태로 나타난다.

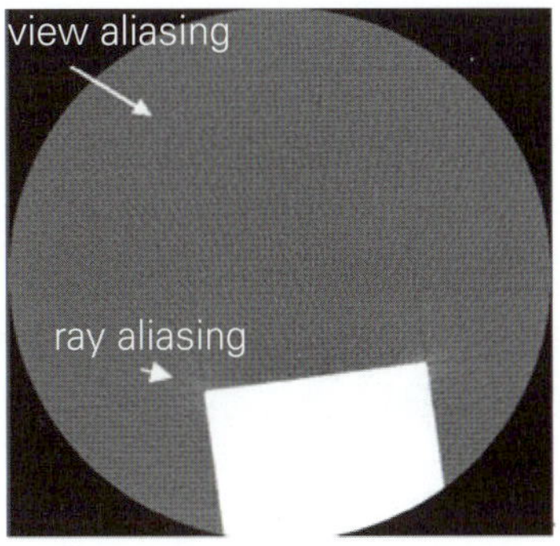

그림 8-44 Aliasing artifact

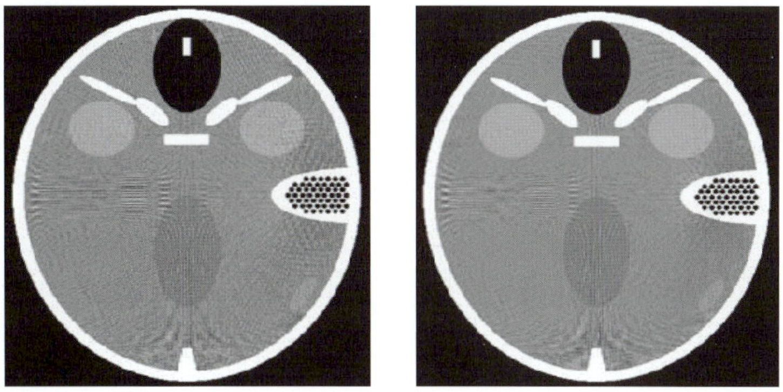

(a) Without quarter detector offset (b) With quarter detector offset

그림 8-45 Quarter detector offset 기법의 적용 영상의 품질

그림 8-44는 물팬텀 속에 있는 테프론 블록의 CT영상이다. 블록 경계부의 under-sampling에 기인된 aliasing(스트립)이 관찰된다. Aliasing artifact는 고농도 구조물로부터 먼 거리에 있으며 경계부에 주로 나타나는 view aliasing(긴 화살표)과 고농도 구조물 가까운 부위에 나타나는 ray aliasing(짧은 화살표)으로 구분된다.

임상적으로 aliasing artifact는 MDCT 영상의 품질에 아주 심각한 영향을 미치지는 않는다. 하지만 미세한 디테일이 요구되는 영상에서는 피하는 게 좋다. View aliasing artifact의 예방을 위해서는 MDCT의 회전당 프로젝션 수를 가능한 최대로 적용하는 것이 좋으며, ray aliasing artifact를 예방하기 위해서는 고해상능 기법(샘플링수를 증가시키는 고해상능 모드인 flying focal spot 기법이나 quarter detector offset 기법(1/4 detector shift)을 적용하는 것이 권고된다. 그림 8-45는 quarter detector offset 기법의 적용 유무에 따른 영상품질을 비교한 영상이다.

그림 8-46의 (a)는 슬라이스 두께와 간격이 1mm/1mm인 데이터 세트로부터 reformation한 coronal 영상이다. 반면에 (b)는 3mm/3mm의 데이터 세트로부터 reformation한 영상이며 화살표로 표시된 부위에 aliasing artifact가 관찰된다.

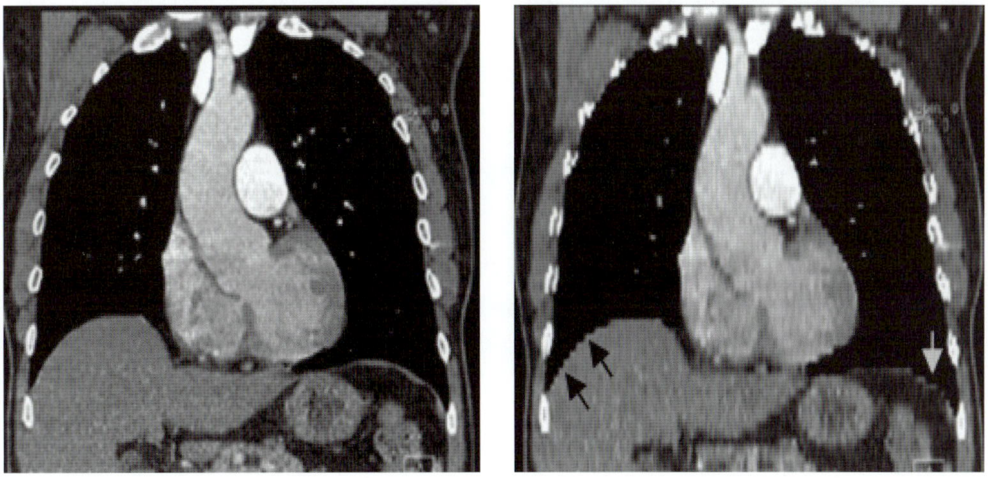

(a) 정상 영상 (b) Aliasing artifact 영상

그림 8-46 Aliasing artifact

4) 재구성 알고리즘의 변동(algorithm factor)에 의한 아티팩트

영상 재구성 과정에서 사용되는 알고리즘(커널(kernel); 필터)은 다른 원인으로부터 야기되는 streak artifact를 억제시키는 역할을 하지만 반대로 또 다른 아티팩트를 야기시킬 수 있다. 만일 계면증강(edge enhancement) 알고리즘을 사용하는 경우 뼈와 폐처럼 감약 차이가 큰 부분의 경계부 인터페이스에서 지나침(overshoot)이 발생한다. 이러한 지나침 현상은 Gibb 현상이라고도 명명되며, 뇌CT에서 지주막하강을 시사하듯이 밝게 보이거나 폐CT에서 흉막의 석회화 현상처럼 보인다. 이는 뇌CT에서 bone 알고리즘이 적용되었을 때 이러한 문제가 발생될 수 있으나 임상적으로는 중요하지 않다. 그러나 bone 또는 계면증강 알고리즘을 사용한 상태에서 환자의 움직임이나 부분체적효과 아티팩트가 발생된 경우 아티팩트의 모양과 형태는 더욱 선명해진다.

이와는 달리 soft tissue 알고리즘을 사용하거나 bone에 비해 선예도가 다소 저하되는 알고리즘을 사용하는 경우 영상 경계부와 작은 부위의 미세한 해상능은 약간 저하되지만 아티팩트의 발생은 감소된다. 그리고 재구성에 적용되는 알고리즘은 작은 부위의 CT number에 영향을 미치므로 양적인 측정이 필요한 CT검사에서는 재구성 알고리즘의 고려가 필요하다.

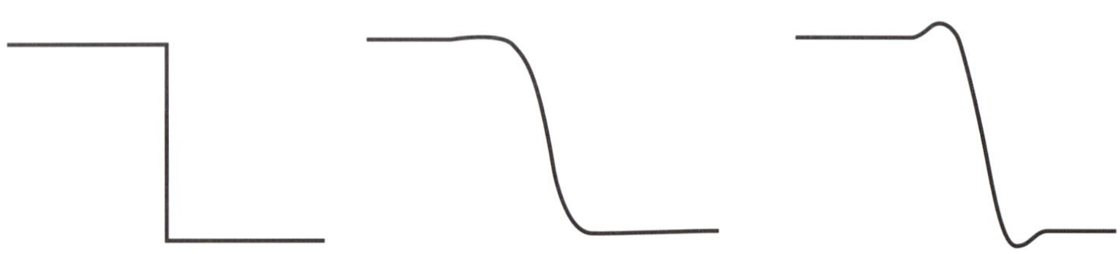

(a) 원래의 경계부 (b) Smoothing 알고리즘 적용 (c) 계면증강 알고리즘 적용

그림 8-47 재구성 알고리즘에 따른 경계부의 표시

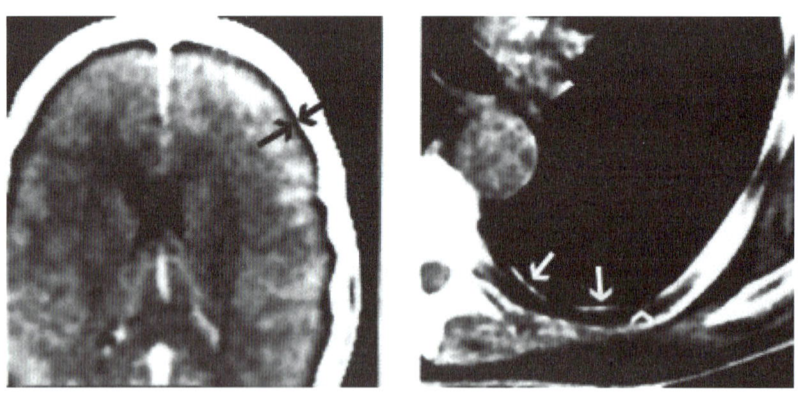

그림 8-48 영상 재구성 알고리즘의 잘못된 적용으로 인한 아티팩트

5) Hige artifact

이는 high pitch로 인한 데이터의 부족이나 aliasing, zooming reconstruction(small display FOV)에 의해 야기되는 아티팩트이다. 그림 8-49(c)에서 high pitch 사용으로 인해 (a)와 (b)에서 보이지 않던 hige artifact를 볼 수 있으며, 또한 그림 8-50에서는 작은 display FOV를 적용한 (c)에서 hige artifact를 볼 수 있다.

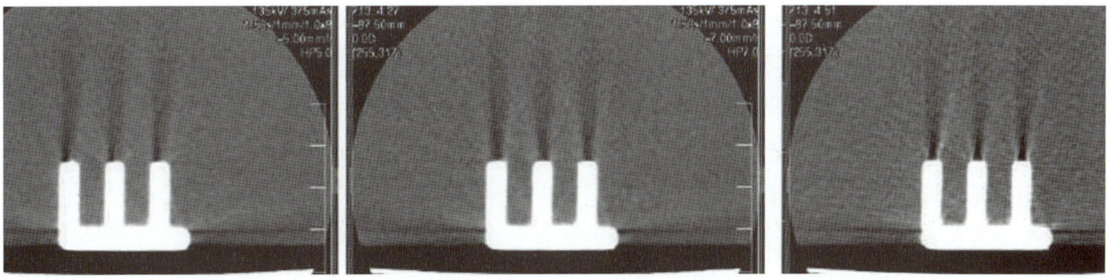

(a) 0.313 pitch (b) 0.438 pitch (c) 0.625 pitch

그림 8-49 High pitch로 인해 hige artifact를 보여주는 팬텀 영상

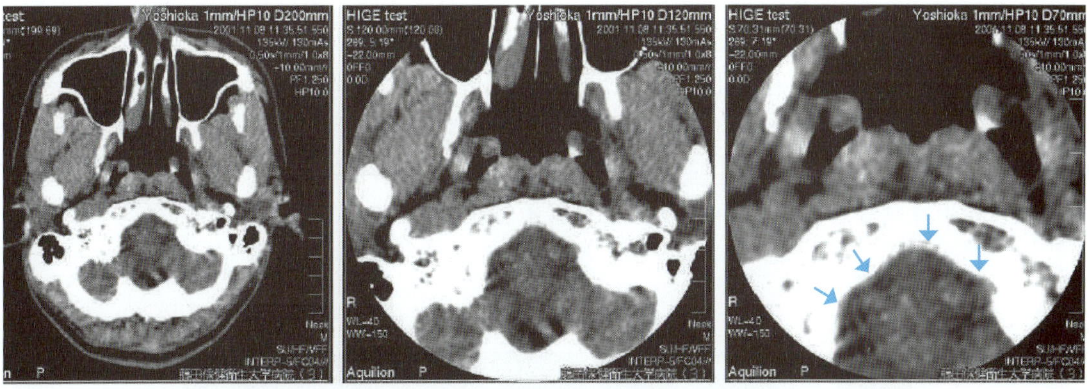

(a) 20cm (b) 12cm (c) 7cm

그림 8-50 작은 크기의 display DFOV의 사용으로 관찰되는 hige artifact

6. 장치 결함 및 기능 오류에 의한 아티팩트

X선관, 검출기 또는 DAS가 정상적으로 작동하지 못하는 상태에서 발생된다. X선관의 과도한 spit 발생, 검출기 및 DAS 보드의 결함(faulty), 데이터 획득 채널의 결함으로 인한 데이터 두절(data blackout), aliasing artifact, calibration 상태 불량 등이 이에 해당된다.

검출기 결함에 의해 발생되는 아티팩트는 하나 또는 여러 개의 검출기 채널이 다른 채널들의 입출력 특성과 다른 경우에 발생되며 검출소자의 기능 저하 또는 불량, 접촉 불량 등에 기인된다. 이는 영상에서 주로 FOV의 중앙에 원형의 모양으로 발생한다.

데이터 두절에 의한 아티팩트는 장치의 기능 오류(malfunction)으로 인해 하나 또는 다수의 프로젝션(투영) 손실로 인해 직선형으로 나타난다.

그리고 DAS 보드의 결함은 측정값의 변환 에러로 나타나며, calibration 데이터가 나쁜 경우에는 주로 원형의 띠를 형성하는 ring artifact로 나타난다. 즉, 각 검출소자가 동일한 방사선의 입사에도 불구하고 동일한 신호를 나타내지 못할 수 있다. 이와 같이 calibration 파일의 질적 저하로 인해 검출소자가 잘못된 신호를 출력할 때 ring artifact가 발생된다. 이의 제거를 위해서는 검출기 gain의 보정(re-calibration)이 필요하다. 참고로 gain(이득)은 증폭기와 같은 전기회로가 신호나 출력을 증폭하는 비율을 의미하며 대개의 경우 전기회로의 입력신호 대비 출력신호비의 로그값으로 나타낸다.

3세대 MDCT의 ring artifact의 주된 발생원인은 X선관과 검출기가 회전하는 동안 결함을 갖는 검출소자에 의해 측정된 rays가 원에 접선적으로 지나기 때문이다. 만일 검출소자가 offset(장치의 제어계에서 설정한 출력(설정값)과 실제 출력(지시값)의 차이값이며 잔류 편차라고도 함)을 갖거나 이웃하는 검출소자와 0.1% 이상의 gain 차이를 가지면 ring artifact가 영상에 나타난다. 이러한 아티팩트의 발현은 검출기 gain이 보정되어야 함을 시사한다. 반면에 4세대 MDCT에서의 검출기 결함은 눈에 감지될 정도의 아티팩트를 발생시키지는 않으며, 스캔 도중 선속에 의해 검출기가 보정되기 때문에 검출소자 간의 채널 결함도 심각한 문제를 야기시키지는 않는다. 하지만 X선 소스의 변동(fluctuation)은 아티팩트를 발생시킬 수 있다.

3세대 MDCT에서는 view를 이루는 rays가 기본적으로 동시에 획득되므로 소스의 변동은 view의 기하학적 불일치에 의한 아티팩트를 야기시키지만 X선 출력을 모니터링 함으로써 쉽게 교정이 된다. 하지만 4세대 MDCT에서는 출력의 모니터링을 통한 교정이 쉽지 않으며 출력 변화가 데이터 샘플링과 동기화되어 물결무늬 패턴(모아레 패턴; Moire pattern)으로 나타날 수 있다. 모아레 패턴은 자그만 주기적인 무늬가 겹쳐졌을 때 나타나는 더 큰 무늬 형태를 의미하는 용어이며, 예를 들면 방충망을 2개 겹쳐 쳤을 때 나타나는 두꺼운 무늬 형태 등이다.

4세대 MDCT에서 설령 X선관의 출력이 모니터링되고 교정되더라도 회전자의 맥동(rotor ripple)과 연관된 스펙트럼의 변화로 인해 소스의 변동에 의한 아티팩트의 발생은 근본적으로 피할 수 없다. 그러나 기술의 발달로 인해 최근의 4세대 MDCT에서는 출력 변동의 모니터링과 교정, 그리고 데이터 수집과 비동기적인 방법으로 회전자를 회전시킴으로써 회전자 맥동에 의한 아티팩트는 최소화되고 있다.

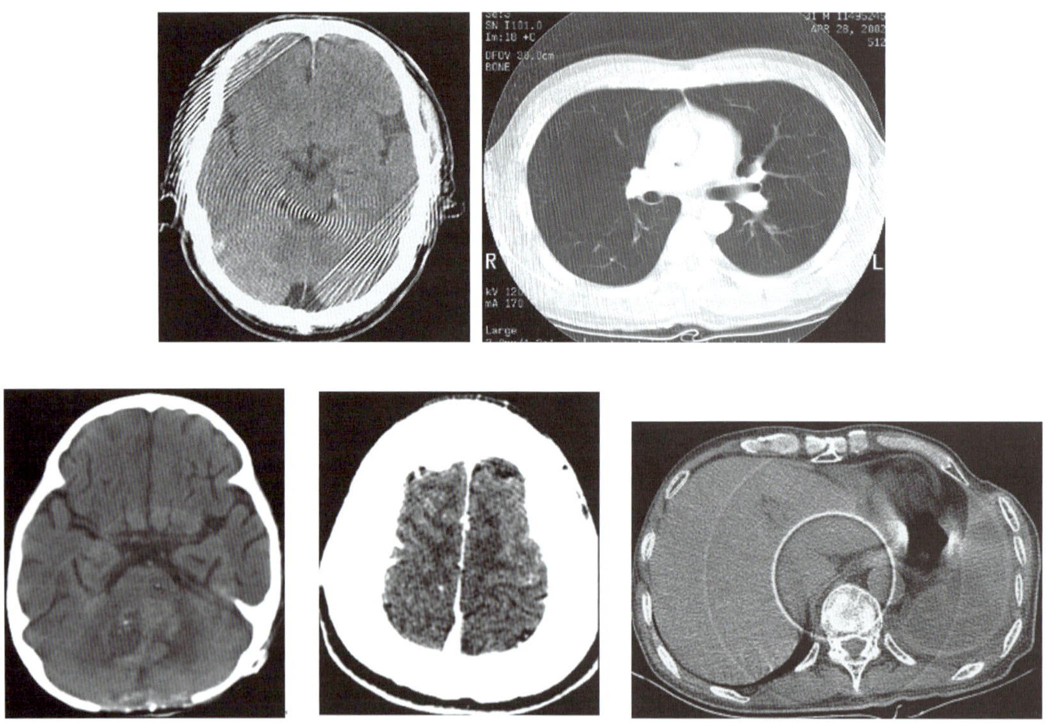

그림 8-51 검출기 결함에 의한 streak 또는 ring artifact

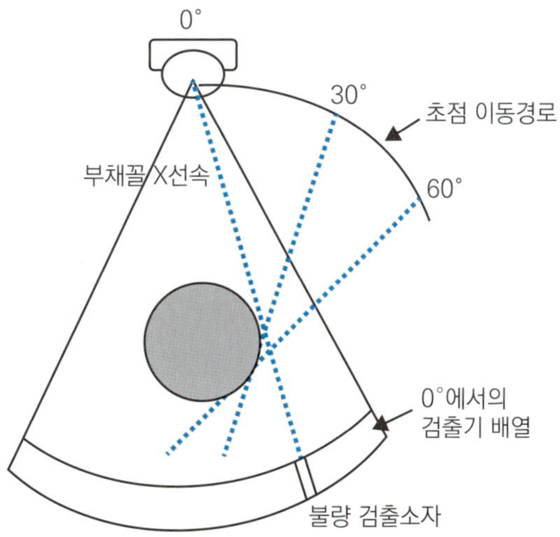

그림 8-52 3세대 MDCT에서 나타나는 원형 아티팩트의 발생원인

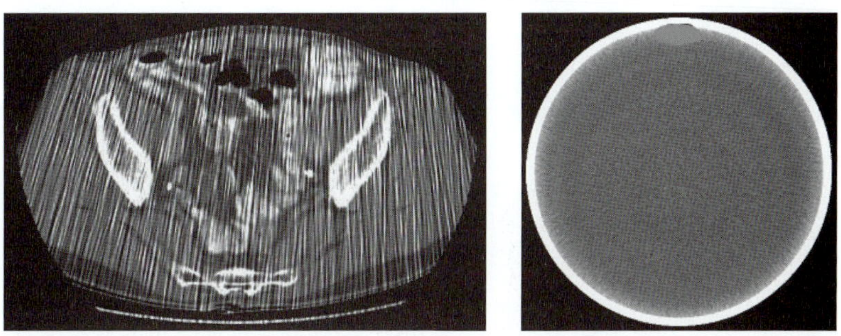

(a) 과다한 X선관 spit　　(b) 검출소자의 출력신호 오류

그림 8-53 X선관의 출력 이상과 검출소자의 출력신호 오류에 의한 아티팩트

7. 환자 및 검사자, 검사운영에서 발생되는 아티팩트

환자 몸속에 높은 흡수치를 갖는 이물질로 인한 아티팩트(high contrast foreign body artifact), out of field artifact, 환자를 scan FOV에서 벗어나 positioning하여 발생된 아티팩트(position failure artifact; off-center positioning artifact), 검사 보조기구에 의한 아티팩트 등이 이에 해당된다.

1) High contrast foreign body artifact

치아 충전물이나 외과용 클립 등의 금속성 이물질, 바륨 등의 조영제와 같은 고밀도 물질이 체내에 존재하는 경우 이들은 X선을 거의 모두 흡수하여 일명 radiation shadows를 나타낸다. High contrast foreign body artifact는 이로 인해 발생하는 감약값 측정 오류의 한 종류이며, 보통 줄무늬(streak) 또는 방사상(starburst type)으로 나타난다.

High contrast foreign body artifact의 발생을 방지하기 위해서는 교정 소프트웨어를 적용하는 방법 외에 두부 CT의 경우 갠트리 각도를 변화시키거나, 흉부CT의 경우 혈관조영제의 고집적으로 인해 발생되는 아티팩트의 예방을 위해 조영제를 희석시켜 사용하거나 스캔 방향을 밑에서 위로 시행하는 것이 권고된다.

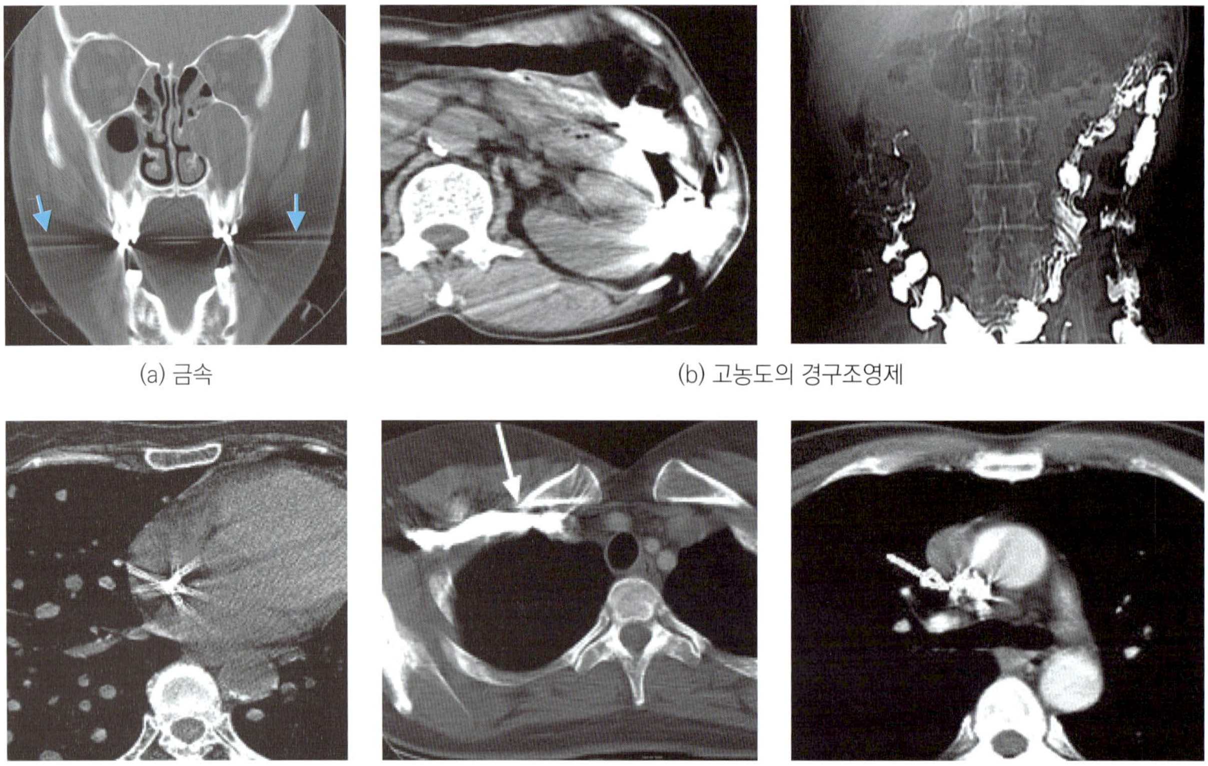

(a) 금속 (b) 고농도의 경구조영제

(c) 외과 수술용 클립 (d) 혈관조영제의 급속주입

그림 8-54 High contrast (foreign body) artifacts

그림 8-55는 고감약계수를 갖는 이물질을 포함하는 부위의 감약 프로필과 소프트웨어에서 이를 수정 보간한 프로필(interpolated profile)을 보여준다. 그림 8-56은 지멘스의 금속 아티팩트 감소(metal artifact reduction; MAR) 소프트웨어인 iMAR의 개념을 나타낸 것이다. iMAR는 선택적 sinogram mixing에 기초한 금속 아티팩트 감소 알고리즘으로 심한 아티팩트 영역에서의 강력한 아티팩트 제거 효과와 덜 심한 영역에서의 부드러운 교정(correction)을 결합하는 방식을 사용한다. 결과적으로 금속 아티팩트가 제거된 뛰어난 영상품질을 얻는 반면 척추 임플란트, 심장박동조절기(pacemaker), 코일, 치아 충전물과 같은 필요한 정보는 남게 된다. iMAR은 extended CT scale과 같이 사용된다. MAR는 이중에너지CT(dual energy computed tomography; DECT)의 중요 활용 분야이다. 그림 8-57은 MAR 소프트웨어의 적용 전과 후의 CT영상이다. Brain CT의 전두엽에 보이는 고감약계수 물질은 동맥류 클립(aneurysm clip)이다.

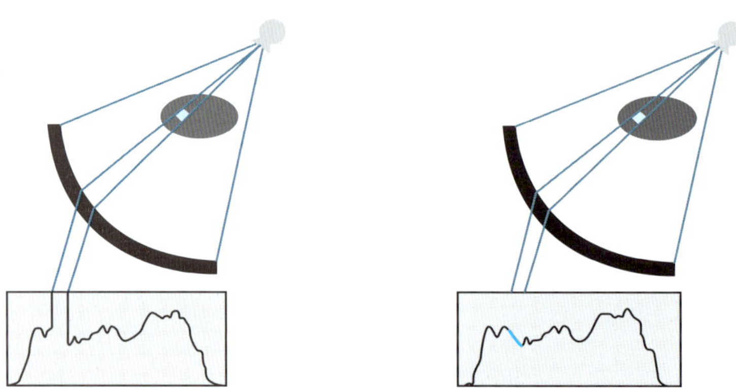

(a) 원래의 감약 프로필 (b) 수정 보간처리된 프로필(interpolated profile)

그림 8-55 고대조도를 갖는 이물질 포함 부위의 교정 소프트웨어에서 채택하고 있는 프로필의 수정 보간처리(interpolated profile)

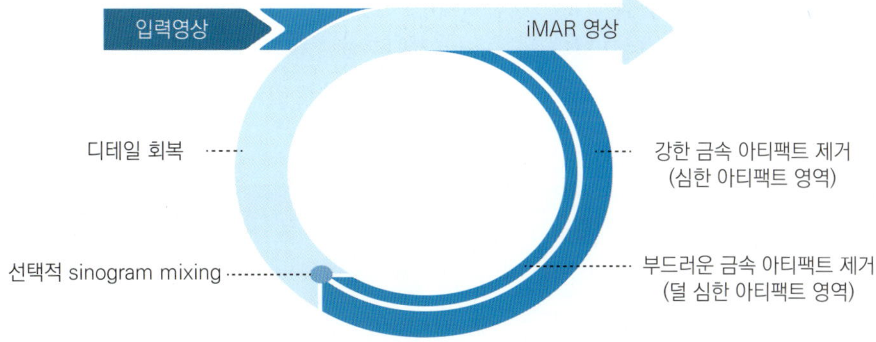

그림 8-56 지멘스의 iMAR의 개념

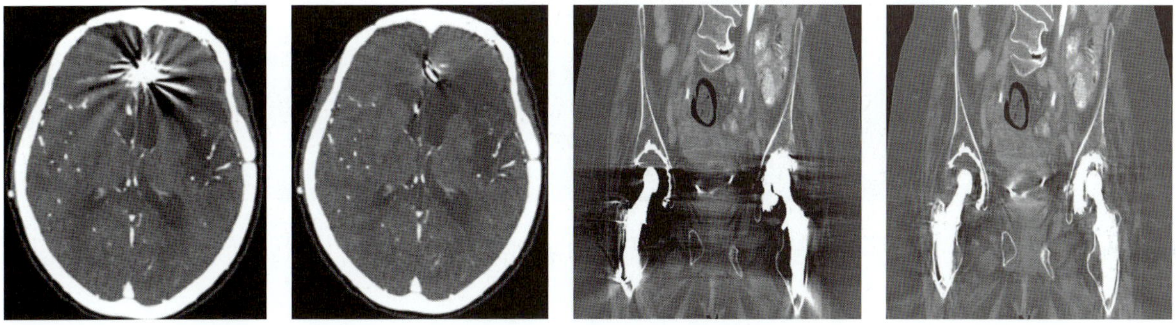

그림 8-57 MAR 소프트웨어의 적용 전과 후 영상

2) Out of field artifact(transgression of scan field)

올바른 영상 재구성을 위해서는 X선속 범위 안에 필요한 모든 해부학 부위가 포함되어야 한다. 그렇지 않으면 측정값이 FOV 안에서 발생되는 감약을 제대로 표현하지 못하며 재구성에 오류가 발생된다. 이러한 오류는 재구성된 영상에서 구조적 노이즈 패턴으로 명백히 나타나며, 아티팩트의 정도는 FOV 바깥에 해부학적 부위가 어느 정도로 위치되었는 가에 좌우된다. 이러한 구조적 노이즈 패턴을 out of field artifact 또는 transgression of scan field 라고 한다.

Out of field artifacts는 선택된 scan FOV의 바깥에 놓인 뼈 등의 부위가 X선속을 감약하고 경화하지만 영상 재구성 과정에서는 무시되기 때문에 발생된다. 임상에서는 흉부나 복부 스캔에서 팔을 위로 올리지 못하여(arm-down position) 영상에 streak 형태로 지역적으로 발생되는 선속경화 아티팩트(localized beam hardening artifact)가 주를 이룬다.

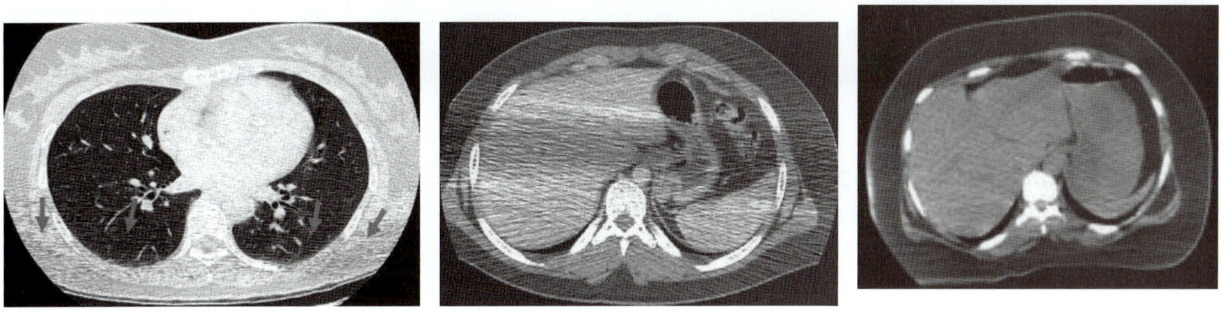

그림 8-58 Out of field artifact

그림 8-59의 오른쪽 영상들은 팔을 올리고 스캔하여(arm-up position) out of field artifact가 제거된 영상들이다. 오른쪽 아래 영상에서는 out of field artifact로 인해 구별되지 않던 결장직장암 환자의 문맥대정맥 부위의 림프절종(portacaval lymphadenopathy; 화살표)이 관찰됨을 알 수 있다.

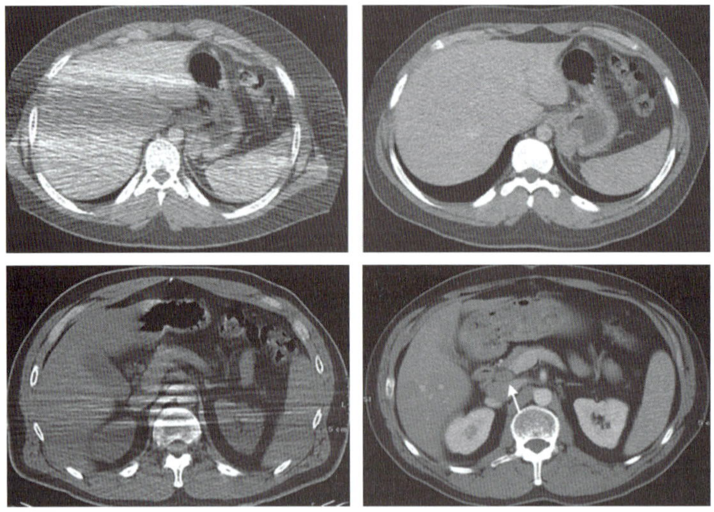

그림 8-59 Out of field artifact의 유무 영상

3) Off-center positioning artifact(position failure artifact)

그림 8-60(a)에서는 off-center positioning으로 인한 blurring, (b)에서는 어깨 주변부의 streak artifact(화살표로 표시된 흰색 선들)가 관찰된다. 이는 광자 부족(photon starvation)에 의한 노이즈이다. (c)에서는 화살표 주변의 shading과 streak artifact가 관찰된다. 이러한 광자 부족은 노이즈와 shading artifact를 야기시킨다.

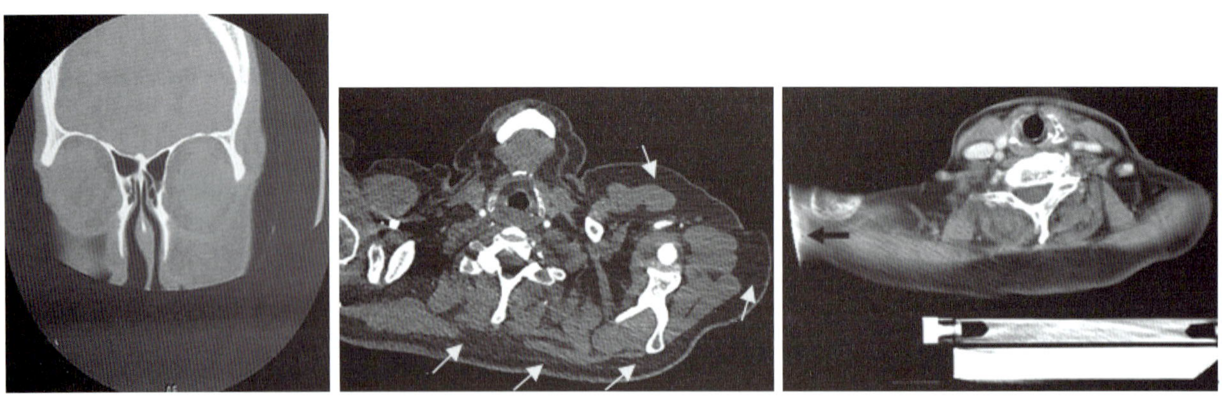

(a) Blurring (b) Streak artifact (c) Shading 및 streak artifact

그림 8-60 Off-center positioning artifact

그림 8-61(a)는 off-center patient positioning으로 인한 가성 경색(pseudo infarct; 화살표)이 관찰되는 영상이다. (b)는 갠트리 중앙부(isocenter)로부터 멀리 떨어져 있는 머리 위치를 나타낸다. (c)는 아티팩트가 관찰되지 않는 정상적인 영상들이며, (d)는 머리 위치가 갠트리 중앙으로부터 적절한 위치에 있음을 보여준다.

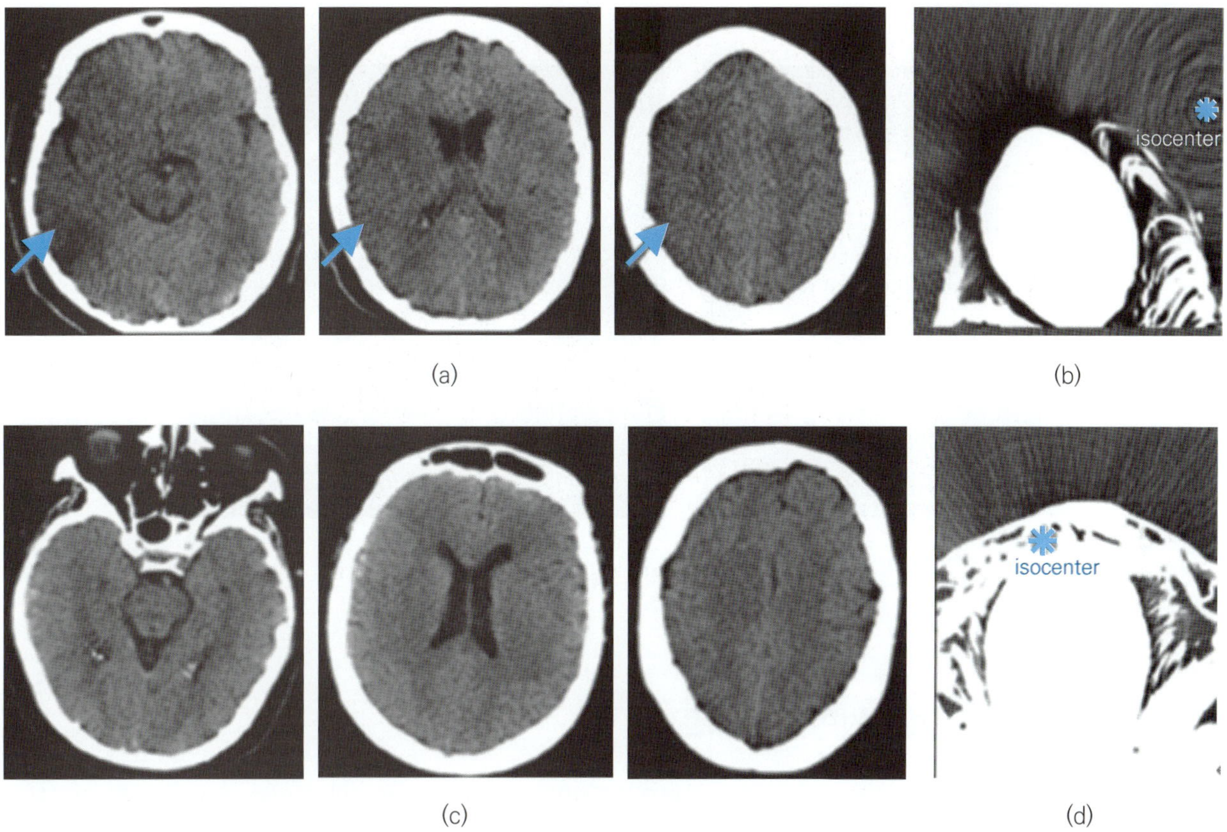

그림 8-61 머리 위치에 따른 off-center positioning artifact(Raslau FD et al., 2016)

4) 슬리커 커버(slicker cover)와 슬리커 보드(slicker board)에 의한 아티팩트

환자테이블을 싸고 있는 슬리커 커버 및 보드에 의해 발생되는 아티팩트이다. 이는 헤드 홀더(head holder)의 사용으로 예방 가능하다. 그림 8-62의 (a)는 슬리커 커버(화살표)로 인해 아티팩트가 발생된 뇌 CT영상이며, (b)는 슬리커 없이 헤드 홀더를 사용하여 아티팩트가 발생하지 않은 영상이다.

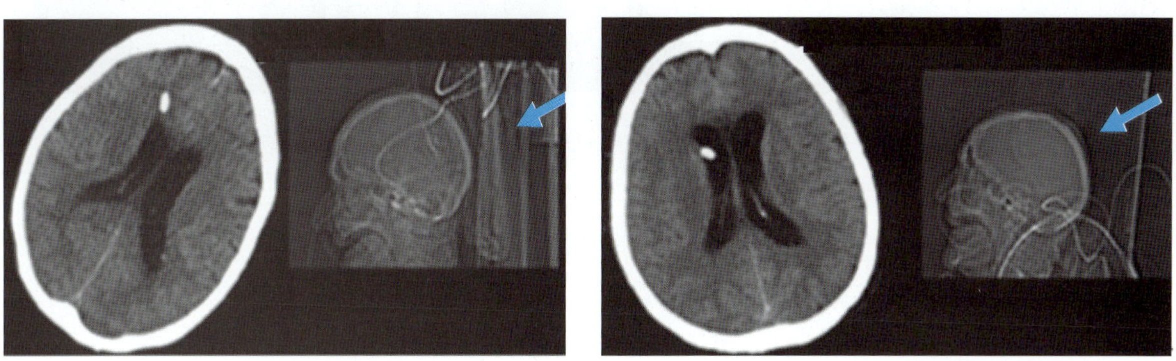

(a) 슬리커 커버(화살표)로 인한 아티팩트　　(b) 헤드 홀더 사용으로 아티팩트의 무발생

그림 8-62 슬리커 커버에 의한 아티팩트의 유무(Raslau FD et al., 2016)

5) 검사보조기구에 의한 아티팩트

그림 8-63은 뇌정위(brain stereotactic) CT에 사용되는 두가지 종류의 금속 프레임에 의해 발생된 아티팩트(화살표들)를 보여주는 영상들이다.

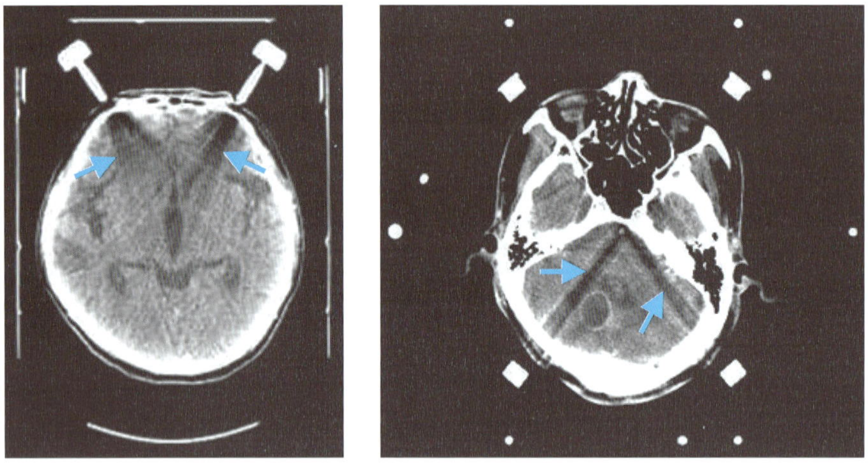

그림 8-63 뇌정위CT의 금속 프레임에 의한 아티팩트

6) 기타 검사자 잘못으로 인한 아티팩트

그림 8-64는 검사자의 잘못으로 인해 발생된 아티팩트들이다. (a)는 금속 재질의 테이블 extender의 결합부에 환자를 positioning한 후 스캔함으로써 심한 streak artifact가 발생한 영상이며, (b)는 방사선치료계획용 CT스캔 시 환자 밑에 금속성 물질의 편평한 받침대(화살표)를 사용함으로써 발생된 아티팩트이다.

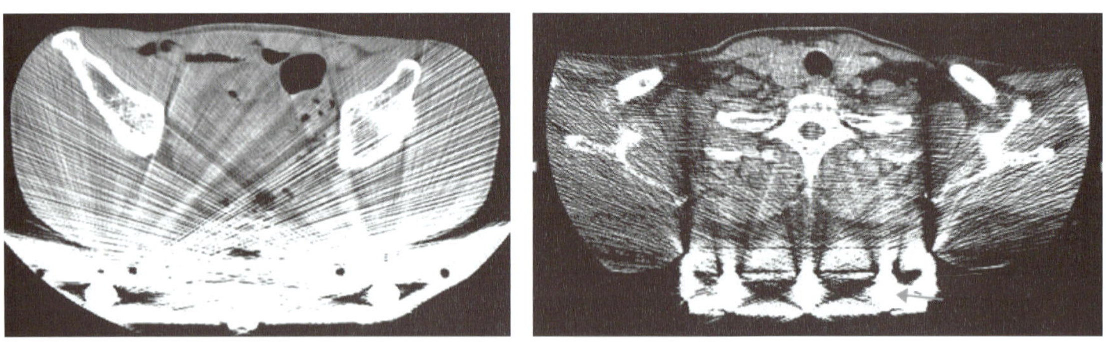

(a) 테이블 extender 결합부의 금속 부위 (b) 금속성 물질의 편평한 받침대 사용

그림 8-64 검사자 잘못으로 인해 발생된 금속성 아티팩트

7) 환자의 움직임에 기인된 아티팩트

(1) Moving artifact

스캔 도중 환자의 움직임에 의해 발생되며, 이는 데이터 획득과정에서 움직인 부위의 경계 부분에서 발생되는 view 데이터(복셀)의 기하학적 불일치 현상을 재구성 알고리즘이 보상을 하지 못해 발생한다. 보통 고대조도의 경계부에 접선하여 streak 형으로 나타난다.

3세대나 4세대 MDCT에서 하나의 view 내의 rays는 본질적으로 거의 동시에 얻어지고 하나의 view에서 rays 샘플링은 매끄럽게 이어진다. 하지만 360° 스캔 도중 환자의 움직임이 발생한다면 처음과 마지막 view 사이에 불일치가 일어난다. 이로 인해 처음과 마지막 view의 rays와 일치되는 방향으로 streak artifact가 발생하는 것이다. 고식적 스캔 방식에서는 스캔이 테이블이 움직이지 않고 고정된 위치에서 시작되고 끝나기 때문에 이러한 환자의 움직임에 의한 아티팩트는 항상 같은 방향으로 나타난다. 이를 방지하기 위해서는 고정용 끈을 사용하거나 고식적 스캔 보다는 단시간 검사가 가능한 나선형 스캔이 권고된다.

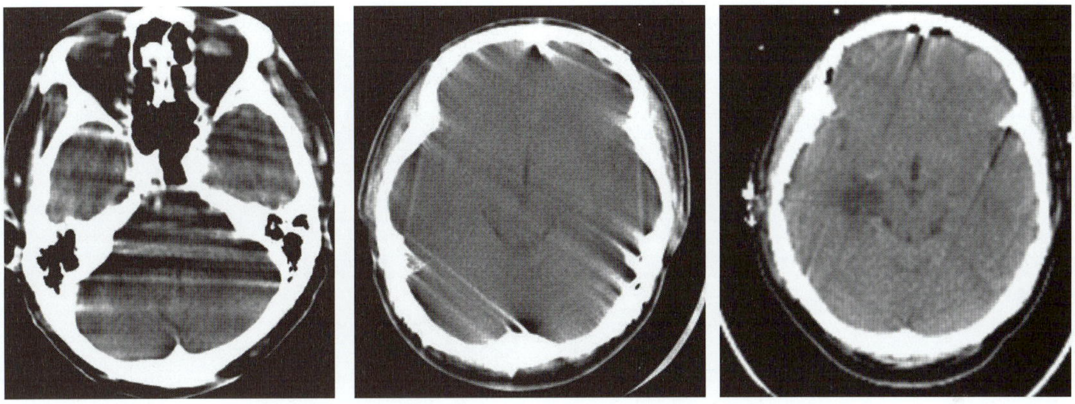

그림 8-65 환자의 움직임에 의한 아티팩트

① 심장 및 가로막, 장관의 연동운동에 의한 motion artifact

Motion artifact는 일반적으로 음영 고스팅(ghosting)으로 나타나므로 피사체에 그림자, 줄무늬 또는 흐림이 있는 것처럼 보이며 심장이나 가로막의 운동, 장관(bowel)의 연동운동에 의해 발생된다. 심장의 자발적인 운동은 검사를 위해 환자를 적절히 준비시킴으로써 감소되거나 제거될 수 있으며, 스트랩 및 웨지 스폰지와 같은 자세잡이 보조기구는 환자에게 추가적인 안정성을 제공할 수 있다. Motion artifact를 방지하기 위해서는 가능한 가장 짧은 X선관 회전시간을 적용하고 partial scan 모드를 적용한다. 심장CT의 경우 심전도 동조화(ECG triggering; ECG gating)을 적용하고, motion artifact를 줄이기 위한 노력의 일환으로 환자의 심박동수를 낮추는 약리학적인 방법(베타 차단제; beta-blocker)이 사용된다. 그리고 복부CT의 경우 연동운동 억제제를 주사하거나 사용 가능한 소프트웨어(예를 들면 peristaltic option)을 적용한다. 그림 8-67은 복부CT에서 장내 조영제의 움직임(연동운동; peristaltic motion)으로 발생된 아티팩트이며, 그림 8-68은 연동운동에 관련된 공기 방울(air bubble) 아티팩트이다. 그리고 그림 8-69는 지멘스의 모션 아티팩트 교정 소프트웨어(motion correction software; MCA)의 사용 전과 후의 차이를 보여주는 영상이다.

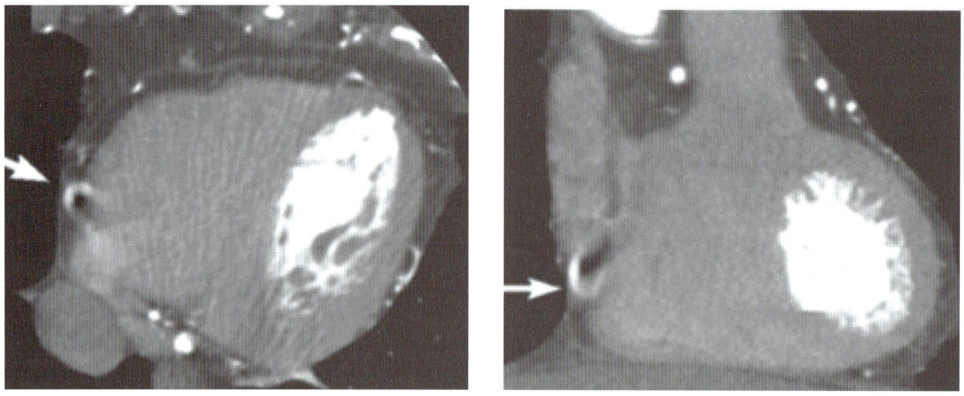

그림 8-66 Motion artifact(화살표 부위)가 관찰되는 심장 CT영상

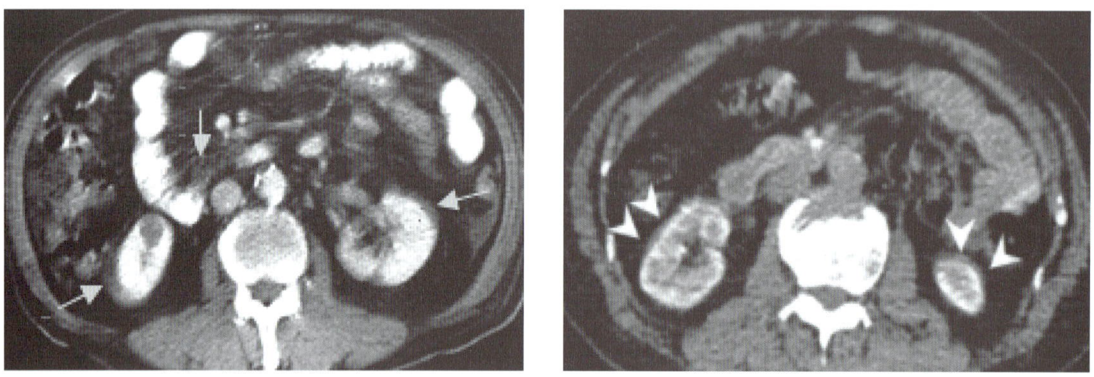

그림 8-67 연동운동에 의한 motion artifact

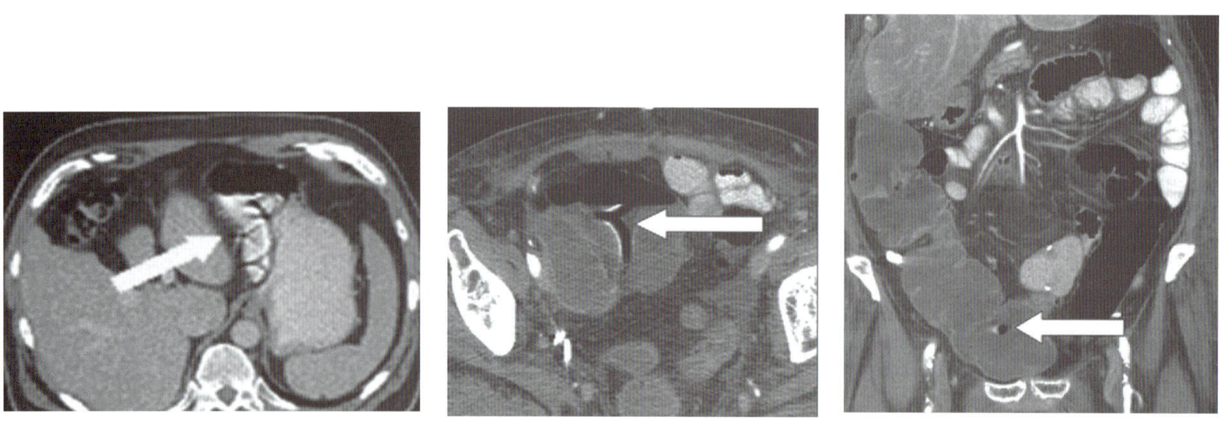

그림 8-68 연동운동에 관련된 공기 방울 아티팩트

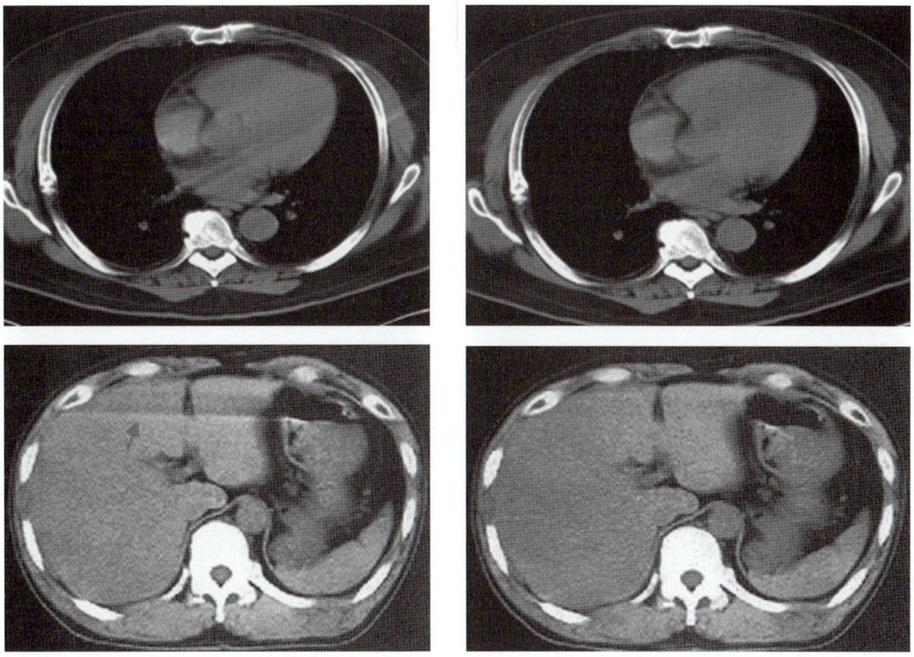

(a) 비적용 (b) 적용

그림 8-69 Motion artifact의 교정 영상(지멘스)

② Respiratory (motion) artifact

스캔 중 환자의 호흡불량이나 조절의 잘못으로 인해 발생된다. 이의 발생을 방지하기 위해서는 짧은 X선관 회전시간을 적용하거나 나선형 스캔의 경우 영상의 질적 저하가 없는 범위 내에서 helical pitch를 높여 스캔한다. 특히 스캔 시간이 길거나 호흡 조절이 힘든 환자의 흉부CT의 경우 폐하부에서 발생되는 respiratory (motion) artifact를 줄이기 위해 폐의 하부(lung base)에서 상부 방향(lung apex)으로의 스캔 시행이 권고된다.

Cardiac CT의 횡단면 영상인 그림 8-70(a)에서는 우관상동맥(흰색의 굽은 화살표)과 좌심실의 심근(left ventricular myocardium; 검은 화살표)의 흐림을 보여주며, 동일 환자의 sagittal 영상인 (b)에서는 respiratory motion에 의한 심장(검은 화살표)과 흉골(흰 화살표)의 불일치를 보여준다.

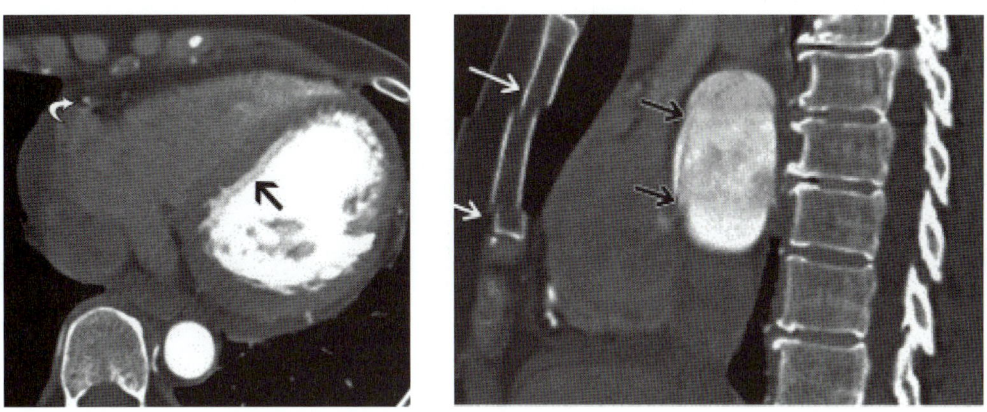

(a) Respiratory motion에 의한 흐림 (b) Respiratory motion에 의한 심장과 흉골의 불일치

그림 8-70 심장CT의 respiratory (motion) artifact 영상(Kevin Kalisz et al., 2016)

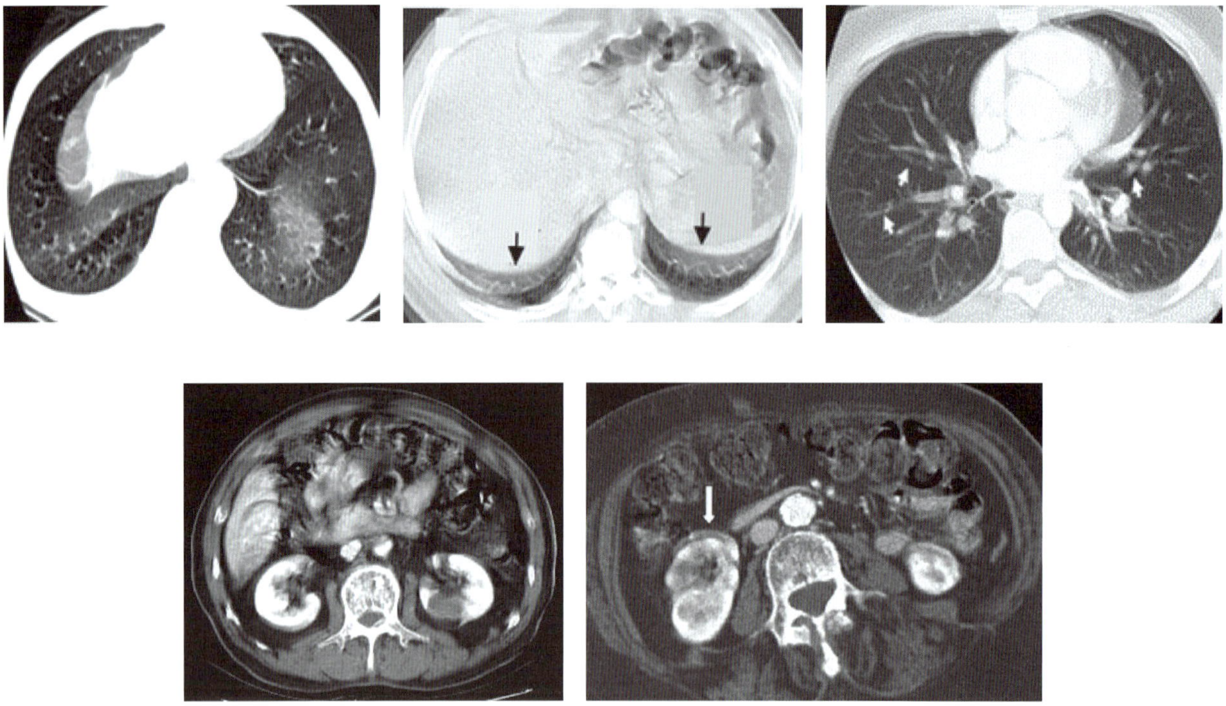

그림 8-71 Respiratory (motion) artifact를 보이는 흉부와 복부 CT영상

CHAPTER 09

CHAPTER 09

MDCT의 선량 영향인자 및 감소법

1. 방사선량과 단위

방사선 측정을 위한 방사선량에는 조사선량, 흡수선량, 등가선량, 유효선량이 있으며 그 외에도 방사선으로부터 인체를 보호하기 위한 방호선량으로써 예탁선량(committed dose), 집단선량(collective dose) 등이 있다.

1) 조사선량(exposure dose)

조사선량은 공기를 이온화시키는 X선의 능력으로, 사람이 피폭된 선량을 의미하는 것이 아니라 공간상의 어떤 위치에서의 방사선 강도의 세기를 나타내는 양이다. 즉, 조사선량은 X선 또는 r선 광자의 조사에 의하여 공기 1kg 중에서 발생한 2차전자에 의하여 만들어진 이온이 갖는 전기량이다. 그러므로 조사선량은 공기의 체적요소 중에서, 흡수된 에너지양을 표시하는 것이 아니라, 얼마나 많은 이온이 존재하고 있는 가를 나타내 것으로 ionization chamber와 electrometer로 측정된다.

조사선량 X = dQ/dm으로 표시된다. dQ는 dm의 질량을 가진 공기의 체적요소 중에서 광자에 의하여 생긴 전체 전자가 공중에서 완전히 정지하기까지 이온이 갖는 전체 전기량의 절대치이다.

조사선량의 SI 단위로는 C/kg, 특수단위로는 뢴트겐(R)이 사용된다. 1R의 조사선량은 표준 온도와 기압(STP)의 공기 1kg에서 수집된 2.58×10^{-4} C의 전하량에 해당된다.

2) 흡수선량(absorbed dose)

영상은 X선과 물질과의 상호작용에 의해 만들어지며, 상호작용이 일어나는 동안 물질에서는 X선에 의해 방출된 약간의 에너지를 흡수한다. 이때 흡수된 양을 나타내는 방법은 물질의 단위 질량당 흡수된 방사선 에너지량인데 이를 흡수선량이라 한다. 즉, 흡수선량은 조사된 X선빔이 조직이나 물질의 어떤 지점에서 단위질량당 흡수된 평균에너지(J/kg)의 양이며, 조사선량에 변환계수를 적용하여 얻는다. 변환계수는 흡수체의 종류(예를 들어 공기, 연부조직 등)와 노출된 피사체 내의 흡수체의 위치에 의해 좌우된다.

흡수선량은 MDCT에서 조직/장기의 방사선 위험을 평가하는 기본 양으로 사용된다. 하지만 선량이 흡수된 부위나 조사된 조직의 상대적인 방사선 감수성(방사선 예민도; specific radio-sensitivity)이나 리스크를 반영하지는 않는다.

흡수선량 D= dE/dm으로 표시되며, dE는 dm의 질량을 가진 물질이 방사선에 의해 흡수된 에너지이다. 1Gy는 1 J/Kg이며 114R에 해당된다(1R = 0.00876Gy).

흡수선량의 SI 단위로는 gray(Gy), 특수단위로는 rad가 사용된다. 1Gy는 1J/kg이며, 1Gy는 100rad, 1cGy는 1rad에 해당된다. 참고로 rad는 radiation absorbed dose의 약자이다.

3) Organ dose

Organ dose는 검사로 인해 인체조직이나 기관에서 흡수된 평균 에너지이다. Organ dose의 단위는 흡수선량과 동일한 mGy가 사용된다.

4) 등가선량(equivalent dose) 또는 선량당량(dose equivalent)

방사선은 종류가 다양하고 같은 종류라도 그 에너지가 다양하므로 물질 내에서 에너지를 전달하는 방식이 다르다. 따라서 같은 크기의 흡수선량을 인체가 피폭하더라도 인체에서 나타나는 생물학적 영향은 달라진다. 즉, 동일한 1Gy의 흡수선량이라도 X선에 의한 것과 중성자에 의한 것은 그 효과면에서 큰 차이가 있다. 그러므로 방사선의 질에 따른 방사선피폭의 생물학적 영향을 고려하여 흡수선량에 방사선의 질에 따른 상대적 효과를 보정한 양을 등가선량으로 정의된다.

국제 방사선 방호위원회(International Commission on Radiological Protection; ICRP)에서 1997년에 발표된 ICRP 26에 의하면, 등가선량이란 방사선 생물학적인 단위로 H=DQN으로 표시된다. 여기서 D는 흡수선량, Q는 선질계수이며 방사선의 종류와 에너지에 따라 변화되며 LET(linear energy transfer; 선 에너지 전달)와 상관관계가 있다. LET란 전리방사선이 조직을 투과할 때 전달되는 에너지의 크기를 의미하며 X, β, γ선, 전자선의 LET는 1이며, 중성자 및 양성자선은 5, α선은 20이다. LET가 클수록 선질계수가 커진다. 그리고 N은 수정계수이며 체외 피폭의 경우 N은 1이다. 그 후 1990년에 발표된 ICRP 60에서는 기존의 선질계수를 대신하는 방사선 하중계수(방사선 가중치; radiation weighting factor; W_R)를 도입하였으며, 등가선량을 인체 조직 또는 장기에 흡수되는 방사선의 선질에 의하여 가중되는 흡수선량(D_{TR})을 고려하여 나타내고 있다. 방사선 하중계수 역시 방사선의 종류에 따라 다르게 주어지는데, 선질계수와 거의 동일하게 광자(X, β, γ선)나 전자선의 경우 1이며, 중성자는 에너지에 따라 5-20 범위에 속한다. 그리고 α선은 20이다.

등가선량의 SI 단위로는 Sv(Sievert), 특수단위로는 rem이 사용된다. 1Sv는 100rem에 해당된다. 참고로 rem은 roentgen equivalent in man의 약자이다.

5) 유효선량(effective dose)

등가선량은 방사선에 피폭되었을 때 인체 조직 및 장기에 흡수된 방사선 에너지를 물리적 차원의 선질에 대해서만 고려된 선량이다. 하지만 유효선량(예전에는 effective dose equivalent라고도 명명되었음)은 방사선이 흡수된 부위를 고려하고, CT와 같이 부분적이며 비균일적인 조사에 의해 조직에 실질적으로 흡수된 흡수선량에 확률적인 리스크를 반영하는 전신조사 개념의 선량(equivalent whole-body dose)이다. 즉, 생물학적 차원의 확률적 영향을 고려하여 조직 및 장기에 가중치를 주는 선량이다. 유효선량은 다음과 같이 표시된다.

$$E = \Sigma_T(W_T \cdot W_R \cdot D_{T,R})$$

여기서 E는 유효선량이며, W_T는 조직가중치(tissue or organ weighting factor) 또는 방사선 가중계수(radiation weighting coefficient)이며, X선의 경우 방사선 가중계수는 1이다. 그리고 $D_{T,R}$은 조직에 대한 평균 흡수선량이며,

아래 첨자로 표시된 T는 각 방사선 예민조직, R은 방사선의 종류를 나타낸다. 각 조직의 방사선 가중계수는 ICRP의 간행물 60(ICRP Report No. 60)에 제시되어 있다.

정리하면, 유효선량은 방사선에 노출된 특정 조직의 방사선 예민도를 표현하는 가중치를 감안하여 확률적 위험의 관점을 포함한 조직이나 기관의 선량이다. 그러므로 방사선 노출에 따른 위험정도를 하나의 양으로 나타내기 위하여 피폭된 모든 조직에 대하여 각 조직의 등가선량에 해당 조직의 가중치를 곱하여 합산한 양으로 나타낸다. 이는 전신 피폭으로 계산된 양이며, 전신 피폭된 조직 가중치의 합은 1로 한다.

또한, 특정 조직내 흡수선량, 노출된 방사선 에너지 유형과 에너지에 대한 상관효과 그리고 특정조직과 연관된 확률적 유해성을 통합하여 나타내므로 방사선에 노출된 사람들의 향후 생활에 영향을 미칠 수 있는 확률적 결과의 가능성이 증가하는 것을 알려주는 척도로 이용된다.

1991년 ICRP는 장기 선량의 가중된 합으로 산출되는 유효선량은 CT나 투시조영 등 여러 형태의 방사선학적 검사와 폭넓은 비교에 유용하며 총체적 피폭의 편리한 지표를 제공한다고 했으며, 또한 ICRP 간행물 90에서는 유효선량을 방사선 위험을 반영하는 지표라고 정의하고 있다.

그림 9-1과 9-2는 유효선량을 비롯한 환자선량의 개념을 나타낸 것이다. 각 CT검사의 organ dose 및 유효선량과 이의 계산법에 대해서는 뒤에서 자세히 다루기로 한다.

유효선량의 단위는 선량당량과 동일하며 SI 단위로는 Sv 또는 mSv가 사용된다. 그리고 특수 단위로는 rem이 사용된다. 1sv는 100rem이다.

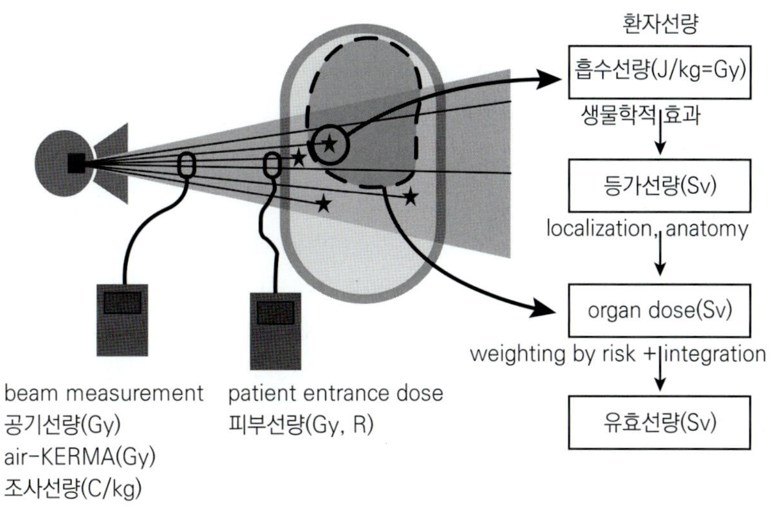

그림 9-1 MDCT에서 사용되는 여러 선량의 개념과 단위

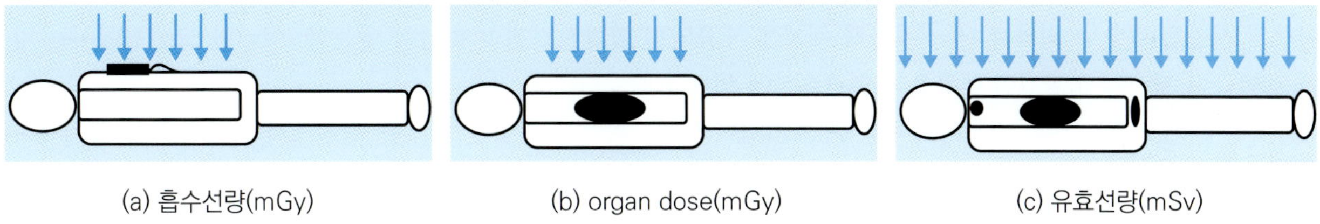

그림 9-2 흡수선량, organ dose, 유효선량의 개념 비교

2. CT검사의 방사선 리스크

1) 확률적 영향과 비확률적 영향

우리가 취급하는 일반 방사선검사나 CT로 인해 환자가 받는 저선량 수준의 방사선에 의한 영향은 확률적 영향(stochastic effects)의 범주에 속한다. 1-2Gy 이하의 선량에 의해 일어나는 확률적 영향이란 암과 같은 어떤 병리적인 변화의 돌발적인 발생이 증가되는 위험으로 정의된다. 이는 방사선 노출과 이로 인한 병리학적 변화의 발생이 비례하는 직선성을 가지며, 영향의 발생 유무를 결정하는 문턱값이 없는 것이 특징이다. 확률적인 위험은 인구집단의 총선량에 의해 좌우되며 확정적인 문턱값 이하에서는 피폭에 관계된 개인적인 위험을 규명하기는 불가능하다.

저선량에 의한 확률적 영향은 유전자변이(10만 이상의 유전자에서 1유전자 정도만 영향을 받음)와 비정상 염색체의 발현(1Sv당 0.1개의 염색체에 이상이 발생됨), 세포독소, 태아의 분화 및 성장에 영향을 미칠 수 있으며 발암의 위험(risk)을 증가시킨다.

반면에 비확률적 영향(non-stochastic effects)은 deterministic effect라고도 하며, 한 부위에서의 선량이 노출된 조직의 문턱값을 초과할 때 방사선으로 인해 급성 병리적인 변화가 발생되는 효과로 정의된다. 이러한 비확률적 영향은 직업성 폭로와 방사능 사고에 의한 전신폭로에 의해 발생되며 방사선 검사에 의한 노출과는 다른 상황이다. 피폭량의 평가는 각 부위별 흡수선량을 사용한다. 비확률적 영향은 조혈세포, 눈, 소화기계, 생식기계 장애를 초래하며 선량관리는 개인적이고 지역적으로 행해진다. 보통 1-2Gy 정도인 확정적인 문턱값(deterministic threshold)보다 높은 흡수선량은 급성 조직손상(damage)을 초래하며, 3-5Gy 이상의 선량에서는 탈모, 홍반, 화상, 조직의 괴사가 일어난다.

2) 방사선이 인체에 미치는 효과

1인당 받는 연간 자연방사선량은 2.4-3.0mSv/y 수준이다. 이러한 자연방사선으로부터 매일 받는 정도의 저선량 수준의 세포 손상(damage)은 신속히 치유된다. 하지만 1Sv 미만의 선량에서는 세포가 손상을 치유하지 못할 수도 있으며, 영구 변환되거나 사망할 수 있다. 그러나 인체는 새로운 세포로 이들을 대체할 수 있기 때문에 사망하는 대부분의 세포들은 중요성이 상대적으로 적다. 하지만 영구적으로 변환된 세포들은 세포분열 시 비정상적인 세포들로 진행될 수 있다. 정확한 의미로는 이러한 세포들은 cancer화 된다. 이것은 방사선 노출의 결과가 발암의 리스크를 증가시키는 이유로 설명된다.

반면에 1Sv 이상의 선량에서는 세포가 빠르게 대체될 수 없으며 조직은 기능을 상실한다. 이 예는 radiation sickness이다. 이는 1Sv 이상의 고선량이 전신에 조사된 경우로 장이 손상을 입어 물과 양분의 흡수와 감염에 대한 방어기능을 할 수 없는 상태이다. 이는 메스꺼움과 설사 그리고 전신 허약 상태를 야기시킨다.

3Sv 이상의 선량이 전신에 조사된 경우 면역체계가 손상을 입어 감염과 질병에 노출된다. 만일 의학적 주의없이 4Sv 이상의 선량이 전신에 노출된 경우 대부분 감염으로 인해 노출 60일 이내에 50%가 사망에 이른다. 또한 10Sv 이상의 선량을 받으면 뇌와 같은 신경조직 체계에 제공되는 혈관시스템의 손상을 받는다. 이러한 고선량에서는 앞에서 언급된 저선량에 관련된 이유들과 혈관손상에 의해 100% 사망에 이른다.

하지만 전신조사와 부분조사 사이에는 큰 차이점이 있다. 위에서 언급된 경우는 전신조사의 경우임을 상기해야 한다. 또한 2Sv 이상의 선량을 받는 사람은 매우 소수이며 영상 진단을 위해 누구도 일년에 100mSv 이상을 받을 것으로는 생각하지 않는다. 그러므로 방사선 위험의 평가는 방사선으로 인한 직접적인 사망이 아니라 발암의 비율을 증가시키는데 기초를 두어야 한다.

3) 방사선의 리스크 평가

근래의 방사선의 의학적 사용과 일본의 원자폭발로 인한 정보는 방사선에 대한 지식과 인간에 대한 방사선의 영향을 우리에게 알려주었다. 하지만 여전히 리스크 평가는 제한적으로 이루어진다.

방사선 리스크 관련 평가위원회인 Biological of Ionizing Radiation committee V(BEIR V)에 의해 1990년 제시된 외부 방사선 노출 관련 위험의 평가 기준에 따르면, 방사선 노출로 인한 암으로 사망할 위험은 급성노출의 경우 0.8%/mSv이며 장기간에 걸쳐 선량을 받는 만성적인 노출의 경우 급성노출에 비해 2-4배 적어진다(0.4%/mSv). 이러한 위험의 평가는 모든 연령과 성, 암의 모든 형태를 평균한 것이며, 평가에는 많은 불확실성이 포함된다. 방사선 노출의 위험 평가는 다른 과학적 그룹에 의해서도 이루어져 왔지만 위험을 구분하는 방법의 차이와 계산에 사용된 가정들이 서로 다르기 때문에 BEIR V의 평가와 동일하지는 않으나 큰 차이를 보이지는 않는다.

최근 미국의 암에 의한 치사율(current death rate)이 약 20%이다. 즉, 인구 10,000명 중 2,000명이 암으로 사망한다는 것이다. 많은 인구집단에서의 위험 평가에서 10,000명이 전신에 10mSv의 유효선량이 급성피폭 되었다면 BEIR V의 평가에 의하면 약 8%의 추가적인 사망이 예상된다. 그래서 2,000명의 자연 발생 암사망을 더하면 총 치사암 발생은 2,008명이 된다. 참고로 ICRP 및 미국 식품의약안전청의 리스크 평가에서는 방사선 노출로 인해 약 5%의 추가적인 사망이 발생된다고 한다.

위에서 나타낸 방사선에 의한 치사암 예상 사망수의 증가는 크지 않아 보일 수 있다. 하지만 10mSv의 급성 전신 피폭은 5-8명이 사망한다는 점이 아니라 추가적으로 5-8명이 사망할 위험이 있다는 것을 기억해야 한다. 그러나 급성피폭이 아니라 1년 정도의 장기간에 걸쳐 10mSv의 전신 피폭을 받는 경우에는 발암으로 인한 사망자수가 2.5-4명 이하로 줄어든다.

결론적으로, 한 명의 개인 입장에서는 방사선에 의한 치사암 발생 리스크는 자연 발암 리스크의 증가에 비해 적다. 하지만 이러한 작은 증가는 많은 인구집단에서, 특히 나날이 증가되고 있는 CT검사의 측면에서 보면 공중보건의 중요한 관심이 된다. 또한 인간이 받는 대부분의 방사선 노출은 자연방사선량 수준에 근접되는 정도이기 때문에 방사선의 리스크 평가가 어려운 것이다. 하지만 대부분의 경우 방사선으로부터 영향은 자연방사선 수준의 영향에서 크게 벗어나지 않는다. 그리고 저선량의 방사선으로부터 기인되는 위험은 선량과 직선적인 관계를 가지며, 선량의 증가는 위험의 증가를 수반한다. 대부분의 과학자들은 이것을 위험의 보수적인 모델이라 믿고 있다.

4) CT검사의 방사선 리스크

고선량의 X선 피폭은 피부 홍반, 피부 injury, 유전적 효과(genetic effects), 선천적 결손(birth defects) 등의 건강상 부작용을 야기시킬 수 있지만 CT를 비롯한 대부분의 의료영상검사에서 발생되는 정도의 노출수준에서는 부작용을 발생시키지 않는다. X선 노출로 인한 발암 리스크의 평가는 통계적으로 매우 광범위하여 불확실성을 내포하고 있으며 특히, 저선량 방사선의 영향에 관해서는 많은 과학적인 논쟁이 있어 왔다.

하지만 소아CT 건수의 급속한 증가와 CT프로토콜의 전문화로 인한 선량증가는 각별한 고려를 요구하고 있다. 일반적인 소아CT로 인한 유효선량은 5-20mSv의 범위에 속한다. 그리고 CT검사를 받은 소아들 가운데 약 1/3은 적어도 3회의 반복 CT검사를 받는다.

또한 ICRP 60에서는 치사암에 대하여 일반인은 Sv당 5%, 방사선 작업자는 Sv당 4%의 리스크를 부여하고 있다. 그리고 치사암과 함께 비치사암, 심각한 유전적 장해, 수명단축을 포함했을 경우 일반인과 방사선 종사자에게 각각 Sv당 7.3%와 5.6%의 리스크를 부여한다. 이는 일반인이 매년 10mSv의 유효선량을 받을 경우 방사선에 의해 치사암이 발생될 리스크는 0.05%(1%는 100명 중 1명이므로 0.05%는 10,000명 중 5명)가 된다는 것을 의미한다.

앞에서 언급하였듯이 미국의 경우 자연적인 치사암(fatal cancer) 발생건수는 20%이며, 통계청의 사망원인 통계에 의하면 우리 국민의 암사망율이 17%로 되어있다. 이는 우리 국민 10,000명중 1,700명이 암으로 사망한다는 것이다. 반면에 10,000명이 매년 지속적으로 10mSv의 유효선량을 받을 경우 추가 발암으로 인한 사망자는 5명(5%

×10,000명×0.01Sv)이라는 것이다(표 9-1). 다시 말하면, 10mSv의 유효선량을 부여하는 CT검사를 매년 1회씩 지속적으로 받는다면 약 2,000분의 1(이는 0.05%에 해당됨)의 치사암 발생 가능성을 갖는다. 즉, 어떠한 사람에게 암을 발생시키는 방사선 리스크는 자연적인 암발생 리스크에 비해 매우 적으며, 일회 시행으로 2-10mSv의 유효선량을 발생시키는 단발적인 CT검사로 인해 암이 유발되는 확률도 매우 작다. 그럼에도 불구하고 개인에 있어서 방사선에 의한 암 발생 리스크의 작은 증가는 많은 수의 인구집단에서는 공중보건의 측면에서 큰 관심사가 되기 때문에 CT검사로 인해 발생되는 저선량 방사선에 의한 리스크의 평가는 많이 알려져야 할 필요성을 갖는다. 특히 방사선 리스크는 연령 의존성이 높기 때문에 임신한 여성의 피폭(in-utero risk)은 더욱 제한되어야 한다.

표 9-1 연령별 매년 1mSv의 방사선 피폭에 의한 치사암 발생 리스크(ICRP 60)

연령 구분	리스크(death per mSv)
소아(0-10세)	14/100,000
청년(10-20세)	18/100,000
성인(20-30세)	7.5/100,000
성인(30-40세)	3.5/100,000
성인(60세)	2/100,000
성인(80세)	1/100,000
평균	5/100,000

5) CT검사로 인한 임부 및 태아의 방사선 리스크(CT in pregnancy)

임부의 자궁에 주선속이 조사되는 CT검사(주로 abdomen+pelvis CT, female pelvis CT, bladder CT 등)에서는 태아가 받는 선량의 평가가 특히 필요하다. 이를 위한 대략적인 선량평가 방법으로는 CT콘솔에 표시되는 $CTDI_{vol}$ 값이 쉽게 이용될 수 있다.

임신한 여성의 자궁에 조사되는 방사선은 비정상 태아출산, 지능저하, 그리고 소아기의 발암 가능성을 증가시킨다. 하지만 자연 리스크에 비교해 볼 때 200mSv 이하의 organ dose에서는 비정상 태아출산의 리스크는 실질적으로 증가하지 않는다. 임신 8-15주 외의 기간에 받는 1Sv 이하의 organ dose에서는 지능저하가 발생될 리스크 역시 실질적으로 증가하지 않는다. 하지만 뇌가 성장되는 중요한 시기에 500mSv를 초과하는 선량은 소아기에서 지능저하를 일으킨다. 그리고 소아기에 암을 유발시킬 리스크는 10mSv의 선량부터 자연 리스크를 초과하기 시작한다. 그러나 최대 50mSv의 선량까지는 소아기 발암의 리스크는 0.7% 이하이다.

진단목적의 CT검사에서 스캔 파라메터의 적절한 사용은 자궁에 조사되는 선량을 20mSv($CTDI_{vol}$=20mGy) 이하로 감소시킬 수 있다. 심지어 다중시기 스캔에서도 organ dose는 100mSv를 초과하지 않아야 한다. 그럼에도 불구하고 임신한 여성의 자궁이 포함되는 3중시기 pelvis CT가 임상적으로 해야 될 필요성이 있는데 이 경우 평가되는 선량이 100mSv 이하이면 이로 인해 비정상 태아의 출산이나 지능저하가 자연 리스크를 초과하여 발생되지 않는다고 추정된다. 만일 예상 평가선량($CTDI_{vol}$)이 100mSv를 초과된다면 사용장치와 환자에 관련된 특정 데이터를 이용하여 얻어진 표준값에 기초하여 정밀한 선량계산이 필요하다. 더 나아가 태아가 받는 선량이 200mSv를 초과된다면 사용장치와 환자에 기초한 정밀측정을 통한 선량계산이 이루어져야 한다. 이러한 평가를 통한 결과선량들은 태아에 대한 개별적인 리스크를 제시하는 것이므로 고선량을 받는 환자의 경우 출산 후 검사시행을 논의할 수 있을 것이다.

3. CT의 선량분포 특성

1) Projection radiography와 비교한 CT의 선량분포

그림 9-3은 여러 축방향에서 projection radiography(예를 들면, 일반 방사선촬영)와 CT의 선량분포(dose distribution)를 비교한 것이다. Projection radiography에서는 입사부에서 출사부 방향으로 연속적으로 선량이 현저하게 감소되는 분포를 보이지만(출사부는 입사부에 비해 100:1에서 1,000:1의 범위의 감소를 보임), rotational geometry를 갖는 CT의 특성으로 인해 동일 scanning plane에서의 중앙부 선량은 주변부와 큰 차이 없이 비슷하거나 다소 감소된다. 또한 출사부 쪽으로 갈수록 심한 선속의 확산이 일어나는 projection radiography와는 달리 CT는 beam shaping과 콜리메이션의 영향으로 선속의 확산이 상대적으로 적게 일어난다. 그러므로 피부선량 관점에서의 CT와 projection radiography의 선량비교는 의미가 없다.

CT에서의 선량분포는 초점의 크기, flat filter, beam shaping filter, primary collimation, 장치의 scanning geometry, 그리고 환자 크기에 따라 차이를 나타낸다.

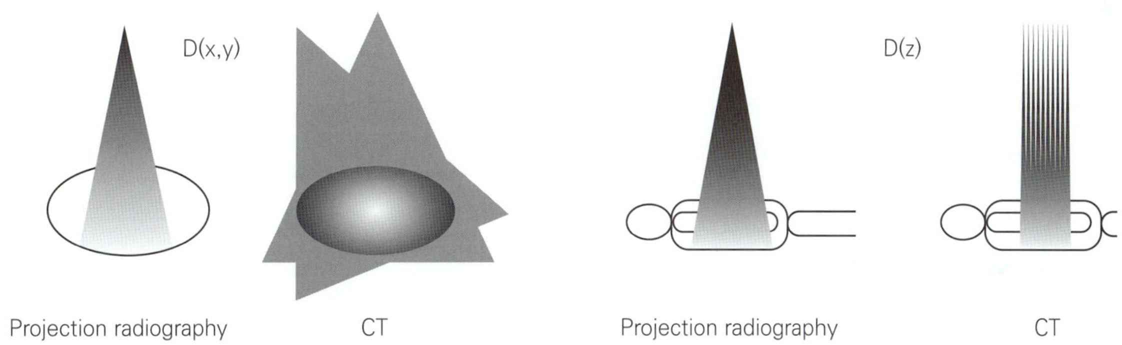

그림 9-3 Projection radiography와 비교한 CT의 X-Y축과 Z-축 방향의 선량분포

2) 동일 단면내 부위별 선량분포(variation within scan plane)

CT에 있어 피폭선량이란 X선이 조사된 인체조직의 국소영역내 아주 작은 용적에서 단위질량당 흡수된 에너지를 말한다. 이러한 선량의 분포는 주선속 외에도 인체구조를 투과하는 과정에서 발생되는 산란선과 X선관 용기로부터 누설되는 2차 방사선에 의해 조직내 단층 촬영되는 단면과 직각방향 뿐만 아니라 동일 단면 내의 위치에 따라 차이가 발생한다.

그림 9-4의 (a)는 피사체의 중앙부와 주변부의 선량분포를 개념적으로 나타낸 것이다. (b)와 (c)는 실제 인체 등가물질을 갖는 Rando 팬텀과 열형광 선량계(TLD)를 사용하여 두부 및 복부 CT검사에서 실측한 동일 단면내의 선량분포이다. 두부 스캔에서는 중앙부의 선량이 주변부와 많은 차이를 보이지 않으나, 환자 두께가 증가되는 복부 스캔에서는 중앙부 선량이 주변부에 비해 30% 이상 감소됨을 알 수 있다. 일반적으로 연선보다는 경선을 사용할 경우 중앙부와 주변부 사이의 선량 차이가 줄어드는 특성을 보인다.

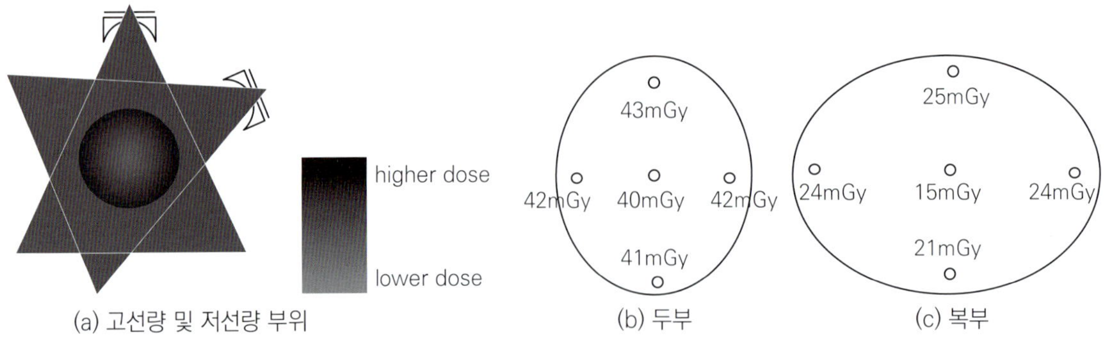

그림 9-4 **두부 및 복부CT검사에서 동일 단면내의 부위별 선량차이**

3) Z-축 방향의 선량분포(Z-axis variations)

그림 9-5는 Z-축 방향의 선량분포를 나타낸 것이다. (a)는 산란선이 없는 상태에서 공칭 슬라이스 두께가 10mm인 이상적인 선량 프로필(선량분포)이다. 그러나 실제로 얻어지는 선량분포는 (b)와 같이 선량 프로필이 현저히 넓어지는 종모양을 나타낸다. 이는 선속의 확산과 산란에 기인된다. 음영으로 표시된 부분은 영상화되는 단면 밖의 조직이 받는 선량을 나타낸다. 그리고 (c)는 공기 및 팬텀의 표면부와 중앙부에서의 Z-축 방향의 선량분포를 비교한 것이다.

나선형 스캔의 경우 Z-축 방향의 선량분포는 단면감성윤곽(section sensitivity profile; SSP; 슬라이스 프로필)과 같이 pitch factor에 의해 많은 영향을 받는다.

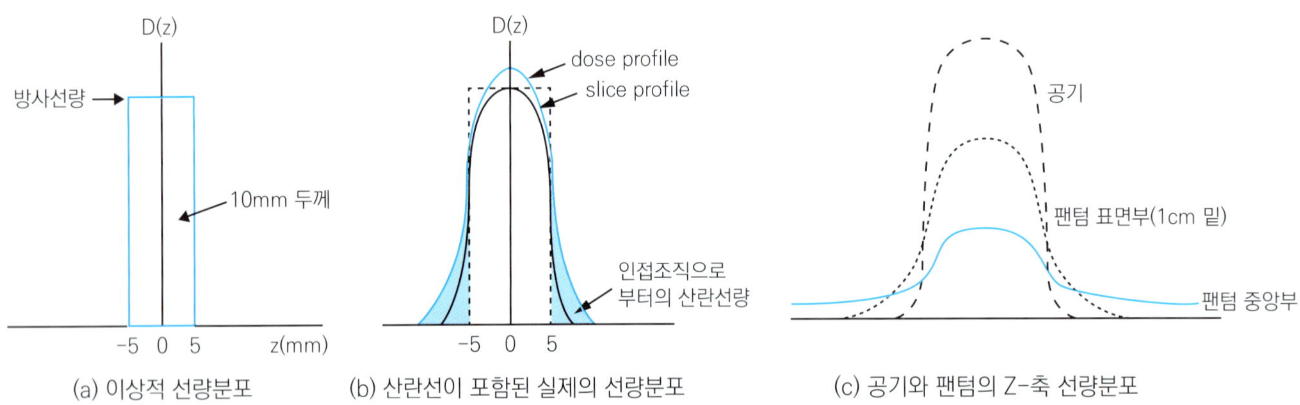

그림 9-5 **CT의 Z-축 방향 선량분포**

4) 선량 프로필의 측정

선량 프로필의 측정을 위해 예전에는 film dosimetry가 사용되기도 하였으나 최근에는 열형광소자(TLD)나 유리선량계가 주로 사용된다. 선속 폭의 한쪽 끝에서 다른 쪽 끝까지 열형광소자를 밀착시켜 배치한 후 단일 슬라이스 스캔하여 각 소자에 흡수된 선량을 측정한 후 위치에 따른 곡선을 그린다. 그림 9-6(b)는 LiF 재질의 열형광선량계(31개)를 사용하여 10mm 슬라이스 두께의 단일 슬라이스 스캔을 한 후 얻은 선량 프로필이다. 종모양으로 넓게 퍼져 나타난다.

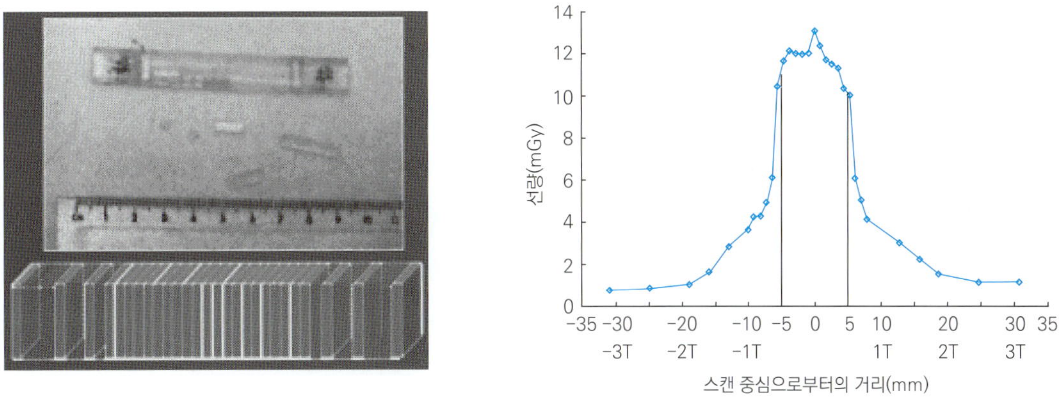

(a) TLD chip tray　　　(b) 선량 프로필

그림 9-6 10mm 슬라이스 두께의 단일 슬라이스 스캔으로 얻은 선량 프로필의 예

그 외 선량 프로필을 측정하는 다른 방법으로는 특별히 제조된 ionization chamber tray를 사용하여 선속 폭 내의 여러 부위에 chamber를 배치시켜 측정하기도 한다. 이러한 선량 프로필의 측정은 많은 시간이 소요되고 특별한 장비가 필요하다. 비록 프로필 데이터는 선량곡선의 형태에 관한 정보는 제공되지만 CT스캔에 의한 실질적인 선량측정에는 크게 도움이 되지 못한다.

4. CT선량 기술어(CT dose descriptors)

CT검사는 좁은 X선속의 연속된 조사로 이루어지며, 피크 선량과 선량 프로필의 모양에 의해 CT장치의 선량특성이 정해진다. 이러한 이유에서 CT선량은 다른 X선 영상장치의 선량과는 달리 매우 지역적이며 다양한 분포특성을 갖는다.

CT선량을 나타내는 기술어(dose descriptor)는 크게 CTDI(CT dose index), MSAD(multiple scan average dose), DLP(dose length product), 유효선량 등이 있다. 하지만 임상에서 중요시되는 것은 국소 선량을 나타내는 $CTDI_{vol}$과 총 선량을 나타내는 DLP, 그리고 방사선 리스크를 나타내는 유효선량이라고 할 수 있다.

1) CTDI

CTDI(CT dose index)는 공칭 슬라이스 두께 T로 분리된 단일 슬라이스 스캔에서 선량 프로필의 Z-축 방향의 적분값이다. 이는 아크릴 재질의 측정 전용 팬텀과 연필형 ionization chamber를 사용하여 측정하며 임상에서 $CTDI_p$와 동일한 개념으로 사용된다. 여기서 p는 팬텀을 의미한다.

CTDI와 MSAD(multiple scan average dose)의 개념은 1981년 BRH(Bureau of radiological health, 현재는 Center for Devices and Radiological Health로 변경되었음)에 의해 최초로 도입되었으며, 1984년부터 CT 제조사는 미국 식품의약청(FDA)과 CT구매자에게 CTDI를 제공되도록 제도화되었다. 여기서 CTDI는 두부와 전신용 아크릴(lucite) 팬텀과 연필형 이온 챔버 시스템을 사용하고 일정한 스캔 조건 하에서 단일 슬라이스 스캔을 시행한 후 팬텀의 중앙부와 주변부에서 측정한 흡수선량 지표를 의미한다.

CTDI는 동일한 상황의 스캔에서 환자가 받는 선량정보를 사용자에게 제공하며 장비의 성능을 관리하는 기준 선량의 역할을 한다. 그러므로 CT장치의 사전 및 사후검사나 자체적인 성능 측정에 주로 사용된다. 우리나라에서도 생산성기술원이나 식품의약청(KFDA) 승인 하의 측정기관에서 시행하는 CT장치의 성능검사 중의 하나인 환자선량 측정시험의 경우 CTDI를 이용하여 평가하고 있다.

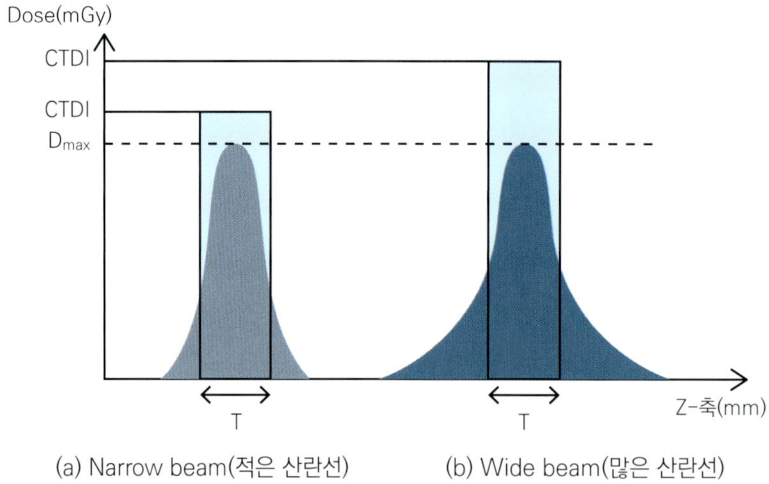

그림 9-7 Narrow beam과 wide beam의 CTDI 차이

그림 9-7은 CTDI의 개념과 선량 프로필의 넓고 좁음에 따른 CTDI를 비교한 것이다. 사각형의 면적은 슬라이스 두께 T(mm)에 CTDI(mGy)를 곱하여 구해지므로 CTDI는 면적을 슬라이스 두께로 나눈 값으로 나타낼 수 있다. 동일한 슬라이스 두께인 경우 산란선이 많은 선량 프로필(b)가 산란선이 적은 프로필(a)에 비해 CTDI가 높게 나타남을 알 수 있다.

CTDI는 공기, 두부 및 전신용 팬텀, 적분의 길이를 달리 적용하는 경우 등 여러 상황에서 세분화되고 있으며, CT 장치의 선량 특성을 비교하기 위해 100mAs당 CTDI로 제시되는 경우가 많다.

(1) CTDI in air($CTDI_{air}$)

$CTDI_{air}$는 주로 유럽에서 사용되는 CTDI 선량지표이다. 이는 free in air dose라고도 하며 팬텀을 사용하지 않고 갠트리의 회전축(isocenter)에 이온 챔버를 위치시켜 선량을 측정하며 100mm의 적분값을 얻어 흡수선량으로 계산하거나, exposure/air kerma로 얻을 수 있다.

$CTDI_{air}$는 인체감약이 없는 상태에서 얻어지므로 선질(X선속의 에너지 스펙트럼)과 scanner geometry(초점에서 갠트리 중심까지의 거리)를 충분히 반영시키지 못하는 단점으로 인해 임상적인 사용이 적은 편이다. 그리고 실제 환자선량에 포함되는 갠트리의 회전축 바깥부분의 빔은 $CTDI_{air}$로 측정이 불가능하다. 하지만 organ dose와 유효선량을 평가하는 수학적 모델링 소프트웨어(몬테 카를로 소프트웨어)의 입력 파라메터로 사용되는 중요한 지표이다.

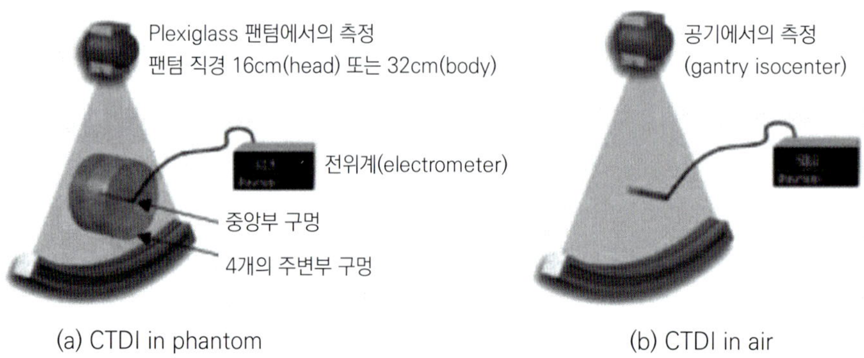

그림 9-8 CTDI in phantom과 CTDI in air의 개념

Body CT에서의 CTDI($CTDI_p$)와 $CTDI_{air}$ 사이에는 장치 타입과 제조사에 따라 다양한 차이를 보이는데, 이는 장치의 디자인 특히, beam shaping filter에 의해 많이 좌우된다. 일반적으로 공기에서의 CTDI는 팬텀에서의 CTDI에 비해 약 11% 정도 높은 수준이다. 그림 9-8은 공기에서의 CTDI와 팬텀에서의 CTDI 측정을 나타낸 모식도이다.

(2) CTDI in phantom(CTDI; $CTDI_p$; $CTDI_{FDA}$; $CTDI_{14T}$)

균일한 아크릴 재질의 원통형 두부 팬텀(16cm 직경의 plexiglass phantom)과 전신용 팬텀(32cm 직경)을 사용하여 단일 슬라이스 스캔한후 흡수선량으로 표시한다. 보통 팬텀의 중앙부 선량(center dose)와 표면에서 1cm 깊이의 주변부 선량(peripheral dose)을 측정한다. $CTDI_{14T}$라고도 불리며, 공칭 슬라이스 두께의 14배에 해당되는 길이의 적분값을 취한다.

$$CTDI_{FDA} = 1/NT \int_{-7T}^{7T} D_{single}(z)dz$$

여기서 N은 스캔당 얻어지는 슬라이스 수(데이터 채널수)이며, T는 각 슬라이스의 공칭폭이다. 그러므로 NT는 획득에 사용되는 X선속의 폭이 된다. 팬텀을 이용한 CTDI의 계산에서는 아크릴 물질에서 조사선량을 흡수선량으로 변환시키는 conversion factor는 0.78cGy/R이 적용된다.

(3) $CTDI_{100}$

$CTDI_{100}$은 $CTDI_{14T}$의 제한점을 극복하기 위해 개발된 CT선량지표이다. IEC 60601-2-44에 소개되어 있으며, 유럽의 과학논문이나 보고서 작성 시 주로 사용된다. 얇은 슬라이스 두께에서 발생되는 산란선을 포함하기 위해 적분값을 취하는 범위가 14개의 슬라이스 폭에서 100mm로 대체된 것이다. $CTDI_{100}$은 아래식으로 나타낸다. 그리고 $CTDI_{100}$의 계산에서는 공기에서 조사선량을 흡수선량으로 변환시키는 conversion factor인 0.87cGy/R이 적용된다.

$$CTDI_{100} = 1/NT \int_{-5cm}^{5cm} D_{single}(z)dz$$

이론적으로 7mm의 슬라이스 두께에서는 $CTDI_{14T}$과 $CTDI_{100}$의 면적은 거의 동일하다. $CTDI_{100}$은 측정된 $CTDI_{14T}$에 교정상수(correction factor)를 적용하여 구할 수 있으며, 예전의 GE사 Non-MDCT에서는 모델별로 이러한 교정상수를 제공했었다.

그림 9-9는 body center 부위에서의 $CTDI_{14T}$와 $CTDI_{100}$을 비교한 것이다. 10mm의 슬라이스 두께를 적용한 경우 $CTDI_{14T}$가 $CTDI_{100}$에 비해 높은 값을 나타낸다. 하지만 7mm의 두께에서는 $CTDI_{14T}$와 $CTDI_{100}$ 사이에 큰 차이가 없다. 반면에 슬라이스 두께를 7mm보다 얇게 적용한 경우에는 $CTDI_{100}$이 $CTDI_{14T}$에 비해 높은 값을 나타낸다.

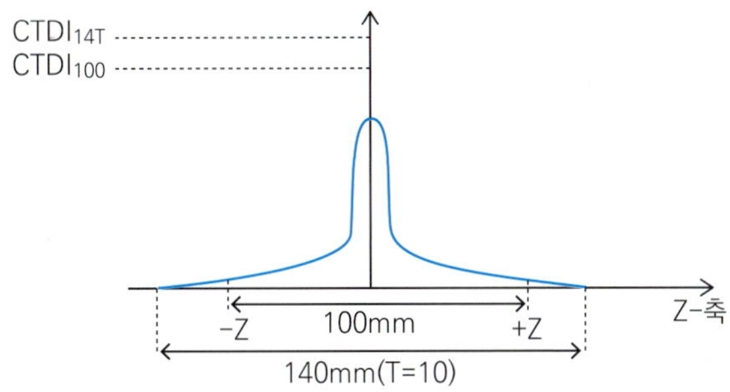

그림 9-9 $CTDI_{100}$과 $CTDI_{14T}$의 비교

(4) $CTDI_w$

Weighted CTDI라고도 명명되며, 한 슬라이스에서 중앙부에서의 1/3 CTDI와 주변부에서의 2/3 CTDI를 합한 평균선량 개념의 지표이다. 이와 마찬가지로 $CTDI_{100w}$는 중앙부에서의 1/3 $CTDI_{100}$와 주변부에서의 2/3 $CTDI_{100}$를 합하여 표시한다.

$$CTDI_w = 1/3\ CTDI_{center} + 2/3\ CTDI_{periphery}$$

복부 CT검사에서 실제로 받는 환자선량은 감약 특성의 차이로 인해 32cm 직경의 팬텀에서 제시되는 $CTDI_w$와 다를 수 있다는 것을 염두에 두어야 한다. 체형이 큰 환자에서는 주변부에서 선량의 흡수가 많이 일어나기 때문에 마른 환자에 비해 중앙부에서의 선량이 적어진다(스캔 파라메터가 동일하다는 가정 하에서).

팬텀 크기에 따른 $CTDI_w$를 비교한 그림 9-11에서도 알 수 있듯이 큰 직경의 팬텀에서의 $CTDI_w$는 작은 직경의 팬텀에 비해 감소된다. 이는 소아나 마른 체형을 갖는 환자의 경우 실제로 받는 선량은 16cm 또는 32cm 직경의 선량측정용 팬텀을 통해 제조사에서 표시되는 $CTDI_w$에 비해 과소평가됨을 의미한다. 즉, 동일한 조건을 사용시 소아나 마른 체형의 환자는 제조사에서 제시되는 $CTDI_w$에 비해 실제로는 많은 선량을 받는다는 것이다.

결론적으로 매우 큰 체형의 환자의 경우 제조사에서 표시되는 $CTDI_w$(또는 $CTDI_{vol}$)에 비해 스캔 시 실제로 받는 선량은 적어질 수 있으며, 소아나 작은 체형의 환자, 경부나 흉부와 같은 감약이 적은 부위가 실제로 받는 선량은 장치에서 표시되는 $CTDI_w$(또는 $CTDI_{vol}$)에 비해 많아질 수 있다.

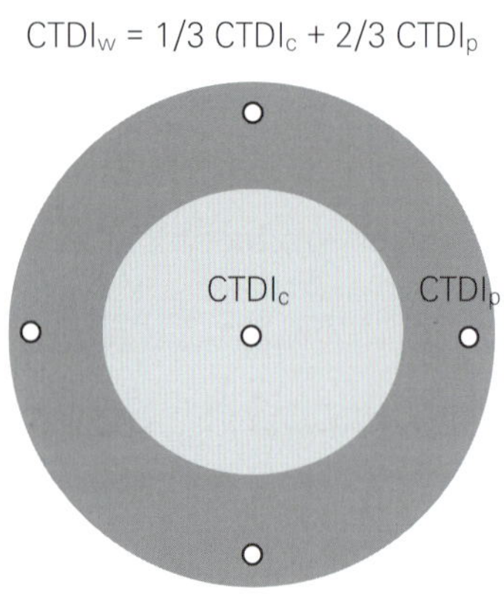

그림 9-10 $CTDI_w$의 개념

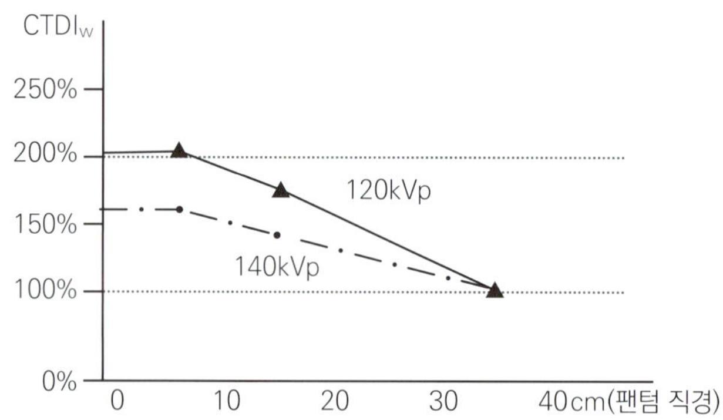

그림 9-11 팬텀 크기에 따른 $CTDI_w$의 비교

(5) $CTDI_{vol}$

$CTDI_{vol}$은 volume CTDI 또는 effective weighted CTDI($CTDI_w$, eff.)라고 불리며, Z-축의 노출변동을 감안한 스캔 단면(scan plane)에서의 평균 국소선량(average local dose)이다. 다시 말해, $CTDI_{vol}$은 $CTDI_w$를 non-contiguous axial scan이나 beam pitch가 1이 아닌 나선형 스캔에 확대 적용하는 것이다. $CTDI_{vol}$은 다음 식을 통해 계산할 수 있다.

$$CTDI_{vol} = CTDI_w \times \text{packing factor} \quad : \text{고식적 스캔}$$

$$CTDI_{vol} = \frac{CTDI_w}{\text{pitch}} \quad : \text{나선형 스캔}$$

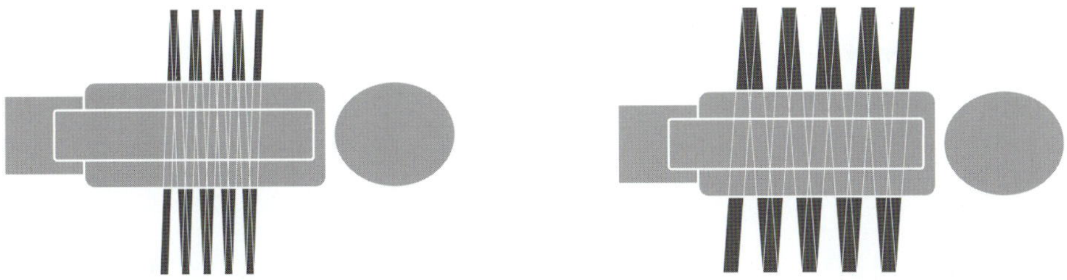

(a) Pitch가 1일때 $CTDI_{vol} = CTDI_w$　　　(b) Pitch가 1.5일때 $CTDI_{vol} = CTDI_w /1.5$

그림 9-12 나선형 스캔에서 pitch factor에 따른 $CTDI_{vol}$

여기서 packing factor란 pitch의 역수로 슬라이스 두께/슬라이스 간격 또는 (슬라이스 수×collimation width)/슬라이스 간격을 의미한다. Contiguous axial scan이나 beam pitch가 1인 나선형 스캔에서는 $CTDI_{vol}$은 $CTDI_w$와 동일하다.

대부분의 MDCT에서 $CTDI_{vol}$과 DLP는 스캔 파라메터의 입력 과정에서 CT콘솔에 직접 표시되므로 사용자 입장에서 쉽게 접하는 선량지표이다. 이러한 콘솔에서의 $CTDI_{vol}$ 디스플레이는 EU의 규정에서 따른 것이다.

$CTDI_{vol}$은 mAs, kVp, filtering 뿐만 아니라 pitch와 packing factor에 영향을 받으며, 스캔 파라메터 설정이나 프로토콜의 비교에 유용한 선량지표이며, 심지어 다른 제조사 장치와 직접적인 선량 비교를 할 수 있게 한다. 그러나 $CTDI_{vol}$ 역시 CT검사로 인해 환자 개개인이 받는 정확한 선량을 나타내지는 않으며 $CTDI_w$와 마찬가지로 소아나 마른 체형의 환자에서는 스캔 볼륨 내에서의 선량이 과소평가되고 뚱뚱한 환자에서는 과대평가될 경향이 많다. 이러한 이유에서 어떤 제조사에서는 소아에서의 $CTDI_{vol}$을 선택되는 프로토콜이나 FOV를 기준으로 하여 수정 제시하고 있다. 하지만 이는 장치 사이의 선량비교를 어렵게 만드는 요인으로 작용되기도 한다.

2) DLP(dose length product)

$CTDI_{vol}$은 슬라이스당 노출된 선량이며, DLP는 스캔된 일련의 모든 영상에 대한 총 선량이다. 즉, DLP는 아래의 식과 같이 $CTDI_{vol}$에 스캔 거리를 곱하여 나타내며 단위는 mGy·cm가 사용된다.

$$\begin{aligned} DLP &= CTDI_w \times NT \\ &= CTDI_{vol} \times \text{scan length} \end{aligned}$$

여기서 T는 공칭 슬라이스 두께, N은 고식적 스캔의 경우 슬라이스 수, 나선형 스캔에서는 revolution수(rotation수)를 의미한다. 또한 나선형 스캔에서의 조사되는 거리(irradiation length)는 일반적으로 영상화되는 거리(imaged length)보다 약간 길다는 것을 염두에 두어야 한다.

(예) Body 스캔에서 $CTDI_w$가 10mGy이고, 5mm의 슬라이스 두께로 총 30슬라이스(또는 revolutions)를 스캔하였을 경우의 DLP를 계산해보자.

스캔된 거리는 15cm이므로, DLP는 10mGy×15cm= 150mGy·cm이다.

DLP는 주어진 프로토콜에서 환자선량을 반영하며, 유효선량의 계산에도 이용된다. 일정한 해부학적 부위에서 high pitch 나선형 스캔을 적용하면 revolution의 수가 줄어듦으로 DLP가 감소된다.

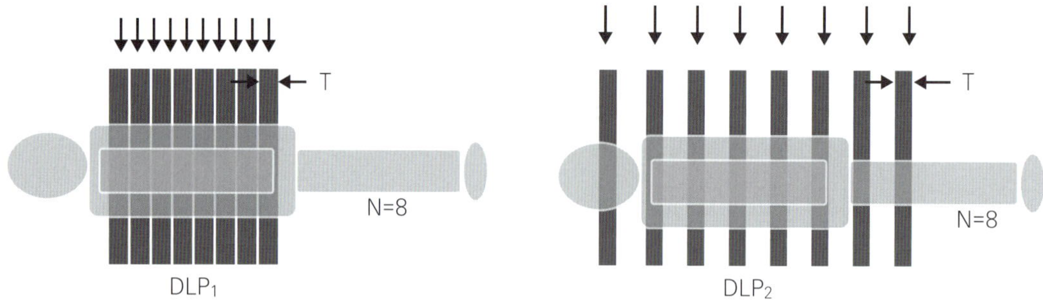

그림 9-13 DLP의 개념($DLP_1 = DLP_2$)

3) MSAD(multiple scan average dose)

연속적으로 다수의 슬라이스 스캔을 시행하는 실제 CT검사에서는 각 슬라이스에서의 피폭량 외에 이웃하는 슬라이스로부터의 산란선 중복현상이 발생되어 실제로 환자가 받는 선량은 한 슬라이스 스캔의 선량에 비해 증가된다. MSAD는 인접 슬라이스들에 의해 증가된 선량을 포함하는 개념이며, 스캔 범위 내에서 multiple contiguous scans에 의해 얻어지는 평균 선량으로 정의된다.

$$MSAD = 1/I \int_{-I/2}^{I/2} D_{series}(z)dz$$

여기서 I는 스캔의 간격이며, $D_{series}(z)$는 일련의 스캔으로 부터 생기는 Z-축에 평행인 위치 Z에서의 선량이다.

일반적으로 슬라이스 두께와 간격을 동일하게 설정하는 contiguous 기법을 적용한 다수의 슬라이스 스캔(multiple slice scan)에서 인체 표면부위의 선량은 단일 슬라이스 스캔에서 받는 선량의 1.2배 정도에 해당되며, 중앙부에서는 인접 슬라이스로부터 발생되는 산란선의 영향으로 인해 더욱 증가된다(그림 9-14). 만일 다수 스캔에 의해 발생되는 총선량 분포곡선을 정확히 알고 있다면 다수 스캔의 선량곡선의 피크값과 골짜기값을 수학적으로 계산함으로써 평균선량을 계산할 수 있다.

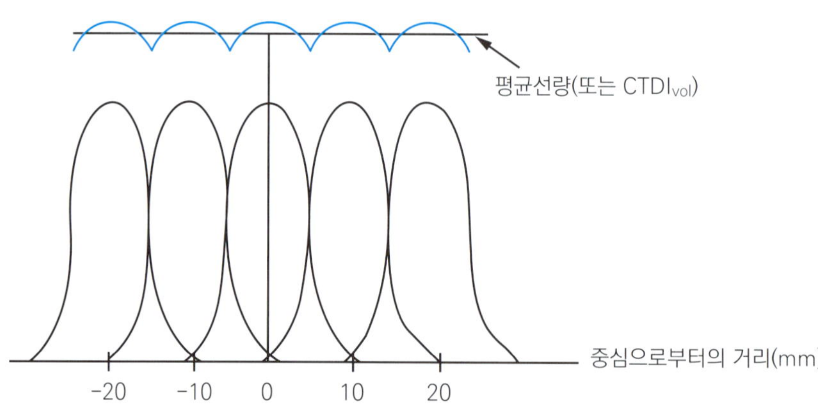

그림 9-14 다수 스캔(multiple scan)의 선량 증가

CT스캔에서 환자가 받는 선량은 설정된 노출조건 뿐만 아니라 스캔기법에 따라 차이가 난다. 슬라이스 두께를 증가시켜 중복스캔(overlapping scan)을 시행하면 contiguous 스캔에 비해 환자선량은 증가하고, 슬라이스 두께보다 영상 사이의 간격(interval; increment)을 넓히면 환자선량은 감소된다. 다시 말하면 슬라이스 두께와 간격(또

는 테이블 이동속도)의 비율에 의해 환자선량이 달라진다. 10mm 슬라이스 두께와 8mm의 간격으로 연속적인 스캔을 시행할 경우 선량은 이론적으로 10mm의 contiguous 스캔에 비해 1.25배로 증가되며, 3mm의 슬라이스 두께와 2mm의 간격으로 중복스캔을 시행한 경우 3mm의 contiguous 스캔에 비해 선량은 약 50%가 증가된다. 슬라이스 두께를 슬라이스 간격(테이블 이동속도)으로 나눈 값을 packing factor(이는 pitch의 역수임)라고 하며, 중복스캔에서는 packing factor가 항상 1보다 큰 값을 갖는다.

동일한 조건 하에서도 슬라이스 수에 따라서도 선량의 차이가 발생한다. 이를 엄격히 말하면, 슬라이스 수가 증가하면 CTDI와 organ dose는 변화가 없으나 DLP와 유효선량은 증가한다. 그림 9-15는 동일한 슬라이스 두께와 간격을 사용하고 총 스캔 수를 변화시켰을 경우 조직이 받는 선량의 차이를 개념적으로 나타낸 것이다.

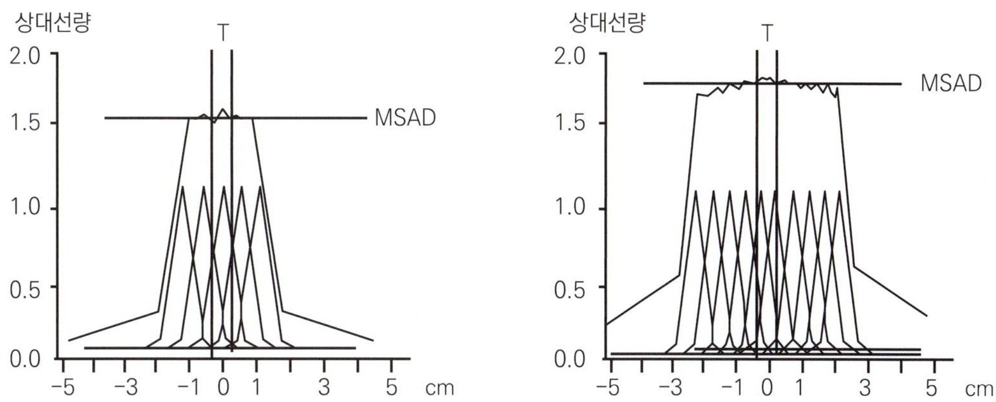

(a) 5mm/5mm의 5개의 스캔 (b) 5mm/5mm의 10개의 스캔

그림 9-15 스캔 수에 따른 MSAD의 차이

여러 번의 연속적인 스캔으로 구성되는 CT검사에서 환자의 조직이나 기관이 실제로 받는 흡수선량인 MSAD의 측정은 인체모형 팬텀의 측정부위에 열형광선량계나 유리선량계를 삽입하여 직접 측정하거나 연필형 이온 챔버 시스템을 이용하여 측정한 CTDI에 helical pitch나 테이블 이동간격을 고려하여 수치적으로 계산하는 방법도 사용된다.

이론적으로는 슬라이스 사이에 중복이나 갭이 없을 때(슬라이스 두께와 테이블 이동간격이 동일한 경우이며 이를 contiguous scan이라고 함)나 beam pitch가 1.0일 경우에는 MSAD와 CTDI는 동일하다(그림 9-16).

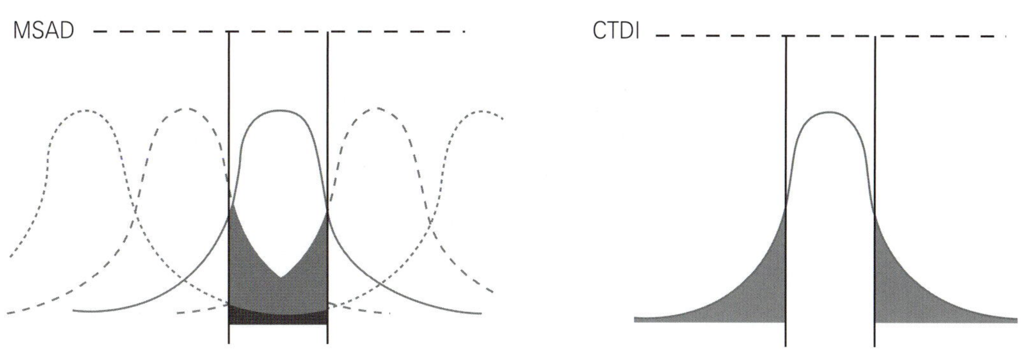

그림 9-16 Contiguous scan에서의 MSAD와 동일한 CTDI

5. BERT와 유효선량의 계산

1) 자연 방사선량

미국인은 일년에 3.6mSv 수준의 전신 등가선량을 받으며, 이의 대부분은 라돈과 같은 자연방사선으로부터 받는다. 다소의 차는 있지만 미국의 평균 자연 방사선량은 3.0mSv/year이고, 세계적인 평균값은 연간 2.4mSv 수준이다(NCRP 1988).

2) BERT(background equivalent radiation time)

유효선량은 특히 CT검사를 받는 환자에게는 선량에 대한 체감이 부족하며 다소 추상적인 개념을 느낄 수 있다. 이에 John Cameron 박사는 방사선 장치에 의해 발생되는 X선의 유효선량을 자연방사선량에 직접 비교하는 방법을 제안했다. 즉, 두가지 소스를 비교함으로써 진단영역에서 발생되는 X선을 자연방사선에 의한 노출에 상응하는 기간으로 표현하였다. 이렇게 함으로써 진단용 X선 검사의 유효선량이 자연방사선 노출의 일, 주, 월수로 표현된다. 이를 BERT라고 한다.

자연방사선의 수준은 위치에 따라 차이가 나므로 스캔 프로토콜에서 나타내지는 BERT값은 자연방사선의 세계적인 평균값인 연간 2.4mSv 또는 미국의 자연방사선 평균치인 3.0mSv/year를 기준으로 하고 있다.

표 9-2는 유럽연합 집행위원회(European Commission; EC)에서 제시된 head와 abdomen CT를 포함한 몇 가지 일반 및 투시 방사선검사의 전형적인 유효선량과 BERT이다.

표 9-2 일반 및 투시 방사선검사와 CT의 전형적인 유효선량과 BERT(from EC)

검 사	전형적인 유효선량(mSv)	동일한 유효선량에 해당되는 흉부 X선검사의 횟수	BERT(자연방사선의 유효선량과 동등한 일수)
Chest X-ray(PA)	0.02	1	2.4days
Skull X-ray	0.07	4	8.5days
Lumbar spine	1.3	65	158days
Intravenous urogram	2.5	125	304days
Upper GI	3.0	150	1.0year
Barium enema	7.0	350	2.3years
Head CT	2.0	100	243days
Abdomen CT	10.0	500	3.3years

* From 유럽연합 진행위원회(EC) 보고서
* 미국의 자연방사선량인 3.0mSv/year를 기준으로 하였음

3) 진단용 X선 검사의 전형적인 유효선량

대부분의 사람들은 방사선 검사로 인해 받게 되는 선량보다는 방사선 피폭으로 인한 위험에 더 많은 관심을 갖는다. 이러한 피폭에 의한 위험이 제대로 평가되려면 노출된 조직이나 기관의 방사선 예민도가 고려되어야 한다. 유효선량은 각 조직의 방사선 예민도를 포함함으로써 방사선에 의한 리스크를 반영하는 선량지표이며 이는 잠재적인 위험을 예측하기 위한 목적으로 사용된다.

ICRP는 암을 발생시킬 수 있는 조직의 가중치를 제시하였으며, 진단목적 등으로 간헐적으로 조사되는 방사선에 기인된 위험을 평가하거나 여러 방사선 검사들의 방사선 위험을 비교하기 위한 방법으로 유효선량의 사용을 권고한다. 1Sv의 유효선량은 개인의 체중에 관계없이 1Gy의 전신 균일조사가 이루어진 것으로 정의된다.

CT를 비롯한 방사선 진단검사로 인해 환자가 받는 선량은 비확률적인 영향을 유발시키는 확정적인 문턱값(1-2Sv)에 비해 훨씬 낮은 수준이며, CT에서의 유효선량의 계산은 조직이나 기관의 가중치뿐만 아니라 스캔된 슬라이스 두께/간격의 요소를 포함시켜 구하는 것이 좋다.

어떤 검사의 유효선량을 연간 자연 방사선량의 유효선량에 비교하여 나타낸 것을 background equivalent radiation time(BERT)라고 한다.

표 9-3은 ImPACT 2002에서 제시된 주요 부위의 일반 방사선검사와 CT의 최대 유효선량이며, 그림 9-17은 1992년 영국 국립방사선보호위원회(The National Radiological Protection Board; NRPB)에서 제시한 각종 X선검사와 CT의 일반적인 유효선량을 나타낸 것이다.

표 9-3 일반 방사선검사와 CT의 최대 유효선량(from ImPACT)

검 사	최대 유효선량(mSv)	검 사	최대 유효선량(mSv)
Skull X-ray	~ 0.03	Head CT	~ 2
Chest X-ray(PA)	~ 0.02	Chest CT	~ 8
Abdomen X-ray	~ 0.7	Abdomen CT	~ 10
Pelvis X-ray	~ 0.7	Pelvis CT	~ 10

* From Image Performance Assessment of CT(ImPACT) 2002

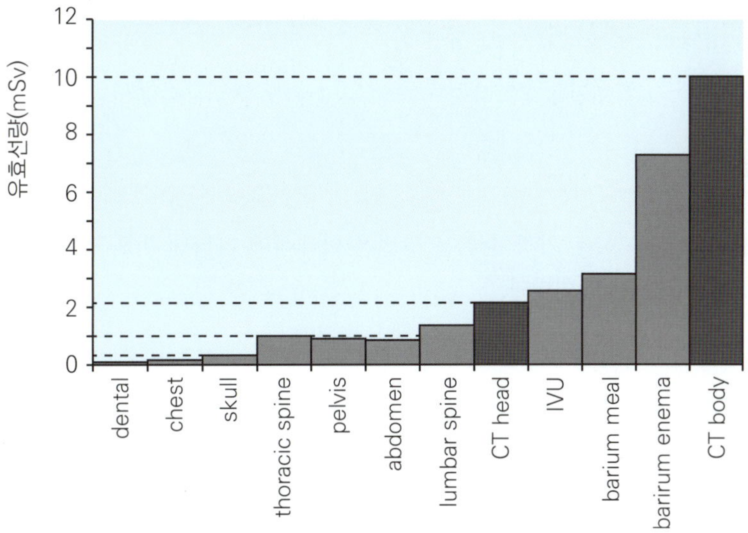

그림 9-17 각종 진단용 X선 검사의 유효선량(from NRPB, 1992)

4) 유효선량의 계산

CT검사로 인한 방사선 위험 정도를 평가하기 위해서는 유효선량의 계산이 필요하다. 임상에서의 유효선량의 계산은 CT콘솔에 표시되는 DLP값에 각 부위의 DLP당 유효선량비(region-specific conversion factor; E_{DLP})를 곱하여 얻는 방법과 ImPACT의 dose calculator(Monte Carlo simulation을 이용한 소프트웨어적 방법)가 주로 사용되고 있다.

ImPACT의 dose calculator는 해부학적 위치에 기인되어 Z-축 방향에 따라 변하는 장기 변환인자(organ conversion factors)를 계산할 수 있는 수학적인 모델링(Monte Carlo simulation)을 이용하여 유효선량과 organ dose 등을 계산한다. 수학적인 모델링은 표준 체격을 갖는 성인 남녀의 인체 팬텀을 이용하고 여러 제조사의 CT모델과 인체기관을 포괄하는 여러 컴퓨터 프로그램들이 이용된다. 이러한 프로그램들은 1990년 ICRP의 간행물 60에서 제시된 각 조직의 가중치(organ weighting factor)를 사용하여 인체 각 기관의 선량들을 계산한다. 표 9-4는 유효선량의 계산을 위해 필요한 각 조직의 가중치(organ weighting factor 또는 conversion factor)를 나타낸 것이다.

수학적인 모델링을 위한 데이터는 남녀뿐만 아니라 소아에서 성인까지 다양한 나이의 데이터들이 있지만, 임상적으로는 70kg의 표준 체격의 성인 데이터가 기본으로 사용된다. 하지만 표준 체격의 데이터를 이용하는 유효선량 평가는 소아나 마른 체형의 환자에서는 방사선 리스크가 과소평가되고 뚱뚱한 환자에서는 과대평가될 경향이 있다.

표 9-4 유효선량의 계산을 위한 각 조직의 가중치(ICRP 60 Publication 26, 1990)

검 사	최대 유효 선량(mSv)	검 사	최대 유효 선량(mSv)
고환	0.20	간	0.05
활성화 골수	0.12	식도	0.05
폐	0.12	갑상선	0.05
위	0.12	골	0.01
대장	0.12	피부	0.01
유방	0.05	기타	0.05
방광	0.05		

(1) DLP 이용 유효선량 계산

임상에서 사용자가 유효선량 계산을 하는 가장 손쉬운 방법은 아래식에 나타낸 바와 같이 콘솔에 표시되는 DLP 값에 DLP당 유효선량비(E_{DLP})를 곱하는 방법이다.

$$유효선량 = DLP \times E_{DLP}$$

표 9-5는 CT의 품질평가기준에 관한 유럽 가이드라인(European guideline on Quality Criteria for CT; EUR 16262, 1999년)과 1998년 Shrimpton, 2001년 Stamm 등이 제시한 유효선량의 계산에 필요한 인체 부위별 DLP당 유효선량비를 나타낸 것이다. 하지만 실제 임상에서의 유효선량은 EUR 16262에서 제시한 DLP당 유효선량비를 이용하여 계산된다. 이러한 DLP와 인체 부위별 DLP당 유효선량비를 이용하는 계산법은 유효선량을 쉽게 얻을 수 있지만 환자 또는 검사 특이성이 고려되어 않음을 알아야 한다.

표 9-5 EUR, Shrimpton, Stamm 등에 의해 제시된 부위별 DLP당 유효선량비

(unit; $mSv \cdot mGy^{-1} \cdot cm^{-1}$)

부 위	EUR 가이드라인	Shrimpton 등	Stamm 등
두부	0.0023	0.0021	-
경부	0.0054	0.0048	0.0090
흉부	0.017	0.0140	0.015
복부	0.015	0.0120	-
골반	0.019	0.0160	0.17
간	0.012	-	0.018
Abdomen+pelvis	0.015	-	0.017
Chest+abdomen	0.016	-	0.016

Ionization chamber와 EUR 16262에서 제시한 DLP당 유효선량비를 이용하여 유효선량을 계산하는 예를 들어 보기로 한다.

(예1) 4 data channel MDCT에서 body phantom 부위를 120kVp와 240mA 그리고 0.8초의 노출조건과 3.75mm의 Z-axis collimation thickness와 11.25mm의 table increment를 적용하여 25cm 부위를 스캔하였다. Active chamber length가 100mm이고 chamber correction factor가 1.0일 경우 유효선량을 계산해보자. 단 중앙부의 측정선량은 153.7mR, 주변부 측정선량은 309.7mR이었다.

$$\text{center 부위의 CTDI} = \frac{1.0 \times 0.78\text{cGy/R} \times (153.7 \times 1/1{,}000)\text{R} \times 10\text{cm}}{4 \times 3.75\text{mm}} = 8.0\text{mGy}$$

$$\text{주변부의 CTDI} = \frac{1.0 \times 0.78\text{cGy/R} \times (309.7 \times 1/1{,}000)\text{R} \times 10\text{cm}}{4 \times 3.75\text{mm}} = 16.1\text{mGy}$$

$CTDI_w = (1/3 \times 8.0mGy) + (2/3 \times 16.1mGy) = 13.4mGy$이며

$CTDI_{vol} = CTDI_w \times nT/I = 13.4mGy \times (4 \times 3.75mm) / 11.25mm = 17.9mGy$가 된다.

$DLP = CTDI_{vol} \times 25cm = 447.5mGy \cdot cm$

Effective dose = $DLP \times 0.015 = 6.7mSv$가 된다.

(예2) X선관의 일회전당 0.5초가 소요되는 MDCT에서 120kVp와 220mA를 사용하여 brain pre- & post-contrast CT를 시행하였을 경우 78.42%의 dose efficiency와 329.58mGy·cm의 DLP가 화면에 표시되었다. 이를 유효선량으로 계산해보자.

Effective dose= $329.58mGy \cdot cm \times 0.7842 \times 0.0023mSv \cdot mGy^{-1} \cdot cm^{-1} \times$ 2회 = 1.19mSv가 된다.

(2) ImPACT의 dose calculator 이용 유효선량 계산

국내에서 주로 사용되고 있는 유효선량 계산 소프트웨어로는 ImPACT의 dose calculator가 있다. ImPACT의 dose calculator는 영국 NRPB의 CT Monte Carlo 데이터 세트를 이용하여 선량을 계산하며, 초기 모델인 CT DOSE 소프트웨어를 최근 MDCT 모델과 운영 시스템에 적합하게 업그레이드시킨 CT선량 계산 소프트웨어이다. CT Monte Carlo 데이터 세트는 1989년 영국에서 사용 중이던 27개 모델의 CT를 대상으로 하여 $CTDI_{air}$에 표준

화한 데이터이며, 1991년 NRPB에서 최초로 제작되었다.

ImPACT의 dose calculator는 각 인체조직의 가중치, organ dose, 유효선량을 제공하며, 이 외에도 $CTDI_w$, $CTDI_{vol}$, DLP도 계산된다. 이는 최근의 MDCT 모델에도 적용시킬 수 있으며 나선형 스캔 및 소아CT의 선량도 계산된다. 하지만 수학적인 팬텀의 길이 내에서만 계산이 가능하며, 갠트리 경사를 주는 경우에는 적용할 수 없고, constant mA를 적용하는 경우에만 선량계산이 가능하다. 이는 dose modulation 기능을 적용 시 선량계산이 불가능함을 의미한다.

6. MDCT의 선량 영향인자

슬라이스 내에서의 CT선량 분포는 일반방사선검사에 비해 상대적으로 균일한 특성을 갖는다. 하지만 선속의 확산, 반음영, 산란선의 복합적인 영향으로 인해 영상화되는 슬라이스의 바깥부분에서도 피폭이 일어나게 된다. 또한 CT에서 불충분한 선량은 큰 체격의 환자에서 조직의 감약치와 노이즈를 현저하게 증가시키고 영상품질 저하를 초래한다. 반면에 어떤 수준 이상의 많은 선량은 진단의 영상품질 향상에 기여하지 못하고 단지 환자선량만 증가시킬 수 있다. 그러므로 적절한 스캔 파라메터의 선택은 방사선 노출의 적정화에 중요한 요소이다.

MDCT에서 환자선량에 영향을 미치는 인자로는 장치 관련인자(선속 필터링, 초점과 회전축 사이의 거리, 검출기 특성 등), 스캔 과정에서 선택하는 기술적 인자(관전압, 관전류, scan volume, helical pitch 등), 그리고 환자 관련인자로 구분된다.

1) 장치 관련인자(equipment related factors)

(1) 선속 필터(beam filter)

고유필터와 부가필터로 이루어지는 선속 필터링(여과)은 영상 노이즈를 감소시키고 피부선량을 줄이며 균등한 선량분포를 얻기 위해 사용된다. 선속 필터링의 증가는 환자선량을 감소시키지만 표면선량 대비 심부선량률을 상대적으로 증가시키며, 선속 필터링이 많은 CT는 공칭선량(CTDI 등의 normalized dose value)이 적어진다. 특히 팬텀에서의 CTDI에 비해 공기에서 측정되는 CTDI($CTDI_{air}$)가 적어진다. 가끔 선속 필터링을 많이 채택한 CT가 적게 채택한 장치와 비교하여 선량 효율적인 장치로 오해되기도 한다. 실제로는 항상 그렇지 않음을 인식해야 한다.

선속의 필터링은 선량뿐만 아니라 선속의 경화와 감약으로 인해 영상품질에 영향을 미친다. 그리고 부가필터의 사용은 검출기 측면에서 보면 단위 mAs당 선속의 강도를 감소시키므로 근본적으로 대조도를 저하시키고 노이즈를 증가시킨다. 이러한 역효과를 보상하기 위해서는 mAs를 증가시켜야 한다. 만일 mAs 보상을 하지 않는다면 미세부위의 검출능에 영향을 미치는 CNR이 감소된다.

하지만 동일한 CNR(영상품질)을 유지하고자 할 경우 0.1mm의 구리필터를 증가시켜 감소되는 선량은 유효선량의 측면에서 5%를 넘지 않는다고 하며, 선속 강도의 감소를 보상하기 위해서는 X선관 부하가 10% 증가되어야 한다(Nagel HD, 2001). 결론적으로 선속 필터링의 증가는 기대하는 만큼의 이점을 주지 못하므로 충분한 X선관 부하량이 제공되는 경우에 한하여 이루어지는 것이 좋다.

그리고 선속 필터링 효과의 측정은 팬텀을 이용하는 경우 선량이 골고루 분포되어 측정이 비교적 정확하지만 공기 중에서는 선속이 한 곳에 집중적으로 지나기 때문에 균등한 측정이 이루어지지 않는다. 그러므로 선속 여과효과는 공기가 아닌 팬텀에서 측정되어야 하며 팬텀의 전체적인 횡단면의 선량분포를 포함해야 한다.

초기 CT의 X선관은 선속 필터링이 상대적으로 컸다. 선속경화효과에 의한 아티팩트를 줄이고 균일한 선속을 얻기 위해 약 18mm의 알루미늄에 등가되는 0.5mm 두께의 구리 필터가 사용되었다. 하지만 수학적인 필터링으로 선속경화현상을 교정할 수 있게 되면서 선속의 필터링이 감소하였으며, 이는 X선 소스의 출력을 증가시키고 스캔 시간을 감소시키는 장점을 제공한다. 반면에 최근의 MDCT용 X선관은 고유 필터링을 위해 약 1-3mm 두께의 알루미늄이, 부가적인 필터링을 위해 약 0.1mm 두께의 구리를 사용하고 있다. 이 경우 총 선속의 필터링은 약 5-6mm의 알루미늄에 해당된다. 이와 달리 약 0.2mm 두께의 구리를 부가필터로 추가로 적용하는 장치가 있는데 이러한 장치에서의 총 필터링은 약 8-9mm의 알루미늄에 해당된다.

(2) Beam shaping filter(bowtie filter)

MDCT에는 부채꼴 형태로 방출되는 선속의 공간적인 분포를 교정하는 beam shaping filter(bowtie filter)가 구비되어 있다. Bowtie filter는 바깥 경계부 쪽으로 두께가 증가되는 형태를 가지며, 부채꼴 선속의 바깥부분에 위치된 피사체 부위에서 감약이 적게 일어나는 현상을 보상하여 피사체의 중앙부와 경계부를 통과하는 선속 강도를 균등하게 조절하는 역할을 한다. 더불어 검출기의 동적범위(dynamic range)를 크게 해주는 역할과 선속경화 효과를 줄이는 역할을 한다. 거의 조직 등가의 감약 특성을 갖기 위해서 bowtie filter는 원자번호가 낮은 원소들로 이루어진 물질로 만들어진다.

또한 bowtie filter는 피사체 경계부의 선량에 부분적으로 영향을 미치므로 주변부 CTDI($CTDI_p$)를 감소시킨다. 중앙부에서의 선량은 피사체 주변부에서 발생되는 산란선에 의한 영향을 받으므로 중앙부 CTDI($CTDI_c$) 역시 어느 정도 감소된다. 즉, 피사체 바깥쪽의 선량을 더욱 감소시켜 영상 균일도를 향상시킨다. 일부 MDCT에서는 피사체의 특성과 직경에 따라 다른 타입의 bowtie filter를 선택하여 사용할 수 있다.

지멘스 Definition CT에서는 기존 bowtie filter(regular bowtie filter) 외에 cardiac filter를 추가 배치하여 양질의 심장 CT영상을 획득함과 더불어 환자선량을 감소시키고 있다. 결론적으로, bowtie filter의 선택은 선량의 공간적인 분포에 영향을 줄 수 있다.

(3) 콜리메이터(collimator) 특성

Cone beam geometry를 기초로 한 MDCT에서는 반음영 부위를 야기시키는 overbeaming 현상이 발생하며, 이는 선량의 낭비 요인으로 작용하며 영상화에 더욱 많은 선량을 필요로 한다.

반음영의 감소는 환자선량을 줄인다. 이러한 반음영을 감소시키기 위해서는 적절한 콜리메이터가 필요하며 미세초점의 채택이 요구된다. 그리고 초점과 콜리메이터 사이의 거리를 넓히는 것이 필요하다. 하지만 이는 X선관의 출력을 저하시키고 갠트리 크기가 커지며, 검출기 폭의 제한으로 인해 한계가 있다.

X선관측의 primary collimator(1차 콜리메이터)은 영상의 슬라이스의 두께를 결정하며, 환자선량에 영향을 미친다. 반면에 검출기측에 위치된 secondary collimation으로부터 만들어지는 슬라이스 프로필은 영상품질에 영향을 미친다. 하지만 최근의 MDCT에서는 검출기측 콜리메이터를 채택하지 않는 장치가 있다. 이는 환자를 투과한 거의 모든 선량이 검출기에 도달됨을 의미한다.

그리고 MDCT의 검출기는 4개 또는 그 이상의 유효 검출기 채널로 분할되어 있으며, 각 유효 검출기 row가 동일한 양의 방사선을 받도록 디자인되어 있다. 이를 위해 X선관측 콜리메이터를 많이 벌려서 선량 프로필을 넓게 만드는데 이는 결과적으로 환자선량을 증가시키고 장치의 선량효율을 감소시키는 효과를 준다.

그림 9-18은 primary collimator와 secondary collimator 시스템에서 환자가 받는 선량의 차이를 모식적으로 비교한 것이다. 소초점의 사용과 primary collimator만 채택한 시스템은 환자선량을 감소시킬 수 있음을 알 수 있다.

Non-MDCT의 경우 두꺼운 슬라이스는 얇은 슬라이스에 비해 X선 광자를 많이 함유하지만 X선이 조사된 부피 역시 커진다. 그러므로 단위 부피당 방사선량을 측정하는 개념인 CTDI(흡수선량)의 경우 이론적으로 두꺼운 슬라이스와 얇은 슬라이스 사이에 선량 차이가 없어야 한다. 하지만 실제로는 두꺼운 슬라이스에 비해 얇은 슬라이스의 스캔에서는 산란선의 중첩이 더욱 많이 발생하므로 선량이 다소 증가된다.

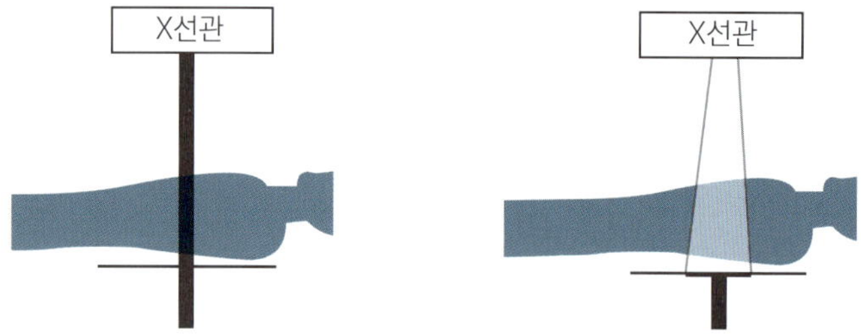

그림 9-18 Primary collimation과 secondary collimation 시스템의 피폭 선량 비교

콜리메이션이 선량에 미치는 영향은 제조사에 따라 다소 차이를 보인다. 대부분의 CT에서 슬라이스 콜리메이션(슬라이스 두께)이 3mm 이상인 경우 CTDI가 거의 일정하지만 이 보다 작은 콜리메이션에서는 CTDI가 약간 증가된다.

Non-MDCT에서는 정상적인 슬라이스 프로필로부터의 선량뿐만 아니라 산란선과 초점외 방사선에 의한 반음영도 영상화에 사용된다. 특히, 단면감성윤곽을 향상시키기 위해 검출기측 콜리메이터가 설치된 CT와 검출기에서의 선량 손실을 보상하기 위해서 X선관측 콜리메이터를 많이 열도록 디자인된 CT에서는 선량이 증가된다. 검출기측 콜리메이터가 장착된 CT에서는 슬라이스 두께를 2mm에서 1mm로 변경하면 $CTDI_{vol}$이 2배가 되는 장치도 있다.

CT는 2mm 이하의 슬라이스 두께에서도 콜리메이션 조절이 잘 되어야 한다. 그러나 2mm 이하의 슬라이스 두께에서는 초점이 부분적으로 cut-off될 정도로 콜리메이션이 좁아진다. 이 경우 검출기는 더 이상 전체 초점면적을 인지할 수 없고 단지 단편으로만 인지한다. 이러한 문제를 극복하기 위한 방법으로는 작은 크기의 초점이 요구되며, 2mm의 primary collimation을 적용하고 secondary collimation을 1mm로 감소시키기도 한다. 이는 X선관 부하량이 증가된 상태에서 큰 크기의 초점을 사용할 수 있는 장점이 있어 많은 CT에서 적용되고 있는 방법이다. 그러나 환자에게 노출된 선량에 비해 영상화에 이용되는 선량이 적어지므로 환자선량의 증가는 피할 수 없다.

(4) 초점 크기와 focal spot tracking의 유무

최근의 high version MDCT에서는 하나의 필라멘트를 사용하여 소초점과 대초점을 분리하는 경향을 보인다. 하지만 초기 MDCT의 X선관은 small 및 large 필라멘트로 구성되어 있고, 이것은 각각 소초점과 대초점에 상응한다. GE사 4MDCT의 예를 들면, 전원이 24kW를 초과하면 대초점이 자동적으로 적용된다. 대초점은 소초점에 비해 선량이 증가된다. GE사 4MDCT의 예를 들면, 고식적 스캔 모드에서 대초점의 적용은 소초점에 비해 약 10%의 선량($CTDI_{100W}$)이 증가된다(Hamberg LM 등, Radiology 2003 vol.226).

초기 MDCT에서의 X선관 회전속도 단축은 나선형 스캔 시 원심력으로 인해 발생되는 초점의 위치 변화를 야기시켰다. 이를 해결하기 위해서 X선관측 콜리메이션을 원하는 슬라이스 두께보다 약간 넓게 설정하여 overbeaming 시키는 방법을 사용했다. 이는 얇은 슬라이스의 영상획득에서 환자선량의 상당한 증가는 피할 수 없다. 하지만 최근 MDCT에서는 앞에서 설명하였듯이 기존의 고정 콜리메이션 기법(conventional collimation method)에서 탈피하여 콜리메이터 설정을 약간 조절함으로써 초점을 이동시키는 focal spot tracking 기법을 적용한다. Focal spot tracking 기법을 적용한 MDCT에서는 overbeaming의 필요성이 없어지므로 고정 콜리메이션을 채택한 장치에 비해 환자선량의 감소효과를 얻는다.

(5) 부채꼴 선속의 각도

3세대 MDCT는 넓은 각도의 부채꼴 선속(fan beam)과 수만 개의 검출소자를 사용하는 기하학적 특성으로 인해 더 많은 양의 산란선이 발생된다. 이러한 산란선은 영상대조도를 감소시키며 환자의 방사선 피폭을 증가시키는 요인으로 작용한다. 이를 감소시키기 위해 사용되는 beam shaping filter(bowtie filter)는 산란선을 줄여 영상품질을 향상시키고 더불어 환자피폭을 감소시킬 수 있다. 그리고 X선관과 검출기가 회전하는 중심의 위치도 환자가 받는 선량의 분포에 영향을 미친다.

(6) Scan field of view(SFOV)

Scan FOV는 데이터 획득과 직접적인 연관을 갖는 원형의 면적이다. 지멘스 Sensation 모델이나 Definition 모델의 MDCT는 50cm 직경의 scan field로 단일화되어 있지만 GE나 캐논 메디컬의 MDCT에서는 서로 다른 직경을 갖는 여러 개의 scan field를 선택할 수 있다.

GE사 64MDCT의 경우 25cm 직경인 pediatric head, small head, head와 32cm 직경의 small body, 36cm 직경의 medium body, 그리고 50cm 직경의 large body로 구분된다. 그리고 캐논 메디컬 Aquilion64 모델에서는 5개의 scan FOV로 구분되는데, 18cm 직경의 SS, 24cm 직경의 S, 32cm 직경의 M, 40cm 직경의 L, 그리고 50cm 직경의 LL scan FOV이다.

캐논 메디컬의 Aquilion64 모델에서 scan FOV의 변화에 따른 $CTDI_w$를 측정한 연구(남윤철 등, 2007)에 의하면, L과 LL의 scan FOV 적용 시 SS, S, M에 비해 약 34%의 $CTDI_w$가 증가하였다(SS, S, M: 17mGy, L과 LL: 23mGy). 이는 SS, S, M scan FOV의 경우 동일한 크기의 beam shaping filter가 적용되고 있음을 시사한다(L과 LL의 경우 동일한 크기). 위의 결과는 32cm 직경의 body 아크릴 팬텀과 CT전용 ionization chamber를 사용하고 120kVp, 400mA, 0.4초, 단일 슬라이스 스캔(single slice scan)의 조건에서 스캔을 시행한 것이다. 또한 GE사 16MDCT에서 시행된 body CT의 경우 large scan FOV가 small scan FOV에 비해 $CTDI_w$가 약 15% 정도 많았다. 결론적으로, scan FOV가 구분된 MDCT에서 body scan을 시행할 경우 큰 scan FOV의 선택은 작은 scan FOV에 비해 환자선량이 증가함을 알 수 있다.

만일 scan FOV 직경이 환자의 횡단면 직경보다 작으면 선속의 제한으로 인해 어느 정도의 환자선량을 감소시킨다. 이는 척추CT에서는 중요할 수 있다. 이 경우 결과적인 선량감소는 환자와 scan FOV의 직경에 대한 비율로 대략적으로 평가된다.

(7) Scan angle(normal scan, half scan, over scan)

한 각도의 위치에서 얻어진 감약 프로필들은 반대편 위치에서 얻어진 감약 프로필들과 동일한 특성을 갖는다. 그러므로 180-240°의 제한적 범위에서 얻어진 데이터를 사용하여 영상을 재구성하는 것은 충분히 가능하다. 이러한 방식의 스캔을 많은 장치에서 partial scan 또는 half scan이라고 명명한다. Partial scan 모드는 적정 스캔 지연시간을 찾기 위한 auto bolus tracking 스캔이나 dynamic scan에서 주로 적용된다. Partial scan을 적용하면 비록 노이즈는 증가하지만 선량의 감소와 함께 스캔 시간을 감소함으로써 움직임에 의한 아티팩트를 줄일 수 있다. Partial scan 모드에서는 보통 180°에 fan angle을 더한 각도 범위(전형적으로 240° 정도)에서 스캔이 이루어진다. 이 경우 선량은 감소되지만 비대칭적인 선량분포가 이루어진다. 즉, 스캔 시작점과 선량측정 위치 설정에 따라 주변부 선량의 한 두 군데 위치에서는 선량이 적게 나올 수 있으므로 선량분포의 비대칭을 어느 정도 보상해야 할 필요성이 있다.

Overscan이라고 불리는 스캔 모드는 360° 이상의 범위에서 데이터 획득이 이루어진다. 이 경우 환자 움직임에 의한 아티팩트를 감소시키기 위해 회전의 시작점과 끝점의 인접 부위에서 측정된 데이터가 보간삽입 또는 이동된다. Normal scan에 비해 overscan에서의 선량은 추가적인 회전에 의해 다소 증가된다.

(8) Scanner geometry(scanner generation)

MDCT는 3세대와 4세대 CT로 구분된다. Ring 모양의 stationary 검출기를 갖는 4세대 MDCT에서는 각 검출소자들이 X선관의 초점 대신에 회전 중심을 향해 정렬되어야 하므로 산란선 방지용 기구를 사용하지 못한다. 이로 인해 발생되는 산란선에 의한 영상의 질적 저하를 부분적으로 보상하기 위해서는 선량의 증가가 필요하다.

그리고 검출기 폭을 감소시키기 위해 사용되는 핀들(aperture grids)은 광자의 흡수저하를 야기시키며 이를 보상하기 위해서는 노출을 증가시켜야 한다. 더구나 중등급의 4세대 MDCT에서는 경제적인 이유로 검출소자의 수를 적게 배치한 검출기가 사용되기도 한다. 이 경우 공간분해능을 향상시키기 위해서 검출기를 부분적으로 납으로 커버하는데 이는 각 검출소자 사이의 갭에 의한 영향으로 상당한 기하학적 효율의 손실을 야기시킨다.

반면에 대부분의 4세대 MDCT에서는 3세대 MDCT에 비해 검출기가 환자로부터 떨어져 위치되어 있다. 이는 환자의 선량에는 직접적인 영향을 주지 않지만 검출되는 산란선의 양을 줄여서 영상의 질을 향상시키는 효과를 주므로 간접적으로 선량을 감소시키는 효과를 준다. 결론적으로, 선량의 측면에서 보면 4세대 MDCT는 산란선과 기하학적 손실의 증가를 보상하기 위해 선량을 증가시켜야 하는 단점을 피할 수는 없다.

(9) 초점과 회전중심 사이의 거리(focus-isocenter distance; focus-axis distance)

초점과 회전중심 사이의 거리가 70cm 정도인 예전의 non-MDCT에 비해 대부분의 MDCT는 초점과 회전중심 사이의 거리가 60cm 정도로 짧아졌으며, 약 50cm의 컴팩트한 장치도 선보이고 있다. 이러한 짧은 scanning geometry의 채택은 회전시간을 감소시키고 X선 소스의 출력 효율성을 향상시켜 검출효율을 증가시키기 위함이다. 또한 장치의 안전과 관계 깊은 원심력은 회전 직경에 비례하므로 짧은 scanning geometry는 시스템의 안전성을 향상시킨다고 할 수 있다.

하지만 짧은 scanning geometry는 환자선량을 증가시킨다. 특히 중앙부 대비 주변부 선량비율을 증가시켜 선량분포의 균일성을 저하시키고 피부선량과 주변부에 위치된 기관의 선량을 증가시킨다. 짧은 scanning geometry의 채택으로 인한 CTDI의 증가는 잠재적인 피폭의 증가를 의미하지만 constant mAs 방식의 경우 검출기 신호를 증가시키고 X선관 출력의 향상 효과를 주므로 노출량을 줄일 수 있다. 그러므로 짧은 scanning geometry를 채택한 MDCT의 최종적인 선량의 증가 또는 감소는 시스템의 전체적인 디자인에 달린 것이라고 할 수 있다.

(10) 소프트웨어적인 노이즈 필터링(noise filtering)

대부분의 MDCT는 각 검출소자에서의 저신호 효과(높은 노이즈 레벨)를 감소시키는 디지털 필터링 소프트웨어를 사용한다. 이는 한 위치의 검출소자 신호가 너무 낮아지면 주위 검출소자로부터의 신호를 이용하여 평균화한다. 이러한 과정은 raw data 영역에서 이루어진다. 디지털 필터링 소프트웨어를 사용하여 어떤 위치의 검출소자 신호를 평균화하는 것은 검출기 선량을 부분적으로 증가시키는 동일한 효과를 갖는다. 그리고 너무 낮은 신호를 갖는 검출소자(예를 들면, 척추 부위를 커버하는 중앙부 검출소자)는 많지 않기 때문에 평균화는 총 프로젝션 데이터의 일부분에만 영향을 미치게 되므로 공간분해능은 최소한의 영향을 받게 된다.

최근 MDCT에서의 노이즈 필터링은 raw data에 대한 3차원적인 필터링을 적용한다. 3차원적인 필터링은 어떤 프로젝션의 검출소자 신호가 너무 낮으면 주위 검출소자의 유사한 프로젝션 각도의 데이터를 Z-축을 따라서 부분적으로 평균화하는 3차원의 가중함수를 사용한다. 이러한 기술은 실질적으로 노이즈에 연관되어 어깨나 골반 부위에서 발생되는 streak artifact를 줄일 수 있다.

결론적으로 높은 노이즈 레벨을 감소시키는 디지털 필터링 소프트웨어의 사용은 검출기 선량을 증가시키는 효과를 제공하므로 환자선량을 감소시키는 요인이 된다.

(11) Generator의 전압파형(waveform)과 관전류의 설정 간격

X선관 전원은 적은 양의 전압파동(ripple)을 갖는 고주파수 generator로부터 제공받는다. 가장 기본적인 요소이지만 generator의 전압파형은 선량에 영향을 미친다. 최근의 MDCT에서는 매우 드문 경우이지만 오래된 non-MDCT에서는 파동이 큰 전압파형을 사용하는 경우가 가끔 있다.

최근 많은 관심을 받는 저선량 CT는 주로 관전류 설정 정도에 좌우된다. 과거의 많은 CT에서 50mAs가 이용 가능한 최저 노출이었으며, 초기 CT에서는 대수적 방법(logarithmic manner)을 적용한 관전류 설정 방식이 아니라 일반방사선장치와 마찬가지로 단순히 동일하고 너무 큰 간격으로(예를 들면 50, 75, 100, 125mAs 등) 설정하도록 되어 있었다. 이는 선량의 선택을 대략적으로 하게 한다. 결론적으로 선량은 적용되는 mAs 설정에 비례하므로 관전류의 설정 간격은 선량에 영향을 미치는 요소 중의 하나로 생각될 수 있다.

(12) 검출기 종류

Non-MDCT에서 일시적으로 사용되던 제논 가스 검출기는 금속 전극에 의해 하나의 검출 챔버가 각각 분리되는 형태를 가지므로 산란선 방지용 그리드의 역할을 한다. 제논 가스 검출기는 방향성이 뛰어나 산란선에 의한 영상품질 저하가 거의 없으며, 섬광체의 잔상현상이 거의 없고, 기하학적 효율이 높으며 X선속의 강도에 영향을 받지 않는 장점이 있다. 하지만 상대적으로 가스 농도가 낮아 많은 X선 광자가 검출되지 않고 통과하기 때문에 solid state 검출기(섬광체 크리스털 광다이오드 검출기)에 비하여 검출효율이 저하된다. 이를 보완하기 위해서는 상대적으로 높은 노출조건이 필요하다. 또한 제논 가스 검출기에서는 챔버 내외의 압력차이를 유지시키기 위해 두꺼운 알루미늄 윈도우(aluminum entrance window)를 사용하는데 이는 선량의 많은 손실을 초래한다.

반면에 MDCT에 주로 사용되고 있는 solid state 검출기는 검출효율(광자 흡수효율)이 80-95% 정도로 매우 높아 가스 검출기에 비해 상대적으로 낮은 노출조건의 사용이 가능하다. 하지만 각 검출소자들을 연속적으로 배열하기가 어려워 기하학적 효율이 낮은 편이며 산란선에 의한 영상품질 저하가 발생된다. 그리고 solid state 검출기는 제논 가스 검출기에 필요한 알루미늄 윈도우는 필요 없다. 하지만 산란선을 억제하기 위한 텅스텐 재질의 콜리메이터 판이 필요하다. 이로 인해 영상 외곽부에 도달하는 광량이 중심부 광량보다 적은 광학적인 흐림 현상(비네팅; vignetting)이 발생되며 이는 기하학적 손실을 발생시키는 요인이 된다.

검출효율은 적게는 검출기 array의 형태와 전자기기(detector electronics)에 의해 좌우되고, 크게는 검출기의 디자인에 의해 좌우된다. 즉, 검출효율이 향상되면 상대적으로 적은 선량을 사용할 수 있으므로 환자의 선량을 감소시킬 수 있다. 또한 지멘스 MDCT에서 사용되고 있는 피사체의 두께에 따른 자동적인 관전류의 자동적인 조절 기능은 선량 감소에 도움이 된다. 결론적으로, 3세대 MDCT의 solid state 검출기는 초기 제논 가스 검출기에 비해 약 30% 정도의 선량효율이 우수하며, solid state 검출기는 가스 검출기의 70-75% 수준의 선량으로 동일한 영상품질을 얻기에 충분하다(Haar, 2008).

(13) 검출기의 기하학적 검출효율(geometric detection efficiency)

검출기의 기하학적 검출효율은 beam geometry와 검출 시스템에 기초한 X선의 포획효율을 의미하며, 환자를 투과한 선량에 비해 실제로 검출소자에 도달되는 선량의 비율을 의미한다.

이러한 기하학적 검출효율은 X-축과 Z-축의 유효 검출소자 수, 검출소자의 폭, 검출소자 사이의 간격(공간적인 배치), 그리고 각 검출소자를 분리시키고 있는 격벽의 흡수량에 의해 좌우된다. 격벽은 이웃하고 있는 검출소자 사이의 혼선을 피하고 산란선을 흡수하는데 필요하다. 그러므로 검출기의 기하학적 검출효율은 검출기의 유효 검출면적 대비 총 검출기 면적의 비율을 계산함으로써 얻을 수 있다.

4세대 MDCT는 콜리메이터가 갠트리 isocenter를 중심으로 배치되는데 비해 3세대 MDCT는 콜리메이터가 X선관 초점을 중심으로 위치되어 있어 기하학적 검출효율이 증가하는 장점이 있다. 하지만 섬광체 다이오드 검출기를 사용하는 3세대 MDCT의 경우 섬광체 크리스털의 절단에 기인된 각 row 모서리에서의 감도(sensitivity) 감소는 기하학적 손실을 야기시킨다. 특히, 매트릭스 타입 검출기의 방사선 불투과성 재질로 제작된 격벽은 넓은 선속 콜리메이션(wide beam collimation)을 적용하면 기하학적 효율을 약간 감소시킨다. 격벽을 방사선 투과성 재질로 제작하면 기하학적 검출효율은 높게 유지시키지만 산란선 흡수효과가 저하된다.

(14) Z-축 기하학적 선량효율(Z-axis geometric dose efficiency)

2장에서 설명하였듯이 MDCT의 Z-축 기하학적 선량효율은 데이터 획득에 사용되는 검출소자 범위 내에서의 Z-축 방향 선량 프로필의 적분값을 Z-축 방향의 총 선량 프로필의 적분값으로 나누어 퍼센트로 나타낸 값을 의미한다. 다시 말하면, 공칭 슬라이스 폭 범위에서의 선량 프로필의 적분값을 전체 선량 프로필의 적분값으로 나누어 퍼센트로 나타낸 값이다.

Z-축 기하학적 선량효율은 CT장치의 Z-축 방향의 선량 이용률을 의미하며, MDCT의 도입과 함께 많은 관심을 받는 요소이다. 이를 좌우하는 중요한 요소는 overbeaming 현상이다.

ImPACT은 CT장치의 Z-축 기하학적 선량효율이 70% 이하이면 그 값을 콘솔에 표시해야 한다고 규정하고 있으며, 최근의 모든 MDCT는 콘솔에 $CTDI_{vol}$, DLP와 함께 기하학적 선량효율을 표시하고 있다.

최근의 MDCT에서는 보통 검출기측 콜리메이션이 존재하지 않는다. 이는 환자를 투과한 거의 모든 선량이 검출기에 도달됨을 의미한다. 그리고 MDCT에서는 검출기가 4개 또는 그 이상의 유효 검출기 채널로 분할되어 있으며, 각 유효 검출기 row가 동일한 양의 방사선을 받도록 디자인되어 있다. 이를 위해 X선관측 콜리메이션을 많이 벌려서 선량 프로필을 넓게 만드는데 이는 결과적으로 선량효율을 감소시키는 효과를 준다.

MDCT의 선량 프로필에서 반음영에 의한 경사부는 영상화에 사용되지 않는다. 반음영의 폭과 반음영에 의한 부가적인 방사선 피폭은 선속 콜리메이션과는 거의 무관하다. 특히, 작은 선속 콜리메이션(narrow beam collimation)을 적용하는 경우 반음영을 작게 만드는 것은 상대적으로 쉽지 않아 Z-축 기하학적 효율의 저하와 선량의 증가는 피할 수 없다.

결론적으로, cone beam geometry를 기초로 한 MDCT에서는 반음영 부위를 야기시키는 overbeaming 현상은 Z-축 기하학적 선량효율을 저하시킨다. 이는 선량의 낭비 요인으로 작용하며 영상화에 더욱 많은 선량이 필요함을 의미한다.

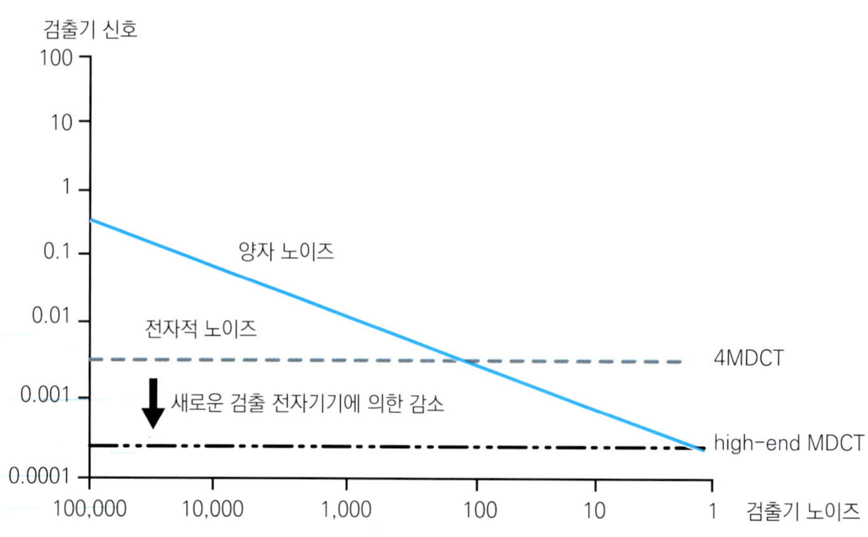

그림 9-19 검출기 신호 크기에 따른 전자적 노이즈와 양자 노이즈 특성

(15) 검출 시스템의 전자적 노이즈(electronic noise)

검출 시스템의 전자기기(electronics; 신호증폭기나 아날로그/디지털변환기)는 조사되는 방사선량과 무관하게 일정한 노이즈를 야기시킨다. 그림 9-19에 나타낸 바와 같이 검출기 신호(검출기가 받는 선량)가 높으면 양자 노이즈는 상대적으로 적어진다. 그리고 검출기 신호가 높으면 전자적 노이즈는 양자 노이즈에 비해 무시될 정도로 적지만, 이와 반대로 검출기 신호가 낮으면 전자적 노이즈는 양자 노이즈와 비슷한 수준으로 많아질 수 있으며 최종 MDCT 영상의 노이즈 수준에 많은 영향을 미칠 수 있다. 전자적 노이즈는 저선량 CT검사와 얇은 슬라이스 영상의 획득을 제한한다. 즉, 검출기 신호가 적을수록 전자기기의 역할이 더욱 커지는데 특히, 뚱뚱한 환자, 저선량 프로토콜 적용 시, 얇은 슬라이스의 영상획득에서 중요한 역할을 한다. 그러므로 얇은 슬라이스의 영상획득이 일반화된 MDCT에서 뚱뚱한 환자의 노출조건을 낮추는 것은 전자적 노이즈 양을 증가시키는 요인이 될 수 있다. 하지만 최근의 high version MDCT에 사용되고 있는 DAS나 전자기기는 전자적 노이즈를 감소시켜 적은 선량으로도 양질의 얇은 슬라이스 영상의 획득을 가능케 한다.

(16) Automatic dose modulation 및 patient protection

Dose modulation 기술은 관전류 자동조절기능(automatic tube current modulation(ATCM); auto exposure control(AEC)), 관전압 자동조절기능(automatic tube voltage modulation), 장기기준 자동 선량제어기능(automated organ based current modulation)으로 구분된다.

관전류 자동조절기능은 환자의 윤곽과 organ의 감약 특성에 따라 관전류를 자동으로 조절한다. 이는 다른 영상과의 질적 변화를 감소시키고 검출기에 더욱 일정한 신호를 전달케 함으로써 영상품질을 일정하게 유지시키고, 노출의 적정화를 통해 선량을 감소시키기 위함이다(dose optimization). 관전류 자동조절기능의 사용은 일정한 관전류를 제공하는 constant mA 방식에 비해 환자선량을 현저하게 감소시킬 수 있다.

반면에 관전압 자동조절기능은 환자 크기와 검사 타입에 기초하여 관전압(exam-specific kVp)과 스캔 파라메터(특히 effective mAs)를 자동적으로 조절함으로써 영상품질과 환자선량을 적절하게 유지하는(optimizing) 소프트웨어이다.

그리고 장기기준 자동 선량제어기능은 방사선 감수성이 높은 장기가 위치한 환자 전면(주로 렌즈, 갑상선, 유방에서 관전류를 감소시킴으로써 전면부의 선량(organ dose)을 감소시킨다.

Patient protection은 표재성 방사선 예민기관의 차폐를 위하여 비스무스(bismuth) 재질의 차폐기구(shield)를 사용한다. 이는 영상의 큰 질적 저하없이 눈의 렌즈, 갑상선, 유방 등의 선량 감소에 사용된다. 임상에서는 주로 추적검사(follow-up CT)에 주로 이용되고 있다.

이러한 dose modulation 기술의 제조사별 명칭, 종류, 특성, 영향인자와 patient protection에 대해서는 10장에 자세히 설명된다.

2) 검사 관련인자(application related factors)

MDCT는 제조사로부터 스펙과 함께 다수의 응용 프로그램이 공급된다. 소위 스캔 프로토콜은 임상적 적용에 필요한 재구성 알고리즘, 슬라이스 두께 등의 여러 기술적 파라메터의 설정과 응용을 포함하고 있다. 그 중에 환자선량에 영향을 미치는 기술적인 요소로는 슬라이스 두께와 간격, 슬라이스의 수, 조사야(scan FOV), 조사야 내에서 설정된 환자의 위치, 관전압과 관전류, 주사시간, 나선형 스캔에서의 helical pitch, 환자의 자세 등이 해당된다.

(1) X선속 에너지(관전압)

흉부 일반방사선검사에서 피사체를 투과할 때 발생되는 감약 차이를 최소화하거나 환자선량을 감소시키기 위해 관전압을 증가시킨다. 하지만 MDCT에서는 X선관 부하를 향상시키거나 영상품질 향상을 위해 고관전압을 선택적으로 사용한다.

X선속 에너지는 관전압에 의해 결정되며 또한 필터에 의해서도 결정된다. Constant mAs를 사용하는 MDCT에서 X선속 에너지를 결정하는 관전압이 증가하면 X선관 출력과 선속의 투과력이 증가한다. 하지만 관전압과 선량은 직선적인 관계가 아니라 특수한 환경에 따라서 변화하는 지수함수적인 관계를 갖는다. 일반적으로 검출기에서의 선속 강도는 3.5kW까지는 관전압에 의해 변화한다. 그리고 관전압이 120kVp에서 140kVp로 증가되면 검출기에서 얻어지는 신호는 1.7배 정도로 증가된다.

높은 관전압의 사용은 근원적으로 경미한 영상 대조도의 저하를 발생시키며 노이즈를 감소시킨다. 특히, 검출기 신호의 불필요한 증가를 줄여주는 자동 관전류조절기능(AEC)이 없는 low-grade급의 MDCT에서는 대조도의 감소가 심해진다. 반면에 저관전압의 사용은 영상의 CNR을 향상시킨다.

일정한 mAs에서 관전압의 증가는 선량을 약간 증가시킨다. 2.5kW 이하에서의 관전압 증가는 $CTDI_W$와 유효선량을 증가시킨다. 즉, 관전압을 120kVp에서 140kVp로 증가시키면 $CTDI_W$와 유효선량이 50%까지 증가된다.

영상의 질적 저하없이 선량을 감소시키기 위해 관전압을 높이면 mAs를 낮추어야 한다. 120kVp 대신에 140kVp를 사용한다면 mAs는 40% 정도까지 감소될 수 있으며 이로 인해 환자선량은 약 15% 감소된다.

최근의 MDCT의 경우 소아CT에서 70kVp 또는 80kVp의 사용을 권고하고 있다. 선속의 투과력 감소로 인해 이는 환자선량 측면에서 적절하진 않지만 실용성은 있다. 즉, 설정 가능한 최저의 mAs를 선정했지만 이것이 여전히 노출조건이 많아서 더욱 선량을 감소시키고자 할 경우 저관전압을 사용함으로써 선량을 감소시킬 수 있다.

결론적으로, 관전압의 상승은 환자선량을 증가시키며 특히 표면선량 대비 심부선량률을 증가시킨다. 하지만 관전류(mAs)의 상승은 선량증가에 비례적으로 작용한다. 관전류(mAs)를 고정한 상태에서 관전압을 상승하면 환자선량은 증가하며 영상 노이즈는 일정하거나 약간 감소된다(그림 9-20). 그러나 관전압을 올리고 관전류를 내리면 노이즈는 동일하게 유지하는 상태에서 선량을 감소시킬 수 있다. 관전압의 변화에 따른 선량의 차이를 살펴보면, 120kVp의 선량을 기준으로 하여 80kVp에서는 약 0.4배, 140kVp에서는 약 1.4배의 선량을 보인다.

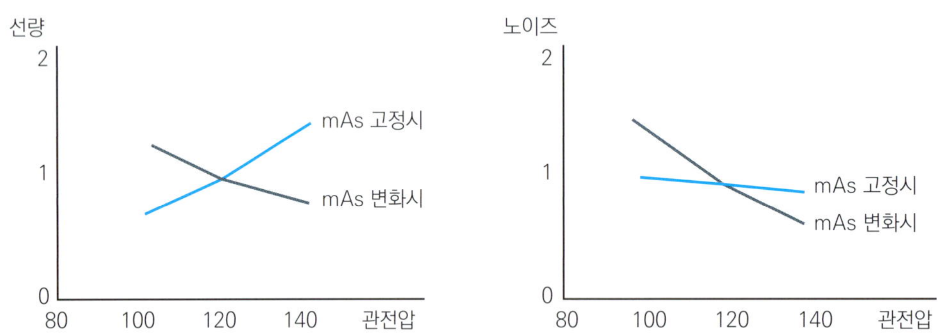

그림 9-20 MDCT의 관전압의 변화에 따른 선량과 노이즈 특성

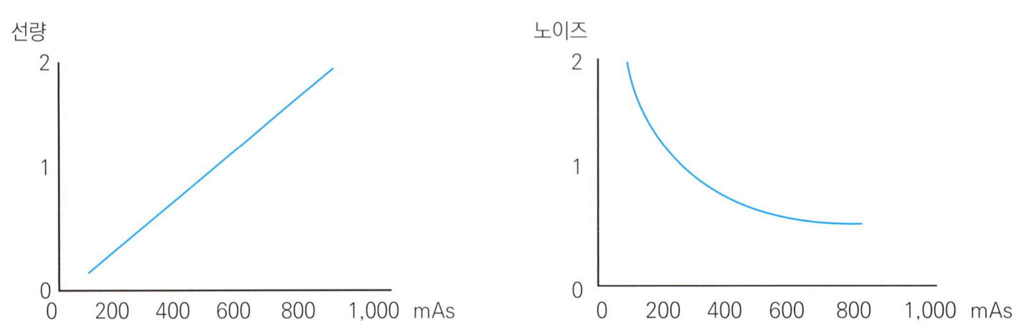

그림 9-21 MDCT의 mAs 변화에 따른 선량과 노이즈 특성

(2) Photon fluence(mAs)

mAs는 관전류에 노출시간을 곱하여 얻어지며, 광자량(photon fluence)은 mAs에 의해 좌우된다. 일반 방사선 검사와 마찬가지로 광자량(mAs)과 선량은 직선적인 관계를 갖는다. 즉, 적용된 mAs는 동일한 선량으로 변화한다. 그리고 mAs의 변화는 영상 노이즈에 영향을 미치며, 노이즈는 선량의 제곱근에 반비례한다(그림 9-21). 관전압 대신에 관전류를 조절하여 선량을 변화시키는 방법은 영상품질에 대한 효과가 직선적이다.

실제 CT검사에서는 작은 체구의 환자 특히, 소아의 경우 mAs 설정을 상당히 감소시켜야 한다. 자동노출조절기능(AEC)이 없는 MDCT의 경우 불필요한 과노출을 피하기 위해서 사용자는 mAs량을 의도적으로 감소시켜야 한다. 작은 크기의 환자의 경우 감약이 줄어들기 때문에 mAs를 적절히 감소시킨다면 노이즈가 증가되지는 않는다. 이는 비록 선량은 감소하지만 영상품질이 정상 크기의 환자와 동일하게 유지됨을 의미한다.

(3) X선관 회전시간(tube rotation time)

Moving artifact는 노출시간을 감소시킴으로 인해 최소화될 수 있으며, 장치 디자인에 의해 회전시간과 노출시간을 선택할 수 있다. 즉, full rotation을 위해 필요한 최소한의 시간으로 0.35초 스캐너, 0.5초 스캐너 등으로 불리기도 한다. 대부분의 MDCT에서는 220°-240°의 scan angle에서 영상을 획득하는 partial scan(half scan)이 가능하다. 이는 노출시간이 약 1/3까지 감소될 수 있으며 주로 협조가 되지 않는 환자나 움직임이 많은 환자의 스캔, dynamic scan 등에 이용된다. 반면에 노출시간의 증가는 공간분해능을 향상시키는 요인이 되기도 한다.

Rotation time을 증가시키면 단위 시간당 더 많은 X선 광자가 조직에 가해지므로, rotation time은 선량과 직선적인 관계를 갖는다. 반면에 짧은 노출시간을 선택하면 선량은 감소되며, X선관 부하량의 제한으로 인해 높은 mAs 설정이 불가능할 수 있다. 이에 비해 노출시간을 길게 하면 높은 mAs 설정을 가능케 한다. 이러한 경우의 선량증가는 정당화될 수 있다.

또한 360° 회전방식인 normal scan 방식에서는 rotation time을 변화시키면 선량이 비례적으로 변화하나, overscan이나 half scan 방식에서는 X선관의 회전각도 차이로 인해 선량이 비례적으로 변화하지는 않는다.

(4) 슬라이스 두께, 슬라이스 수, 스캔 길이(scan length)

이상적인 콜리메이션의 경우 선량 프로필은 공칭 슬라이스 두께와 동일하다. 관전압을 고정시킨 상태에서 슬라이스 두께를 얇게 하면 영상 노이즈는 증가하지만 슬라이스당 선량은 감소된다. 1mm 슬라이스 두께는 10mm 두께에 비해 노이즈가 3.2배 증가한다. 노이즈 증가 현상을 보상하기 위한 mAs(노출)의 증가는 환자선량을 증가시킨다. 이는 슬라이스 두께가 노이즈에 영향을 미침으로써 간접적으로 환자선량에 영향을 미치는 것을 시사한다. 이 경우 선량은 슬라이스 두께의 제곱근에 반비례한다. 이론적으로 10mm 대신에 5mm 슬라이스 두께를 사용하면 선량은 1.4배 증가된다.

CTDI와 organ dose는 선량(dose; 흡수선량)을 표현하기에 적절한 선량 기술어(dose descriptor)이며, DLP와 유효선량(effective dose)은 노출량(radiation exposure)을 표현하기에 적절한 양적인 개념이다.

그림 9-22(a)에 나타낸 바와 같이 CTDI와 organ dose는 슬라이스 수와 거의 독립적인 관계를 갖는다. 즉, 슬라이스 수에 상관없이 거의 일정한 값을 갖는다. 반면에 노출량을 대표하는 DLP와 유효선량은 슬라이스 수(스캔 길이)에 비례하여 증가하므로 임상적 요구에 맞게 스캔 길이를 결정하는 것은 필수적이다.

CT검사에서 대부분 scan projection radiography(topography; scout image)를 통해 스캔 길이를 선택한다. 특히, 다중시기 검사나 추적검사의 경우 스캔 길이의 감소가 고려되어야 한다.

동일한 스캔 범위에서, 두꺼운 슬라이스 두께와 적은 슬라이스 수를 채택한 프로토콜과 얇은 슬라이스 두께와 많은 슬라이스 수를 채택한 프로토콜에서의 환자선량은 primary collimation과 second collimation이 적절한 조화를 이루는 상황에서는 차이가 거의 나지 않는다. 그림 9-23(a)와 같이 동일한 슬라이스 폭을 사용하고 스캔

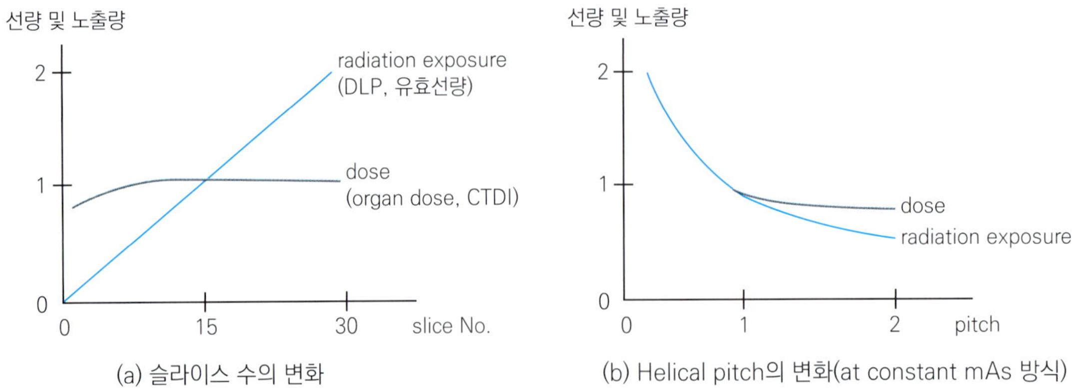

그림 9-22 슬라이스 수와 helical pitch 변화에 따른 선량과 노출량 특성

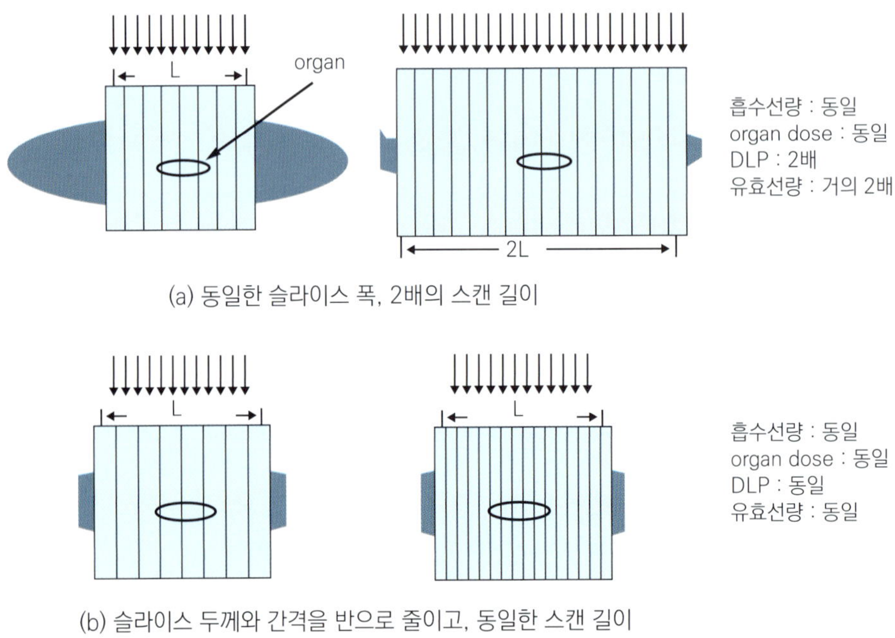

그림 9-23 슬라이스 두께, 간격, 스캔 길이의 변화에 따른 선량 특성

길이를 2배로 늘린 경우 CTDI와 organ dose(측정하고자 하는 organ이 스캔 범위 내에 포함된 경우)는 변화가 없으며, DLP와 유효선량은 2배와 거의 2배로 증가된다. 그러나 (b)와 같이 슬라이스 두께와 간격을 반으로 줄이고 동일한 범위를 스캔한 경우 CTDI, organ dose, DLP, 유효선량 모두 변함없이 동일하다.

(5) Helical pitch

일반적으로 고식적 스캔(sequential scan)에서는 테이블 이동(table feed)은 슬라이스 두께와 동일하게 설정된다. 반면에 나선형 스캔에서 helical pitch가 1.0 이하이면 테이블 이동은 슬라이스 두께보다 작아진다. 이러한 low pitch의 설정은 테이블 위치의 이동에 의해 발생될 수 있는 작은 구조물의 진단을 놓칠 수 있는 리스크를 최소화한다.

반대로 high pitch의 설정은 스캔 시간(scan duration)을 감소시키고 선량감소 효과를 얻을 수 있다. 하지만 partial volume averaging의 증가로 인해 단면감성윤곽(slice sensitivity profile; SSP)이 넓어지므로 Z-축분해능이 저하된다. 즉, pitch를 증가시키면 슬라이스 프로필은 넓은 형태를 보이며 환자선량은 감소된다.

하지만 MDCT에서는 pitch 변화에 따른 영상품질(노이즈)과 선량 특성은 제조사에 따라서 많은 차이를 보인다. 지멘스 및 필립스 MDCT에서는 pitch 변화에 따른 영상품질과 선량의 영향을 보상하는 개념인 effective mAs를 사용한다. Effective mAs는 mAs/pitch로 표현된다.

Constant mAs를 사용하는 MDCT(GE, 캐논 메디컬)의 경우 high pitch를 적용하면 노이즈가 증가하고 환자 선량이 감소된다(그림 9-22(b)). 이는 기존의 non-MDCT와 동일한 특성이다. 하지만 adaptive mAs(effective mAs)를 적용하는 MDCT에서는 helical pitch를 변화시켜도 영상품질과 선량은 유의한 차이가 없다. 이는 high pitch의 적용으로 발생되는 노이즈 증가를 보상하기 위해(SNR을 향상시키기 위해) 장치에서 자동적으로 관전류가 증가되어 일정한 영상품질이 유지되고 선량의 감소가 이루어지지 않고 일정하기 때문이다. 반면에 pitch를 낮추어 중복스캔이 이루어지는 경우는 mAs가 자동적으로 저하된다. 그러므로 contiguous scan과 중복스캔 사이에도 선량의 변화가 크게 없다. 따라서 기존의 non-MDCT에서의 pitch의 증가는 선량을 감소시킨다는 일률적인 개념은 MDCT에서는 적절하지 않게 되었다.

Constant mAs를 적용하는 GE사 4MDCT에서는 동일한 영상 노이즈 레벨에서 HQ mode(0.75 beam pitch)에서의 선량은 HS mode(1.5 beam pitch)에 비해 약 50% 증가된다. 반면에 HQ mode에서는 선속 콜리메이션과 동일한 슬라이스 폭의 영상을 얻을 수 있지만 HS mode에서는 슬라이스 폭이 30% 정도 넓어진다.

표 9-6과 그림 9-24는 지멘스 4MDCT에서 120kVp를 적용한 상태에서 pitch를 변화시키며 100mAs당 공기 선량(dose in air)을 측정한 것이다. 각 검출소자 조합(detector configuration)에서 pitch 변화에도 선량은 거의 동일함을 볼 수 있다.

표 9-6 지멘스 4MDCT에서의 pitch 변화에 따른 선량 차이(100mAs, 8cm의 스캔 범위)

영상수×슬라이스 두께	Slice pitch	Beam pitch	선량(mGy)
4개×1mm	2	0.2	10.98±0.07
	4	1	11.10±0.05
	8	2	11.54±0.01
4개×2.5mm	2	0.5	9.92±0.09
	4	1	9.94±0.15
	8	2	10.12±0.18

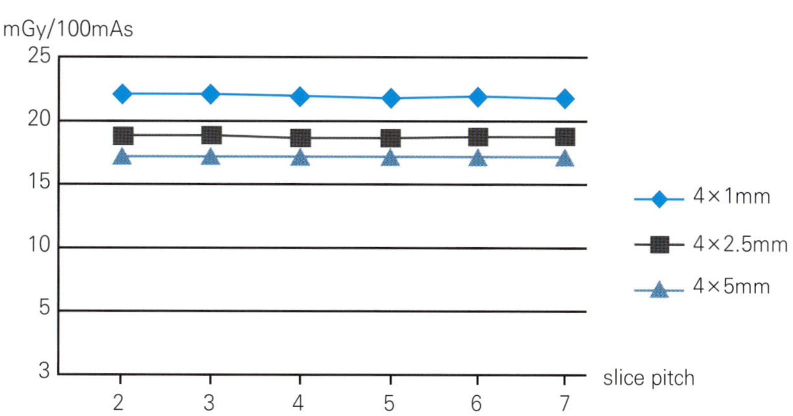

그림 9-24 지멘스 4MDCT에서의 pitch 변화에 따른 선량 차이

표 9-7 GE사 16MDCT에서 8개와 16개의 검출소자 조합에서 pitch 변화에 따른 선량 차이

	8 detector configuration							
Pitch	0.625		0.875		1.35		1.675	
Collimation(mm)	10	20	10	20	10	20	10	20
Dose(mGy)	76.1	64.3	54.9	47.7	34.2	31.4	29.5	26.3

	16 detector configuration							
Pitch	0.562		0.938		1.375		1.75	
Collimation(mm)	10	20	10	20	10	20	10	20
Dose(mGy)	77.8	72.4	46.3	41.6	34.7	31.4	28.6	25.5

반면에 표 9-7은 effective mAs를 채택하지 않는(constant mAs 방식 채택) GE사 16MDCT에서 pitch 변화에 따른 선량 차이를 보여준다. 8개의 검출소자 조합(8 detector configuration)의 0.625 beam pitch를 기준으로 할 때, 0.875 beam pitch에서는 약 27%의 선량이 감소하였으며, 1.35와 1.675 beam pitch에서는 50% 이상 감소하였다.

그리고 16개의 검출소자 조합의 0.562 beam pitch를 기준으로 할 때, 0.938 beam pitch를 적용한 경우 40% 이상의 선량이 감소하였으며, 1.375 beam pitch와 1.75 beam pitch를 적용한 경우에는 선량이 각각 56%와 64% 정도 감소하였다.

(6) Beam collimation

MDCT에서의 beam collimation 차이에 따라 선량은 유의한 차이를 보인다. 즉, beam collimation이 커질수록 환자선량이 뚜렷하게 감소한다. 열형광 선량계와 인체모형 팬텀을 이용한 저자의 측정에 의하면, GE사 16MDCT의 경우 8개와 16개의 검출소자 조합에서 동일하게 20mm의 beam collimation을 사용한 경우가 10mm의 beam collimation보다 10% 정도의 선량이 감소하였다.

그리고 Hamberg LM 등의 연구에 의하면, 16MDCT의 경우 5mm에 비해 10mm의 beam collimation에서 CTDIW가 약 10% 이상 감소하고, 10mm에 비해 15mm의 beam collimation에서 약 2% 감소, 15mm에 비해 20mm에서 약 10%가 감소한다.

참고로 GE사의 16MDCT의 경우 동일한 스캔 조건의 적용 시 검출소자 조합의 차이(8과 16 검출소자 조합)는 선량에 유의한 차이를 나타내지 않았다.

반면에 cone beam geometry를 채택하는 MDCT의 경우 비록 재구성 영상에서는 동일한 슬라이스 두께를 갖는 영상일지라도 사용된 선속 콜리메이션(beam collimation)의 크기에 따라 선량이 유의하게 차이를 보인다. 즉, 큰 선속 콜리메이션(GE사 64MDCT의 예를 들면 40mm BC)의 적용은 작은 선속 콜리메이션(GE사 64MDCT의 예를 들면 20mm BC)에 비해 선량이 현저히 감소한다. 이는 작은 선속 콜리메이션을 적용하는 경우 반음영을 작게 만드는 것이 쉽지 않아 선량의 증가와 Z-축 기하학적 효율을 저하시키는 것이다.

표 9-8은 GE사 4MDCT에서 콜리메이션의 차이에 따른 $CTDI_w$의 변화를 나타낸 것으로, head와 body 팬텀에서 35% 이상의 $CTDI_w$ 변화를 보인다(Michael F. McNitt-Gray, RadioGraphics 2002).

(7) 재구성 알고리즘(재구성 필터; reconstruction filter)

재구성 알고리즘(filter kernel; kernel)과 역투영으로 알려진 수학적 알고리즘을 사용하여 감약 측정값(attenuation measurements) 세트로부터 CT영상이 재구성된다. 재구성 알고리즘의 특성들은 표준화되기가 쉽

표 9-8 GE사 4MDCT의 콜리메이션(total beam width) 변화에 따른 $CTDI_w$의 차이

콜리메이션	Total beam width(mm)	Head phantom의 $CTDI_w$(mGy)	Body phantom의 $CTDI_w$(mGy)
4×1.25mm	5	62	33
2×2.5mm	5	62	33
1×5mm	5	62	33
4×2.5mm	10	46	24
2×5mm	10	46	24
4×5mm	20	40	20

* 노출조건 : 120kVp, 300mAs, 기타 요인들은 고정

지 않고 제조사나 브랜드에 따라서 차이가 있으며 영상을 질적인 측면에서 매우 다른 특성을 갖게 한다. 또는 (edge) enhancement 알고리즘은 공간분해능을 향상시키지만 노이즈를 증가시키며 sharp 또는 high, ultrahigh 등으로 명명된다. 반대로 smoothing 알고리즘은 노이즈와 환자선량을 감소시키지만 공간분해능은 enhancement 알고리즘에 비해 저하되는 특성을 가지며 soft 또는 soft tissue 등으로 명명된다.

그림 9-25에서 보듯이 standard 알고리즘 대신에 soft tissue 알고리즘을 적용하면 100mAs를 감소시킬 수 있다. 연부조직 관찰 시 standard 대신에 soft tissue 알고리즘을 사용하고, lung이나 bone의 관찰 시 high resolution kernel을 사용하면 선량감소 효과를 얻을 수 있다.

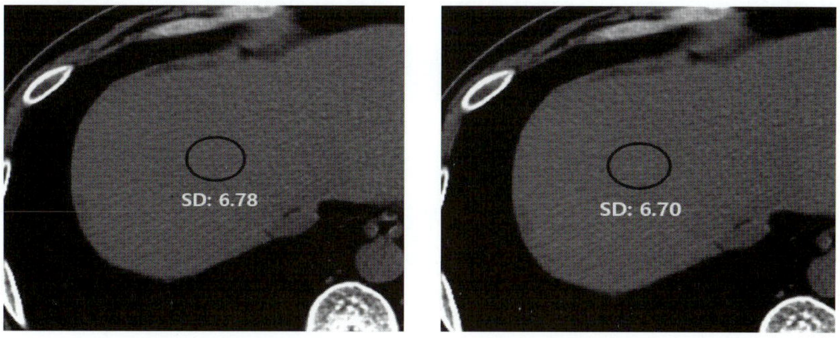

(a) 250mAs, standard (b) 150mAs, soft tissue

그림 9-25 Smoothing 알고리즘의 노이즈 감소효과(window width/level: 250/70)

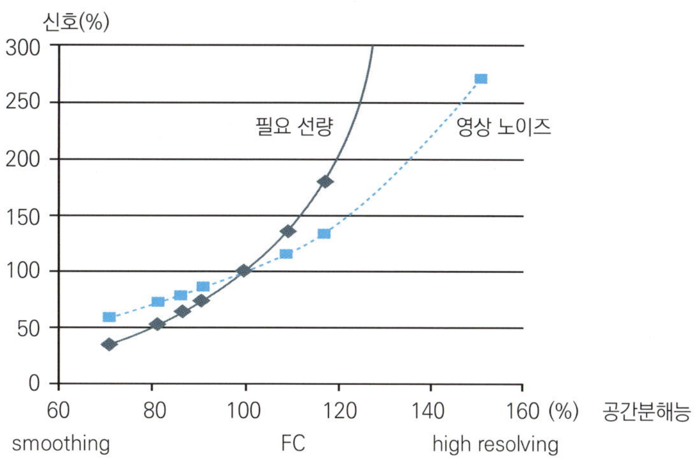

그림 9-26 재구성 알고리즘에 따른 필요 선량과 영상 노이즈

그림 9-26은 공간분해능의 변화(kernel의 변화)에 따른 필요 선량과 영상 노이즈를 나타낸 것이다. 공간분해능의 향상은 영상 노이즈를 동반하며, smoothing kernel의 적용에 의한 공간분해능의 적절한 저하는 선량을 감소시킨다. 즉, 재구성 알고리즘은 영상품질(공간분해능과 노이즈)에 영향을 미침으로써 간접적으로 환자선량에 영향을 미치는 것이다.

다음 2가지 예는 재구성 알고리즘의 적절한 선택을 통해 실제 검사환경에서 선량을 줄일 수 있는 방법이다. 하나는 공간분해능이 임상적 적용에 비해 충분한 경우 제조사의 권고와 달리 smoothing에 한 단계 가까운 알고리즘을 선택하는 것이다. 이는 공간분해능은 약간 저하되지만 노이즈의 감소와 환자선량을 감소시킬 수 있다.

다른 하나는 고대조도의 구조물(폐나 골격계)의 CT검사에서 CNR이 충분한 경우 공간분해능이 우수한 알고리즘을 사용하는 것이다. 이 경우 약간의 노이즈의 증가를 감수하면 환자선량을 감소시킬 수 있다.

(8) 매트릭스 크기(matrix size)와 field of view(FOV)

픽셀 크기나 display FOV, 재구성 알고리즘은 선량에 직접적인 영향을 미치지는 않는다. 하지만 작은 크기의 매트릭스(대부분 256 매트릭스)를 사용하면 공간분해능이 저하되며, 여러 개의 작은 픽셀들이 하나의 큰 픽셀로 묶어지는 공간적 평균화(spatial averaging)의 결과로 영상 노이즈가 감소된다. 즉, 매트릭스 크기를 반으로 감소시키면 노이즈도 반으로 감소되며, 필요 선량도 원래 크기의 매트릭스 사용시에 비해 3/4으로 감소된다.

반면에 큰 매트릭스(예를 들면 1,024 매트릭스)를 사용하면 픽셀 수가 증가하며 픽셀 크기가 감소되어 공간분해능을 향상시키나 각 픽셀에 동일한 광자량을 유지하기 위해서 추가적인 선량이 필요하다. 그러므로 큰 매트릭스의 선택은 공간분해능의 저하가 예상되어 이를 증가시키고자 하는 경우에 정당화된다.

Smoothing filter kernel과 큰 scan FOV의 조합에서는 주로 매트릭스 크기보다는 filter kernel의 특성으로 인해 공간분해능이 제한을 받는다. 그러므로 이 경우 큰 매트릭스의 사용에도 불구하고 영상품질 향상은 이루어지지 않는다. 하지만 적어도 관찰 조건은 매트릭스 크기에 의해 많이 좌우된다. 큰 매트릭스를 사용하여 공간분해능을 향상시키는 방법은 display FOV를 충분히 크게 설정할 경우 효과적이다.

(9) Window width

영상 노이즈는 window width 설정에 의해서도 좌우된다. 즉, window width를 넓히면 노이즈가 감소되며, gray scale 수가 작아지므로 영상 대조도가 감소된다. 하지만 window width를 넓혀 선량을 감소시키는 방법은 CNR이 충분한 경우에 적용해야 한다. 즉, 고대조도 구조물을 영상화할 경우에는 window width를 넓히는 방법보다 선량을 감소시키는 것을 권장한다.

예를 들어, 고대조도 피사체의 CT검사에서 window width를 +300HU에서 +350HU으로 변경하면, 동일한 노이즈가 유지되는 상태에서, 선량의 10% 이상 감소효과를 얻을 수 있으며 window width를 2배로 증가시키면 필요 선량은 반으로 감소된다.

(10) MPVR(multiplanar volume reconstruction)

임상에서 선량을 증가시켜 노이즈를 감소시키는 방법은 윤리적 측면에서, wide window width를 통한 노이즈 감소법은 영상 대조도의 저하로 인해 바람직하지 못하다. 하지만 MPVR과 같은 영상 후처리는 적은 선량에 의해 발생되는 노이즈를 감소시키는 좋은 방법이다.

MPVR은 추가적인 선량 증가없이 여러 개의 슬라이스를 더하여(이를 combining 또는 stack이라고도 함) SNR과 대조도분해능을 향상시킴으로써 선량감소 효과를 얻는 기법으로 노이즈 감소효과와 더불어 부분체적효과에 의해 기인되는 streak artifact의 감소를 가능하게 한다. 이는 volume artifact reduction로 불리기도 한다.

그림 9-27(b)는 1mm의 얇은 슬라이스 두께의 8개 영상을 combining한 MPVR 영상들이다. 이들은 공간분해능이 우수하나 노이즈가 많은 (a)에 비해 공간분해능이 다소 감소되었지만 노이즈는 상당히 감소되었다.

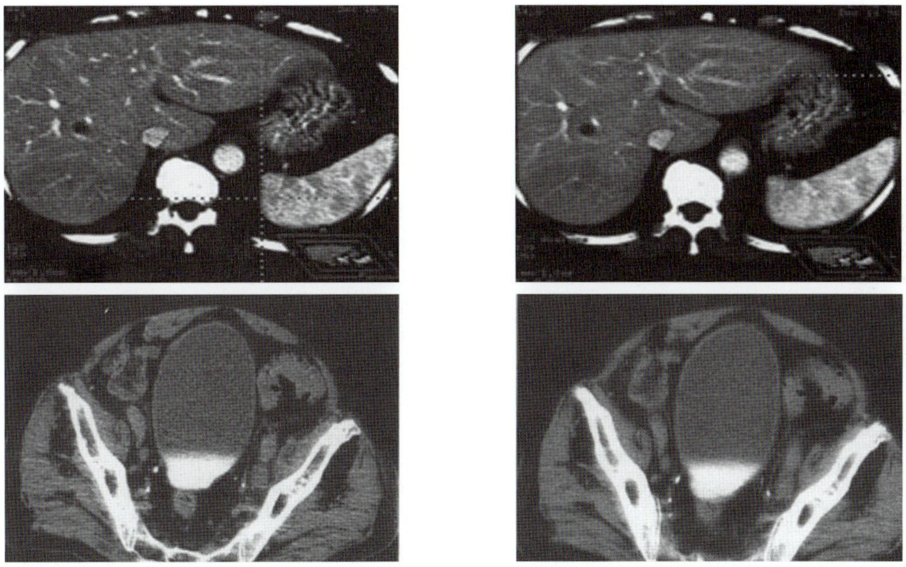

(a) 1mm 슬라이스 두께 영상 (b) 1mm 두께의 8개 영상을 combining한 MPVR 영상

그림 9-27 MPVR 영상의 예

3) 환자 관련인자(환자 크기; patient size)

MDCT에서 사용되는 경선의 경우 조직의 반가층은 약 4cm 정도가 된다. 이는 피사체의 직경을 약 ±4cm 변화시키면 검출기에서의 선속 강도가 반으로 감소하거나 배로 증가함을 의미한다. 또한 환자 크기에 상관없이 동일한 mAs를 부여하면 영상의 노이즈는 1.4배 감소하거나 증가한다.

그림 9-28은 constant mAs와 adaptive mAs(effective mAs)를 적용한 MDCT에서의 환자 직경 변화에 따른 선량 및 노이즈의 관계를 나타낸 그래프이다.

동일한 기술적인 파라메터가 적용될 경우 소아나 왜소한 체격의 성인의 경우 일반 성인에 비해 더 많은 선량을 흡수하게 된다. 이는 환자 직경이 큰 경우 방사선이 조직을 통과하는 동안 많은 감약이 이루어지므로 입사되는 선속의 반대편(출사부)에 있는 조직은 상대적으로 적은 방사선량을 받기 때문이다. 하지만 직경이 작은 환자의 경우 통과하는 조직에서의 감약이 적어지므로 출사부 선량이 입사부 선량과 거의 비슷한 수준을 나타내므로 전체적인 환자선량이 상대적으로 증가되는 것이다. 그러므로 정상 크기의 환자에서 얻어진 영상의 질이 적당하다면 얇은 환자나 소아CT에서는 mAs 설정을 정상적인 감소분보다 더욱 줄여야 한다. 관전압이나 관전류의 자동조절기능이 없는 CT의 운영 시 특히 명심해야 한다.

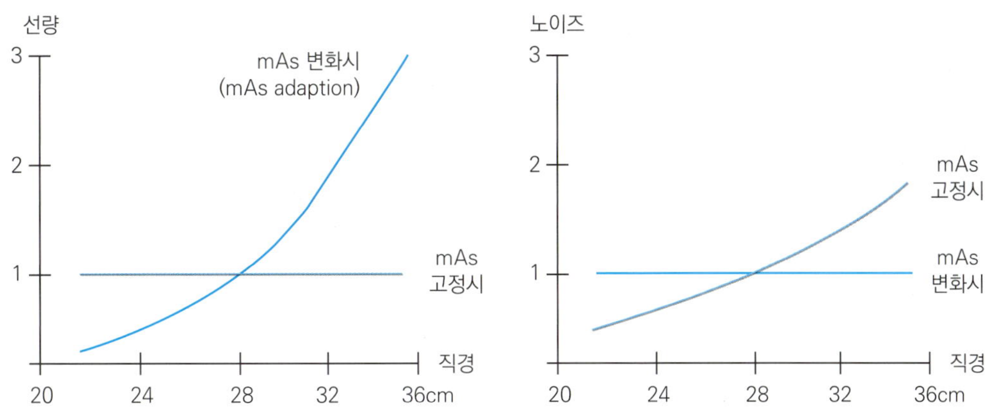

그림 9-28 환자 직경 변화에 따른 선량 및 노이즈 특성

반대로 두꺼운 환자의 경우 노이즈 증가로 인한 선량을 증가시키는 것이 일반적인 사고이다. 하지만 환자피폭을 고려하면 선량의 증가없이 smoothing 재구성 알고리즘을 적용하여 노이즈를 감소시키는 방법이 권고된다. 그래도 만족스럽지 않으면 관전압을 증가시키도록 한다. mAs에 비해 관전압을 증가시키는 것이 환자선량과 X선관 부하를 훨씬 적은 수준에서 증가시키기 때문이다. 예를 들면, 140kVp의 적용은 120kVp에 비해 검출기 신호를 1.7배 증가시키고, 환자 직경이 3cm 증가 시 발생되는 부가적인 노이즈를 보상한다.

7. MDCT 검사의 선량 수준

1) CT검사 수와 선량

UN방사선영향과학위원회(UNSCEAR)가 2000년에 발표한 자료에 의하면 세계의 CT장치 수는 대략적으로 34,000대로서 연간 약 9,300만건의 검사가 이루어진다. 이는 세계적으로 1,000명의 인구당 16명의 빈도에 해당된다. 그리고 총검사의 6%가 아동(0-15세)에서 이루어진다. 또한 CT검사는 모든 의료용 X선검사의 5%에 해당되며 X선 집단선량의 34%를 차지한다.

그리고 Stanley 등의 2001년 조사(National evaluation of X-ray trends; NEXT)에 의하면, 한 해 동안 미국에서 시행된 총 CT검사수는 58,000,000(표준편차: ±9,000,000)이었고, brain, chest, abdomen, pelvis, abdomen+pelvis, chest+abdomen+pelvis의 6항목이 전체 CT의 79%를 차지하였다고 한다. 또한 MDCT를 이용한 검사는 29%를 차지하였다. 6항목의 평균 유효선량은 6.2mSv였으며, CT검사로 인한 집단선량은 360,000person-Sv였다.

CT검사의 선량은 환자의 신체특성에 따라 많은 차이를 보이며, 검사부위와 종류, CT장치의 특성, 그리고 사용자(특히 노출조건의 설정)에 의해 달라진다.

인체장해를 일으킬 수 있는 저선량 방사선의 한계는 1회 노출 시 약 100mSv이며(Modan), 진단목적의 뇌CT가 뇌종양을 유발시키는 원인이 될 수 있다는 경고도 있지만, CT로 의한 저선량의 의료상 피폭은 현단계에서 환자에게 큰 영향을 미치지 않는다. 즉, CT검사로 인해 환자가 받는 선량은 확정적인 문턱값에 미치지 않는다.

하지만 CT검사는 단순방사선검사에 비해 상대적으로 많은 양의 피폭을 발생시키며, 인구집단 레벨에서 많은 양의 방사선(10-100mGy의 organ dose, 1-10mSv의 유효선량 수준)을 사용하는 검사이다. 구체적인 예를 들어보면, 복부CT로 인해 받는 선량이 약 10mSv라고 하면, 이는 4년간 받는 자연방사선량에 해당되며, 흉부 단순방사선촬영(chest PA)에 비해 400배 이상의 선량을 받는다(영국 왕립대학 방사선교실). 이와 유사하게 유럽연합집행위원회(EC)는 복부CT의 선량이 3.3년의 자연방사선량(미국에서의 연간 자연방사선량 3mSv를 기준)이며, chest PA의 500배에 해당된다고 발표했다. 이러한 이유에서 New Euratom 지침 97/43에서는 CT검사를 중재적 방사선시술과 방사선치료와 함께 환자에게 고선량을 제공하는 대표적인 장치로 규정하고 있다.

2) MDCT의 선량

MDCT는 non-MDCT에 비해 주사시간의 단축과 호흡이나 움직임에 의한 아티팩트를 감소시켜 영상품질을 향상시키고, 연속적인 데이터를 획득함으로써 non-MDCT에서 간과될 수 있는 슬라이스의 경계부위에 위치하는 작은 병소의 발견을 용이하게 하였으며 스캔속도와 거리를 향상시켜 심장검사와 전신혈관검사를 가능하게 한다. 그러나 해상능을 향상시키기 위해 얇은 슬라이스 두께를 사용하고 인체의 단면영상을 다방면 또는 3차원의 입체영상으로 재구성하기 위해서 촬영 단면수가 증가되었으며, 조영제 주입후 동맥 및 정맥상 그리고 지연상을 획득하기 위해 동일부위를 2-3회 노출시키는 경우가 많아졌다. 이로 인해 환자가 받는 방사선 노출은 더욱 증가되고 있는 경향이다.

그러나 긍정적인 측면도 고려될 수 있다. 즉, 검출기 효율의 향상과 함께 연속스캔으로 인해 CT용 X선관의 냉각률 저하와 mAs 저하는 환자의 피폭선량을 감소시키며, 스캔 시간의 단축으로 조영제 사용 검사에서 초기 혈관계의 강조가 가능하여 낮은 노출에서도 영상 대조도가 증가되므로 결과적으로 환자의 피폭선량 감소가 가능하다. 또한 체적 데이터의 획득과 영상 재구성 기법의 발전으로 중복스캔의 필요성이 없어지고 움직임이나 호흡조절 실패에 기인된 재검사가 줄어듦으로 환자선량이 감소되는 효과를 얻는다.

MDCT로 인한 방사선 피폭의 특징은 단순방사선검사와 많은 차이가 있다. 즉, 높은 투과력을 가진 X선 광자가 영상 재구성에 기여하도록 높은 에너지 선속과 필터가 사용되며, 약간의 산란선 발생을 포함하지만 촬영하는 단층면 내에서 방사선 노출이 이루어진다(slice by slice irradiation). 그리고 단층면 내에서의 선량분포는 단순방사선검사에 비해 균일한 특성을 갖는다. 또한 일반적으로 중앙부의 선량이 주변부에 비해 감소되는 특성을 보이나, 작은 크기의 피사체에서는 중앙부의 선량이 주변부와 거의 비슷한 수준이다. 요약하면, CT선량은 특히 장치의 geometry 특성, 필터링의 정도에 의해 많은 영향을 받는다.

그리고 CT는 인체 횡단면의 정보획득이라는 특성으로 인해 인체의 각 부분에 위치하는 장기나 조직이 받는 선량 측정이 중요한 의미를 갖는다. 이런 연유에서 1984년 미국 식품위생국에서는 별도의 CT피폭선량지표(CTDI)를 사용하여 장비 제조사에서 흡수선량의 정보를 사용자에게 제공할 의무를 신설하였으며, 이에 따라 모든 MDCT에는 단순한 형태의 균일 재질인 원통형의 두부 팬텀과 전신용 팬텀의 중앙부와 표면부에서 측정된 표준선량(CTDI)이 제공되고 있다. 그러나 이 선량은 인체와는 실효원자번호와 밀도에서 차이가 있는 아크릴 팬텀에서 특정한 노출조건과 일률적인 위치에서 측정하여 제시된 값이므로 장치의 사후검사나 성능관리를 위한 기준으로는 활용이 가능하나, CT검사로 인해 인체장기나 조직의 직접적인 선량 평가에는 제한성을 갖는다.

(1) MDCT의 wasted dose

그림 9-29는 thin slice collimation 적용 시 MDCT의 wasted dose를 비교한 것이다. Umbra는 선속의 중앙부위에 위치하고 비교적 균일한 강도를 가지며 선형의 신호반응을 보이는 반면 penumbra는 선속의 경계부에 위치하며 균일하지 않는 강도를 갖는 wasted dose이다. 일반적으로 전체 선량에서 wasted dose가 차지하는 비율(wasted dose ratio)은 thick slice thickness에 비해 thin slice thickness의 적용 시 많아진다. 4슬라이스 획득 시 non-MDCT에 비해 많은 양의 wasted dose가 발생되어 환자선량을 증가시키는 요인으로 작용되며, 16슬라이스의 획득에서는 기술적인 진보로 인해 4슬라이스 획득에 비해 상대적으로 적은 비율의 wasted dose가 발생된다.

(2) MDCT의 선량증가 배경

Non-MDCT와 비교한 MDCT의 선량은 제조사와 기종에 따라 차이는 있지만 대체로 증가하는 특성을 보이며 이의 원인들은 다음과 같다.

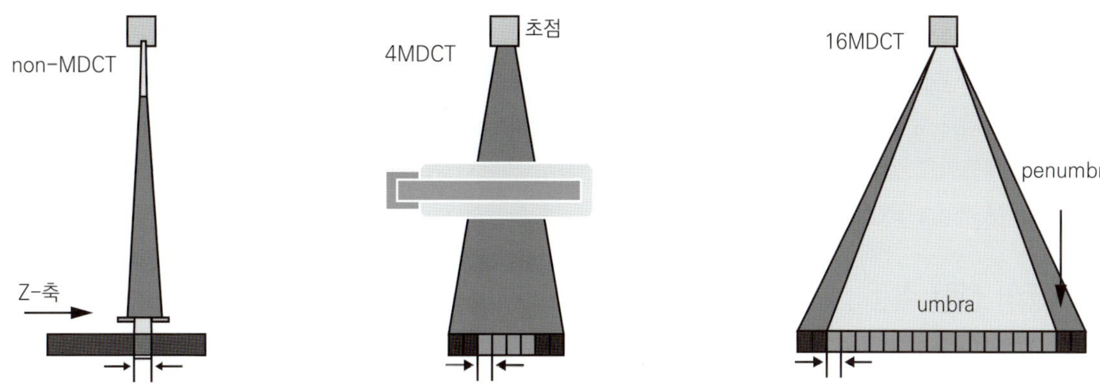

그림 9-29 MDCT의 wasted dose 비교

① Overbeaming 현상

MDCT의 경우 X선이 총 유효검출폭(total active detector width)보다 넓게 조사된다. 이는 검출기 바깥부분의 반음영 효과를 피하기 위해서 1차 콜리메이션의 폭을 선택되는 슬라이스 두께보다 넓게 설정하기 때문이다. 이러한 overbeaming 현상은 얇은 슬라이스 두께에서 더욱 심각하다. 이로 인해 많은 선량이 낭비되고 기하학적 선량효율이 감소된다. 특히 초기 4MDCT에서는 overbeaming은 콜리메이터 세팅과 관계없이 장치에 따라 일정한 값을 갖는데 이는 초점 크기와 초점-콜리메이터-회전축 사이의 거리에 의해 좌우된다.

하지만 최근 MDCT에는 선량 프로필의 양쪽 모서리에 있는 삼각형의 반음영을 결합함으로써 얻어지는 직사각형의 폭(Z-축 방향의 폭)을 조절하는 overbeaming correction 기술도 도입되었다. 이로 인해 high-end MDCT에서는 초기 MDCT에 비해 overbeaming 현상이 줄어드는 경향을 보인다.

② Overranging(overscanning) 현상

나선형 스캔에서의 보간 삽입(data interpolation)을 위한 Z-축 방향의 추가적 노출에 의해 실제 스캔범위(effective scan length)는 설정된 스캔범위(nominal irradiated volume)를 초과한다. 총 선량에 대한 overranging의 기여도는 소아 CT처럼 스캔 범위가 짧을 때 커진다.

③ Detector row 모서리의 감도 감소

MDCT의 solid state 검출소자의 격벽(interspacing strip)과 detector row 모서리에서의 감도 감소는 기하학적 효율을 감소시킨다. 이의 보상은 선량증가의 원인이 된다.

④ 초점과 검출기 사이의 거리 감소

X선관과 검출기 사이의 거리가 non-MDCT에 비해 MDCT가 짧은 특성을 갖는다. 이러한 기하학적 특성은 환자선량을 증가시키는 요인으로 작용한다.

⑤ Cone beam에 의한 산란선

MDCT에서의 cone beam의 사용은 산란선의 발생을 증가시킨다. 이로 인해 더 많은 선량이 요구되거나 기하학적 효율을 증가시킬 수 있는 관련 기술의 적용이 요구된다.

⑥ 중복 pitch(low pitch)의 설정

Low helical pitch의 적용은 영상품질 향상의 효과를 얻으므로 많은 사용자들에게 선호된다. 이는 관전류 자동노출조절 기능(auto exposure control; AEC)을 적용하지 않는 프로토콜의 적용 시 선량 증가를 초래한다.

⑦ 얇은 슬라이스로 인한 노이즈 증가

Z-축분해능 향상을 위해 얇은 슬라이스 두께가 선호되며 이에는 노이즈의 증가가 동반된다. 노이즈 증가를 보상하기 위해 더 많은 선량이 필요하다.

이에 각 장치 제조사에서는 MDCT에서 증가되는 선량을 감소시키기 위하여 여러 가지의 소프트웨어적인 방법을 개발하고 있다. 이는 관전류 자동조절기법(tube current dose modulation; auto exposure control), 관전압 자동조절기법, 장기기준 자동 선량제어기법(automated organ based current modulation)으로 분류되며 10장에서 자세하게 설명된다. 이중에 가장 많이 사용되는 관전류 자동조절기법은 제조사에 따라 CARE Dose 4D, Smart mA, Sure Exposure 3D 등으로 불린다.

(3) MDCT의 선량 수준

MDCT의 제조사와 모델, 그리고 프로토콜에 따라 검사별 선량은 많은 차이가 난다. 그러므로 다음에 소개되는 선량은 저자들이 국내 임상에서 시행되는 일반적인 프로토콜 하에서 측정된 선량(organ dose; 흡수선량)으로 참고용으로 인지되어야 한다.

① 두부 일반CT

GE사 16MDCT에서 5mm×2i 모드의 고식적 스캔(120kVp, 300mAs, 5mm 슬라이스 두께)에서 주선속 부위인 뇌의 선량(이는 흡수선량이며 organ dose에 해당됨)은 43mGy 정도이다.

② 저선량 흉부 스크리닝CT와 고해상능 폐CT(HR lung CT)

16MDCT에서 저선량 흉부 스크리닝CT(120kVp, 50mAs, 20mm beam collimation, 0.875 beam pitch)에서 주선속 부위에 속하는 폐의 선량은 10mGy 정도이다. 그리고 GE사 16MDCT에서 기관지확장증(bronchiectasis) 프로토콜로 시행한 고해상능 폐CT(120kVp, 72mAs, 20mm beam collimation, 0.875 beam pitch)에서의 폐의 선량은 15mGy 수준이다.

③ 흉부 일반CT(chest routine CT)

GE사 16MDCT에서 pre-contrast HRCT, post-contrast helical scan(120kVp, 168mAs, 20mm beam collimation, 0.875 beam pitch), expiratory HRCT를 시행한 경우 주선속 부위에 속하는 폐의 선량은 45mGy 정도이다.

필립스의 64MDCT에서 dose modulation(automatic exposure control; AEC)을 적용하지 않고(120kVp, 200mAs, 25mm beam collimation, 0.625mm×64, 0.976 beam pitch) 흉부 부위에 1회의 나선형 스캔을 시행한 흉부 일반CT의 경우 폐 및 유방의 선량은 30mGy 수준이다. 반면에 동일 장치와 스캔 조건에서 rotational AEC를 사용한 경우(이 경우 실제로 적용된 노출은 폐 상부: 150mAs, 폐 중하부: 180mAs 수준임) 폐와 유방의 선량은 25mGy 수준으로 5mGy가 감소되었다. 또한 Z-축 AEC를 적용한 경우(이 경우 실제 적용되는 노출은 폐 상부와 중부에서는 각각 180mAs, 145mAs 수준임) 폐와 유방의 선량은 25mGy 수준이다.

④ 복부 일반CT(abdomen routine CT)

ⓐ GE사 16MDCT

GE사 16MDCT(LightSpeed Ultra16)에서 나선형 스캔으로 시행된 복부 일반CT(120kVp, 200mAs, 20mm beam collimation, 1.25mm×16개, 0.875 beam pitch)에서 주선속 부위에 속하는 간의 선량은 약 47mGy이다. 그리고 0.938 beam pitch 적용 시 약 42mGy이며, 1.375 beam pitch 적용 시 약 31mGy를 나타냈다. 위와 동일한 스캔조건에서 10mm beam collimation과 0.875 beam pitch를 적용한 경우 간의 선량은 55mGy 수준이며, 10mm beam collimation과 0.938 beam pitch를 적용한 경우 46mGy 수준이다.

ⓑ 필립스의 64MDCT

필립스의 64MDCT에서 dose modulation 기능을 사용하지 않고 시행된 복부 일반CT의 경우(120kVp, 200mAs, 25mm beam collimation, 0.625mm×64개, 0.976 beam pitch) 간의 선량은 37mGy 수준이다. 반면에 rotational AEC를 적용한 경우 실제로 적용되는 노출은 170mAs 수준으로 감소되며, 간의 선량은 31mGy 수준으로 감소한다. 그리고 Z-축 AEC를 적용한 경우 실제로 적용되는 노출은 140mAs로 감소되며, 간의 선량은 26mGy 수준이다.

⑤ 3중시기 liver CT

GE사 4MDCT에서 dose modulation 기능을 사용하지 않고 나선형 스캔모드로 시행된 3중시기 liver CT(120kVp, 180mAs, 5mm/5mm, 0.75 beam pitch(slice pitch 3.0)인 HQ 모드)에서 인체모형 팬텀과 열형광 선량계를 사용하여 측정된 간의 선량은 149mGy이며, 1.5 beam pitch(slice pitch 6.0)인 HS 모드를 적용한 프로토콜에서는 78mGy 수준이다.

반면에 GE사 16MDCT(LightSpeed Ultra 16)에서 dose modulation 기능을 사용하지 않고 시행된 3중시기 liver CT(120kVp, 200mAs, 0.938 beam pitch, 20mm beam collimation, 1.25mm×16개)에서의 간의 선량은 124mGy 수준이다.

⑥ 관상동맥의 석회화 침착검사(calcium scoring CT)

GE사 8MDCT(LightSpeed Ultra)에서 고식적 스캔(전향적 ECG triggering, 120kVp, 150mAs, 2.5mm×8i, 20mm beam collimation)으로 시행된 calcium scoring CT에서의 심장의 선량은 약 23mGy, 폐의 선량은 약 18mGy 수준이다.

⑦ 관상동맥 CT혈관조영검사(coronary CT angiography)

심장 및 관상동맥의 CT혈관조영검사에서의 선량은 스캔 파라메터의 설정에 상당히 의존되어 변화된다. 그 중 ECG gating 모드와 helical pitch, mAs가 특히 중요한 요소이다. 전향적 ECG gating 하의 고식적 스캔에 비해 나선형 스캔(후향적 ECG gating을 시행하고 전체 심장 사이클 동안의 X선 노출을 통해 볼륨 데이터를 획득함)의 경우 선량이 현저하게 증가된다. 또한 나선형 스캔에서의 0.2-0.3의 low helical pitch의 적용은 선량을 더욱 증가시키는 요인으로 작용한다.

ⓐ 지멘스 16MDCT

지멘스 16MDCT에서 관상동맥 CT혈관조영검사(후향적 ECG triggering, 120kVp, 370mA, 0.42초 rot. time(이는 120-250msec의 temporal resolution을 보임), 0.28 beam pitch, 12mm beam collimation, 0.75mm×16, 1mm thickness, 0.5mm의 image reconstruction increment)를 시행한 경우 CTDIVOL이 433mGy 정도이고 유효선량은 8mSv 정도이다(Kyongtae T Bae 등).

GE사 16MDCT에서 관상동맥 CT혈관조영검사(후향적 ECG triggering, 120kVp, 175mAs, 10mm의 beam collimation, 0.625mm×16개, 0.3 pitch의 snapshot burst 모드)를 시행한 경우 주선속 부위에 속하는 심장과 폐의 선량은 각각 145mGy와 119mGy 정도이다. 그리고 산란선 부위에 속하는 갑상선이 받는 선량은 4mGy 수준이다.

ⓑ GE사 64MDCT

ㄱ. 후향적 ECG triggering의 나선형 스캔

GE사 64MDCT에서 체중이 55kg인 인체모형 여성 Rando 팬텀과 유리선량계를 사용하여 측정된 관상동맥 CT혈관조영검사(후향적 ECG triggering, 120kVp, 210mAs(600mA×0.35초), 40mm beam collimation. 0.625mm×64, 104mm의 scan length, 0.24 beam pitch)에서 심장과 폐, 그리고 유방의 선량은 각각 102mGy, 94mGy, 73mGy 수준이다. 그리고 콘솔에서 표시되는 DLP와 EUR에서 제시된 DLP당 유효선량비를 이용하여 계산한 유효선량은 17mSv 수준이다.

위와 동일한 장치에서 동일한 스캔조건을 적용하고 120kVp 대신에 100kVp를 사용한 경우 심장, 폐, 유방의 선량은 각각 65mGy, 57mGy, 44mGy 수준이며, 계산된 유효선량은 11mSv 수준이다(약 38%의 유효선량 감소).

그리고 위와 동일한 조건에서 ECG dose modulation(관전류가 설정된 최대값으로 적용되게 하는 범위인 full mA range를 RR interval의 70%-80%로 설정하고 변화되는 관전류 범위를 250-600mA로 설정됨. 이는 70%-80% RR interval에서 최대 600mA, 최소 250mA 가 적용됨)을 적용하고 측정된 심장의 선량(organ dose)과 유효선량은 각각 69mGy와 13mSv 수준으로 감소된다. 반면에 100kVp의 조건으로 위와 동일한 ECG dose modulation을 적용한 경우 심장의 선량은 44mGy, 유효선량은 8mSv 수준이다.

ㄴ. 전향적 ECG triggering의 고식적 스캔

위와 달리 전향적 ECG triggering을 적용한 고식적 스캔(snapshot pulse scan mode, 120kVp, 210mAs(600mA×0.35초), 40mm beam collimation, 0.625mm×64, 104.5mm의 scan length, 제조사 권고치인 120msec의 padding 사용)을 적용한 경우 심장, 폐, 유방이 받는 선량은 각각 42mGy, 31mGy, 28mGy 수준이다. 그리고 유효선량은 약 5mSv이다. 이는 앞의 후향적 ECG triggering으로 시행된 CT혈관조영검사에 비해 70% 이상의 선량이 감소된다.

반면에 전향적 ECG triggering을 적용한 고식적 스캔에서 120kVp 대신에 100kVp를 적용한 경우 심장, 폐, 유방이 받는 선량은 각각 20mGy, 16mGy, 14mGy 수준이다. 그리고 유효선량은 3.0mSv 수준이다. 이는 prospective ECG triggering을 적용한 상태에서 120kVp 대신에 100kVp를 사용할 경우 유효선량이 35% 이상 감소됨을 보여준다.

ⓒ 캐논 메디컬의 64MDCT

캐논 메디컬의 64MDCT에서 인체모형의 Rando 팬텀(55kg 체중의 여성)과 광학유리 선량계를 사용하여 측정한 관상동맥 CT혈관조영검사(후향적 ECG triggering, 120kVp, 160mAs(400mA×0.4초), 0.225 beam pitch, 32mm beam collimation, 0.5mm×64, SS(180mm 직경)나 small(240mm 직경) 또는 medium scan FOV(320mm 직경)를 적용)에서의 심장의 선량은 98mGy이며, 유효선량은 16mSv 수준이다.

반면에 동일한 조건에서 scan FOV를 large(400mm 직경)나 LL(500mm 직경)로 변화시킨 경우 심장의 선량은 135mGy, 유효선량은 21mSv로 증가된다. 이는 small 또는 medium scan FOV를 적용하면 large scan FOV에 비해 심장의 선량과 유효선량이 25% 이상 감소됨을 보여준다.

8. MDCT의 환자선량 감소

1) 장비 제조사 측면에서의 선량 감소

(1) Smart beam 기술

① 미세초점과 정확한 콜리메이션

양질의 진단에 적합한 선량효율을 가질 수 있도록 미세초점 X선과 정확한 콜리메이션(dynamic collimator tracking) 및 반음영을 최소화하는 디자인을 통해 영상품질 향상과 더불어 산란선에 의한 피폭 감소가 필요하다.

② 적절한 필터링(Intelligent filtering)

Wedge filter를 이용한 적절한 여과로서 X선속을 경화시켜(intelligent filteration) 환자의 표면선량 감소가 필요하다.

③ 노이즈 필터링(denoising) 소프트웨어의 향상

소프트웨어적인 3차원 노이즈 필터링를 통해 데이터의 많은 smoothing없이 노이즈의 감소가 필요하다.

④ 전자적 노이즈 감소

데이터 획득시스템(DAS)의 전기적인 노이즈를 감소시켜 선량효율을 증가시키고 검출 시스템에서의 직접적인 아날로그 신호의 디지털변환과 SNR의 향상을 통해 환자선량을 감소가 필요하다.

⑤ Geometric optimization(source to isocenter distance optimization)

소스와 갠트리 isocenter 사이의 거리를 가능한 길게 하는 geometric optimization을 통해 환자선량을 감소가 필요하다.

(2) 노출시간의 감소(less radiation time)

짧은 X선관 회전시간(0.4초, 0.35초 등)의 선택과 총 노출시간을 감소시켜 환자선량의 감소가 이루어지도록 해야 한다.

(3) Dose modulation 기술의 효율화

부분적으로 적용되던 초기적인 dose modulation 기술에서 벗어나 양질의 영상품질 유지와 환자선량 감소에 기여하는 복합적이고 진보된 성능을 갖는 dose modulation이 필요하다. 또한 사용자가 쉽게 사용하도록 업그레이드되어야 한다.

(4) 선량 인지의 용이

장비의 콘솔에서 스캔하고자 하는 프로토콜에 따른 선량표시(CTDI, DLP 등)를 사용자가 쉽게 선량을 인지할 수 있도록 해야 한다. 그리고 프로토콜과 calibration의 적정화와 소아CT 전용 프로토콜의 설정을 통해 선량의 감소를 유도하도록 한다.

2) 사용자 입장

CT에서의 방사선량은 여러 이유에서 중요하지만 특히 중요한 점은 검사로 인해 받는 방사선에 의한 잠재적인 위험 때문이다. 그러므로 사용자는 CT검사로 인해 환자가 받게 되는 대략적인 방사선량을 알아야 한다. 의학적으로 얻어지는 영상정보와 비교하여 피폭이 정당화될 수 있도록 여러 가지 기술적 인자들의 사용에 심사숙고하며, 질병을 찾아내는 진단적 가치를 저해하지 않는 범위에서 피폭을 줄일 수 있는 연구와 노력을 계속해야 한다.

(1) 최적의 스캔 파라메터 사용

환자 피폭은 가능한 적어야 하지만 영상품질과 비례하여 노출이 증가하기 때문에 영상진단의 가치와 피폭에 의한 장해 등의 판단에 따라 노출이 결정되어야 하며, 사용자는 기술적 요인의 최적 사용을 통해 피폭을 감소시켜야 한다.

이를 위해 슬라이스 수를 최소화하며 스캔시간을 짧게 하여 움직임이나 호흡에 의한 아티팩트의 발생을 억제함으로써 반복 노출을 피해야 한다. 그리고 방사선 예민한 기관인 고환, 안구(특히 렌즈), 갑상선 등의 피폭을 피하고 가능하면 갠트리를 경사지게 하여 이러한 부위의 직접적인 스캔을 피해야 한다. 방어기구의 효율적 사용으로 2차 X선에 의한 피폭도 줄여야 한다. 그리고 표재성 방사선 예민기관의 차폐에 유용한 비스무스(bismuth) 재질의 차폐기구(shield)를 사용하면 영상의 질적 저하없이 눈의 렌즈, 갑상선, 유방 등의 선량을 감소시킬 수 있다.

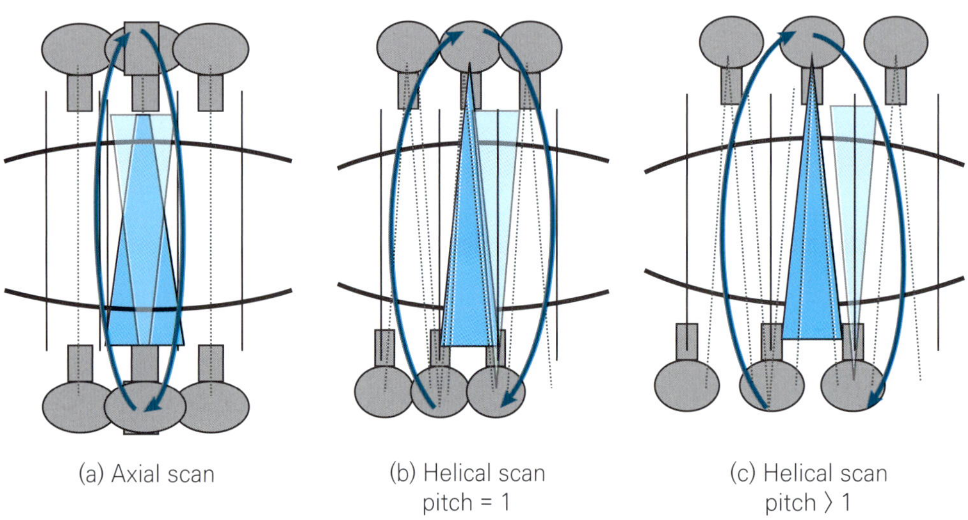

그림 9-30 기하학적 측면에서의 고식적 스캔과 나선형 스캔의 선량 비교

이론적으로 동일한 scan geometry에서 고식적 스캔에 비해 나선형 스캔이 선량이 10% 이상 감소되므로 가능한 나선형 스캔을 채택한다. 그림 9-30은 기하학적 측면에서의 고식적 스캔과 나선형 스캔의 선량을 비교한 것이다. 또한 선량을 감소시킬 수 있는 적절한 재구성 알고리즘을 사용하며 영상의 질적 저하가 문제가 되지 않는 한 helical pitch를 높여 사용하는 것이 권고되며, 가능한 auto bolus tracking 기법을 적용하여 검사에 필요한 스캔 수를 줄이는 노력도 필요하다.

(2) Dose modulation 기능의 적극 사용

적정한 영상품질을 유지하는 범위에서 dose modulation 기능을 적극적으로 사용해야 한다.

그림 9-31은 지멘스의 관전류 자동조절기능인 CARE Dose 소프트웨어의 적용과 비적용 영상의 mAs와 노이즈를 비교한 타원형 물팬텀과 어깨 CT영상이다. CARE Dose 소프트웨어를 적용한 영상은 관전류의 저하에도 불구하고 노이즈가 감소됨을 알 수 있다. CARE Dose를 적용한 어깨 CT영상에서는 우수한 영상의 질을 유지하는 상태에서 40% 이상의 선량감소 효과를 얻는다.

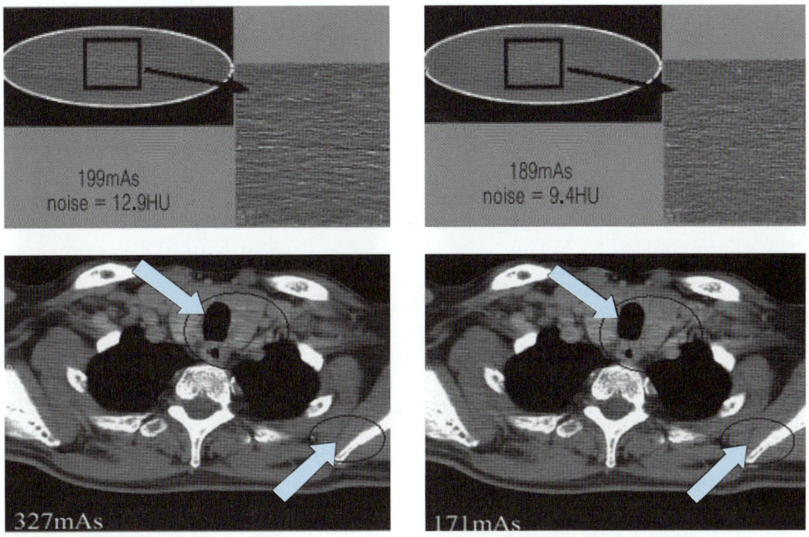

(a) Without CARE Dose　　(b) With CARE Dose

그림 9-31 지멘스의 dose modulation 소프트웨어인 CARE Dose의 적용 예

(3) Indirect scan으로의 대체

동등 해상능을 갖는 영상의 획득이 가능해짐에 따라 두경부 검사에서 direct coronal scan을 피하고 MPR 기법을 적극 도입하며, mAs의 추가없이 SNR과 대조도분해능을 향상시키는 MPVR 등의 여러 슬라이스를 더하는 기법을 적용한다. 그리고 나선형 스캔 시 increment 변화를 통한 재구성 기법을 적극 사용하는 것이 권고된다.

(4) 저선량 검사 프로토콜의 적용

최근 들어 저선량 폐 스크리닝CT를 비롯하여 여러 부위에서 저선량 CT검사가 활용되고 있다. CT에서 많은 선량을 부여하는 대표적인 검사 중의 하나는 관상동맥 CT혈관조영검사이다. 이 경우 helical oversampling을 통해 많은 선량이 부여되는 후향적 심전도 동조화(retrospective EKG gating) 대신에 전향적 심전도 동조화(prospective ECG gating) 하에서 스캔하는 step and shoot technology(GE에서는 snapshot pulse라고 함)를 적용하는 등의 저선량 기술의 적극적인 수용이 필요하다. 특히 다음에 해당되는 경우에는 필히 저선량 검사의 활용이 권고된다.

① 고영상품질의 필요가 적은 부위

추적검사와 같이 질병에 대해 사전 정보가 존재하는 경우, 대장 스크리닝 검사에서 용종의 존재를 확인하는 것처럼 단지 하나의 특별한 임상적 관찰이 요구되는 경우, 그리고 폐암 스크리닝 검사와 같이 고대조도를 갖는 하나의 장기를 관찰하고자 하는 경우에는 저선량 검사로 환자선량을 감소시키는 것이 필요하다.

그림 9-32의 (a)는 120kVp, 5mm 슬라이스 두께, 206mAs(CTDI$_W$: 17mGy)로 스캔된 영상이며, (b)는 43mAs((CTDI$_W$: 3.6mGy)의 저선량 프로토콜로 스캔된 복부 CT영상이다. (a)에 비해 (b)에서 영상 노이즈가 많음을 알 수 있지만 진단에는 충분한 질적 수준임을 알 수 있다. (b)영상에서 화살표 A는 척추체의 전이, B는 피하둔근(subcutaneous gluteal)의 전이, C는 척추체 주변의 작은 가스 포함물, D는 조영증강된 요관 등의 고대조도 디테일을 관찰할 수 있다.

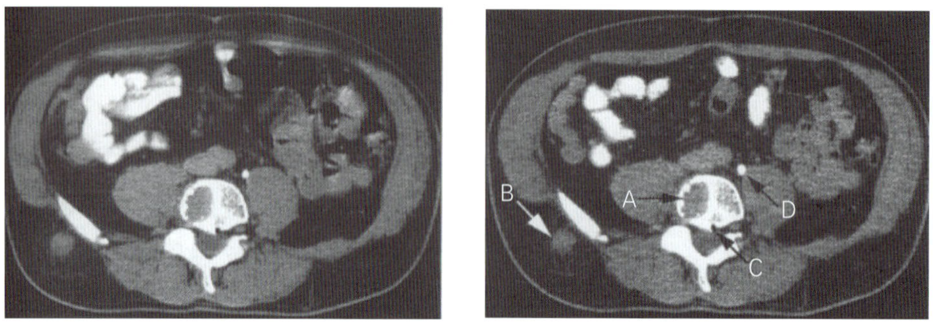

(a) 206mAs(CTDI$_w$: 17mGy) (b) 43mAs((CTDI$_w$: 3.6mGy)

그림 9-32 저선량 복부 CT영상

② 연속적 스캔이 필요치 않는 부위(discontinuous evaluation of target organ)

미만성 폐질환의 진단을 위한 고해상능 폐CT와 같이 contiguous scan이 아니고 슬라이스 사이에 갭을 두고 스캔을 해도 진단에 무리가 없는 구조물인 경우에는 저선량 검사로 환자선량을 감소시키는 것이 좋다.

그림 9-33의 (a)는 140kVp, 5mm 슬라이스 두께, 142mAs(CTDI$_W$: 17mGy)로 스캔된 영상이며, (b)는 32mAs((CTDI$_W$: 3.9mGy)의 저선량 프로토콜로 스캔된 폐 CT영상이다. (b)에서 영상 노이즈가 거의 관찰되지 않으며 진단에는 충분한 질적 수준임을 알 수 있다. (b)영상에서 화살표 A는 우상엽 실질에 줄무늬의 경화성 변화(striped indurative changes)가 관찰되며, B는 기관지 주위의 비후, C는 작은 늑막밑 혈관(subpleural vessels)이다.

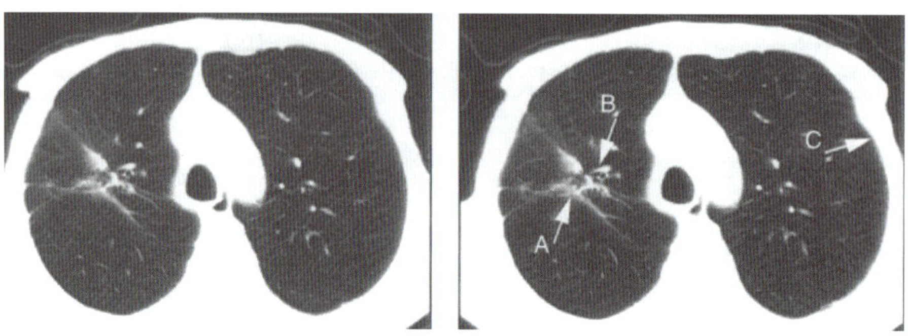

(a) 142mAs(CTDI$_w$: 17mGy) (b) 32mAs((CTDI$_w$: 3.9mGy)

그림 9-33 저선량 폐CT의 예

③ 주위와 대조도 차이가 큰 부위

폐포 공간(alveolar space)과 세포 사이의 침윤이나 종양은 큰 차이의 흡수치를 갖는다. 이와 같은 고대조도 부위의 해부학적 그리고 병리적 확신이 있는 부위의 검사에서는 저선량 스캔이 가능하며, window setting을 넓게 하여 영상 노이즈를 억제시키는 방법도 권고된다. 이에 해당되는 대표적인 부위는 폐야와 골격계(사지 포함), 그리고 조영제 주입이 적절하게 되어 혈관과 주위조직 사이의 SNR이 적절이 유지하면서 대조도가 향상된 CT혈관조영검사이다. 또한 가상내시경CT, 관상동맥의 석회화 침착검사, fat CT도 이에 포함된다.

④ X선 감약이 적은 환자(소아, 야윈 환자)

야윈 환자나 소아의 경우 X선 감약이 뚱뚱한 환자에 비해 적다. 동일한 이유로 폐는 복부에 비해 저선량 스캔을 가능케 하며, 경부나 하지의 CT검사에서도 동일한 개념으로 저선량 스캔의 적용이 가능하다.

(5) Radiation protection from CT

CT검사로 인한 피폭은 의료용 방사선 전체 양의 상당부분을 차지한다. 이의 감소를 위해서는 먼저 CT검사가 의학적으로 꼭 필요한 경우에 한정하여 검사를 시행해야 하며, 조영제를 투여해야 한다면 non-contrast scan을 가급적 피해야 한다. 추적검사와 병리학적 특성이 이미 알려져 있는 상황에서는 스캔 범위와 sequence의 수를 감소시키도록 해야 한다.

그리고 납 재질의 에이프런 등의 방어기구를 효율적으로 사용하여 산란선에 의한 피폭도 줄여야 한다. 납 차폐는 표재 장기의 선량을 감소시키는 간단한 방법이다. 두부CT에서 갑상선 부위의 차폐(thyroid protector)는 갑상선의 선량을 절반 이하로 낮출 수 있다. 여성 환자의 liver CT시 가능한 유방의 노출을 피하게 하며, 스캔 범위 밖에 위치한 유방은 차폐제로 덮어야 한다. 그러나 상복부CT에서 골반 부위의 차폐는 인체 내부에서의 산란선으로 인해 난소를 방사선으로부터 완전히 방어할 수는 없다. 이때 차폐 기구가 스캔 부위에 포함되면 streak artifact를 유발시키기 때문에 각별히 조심하여야 한다.

특히 방사선 예민한 기관인 고환, 안구(특히 렌즈), 갑상선 등의 피폭을 피하고 가능하면 갠트리를 경사지게 하여 이러한 부위의 직접적인 스캔을 피해야 한다. 그리고 표재성 방사선 예민기관의 차폐에 유용한 비스무스 재질의 차폐기구를 사용하여 영상의 질적 저하없이 눈의 렌즈, 갑상선, 유방 등의 선량을 감소시킬 수 있다(그림 9-34).

또한 소아CT의 경우 적절한 스캔 파라메터를 선택으로 선량감소에 각별한 신경을 써야 하며, CT를 이용한 중재적 시술 시 검사자 및 시술자의 방사선 피폭의 감소에도 신경을 써야 한다.

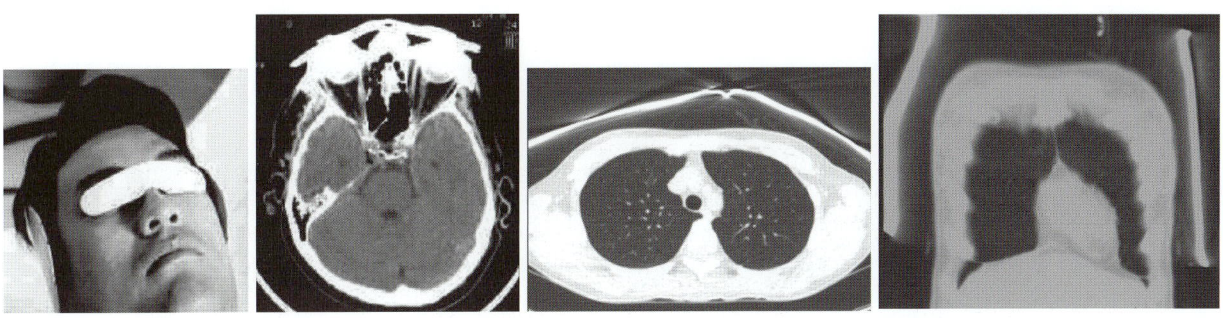

그림 9-34 Bismuth 재질의 안구 및 유방 shield를 적용한 CT영상

9. CT선량의 가이드라인 및 국제 규정

1) 국제전기표준회의와 ImPACT

국제전기표준회의(International Electrotechnical Commission; IEC)는 IEC 601-2-44에서 스캔 파라메터를 선택하면 이에 해당되는 $CTDI_{vol}$과 DLP가 CT콘솔에 표시되어야 한다고 규정하고 있다. 그리고 ImPACT (imaging performance assessment of CT scanners)은 스캔 파라메터의 입력 시 장치의 Z-축 기하학적 선량효율이 70% 미만인 경우 스캔 콘솔에 선량효율을 표시하도록 권고하고 있다. 이에 따라 대부분의 MDCT에서 스캔 파라메터의 입력 시 Z-축 기하학적 선량효율과 $CTDI_{vol}$, DLP가 콘솔에 표시된다.

2) 유럽연합 집행위원회(European commission; EC)

진단참고준위(diagnostic reference levels; DRL) 개념은 환자 방호의 최적화를 위한 기본적인 요구치를 제시하는 유용한 방법으로 인정되고 있으며, 이는 실제 임상에서 사용되는 선량을 내외적으로 상호 비교를 가능케 한다.

표 9-9는 유럽연합 집행위원회가 1999년 EUR 16262에 발표한 CT의 질적 기준에 관한 유럽 가이드 라인에 포함된 진단참고준위이다. 이는 1980년대 후반 영국에서 이루어진 조사를 바탕으로 하였으며 측정된 CT의 75%의 선량수준이 기준으로 채택되었다. 이 당시의 진단참고준위는 나선형 스캔의 개념이 포함되지 않은 $CTDI_w$와 DLP의 관점에서 제시되었으며, 특별한 임상적인 이유가 없는 한 최대선량을 초과하지 않도록 권고한다. 선량의 측정은 16cm 직경의 polymethylmethacrylate(PMMA) 재질의 head phantom과 32cm 직경의 body phantom을 사용하도록 하고 있으며, $CTDI_w$는 단일 슬라이스 스캔에서, DLP는 한 exam에서 얻는 값이다. 그리고 표 9-10은 2000년대 초반 독일, 스위스, 호주에서 나선형 CT를 대상으로 측정된 $CTDI_w$, DLP, 유효선량이다. 이들은 EUR 16262 권고수준에 비해 현저히 낮은 수준을 보인다

표 9-9 EUR 16262에서 제시된 CT의 진단참고준위(EC)

검사명	$CTDI_w$(mGy)	DLP(mGy·cm)
두부 일반(brain routine) CT	60	1,060
Face & sinuses CT	35	360
외상환자의 척추(vertebral trauma) CT	70	460
흉부 일반(chest routine) CT	30	650
고해상능 폐(HCRT or lung) CT	35	280
복부 일반(abdomen routine) CT	35	780
간과 비장(liver and spleen) CT	35	900
골반부 일반(pelvis routine) CT	35	570
Osseous pelvis CT	25	520

표 9-10 독일, 호주, 스위스에서 조사된 평균 CT선량(2000-2002년)

	$CTDI_w$(mGy)		DLP(mGy·cm)			Effective dose(mSv)		
	G	A	G	A	S	G	A	S
후두(larynx) CT	38	33	603	638	390	2.4	2.4	3.4
흉부 일반 CT	18	15	415	326	590	6.4	4.7	9.0
고해상능 폐 CT	-	30	-	96	-	-	1.5	-
복부 일반 CT	21	15	748	469	580	12.9	8.6	10.0
간(liver) CT	21	16	327	321	780	5.9	5.9	13.0
신장(kidney) CT	21	17	327	383	277	5.9	6.2	4.8

G : German survey of 830 institutions(Galanski, 2001)
A : Austrian survey of 15 institutions(Novotny, 2002 person communication)
S : Swiss survey of 6 institutions(Aroua, 2000)

3) 국제원자력기구

국제원자력기구(international atomic energy agency; IAEA)에서는 1996년 head와 body 물 팬텀을 사용하여 측정한 MSAD의 기준을 제시하였다. Head와 L-spine CT의 경우 각각 50mGy, 35mGy, 그리고 복부 일반CT의 경우 25mGy이다.

4) 영국 국립방사선 방호위원회

2004년 영국 국립방사선 방호위원회(NRPB; 현재 Radiation Protection Division of the Health Protection Agency)의 DRL 작업 그룹은 2003년에 조사된 CT선량 데이터베이스를 바탕으로 하여 성인 및 소아 MDCT의 진단참고준위를 제시하였다(NRPB-W67, 표 9-11).

표 9-11 영국의 성인 및 소아 MDCT의 DRLs(NRPB W-67)

(a) 성인

검사 및 부위	$CTDI_w$(mGy)	DLP(mGy·cm)
두부 CT		930
- 후두와	100	
- 대뇌	65	
흉부 CT		580
- 폐	13	
- 간	14	
고해상능 폐 CT	7	170
복부 CT	14	470
복부 및 골반 CT	14	560
흉복부 및 골반 CT		940
- 폐	12	
- 복부 / 골반	14	

(b) 소아

검사 및 부위	나이(세)	$CTDI_w$(mGy)	DLP(mGy·cm)
두부 CT			270
- 후두와	0-1	35	
- 대뇌		30	
두부 CT			470
- 후두와	5	50	
- 대뇌		45	
두부 CT			620
- 후두와	10	65	
- 대뇌		50	
흉부 CT	0-1	12	200
	5	13	230
	10	20	370

5) 미국 식품의약청

미국 식품의약청(food and drug administration; FDA)은 $CTDI_{14T}$ 데이터를 CT장치의 성능설명서에 포함시키도록 하고 있으며, 식품의약청의 장치 및 방사선건강센터(the center for devices and radiological health; CDRH)에서는 소아와 작은 체격의 성인 CT의 선량 권고안과 전국 X선 CT 동향평가(national wide evaluation of X-ray trends; NEXT, 2000년과 2018년)를 발표하였다. 이 조사에는 미국 내 설치된 여러 종류의 CT장치의 CTDI값(dose) 외에 CT practice, workload가 조사되어 보고된다.

6) 독일의 표준화 규격

독일의 표준화 규격인 DIN 6868-53(free in air axis) 규정에서는 복부와 흉부CT의 D_{air}가 50mGy보다 적도록 규정하고 있다. 그리고 장치 제조업자는 적절한 파라메터를 선택할 수 있는 테이블과 프로토콜을 사용자에게 제공해야 하며, 30mGy 미만의 선량 조건에서 성능테스트를 하도록 규정하고 있다.

7) 미국 의학물리학자협의회

1999년 미국 의학물리학자협의회(American association of physicists in medicine; AAPM)에서는 팬텀을 사용하여 후방산란(backscatter)을 포함한 CTDI값으로 진단참고준위를 제시하였다. Head CT에서의 진단참고준위는 60mGy, body CT에서는 40mGy이다.

8) 미국 방사선의학회

미국 방사선의학회(the American college of radiology; ACR)는 CT인증 프로그램(CT accreditation program)을 제공하고 있다. 이에는 소아 body, 성인 head, 성인 body CT의 $CTDI_{100}$, $CTDI_{w}$, $CTDI_{vol}$, DLP, 그리고 유효선량의 측정 및 계산이 포함된다. 이 프로그램은 각 검사 프로토콜의 한계값을 제공하며, 비록 인증 프로그램에서 제시되는 한계값은 합격과 불합격의 기준이 아니지만 합격기준에 속하는 방사선량을 사용하도록 권고한다.

CHAPTER 10

CHAPTER 10

MDCT의 dose modulation과 dosimetry

1940년대 일반방사선검사에서 최초로 적용된 자동 노출조절기술은 광량계(phototimer)를 이용하여 관전압과 관전류를 고정시키고 노출시간을 조정하여 검사부위의 두께에 따라 선량을 조절하는 방식이다. 이에 비해 MDCT에서 사용되는 자동 노출조절기술(dose modulation technology)은 3가지로 구분된다. 즉, 관전류를 조절하는 방식인 관전류 자동 조절기술(automatic tube current modulation(ATCM); 이는 auto exposure control(AEC)라고도 명명됨)과 관전압을 조절하는 방식인 관전압 자동 조절기술(automatic tube voltage modulation), 그리고 방사선 감수성이 높은 장기가 위치한 환자 전면에서 관전류를 감소시킴으로써 전면부의 선량을 감소시키는 장기기준 자동 선량제어기술(automated organ based current modulation; AOBCM)이다.

1. 관전류 자동 조절기술 (automatic tube current modulation; ATCM)

1) ATCM의 개념

ATCM 또는 AEC(auto exposure control)로 불리는 관전류 자동조절기술은 환자 윤곽과 organ의 감약 특성에 따라 관전류를 조절하는 기술이다. 이는 서로 다른 영상 사이의 질적 변화를 감소시키고 검출기에 일정한 신호를 전달하여 영상의 품질을 일정하게 유지시키고, 노출의 적정화를 통해 환자선량을 감소시키는 목적으로 사용된다. 더불어 X선관의 부하를 낮추어 스캔 범위를 연장시키는 효과도 갖는다.

ATCM은 검사 부위의 두께 차이(patient diameter difference), 인접 부위의 방사선 흡수량 차이(attenuation difference), 주변부와 중심부의 방사선 흡수량 차이, 불수의적인 움직임의 보정 등의 많은 변수를 갖는다.

MDCT에서 사용되는 ATCM은 이러한 여러 변수를 바탕으로 하여 환자의 크기 정도 인식(patient size AEC), X선관의 회전각에 따른 피사체의 두께변화 인식(rotational AEC), 그리고 Z-축 방향의 피사체 두께변화 인식(Z-axis AEC)의 3가지 기본적인 기술과 이들을 혼합한 기술(combined AEC)을 이용하는 방식이 사용된다.

ATCM에 필요한 감약정보는 topogram 또는 먼저 시행된 회전(previous rotation)을 통한 피드백 메커니즘에 의해 얻어진다. AP topogram 또는 AP와 lateral topogram을 통해 얻어진 인체 단면의 감약정보가 환자 직경의 계산에 사용되며, 이 정보로부터 환자 크기에 적합한 mAs 설정이 이루어진다. 그림 10-1은 ATCM에서의 인체 부위에 따른 감약과 관전류의 분포를 보여준다. Body 직경의 감소는 결과적인 CT영상 데이터의 CNR 획득에 필요한 선량의 감소로 이어진다. 관전류는 mA, 감약은 입사강도와 피사체를 투과한 방사선 강도의 비율로서 표현된다.

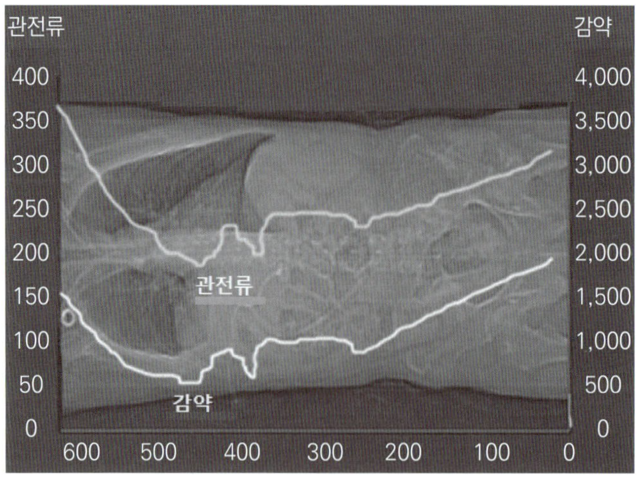

그림 10-1 ATCM에서의 인체 부위에 따른 감약과 관전류의 분포

2) ATCM의 종류

(1) Patient size ATCM(patient size AEC)

Patient size ATCM은 환자 크기에 기초하여 체격이 큰 환자에서는 관전류를 증가시키고 체격이 작은 경우 관전류를 감소시켜 환자 사이의 영상의 질적 변화를 감소시킨다. Patient size ATCM의 경우 하나의 examination 또는 series 내에서는 동일한 관전류가 적용된다.

(2) Z-축 ATCM

Z-축 ATCM은 scan range가 긴 프로토콜에서 유용한 기능이며 환자 종축 방향의 감약 변화를 고려하여 관전류를 조절함으로써 일정한 영상품질을 유지한다. 그러므로 상대적으로 감약이 큰 골반부 등에서는 관전류를 높이며, 감약이 적은 흉부나 경부에서는 관전류를 낮춘다.

보통 Z-축 방향으로의 환자 프로필의 변화는 점진적으로 일어나는 특성을 가지므로 각 angle에서의 감약 프로필의 형태를 이용하여 다음 회전에서의 관전류 조절이 가능해진다. 이런 연유에서 Z-축 ATCM을 low frequency modulation이라고도 명명된다.

Z-축 ATCM에서는 환자 형태의 변화와 시스템 반응 사이의 지연을 감소시키기 위해 실제 피드백은 앞의 180° 회전에서 얻어진 데이터로부터 얻어진다. 미리 정의된 사인파와 같은 함수를 사용하여 최대값과 최소값 사이의 관전류를 변화시키며 projection angle의 감약 변화에 더욱 근접되게 적용하는 함수도 사용될 수 있다.

MDCT에서의 Z-축 ATCM은 patient size ATCM과 연계되어 사용되며 고식적 스캔과 나선형 스캔에 적용된다. 그리고 초기의 Z-축 ATCM에서는 관전류의 설정을 위한 환자의 감약 평가는 AP와 lateral topogram을 이용하였으나 최근에는 하나의 topogram을 이용하는 추세를 보인다.

그림 10-2는 Z-축 ATCM 적용에 따른 관전류 및 노이즈(또는 선량)의 변화를 나타낸 것으로, constant mA는 Z-축 ATCM을 적용하지 않은 시스템을 의미한다. (b)에서 많은 선량이 부여되는 부위는 shoulder, liver, hip이며, 노이즈가 많이 발생하는 부위는 neck, lung, legs이다. 그림 10-3은 각 제조사의 64MDCT에서 흉부 팬텀에 Z-축 ATCM을 적용한 경우 관전류의 변화를 scout 영상에 나타낸 것이다. 여기서 지멘스와 필립스 MDCT의 경우 mAs/pitch를 mAs로 나타내었다.

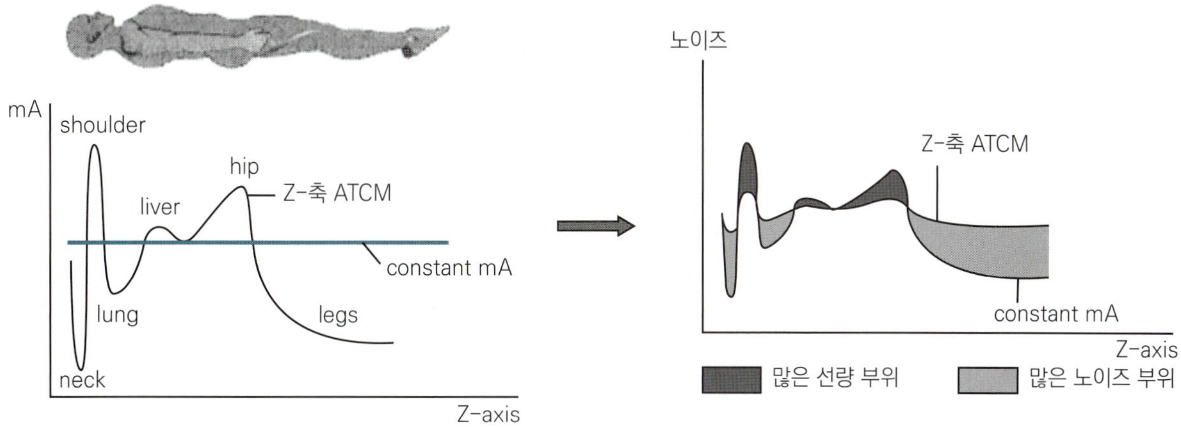

(a) 관전류의 변화 (b) 선량과 노이즈의 분포

그림 10-2 Z-축 ATCM 적용에 따른 관전류 및 선량의 변화

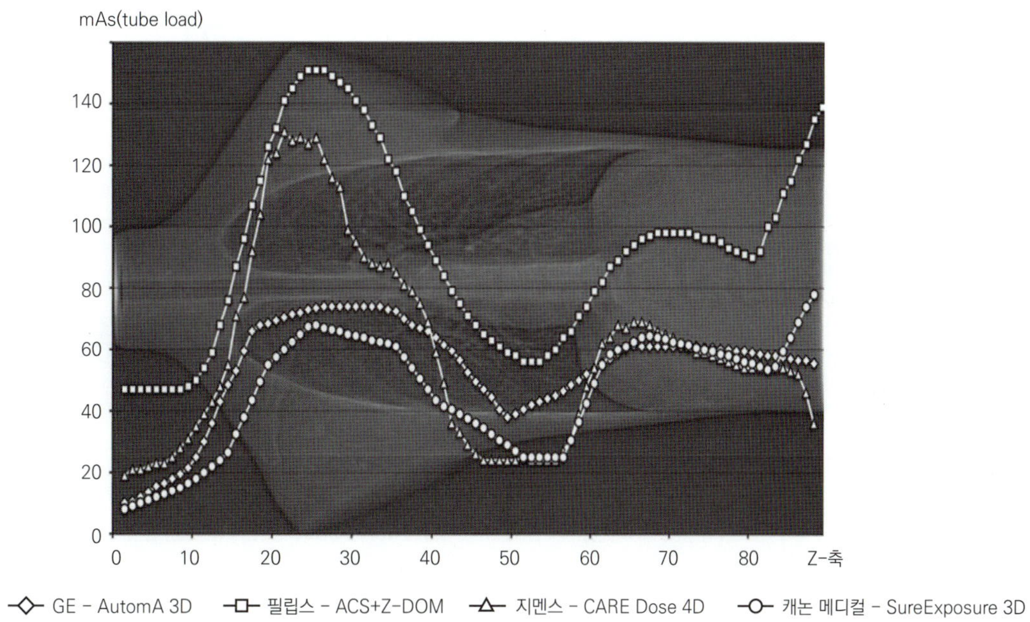

그림 10-3 4개 제조사의 64MDCT에서 Z-축 ATCM 적용에 따른 관전류의 변화 (Marcus Söderberg and Mikael Gunnarsson, 2010)

(3) Rotational ATCM

Rotational ATCM은 angular ATCM, circular ATCM, X-Y축 ATCM 또는 high frequency modulation으로 명명된다. 이는 각 스캔에서 lateral과 frontal projection 사이의 심한 감약 차이를 보상하기 위해 관전류를 조절하는 방법이며, 주로 lateral projection 방향에서의 관전류를 증가시키고 frontal projection 방향에서의 관전류를 낮춤으로써 전체적인 환자선량을 적정화시킨다.

Rotational ATCM은 lateral projection에서의 photon starvation artifact를 감소시킬 수 있어 어깨나 골반부와 같은 비대칭적인 인체부위에서 특히 유용한 방법이며, 출력을 급속히 변화시킬 수 있는 X선관과 고전압발생기(generator)를 필요로 한다. Rotational ATCM에서는 일정한 영상품질을 유지시키기 위해 사용자가 노이즈를 설정하면 자동적으로 관전류의 최대치가 설정된다. 이러한 연유로 online mA modulation이라고도 한다.

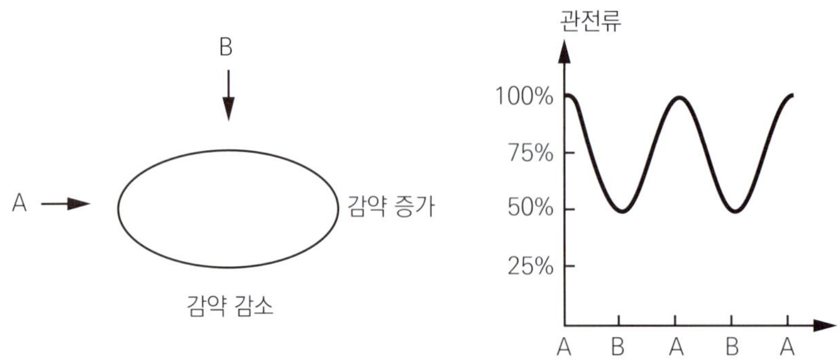

그림 10-4 Rotational ATCM의 개념

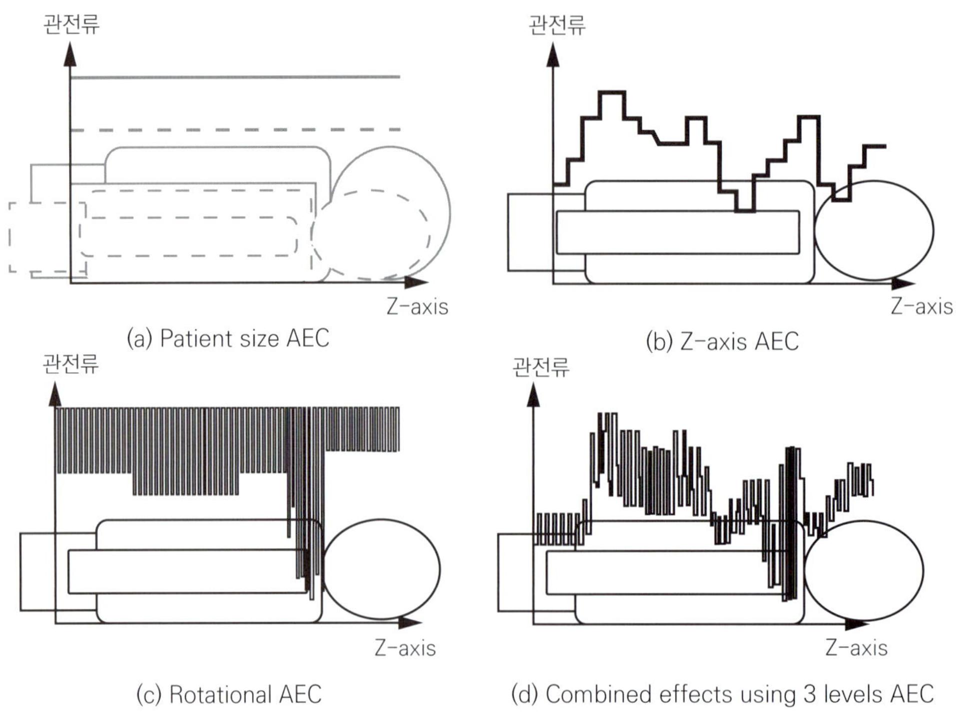

그림 10-5 ATCM의 종류

3) ATCM에서의 영상품질 수준의 설정

ATCM 기능을 작동시키기 위해서는 사용자가 원하는 영상의 질적 수준을 스캔 프로그램 입력과정에서 설정을 하며, 영상품질 수준의 설정 방법은 노이즈(standard deviation)에 기초한 방식과 reference mAs에 기초한 방식으로 구분된다.

(1) 노이즈에 기초한 방식

GE, 캐논 메디컬, 후기 필립스 MDCT에서 채택하고 있으며 영상의 질적 수준을 노이즈 레벨(표준편차)의 설정으로 정한다. 즉, 표준편차를 높게 설정하면 노이즈가 많은 영상을, 낮게 설정하면 노이즈가 적은 영상을 얻는다.
노이즈에 기초한 방식의 ATCM의 장점으로는 설정한 프로토콜의 결과로 나타나는 영상품질을 타 CT와 쉽게 비교할 수 있다. 하지만 다른 제조사 CT장치의 설정치와 비교하는 경우에는 시스템 실행에서의 차이점을 인지하는 것이 중요하다.

보통 사용자가 ATCM 작동을 위해 요구되는 표준편차보다 낮은 값을 입력시킬 가능성이 많아지는데 이는 ATCM의 효능이 발휘되지 못하거나 ATCM을 사용하지 않는 경우보다 환자선량이 많아질 수 있음을 인식해야 한다. 그리고 영상 노이즈는 선량(관전류)의 제곱근에 반비례하므로 낮은 표준편차의 설정은 환자선량의 증가로 이어짐을 이해해야 한다.

(2) Reference mAs에 기초한 방식

지멘스에서 사용하는 ATCM 방식으로 reference mAs를 이용하여 영상품질의 수준을 설정한다. 스캔하는 환자 횡단면의 크기를 평가하여 표준 체격의 기준 mAs에 대비한 관전류를 조절하는 reference mAs 방식은 노이즈에 기초한 방식에 비해 관전류 조절에서 유연성을 갖는다.

노이즈에 기초한 방식에서는 영상 노이즈를 항상 일정하게 유지시키고자 하는 목적으로 체격 차이가 있는 여러 환자의 ATCM 반응을 미리 설정 두어야 하는 반면에 reference mAs에 기초한 방식은 필요로 하는 영상의 질에 따른 반응을 쉽게 변화시킬 수 있다. 예를 들면, 작은 체격의 환자의 경우 관전류를 감소시킴으로써 표준 체격의 환자에 비해 노이즈가 적은 영상을 만들고 큰 체격 환자 영상은 관전류를 증가시킴으로써 표준 체격의 환자에 비해 노이즈를 많게 만든다.

임상적으로 작은 크기의 환자 영상은 큰 환자보다 더 나은 영상의 질을 필요로 한다. 큰 크기의 환자는 서로 차이가 나는 지방분포를 가짐으로써 기관들의 구분을 쉽게 만들기 때문이다.

Reference mAs 방식들 사이의 성능비교는 직선적이지 못하다. 이는 표준 체격의 뚜렷한 정의가 주관적일 뿐만 아니라 표준 체격에서 얻어진 관전류 값이 선속 여과와 장치의 기하학적 특성과 같은 장치 디자인에 많이 의존되기 때문이다. 그러나 사용자들은 노이즈보다 mAs값에 더욱 친근감을 느끼므로 reference mAs 방식을 더 가깝게 느낄 수 있다.

그 외 필립스의 초기 MDCT에서 채택하던 reference image에 기초한 ATCM 방식이 있다. Reference image에 기초한 방식은 사전에 스캔되어 임상적으로 적절한 품질을 갖는 것으로 판단된 33cm 직경의 환자에 기초한 reference image 세트를 이용한다.

이 방식의 장점은 ATCM 사용을 위한 영상품질 수준의 설정 시 요구된 품질이 표준편차의 추상적인 값이 아니라 존재하는 임상적 영상을 통하여 표현되는 점이다. 하지만 2007년 상용화된 필립스의 Brilliance ver. 2.2 이상에서는 GE사나 캐논 메디컬에서 적용하고 있는 노이즈 설정을 통한 modulation 방식으로 변경되었다.

4) 각 제조사별 ATCM의 명칭 및 특성

(1) GE사 MDCT

초기 MDCT에 탑재된 버전의 ATCM으로는 AutomA와 SmartmA가 있다. AutomA는 LightSpeed Ultra16의 초기 모델에서 적용되었으며 rotational ATCM 기능이 없이 patient size ATCM과 Z-축 ATCM이 연계되어 사용되는 버전이다. AutomA는 인체 종축 방향의 피사체의 두께와 조직의 방사선 감약에 기초하여 관전류가 변화된다. 즉, topogram에서 얻어진 데이터와 영상품질의 결정 파라메터인 노이즈 인덱스(검사부위와 슬라이스 콜리메이션별 노이즈 인덱스)의 설정을 통해 자동적으로 관전류를 조절한다. 이는 standard 알고리즘의 재구성 영상에 맞춰진 노이즈 인덱스(표준편차)를 갖는다. 그러므로 다른 재구성 알고리즘을 사용할 경우 노이즈 인덱스의 기준값은 달라져야 한다.

초기 버전의 SmartmA는 rotational AEC의 기능을 하였으나, 64MDCT 등에서 장착되어 있는 SmartmA와 SmartmA 3D는 combined ATCM 방식이 적용되어 patient size ATCM과 rotational 및 Z-축 ATCM 기능이 동시 적용된다.

하지만 초기 64MDCT인 LightSpeed VCT에서는 과도기적으로 AutomA 3D와 SmartmA가 장착되어 있다. 이 경우 patient size ATCM과 Z-축 및 rotational ATCM을 동시에 적용하려면 AutomA 3D와 SmartmA를 동시에 선택해야 한다.

(2) 지멘스의 MDCT

초기 버전인 CARE Dose의 경우 patient size ATCM과 rotational ATCM이 적용되었다. 그 후 Emotion과 Sensation16의 버전 VB10 이상 모델이나 Sensation64 모델, Definition 모델에서는 CARE Dose 4D가 장착되었다.

CARE Dose 4D는 낮은 선량으로 적절한 진단적 품질을 유지하기 위해 환자의 크기와 해부학적 특성에 맞춰 자동적으로 관전류 조절이 가능한 combined ATCM 방식으로 patient size ATCM과 rotational 및 Z-축 ATCM의 동시 적용이 가능하다.

그림 10-6은 지멘스의 CARE Dose 4D의 개념을 나타낸 것으로, 먼저 (a)에 나타낸 바와 같이 테이블 위치에 따라 topogram에 기초한 감약값을 얻는다. 이 경우 AP 프로젝션은 측정에 의해, lateral 프로젝션은 계산에 의해 얻어진다. 그 후 (b)와 같이 AP와 lateral 프로젝션에서의 적절한 관전류 프로필이 계산되어 스캔 동안에 관전류가 변화된다(Z-축 ATCM). 그리고 (c)에 나타낸 바와 같이 스캔 동안 online angular modulation이 추가된다. (d)는 constant mAs에 비교한 Z-축과 angular modulation이 적용된 CARE Dose 4D의 관전류 변화를 나타낸 것이다.

CARE Dose 4D는 성인의 경우 70-80kg, 소아의 경우 20kg을 기준으로 quality reference mAs가 설정되었으며, 이 값을 기준으로 하여 환자와 검사부위에 따라 관전류를 결정한다. 즉, 검사 후 얻어지는 영상 노이즈 레벨은 설정된 quality reference mAs에 의해 결정된다. CARE Dose 4D가 스캔에 적용되면 quality reference mAs와 effective mAs가 스캔 화면상에 나타나며, 필요 시 quality reference mAs의 조절이 가능하다.

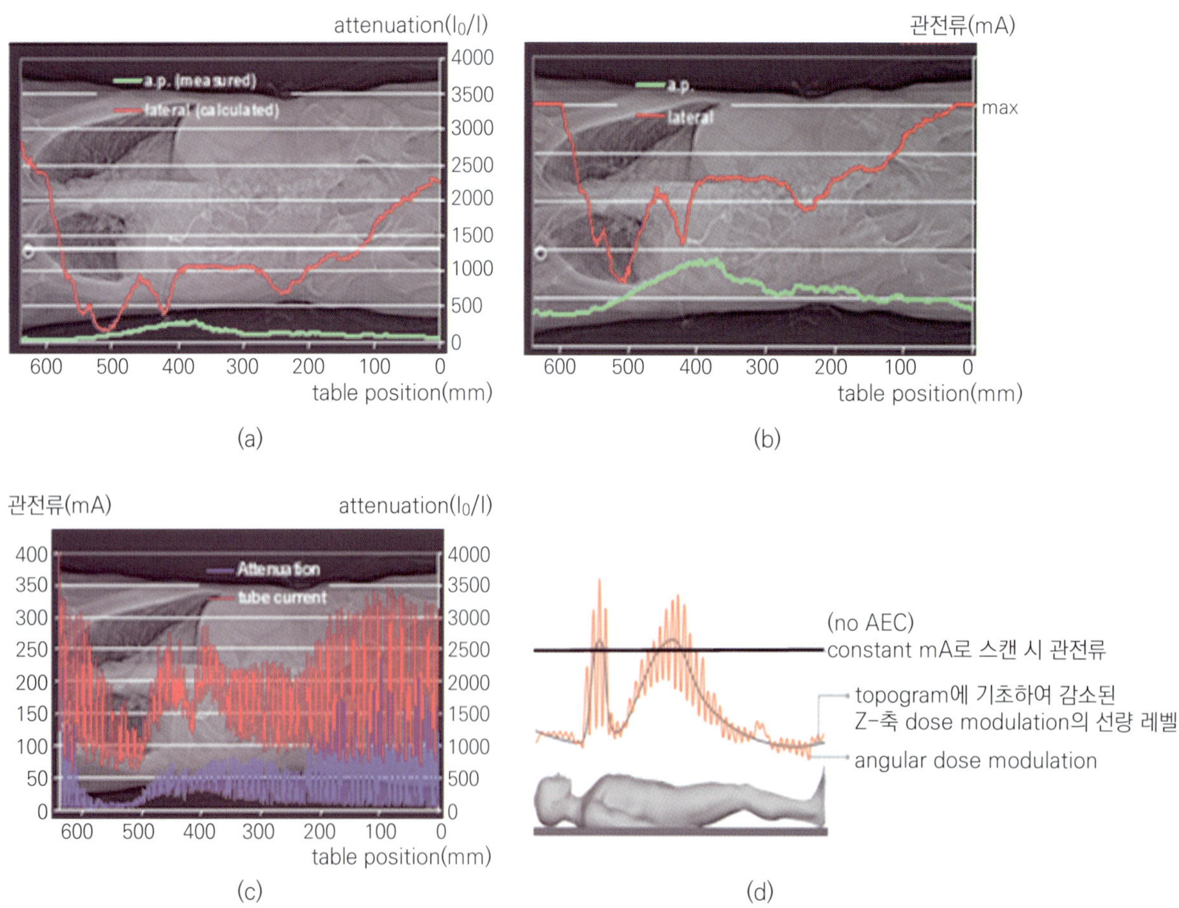

그림 10-6 지멘스 ATCM인 CARE Dose 4D의 개념도

그림 10-7은 지멘스의 CARE Dose 소프트웨어의 적용과 비적용 영상의 mAs와 노이즈를 비교한 타원형 물팬텀과 어깨 CT영상이다. CARE Dose 4D를 적용한 영상은 관전류의 저하에도 불구하고 노이즈가 감소됨을 알 수 있다. CARE Dose 4D를 적용한 어깨 CT영상에서는 우수한 영상의 질을 유지하는 상태에서 40% 이상(327mAs에서 171mAs로)의 선량감소 효과를 얻는다.

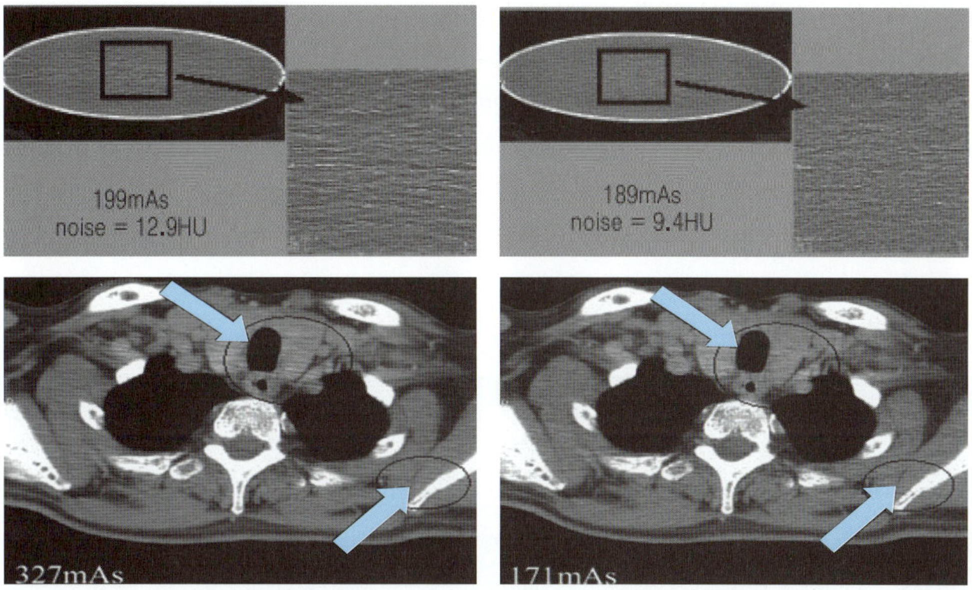

(a) Without CARE Dose 4D (b) With CARE Dose 4D

그림 10-7 지멘스 ATCM인 CARE Dose 4D의 적용 영상

(3) 필립스의 MDCT

초기 MDCT에 탑재된 patient size ATCM인 DoseRight ACS에서는 기준 데이터값(reference data)을 수동으로 입력시켜야 함으로써 생기는 시간소요와 복잡함 등의 불편함이 있었으나 후기 MDCT에는 자동화 방식(automatic ACS)으로 개선되었다.

필립스의 DoseRight ACS는 관전류 설정을 위한 환자 감약을 평가하기 위해서 첫번째 행해지는 topogram(surview)을 이용하며, 33cm 직경의 환자를 기준으로 하여 직경이 5cm 이상 증가할 경우 mAs가 2배로 증가되며, 직경이 7cm 이상 감소할 경우 mAs가 반으로 감소된다.

Rotational ATCM인 DoseRight D-DOM의 경우 앞에 시행된 회전으로부터의 피드백을 이용하여 mA modulation의 크기를 설정한다. 이때 topogram의 lateral projection의 직경을 기준으로 하고 frontal projection에서 관전류를 감소시키는 방식을 사용한다.

Z-축 방향 ATCM인 Z-DOM의 경우 ACS와 마찬가지로 topogram을 통해 modulation 프로필을 계산한다. 즉, 시스템은 얻어지는 인체 부위의 감약을 통해 얇고 두꺼운 부위를 판단하여 axial scan에 사용될 mA의 최소치와 최대치(입력된 effective mAs의 30-98%의 범위)를 자동으로 설정한다.

Brilliance CT 버전 2.0 소프트웨어 모델까지는 DoseRight ACS는 D-DOM이나 Z-DOM과 별도 또는 동시 적용이 가능하다. 하지만 D-DOM과 Z-DOM의 동시 적용은 불가능하다. 그 후 2007년 상용화된 Brilliance ver. 2.2 이상에서는 GE사나 캐논 메디컬에서 적용하고 있는 노이즈 설정(노이즈 인덱스)에 기초한 ATCM 방식으로 변경되었으며, DoseRight DOM의 경우 D-DOM과 Z-DOM이 동시 적용이 가능하다. 즉, DoseRight ACS와 DoseRight DOM을 적용함으로써 combined AEC 기능이 행해진다.

(4) 캐논 메디컬의 MDCT

캐논 메디컬의 ATCM은 목적 영상의 표준편차(노이즈 인덱스) 설정을 통해 이루어진다. 즉, 사용자는 프로토콜 설정 시 목적 영상의 표준편차를 선택함으로써 관전류의 최대값과 최소값을 결정한다.

Aquilion16 모델에 장착된 Sure Exposure는 나선형 스캔에서만 patient size 및 Z-축 ATCM이 가능하다. 그러나 Aquilion64 모델에 장착된 Sure Exposure 3D는 combined ATCM으로 patient size ATCM과 Z-축 및 rotational ATCM의 동시 적용이 가능하다.

Aquilion32 및 64 모델의 Sure Exposure 3D의 경우 노이즈 인덱스는 검사부위(adult head, child head, adult body, child body)별로 고영상품질 모드(high quality mode), 표준 모드(standard mode), 저선량 모드(low dose mode)로 구분되므로 선택이 가능하다. 성인 chest CT나 abdomen CT의 표준 모드의 경우 노이즈 인덱스는 12.5이며 적용되는 default mA의 최대치는 500, 최소치는 10이다. 노이즈 인덱스와 mA의 최대치와 최소치의 입력을 통해 ATCM의 환자선량과 영상품질의 변경이 가능하다.

표 10-1 각 제조사별 AEC 시스템의 최근 버전

제조사	Patient size AEC	Z-axis AEC	Rotational AEC
GE	Smart mA, Smart mA 3D		
지멘스	CARE Dose 4D		
필립스	DoseRight ACS with DoseRight DOM		
캐논 메디컬	Sure Exposure, Sure Exposure 3D		

5) ATCM의 영향인자(파라메터)

ATCM의 특성에 영향을 미치는 파라메터는 제조사에 따라 다소 차이를 보인다. 표 10-2는 스캔 및 영상 재구성 파라메터의 변화에 따른 제조사별 ATCM의 영향인자들을 비교한 것이다. 여기서는 캐논 메디컬의 Sure Exposure 3D를 예로 들어 영상품질에 영향을 미치는 파라메터들을 설명하고자 한다. 이에는 가장 중요한 요소인 노이즈(표준편차) 외에 tube rotation time, pitch factor, 관전압, 슬라이스 두께, convolution kernel, quantum denoising software가 해당된다.

표 10-2 스캔 및 영상 재구성 파라메터에 따른 제조사별 AEC의 반응 유무

	Rotation time	Helical pitch	관전압	슬라이스 두께	Convolution kernel
GE	Yes	Yes	Yes	Yes	No
지멘스	Yes	Yes	No	No	No
필립스	Yes	Yes	Yes	Yes	No
캐논 메디컬	Yes	Yes	Yes	Yes	Yes

(출처: http://www.impactscan.org/reports/Report05016.htm)

(1) 노이즈(표준편차)

그림 10-8은 노이즈(표준편차) 설정에 따른 관전류 분포와 환자선량을 비교한 것이다. 표준편차를 12.5으로 설정하면 최대 관전류는 280mA이며, $CTDI_{vol}$은 20.5mGy, DLP는 502mGy·cm이다. 반면에 표준편차를 20으로 증가시키면 최대 관전류는 150mA로 감소되고, $CTDI_{vol}$은 11.0mGy, DLP는 272mGy·cm로 감소된다. 즉, 표준편차를 크게 하면 노이즈가 증가되어 영상의 질은 저하되며, 최대 관전류와 선량이 감소된다.

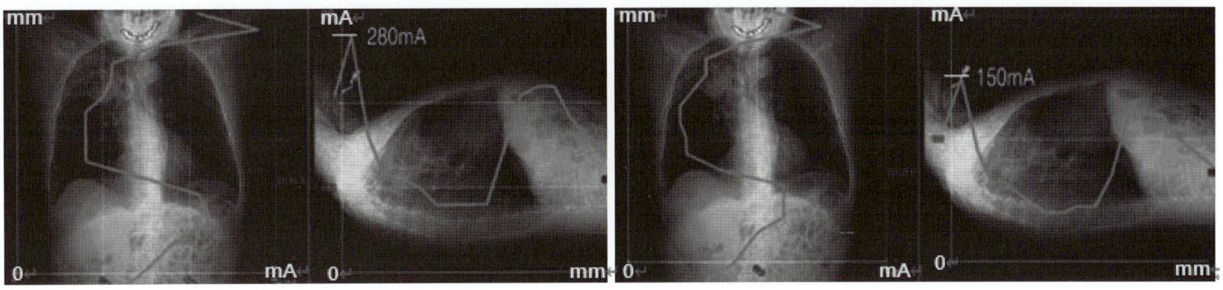

(a) SD: 12.5　　(b) SD: 20

그림 10-8 표준편차 변화에 따른 관전류 분포

(2) Rotation time

그림 10-9는 tube rotation time에 따른 관전류와 선량을 비교한 것이다. Tube rotation time을 0.5초에서 0.7초로 길게 하면 최대 관전류는 280mA에서 190mA로 감소된다. 반면에 환자선량은 유의한 변화가 없다.

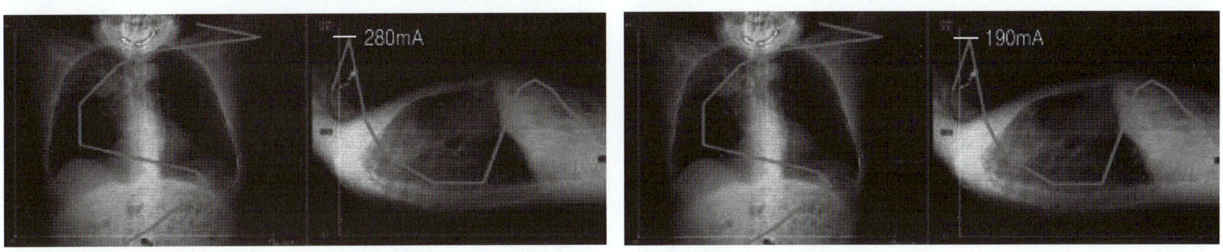

(a) 0.5초($CTDI_{vol}$: 20.5mGy, DLP: 502mGy·cm)　　(b) 0.75초($CTDI_{vol}$: 20.8mGy, DLP: 497mGy·cm)

그림 10-9 Tube rotation time에 따른 관전류 분포

(3) Helical pitch

그림 10-10은 helical pitch에 따른 관전류와 선량을 비교한 것이다. Helical pitch를 0.640에서 0.828으로 증가시키면 최대 관전류는 250mA에서 280mA로 증가된다. 반면에 환자선량은 유의한 변화가 없다.

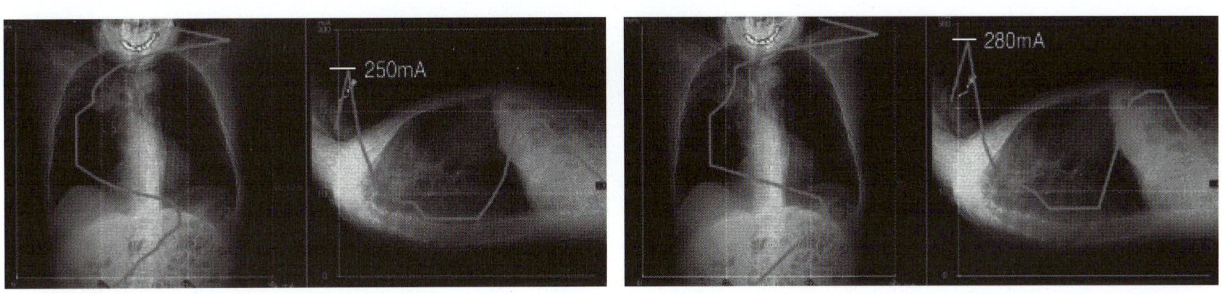

(a) 0.640($CTDI_{vol}$: 20.6mGy, DLP: 512mGy·cm)　　(b) 0.828($CTDI_{vol}$: 20.5mGy, DLP: 502mGy·cm)

그림 10-10 Helical pitch 변화에 따른 관전류 분포

(4) 관전압

그림 10-11은 관전압을 달리하였을 경우의 관전류 분포와 선량을 비교한 것이다. 120kVp에서 135kVp로 증가시켰을 경우 최대 관전류는 280mA에서 220mA로 감소하였다. 반면에 환자선량은 유의한 변화가 없다.

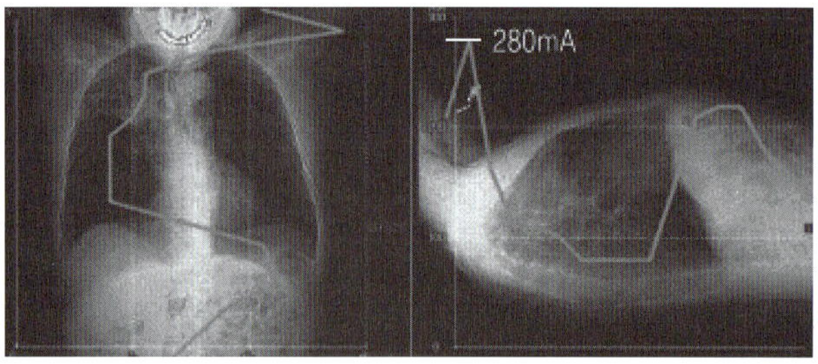

(a) 120kVp($CTDI_{vol}$: 20.5mGy, DLP: 502mGy·cm)

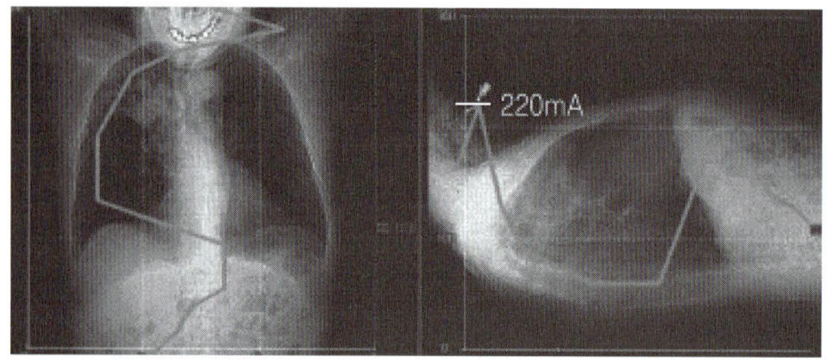

(b) 135kVp($CTDI_{vol}$: 20.3mGy, DLP: 493mGy·cm)

그림 10-11 관전압 변화에 따른 관전류 분포

(5) 슬라이스 두께

그림 10-12는 슬라이스 두께의 차이에 따른 관전류 분포와 선량을 비교한 것이다. 최대 관전류는 5mm 슬라이스 두께(280mA)에 비해 10mm 슬라이스(170mA)에서 감소하였다. 그리고 환자선량 역시 감소하였다.

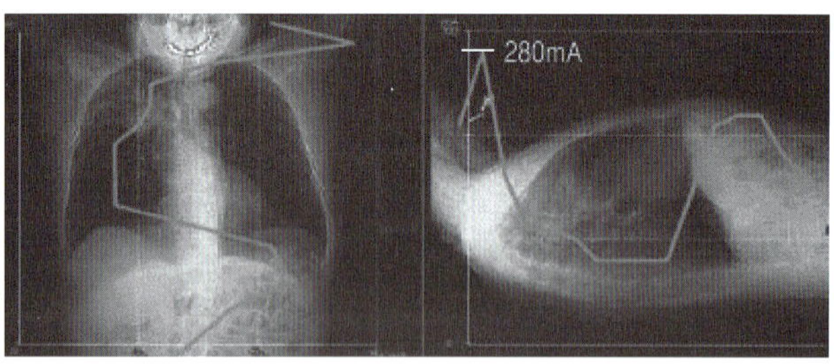

(a) 5mm($CTDI_{vol}$: 20.5mGy, DLP: 502mGy·cm)

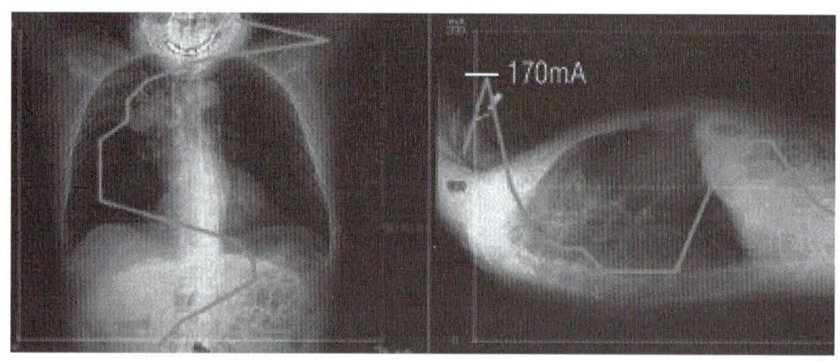

(b) 10mm($CTDI_{vol}$: 12.4mGy, DLP: 297mGy·cm)

그림 10-12 슬라이스 두께 차이에 따른 관전류 분포

(6) 재구성 알고리즘(convolution kernel)

그림 10-13은 재구성 알고리즘(convolution kernel)의 차이에 따른 관전류 분포와 선량을 비교한 것이다. 최대 관전류는 body의 smooth kernel(FC11; 140mA)에 비해 sharp kernel(FC13; 280mA)이 증가하였으며, 환자선량 역시 증가하였다(smooth의 경우 $CTDI_{vol}$: 10.2mGy, DLP: 250mGy·cm이며, sharp의 경우 $CTDI_{vol}$: 20.5mGy, DLP: 502mGy·cm).

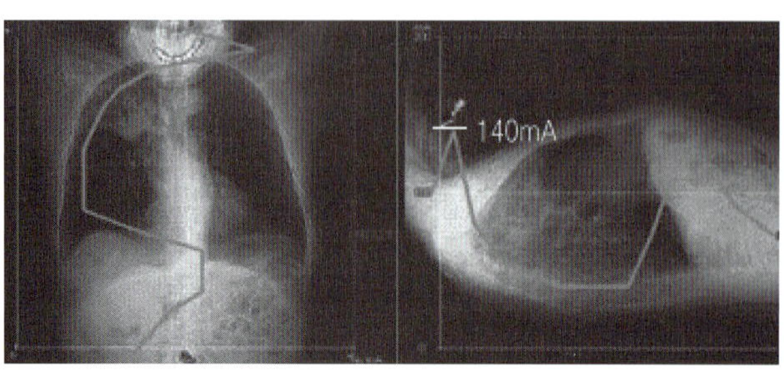

(a) Body smooth filter kernel FC11

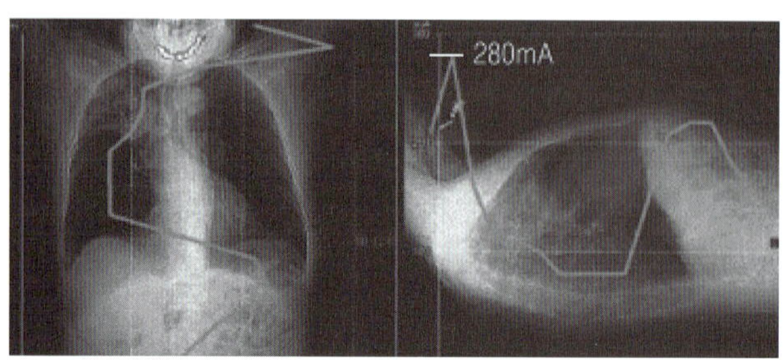

(b) Body sharp filter kernel FC13

그림 10-13 Convolution kernel 차이에 따른 관전류 분포

(7) 양자 노이즈 감소 소프트웨어(quantum denoising software; QDS)

그림 10-14는 image 데이터 영역에서의 post-scan filter인 양자 노이즈 감소 소프트웨어(QDS)의 사용 유무에 따른 관전류 분포와 선량을 비교한 것이다. QDS의 사용은 최대 관전류와 환자선량을 감소시킨다.

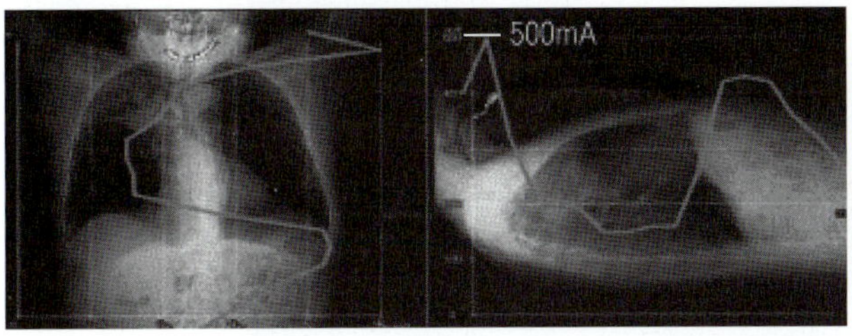

(a) Without QDS($CTDI_{vol}$: 36.6mGy, DLP: 969mGy·cm)

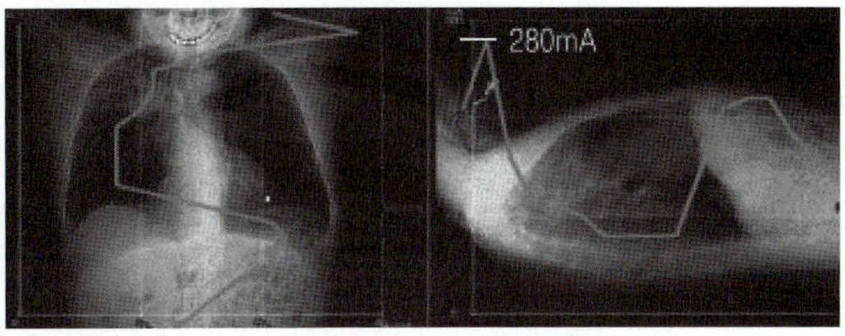

(b) With QDS($CTDI_{vol}$: 20.5mGy, DLP: 502mGy·cm)

그림 10-14 QDS 사용유무에 따른 관전류 분포와 선량

6) ATCM의 성능평가

ATCM의 성능은 스캔된 팬텀 단면 영상에서 노이즈(표준편차)를 측정함으로써 평가할 수 있다. 그림 10-15는 아크릴 재질의 ATCM 성능평가용 팬텀(CT-AEC cone phantom; 모델 41399-010, Kagaku Co. Ltd, Japan)의 외관 및 구조 그리고 10, 20, 30cm 직경에서 스캔된 팬텀 영상들이다. 팬텀의 각 위치는 크기가 다른 환자를 대신하며 Z-축 방향으로 점진적인 크기 변화가 있는 cone 모양을 갖는다. 팬텀의 길이는 30cm이며 가장 얇은 부위는 61.2×40.8mm이며 가장 두꺼운 부위는 428.7×285.8mm이다.

그림 10-16은 AEC 팬텀을 이용하여 Z-축 ATCM의 성능을 비교한 것이다. Coronal과 sagittal reformation 영상에서 ATCM을 사용하지 않은 경우(AEC off; constant mA) 팬텀의 두꺼운 부위로 갈수록 노이즈가 증가하며, 반면에 Z-축 ATCM을 사용한 아래 영상의 경우 노이즈의 변동성이 감소되는 것을 알 수 있다(Nicholas Keat, 2005).

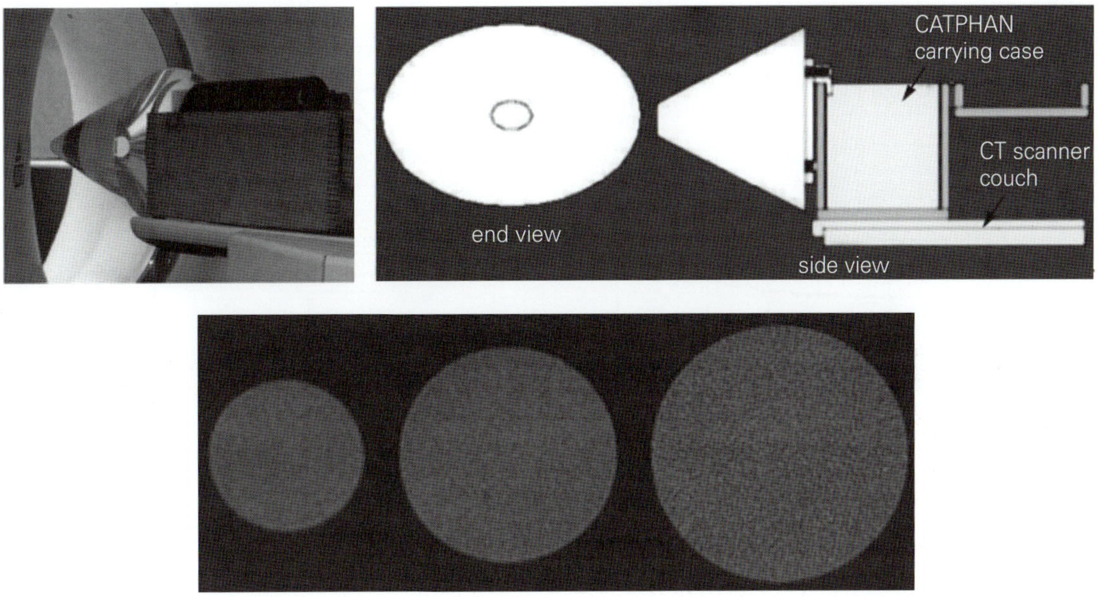

그림 10-15 ATCM 성능평가용 팬텀의 외관과 10, 20, 30cm 직경에서 스캔된 팬텀 영상

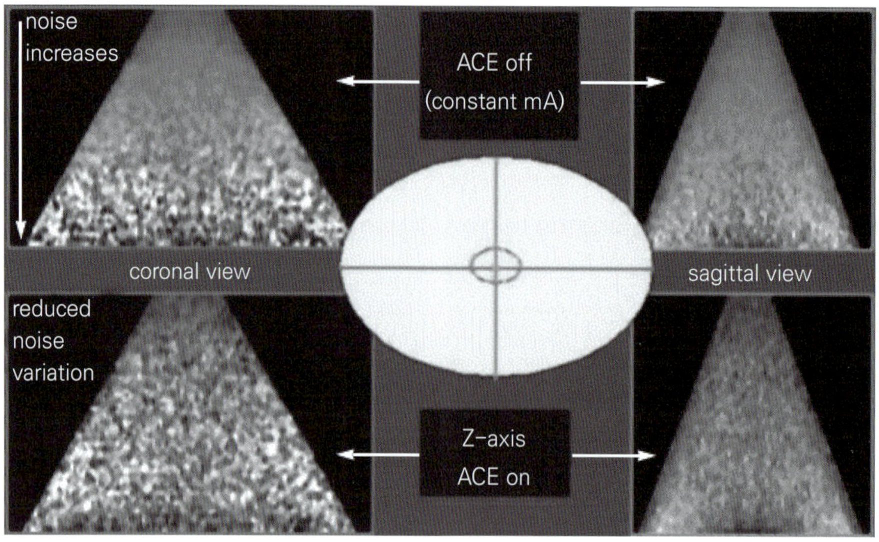

그림 10-16 Z-축 ATCM의 성능

그림 10-17은 캐논 메디컬 MDCT의 ATCM 성능을 평가한 그래프이다. ATCM의 노이즈 인덱스를 5, 10, 12, 17로 설정된 경우 팬텀 직경 크기에 따른 표준편차(노이즈) 측정값은 큰 변동성(variation)을 보이지 않고 일정함을 알 수 있다. 이는 AEC의 기능이 우수함을 암시한다. 여기서 constant mA는 AEC를 적용하지 않음을 의미하며 이 경우 팬텀의 직경이 커질수록 노이즈가 증가함을 보여준다. 그림 10-18은 지멘스 ATCM 소프트웨어인 CARE Dose 4D에서 팬텀 직경에 따른 관전류의 변동성을 평가한 그래프이다. ATCM 기능이 활성화된 상태에서는 팬텀 직경이 커질수록 장치의 관전류가 증가됨을 알 수 있다.

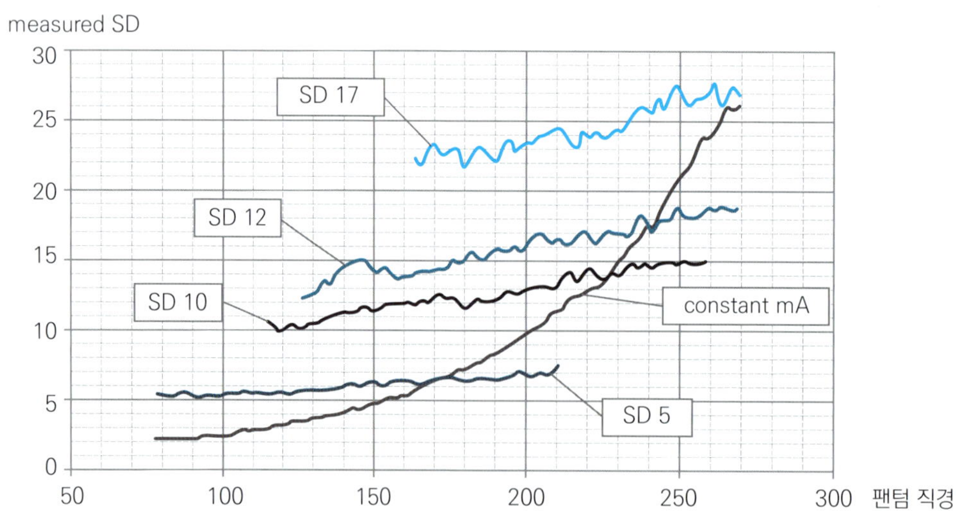

그림 10-17 캐논 메디컬의 ATCM의 성능평가 그래프

(Nicholas Keat, 2005. http://www.impactscan.org/reports/Report05016.htm)

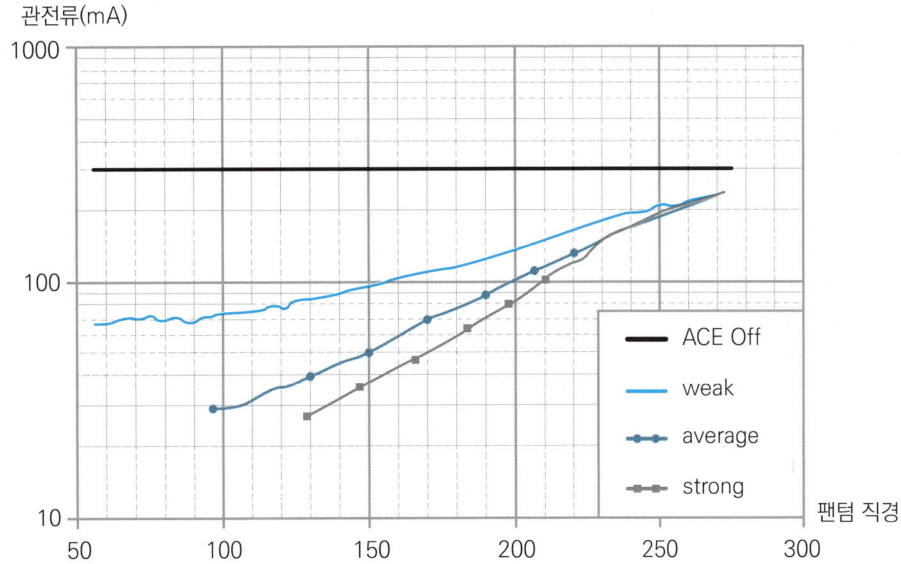

그림 10-18 CARE Dose 4D의 팬텀 직경에 따른 관전류의 변동성(지멘스)

2. 관전압 자동 조절기술(automatic tube voltage modulation)

관전압 자동 조절기술은 환자 크기와 검사 타입에 기초하여 검사별 관전압과 스캔 파라메터(effective mAs)를 자동적으로 조절함으로써 영상품질과 환자선량을 적절화(optimizing)하는 소프트웨어이다.

지멘스의 CARE kV와 캐논 메디컬의 Sure kV가 이에 해당된다. 지멘스의 CARE kV는 topogram을 얻을 때 표준 환자체중(75kg)을 기준으로 계산한 후 관전압을 자동으로 조절하여 스캔을 시행한다. 그리고 관전류 자동 조절 기술인 CARE Dose 4D와 함께 사용 가능하다.

3. 장기기준 자동 선량제어기술 (automated organ based current modulation; AOBCM)

관전류 자동 조절 소프트웨어인 ATCM의 사용은 전체적인 환자선량은 감소시킬 수 있지만 방사선 감수성이 높은 장기 등의 선량을 개별적으로 줄일 수 없으며, topogram 스캔에서 환자 중심부와 갠트리 isocenter가 정확하게 일치하지 않으면 부적절한 특성을 보인다.

또한 표재성 장기 차폐에 많이 쓰이고 있는 비스무스 차폐는 전면 선량을 감소시킬 수 있지만 비스무스에 인접한 안구나 유방에는 streak artifact를 발생시켜 영상품질을 저하시키며, ATCM을 적용한 상태에서 topogram 스캔을 시행한 경우 관전류를 증가시키는 문제점이 있다.

이러한 문제점을 보안하기 위한 방법으로 각 제조사의 최신 MDCT에서는 장기기준 자동 선량제어기술을 개발하여 적용하고 있다. 이러한 기술은 GE사의 경우 ODM(organ dose modulation), 지멘스의 경우 X-care, 캐논 메디컬의 경우 OEM(organ effective modulation)으로 명명되고 있다. 제조사별 특징은 다소 다르지만 방사선 감수성이 높은 장기가 위치한 환자 전면(주로 렌즈, 갑상선, 유방에서 관전류를 감소시킴으로써 전면부의 선량(organ dose)을 감소시켜 주는 공통점을 갖고 있다.

1) GE사의 ODM(organ dose modulation)

GE사의 ODM은 스캔이 되는 동안 X선관 각도에 따라 관전류를 조절함으로써 대부분의 방사선 예민 기관이 위치한 환자의 전면부에서 관전류를 감소시키고, 다른 위치에서는 관전류를 변화시키지 않고 영상의 노이즈(동일한 영상품질)를 유지시키는 기법이다. 이는 나선형 스캔에서 적용 가능하며 head ODM과 body ODM으로 구분된다.

Head ODM은 scan FOV가 head와 pediatric head에서 적용 가능하며, 전면의 90° 부위에서 관전류를 감소시킨다. 반면에 body ODM은 pediatric body, small body, large body의 scan FOV에서 적용 가능하며, 전면의 180° 부위에서 선량을 감소시키며(head ODM: 최대 30%, body ODM: 최대 40%), 그 외의 뒷부분에서는 추가적인 선량보정은 하지 않는다.

지멘스사 X-care와 캐논 메디컬의 OEM과 달리 GE사의 ODM은 modulation 부위의 복수 선택이 가능하다.

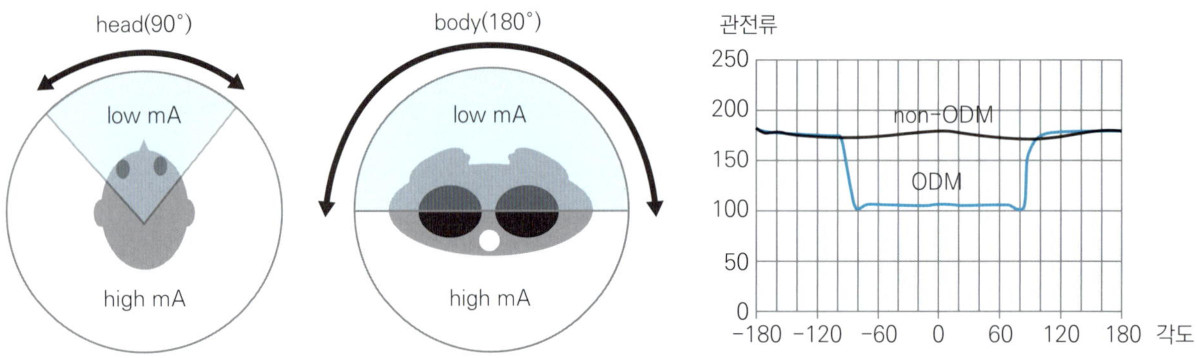

그림 10-19 GE사 ODM과 body ODM에서의 X선관 일회전 동안의 관전류 프로필

2) 지멘스의 X-care

지멘스의 X-care는 X선관 각도에 따라 관전류의 자동적인 조절을 통해 전면 120° 부위에서 선량을 감소시키지만(최대 75% 감소) 나머지 240° 부위에서는 선량을 증가(25% 증가)시킴으로써 평균 $CTDI_{vol}$을 일정하게 유지시킨다.

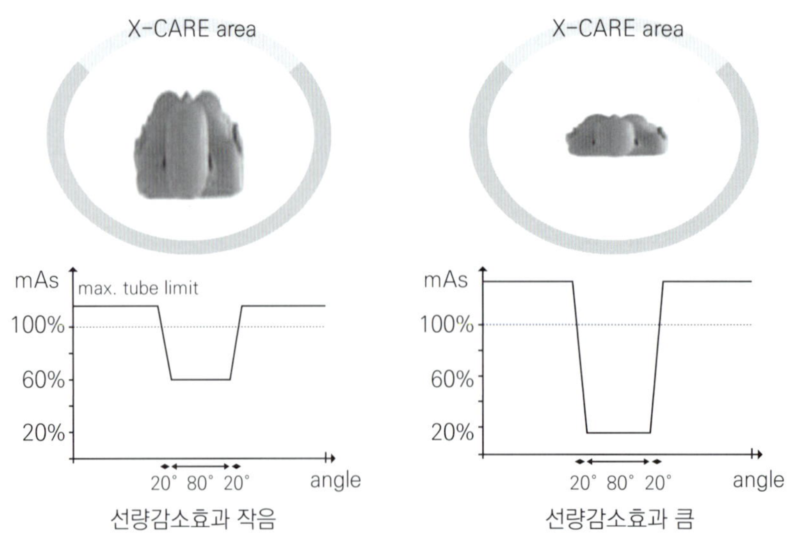

그림 10-20 지멘스의 X-care에서의 환자 크기에 따른 mAs 감소효과

그리고 X-care는 고식적 스캔과 나선형 스캔에서 적용 가능하다. 하지만 X-care는 전면부에 있는 표재성 장기의 선량을 감소시킬 수 있는 장점이 있는 반면에 후복막에 위치한 신장과 폐 실질의 선량을 증가시키는 문제점을 갖는다. 그림 10-20에 나타낸 바와 같이 두꺼운(obese) 환자에서는 X-care 부위의 선량감소효과가 적으나 얇은(slim) 환자의 경우 선량감소효과가 상대적으로 커진다.

3) 캐논 메디컬의 OEM

캐논 메디컬의 OEM은 GE사의 ODM과 동일한 원리를 가지며, 전면부에서 약 30%의 선량감소효과를 갖는다. OEM은 AIDR 3D와 Sure Exposure 3D와 동시에 적용이 가능하며, 그림 10-21은 OEM을 rotational ATCM의 동시 적용 시 선량감소효과가 커짐을 보여준다. OEM은 나선형 스캔에서 적용 가능하다.

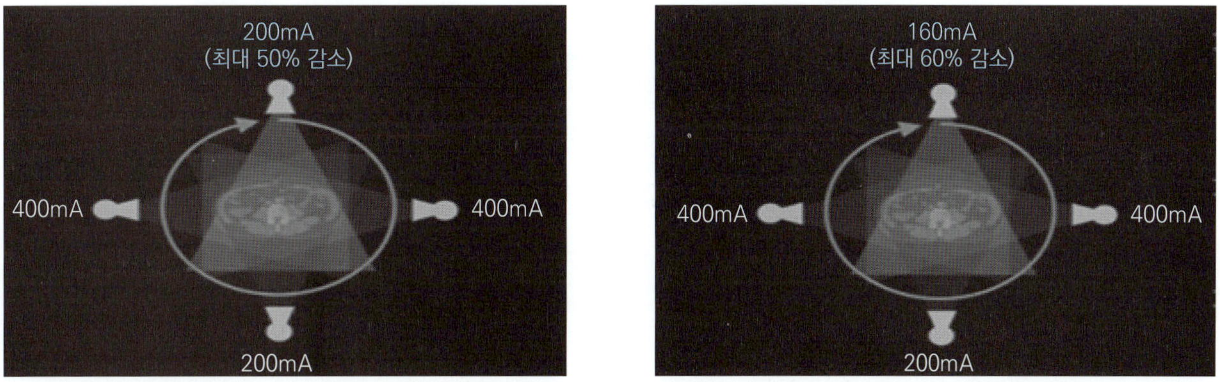

(a) OEM의 비적용과 rotational ATCM의 적용　　(b) OEM과 rotational ATCM의 적용

그림 10-21 캐논 메디컬의 OEM에서의 관전류 감소효과

4. Temporal dose modulation

Temporal dose modulation은 제조사에 따라 cardiac dose modulation, ECG modulation, ECG pulsing으로 명명된다. 이는 심장CT에서 ECG에 기초하여 영상획득에 주로 이용되는 시기인 이완기 후기(end-diastole phase)에 100%의 관전류를 적용시키고 수축기(systole phase)에서는 관전류를 약 20% 수준으로 낮추어 불필요한 선량을 감소시키는 기술이다. 그림 10-22에서 데이터 획득 윈도우가 250ms임을 알 수 있다. 하지만 temporal dose modulation은 이완기 영상뿐만 아니라 수축기 영상의 획득도 필요한 기능적 검사(functional study)에서는 효용성이 저하된다. 이에 대한 자세한 내용은 12장 cardiac CT를 참조하기 바란다.

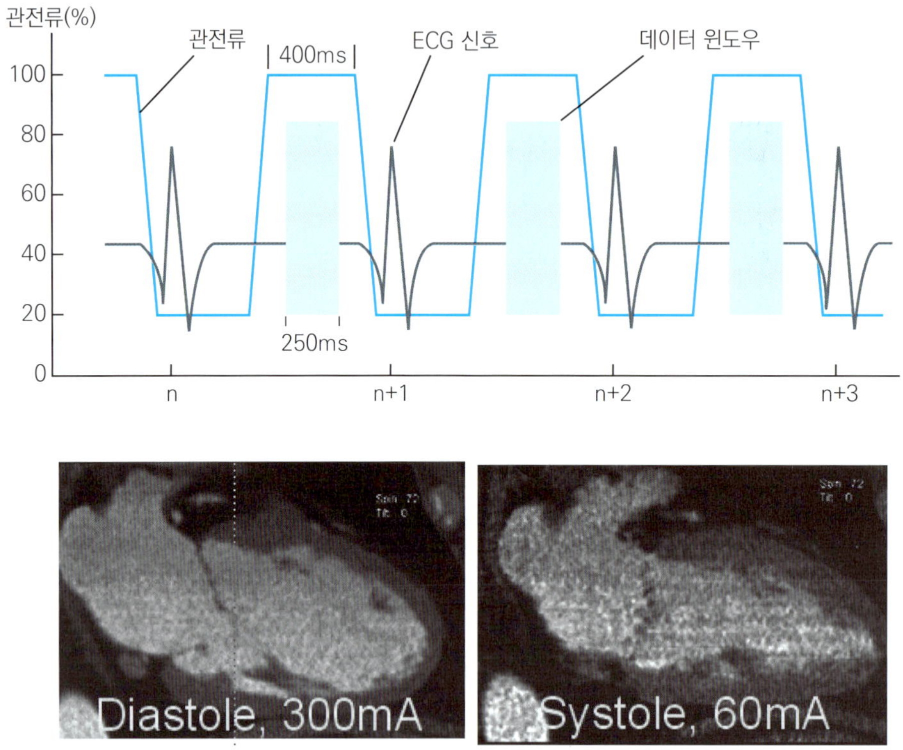

그림 10-22 Temporal dose modulation의 개념과 이완기와 수축기의 CT영상

5. 선량측정용 팬텀

1) Ion chamber dosimetry용 팬텀

감약과 산란특성이 인체조직과 유사하여 조직을 대체할 수 있는 균일 재질의 아크릴(acryl)로 이루어진 원통형 팬텀이다. 직경이 가는 ionization chamber의 삽입이 가능하도록 중앙부와 상하좌우의 주변부 표면에서 1cm 깊이에 직경 1cm 정도의 구멍이 5개 또는 8개 만들어져 있다.

Ion chamber dosimetry용 팬텀은 16cm 직경의 두부 팬텀)과 32cm 직경의 전신용 팬텀으로 구분되며 Radcal사, Dali사 등에서 제조되어 상용화되고 있다(그림 10-23(a)).

2) TLD 측정용 인체모형 팬텀(anthropomorphic phantom)

방사선 치료 및 진단영역에서의 흡수선량 측정을 위해 주로 사용된다. 건조된 뼈, 기도, 폐 그리고 인체의 유효원자번호(7.4)와 유사한 원자번호를 갖는 조직 등가 물질로 이루어져 있으며, 보통 20-40개의 여러 단면으로 분리되어 있다(그림 10-23(b)). 각 단면에는 위치에 따른 선량측정을 위해 약 5mm 직경의 구멍이 있어 열형광소자(TLD)의 삽입이 가능하도록 제조되어 있다.

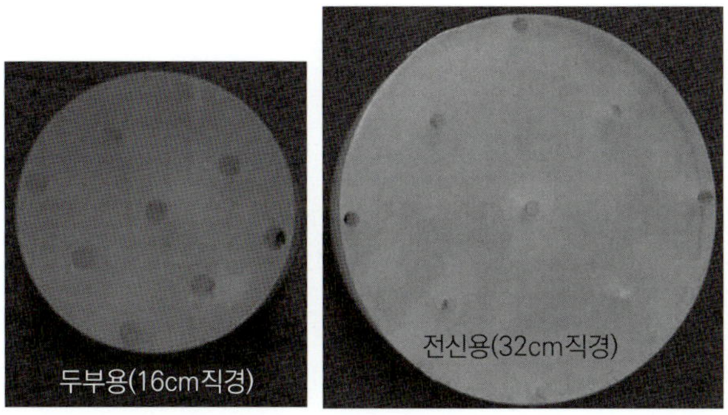

(a) 아크릴 팬텀(ion chamber dosimetry용)

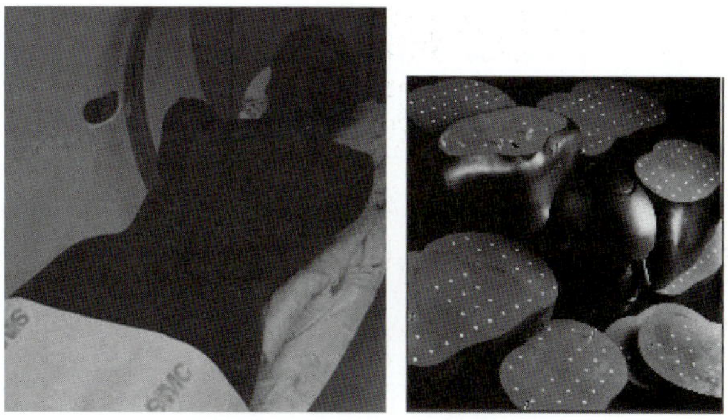

(b) 인체모형 팬텀(Rando 팬텀)과 단면

그림 10-23 CT선량 측정 가능 팬텀

3) Hermaphrodite phantom

1991년 영국의 국립방사선방호위원회(National Radiological Protection Board; NRPB)에 의해 고안되었으며, CT Monte Carlo 데이터 세트(organ dose와 유효선량의 계산)를 얻기 위해 사용된 수학적인 팬텀이다(그림 10-24). Body에 있는 방사선 예민기관들의 형태와 위치를 실제 인체에 근사화시키기 위해 실린더, 구, 콘의 형태를 사용했으며 뇌, 안구의 렌즈들도 실제 인체와 유사하게 만들었다.

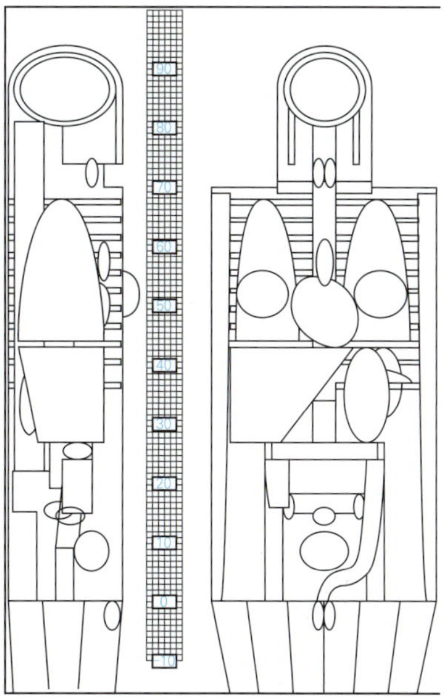

그림 10-24 **Hermaphrodite phantom(Hermaphrodite patient model)**

6. CT선량의 측정(CT dosimetry)

일반적인 방사선검사에서 주된 관심을 갖는 선량은 표면선량이다. 혈관조영검사(digital subtraction angiography)과 같이 여러 번의 노출을 시행하는 검사에서 환자가 받는 선량의 측정은 한번 노출에서의 선량과 촬영된 영상수를 곱하고 투시로 인해 발생되는 선량을 더해서 계산한다.

MDCT에서 사용되는 X선속의 구성과 X선관의 움직임은 다른 방사선 검사와 매우 큰 차이가 있다. 그러므로 환자에게 주어지는 선량의 분포는 다른 검사와 비교해 매우 다양한 특징을 갖는다. 또한 MDCT는 폭 넓게 사용되고 피폭량이 많은 검사중의 하나이며 선량의 제한이 필요한 검사이므로 MDCT의 선량은 일반방사선검사의 선량측정과는 달리 특별한 방법과 기구로써 측정된다.

초기CT의 직접적인 선량측정은 단지 단일 슬라이스 스캔에서의 선량을 측정하는 수준이었다. 예를 들면 횡단면내의 여러 위치에서 선량분포, Z-축 방향의 선량분포(dose profile), 또는 단면 내의 단순한 선량의 최대값을 측정하는 것이었다.

하지만 근래에는 ionization chamber(전리함 선량계)와 아크릴 재질의 전용 팬텀을 사용하여 CTDI의 계산이 주로 이루어진다. 이 방법은 측정의 정확도가 높으며, 조직이나 장기가 받는 선량의 직접적인 측정보다는 CT선량지표(dose index; CTDI)를 구함으로써 장비의 사전 및 사후검사나 QA측정에 주로 이용되고 있다.

CT검사는 대부분 수십 개 이상의 많은 슬라이스와 연속적인 노출이 이루어지므로 임상적인 면에서는 단일 스캔(single slice scan)보다는 다수 스캔(multiple slice scan)의 선량측정이 중요하다. 요추 일반방사선촬영(lumbar spine series)에서는 에너지가 다른 여러 번의 노출이 행해지므로 선량의 측정이 상대적으로 어렵듯이 다수 스캔이 이루어지는 CT에서의 선량은 단일 스캔의 선량과 슬라이스 수의 단순한 곱으로 계산이 되지 않는다. 이는 주선속이 영상화되는 단면내의 조직에 주로 투사되고, 주선속에 비하면 비록 작은 양이지만 산란선에 의한 노출이 인접하고 있는 단면들에게도 이루어지기 때문이다.

물론 실제 CT검사 시 적용되는 다수 스캔에서의 선량은 인체모형 팬텀을 사용하여 측정하고자 하는 위치에 열형광선량계나 유리선량계를 삽입하여 인체조직이나 기관의 실제 선량측정이 가능하며 많이 이용되고 있다. 이 외에 열형광선량계나 유리선량계를 사용하여 단일 스캔에서의 선량을 측정하고, 각 단면 사이의 간격이나 helical pitch에 의해 변화되는 요인을 추가함으로써 다수 스캔에서의 선량을 추정할 수 있다. 그러나 이 두 방법은 측정에 시간이 많이 소요되고 비효율적인 방법이다. 반면에 단순한 선량 측정방법은 Monte Carlo simulation에 기초한 소프트웨어를 이용하여 계산하거나 연필형 ionization chamber와 균일 재질의 아크릴 팬텀을 사용하여 단일 슬라이스 스캔에서의 CTDI 측정한 후 이를 MSAD로 계산하는 방법이다.

7. Dosimetry calculator 이용법

1) ImPACT의 CT patient dosimetry calculator

ImPACT은 SR250 report(1993년)에서 만들어진 NRPB Monte Carlo 선량 데이터 세트를 이용한 CT선량계산 소프트웨어(ImPACT CT patient dosimetry calculator, version 9.9e: 2000년)의 발표를 시작으로 매년 이를 업그레이드시킨 제품을 만들어내고 있다.

CT Monte Carlo 데이터 세트는 1991년 영국의 National Radiological Protection Board(NRPB) 보고서 SR250에서 최초로 도입되었다. 이는 기존에 개발되었던 수학적인 환자 모델(MIRD V phantom)를 기초로 하고 1989년 영국에서 사용 중이던 27개 모델의 CT장치를 대상으로 $CTDI_{air}$를 조사하여 표준화한 값이며, hermaphrodite phantom을 5mm 두께 단위로 시뮬레이션하여 흡수선량으로 표현된 organ dose 및 유효선량(mGy_{org}/mGy_{air})을 포함한다.

Monte Carlo 데이터 세트는 각 organ별 208개의 선량값을 갖고, 총 23개의 데이터 세트를 가지므로 전체적으로 약 5,000개의 선량 데이터를 가진다. 궁극적으로 표준화된 Monte Carlo 데이터는 여러 가지의 완전한 선량값으로 변환되기 위해 사용된다.

Monte Carlo simulation은 scanner geometry, 스펙트럼, 슬라이스 두께, 선속 콜리메이션 등에 따른 특성들을 포함하고 있으며, 이러한 simulation으로부터 영상화된 단면들의 각 organ doses가 계산된다. 이러한 organ doses는 적절한 가중요소 등과 결합되어 유효선량으로 평가된다.

ImPACT CT patient dosimetry calculator는 엑셀 형식의 소프트웨어로 pediatric, phantom, Monte Carlo 데이터를 포함한 12개의 워커시트로 구성되어 있다. Microsoft Excel 2000 또는 그 이상에서 가동될 수 있고 최근의 MDCT 모델에도 적용시킬 수 있으며 나선형 스캔에서의 선량도 계산할 수 있다. 하지만 기존의 NRPB의 CT Dose 소프트웨어와 마찬가지로 수학적인 팬텀의 길이 내에서만 계산이 가능하며, 갠트리 경사를 주는 경우에는 적용할 수 없고, ATCM 소프트웨어를 적용한 경우가 아닌 constant mA를 적용하는 상태에서만 선량계산이 가능하다.

그림 10-25는 ImPACT가 2006년에 발표한 0.99x version의 CT선량계산 소프트웨어 화면이다. 실제로 사용하는 방법을 GE사 64MDCT를 이용하여 성인 abdomen+pelvis CT검사의 선량계산을 예로 들기로 한다.

ImPACT CT Patient Dosimetry Calculator
version 0.99x 20/01/06

Scanner Model:			
Manufacturer:	GE		
Scanner:	GE LightSpeed VCT (small hd		
kV:	120		
Scan Region:	Body		
Data Set	MCSET21	Update Data Set	
Current Data	MCSET21		
Scan range			
Start Position	-5.5	cm	Get From Phantom Diagram
End Position	48	cm	
Patient Sex:	f		

Acquisition Parameters:			
Tube current		180	mA
Rotation time		1	s
mAs / Rotation		180	mAs
Collimation		40	mm
Slice Width			mm
Pitch		0.938	
Rel. CTDI	Look up	0.86	at selected collimation
CTDI (air)	Look up	23.9	mGy/100mAs
CTDI (soft tissue)		25.6	mGy/100mAs
$_{n}CTDI_{w}$	Look up	9.3	mGy/100mAs

Organ	w_T	H_T	$w_T.H_T$
Gonads	0.2	23	4.6
Bone Marrow (red)	0.12	12	1.4
Colon	0.12	23	2.7
Lung	0.12	8.7	1
Stomach	0.12	25	3
Bladder	0.05	27	1.4
Breast	0.05	1.8	0.088
Liver	0.05	23	1.2
Oesophagus (Thymus)	0.05	1.5	0.077
Thyroid	0.05	0.15	0.0076
Skin	0.01	9.1	0.091
Bone Surface	0.01	16	0.16
Remainder 1	0.025	12	0.31
Remainder 2	0.025	12	0.31
		Total Effective Dose (mSv)	16

Remainder Organs	H_T
Adrenals	23
Brain	0.0065
Upper Large Intestine	25
Small Intestine	24
Kidney	27
Pancreas	22
Spleen	23
Thymus	1.5
Uterus	25
Muscle	12

$CTDI_w$ (mGy)	16.8
$CTDI_{vol}$ (mGy)	17.9
DLP (mGy. cm)	958

Scan Description / Comments	

(a) ImPACT CT patient dosimetry calculator 화면

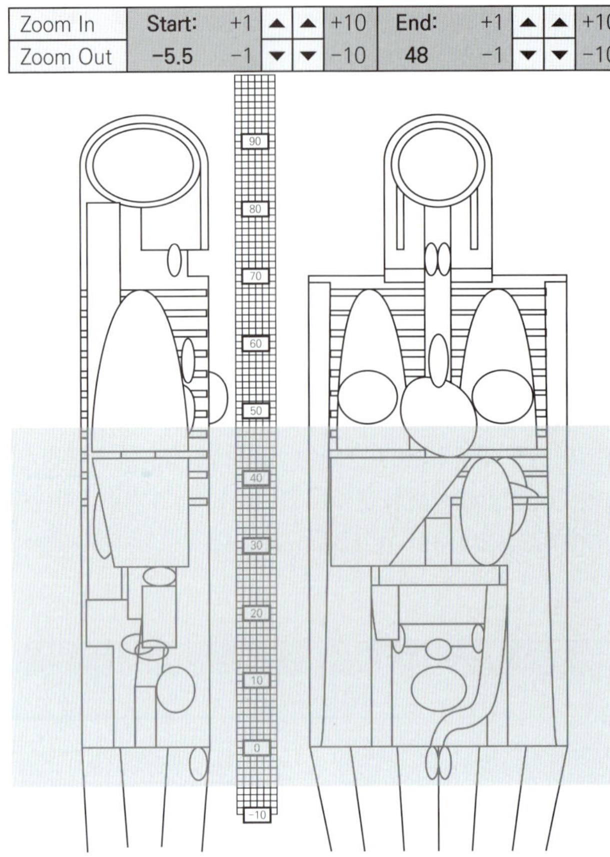

(b) Phantom에서의 scan range 표시

그림 10-25 ImPACT의 CT선량계산 소프트웨어를 이용한 abdomen+pelvis CT의 각 선량계산

먼저 (a)에 보이는 바와 같이 제조사 및 장치 모델, 관전압, 환자 성별(이는 gonad dose의 계산에 영향을 미침), scan region(body 또는 head)을 선정한다. 관전류, 회전시간을 선정하면 mAs/rotation이 자동으로 결정되며, scan range, 선속 콜리메이션과 pitch를 입력한다. 이때 scan range는 (b)화면으로 이동하여 팬텀에서 스캔의 시작위치와 마지막 위치(간 상연부터 S상 결장 밑까지)를 결정하면 (a)화면의 시작 위치와 마지막 위치가 자동적으로 표시된다. 마지막으로 (a)화면의 업데이터 세트를 클릭하면 100mAs당 각 CTDI값(화면의 우상부)과 $CTDI_w$, $CTDI_{vol}$, DLP(화면의 우하부), 총 유효선량(화면의 좌하부)이 표시된다. 여기서 H_T는 organ dose, W_T는 각 조직의 가중치이며, H_TW_T는 유효선량을 의미한다.

즉, 120kVp, 180mAs, 40mm의 선속 콜리메이션, 0.938 pitch를 사용하고 535mm의 scan range로 시행된 abdomen+pelvis CT에서의 $CTDI_w$는 16.8mGy이며, $CTDI_{vol}$은 pitch를 0.938을 사용하였으므로 $CTDI_w$값에 비해 약간 많은 17.9mGy를 나타내었다. 그리고 DLP는 17.9mGy에 535mm를 곱하여 958mGy·cm를 나타냈으며 유효선량은 각 조직 및 organ의 H_TW_T를 더한 값인 16mSv를 나타내었다.

하지만 동일한 검사조건에서 선속 콜리메이션을 40mm 대신 20mm로 변화시키면(narrow beam collimation 사용) $CTDI_w$, $CTDI_{vol}$, DLP, 유효선량은 각각 증가되어 18.1mGy, 19.3mGy, 1,032mGy.cm, 18mSv를 나타내었다.

참고로 화면의 우상부에 표시되는 Rel. CTDI는 10mm collimation에서 콜리메이션 시행전의 CTDI값이며, $CTDI_{(air)}$는 EUR 16262에서 정의된 100mAs당 공기중 선량인 $CTDI_{100}$이다.

그리고 CTDI(soft tissue)는 인체 내 연부조직의 CTDI값으로 $CTDI_{air}$에 1.07을 곱하여 얻어진다. 또한 $nCTDI_w$는 perspex(투명 아크릴 수지) 재질의 CTDI 팬텀에서의 가중화된 CTDI값이며, 이는 100mAs당 계산된 값이다.

위에서 언급된 선량계산은 평균 체격의 성인을 대상으로 하여 수학적으로 얻어진 값들이며 소아에게는 동일하게 적용할 수 없다. ImPACT에서의 소아 CT선량은 Khursheed A 등이 2002년 British Journal of Radiology(BJR)에 발표한 논문인 "Influence of patient age on normalized effective doses calculated for CT examinations"을 기초로 하여 신생아, 1, 5, 10, 15세 소아로 구분하여 적용하고 있다(표 10-3). 이러한 계산은 GE사, 지멘스, 그리고 필립스의 CT에서 수행된 데이터를 기초로 하고 있다.

표 10-3 성인을 기준으로 표준화된 소아CT의 유효선량(ImPACT)

	Head & neck	Chest	Abdomen + pelvis
성인	1.0	1.0	1.0
15세	1.1	1.0-1.1	1.0-1.1
10세	1.2-1.3	1.1-1.4	1.2-1.5
5세	1.6-1.7	1.2-1.6	1.2-1.6
1세	2.2	1.3-1.9	1.3-2.0
신생아(0세)	2.3-2.6	1.4-2.2	1.4-2.4

2) CT-Expo

CT-Expo는 1999년 독일에서 수집된 데이터(German survey on CT practice in 1999)를 바탕으로 하여 만들어진 CT선량계산 소프트웨어이다. Stamm G와 Nagel HD에 의해 제작된 CT-Expo는 마이크로소프트사의 엑셀을 적용하고 있으며 2001년 이후부터 상용화되고 있다. 측정 가능한 항목으로는 $CTDI_w$, effective $CTDI_w$, DLP, 유효선량, uterine dose가 있다.

그림 10-26은 CT-Expo ver 2.3(2014년)의 main 화면과 두부와 흉부CT에서의 스캔 범위를 나타내는 사진이다(S Gharbi et al., 2018).

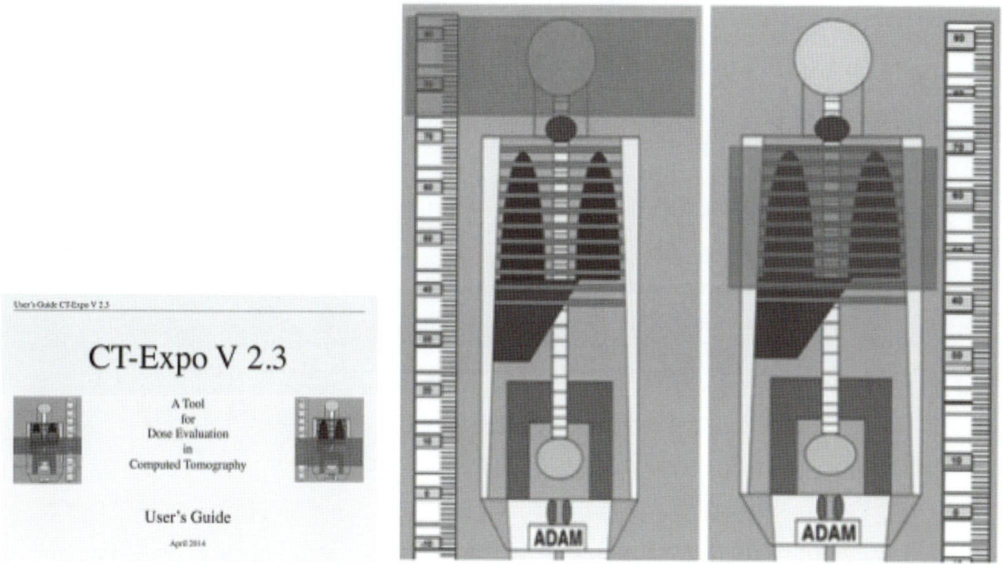

그림 10-26 CT-Expo의 main 화면과 수학적 팬텀

8. Ionization chamber dosimetry

1) 시스템 구성

상용화된 시스템은 연필형의 CT전용 ionization chamber, 전하량이나 조사선량이 표시되는 모니터(최근에는 흡수선량이 직접 계산되어 나오는 장비도 있음), head와 body 크기의 아크릴(lucite) 팬텀으로 구성된다.

Ionization chamber는 공기로 채워져 있으며 방사선이 쉽게 통과될 수 있는 얇은 벽을 가진 작고 가는 용기이다. 높은 에너지의 X선 광자가 ionization chamber 안에 밀폐되어 채워져 있는 공기 분자와 충돌하면 일정한 양의 분자가 전리된다. 즉, 하나 또는 그 이상의 전자들이 약간의 분자들로 정지(knock off)된다. 이러한 자유전자들은 전도 와이어나 전도판에 수집되고 전하로서 측정된다. 수집된 전하의 양은 chamber를 통과하는 방사선량(전리화의 양)에 비례한다. 그 후 전하는 ionization chamber로부터 제거되고 전위계(electrometer)에 의해 측정된다. 단일 슬라이스 스캔 시 X선에 의해 발생된 총 전하량(Q)은 아래의 공식으로 표현이 가능하며 coulombs으로 측정된다. 1 coulombs은 1.6×10^{19}개의 전자에 해당된다.

$$Q = \frac{1}{C} \int_{-\infty}^{+\infty} D(z)dz$$

이는 다소 복잡하게 보이는 식이지만, Q는 총 전하량(coulombs), C는 균일한 선속에서의 chamber-electrometer calibration factor이며, z는 단층면에 수직인 방향(환자의 장축)에 있는 위치의 범위이며, D(z)는 위치 z에서의 선량이다. 그리고 적분은 단지 단일 선량곡선 하부의 면적 D(z)를 결정하는 것이다.

상용되고 있는 CT전용 ionization chamber는 모양과 크기가 연필과 비슷하여 연필형 ionization chamber라 불리며, 5mm 또는 6.2mm의 직경을 가지며 10cm의 유효길이와 3cc 정도의 유효체적을 갖는다. 그림 10-27은 ImPACT에서 고안한 CTDI 팬텀이며, 그림 10-28은 팬텀 중앙부에 ionization chamber를 사용하여 선량을 측정하는 장면과 팬텀의 횡단면 CT영상이다.

대다수의 ionization chamber 선량계에서는 흡수선량이 아닌 전하량이나 조사선량(R)이 표시된다. 그러나 최신의 ionization chamber 선량계에서는 흡수선량이 직접 계산되어 표시되기도 한다.

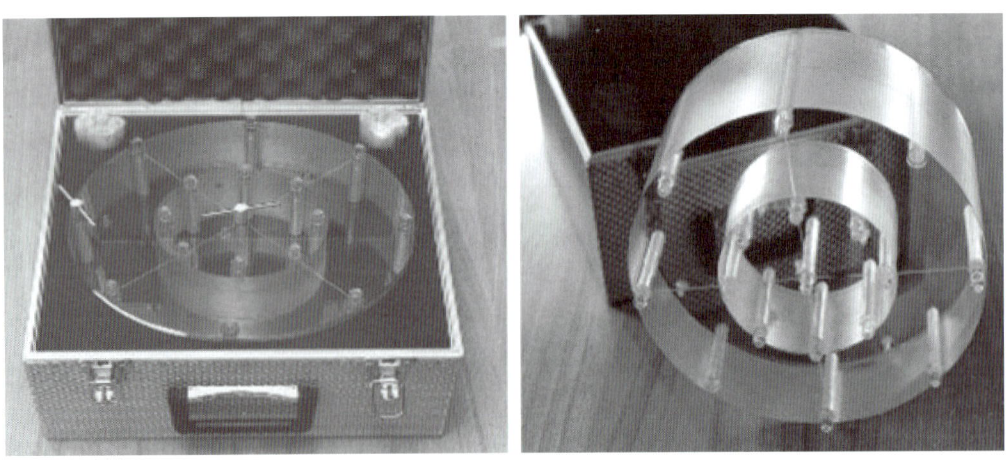

그림 10-27 ImPACT의 CTDI 팬텀

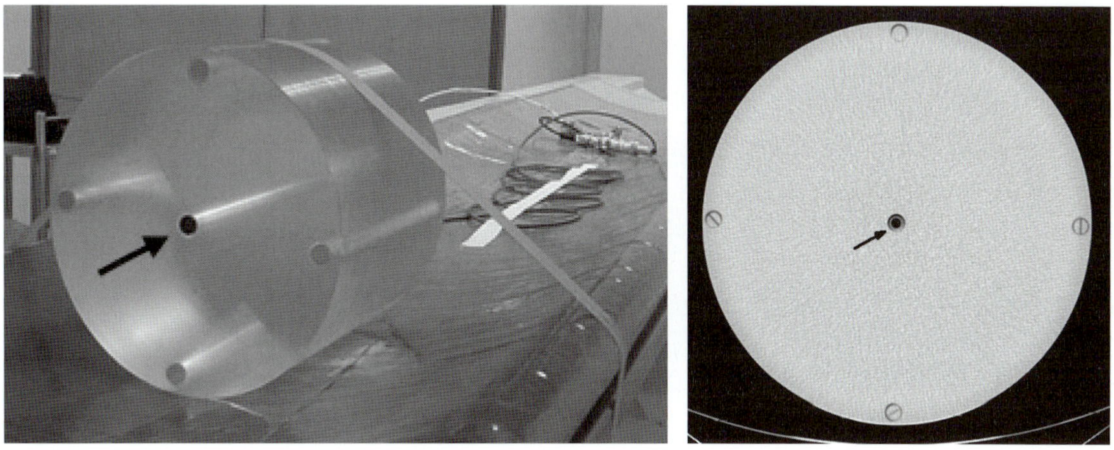

그림 10-28 Ionization chamber dosimetry 장면과 팬텀의 횡단면 CT영상

2) CTDI의 측정

장치 제조사, 측정기관 그리고 임상에서 주로 사용되고 있는 ionization chamber를 이용한 CTDI 측정법은 미국 Federal regulation 21 CFR 1020.33(C)에 기술되어 있으며 이는 다음과 같이 요약된다.

먼저 kVp, mAs, 슬라이스 두께 등의 조건을 설정한 후 측정에 적합한 팬텀을 선정한다. 팬텀의 중앙부를 환자 스캔시와 동일하게 갠트리 isocenter에 설정한 후 ionization chamber를 측정하고자 하는 팬텀의 구멍에 삽입하고 나머지 구멍은 아크릴 플러그로 막는다.

테이블을 이동시켜 스캔하고자 하는 팬텀의 정위치에서 single slice scan을 시행한 후 전하량과 조사선량을 기록한다. 그 후 동일한 노출조건과 스캔기법으로 팬텀의 다른 위치에서 측정을 계속한다. 이때 chamber는 전하량을 표시하는 모니터와 연결이 되어있어야 한다.

그리고 스캔방향이 시계방향과 반시계 방향으로 반복 회전하면서 스캔을 하는 고식적 CT장치인 경우 일반적으로 양 회전방향에서의 선량은 약간의 차이를 나타내므로 2회의 스캔을 시행하여 평균하는 것이 권고된다. 동일 팬텀에서 위치를 변화시키며 측정을 하는 이유는 단면내 위치에 따른 선량을 비교하기 위함이다. 마지막으로 모니터에 나타난 전하량이나 조사선량을 다음 절에서 설명하는 계산을 통해 판독한다.

그림 10-29는 좁은 X선속 전체의 폭이 부채형 선속에 수직으로 위치한 chamber에 포획되는 것을 나타낸 것이다. 그림에서 알 수 있듯이 chamber는 환자의 종축에 평행되게 위치된다.

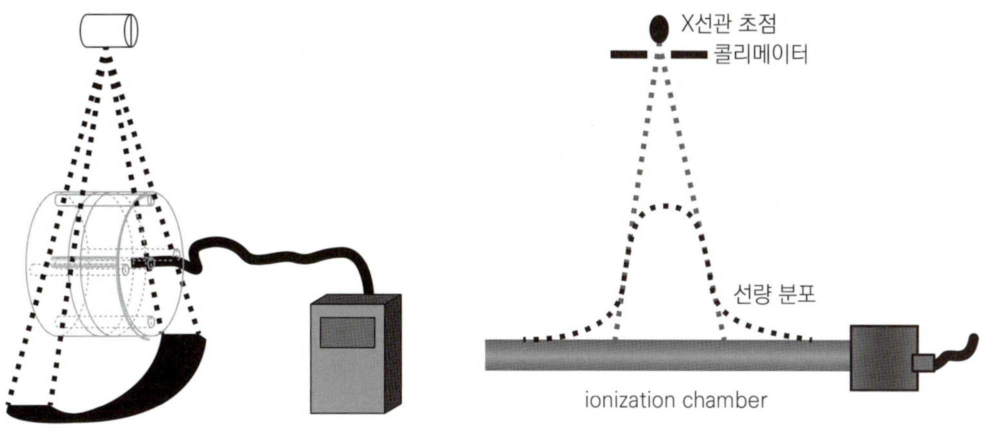

그림 10-29 부채형 선속에 수직으로 위치한 chamber와 X선량의 분포

3) CTDI의 계산법

Chamber의 출력은 노출량에 직선적으로 비례하며 단일 슬라이스의 노출에서 얻어지는 수집전하를 의미한다. 이 값에 chamber의 유효길이를 곱해 얻어지는 결과적인 선량은 단일 스캔 선량 프로필에서 아래의 면적에 해당된다. 이 때 측정을 위해 조사된 부분이 chamber의 길이(10cm)보다 적으면 모니터의 표시되는 선량×chamber의 길이(예를 들면, mGy·cm)로 나타낸다. CTDI는 다음과 같이 정의된다.

$$\text{CTDI} = \frac{1}{T}\int_{-\infty}^{+\infty} D(z)dz$$

여기서 T는 공칭 슬라이스 두께이다. 그림 10-30에서 전형적인 선량분포 곡선 아래의 음영으로 표시된 부분이 적분값을 나타낸다. 이 면적이 슬라이스 두께로 나누어지면 CTDI가 되는 것이다. 이러한 정의는 CT장치에 의해 얻어지는 선량분포 곡선의 모든 형태에 적용된다.

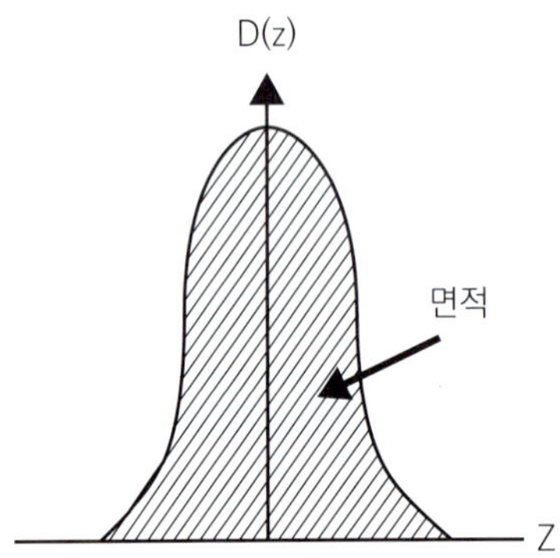

그림 10-30 전형적인 선량분포곡선

곡선 밑의 면적을 크게 하면 CTDI는 증가되며 환자의 방사선량은 증가하게 된다. 면적의 증가는 방사선의 강도를 높여 곡선의 키를 높게 하거나 X선관측의 콜리메이션을 많이 열어 곡선의 폭을 넓힘으로써 가능하다.

Ionization chamber를 사용한 CTDI의 측정으로 선량분포 곡선의 형태에 관계없이 MSAD를 계산할 수 있으며, 미국 식품의약청의 CDRH(Center for Devices and Radiological Health)는 16cm와 32cm 크기의 직경을 갖고 있어 chamber의 삽입이 가능하고 길이가 15cm인 특별히 고안된 head와 body 아크릴 팬텀의 사용을 제안하였으며 CTDI를 현실적으로 축소하여 공식적으로 다음과 같이 정의하였다.

$$\text{CTDI} = \frac{1}{nT}\int_{-7T}^{+7T} D(z)dz$$

D(z)는 팬텀에 흡수된 Z-축의 dose profile이며, n은 single scan에서 만들어진 단층영상의 수이며 일반적으로 1이 된다. 그리고 T는 앞에서 언급하였듯이 공칭 슬라이스 두께를 cm 단위로 표시하며 일반적인 측정에서 1cm가 사용되고 있다.

적분은 무한대의 폭이 아니고 14스캔의 폭 정도의 거리에서 값을 얻는다. 이는 한계값이 중앙부의 스캔이나 모든 중요한 선량분포를 포함하는 위치로부터 충분히 멀리 떨어져 있다고 생각되기 때문이다. 가장 간편한 CTDI 계산방법은 다음과 같다.

$$\text{CTDI(cGy)} = \frac{C \times f \times \text{모니터 측정값(R)} \times \text{chamber length(cm)}}{n \times T}$$

이는 chamber가 스캔 축에 수직으로 스캔되어 얻어지는 모니터 측정값(R)에 chamber 교정인자(C), 조사선량을 흡수선량으로의 변환을 위한 인자(conversion factor: f, 0.78cGy/R), chamber의 길이(10cm)를 곱하고 슬라이스 수(n)과 슬라이스 두께(T)로 나눈다.

그림 10-31의 (a)는 Radcal사의 CT전용 ionization chamber의 선속 에너지와 반가층(HVL)의 변화에 따른 챔버 교정인자(chamber calibration factor)를 나타낸 것이다. 그림에서 chamber의 응답은 30-60keV의 영역에서는 거의 동일하며, 에너지의 차이는 단지 측정값에 약간의 영향을 미치는 정도임을 알 수 있다. 그리고 (b)는 챔버 내의 위치에 따라 측정되는 선량의 반응치를 나타낸 것이다. 양쪽 주변부에서의 측정 선량은 중앙부에 비해 저하되며 주변부를 제외한 부분에서는 일정한 측정값을 나타냄(직선성이 우수함)을 알 수 있다.

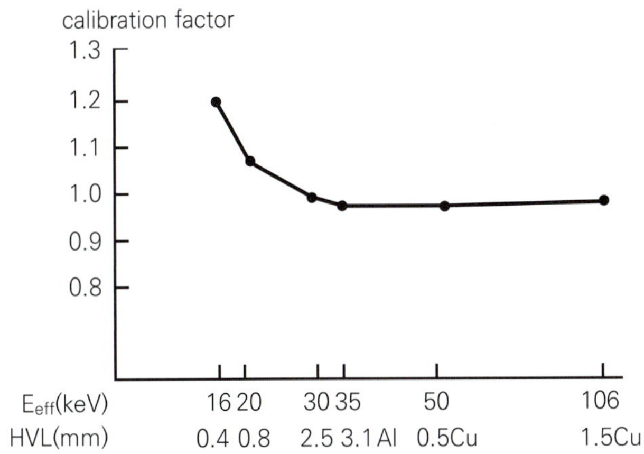

(a) 챔버의 교정인자

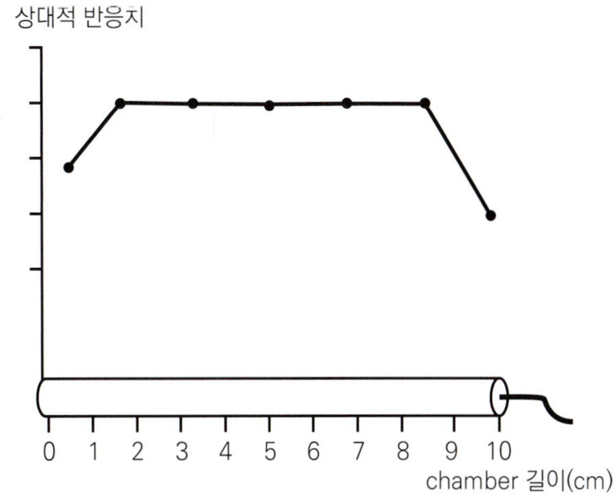

(b) 챔버의 직선성

그림 10-31 선속 에너지와 반가층 변화에 따른 챔버 교정인자와 챔버 내 위치별 측정값의 직선성

GE사의 4MDCT인 LightSpeed QXi 모델에서의 CTDI 측정법과 자사규정을 예를 들어본다.

Head 스캔에서의 CTDI 측정을 위한 표준조건은 25cm의 scan FOV와 120kVp, 260mA, 1초 스캔을 적용하고 axial 모드(또는 cine scan 모드)에서 5mm의 4슬라이스 획득 모드를 적용한다. 반면에 body 스캔의 경우 50cm의 scan FOV를 적용한다.

GE사 LightSpeed QXi의 경우 표준조건에서 제시된 CTDI값은 head scan의 중앙부는 36.51mGy, 주변부는 39.84mGy이다. 그리고 body scan의 중앙부는 10.42mGy, 주변부는 24.50mGy이다. 그리고 $CTDI_{100}$값은 head scan 중앙부의 경우 46.75mGy, 주변부는 47.72mGy이다. 그리고 body scan의 중앙부는 14.34mGy, 주변부는 29.34mGy이다.

그리고 GE사 MDCT의 자사 CTDI 허용치는 미연방규정 제21 CRF 1020.33(C)와 동일한 값인 ±20% 이내이다.

참고로 제시된 표준조건에서 벗어난 상태에서 측정을 시행한 경우 이의 교정은 다음의 방법에 의해 가능하다. 즉, 슬라이스 두께와 간격이 다르게 스캔된 경우 CTDI 계산은 다음의 식을 적용하면 된다.

$$CTDI = D_1 \times \frac{T}{I}$$

여기서 D_1는 슬라이스 두께와 간격을 동일하게 설정한 상태에서 측정된 CTDI값이며 T는 슬라이스 두께, I는 슬라이스 간격이다.

(예) 10mm 슬라이스 두께를 사용한 골반부의 contiguous scan에서 CTDI가 30mGy이었다. 만일 10mm의 슬라이스 두께와 7mm의 간격으로 스캔된 경우의 CTDI는?

30mGy × (10/7) = 43mGy가 된다.

4) Ionization chamber dosimetry를 이용한 $CTDI_w$, $CTDI_{vol}$, DLP, 유효선량의 계산

다음은 미국의 CT인증 프로그램에서 적용하고 있는 ionization chamber dosimetry를 이용한 $CTDI_{vol}$, DLP, 유효선량의 계산법이다.

(예) 4 channel MDCT에서 body phantom(복부) 부위를 검사할 경우 120kVp, 240mA, 0.8초의 노출조건을 적용하고 Z-axis collimation thickness을 3.75mm, table increment를 11.25mm, scan area는 25cm로 스캔 시 $CTDI_w$, DLP, 유효선량을 계산해보자.

단, center dose는 153.7mR, peripheral dose는 309.7mR, 유효 chamber 길이는 100mm이며 chamber의 교정계수는 1.00이다.

$CTDI_c$ = (1.0 × 0.78cGy/R × (153.7 × 1/1000)R × 10cm) / (4 × 3.75mm) = 8.0mGy

$CTDI_p$ = (1.0 × 0.78cGy/R × (309.7 × 1/1000)R × 10cm) / (4 × 3.75mm) = 16.1mGy

$CTDI_w$ = (1/3 × 8.0mGy) + (2/3 × 16.1mGy) = 13.4mGy

$CTDI_{vol}$ = $CTDI_w$ × (n T) / I = 13.4mGy × ((4 × 3.75mm) / 11.25mm) = 17.9mGy

DLP = $CTDI_{vol}$ × scan length = 17.9mGy × 25cm = 447.5mGy·cm이다.

EUR 16262에 제시된 복부에서의 유효선량 계산을 위한 DLP 유효선량비(conversion factor)는 0.015이다. 그러므로 effective dose = DLP × 부위별 DLP당 유효선량비

= 447.5mGy·cm × 0.015mSv·mGy^{-1}·cm^{-1} = 6.7mSv

5) CTDI를 이용한 MSAD의 계산

MSAD(multiple scan average dose)의 측정은 앞에서 언급하였듯이 인체모형의 팬텀의 관심부위에 열형광선량계(TLD)나 광학 유리선량계를 삽입한 후 실제 CT검사와 동일하게 multi-slice contiguous scan을 통해 측정하는 방법과 ionization chamber 시스템을 사용하여 CTDI를 구한 후 계산을 통해 얻는 방법이 사용된다. 여기서는 후자에 대해 설명하기로 한다.

MSAD는 ionization chamber를 이용하여 측정된 CTDI에 슬라이스 두께와 간격의 비율을 곱함으로써 얻을 수 있으며, MSAD는 아래와 같이 정의된다.

$$MSAD = (T/I) \times CTDI = f\ E\ C\ /\ I$$

MSAD는 슬라이스 두께(T)와 슬라이스 간격(I)에 의해 영향을 받는다. 슬라이스 두께가 일정한 상태에서 슬라이스 간격을 좁히면 MSAD는 증가되며, 슬라이스 간격을 넓히면 MSAD는 감소된다. E는 모니터에 표시되는 조사선량 또는 전하량, C는 균일한 선속에서의 chamber-electrometer calibration factor이다. f는 조사선량을 흡수선량으로 변환시키는 선량변환요소(exposure to dose conversion factor)이다. f는 아래의 식으로 계산되어진다.

$$f = \frac{0.869(\mu_{en}/\rho)_{아크릴}}{(\mu_{en}/\rho)_{공기}}$$

여기서 $(\mu_{en}/\rho)_{아크릴}$과 $(\mu_{en}/\rho)_{공기}$는 아크릴과 공기의 질량에너지 흡수계수이다. 그리고 C와 f는 MDCT에서 주로 사용되는 일반적인 필터 하의 120-140kVp에 해당하는 70keV의 유효에너지에서 측정되며, 제조사 또는 임상에서 시행되는 CTDI 측정은 아크릴 전용 팬텀을 이용하므로 변환계수 f는 조직이나 물이 아닌 아크릴에 대한 선량변환계수여야 한다. CT검사에 사용되는 에너지 범위에서의 아크릴의 f값은 0.78cGy/R이다. 만일 사용되는 선속의 질이 현저하게 다른 경우 변환계수 f는 달라져야 한다. 참고로 물에서의 선량변환계수 f는 0.93cGy/R이며, 공기에서는 0.87cGy/R이다.

다음은 MSAD를 계산하는 방법을 예로 든다. 팬텀의 크기가 head인지 body인지를 구분한다. 여기서는 head를 예를 들고자 한다. 사용하는 관전압과 관전류, 주사시간, 슬라이스 두께와 간격 그리고 필터의 기록도 필요하다. 또한 측정하는 단면 내의 위치가 중앙부 또는 앞쪽 표면부인지를 기록하고 ionization chamber calibration factor(예를 들면, $C=101.0\times10^{9}$ R·mm/coulomb), 선량변환요소(f: 0.78cGy/R)를 기록한다.

(예) 10mm의 슬라이스 간격으로 head 팬텀의 중앙부를 스캔한 경우 전하량이 2.85×10^{-10} coulomb일때 MSAD를 구해 보자.

MSAD = f E C / I 를 이용하여 계산한다.

MSAD는 $(0.78\text{cGy/R} \times 2.85 \times 10^{-10}\text{C} \times 101.0 \times 10^{9}\text{R}\cdot\text{mm/C}) \div 10\text{mm} = 2.245\text{cGy}$가 된다.

이 값은 head 중앙부의 평균선량(MSAD)를 의미한다. 즉, MSAD는 일련의 스캔 중심부에서 구해지는 값이다. 그러므로 head의 앞부분이나 뒷부분에서는 다소 차이가 있을 수 있다는 것을 염두에 두어야 한다. 이는 일련의 스캔의 앞부분 또는 뒷부분에서의 평균선량은 MSAD로 계산된 값보다 약간 적게 나타난다는 것이다. 그럼에도 불구하고 MSAD는 특히 스캔 중심부에서의 정확한 선량이며 임상적으로 중요하게 여겨지는 선량이다.

CTDI는 14개 스캔의 적분값이므로 외부 몇 cm 바깥지점에서의 단일 스캔 선량값은 무시될 수 있으며, 임상적으로 10 또는 12 스캔에서의 CTDI는 MSAD와 차이가 거의 없다. 그리고 일반적인 CT검사조건으로 여러 위치에서 측정된 MSAD는 CTDI와 동일하거나 약간 높은 수준이다. 하지만 1-2mm의 얇은 슬라이스 두께에서는 MSAD가 CTDI보다 높은 값을 나타낸다. 또한 얇은 슬라이스 두께를 적용한 MSAD는 두꺼운 슬라이스 두께를 적용한 MSAD와 거의 동일하거나 약간 높게 나타난다(Lawrence N 등, RSNA의 AAPM tutorial).

6) Ionization chamber dosimetry의 특성

Ionization chamber dosimetry는 사용과 판독이 쉽고 측정의 정확도와 내구성(durability)이 우수하다. 그러나 여러 위치에서의 동시측정이 어렵고 chamber의 고유체적(3cc)으로 인해 얇은 슬라이스 두께의 측정 시 정확도의 저하가 생길 수 있다. 그리고 측정값 계산 시 교정이 까다롭다.

9. TLD 이용법(thermoluminescent dosimetry)

1) 열형광 소자(TLD 소자)의 특성

측정원리는 방사선이 조사된 형광물질을 가열하여 조사선량에 비례하여 발생되는 발광을 이용하여 조사선량을 측정하는 것이다. 열형광선량계는 실제 CT검사에서 조직이나 장기가 받는 선량측정에 주로 사용된다. 가장 많이 사용되는 TLD 소자로는 92.5%의 ^{7}Li와 7.5%의 ^{6}Li로 구성되어 8.2의 원자번호를 갖는 LiF이다. LiF는 활성제(activator)가 필요 없으며 결정에 고유의 불순물이나 결함에 의해서 덫(trap)이 형성된다. 그리고 실온에서 퇴행이 거의 무시될 수 있으며 평균 원자번호가 낮고 공기 또는 인체조직과 그다지 많은 차이가 나지 않기 때문에 많이 사용되고 있다. 그 외의 TLD 물질로는 Mg_2SiO_4:Tb, $CaSo_4$:Mn, CaF_2 등이 있다. 여기서 $CaSO_4$:Mn의 Mn은 소량의 불순물인 활성제이다. TLD 물질을 선택하고자 할 때에는 덫의 깊이와 그 물질의 원자번호를 고려해야 한다.

임상에서 주로 사용되는 TLD의 모양은 solid chip이다. 이는 사각형으로 압축되어 있으며 3.2×3.2×0.9mm의 크기를 갖고 있다(그림 10-32). 그 외 가는 원통형으로 되어 있는 rod, 정육면체의 micro-cube, 디스크, 리본, 그리고 가루형태로 캡슐에 쌓여 있는 파우더 형태가 있다.

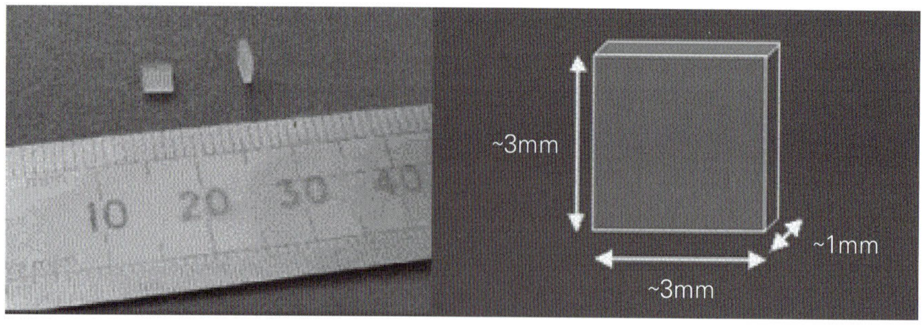

그림 10-32 TLD 칩의 크기

2) TLD 시스템의 구성

Sample changer, TLD 소자 운반 디스크, 질소(nitrogen) 공급장치, 가열시스템(오븐), 광증배관 어셈블리가 필요하다. 그 밖에, 데이터 획득시스템 그리고 전용 판독기(TLD reader) 및 소프트웨어가 있어 측정기록을 저장하고 측정된 빛을 X선량으로 변환하는 역할을 한다.

가열 오븐은 TLD 소자를 사용하기 전에 높은 온도로 가열하여 소자의 전자나 양공의 생성 상태를 영점화한다(에너지 상태의 영점화). 이를 annealing이라 하며 선량측정을 위한 X선 노출이 일어나기 전에 시행된다.

그 후 X선에 노출된 소자를 판독하기 전에 사전가열(preheating)시키게 되는데 이러한 과정은 깊이 trapping되지 않아 불안정하게 결합되어 있는 전자가 측정치에 영향을 미치지 않도록 하기 위해 소거시키는 것이며 이때 얻어진 빛은 선량에 포함되지 않는다. 다시 말하면, 사전가열은 실제 측정을 행하는 판독구간까지 온도를 올리는 과정이며, 측정 시스템에 따라 차이가 있지만 사전가열은 0°에서 200° 정도까지 약 100초 정도 시행된다. 이러한 annealing과 사전가열 과정은 판독기(reader)에서 실행하지 않고 가열오븐에서 이루어지는 것이다.

TLD 판독기는 그림 10-33에 나타낸 바와 같이 TLD 소자를 가열하여 발생되는 빛을 검출하는 장치를 말한다. TLD 소자를 가열하면 TLD 소자로부터 빛이 방출되고 위쪽에 있는 광증배관에서 이 빛을 검출한다. TLD의 가열방식은 직접 또는 간접방식으로 구분되며 이러한 가열과정은 다소 복잡하지만 일반적으로 사용되는 가열 프로그램과 데이터 획득관계는 그림 10-34와 같다.

판독과정은 판독기 내에서 이루어지는데 약 350°정도까지 온도를 올리며 PMT에서의 빛 감지는 약 20초 동안 이루어지며 판독구간에서 발생한 빛 광자는 측정 선량으로 환산된다. 그 이후 더 높은 온도인 annealing 과정을 거친다. Annealing은 깊이 trapping된 나머지 에너지를 소거하는 과정으로 약 400° 이상의 온도까지 수 시간 동안 가열되며 이때 발생되는 빛 역시 선량의 측정량으로는 합해지지 않는다. 이후 냉각시간을 거쳐 판독과정은 종료된다. 질소가스는 판독과정에서 고열로 가열된 소자가 산소와 반응하여 산화되는 것을 막기 위해 사용된다. 이러한 산화현상은 TLD 소자의 수명을 단축시킨다. 그림 10-35는 상용화되고 있는 Harshaw사의 TLD 5500 시스템이다.

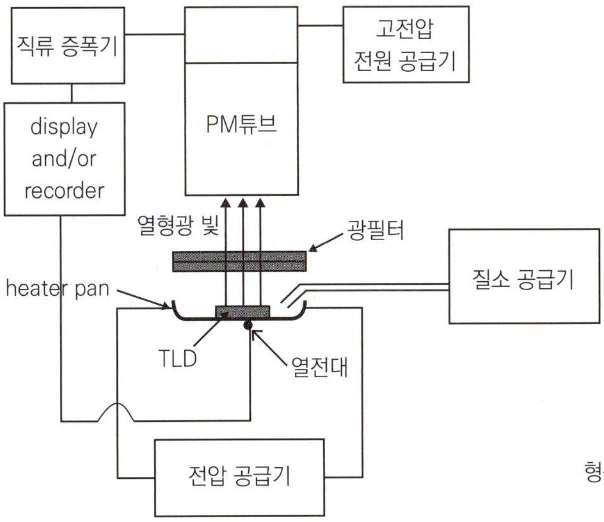

그림 10-33 TLD 판독기의 구조

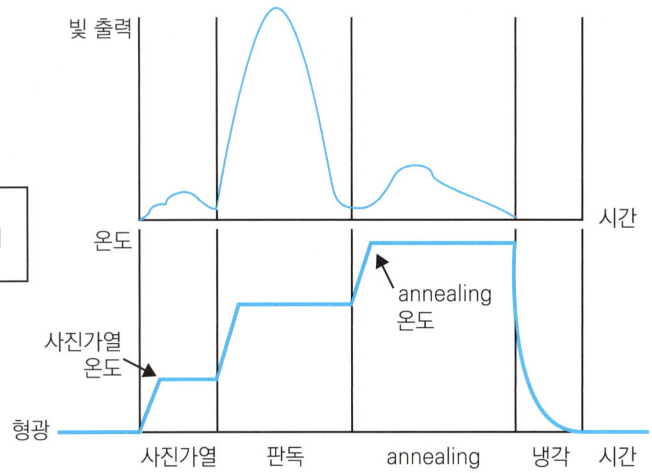

그림 10-34 TLD 판독 사이클(글로우 곡선)

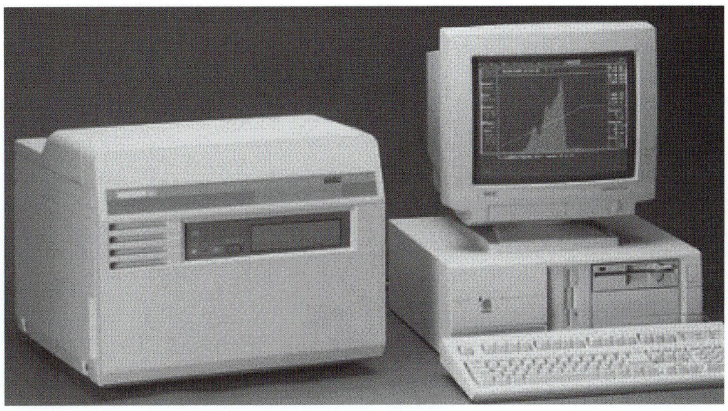

그림 10-35 상용화되고 있는 Harshaw사의 TLD 5500 시스템

3) TLD의 측정 원리

TLD의 측정원리는 방사선이 조사된 형광물질을 가열하여 조사선량에 비례하여 발생되는 발광을 이용하여 조사선량을 측정하는 것이다. 형광체(LiF나 Mg_2Sio_4:Tb)에 X선을 조사한 후 가열기를 이용하여 열을 가하면(예, 300℃) 형광체가 준안정상태인 여기상태로 변환되는 과정에서 형광을 방출하고 이를 광증배관이 수집하여 전기적 신호로 변환시키는 원리를 이용한다. 광흡수율은 글로우 곡선으로 나타낼 수 있으며 온도의 함수로서 기록되어진다. 조사된 X선에 관련된 기본신호는 방출된 광자의 전체 수, 즉 글로우 곡선의 아래쪽에 해당된다.

TLD 소자의 온도를 높은 수준으로 올리면 덫은 감소되고 소자에 조사되었던 기록은 소거되므로 TLD 소자를 여러 번 반복하여 사용이 가능하다.

4) 측정 범위

일반적으로 1μGy-20Gy(1keV-1.2MeV)의 폭넓은 선량측정에 사용된다. 특히 LiF의 최소감도는 약 100μGy이고 신호는 약 10Gy에 이르기까지 선형성을 갖는다. MDCT 전용 ionization chamber에 비해서는 정확도가 다소 저하되지만, TLD 소자 자체의 오차는 최소 3% 정도이며 숙달된 경우 2% 정도까지 측정오차를 줄일 수 있어 MDCT의 organ dose 측정에 많이 사용되고 있다.

5) 측정 및 판독

TLD 소자는 시각적인 구별이 불가능하므로 보관 디스크의 위치에 따라 고유번호를 부여하여 취급과 분석과정의 혼란을 방지해야 한다. 그리고 측정의 정확도를 높이기 위해 사용 전에 TLD 소자별 보정(element correction)과 알려진 방사선에 의한 교정(calibration)이 필요하다.

TLD 소자의 보정 시 판독 지시값이 실제 지시해야 할 값을 나타내도록 보정해 주는 인자를 소자 보정계수(element correction coefficient)라고 한다. 그리고 일반적인 calibration은 선원의 양을 정확히 알 수 있는 동위원소에 노출시켜 행해지나 CT의 경우 CT전용 전리조식 선량계를 사용하여 시행하기도 한다. 그리고 판독기는 측정 전 약 30분간의 예열시간이 권고된다.

평가 및 분석의 정확성을 기하기 위해 시스템에 따라 다소의 차이는 있지만 CT스캔 전에 오븐에서 섭씨 200-800° 정도의 온도로 수시간의 가열을 통해 TLD 소자를 영점화(zeroing)하는 과정이 필요하며, 스캔 후 섭씨 200° 이상에서 2시간 정도의 pre-heating을 시행해야 한다. 그리고 전용 판독 소프트웨어를 사용하여 직접 판독한 후 더 높은 온도(섭씨 400° 이상)로 annealing 과정을 거친다. 최종적인 선량은 TLD값에서 TLD background를 뺀 후 calibration factor를 곱하여 구하는 방법이 권장된다. 그림 10-36은 인체모형 팬텀에 TLD 소자를 삽입한 후 스캔한 영상들이다.

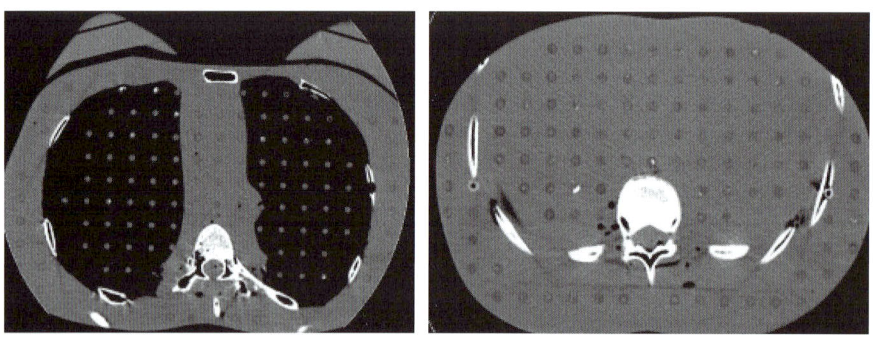

그림 10-36 인체모형 팬텀에 TLD를 삽입한 후 스캔한 영상

6) TLD dosimetry의 특징

① TLD를 여러 가지 형태로 만들 수 있어 사용에 유리하다. 그리고 크기가 작아 작은 크기의 인체기관이나 조직의 선량측정에 적절하다.

② 측정가능 선량은 10mR 이상이다. 그러므로 저선량을 포함하여 측정범위가 비교적 넓고, 비교적 에너지 의존성이 작다.

③ 방향의존성이 있지만 에너지 및 선량률 의존성이 적고 퇴행현상(fading; 90일에 10% 정도)이 상대적으로 적어 비교적 안정적인 측정방법이다.

④ 장기간(수 개월)의 집적선량 측정이 가능하고, 반복사용이 가능하다.

⑤ TLD 소자 감도변화에 의한 보정이 필요하며, 시스템의 구입 가격이 비싸고 관리에 필요한 전문화 인력이 요구된다.

⑥ 온도와 습도에 다소 민감하며, calibration 및 사전 열처리(annealing) 등 프로세싱에 많은 시간이 소요된다.

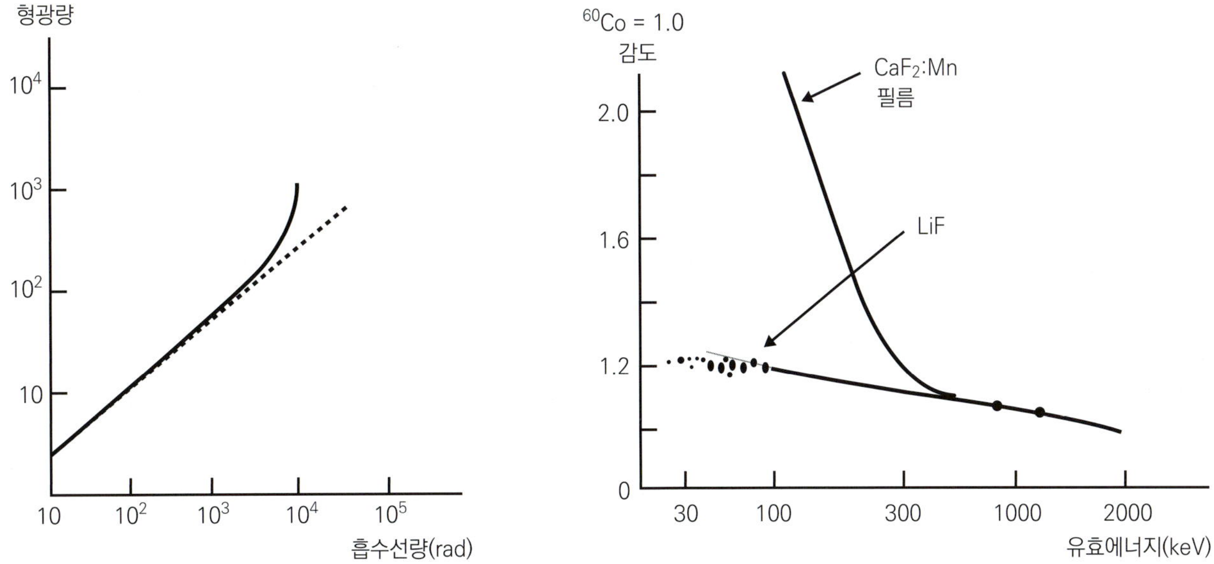

(a) 선량율 의존성 (b) 에너지 의존성

그림 10-37 파우더 형태의 TLD-100의 특성

10. 유리선량계 이용법(glass dosimetry)

1) 유리선량계의 구성

Dose Ace사의 경우 선량계 소자(glass dosimeter 또는 glass element; GD-301, 302M, 351, 352M, 450 등)와 선량계 reader(FGD-1000), reader controller, annealing용 전기로, preheat용 항온기로 구성된다. 특히 유리선량계 소자는 초소형으로 반복적으로 판독이 가능하여 TLD와 달리 여러 번 판독해도 신호가 소멸되지 않는다(데이터의 재현이 몇 번이라도 가능함). 그리고 오렌지색 형광(RPL) 중심의 안정성이 높아서 fading이 거의 없으며 주변환경의 온도에 좌우되지 않는 특성을 갖는다.

2) 측정 원리

은이온 활성유리에 방사선을 조사하면 형광유리에는 전리한 전자 및 정공이 포획되어 형광중심이 생성된다. 형광중심에 자외선에 의한 자극을 받으면(자외선excitation; 365nm) 조사선량에 비례하는 오렌지색 형광(RPL; 500-700nm)을 발광한다. 이를 광증배관(PM tube)에서 전기신호로 변환 및 기록하여 조사선량을 측정하는 photoluminescent glass dosimeter(PLD)이다. 이때 형광중심은 자극을 받아도 소실되지 않고 반복 측정하여도 100% RPL 발광량을 측정할 수 있는데 이런 점이 TLD 등의 다른 형광선량계와 차이가 있다.

3) 측정 범위

계측 가능한 방사선은 X선, 감마선, β-선이며, 측정범위는 0.01mGy-10Gy(1μSv-10Sv)이다.

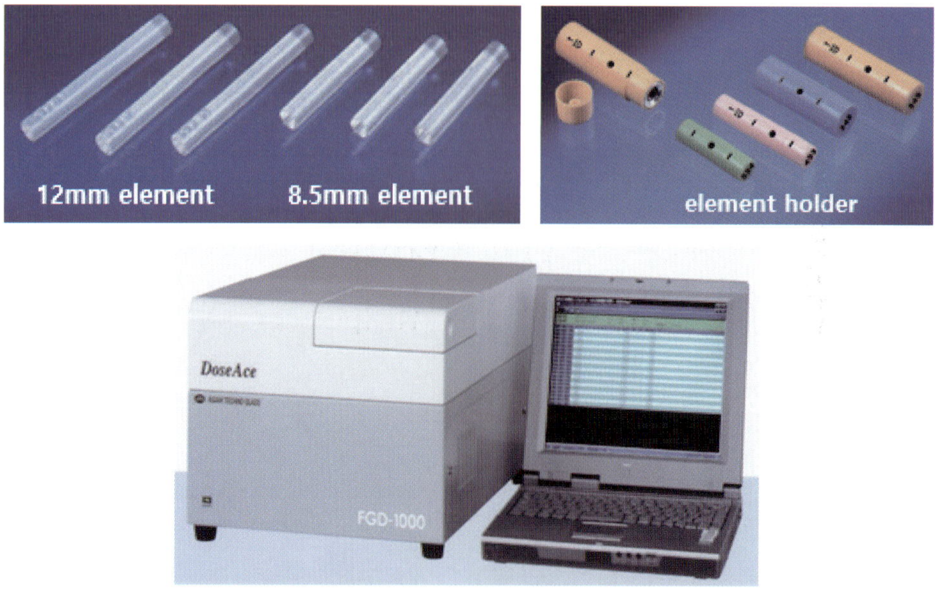

그림 10-38 유리선량계 소자 및 holder, 선량계 reader

4) 측정 및 판독

(1) Annealing

스캔 전에 유리선량소자를 annealing용 전기로(오븐)에서 400℃의 온도로 약 60분 동안 가열(annealing)을 통해 영점화한다(400℃ 상승까지 30분과 실제 annealing 30분 소요됨). 이는 측정 전 유리소자를 초기 상태로 만드는 작업(잔류선량 제거 효과)이다.

(2) 초기 선량(initial value) 확인

선량계 reader(FGD-1000)을 이용하여 선량측정 전의 잔여선량(초기선량)을 확인한다(측정 수치를 확인하고 FDG 파일을 저장).

(3) 방사선 조사(irradiation)

방향 의존성을 고려하여 유리선량계의 길이 방향과 빔이 수직을 이루도록 선량계를 설치하여 조사한다.

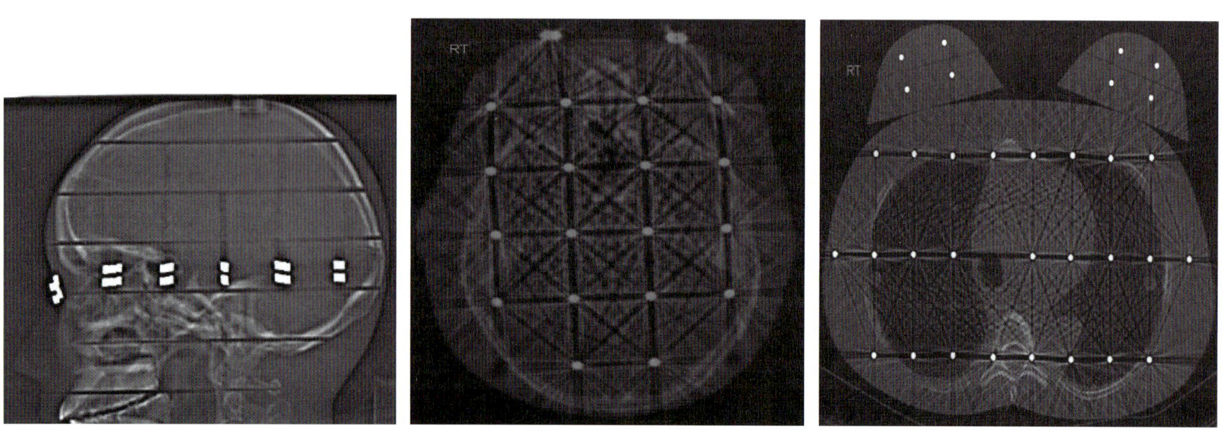

그림 10-39 두부 및 흉부에 유리선량계를 삽입한 후 스캔한 팬텀 영상

(4) 사전가열(preheating)

선량측정 후 유리소자를 여기시켜 과도증강시간(build up time)을 감소하게 함으로써 보다 정확한 RPL 측정을 하기 위한 작업이다. 이는 스캔 후 유리선량소자에 불안정하게 결합되어 있는 광자를 방출하기 위한 과정으로 사전가열을 섭씨 70℃에서 약 30분 동안 pre-heat용 항온기(건조기)에서 시행한다. 참고로 build-up은 방사선 조사가 끝난 후에도 소자내에서 형광중심의 생성이 얼마간 계속 증가하며 수시간 후에는 일정한 값이 되는 현상을 말한다.

(5) 판독(reading out)

Reader(FGD-1000)를 이용하여 조사 측정된 선량을 확인한다. 최종적인 선량은 판독값에서 유리선량소자의 background를 뺀 후 계산한다.

(6) 유리선량계의 특징

ⓐ 연속펄스 여기법 의해 높은 판독 재현성을 갖는다(단일소자의 판독재현성: 50mGy에서 변동계수가 0.3% 이하)
ⓑ 유리선량소자 사이의 편차가 작다. 유리선량소자의 균일성이 소자간 편차를 근소하게 하며, 1mGy에서 변동계수 1% 이하이다.
ⓒ 측정 선량범위의 폭이 넓으며 퇴행현상이 작다.
ⓓ 자동연속 판독 시스템으로 소자를 reader에 장전하는 간단한 조작만으로 자동판독된다
(한 번에 2,000개의 소자까지 RPL이 연속하여 판독 가능함).

CHAPTER 11

1. 검사준비
2. 두경부 CT
3. 흉부 CT
4. 복부 CT
5. 3차원적 CT혈관조영검사
   (3-dimensional CT angiography)
6. CT가상내시경검사
   (CT virtual endoscopy)
7. 기타 임상검사

CHAPTER 11

기본 CT검사와 3-D CT angiography

1. 검사 준비

1) CT장치의 준비

검사 중 고장으로 인한 검사의 실패를 방지하고 고영상품질의 영상을 얻기 위해서 tube warm up, 양질의 calibration data 유지, 하드디스크나 스캔 파일의 여유 확보 등이 요구된다. 더불어 조영제 자동주입기, 보조저장 매체, 영상 네트워크 시스템, 하드카피 시스템, 그리고 응급처치 기구가 정상적으로 가동되어야 한다.

2) 검사의 사전 설명

검사 시행 전에 환자에게 시행하는 검사에 대한 충분한 설명과 협조 요청이 필요하다. 이에는 검사소요시간, 검사 과정, 조영제 주입여부, 발생 가능한 부작용, 검사 시 호흡조절 및 움직이지 않아야 하는 이유 등이 해당된다. 그리고 복부 CT검사의 경우 경구조영제의 복용 이유와 복용후의 대기시간에 대한 설명도 필요하다. 그리고 검사 직전에는 검사에 방해가 되는 액세서리의 제거나 탈의 이유 등도 이에 해당된다.

3) 조영제 준비 및 부작용 예방

(1) 조영제(contrast media)의 정의

조직의 X선 흡수차이가 적은 경우 영상의 대조도는 상대적으로 저하된다. 조영제는 각 조직의 X선 흡수차이를 인위적으로 크게 함으로써 대조도를 크게 하는 목적에서 사용된다.

조영제는 인체 내에 투입 후 조직의 내부나 조직 주변에 침착되어 X선 영상에 조직의 구분을 도울 수 있는 물질로 정의된다. 원자번호가 53인 요오드가 조영제로 많이 사용되는 이유는 X선 흡수율이 우수하며 비정상 조직과 정상 조직 간에 뛰어난 조영증강 효과를 나타내기 때문이다.

일반적으로 조영제는 각 영상이 제공하는 정상 해부학적인 정보 외에 장기의 기능, 비정상적인 부위의 발견 및 이를 특성화 하는데 선택적으로 사용되고 검사하고자 하는 목적부위의 대조도를 증강시키거나 농도차를 강조하여 혈관 및 조직의 밀도차이를 크게 만든다. 그리고 각 장기의 조영제 증강에 따라 장기나 혈관의 형태, 위치, 기능적 변화를 명백히 하여 질병을 진단하기 위해 사용된다.

(2) 조영증강의 형태

조영증강의 형태는 간접 증강과 직접 증강의 두 가지로 크게 나눌 수 있다. 간접 증강에는 속이 빈 내장의 내강을 채움으로써 간접적으로 장기를 관찰할 수 있는 비특이적 형태로서 황산바륨, Gastrograffin(요오드 조영제이며 상품명임), 공기, CO_2 등이 사용된다.

직접 증강은 조영제가 혈관내 주입하여 혈액과 혼합된 후 모든 조직, 혈관 및 세포외 공간으로 퍼져 나가 혈관, 실질장기 및 다른 고형조직을 직접 조영증강시킨다. 이러한 직접 조영증강 조영제는 조직 특이성 조영제로 이론적으로 가장 이상적인 조영제이다.

(3) 조영제의 분류

① 양성 조영제와 음성 조영제

조영제는 조영되는 음영의 차이에 따라 양성 조영제(positive contrast media)와 음성 조영제(negative contrast media)로 구별된다. 양성 조영제는 X선을 잘 투과하지 않으며 필름에는 희게 나타난다. 즉 주위 조직보다 X선 흡수가 큰 약제로 원자번호가 큰 물질이 조영효과가 크며, 바륨과 요오드로 나눌 수 있다. 바륨 제재는 소화관 계통 검사에 주로 사용되며 대표적인 것이 황산바륨이다.

음성 조영제는 인체조직보다 X선을 많이 흡수하지 않고 투과하므로 영상에 검게 나타난다. 음성 조영제는 가스(공기, O_2, CO_2)와 물이 사용되고 있으며 이들 물질은 원자번호와 비중이 적고 독성이 없는 것이 특징이며, 복부 CT나 CT colonography 등에 주로 사용된다.

② 수용성 조영제와 유용성 조영제

요오드로 구성된 조영제는 물에 녹는지에 따라 수용성과 유용성으로 구별한다. 방사선 검사에 사용되는 유용성 조영제는 혈관조영실에서 시행되는 중재적 시술인 간암 화학색전술(transarterial chemoembolization; TACE)에 사용되는 리피오돌이 유일하며, 나머지 모든 혈관조영제는 수용성이다.

③ 이온성 조영제와 비이온성 조영제

수용성 조영제는 이온화에 따라 이온성과 비이온성 조영제로 나눈다. 이온성 조영제는 염기와 산의 화합물 형태를 취해 혈액 안에서 양이온과 음이온으로 분해되는 조영제를 말한다 여기에는 Metrizamide, Rayvist, Conray, Televist 등이 있다. 그리고 비이온성 조영제는 카르복실기 그룹에 염기와 산의 화합물 대신에 아미드를 결합시킨 것으로 혈액 내에서 분해되지 않고 배설 경로를 따라 배설된다. 여기에 속하는 조영제에는 Ultravist, Ioparmiro, Optiray, Omnipaque 등이 있으며 이온성 조영제에 비해 가격이 비싸지만 부작용 측면에서 안정성을 가진다. 이들은 모두 화학명이 아니라 상품명임을 알아야 한다.

④ 혈관조영제, 경구조영제, 경항문조영제

조영제를 주입하는 부위에 따라 혈관조영제, 경구조영제, 경항문조영제로 구별한다. 혈관조영제는 CT검사의 경우 주로 정맥으로 주입되며, 수용성이며 비이온성 조영제가 주로 사용된다. 경구조영제로는 주로 복부CT에서 사용되며 양성 조영제로는 저농도 바륨 제재인 이지시티(태준제약)나 EZ-CAT가, 음성 조영제로는 물과 공기(발포제 이용)가 주로 사용된다. 경항문조영제는 대장의 질병 관찰을 위해 주로 이용되며 물, 공기, CO_2 등이 주로 사용된다.

(4) 조영제의 화학적 특성

X선 조영제의 기능은 인체 기관이나 어느 일부분을 X선에 대해 불투과성이 되도록 하는 것이다. X선의 흡수 정도는 원자번호에 거의 비례한다고 알려져 있다. 그러므로 원자번호가 높은 물질로서 생체 내 적용할 수 있는 형태의 것이라면 무엇이든 X선 조영제가 될 수 있다. 현재로서는 요오드가 혈관 및 척수강에 적용하기 위한 X선 조영제로서 갖추어야 할 모든 화학적 요건을 갖춘 유일한 물질이다. 여기에서는 요오드 조영제의 특성을 중심으로 설명한다.

① 수용성(hydrophilicity)

CT를 비롯한 X선 검사 조영제는 그다지 민감하지 않기 때문에 대조도를 확실하게 나타내기 위해서는 적어도 100mg/ml 이상의 요오드를 체내에 주입해야 한다. 수용성 조영제는 혈관 내에 들어가면 즉시 혈액과 섞여 희석되므로 충분한 대조도를 얻으려면 상당히 고농도의 요오드가 필요하다. 그러므로 수용성 조영제는 포장된 병이나 주사기 안에서 또는 인체 내에서 결정이 형성되지 않을 정도로 높은 수용성을 가지는 것이 필수적이다. 일반적으로 이온성 조영제는 친수성이 크며, 비이온성은 -OH그룹(수산화기)의 개수가 증가할수록 친수성이 증가한다. 친수성이 클수록 생체 내에서 세포막 등의 생체막과 상호작용을 하지 않아 독성이 감소한다.

② 점도(viscosity)

점도는 용액의 끈적이는 정도이다. 점도가 조영제에서 중요한 이유는 혈관내 주입 시 점도가 높으면 주입이 어렵고 또 혈관내에서의 흐름이 순조롭지 못하다. 이러한 점도에 영향을 주는 인자는 온도, 농도(concentration), 입자 크기가 있다.

온도가 상승하면 점도는 감소된다. 따라서 조영제를 체온과 같게 하여 주입하는 것이 좋다. 점도와 농도는 비례하므로 가능하면 낮은 농도의 조영제를 쓰는 것이 좋다. 그러나 농도가 낮으면 상대적으로 조영도가 떨어지므로 검사에 알맞은 농도를 선택하여야 한다. 조영제의 기본 구조는 벤젠환이며 인체 내에 조영제가 들어가면 이온화가 되어 음이온과 양이온으로 분리된다. 요오드는 음이온이며, 이온성 조영제의 경우 양이온으로는 sodium(Na)이나 methylglucamine(Mgm) 이온이다. 입자 크기가 크면 용액의 점도가 증가하며, 점도에 영향을 주는 입자의 크기는 양이온의 크기에 비례한다. Methylglucamine이 sodium보다 입자가 크므로 methylglucamine을 부착한 조영제의 점도는 sodium에 비해 높다. 그러나 methylglucamine 제재가 sodium 제재에 비해 인체 내에서의 내성이 좋으므로 낮은 점도와 좋은 내성을 유지하기 위하여 sodium과 methylglucamine을 섞은 제재가 필요하다.

용액의 점도가 높을수록 혈액과 섞여 희석되는 시간이 지연된다. 그리고 점도가 높으면 빠른 속도로 주사할 수 없다. 특히 카테터를 사용하는 경우 점도가 높으면 주사하기 힘들다. 그러므로 조영제의 적정한 점도는 임상적 상황에 따라 달라진다.

조영제 용액의 점도에 영향을 미치는 요인으로는 하이드록실 그룹의 수, 치환기들의 크기와 배열구조, 조영제의 분자량, 용액의 온도 등이 있다. 조영제를 체온 수준으로 가온하면 점도는 50% 정도 감소될 수 있다. 특히 심장 CT검사에 적용 시 체온에서 주사하는 것은 약리학적 효과면에서 장점이 될 수 있다.

③ 삼투압(osmolality)

삼투압은 조영제의 중요한 특징 중의 하나로 용액의 입자에 의해 용액주변의 반투막에 가해지는 힘을 의미한다. 이는 용액에 용해되어 있는 이온이나 분자의 농도에 따라서 물이 이동하는 성질을 뜻하며, 높은 삼투압은 조영제에 부작용을 유발하므로 삼투압은 낮을수록 좋다. 이온성 조영제의 경우 체내에 주사된 후 양이온과 음이온으로 각각 이온화되면서 순간 높은 삼투압을 형성한다. 비경구적 주사제일 경우 가능한 체액에 근접한 삼투농도(290-300mOsm/kg H_2O)를 갖는 것이 좋다. 용액의 삼투농도는 용해된 입자의 수(분자수; 이온수)에 직접적으로 비례하기 때문에 조영제 용액의 용해된 입자수에 대한 요오드 원자의 수를 증가시키면 삼투농도를 떨어뜨릴 수 있다. 그러나 입자의 크기와는 상관없다. 삼투압을 비교해 보면 혈액과 뇌척수액은 300mOsm, 이온성 조영제는 1,500-2,100mOsm, 비이온성 조영제는 600-700mOsm이다.

④ 화학적 안정성(chemical stability)

조영제를 차광하여 실온에 보관할 경우 수년간 안전성이 유지된다. X선 조영제의 첫번째 분해 산물로는 요오드를 들 수 있다 조영제가 빛에 노출되거나 주변에 구리 이온이 혼재할 경우 요오드가 분리될 수 있다. 이런 경우를 대비하여 조영제 안에 무색의 결정성 가루인 에틸렌 디아민 테트라아세트산(ethylene-diamine-tetraacetic acid; EDTA)을 첨가한다. 이는 만약 요오드가 분리될 경우 결합하여 요오드에 의한 부작용 발생을 막을 수 있게 한다.

(5) 조영제의 선정 기준과 취급상 주의

① 조영제 선정 기준

CT를 비롯한 방사선 검사에서 조영제를 최적으로 사용하기 위해서는 이용 가능한 물질의 본질과 관련 특성을 알아야 한다. 임상에서 주로 쓰이는 조영제는 소화관 진단을 위한 불용성 황산바륨과 혈관 및 체강 조영에 사용되는 수용성 혈관조영제가 대부분을 차지한다. 특히 혈관조영제는 환자들에게 심한 육체적 부작용과 심적 고통을 제공할 수 있기 때문에 사용 시 항상 주위를 요한다.

완벽한 조영제로서의 조건을 갖춘 제품은 존재하지 않으므로 검사하고자 하는 부위에 적합 한 조영제를 선택하는 것이 중요하다. 이러한 선정기준은 다음과 같다.

ⓐ 생물학적 작용이 없고 독성이 없으며 가능한 무자극, 무미, 무취일 것
ⓑ 낮은 점도와 적당한 유동성이 있고 목적 조직에 대한 친화성이 좋을 것
ⓒ 삼투압이 인체의 혈액과 같거나 낮을 것
ⓓ 수용성이며 검사 후 배설이나 제거가 용이하고 안정성이 있을 것
ⓔ 화학적 및 열에 안정성이 좋을 것
ⓕ 혈관 내에서 경직(spasm)이나, 혈전(thrombus) 등 장애가 없을 것
ⓖ 가격이 저렴할 것

오늘날 CT검사에서 조영제의 역할은 매우 큰 비중을 차지하고 있다. 그러나 아직도 이상적인 조영제로서 완벽히 갖춘 조영제가 개발되지 않는 것은 매우 유감스러운 일이다. 즉, 사람의 정상적인 생리작용을 방해하지 않고 독성이 없으면서 우수한 X선 조영상을 제공할 수 있는 조영제가 개발되기를 기대한다.

② 조영제 취급상 주의

ⓐ 실온보관

조영제는 실온에서 보관한다. 냉장고에 보관할 필요가 없으며 냉장 보관할 경우 오히려 낮아진 점도때문에 결정이 생길 수 있다. 또한 조영제는 온장고에 넣었다가 사용하기도 하므로 각 조영제의 섭씨 37-40°에서의 안정성을 고려해야 한다. 보통 실온에서는 대개 3년 이상의 보관기간이 확보되지만 섭씨 37°에서는 5일에서 3개월까지 조영제에 따라 차이는 있다.

ⓑ 차광보관

조영제는 일반적으로 열보다 빛에 약하기 때문에 차광하여 보관해야 한다. 요오드 제재의 X선 조영제의 경우 만약 직사광선에 노출되면 자유 요오드(free iodine)가 생기고 PH(percentage of hydrogen ions; 수소이온 농도의 구분 척도)가 증가하여 약의 성질이 알칼리성으로 변화되므로 사용할 수 없게 된다(액이 황색으로 변함). 일반적으로 실내의 평균 조도로 하루 정도 노출되는 것은 무방하다고 하지만 직사광선에는 잠깐이라도 노출되지 않도록 한다.

ⓒ 사용하고 남은 양의 처리

사용하고 남은 조영제는 재사용하지 않아야 하며, 일단 개봉했을 경우는 4시간 이내에 사용할 것을 권한다. 개봉 후 수시간이 지나도록 사용하지 않으면 미생물 오염이나 먼지 등의 혼입이 우려되며, 용제가 날아가면서 결정이 석출될 수도 있기 때문이다.

ⓓ 희석(dilution)

조영제는 임의로 희석하지 않는 것이 좋다. 조영제는 그 주성분을 비롯하여 기타의 첨가제들을 최적의 농도와 비율로 조절해 놓은 것이므로 희석할 경우 그 균형이 깨지게 된다.

(6) 조영제 부작용 관련 준비 및 콩팥 기능 검사

조영증강 검사(post-contrast CT)를 위해서는 최소한 6시간 이상의 금식을 해야 하며, 입원환자의 조영증강 CT 검사의 경우 병동에서 IV route를 확보된 상태로 검사실로 오도록 하는 것이 좋다. 조영제 증강을 필요로 하는 외래환자 중 혈관상태가 좋지 않은 환자는 검사 전에 처치실 등에서 굵은 바늘(18-20G)로 IV route를 확보한다. 소아는 가능하면 20-22G 굵기의 바늘을 사용한다. 조영제 증강검사가 필요한 외래환자의 경우, 방사선사는 환자에게 조영제 사용목적과 발생 가능한 부작용(side effect; side reaction) 등에 대하여 자세히 설명하고 조영제 사용동의서를 받는다. 그러나 조영제를 사용하는 병동환자의 경우 처방과에서 조영제 사용동의서를 받도록 하는 것이 권고된다.

조영제 과민반응이 우려되는 환자나 부작용 경험이 있는 환자는 담당의사와 상의하여 항히스타민제인 아빌(avil) 0.5-1.0 앰플을 근육주사한 후 CT검사를 시행하거나 처방의사와 상의하여 non-contrast CT검사로 시행하는 것이 좋다.

조영제는 영상 대조도 향상 외에는 인체에 백해무익하다. 특히 콩팥 기능이 좋지 않은 환자에게는 더욱 그렇다. Post-contrast CT검사를 위해서는 환자의 콩팥 기능을 파악하는 것이 필요하며 이를 위해 검사전에 크레아티닌(creatinine), BUN(blood urea nitrogen; 혈중 요소 질소 수치), 사구체여과율(e-GFR) 검사를 시행한다. 크레아티닌 테스트의 정상 범위는 0.7-1.3mg/dL, BUN은 8-22mg/dL, 사구체 여과율은 60ml/min 이상이다.

조영제 부작용 테스트를 위해 검사 시행 전에 눈에 조영제를 두서너 방울을 떨어뜨려 반응을 살피는 eye ball test나 skin test의 시행도 필요하다. 그리고 소량(2-3cc)의 조영제를 먼저 주입하여 과민반응을 살펴보는 방법도 권고된다.

4) 소아환자의 진정(sedation)

소아환자의 진정은 의뢰과 또는 영상의학과 의사 처방 하에 의사나 간호사가 처치실에서 실시한다. 조영증강 CT의 경우 최대한의 굵은 바늘로 IV route를 확보한 후 진정을 시켜야 한다. 일반적으로 kg당 2mg의 펜토바르비탈(pentobarbital)을 정맥 주사하거나 포크랄(pocral; 10% chloral hydrate)을 kg당 50-75mg의 양으로 항문을 통해 주입한다. 이상의 방법으로 진정이 되지 않으면 사용했던 양의 반을 다시 주입할 수 있다. 체중이 30kg 이상의 소아나 성인의 경우 진정이 필요하면 5-10mg의 바리움(valium)을 근육주사 한다. 진정된 소아의 안전을 위해서 산소포화도 측정기(pulse oximeter)를 이용하여 맥박수와 혈중 산소농도의 지속적인 관찰이 필요하다.

2. 두경부 CT

1) Brain routine CT

(1) 적용

급성 외상에 의한 뇌출혈이나 두개 골절의 신속한 진단, 동맥류나 뇌경색 등 뇌혈관 장애, 뇌종양, 그리고 두개 기형환자의 진단에 주로 사용된다.

Brain routine CT는 혈관조영제의 사용유무에 따라 pre-contrast scan와 post-contrast scan으로 구분된다. 일반적으로 급성 외상환자, 급성 뇌경색, 급성 뇌출혈, 뇌실의 크기 평가, 수두증 환자, 수술후 shunt의 삽입위치 확인 등을 목적으로 하는 경우에는 pre-contrast scan만 시행한다. 반면에 원인 불명의 두통(headache), 발작(seizure), 종양의 추적검사(tumor follow up) 등의 경우에는 post-contrast scan만 시행하며, 종양의 발견을 위한 검사, 동정맥 기형(AVM), 만성 뇌경색, 뇌부종, 뇌수막염, 두개내 동맥류를 의심하는 경우에는 pre-contrast scan와 post-contrast scan을 시행한다. 그러나 급성 뇌경색 환자의 경우 치료방향의 신속한 설정을 위해 조영제를 사용하는 stroke study도 시행할 수 있으므로 위의 구분에 한정하는 것은 좋지 않다.

(2) Scan projection radiography(topography; scout image)

Supine 자세로 머리를 갠트리에 가깝게 위치시키고(head first). Scout 촬영은 lateral projection으로 두개골 전체가 포함되도록 스캔한다. 장치의 종류와 특성에 따라 다르지만 일반적인 노출조건은 80-120kVp와 40-80mAs이다.

(3) 스캔 파라메터

120kVp, 250mAs 정도의 노출조건으로 고식적 또는 나선형 스캔을 시행한다. Standard 재구성 알고리즘이 주로 사용되며, 두개골의 골절 유무를 정밀하게 보고자 할 경우에는 standard 알고리즘으로 영상을 얻은 후 raw data를 이용하여 고해상도의 bone 알고리즘으로 재구성하는 것이 좋다.

Scan FOV가 25cm와 50cm 중에서 선택이 가능한 경우에는 25cm 직경의 head를 사용하는 것이 좋다. 이는 좁은 조사야를 사용함으로써 산란선의 영향을 적게 받고 선속경화현상에 의한 아티팩트 발생을 방지하는 소프트웨어의 적용이 가능하기 때문이다. 그리고 display FOV는 25cm 정도로 설정한다. 스캔 범위는 skull base에서 vertex까지이며 슬라이스 두께와 간격은 두부 전체를 5mm/5mm로 하거나, skull base 부위는 3mm/3mm, 그 윗부분부터 vertex 까지는 5mm/5mm로 한다. 특히, 외상 환자의 경우 두개골 전체가 다 포함되게 display FOV를 크게 설정하는 것이 좋다. 선속경화현상과 부분체적효과에 의한 아티팩트(posterior fossa artifact)를 감소시키기 위해 skull base 부분에서는 140kVp 수준의 고관전압과 얇은 슬라이스 두께를 적용한다. 또한 선속경화현상에 의한 아티팩트 예방 소프트웨어(iterative bone option, average volume reduction, beam hardening correction 등)를 적용하며 안정적인 환자의 경우 고식적 스캔을 권장한다

Scan 기준선을 supra orbitomeatal line(SOML)으로 하면 안구에 직접적인 방사선의 피폭은 피할 수 있으나 소뇌부위(후두부)에서 얻을 수 있는 영상정보가 제한된다. 반대로 infra orbitomeatal line(IOML)을 기준으로 하면 안구에 직접적인 방사선의 노출이 일어나지만 소뇌부위가 넓게 나타나 얻을 수 있는 영상정보가 증가된다. 그리고 orbitomeatal line(OML)을 기준으로 하면 위의 2가지 방법의 중간적인 특성을 갖는다.

(4) 조영제 주입과 PACS verification

교아세포종(glioblastoma)이나 성상세포종(astrocytoma) 등의 뇌종양, 뇌수막염(meningitis)과 뇌부종(brain abscess) 등의 염증성 질환, 종양의 전이여부 판단을 위해서는 post-contrast scan을 추가한다. 이때 혈관조영제의 주입은 자동주입기를 사용하여 초당 1.5-2.5mL의 주입속도로 총 100mL 정도를 주입한다. 조영제 자동주입기를 사용하지 않을 경우에는 hand bolus injection으로 전량을 주입 후 즉시, 점적 주사법(drip infusion)으로 주입 시 2/3 이상을 주입한 후 스캔을 시작한다. 7세 미만의 소아의 조영증강 brain CT의 경우 hand bolus injection 하고, 7세 이상인 소아의 경우 성인과 마찬가지로 자동주입기를 사용하며 주입량은 kg당 1-2mL의 비율이 적당하다. 이때 주입속도는 가능하면 초당 1mL 정도로 한다.

PACS verification 또는 하드카피 시 뇌조직을 보기위한 window width는 80-120HU, window level은 20-40HU 정도로 하며 외상으로 인해 두개골절 여부 판단, 두개골의 전이 여부를 확인하고자 할 경우에는 bone window setting을 추가한다. Bone window의 width/level은 1,000/200HU 정도로 설정하며 필름 하드카피 시 12포맷이 적절하며, bone window setting 영상은 하나의 포맷에 4개의 영상을 multi-display하는 것이 좋다.

(5) 영상소견

그림 11-1에 brain routine CT의 몇 가지 영상소견을 나타내었다.

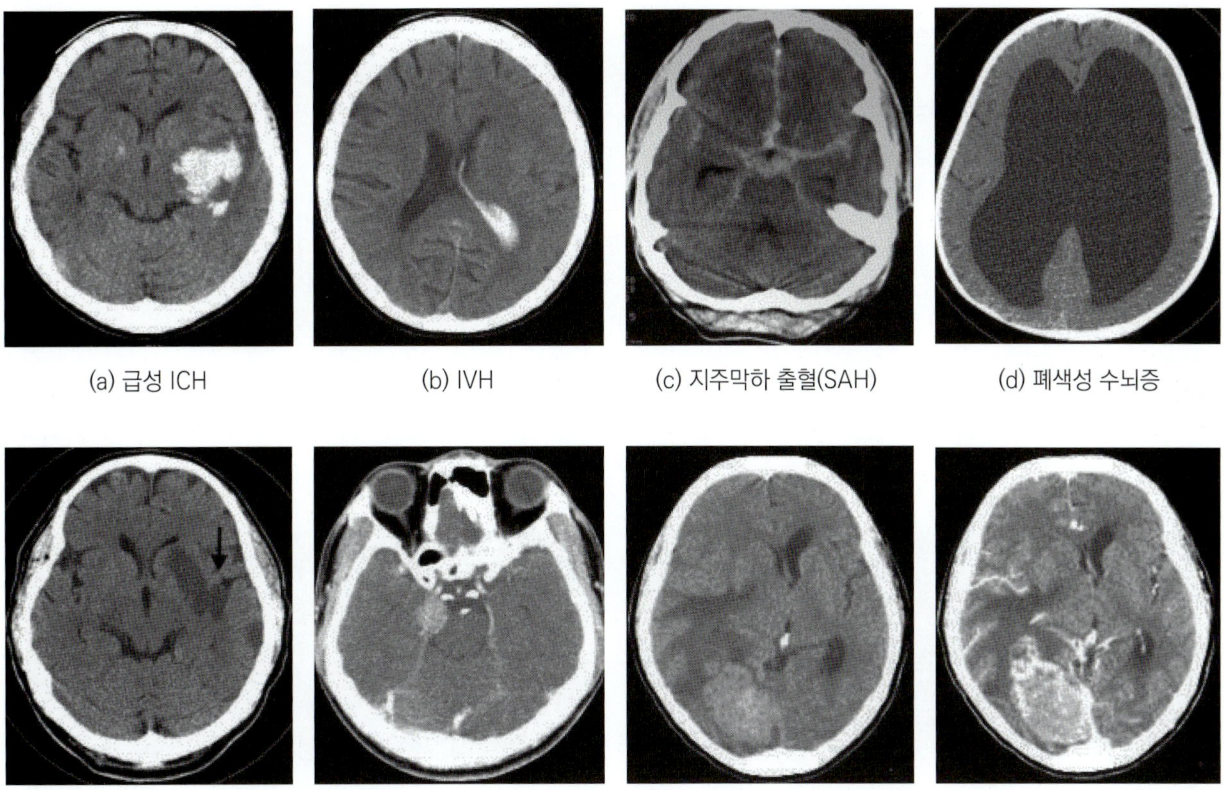

(a) 급성 ICH (b) IVH (c) 지주막하 출혈(SAH) (d) 폐색성 수뇌증

(e) 뇌경색 (f) 천막 수막종 (g) 전이성 샘암종(pre- and post-contrast)

그림 11-1 Brain routine CT의 몇 가지 영상소견

2) Temporal bone CT(측두골 CT)

(1) 적용

귀는 해부학적 구조물의 크기가 작을 뿐 아니라 병변도 수 mm 이하의 작은 크기로 나타나므로 temporal bone CT는 고해상능 영상을 얻기 위해 고관전압, 고해상능 알고리즘 그리고 얇은 슬라이스 두께를 사용한다. Temporal bone CT는 만성 중이염(chronic otitis media; COM)이나 진주종(cholesteatoma), 청신경종(acoustic neuroma)과 같은 종양의 진단, 이경화증(otosclerosis), 외상, 청각기능 손실, 선천성 기형의 진단을 목적으로 시행한다.

(2) Scan projection radiography 및 스캔 파라메터

Head first 자세로 lateral projection의 axial과 coronal plane의 scout 영상을 얻는다. 일반적인 노출조건은 120-140kVp와 300mAs가 사용되며, temporal bone 부위는 bone과 공기가 공존하는 미세한 구조이므로 edge, bone, ultrahigh 등의 고해상능 재구성 알고리즘을 사용한다. Axial 및 coronal scan의 경우 가능하면 25cm 직경의 head scan FOV를 사용하며, display FOV는 18cm 정도를 사용한다. 스캔 범위는 axial scan과 coronal scan 동일하게 달팽이관(cochlea)를 포함하여 측두골 부위를 1mm/1mm 정도의 슬라이스 두께와 간격으로 스캔한다. Scan 기준선은 axial scan에서는 일반적으로 OML에 평행되게 하고, coronal scan에서는 OML에 수직되게 하는 것이 좋다.

(3) 조영제 및 PACS verification

일반적인 목적의 검사에서는 조영제를 사용하지 않지만 조영증강을 필요로 할 경우 pre-contrast scan은 고해상능 알고리즘을 적용하며 post-contrast scan은 standard 알고리즘을 사용하는 것이 좋다. 그리고 조영제는 초당 1.5-2.5mL의 주입속도로 약 100mL 정도 주입한다.

Supinate 상태에서 coronal scan을 시행한 경우 image flip/flop 기능을 이용하여 coronal 영상의 상하를 바꾸어 주고, prone 상태에서 coronal scan을 시행한 경우 영상의 좌우를 바꾸어 PACS verify 한다. 일반적인 window width/level 설정은 3,000-4,000/200-300HU 정도로 한다. 그림 11-2는 정상인의 temporal bone CT의 axial 및 coronal 영상들이다.

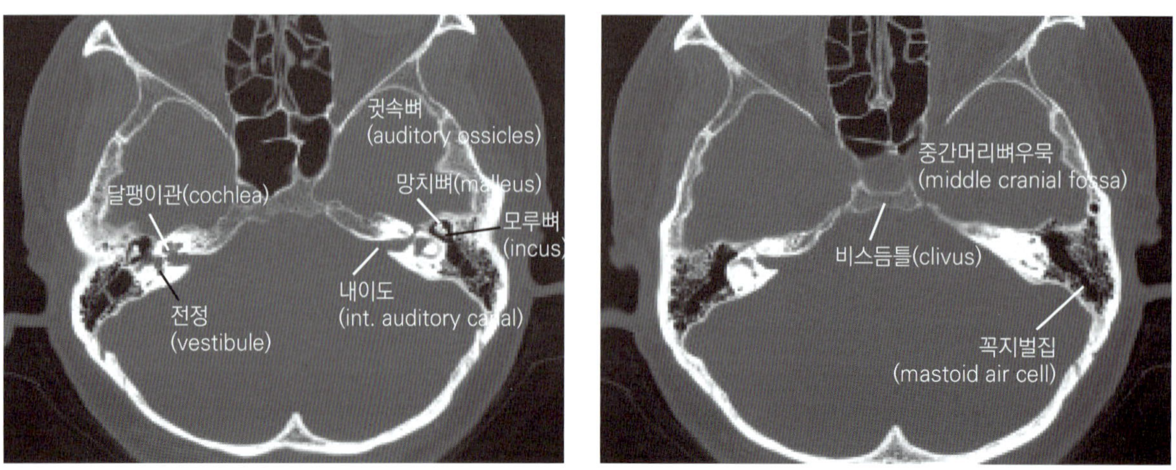

(a) Axial images

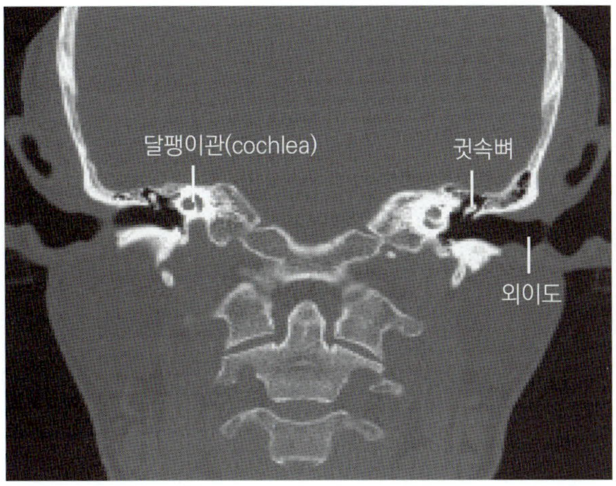

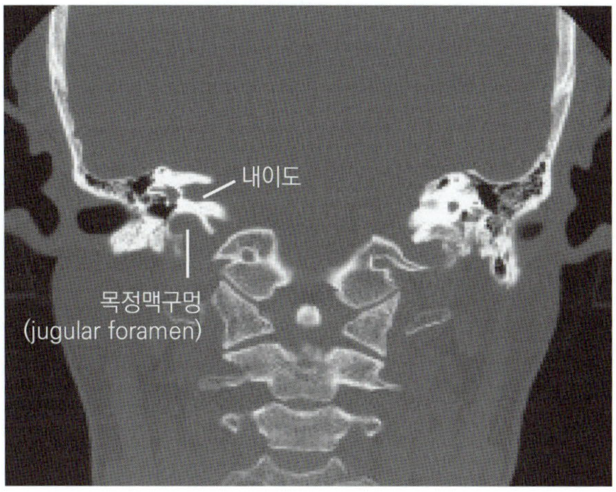

(b) Coronal images

그림 11-2 Temporal bone CT images

3. 흉부 CT

흉부 CT는 폐야의 질환 관찰을 주목적으로 혈관조영제를 사용하지 않고 시행하는 high resolution lung CT(HR chest CT; HR lung CT)와 혈관조영제를 사용하여 폐야 뿐만 아니라 종격동이나 림프절의 크기 등을 같이 진단하고자 하는 routine CT로 크게 분류된다.

1) Chest routine CT(흉부 일반CT)

(1) 적용

폐실질 질환, 기관지 및 종격동 질환의 진단, 악성 임파종을 비롯한 각 부위의 종양이 폐로 전이되었는 지의 여부, 림프절 크기 파악 등을 위해 주로 시행된다.

(2) 스캔 파라메터

Supine 자세를 취하게 하며 갠트리에 feet first 또는 head first로 눕게 한다. Scout 촬영은 frontal projection으로 폐첨부와 부신(adrenal gland)이 충분히 포함되게 한다. 이때 호흡은 숨을 깊게 들이마시고 난 후 참도록 한다. Scout 촬영의 일반적인 노출조건은 80-120kVp와 40-80mAs이다.

노출조건은 5mm의 슬라이스 두께를 사용하는 axial scan의 경우 120kVp와 170-200mAs가 적절하며, 재구성 알고리즘은 standard와 bone의 중간적인 특성을 갖는 lung 알고리즘을 사용하거나 bone 알고리즘을 주로 선택한다. 사용하는 알고리즘의 차이는 주로 관심부위의 차이에 기인된다. 즉, 주된 관찰부위를 폐야(lung field)로 생각하는 병원에서는 bone 알고리즘을 선택하며 폐야 보다는 종격이나 심장 등 연부조직에 관심을 더 두는 병원에서는 standard에 가까운 알고리즘을 선택하는 것이다. 이는 방사선사와 판독의사의 상의 하에 선정을 하는 것이 좋다.

Display FOV는 성인의 경우 30-35cm 정도이면 적절하나 정확하게 설정하고자 할 때에는 scout 영상에서 길이를 재어보고 하는 것이 좋다. 그러나 유방암 환자의 chest routine CT인 경우 skin을 충분히 포함해야 한다.

(3) 스캔 범위와 스캔 방법

Chest routine CT의 검사법은 병원에 따라 많은 차이를 보인다. 일반적으로 pre-contrast scan을 시행한 후 post-contrast scan을 시행하며, 숨을 깊이 들이 마신 상태에서 참도록 하고 스캔한다.

Pre-contrast study는 폐첨부 상단에서 늑골가로막각(costophrenic angle; CPA) 하부까지 5mm의 슬라이스 두께와 간격으로 시행하며, 이를 대신하여 1mm 수준의 슬라이스 두께와 10mm의 간격으로 HR lung CT를 시행하는 병원도 있다.

Post-contrast study는 폐첨부 상단에서 신장의 중간부(adrenal gland 밑)까지 5mm의 슬라이스 두께와 간격으로 시행한다. 식도암 환자의 경우 목을 충분히 포함하여 스캔하는 것이 권고된다. 더불어 폐포의 air trapping 여부를 관찰하기 위해 숨을 내쉰 상태에서 참고 스캔하는 expiration study를 pre-와 post-contrast study를 시행한 후 추가하는 병원도 있다. 흡기 후의 영상은 공기가 가득 들어간 상태이므로 음영이 검고 호기 후의 영상은 흡기 후의 영상보다 전체적으로 음영이 약간 밝아진다. 만일 호기 후 영상에서 검은 음영이 국소적으로 보일 때에는 그 부위의 공기가 배출되지 않은 것이므로 병변을 의심할 수 있다. Delay phase의 expiration study 시 스캔범위는 pre-contrast study와 동일하며 슬라이스 두께와 간격은 1mm/10-20mm 수준을 사용한다.

(4) 조영제 주입

혈관조영제의 주입은 자동주입기를 사용하여 초당 2-2.5mL의 주입속도로 총 80-100mL 정도를 주입한다. 이때 preparation delay는 조영제의 주입시작 후 20-25초 정도가 적절하다. 반면에 자동주입기를 사용하지 않고 고식적 스캔을 하는 경우에는 hand bolus injection으로 조영제를 전량 주입한 후 스캔을 시작한다. 또는 점적주사법으로 전체량의 70% 정도를 주입한 후 스캔을 시작하는 방법도 사용된다.

소아의 조영증강 chest CT의 경우 hand bolus injection 또는 자동주입기를 사용하여 주입한다. 주입량은 kg당 1mL의 비율이 적당하며, 이때 주입속도는 가능하면 초당 1mL 정도로 한다.

조영제를 초당 2mL 정도의 속도로 자동주입기를 통해 급속히 주입하고 나선형 스캔을 시행하면 쇄골하정맥(subclavian vein)이나 상대정맥(superior vena cava; SVC) 부위에 조영제의 급속주입에 의한 고농도의 아티팩트가 발생된다. 이를 예방하기 위해서는 조영제의 농도를 낮추어 사용하거나 스캔을 밑에서부터 위의 방향으로 시행하거나 하지 정맥을 통해 조영제를 주입하는 방법이 있다.

(5) Coronal reformation과 영상의 window setting

MDCT에서는 axial scan 외에 0.5-0.625mm의 thin axial image를 이용하여 2mm 두께와 간격으로 coronal reformation을 시행한다. 연부조직 관찰을 위한 mediastinal window setting은 약 450/30HU 정도의 window width와 level로 설정하며, 폐의 관찰을 위한 lung setting은 약 1,500/-700HU 정도의 window width와 level로 설정한다. 그러나 PACS로 운영되는 대부분의 병원에서는 lung window로 setting하는 것이 일반적이다. 필름으로 하드카피 시 12포맷을 사용하여 mediastinal window와 lung window의 2가지 setting으로 시행한다.

(6) 영상소견

그림 11-3의 (a)는 좌하엽(left lower lobe)에 종괴가 있는 환자의 post-contrast 스캔한 mediastinal window setting 영상이다. 5mm의 슬라이스 두께로 재구성되었다. (b)는 mediastinal window와 lung window로 설정된 흉막 종괴(pleural mass) 영상이다. 그리고 (c)는 중앙부 폐암(central lung cancer) 환자의 axial 및 coronal reformation 영상이다. 좌상엽기관지(left upper lobar bronchus)가 기시하는 부위에 약 3cm 크기의 central mass가 있으며 대동맥폐동맥(aortopulmonary) 부위의 림프절이 커져 있음을 알 수 있다.

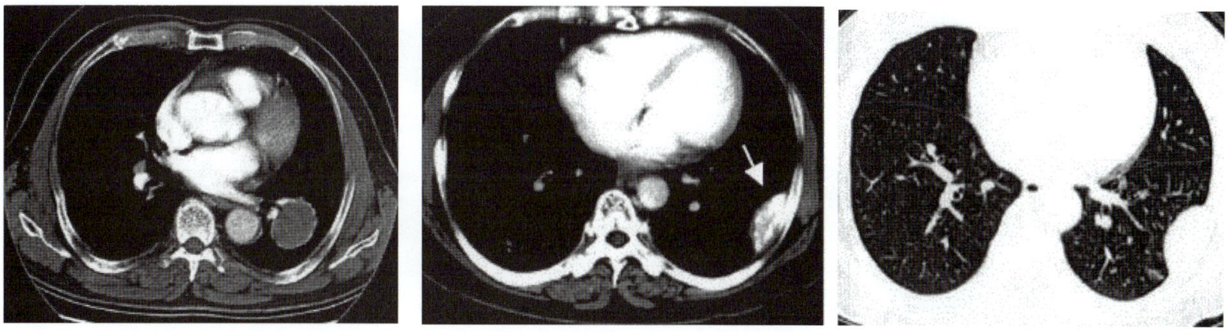

(a) 좌하엽의 종괴　　(b) 흉막 종괴(mediastinal window와 lung window)

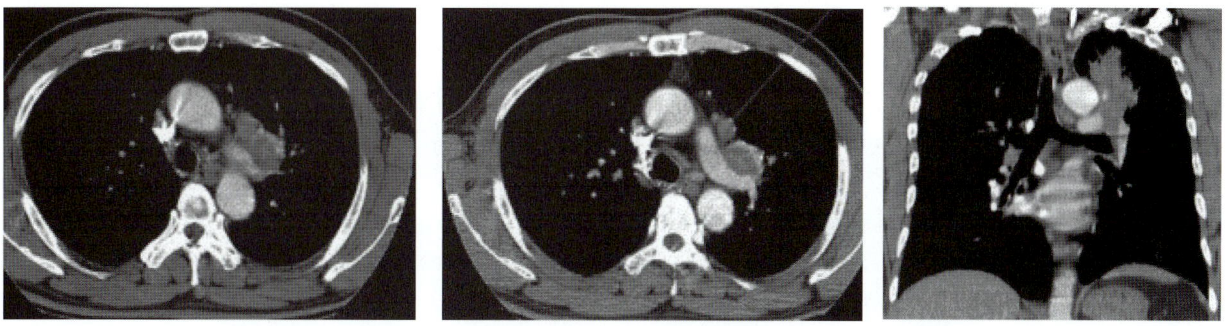

(c) 중앙부 폐암(central lung cancer)

그림 11-3 좌하엽 종괴와 중앙부 폐암의 CT영상

2) High resolution lung CT(고해상능 폐CT)

(1) 적용

기관지염, 기관지 확장증(bronchiectasis), 수포(bullae), 폐섬유화증(pulmonary fibrosis), 결핵, 미만성 폐질환(diffused interstitial lung disease; DILD)의 진단을 위해 시행한다.

(2) 스캔 파라메터

폐첨부 상연에서 늑골가로막각 하부까지 1mm의 슬라이스 두께와 10mm의 간격으로 고식적 스캔으로 시행한다. 혈관조영제를 사용하지 않으며 호흡은 숨을 들이마신 상태에서 스캔한다. 고해상능의 영상을 얻기 위해 고관전압(140kVp), 얇은 슬라이스 두께, 고대조도분해능(bone이나 ultrahigh 알고리즘)의 사용이 필수적이다. GE사의 경우 bone 알고리즘이, 지멘스의 경우 body 70(B70)이 주로 사용된다.

(3) 영상소견

그림 11-4는 1mm 슬라이스 두께로 재구성된 HR lung CT영상이다. (a)는 흡기 후 호흡 정지한 상태에서, (b)는 호기 후 정지 상태에서 스캔한 영상이다.

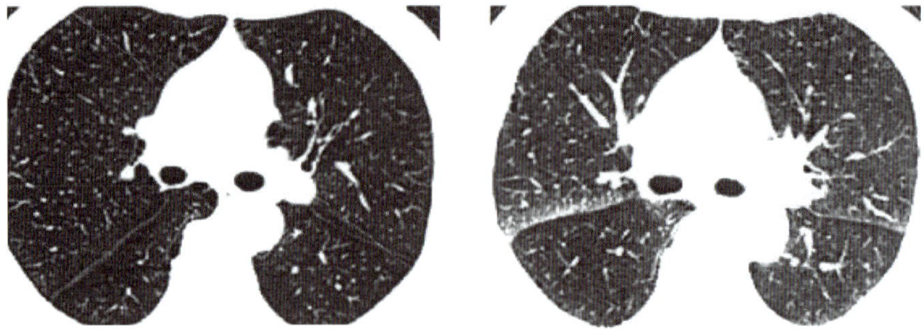

(a) 흡기 (b) 호기

그림 11-4 1mm 슬라이스 두께의 HR lung CT의 흡기와 호기 영상

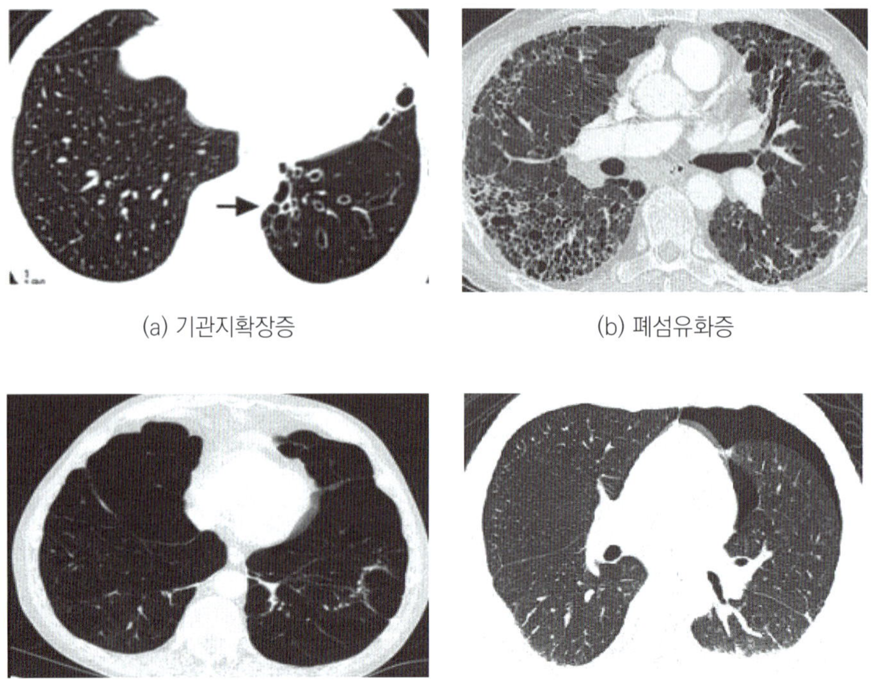

(a) 기관지확장증 (b) 폐섬유화증

(c) 폐기종 (d) 기흉

그림 11-5 HR lung CT의 몇 가지 영상소견

그림 11-5는 1mm의 슬라이스 두께와 bone 알고리즘, 170mA, 1초 스캔으로 검사한 기관지확장증(bronchiectasis; BE) 환자의 HR lung CT영상이다(lung window setting). 기관지 확장증은 만성 기관지염에서 세균 증식에 의해 분비물이 많아지고 만성 기침에 의해 기관지압이 증가되어 발생되거나, 림프선 종대나 이물질에 의한 기관지 패쇄에 의해 발생된다. (b)는 폐섬유화증 CT영상이다. 이는 폐의 섬유화에 의한 호흡 기능의 저하로 호흡곤란 증상이 발생하며 폐질환의 말기에 많이 나타난다. CT영상 소견은 벌집모양(honey combing)의 농도, 원형의 낭성 음영, 거친 망상형 침윤(coarse reticular opacity) 등이 혼합되어 관찰된다. (c)는 폐기종(pulmonary emphysema) 영상이다. 폐기종이란 기관지 폐 색에 의해 폐포 내 공기량이 병적으로 증가되고 폐포벽의 파괴로 이상 팽창되거나 기도벽의 파괴로 공기강(air space)이 이상 증가된 상태이다. 폐기종의 CT영상 소견은 폐의 방사선 투과가 증가되어 정상 상태보다 검게 나타나며 낭포(bullae)가 형성되고 폐문, 종격동, 가로막이 병변 부위와 반대 방향으로 밀려나고 폐혈관이 확장되어 나타난다. 그리고 (d)는 외상으로 인해 발생된 기흉(pneumothorax) 영상이다. 기흉이란 외상 등으로 흉막이 천공되어 의해 공기가 흉막강(pleural cavity)에 차는 것이다. 이는 폐포 또는 기관지와 흉막강 사이에 통로가 생기면 발생될 수 있으며 차있는 공기는 내장 흉막(visceral pleura)를 내측으로 전위시킨다.

4. 복부 CT

1) Abdomen routine CT(복부 일반CT)

(1) 적용

복부 소화기 질환, 외상성 출혈, 복수, 종괴의 전이 유무와 병기 등을 진단하기 위해 시행한다.

(2) 전처치 및 경구조영제

전처치 사항으로는 혈관조영제를 사용하므로 6시간 이상의 금식이 필요하며, 검사시작 30분-1시간 전에 600-1,000mL의 경구조영제를 마시고 검사 직전에 300-500mL를 추가로 마신다. 그러나 장폐색, 외상으로 인한 장내 출혈이 의심되는 환자, 급성 췌장염의 치료를 위해 금식하고 있는 환자, 응급수술 예정인 환자, 수술 직후 환자(immediate post op.)의 경우 경구조영제를 복용하지 않는다.

복부 CT검사에 사용되는 경구조영제로는 바륨 조영제(상품명이 Easy CT, Easy CAT)나 요오드 조영제 또는 물이 사용된다. 요오드 조영제의 경우 물 1,000mL와 20-25mL의 가스트로그라핀(상품명이며 요오드 성분이 37g/100ml)을 희석하여 요오드 성분이 약 0.9g/100mL이 되도록 한다. 희석 시 레몬에이드 등의 향미료를 첨가하면 환자가 복용하기에 쉽다. 그리고 바륨 조영제의 경우 복용이 쉽도록 향이 첨가된 제품을 사용하는 것이 좋다.

(3) 스캔 파라메터

Scout 촬영은 frontal projection으로 횡격막과 치골결합이 충분히 포함되게 한다. 스캔 시 호흡은 가능한 장시간 참을 수 있도록 숨을 깊게 들이마시고 난 후 참도록 한다.

Axial scan의 경우 일반적으로 120kVp, 180-200mAs가 적절하며 관전류 및 관전압 자동 조절기능(dose modulation)을 적용하여 환자선량을 감소시킨다. 재구성 알고리즘은 standard 또는 smoothing 알고리즘(연부조직의 감약계수 차이가 적은 부위를 상대적으로 차이가 크게 나타내는 soft 또는 soft tissue)이 주로 사용된다. 재구성 슬라이스 두께와 간격은 3mm/3mm 또는 5mm/5mm, display FOV는 성인의 경우 30-35cm 정도가 적절하나 정확하게 설정하고자 할 때에는 scout 영상에서 길이를 재어보고 하는 것이 좋다.

(4) 스캔 범위와 방법

대부분 post-contrast study만 시행하지만 pre-contrast study와 post-contrast study를 동시에 시행하는 병원도 있다. 특히 비뇨기계나 담도계의 결석을 관찰하거나 항암제 투입 후 색전술을 시행한 간세포암 환자의 추적검사인 경우 리피오돌 조영제가 섭취된 암세포의 크기 관찰을 위해서는 pre-contrast study가 꼭 필요하다.

스캔 범위는 가로막과 치골결합부(pubic symphysis)를 포함하며 0.5-0.625mm의 thin axial images를 사용하여 3mm/3mm의 coronal 및 sagittal reformation을 시행한다. Abdomen routine CT에서 진단의 주된 관심은 정맥상이므로 초당 3-4mL의 주입속도로 총 120-150mL의 조영제를 주입하며 60-70초의 preparation delay를 적용한다.

GE사 64MDCT에서의 스캔 파라메터로는 40mm beam collimation과 0.625mm×64개의 detector configuration, 0.984 pitch, 39.37 table speed(mm/rotation)를 적용하며, 3.75mm의 슬라이스 두께와 간격으로 axial image를 재구성한다. 그리고 1.25mm 두께와 간격의 thin slice retrospective image를 이용하여 3mm의 두께와 간격으로 coronal 및 sagittal image를 reformation한다. 7세 미만의 소아의 abdomen CT의 경우 2.5mm의 슬라이스 두께와 간격이 적당하며 필요에 따라 pre-contrast study를 추가한다. 7세 이상인 소

아의 경우 자동주입기를 사용하며 주입량은 kg당 2mL 정도의 비율이 적당하다. 이때 주입속도는 가능하면 초당 1-1.5mL 정도로 한다.

Stomach CT의 경우 antrum이나 lower body 등의 자세한 관찰을 위하여 prone 자세에서 스캔을 시행하는 것이 권고된다. 경구조영제로는 대부분 물을 사용하고 있다. 이는 물의 저음영이 조영 증강된 위벽과 대조를 이루어 위벽의 두께를 선명히 볼 수 있고 종괴 자체의 평가가 유리하기 때문이다. 그리고 scout 촬영 후 엎드린 상태에서 물을 600mL 정도 추가로 마시게 하여 stomach를 충분히 팽창시키도록 한다. 반면에 직장암이나 대장암 환자의 abdomen CT검사에서는 항문을 통해 약 500mL 정도의 물을 주입하고 검사를 시행한다(경항문조영제). 이는 장의 점막부위 관찰에 도움이 된다. 그리고 방광암 환자의 abdomen CT의 경우 방광을 채워 검사하기 위해 요도를 통해 생리식염수를 주입하거나 소변을 최대한으로 참고 스캔을 하는 것이 좋다.

(5) PACS verification 및 하드카피

PACS verification은 300-400/30HU 정도의 window width와 level을 설정한다(soft tissue window setting). 필름으로 하드카피 시 12포맷을 사용하며 필요에 따라 liver 부위를 잘 보기 위한 liver narrow window setting과 bone의 전이 여부를 관찰하기 위해 bone setting을 추가로 4개씩 multiple display 하기도 한다.

(6) 임상소견

그림 11-6의 (a)는 양성 경구 및 혈관조영제를 사용한 abdomen routine CT영상이다. (b)는 대장암 환자의 CT 영상이며 양성 경구 및 경항문조영제(물), 혈관조영제를 사용하였다. (c)는 경항문조영제(공기)와 혈관조영제를 사용하였고, (d)는 경항문조영제(공기)를 주입하였으며, (e)는 경구조영제(물과 발포제(공기))와 혈관조영제를 사용하였으며, (f)는 경구조영제(물)와 혈관조영제를 사용하였다. 그리고 (d)-(f)는 prone position으로 스캔한 영상임을 알 수 있다. (f)의 영상에서 위 하부의 앞쪽 벽에 지방침윤(fat infiltration)을 가진 폴립형의 종괴(advances gastric cancer)가 관찰된다.

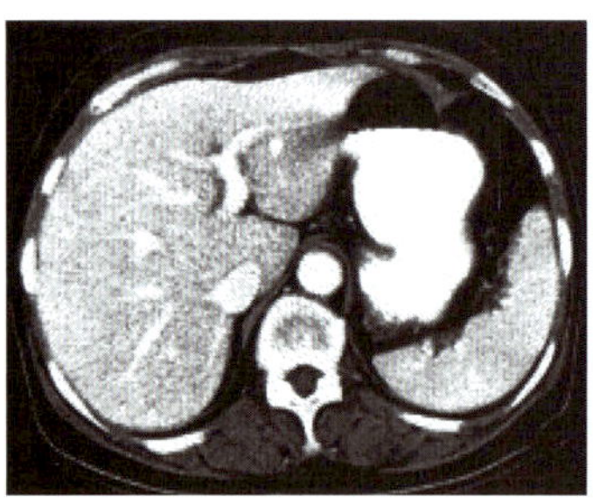

(a) 양성 경구, 혈관조영제

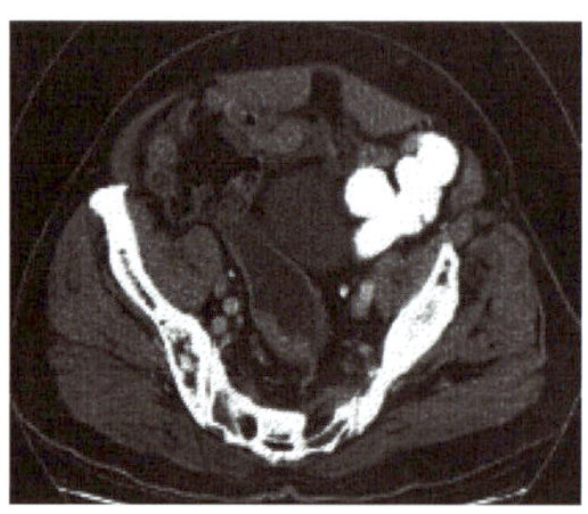

(b) 양성 경구, 경항문(물), 혈관조영제

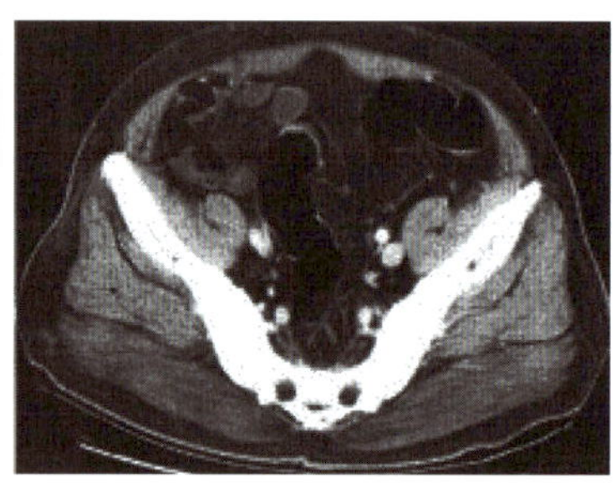

(c) 경항문조영제(공기), 혈관조영제

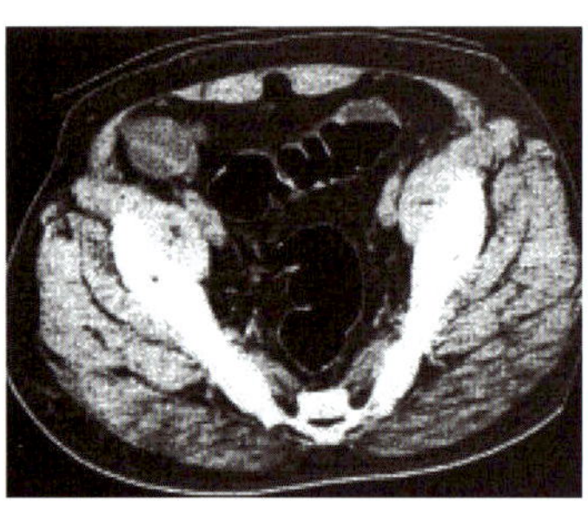

(d) 경항문조영제(공기)

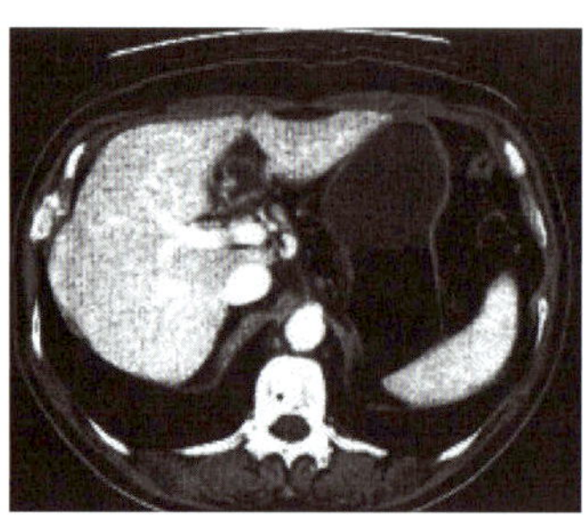

(e) 경구(물과 발포제)와 혈관조영제

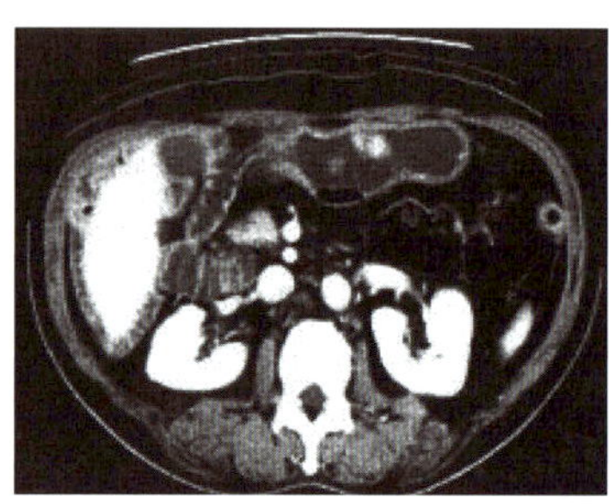

(f) 경구(물)과 혈관조영제

그림 11-6 Abdomen routine CT영상

2) Liver dynamic CT(간 다중시기 CT)

(1) 적용

간내 실질성 및 종괴성 병변, 혈관병변, 폐색성 황달 등의 진단을 위해 시행한다. 대표적인 국소적 간질환에는 간세포암(HCC), 혈관종(hemangioma), 간농양(liver abscess) 및 낭종(cyst)이 있다. 그리고 미만성 간질환(diffuse liver disease)에는 간염(hepatitis), 간경화(cirrhosis), 지방간(fatty liver) 외에 hepatic adenoma, cholangiocarcinoma, 악성 림프종(malignant lymphoma), 국소결절성 과증식(focal nodular hyperplasia; FNH), 간부종, hepatic trauma, 혈색소증(hemochromatosis), 전이성 간종양(metastatic liver mass), portal venous thrombosis 등이 있다.

(2) 스캔 파라메터 및 방법

Scout 촬영은 frontal projection으로 가로막에서 간 하연이 충분히 포함되게 하며 스캔 시 호흡은 deep inhalation 후 정지시킨다. Axial scan의 노출조건 및 재구성 알고리즘, 그리고 FOV는 abdomen routine CT와 동일하다. 대부분 post-contrast study만 시행하지만 필요에 따라 pre-contrast study를 추가로 시행하는 경우도 있다. Liver dynamic CT 프로토콜은 나선형 스캔에서만 가능하다. 일반적으로 liver CT는 조영제를 주입한 후 3 phase의 스캔을 시행하며 pre-contrast study가 추가되는 경우까지 고려하면 환자가 받는 방사선 피폭이 가중된다. 그러므로 영상품질의 저하가 없는 범위 내에서 노출조건을 줄이는 것이 필요하다. 120-150mL의 조영제를 초당 3-4mL의 주입속도로 자동주입기로 주입하며 조영제 주입시작 시간부터 30초(동맥상; arterial phase), 60초(정맥상; portal phase), 180초(지연상; delay phase) 정도의 delay time이 적용된다. 이때 연속적인 데이터의 획득을 위해 각 phase의 스캔에서 1회의 호흡 정지 상태로 스캔을 시행하는 것이 권장된다.

64MDCT를 사용하는 S병원의 liver dynamic CT 프로토콜을 예로 들면, 초당 4mL의 주입속도로 총 120mL의 조영제를 주입하며, 5mm의 슬라이스 두께와 2.5mm의 간격으로 스캔한다. 동맥상은 auto bolus tracking 기법(SmartPrep.)을 이용하여 scan delay를 결정한다. 이때 모니터링을 위한 ROI의 설정 위치는 복부대동맥으로 설정하며, 문턱값은 +100HU으로 설정한다. 즉, 복부대동맥 부위의 CT No.가 +100HU에 도달하면 본 스캔이 시작된다. 정맥상 스캔은 동맥상 스캔이 끝난 후 약 30초에 스캔이 시작되도록 하며, 지연상 스캔은 정맥상 스캔이 끝난 후 약 110초(조영제 주입 시작부터 180초 정도) 후에 스캔이 시작되도록 한다. Axial scan 외에 0.6-1.25mm의 portal phase thin axial images를 사용하여 coronal 및 sagittal reformation이 자동적으로 시행되도록 프로토콜화 되어 있다.

그림 11-7에서 (a)는 간세포암 환자의 동맥상, (b)는 정맥상 그리고 (c)는 지연상이다. 간의 segment 4와 segment 6에 걸쳐 6cm 정도의 크기이며 주변부에 조영증강되는 종괴(peripheral enhancing mass)가 관찰된다. 간세포암의 CT영상 소견은 동맥상에서는 종양부위가 정상조직보다 조영증강이 강하며, 문맥상과 지연상(조직평형기)에서는 빨리 washout되어 정상조직보다 저음영을 나타낸다. 그림 (d)-(f)는 혈관종(hemangioma) 소견의 동맥상, 정맥상 그리고 지연상이다. 동맥상인 (d)에서 강한 조영증강을 보이는 부위(화살표)가 관찰되며 주위에 불분명하게 조영증강되는 병변(ill-defined enhancement lesion)을 동반하고 있으며 정맥상에서 지연상으로 갈수록 내부의 enhancing lesion의 강도는 줄어들고 주위에 보이던 불분명한 조영증강은 없어져 있다.

일반적인 혈관종은 무수히 작은 혈관들로 구성되어 있으며 이들 작은 혈관내의 공간들이 스폰지처럼 되어 있어 그 하나하나가 조영제로 채워지기 위해서는 많은 시간이 걸린다. 그러므로 혈관종의 조영증강 특성은 동맥상에서 주변부에서부터 천천히 결절상으로 조영되기 시작하여 정맥상에서 중앙부로 계속되며 지연상에 이르기까지 계속 조영증강이 이루어져 종양 전체가 주위 간조직보다 훨씬 고음영으로 지속된다.

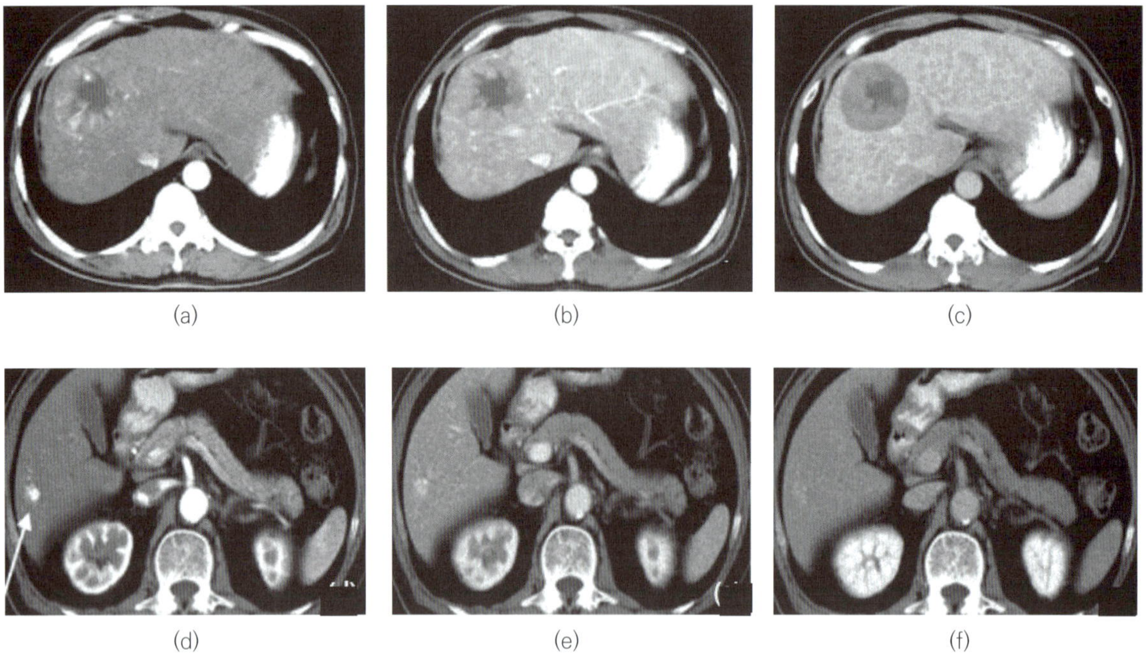

그림 11-7 간세포암((a)-(c))과 혈관종((d)-(f))의 liver dynamic CT영상

3) Lipiodol liver CT

Lipiodol liver CT는 간암 화학색전술(TACE; TAE)을 시행한 환자의 추적검사를 위한 CT검사이다. 이는 lipiodol 흡수 또는 암세포의 크기 변화를 진단하기 위해 시행한다. 경구조영제나 혈관조영제를 사용하지 않고 liver 부위만 pre-contrast scan한다.

그림 11-8의 왼쪽은 간세포암 환자의 첫번째 색전술 후 시행한 lipiodol liver CT영상이며 상부 우간엽(right hepatic lobe)에 종양염색(tumor staining)이 보인다. 오른쪽 영상에서는 간의 좌우엽에서 다수의 결절성 종양염색이 관찰된다.

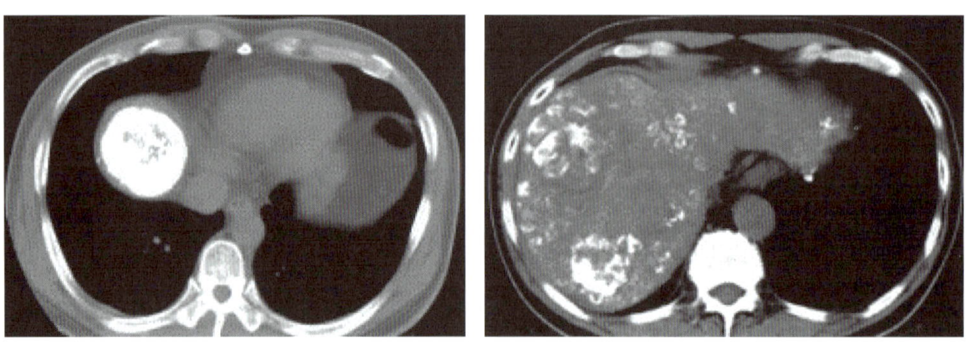

그림 11-8 Lipiodol liver CT영상

5. 3차원적 CT혈관조영검사(3-dimensional CT angiography)

3차원 CT영상은 전용 소프트웨어를 이용하여 스캔으로 얻어진 데이터 세트로부터 병변이나 해부학적 특성을 사용자가 다각도로 관찰할 수 있는 입체적인 영상으로 재구성한 것이다. 이의 기본적인 원리와 이론적 배경에 대해서는 5장 CT영상의 형성원리를 참고하길 바란다. 이 장에서는 임상에서 많이 사용되는 중요한 몇 가지 CT angiography와 CT가상내시경에 대하여 운영적 측면으로 설명하고자 한다.

1) Intracranial CT angiography

(1) 적용

동맥류(aneurysm)나 지주막하강 출혈의 입체적인 관찰을 위해 시행한다. 주된 적용은 동맥류(aneurysm)의 수술 전 평가로 동맥류 neck의 위치와 방향, basal bone과의 관계파악, 인접 혈관구조의 파악, 선천적 기형, 혈관의 협착여부와 폐쇄 등이다.

Intracranial CTA는 conventional angiography와 비교하여 두개내 혈관의 협착이나 혈전, spasm 등의 검출율이 우수하여 동맥류 환자나 지주막하강 출혈환자의 수술전 routine check 검사로서 널리 활용되나, MIP 영상에서는 출혈부위나 혈관내의 석회화로 인해 병변을 가릴 수 있는 문제점도 있다.

(2) 스캔 방법 및 영상 재구성

Brain pre-contrast study와 동일하게 25cm 정도의 display FOV를 사용하여 skull base부터 vertex까지 5mm의 슬라이스 두께와 간격으로 pre-contrast study를 시행한다.

Post-contrast study에서는 초당 3-4mL의 주입속도로 100-120mL의 조영제를 급속 주입하고 foramen magnum 1mm 아래에서 vertex 방향으로 스캔을 시행한다. 이때 display FOV는 13cm 정도가 적절하며, 슬라이스 두께와 간격은 1mm/0.5-1mm 수준으로 한다. Preparation delay는 auto bolus tracking 기법을 이용하거나 조영제 주입시작 시간부터 18-25초를 적용한다. Auto bolus tracking 시 조영증강도의 관찰을 위한 ROI는 총경동맥(CCA) 또는 상행대동맥에 설정하며 조영증강의 문턱값(enhancement threshold value)은 다소 차이는 있지만 +50HU 정도가 적절하다. 이는 time-density curve를 통하여 관찰부위(관심부위)의 농도가 +50HU 이상으로 증가되는 순간에 맞추어 주된 나선형 스캔을 시작할 수 있도록 한다. Diagnostic delay는 시스템에서 허락하는 최단 시간인 3초 정도로 설정하는데, 이는 scan phase 시작 시간에서 3초 후에 post-contrast helical scan이 시작됨을 의미한다.

3-D 영상의 재구성을 위한 모델링은 문턱값(threshold) 기법이 사용된다. 이때 적용하는 low threshold값은 +100HU, high threshold값은 +250HU 정도가 권고된다. 3-D 영상의 디스플레이는 두개 내의 혈관 구조만을 나타내거나 관찰하고자 하는 혈관과 주위의 골 구조를 포함시켜 나타낼 수 있다. 모든 3-D 영상에는 병변의 크기를 잴 수 있도록 1mm 간격의 ruler가 삽입되도록 한다.

(3) 영상소견

그림 11-9는 +80HU의 문턱값을 적용한 표면렌더링(표면음영기법; shaded surface rendering; shaded surface display; SSD) 영상이다. 뇌바닥동맥 끝 부분(basilar artery tip)에 동맥류(화살표)가 보인다. (a)의 post-contrast axial 영상에서도 동맥류의 존재나 크기를 알 수 있다. (b)는 혈관과 bone을 merge한 3-D 영상이며, (c)는 bone을 완전히 제거하여 혈관만을 남긴 3-D 영상이다. 3-D 영상은 원하는 방향으로 영상을 회전시켜 동맥류의 모양, 특히 수술 시 필요한 동맥류 neck의 입체적 관찰이 용이하다.

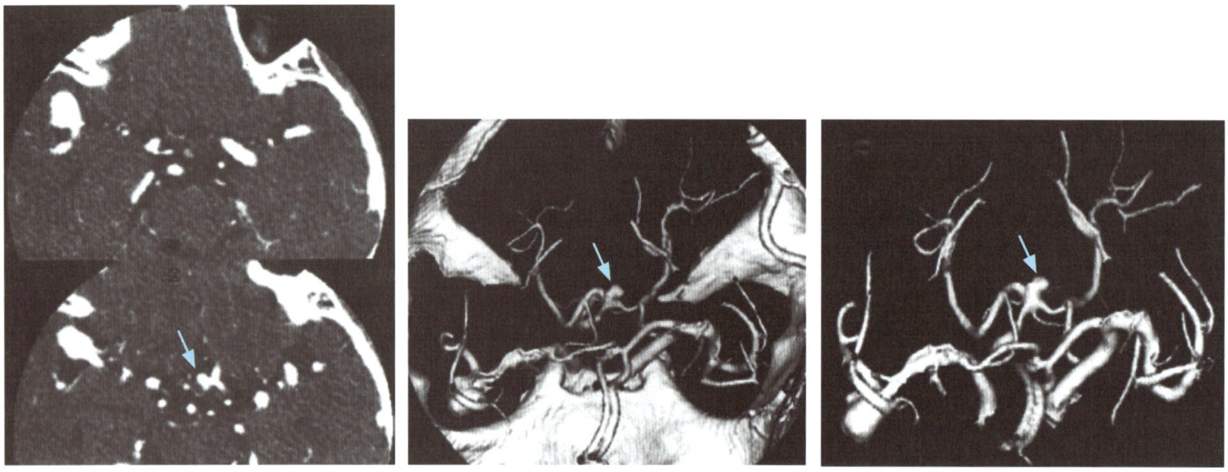

(a) Post-contrast axial (b) 혈관과 bone의 merge (c) 혈관만 남긴 3-D CTA

그림 11-9 SSD 기법의 intracranial CTA 영상

그림 11-10은 두개골의 주변부만 잘라낸 상태에서 재구성한 SSD 기법의 intracranial CTA 영상이다. 혈관과 주위 골조직과의 해부학적 관계를 쉽게 알 수 있다.

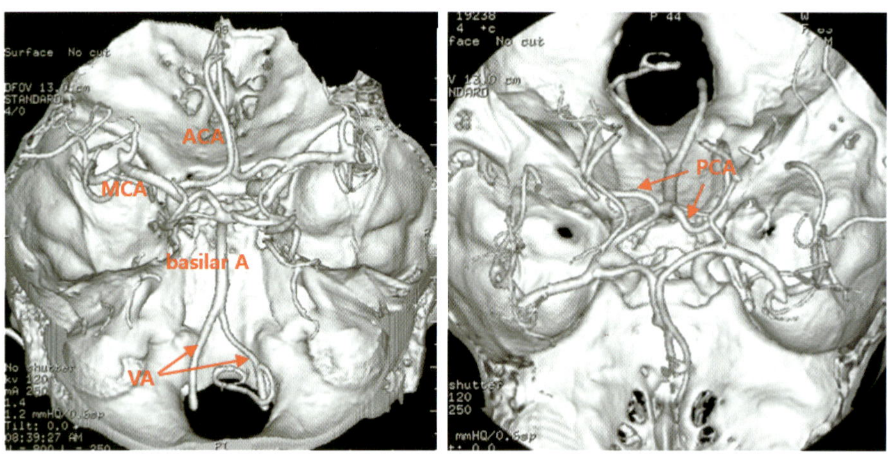

그림 11-10 두개골의 주변부만 잘라내고 재구성한 SSD 기법의 intracranial CTA 영상

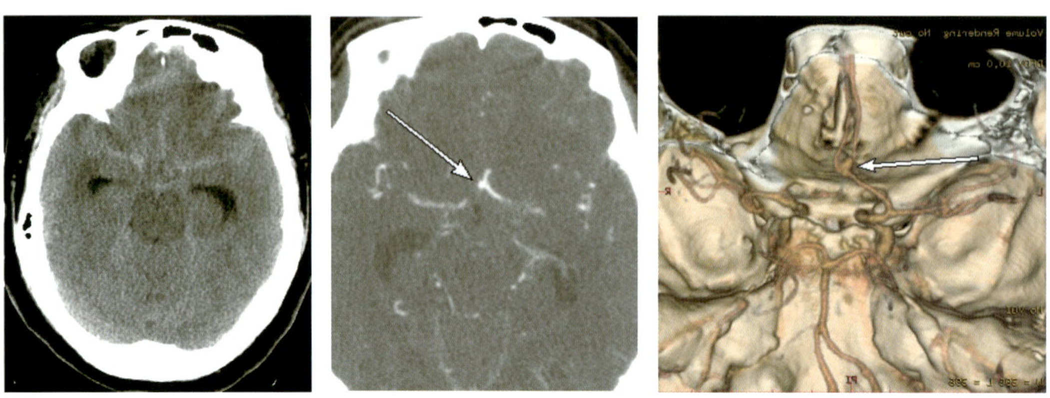

(a) Pre-contrast axial (b) Post-contrast axial (c) VRT

그림 11-11 지주막하 출혈 환자의 CT 및 CTA 영상

그림 11-11은 지주막하 출혈(subarachnoid hemorrhage; SAH) 환자의 CT영상이다. (a)의 pre-contrast axial 영상에서 diffused SAH가 관찰되고 경미하게 뇌실이 커져 보인다. CTA를 위해 조영증강된 axial 영상(b)와 VRT(volume rendering technique)로 나타낸 3-D CT angiography 영상인 (c)에서 화살표로 표시된 낭성동맥류(saccular aneurysm)가 전교통동맥(anterior communication artery; ACOM)에 관찰되며, 크기는 약 5mm이다.

2) Carotid arteries CTA

(1) 적용

경동맥의 협착이나 폐쇄정도의 진단과 평가를 위해 시행하며, 일반적으로 초음파 검사에서 발견된 경동맥의 이상 소견의 확인에 유용하다.

(2) 스캔 방법 및 영상 재구성

18-23cm 정도의 display FOV를 사용하여 제7경추 부위에서 skull base까지 5mm의 슬라이스 두께와 간격으로 pre-contrast study를 시행한 후 초당 3-4mL의 주입속도로 100-120mL의 조영제를 급속 주입하고 2mm의 슬라이스 두께와 1-1.5mm의 간격의 post-contrast study에서는 영상을 얻는다. Preparation delay는 auto bolus tracking을 이용하여 결정한다. 이는 조영제 주입시작 시간부터 12-20초 범위에 속한다. Localizer의 설정 위치는 대동맥궁이 적절하며, 조영증강도의 관찰을 위한 ROI는 대동맥궁 또는 상행대동맥에 설정하며 조영증강의 문턱값은 +50HU 정도가 적절하다.

GE사 64MDCT에서의 스캔 파라메터로는 40mm beam collimation과 0.625mm×64개의 detector configuration, 0.984 pitch, 39.37 table speed(mm/rotation)가 적당하다.

3차원 영상의 editing은 threshold 기법과 scalpel 및 subtraction 기법을 사용하며, bone을 제거한 상태로 경동맥이 잘 보이는 VRT 또는 MIP 영상을 여러 방향으로 회전시켜 screen save한다. 대뇌동맥륜(circle of Willis)과 경동맥의 관계 관찰은 superior 방향에서의 VRT 영상이 권고되며, 양쪽 측면 view에서 총경동맥이 잘 관찰되는 영상도 필요하다.

2-D reformation 영상에서는 내경동맥과 외경동맥이 평행되게 회전시켜 양쪽 경동맥을 1mm의 간격으로 sagittal-oblique reformation하고, 외경동맥에서 추골동맥을 포함하는 범위를 1mm의 간격으로 coronal reformation한다.

(3) 영상소견

그림 11-12는 64MDCT에서 얻은 경동맥의 MIP 및 VRT 영상들이다. 우내경동맥(right internal carotid artery; RICA) 근위부에 석회화를 동반한 심한 협착(화살표)이 관찰된다.

3) Thoracoabdominal aorta CTA

(1) 적용

대동맥 박리(aortic dissection)나 동맥류(aneurysm), 대동맥의 염증성 질환인 Takayasu's arteritis, 동맥경화증과 선천성 기형의 진단을 위해 시행된다. 특히, 혈관의 동맥류나 박리부위의 입체적 평가, 내막피판(intimal flap)의 위치 파악, 동맥류 내의 혈전 확장여부, 그리고 주변혈관이나 장기와의 관계파악에 유용하며, 복부 혈관의 심한 협착이나 협심증(angina), 허혈성 질환(ischemia) 등의 폐색성 질환의 진단과 수술전 평가로 유용하다.

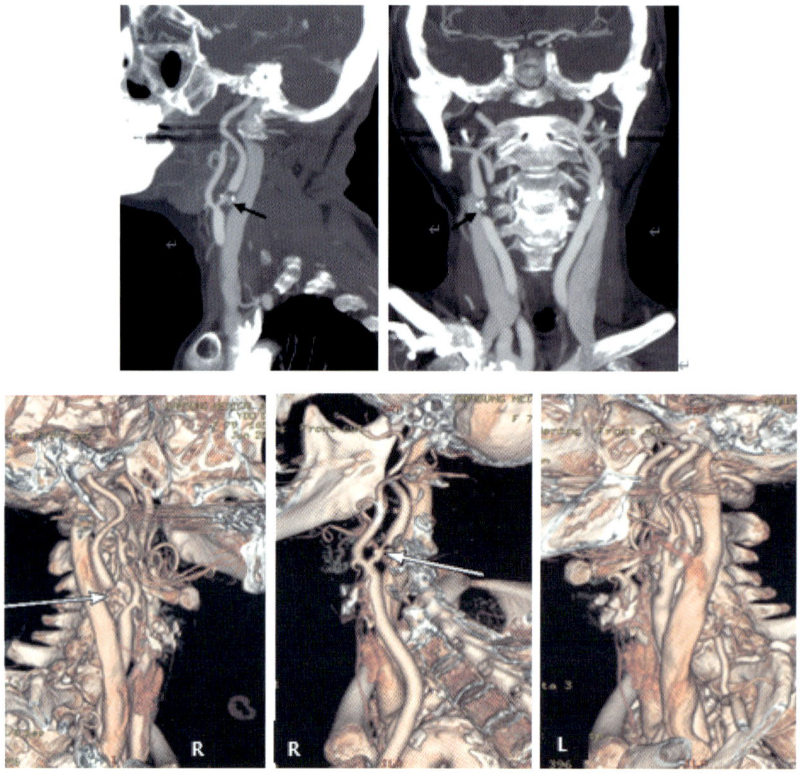

그림 11-12 우내경동맥 근위부에 석회화를 동반한 심한 협착이 보이는 CTA 영상

흉부 대동맥의 동맥류는 대동맥궁 직하부나 가로막 레벨에서 흔히 관찰되며 SSD 및 VRT 영상은 수술전의 입체적 관찰에 유용하며, 복부 대동맥류의 크기는 횡단면 영상에서 가장 잘 나타나며 3-D 영상을 통하여 형태와 상하로의 범위를 알 수 있다. 특히 신동맥과 장골동맥과의 관계 및 침범유무를 알 수 있다, 이것은 수술에 중요한 정보이며 스텐트를 삽입할 때에도 중요한 정보를 제공한다. 또한 대동맥 박리가 있는 경우 동맥의 확장과 고밀도의 비후된 대동맥벽을 알 수 있으며, 신기능이 나쁜 경우 non-contrast scan만으로도 진단이 가능하다.

(2) 스캔 방법

Pre-contrast scan은 대동맥궁 상부 1cm에서 대퇴골 경부에 해당하는 장골동맥의 분기점(iliac artery bifurcation) 하부까지 5mm의 슬라이스 두께와 10mm의 간격으로 시행한다. 동맥류나 대동맥 박리증의 진단이 주목적인 경우 pre-contrast study는 시행하지 않는다. Dynamic test scan(auto bolus tracking)은 대동맥궁 부위에서 시행하며 이때 첫 스캔은 12초부터 시작하며 ISD는 3초 간격이 적절하다. 이때 enhancement threshold는 +80HU 또는 +100HU가 적당하다. Localizer line은 scout 영상에서 대동맥궁 레벨에 설정하며, 조영증강도의 관찰을 위한 ROI 측정은 상행대동맥 부위에서 한다.

64MDCT의 스캔 파라메터를 예로 들면, 20mm의 beam collimation(narrow beam collimation에 해당됨)을 적용하고, prospective reconstruction 영상의 슬라이스 두께와 간격은 2.5mm, 3-D 재구성을 위한 retrospective reconstruction은 1.25mm 또는 0.625mm의 슬라이스 두께와 간격으로 얻는다. 추적검사가 목적인 stent-graft 시술 환자의 thoracoabdominal aorta CTA는 pre-와 post-contrast scan을 시행한 후 stent 삽입부위에 3.75mm의 슬라이스 두께와 간격으로 delay scan이 요구된다. 이때 scan delay time은 약 3분 정도가 적절하다.

(3) 3-D 영상의 재구성

주로 threshold 기법과 scalpel 기법을 사용하여 VRT 및 MIP 기법의 3차원 영상을 재구성한다. 모델링 과정에서의 low threshold값은 intracranial CTA와 마찬가지로 +100HU 정도를 적용하며 editing후 완성된 3차원 영상을 anterior view로 설정한 다음 좌측방향으로 18° 또는 36°씩 회전하여 screen save한다. 특히 대동맥 박리 환자의 경우 대동맥궁에 평행하게 sagittal-oblique reformation한 영상이 유용하다.

(4) 영상 소견

그림 11-13은 복부대동맥의 동맥류(짧은 화살표)가 관찰되는 CT영상들이다. (a)에서 신하부대동맥(infrarenal aorta)에 혈전(thrombus; 긴화살표)을 동반하며 파열(rupture)이 없는 것으로 추정되는 동맥류가 관찰된다. (b)에서는 우장골동맥(right iliac artery)에 혈전을 포함한 약 2cm 직경의 확장(ectasia)이 있다. (c)는 2차원의 MPR 영상이며, (d)는 3차원의 VRT 영상이다.

그림 11-14는 대동맥 박리를 보이는 CT영상들이다. 하행대동맥 근위부의 직경이 약 5cm 정도로 늘어나 있으며 외장골동맥(external iliac artery) 근위부까지 박리가 이어져 있다. 하행 흉부대동맥과 복부동맥의 false lumen 내에는 혈전이 관찰된다. 밑의 영상은 MIP와 VRT 기법의 3-D CT angiography이다.

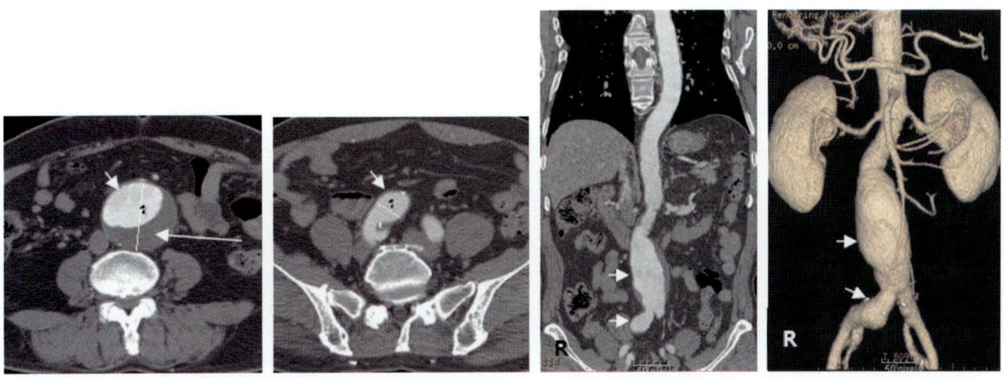

(a) (b) (c) (d)

그림 11-13 복부대동맥과 장골동맥의 동맥류 CT영상

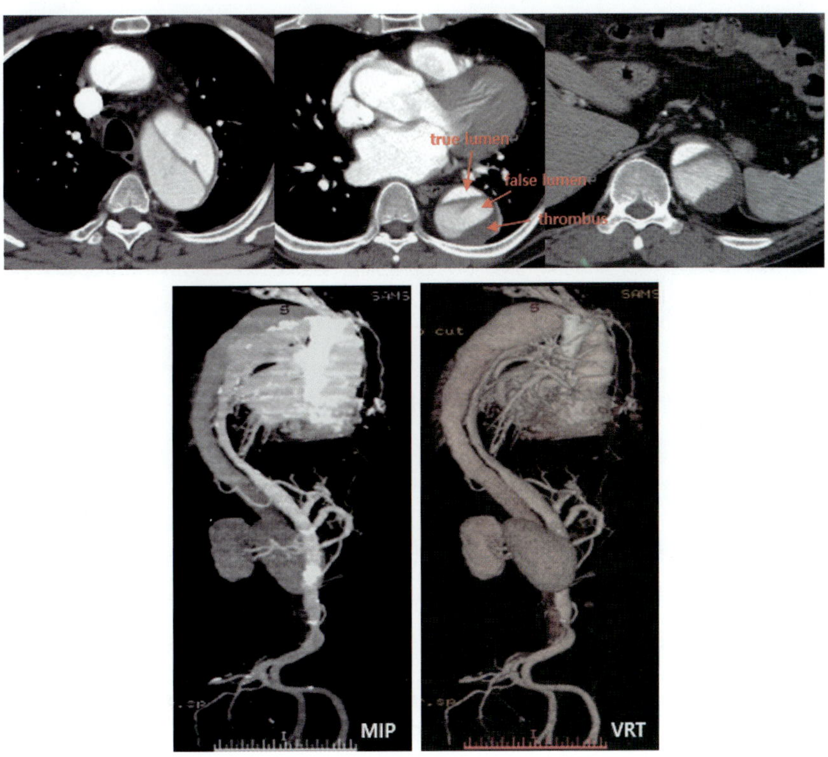

그림 11-14 대동맥박리를 보이는 CT영상

6. CT가상내시경검사(CT virtual endoscopy)

볼륨 데이터를 얻어내는 CT기술과 컴퓨터 그래픽의 급격한 발전으로 가능해진 가상 내시경 기법(virtual endoscopy)은 internal 3-D SSD 기법 또는 endo 3-D SSD 기법이라고도 불린다. 이는 볼륨 데이터를 원근법(perspective)과 광선추적(ray-tracing)이라는 렌더링 기법을 통하여 초당 15-30 프레임의 실시간 영상표시를 통해 관찰자가 가상환경에서 인체 속을 항해하듯이 관찰하는 기법이다. 인체의 점성기관(viscous organ)에 주로 이용된다.

원근법과 광선추적에 의한 영상 디스플레이 기법은 관찰자의 시선이 사물에 접근하면 사물이 크게 보이도록 하여 시선이 마주치는 처음 복셀이 3차원적으로 재구성되어 보이게 하며, 내시경 tip의 위치에서 보이는 복셀의 거리와 위치에 따라 명암의 차를 줌으로써 깊이를 느끼게 한다.

1) CT가상내시경의 4단계

(1) 전처치와 교육

일반적으로 내시경의 주된 관심은 강(cavity) 내의 공기와 조직의 경계면 관찰에 있다. 전처치의 시행여부는 검사의 정확도에 중요한 영향을 미친다. 위, 혈관의 내시경 CT는 금식이 필요하며, 기관 및 기관지의 내시경 CT(tracheobronchial scopy)는 호흡조절의 연습이 필수적이다. 그리고 대장 내시경 CT(colonoscopy)는 검사 전일에 관장이 요구된다.

(2) 볼륨 데이터의 획득

Stomach CT virtual endoscopy는 검사 직전에 발포제를 소량의 물과 함께 복용하여 위를 충분히 팽창시켜야 하며, 대장의 경우 항문을 통하여 충분한 양의 공기를 주입한 후에 스캔을 시행한다. 그리고 혈관의 검사를 위해서는 목적 부위에 조영제를 주입하여 최대로 조영증강을 시켜야 한다.

연속적 볼륨 데이터(contiguous image data)가 필요하며, 호흡이나 움직임에 의한 아티팩트 발생을 방지하기 위하여 호흡을 멈춘 상태에서 데이터를 얻는다. 또한 관심부위가 충분히 포함되어야 하며 작은 병변의 감지를 위해 가능한 선속 콜리메이션을 작게 하고 영상 사이의 간격도 가능한 적게 하여 고해상능의 볼륨 데이터를 갖는 횡단면 영상을 얻음으로써 양질의 3차원 영상 재구성이 가능해진다.

(3) 영상 분할(image segmentation)

영상 분할이란 스캔을 하여 얻어진 데이터 중 필요하지 않는 부분의 데이터를 제거하여 목적하는 구조만을 포함하는 복셀들만 남기는 과정이다. 이는 3차원 영상화에서 대표적인 영상처리 기법의 하나이며 주로 threshold값을 설정하여 범위 안에 있는 데이터들만 선택하는 기법이 이용된다.

(4) 영상 렌더링(rendering)

CT가상내시경에서 사용되는 렌더링 기법은 해부학적 부위를 opaque anatomical specimen과 유사하게 나타내어 외부에서 관찰할 수 있는 표면 렌더링(surface rendering)과, 해부학적 부위의 내부를 부분적으로 강조 또는 약화시켜 일종의 투시영상과 비슷한 형태로 묘사할 수 있는 체적 렌더링(volume rendering)이 있다. 이는 필요에 따라 선택적으로 사용된다. 일반적인 3차원 영상화 기법과 다른 점은 워크스테이션 모니터와 마우스의 상호적인(mouse interactive) 작용에 의해 동영상이 구현되는 점이다.

2) 기관 및 기관지의 CT virtual endoscopy(bronchoscopy)

(1) 적용

주기관지와 세기관지 부위에서 종양에 의한 벽이 두꺼워진 경우나 기도의 협착 및 폴립, 기관연골의 연화증(tracheomalacy), 동맥류나 갑상샘 비대(goiter)의 관찰 그리고 가슴우리의 림프선증(mediastinal adenopathy)을 비롯한 외부적인 압박 등의 진단에 유용하다.

(2) 검사 방법

0.5-1mm의 슬라이스 두께와 0.5mm의 간격, standard 알고리즘으로 스캔(single breath hold helical scan)한 후 소프트웨어가 설치되어 있는 워크스테이션으로 영상을 전송하여 -500HU 이상의 문턱값을 갖는 데이터를 선택하여 내시경 영상을 재구성한다.

CT가상 내시경 영상에서 종양으로 인해 기관지벽의 불균일성이 잘 관찰되지만 가끔씩은 심호흡에 의한 움직임이나 충분치 못한 데이터 샘플링에 의해 주름형의 아티팩트(corrugated artifact)가 발생할 수도 있다. 또한 작고 좁은 기관지에서의 점막의 팽창은 내시경 묘사에서 문턱값의 설정에 따라 많은 차이를 나타내므로 이런 경우 MPR 기법의 영상과 비교되어야 한다. 기관지나 폐의 종양환자의 추적검사, 수술 또는 방사선치료 후의 CT가상내시경은 내과적내시경 내시경검사와 병행되어야 한다. 특히, 기관지확장증 환자의 경우 MPR 또는 MPVR 기법과 병행하여 사용되어야 한다.

(3) 임상소견

그림 11-15는 우측 기관지 주변에 석회화를 동반하는 림프절이 관찰되는 환자의 2-D 및 CT가상내시경 영상이다.

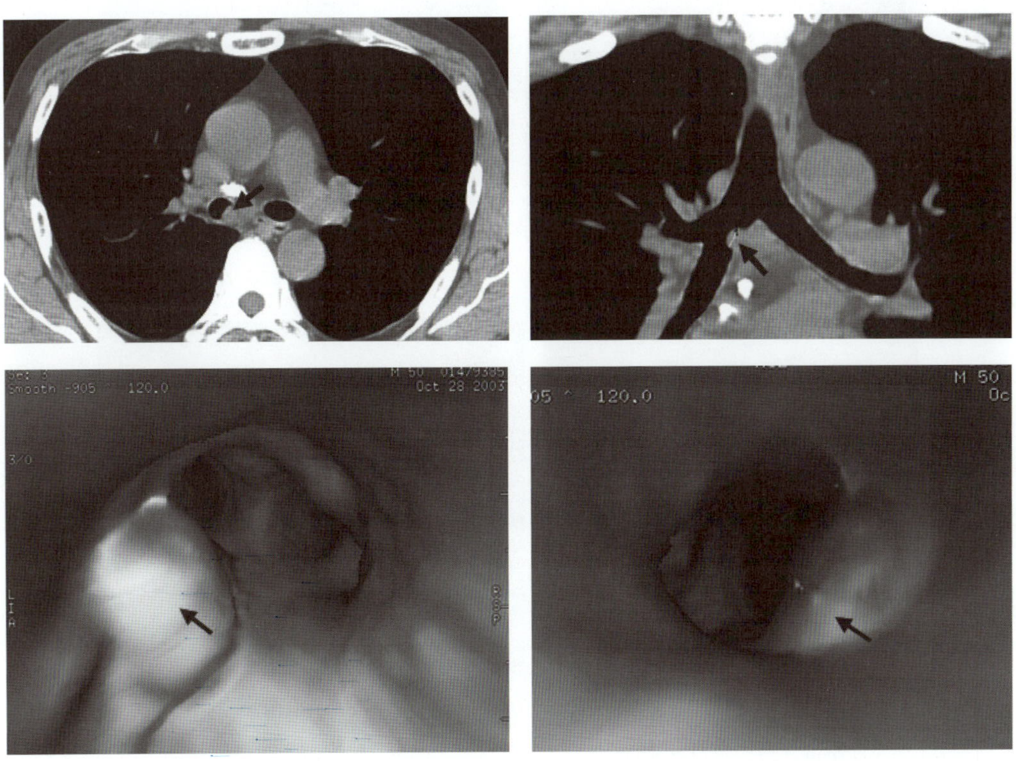

그림 11-15 오른쪽 기관지 부위의 2차원 및 CT가상내시경 영상

3) 대장의 CT virtual endoscopy(colonoscopy)

대장의 내강을 좁히거나 막는 대장암의 경우 내과적 대장내시경이 통과하지 못하며 막힌 부위의 상부 대장은 검사가 불가능하다. 하지만 CT 가상내시경은 공기만 통과하면 대장 전체를 관찰할 수 있는 장점이 있다. 이러한 점에서 CT가상내시경을 이용한 대장의 종양 및 용종의 진단은 어느 정도 활성화되고 있다. 하지만 점막이 두꺼워지는 현상에 대한 조기 발견과 미세한 종양의 진단에 대한 연구는 더욱 필요한 실정이다.

대장의 CT가상내시경은 침습성이 적고 CT영상 데이터만 있으면 반복관찰이 가능하며 병변 주위의 폐색으로 인하여 내시경 기구가 진행할 수 없는 부위도 다양한 각도에서 평가할 수 있어 수술계획을 세우는데 유용하다. 하지만 두꺼워진 점막과 데이터 샘플링이 약해 발생되는 주름 모양의 아티팩트는 구별이 다소 어려우며, 조직검사와 종양의 색깔을 구별할 수 없는 것이 단점이다.

(1) 검사 및 영상 재구성

정확한 진단을 위해서 대장을 비우는 전처치는 내과의 대장내시경과 동일하다. 대장 세척을 위해 polyethylene glycol solution(콜라이트) 4리터를 검사 전날 22시부터 10분 간격으로 2시간 동안 복용하게 하고 금식을 시킨다. 대장의 팽창을 위해 테이블 위에 옆으로 눕힌 후 직장 튜브를 항문으로 삽입하여 1,500-2,000cc 정도의 공기나 CO_2를 주입한다. 주입은 손으로 pumping하는 방법과 자동주입기(insufflator)를 이용하는 방법이 있으며, 대부분 환자가 불편을 호소할 때까지 주입하며 scout 촬영을 하여 대장이 충분히 확장되었는지 확인한다.

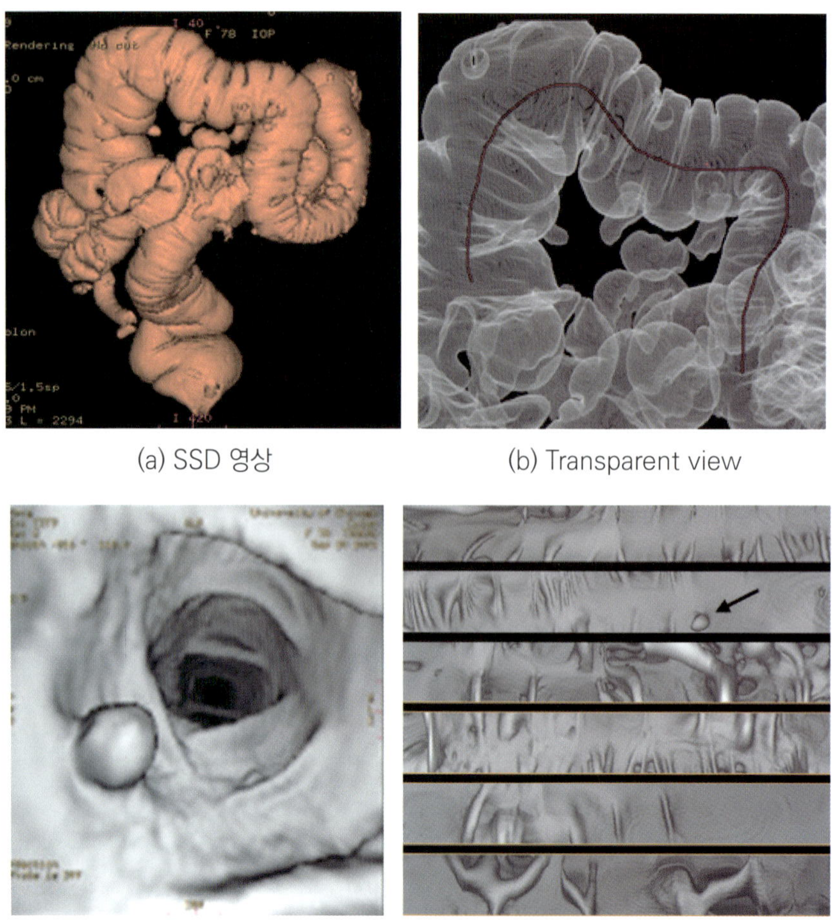

(a) SSD 영상 (b) Transparent view

(c) CT가상내시경 영상 (d) Virtual dissection view

그림 11-16 대장의 3차원 CT영상들

공기 주입장치를 사용하여 1,500-2,000cc의 공기를 주입한 후 먼저 prone position에서 오른창자굽이(hepatic flexure) 위에서 pubic symphysis 밑까지 1mm 수준의 슬라이스 두께와 간격으로 non-contrast scan을 한다. 그 후 시행하는 supine 상태에서 1mm와 5mm 수준의 슬라이스 두께와 간격의 post-contrast scan 영상을 얻는다. 이때 조영제는 abdomen routine CT와 동일하게 초당 3-4cc의 주입속도로 총 120cc를 주입하며 scan delay는 70초 정도로 한다. 그 후 supine과 prone position의 1mm 영상들을 워크스테이션으로 전송하여 각각 3차원적인 영상들을 재구성한다.

이 때 주로 얻는 3차원적인 영상은 장치의 특성에 따라 다소의 차이는 있지만 그림 11-16에 나타낸 바와 같이 SSD기법의 3-D영상, 공기 음영을 이용한 ray-sum view(transparent view), 가상내시경 영상, 그리고 대장의 virtual dissection view 등이다. 또한 필요에 따라 2-D reformation 영상을 별도 재구성하여 비교 확인한다.

진단에서 용종과 감별이 어렵고 흔히 용종으로 오인되는 것이 대변이다. Supine 자세와 prone 자세에서 촬영한 영상에서 그 위치가 변하거나 내부에 공기를 포함하고 있으면 대변임을 시사한다.

(2) 임상소견

그림 11-17은 대장암 환자의 axial 영상과 CT가상내시경 영상이다. S상 결장의 벽이 두꺼워져 있고 intraluminal enhancing mass가 보인다. 그림 11-18은 S상 결장암 환자의 CT영상들이다. 영상(a)에서 S상 결장의 원위부에 약 4cm의 lumen 내로 돌출된 분엽상 종괴(lobulated mass)가 관찰되며 장비후와 주변에 지방침윤이 있다. (b)-(d)는 3차원 영상들이다. CT가상내시경, virtual dissection view, transparent view이다.

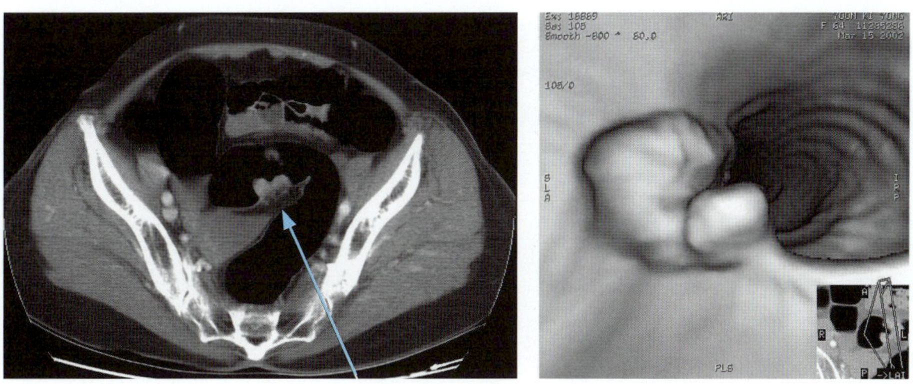

그림 11-17 대장암의 CT 및 CT가상내시경 영상

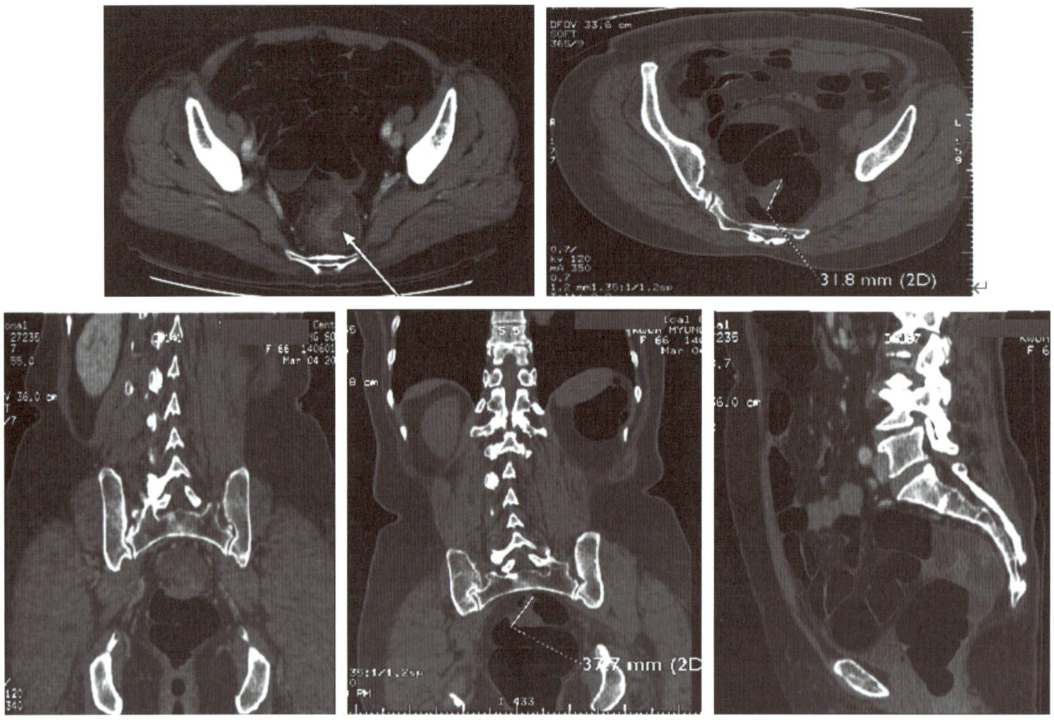

(a) Axial 및 MPR 영상

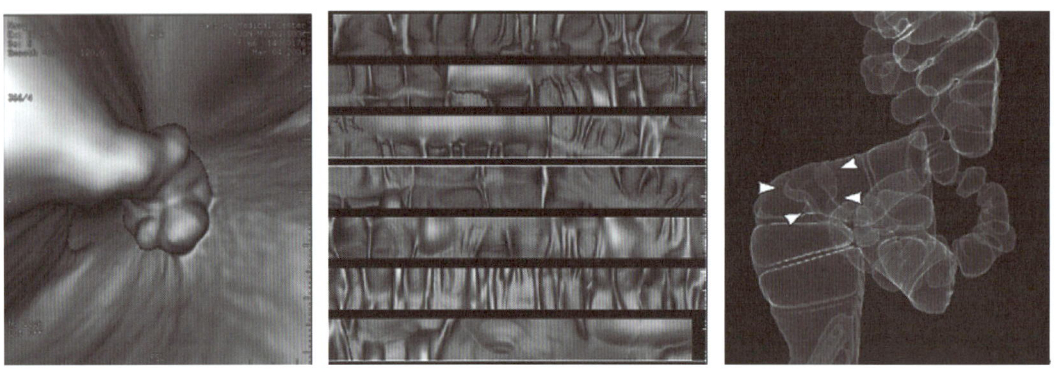

(b) CT가상내시경　　(c) Virtual dissection view　　(d) Transparent view

그림 11-18 S상 결장암 환자의 CT 및 colonography 영상

7. 기타 임상검사

1) 뇌정위 CT(brain stereotactic CT)

(1) 적용

외상이나 뇌혈관 사고(Cerebrovascular accident; CVA) 등에 의한 두개내 출혈이 생긴 경우 정확한 외과적 수술을 위해 위치잡이 및 안내를 위해 시행한다. 세부적인 적용은 다음과 같다.

① 두개부의 조직검사(biopsy): 두개내 종양, 감염성 부위
② 낭종의 흡인(aspiration)
③ 뇌농양(brain abscess)의 흡인과 항생제 주입
④ 기능적 신경수술(functional neurosurgery)
⑤ 체강내 및 간질성 방사선조사(intracavitary & interstitial irradiation)
⑥ 방사선외과(radiosurgery): LINAC을 이용하는 엑스 나이프와 Co-60을 이용하는 감마 나이프 시스템
⑦ 입체 경접형동 화학 뇌하수체 절제술(stereotactic trans-sphenoidal chemical hypophysectomy)
⑧ 입체 레이저 현미경수술(stereotactic laser microsurgery)

(2) 스캔 방법

뇌출혈의 배액이나 radiosurgery(엑스 나이프 또는 감마 나이프)를 목적으로 stereotactic frame을 머리에 장착한 후 3mm 수준의 슬라이스 두께와 간격으로 axial scan을 시행한다. 이때 display FOV를 크게 설정하여 위치잡이용 핀이나 금속자가 포함되도록 한다.

근래에는 고식적 방법인 stereotactic frame을 대신하여 sensor를 머리에 부착하거나 비침습적으로 개량된 stereotactic frame을 사용하는 뇌정위 CT도 시행된다. 또한 viewing wand나 computer CAS(computer aided surgery)와 같은 영상유도 시술장치에서는 frame이 없는 radiosurgery planning CT가 이용되고 있다. 이는 계측 및 수술 계획과 시행을 목적으로 한다.

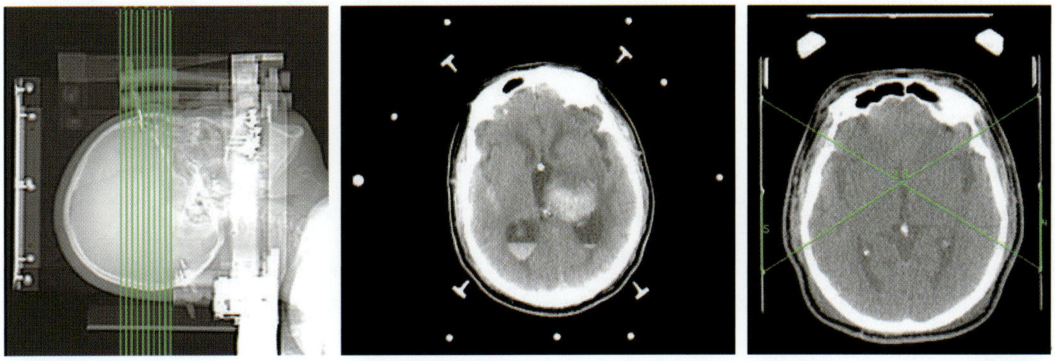

(a) Cross referenced scout image (b) 핀을 사용한 방법 (c) 금속자를 사용한 방법

그림 11-19 Brain stereotactic CT영상

2) 관류 CT(CT perfusion)

Perfusion CT의 적용은 크게 2분야로 나누어 생각할 수 있다. 하나는 초기 뇌경색 환자의 혈관계통의 검사이며, 다른 하나는 brain, liver, kidney, prostate 등의 종양의 평가이다. 후자는 병변의 경계를 보다 정확한 관찰하기 위해 시행된다.

(1) Brain perfusion CT for acute stroke

① 적용

초기 뇌경색의 진단을 위한 brain perfusion CT는 조영제를 급속하게 주입하여 얻어진 dynamic 혈류영상을 일반화하고, 조영된 뇌혈류 픽셀들의 평균값을 시간에 대한 농도변화 곡선으로 나타내고 물리학적 원리를 적용시켜 관류 영상의 형태를 각각의 파라메터로 나타낸 것이다. 이는 뇌의 혈류, 볼륨, time to peak의 영상을 컬러맵과 함께 직관적으로 볼 수 있게 하는 기능적 영상화 기법이며 기존 CT스캔에서 불가능한 초기 뇌경색의 진단을 가능케 한다.

급성 뇌경색은 증상 발생후 치료의 시작시점이 환자 예후에 결정적인 영향을 미치는 질환으로써 multiphase perfusion CT를 통한 진단은 ischemic core 및 ischemic penumbra 뿐만 아니라 관류결손(perfusion defect) 부위의 혈류역학 상태를 파악할 수 있어 환자의 적절한 치료방침의 결정과 예후판정에 대단히 중요한 역할을 한다. Brain non-contrast CT와 고식적 MRI는 뇌혈관 및 뇌조직의 구조적 이상을 진단하는데 있어서 증상이 발생된 후 초기의 수 시간 내에 일어나는 뇌조직의 기능적인 정보를 제공하기는 어려웠다. 또한, 단광자 방출 컴퓨터단층촬영(SPECT)은 검사 소요시간이 길고 공간분해능의 저하로 인해 해부학적 영상을 동시에 얻기는 역부족이다. 이러한 단점을 보완한 관류CT는 단시간 검사로 고해상능의 기능적 영상을 쉽게 얻을 수 있어 시간적 제약을 받는 허혈성 급성 뇌경색 환자의 관류 상태에 대한 정보를 신속하고 정확하게 제공해줌으로써 신속하고 적절한 치료를 할 수 있도록 한다.

② Brain perfusion CT에 사용되는 파라메터

ⓐ 뇌혈용적(cerebral blood volume; CBV)

뇌조직 내로 유입되는 뇌혈류가 모세혈관을 거쳐 정맥으로 빠져나가는 과정에서 나타나는 현상으로 조직내에 혈액이 유입되었을 때 단위 체적당 분포된 혈액의 용적을 의미한다.

ⓑ 뇌혈류량(cerebral blood flow; CBF)

뇌 조직내로 유입되는 혈류의 양을 의미한다.

ⓒ Mean transit time(MTT)

유입되는 혈류의 평균 통과시간을 의미하며 속도와 관련된다.

ⓓ Time to peak(TTP)

조영제가 최대값에 도달하는 시간을 나타내는 용어이다. 이들의 관계를 공식으로 나타내면 CBV=CBF×MTT와 같으며 CBV는 아래의 그래프와 같이 조직내에서 시간에 따른 농도변화 곡선 Q(t)의 면적으로 나타낸다.

$$Q(t) = CBF \times Ca(t) \times R(t)$$

여기서 Q(t): 조직 내에서의 시간-농도곡선, CBF: 뇌혈류량, Ca(t): 동맥입력 함수, R(t): 확률변수이다.

CBV는 Q(t) 그래프의 면적으로 얻어지며, CBV= (조직내에서의 시간-농도곡선의 합)/동맥입력함수이다. 즉, $CBV= \int Q(t)dt / \int Ca(t)dt$로 나타내진다.

조직내 조영제의 평균통과시간(MTT)은 조직의 뇌혈용적(CBV)을 뇌혈류량(CBF)으로 채우는데 걸리는 시간을 의미하며, MTT= CBV/CBF로 표시된다.

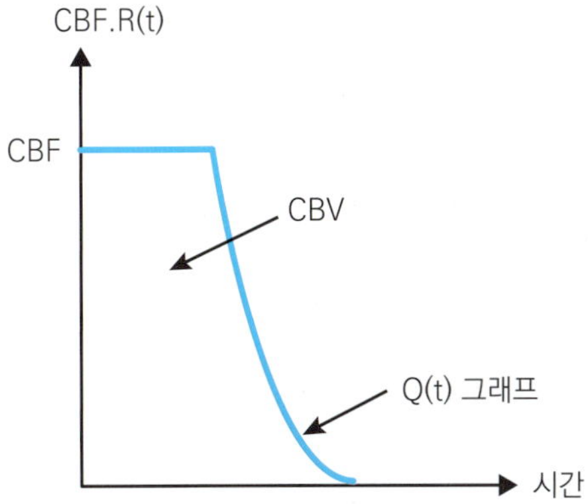

그림 11-20 CBV 그래프

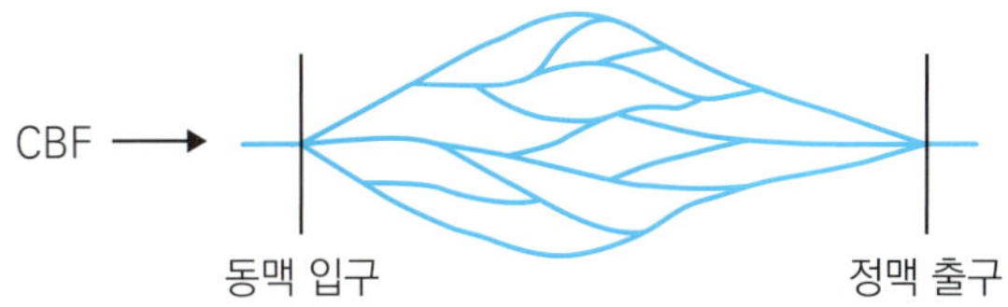

그림 11-21 뇌혈류의 평균통과시간을 나타내는 개념도

③ 검사 프로토콜 및 분석처리

GE사의 brain perfusion CT의 프로토콜과 분석방법을 예로 들면, MCA, ACA, PCA 영역의 관찰이 가능한 기저핵(basal ganglia) 레벨에 1.0초의 cine full scan mode(stationary dynamic scan)로 5mm의 슬라이스 두께와 일회 스캔으로 4개의 영상을 얻는 4i 기법을 적용한다(그림 11-22). 80kVp와 200mA의 노출을 사용하며 4개를 단위로 한 그룹 간의 delay는 1초로 설정하며 총 노출시간은 50초로 설정하여 총 180개의 영상을 얻는다. 이때 prep. delay time을 5초로 하고 초당 4mL의 주입속도로 요오드 농도가 300mg인 조영제를 총 40-55mL 주입한다. 반면에 초당 5mL의 주입속도로 총 25mL의 조영제를 주입하고 20-40초간 스캔하는 프로토콜도 이용되고 있다.

분석처리는 워커스테이션을 이용한다. 동맥과 정맥부위를 지정하면 시간경과에 따른 CT값의 변화와 reference function의 연관관계를 통해 기능적 데이터를 얻는다. 즉, 워크스테이션을 통해 graphic format, 기능적 영상, CVF 등의 특성을 갖는 영상(parametric image), 결합영상의 디스플레이가 가능하다.

그림 11-23은 시간에 따른 CT값의 변화를 나타낸 그래프이며, 그림 11-24는 left leg weakness와 left side neglect를 주소로 관류CT를 시행한 오른쪽 뇌경색(MCA) 환자의 관류영상이다. 오른쪽 혈류량이 적고 평균통과시간은 느리며, 뇌혈용적이 적음을 컬러로 관찰할 수 있다.

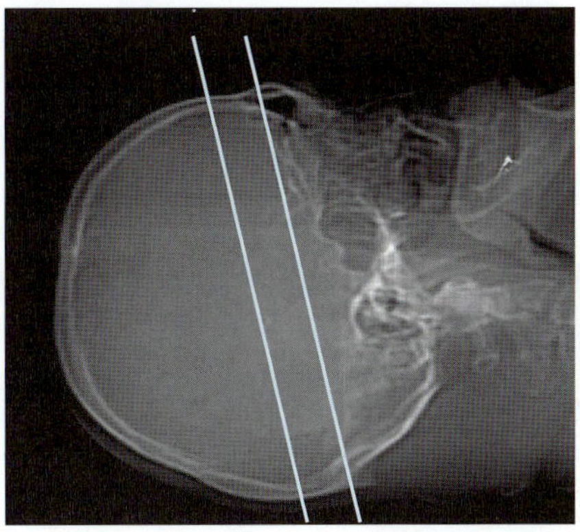

그림 11-22 MCA, ACA, PCA영역의 관찰이 가능한 기저핵 레벨

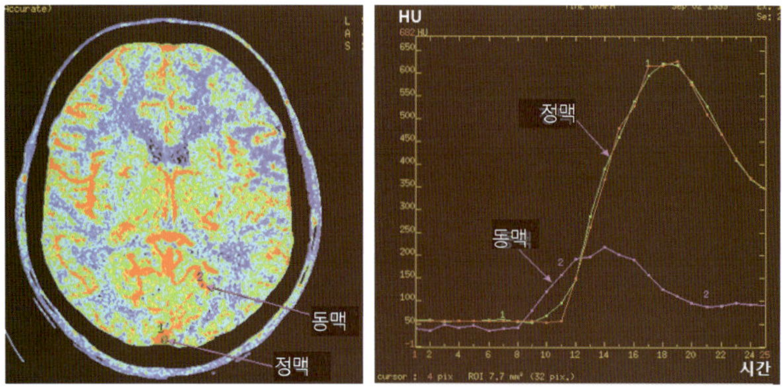

그림 11-23 시간에 따른 CT값의 변화를 나타낸 그래프

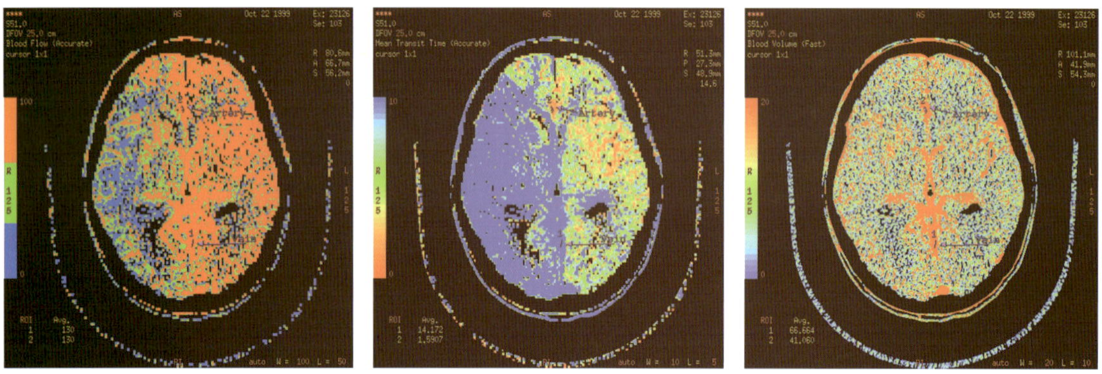

(a) CBF (b) MTT (c) CBV

그림 11-24 오른쪽 뇌경색 환자의 관류영상

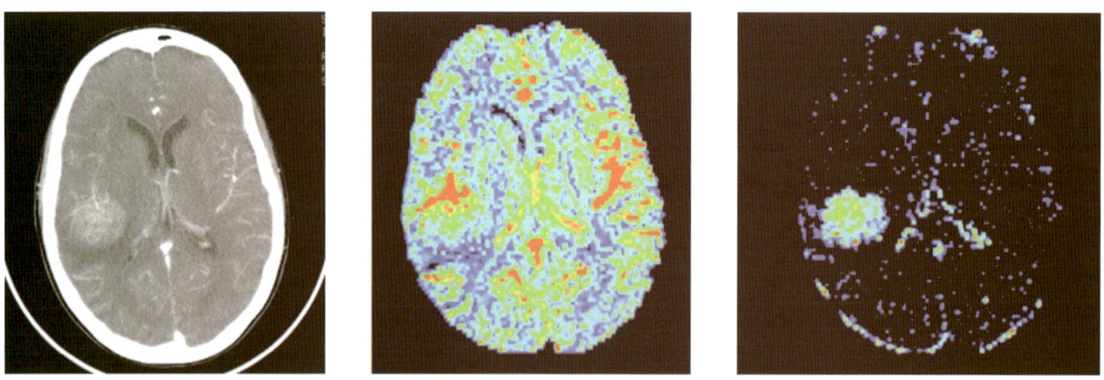

(a) (b) CBF(mL. min^{-1}.$100g^{-1}$) (c) PS(mL. min^{-1}.$100g^{-1}$)

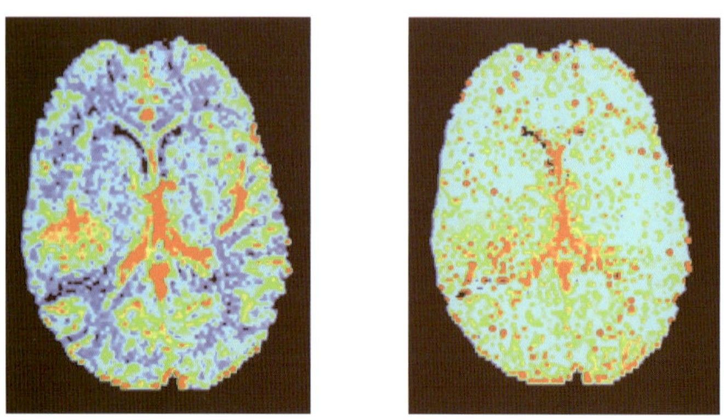

(d) CBV(mL. $1000g^{-1}$) (e) MTT(10)

그림 11-25 Brain tumor 평가를 위해 시행한 뇌 관류CT

(2) Brain perfusion CT for brain tumor

두개부 종양의 평가를 위해 시행된다(그림 11-25).

(3) Body perfusion CT for tumor evaluation

Liver 프로토콜은 동맥 및 정맥혈류, 혈액량, MTT의 기능맵을 제공한다. 그림 11-26은 복부의 관류 CT영상이다. 신장암로 인해 간에 전이가 된 상태이다. 전이로 인해 간동맥을 통한 간혈류가 증가되며, 간의 중앙부에 큰 크기의 전이성 종양과 주변부에 작은 크기의 종양이 관찰된다.

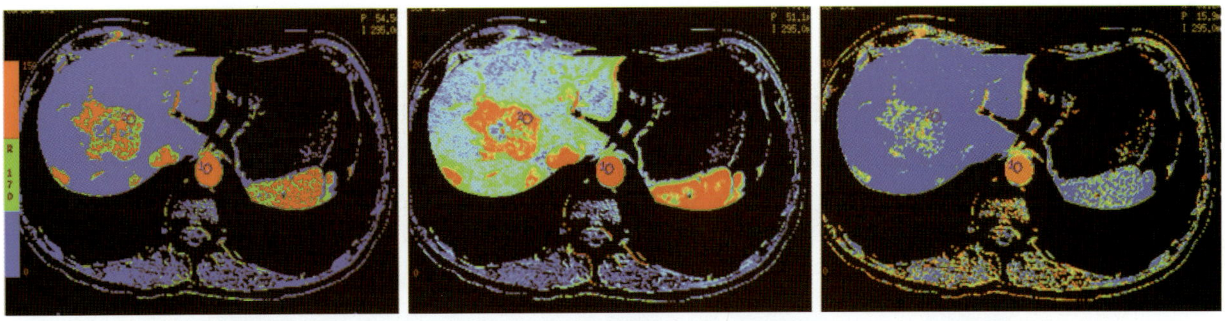

(a) 조직혈류(TBF) (b) 조직혈액량(TBV) (c) 평균통과시간(MTT)

그림 11-26 Liver의 관류CT 영상

3) CT 유도하 조직생검(CT guided aspiration biopsy)

(1) 적용

주위의 정상조직에 대한 피해를 최소화하고 신생물의 병리적 진단에 필요한 샘플(specimen)을 뽑아내는 중재적 시술(interventional procedure)이다. 주로 원발성, 전이성, 재발성 종양, 감염성 질환 그리고 수술후의 변화 관찰을 위해 시행된다. 부신, 췌장, 림프절 등의 후복막과 폐, 종격, 척추, 사지골 등의 부위에 시행된다.

(2) 특성

고해상능의 영상을 이용해 병변 부위를 섬세하게 3차원적으로 localization할 수 있으며, 조직내 needle tip을 볼 수 있어 작은 크기의 병변 감지에 용이하다. 다양한 환자 position으로 시술이 가능하며 주위조직과의 관계 관찰이 용이하다. 초음파 또는 X선 투시유도 하의 시술보다 병변 감지능력이 우수하다.

(3) 세트 구성물

15-21G의 biopsy needle, 리도카인, 베타딘, 알코올 스폰지, 거즈, 26G needle, 10cc 실린지, connector(short), 수술용 장갑, slide glass, culture bottle 등으로 구성된다.

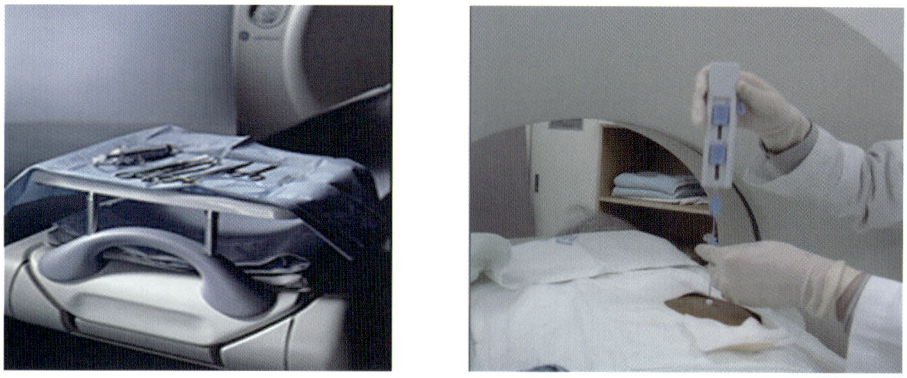

그림 11-27 CT유도 하 조직생검 전용 액세서리 테이블과 procedure 사진

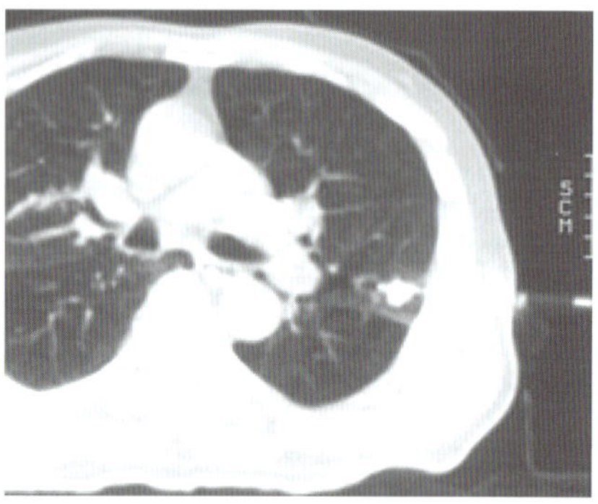

(a) Lung

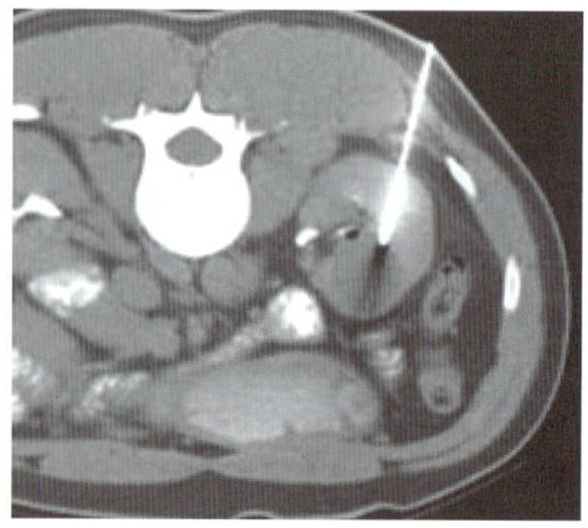

(b) Kidney

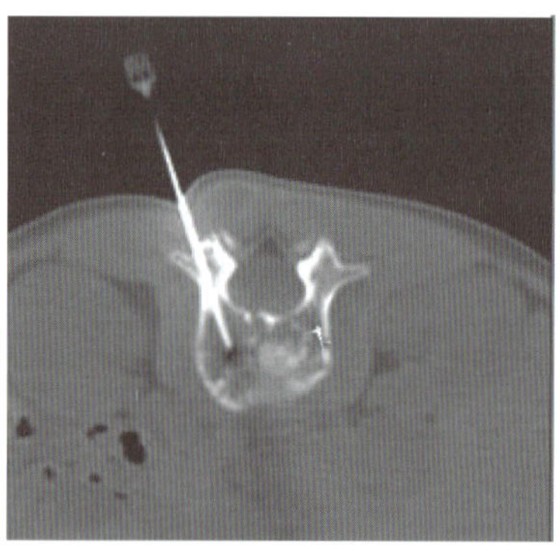

(c) 척추

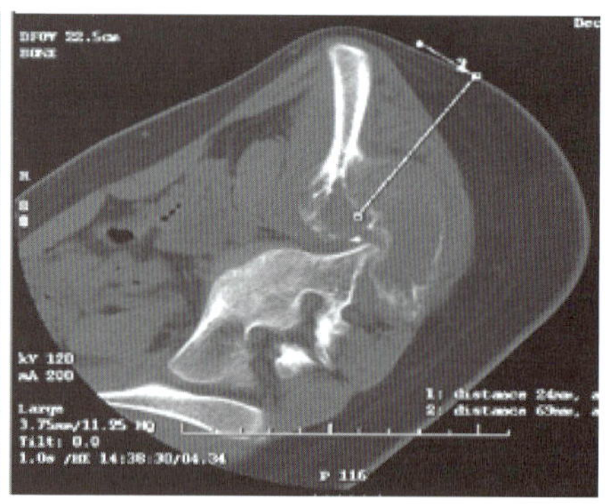

(d) 좌측 장골

그림 11-28 CT 유도하 조직생검 영상들

(4) 임상 영상

그림 11-28의 (a)는 폐, (b)는 신장, (c)는 척추 부위의 CT 유도하 조직생검 영상이다. 그리고 (d)는 좌측 장골과 천장관절 부위의 종양환자의 bone biopsy 영상이다. 병변 부위의 피부에 납줄을 부착한 후 환자를 비스듬한 자세로 위치시키고 스캔한 영상에서 바늘을 삽입할 위치와 깊이를 추측하기 위해 거리를 측정한 영상이다.

4) Dental CT

(1) 적용

구강내 또는 구강외 일반X선 치아촬영은 외상과 병소 범위, 치아의 손실, 인공 의치로 인한 교합탈선 등의 진단에는 유용하지만 치아강(dental foramen), 하악강, 치조신경관, 비강과의 관계 등의 파악이 불가능하고 입사각에 의한 영상의 왜곡으로 인해 실제의 크기를 묘사하지 못한다. 또한 상하악골을 보고자 하는 안면골의 일반적인 CT검사는 단지 머리와 갠트리의 각도를 변화시켜 두개부의 장축에 수직인 단면영상을 얻기 때문에 정확한 단면영상을 제공하지 못하고 곡선인 턱의 진정한 단면 해부상을 얻지 못하며 X선이 수정체와 갑상선에 직접 조사된다. 이러한 문제점을 해결하고 치아 매식술에서 발생되는 위험부담을 줄이기 위해 치아매식 계획용 CT(dental implantation CT) 기법이 개발되었다.

Dental CT는 2차원 또는 3차원의 영상을 재구성하여 치아매식 시 치조융선(alveolar ridge)의 윤곽과 모양, 하부 치조신경관(inferior alveolar nerve canal)의 위치 그리고 치조골의 두께 및 위치에 관련된 정보를 얻기 위해 시행된다. 또한 치아성형 또는 외상에 의한 수술전 계획에 사용되며 상악골과 하악골로 나누어 시행한다.

(2) Dental mandible CT

① Axial scan

하악골의 정확한 해부학적 구조와 조직의 상태파악도 중요하지만 정확한 단면영상을 얻기 위해서는 하악 치조융선에 평행하게 스캔한 axial 영상과 하악 치조융선에 수직으로 재구성된 단면영상이 필요하다. 이를 위해서는 coronal head holder를 사용하고 머리를 충분히 extension하여 하악턱뼈가지(mandible ramus)가 수직이 되도록 자세를 취하게 하여 lateral scout 촬영을 시행한다. 스캔 기준선은 하악턱뼈가지에 평행되게 하고 display FOV를 15-18cm로 설정하며, 스캔 범위는 하악골 하부에서 upper teeth margin까지 1mm의 간격과 슬라이스 두께를 사용하여 axial scan을 시행한다.

② Reformation

재구성 소프트웨어가 설치되어 있는 워크스테이션에서 하악골 전체가 가장 잘 보이는 axial 영상을 이용하여 dental arch에 수직인 oblique 영상 및 파노라마 영상을 reformation한다. 사용하는 장치의 소프트웨어에 따라 차이는 있지만 일반적으로 oblique reformation에서 영상 사이의 간격은 2mm, 영상의 상하폭은 40mm가 권고되며, 파노라마 영상의 reformation 시 앞뒤 영상의 간격은 2mm 정도로 하여 4-5개의 영상을 재구성한다.

(3) Dental maxilla CT

상악골 dental CT에서는 상악골의 해부학적 구조의 파악과 함께 피질골(cortical bone)의 위치, 비강 및 부비동의 관찰도 필요하다. 이는 염증성 치근막 질환이나 박테리아에 의한 침식성 질환이 치아 근(roots)과 부비동의 점막사이에 있는 치조골을 손상시킬 수 있기 때문이다. Axial head holder를 사용하고 hard plate(또는 alveolar arch)가 수직이 되도록 하며, 스캔 기준선은 경구개(hard plate)에 평행되게 한다. 스캔 영역을 하부 치아 끝(low teeth tip)부터 상악동 아래까지로 하며, mandible CT와 동일하게 axial scan과 reformation을 시행한다.

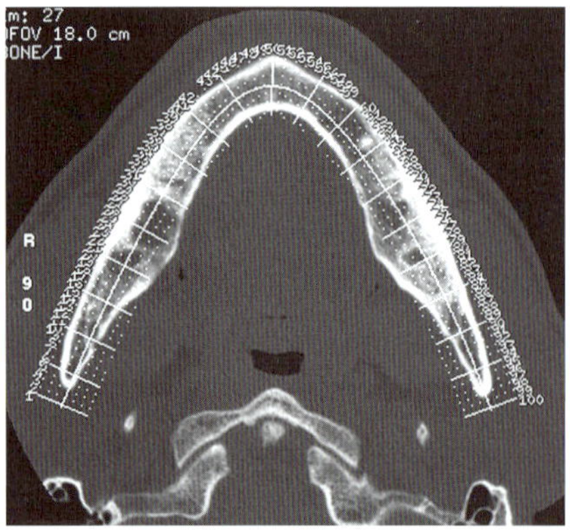

(a) Cross referenced axial 영상

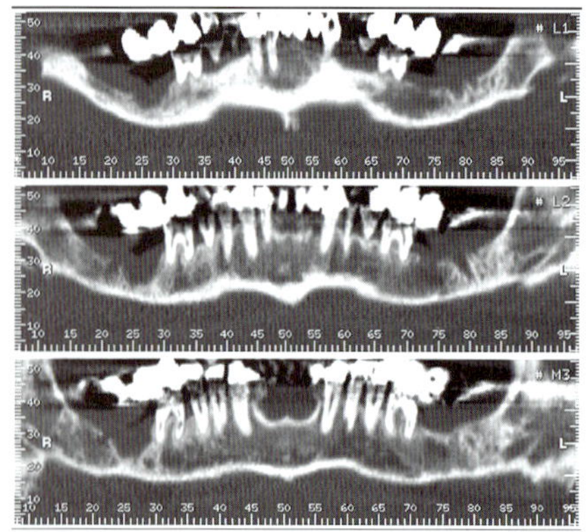

(b) 파노라마 reformation 영상

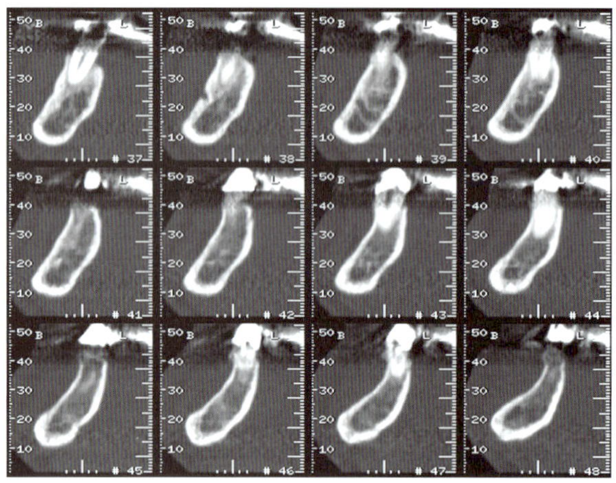

(c) Dental arch에 수직으로 재구성된 oblique 영상

그림 11-29 Dental mandible CT영상

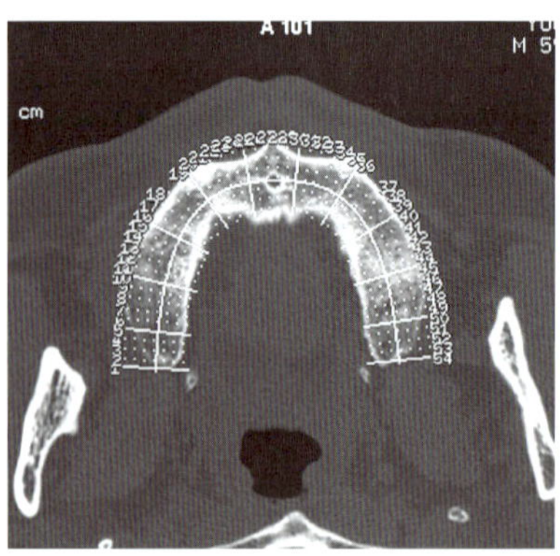

(a) Cross referenced axial 영상

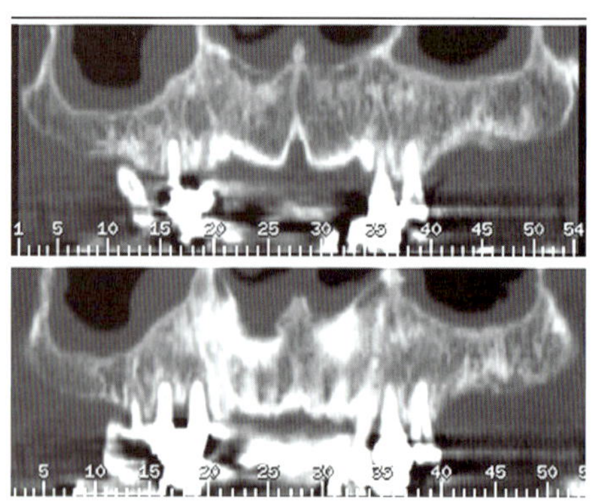

(b) Reformatted 파노라마 영상

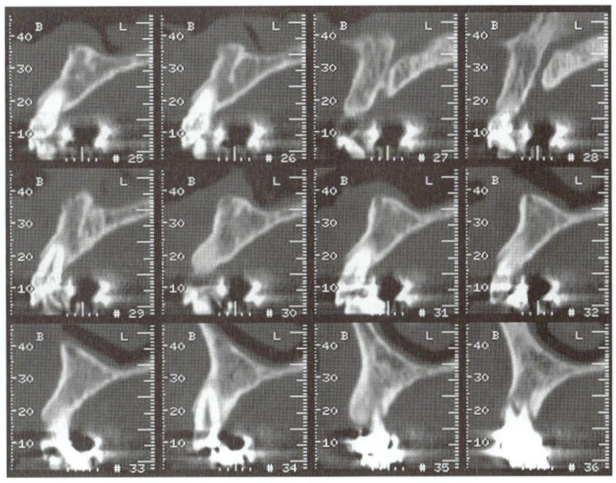

(c) Reformatted oblique 영상

그림 11-30 Dental maxilla CT 영상

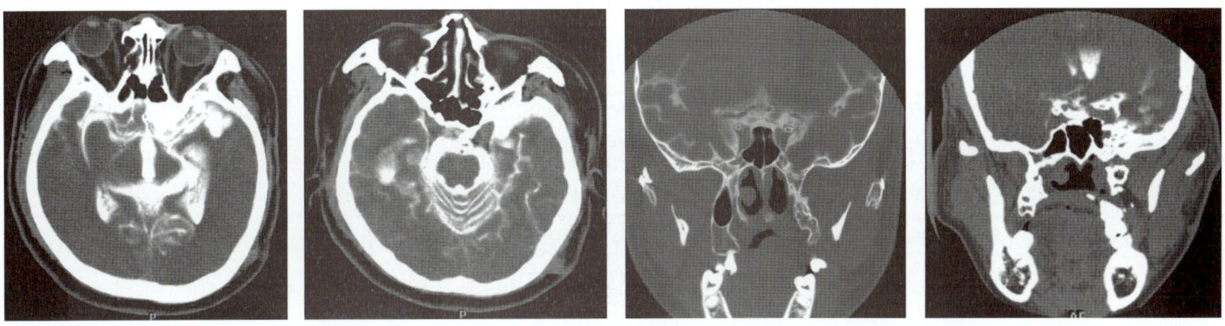

그림 11-31 CT cisternography의 axial 및 coronal 영상

5) CT 뇌수조 조영술(CT cisternography)

(1) 적용

뇌척수액(CSF)이 외상이나 수술 후유증으로 코(비루; rhinorrhea)나 귀로 흘러나오는지(이루; otorrhea)의 여부를 판단하기 위해 시행한다. 또한 물뇌증(hydrocephalus) 환자의 뇌척수액 흐름이나 배설과정을 알아보기 위해 시행되며, 이 경우 조영제 주입 후 1, 6, 12, 24시간의 지연검사가 필요하다.

(2) 검사 방법

지주막 하강에 needle을 천자하여 척수강 내에 조영제를 주입한 후 엎드려 머리 부위를 낮게 위치시켜 조영제를 포함하는 뇌척수액이 귀나 코로 흘러나오는 지의 여부를 판단한다. 보통 coronal scan만 시행하거나, axial scan과 coronal scan을 같이 시행하는데 2-3mm의 슬라이스 두께와 간격이 사용된다. 필요하면 일정 시간간격을 두고 추가적인 촬영을 시행한다.

6) CT myelography, CT discography, CT arthrography

(1) 적응

CT myelography는 추간판탈출증(disk herniation)의 진단, 압박된 신경근의 범위, 척수 질환(주로 척수 종양)의 진단을 위해 시행한다. 일반 CT에 비해 디스크와 spinal canal의 구별이 용이하며, 신경근 소매(nerve root sleeve)의 코팅이 뚜렷한 영상을 얻을 수 있다.

CT discography는 디스크(척추사이원반)의 장애, 디스크의 퇴행성 변화, 수핵(nucleus)의 파열 유무의 진단을 위해 시행한다. 반면에 CT arthrography는 어깨, 고관절, 무릎, 손목 등의 관절강 부위의 조영검사이다. 이는 인대 및 연골 조직의 손상과 염증을 진단하기 위해 시행한다.

(2) 검사 방법

CT myelography는 척수강 조영술과 동일하게 투시 또는 혈관조영실에서 지주막 하강(subarachnoid space)에 바늘을 직접 천자(puncture)하여 조영제를 주입한 후 조영제가 보고자 하는 척추 부위로 모일 수 있도록 다리 부분을 높인다. 조영제 주입 20-60분 후 보고자 하는 디스크 부위를 중심으로 스캔하며, 스캔 파라메터는 일반 spine CT와 동일하게 2.5mm 수준의 슬라이스 두께와 간격을 적용한다.

CT discography는 투시나 혈관조영실에서 디스크 부위에 직접 바늘을 천자하여 약 10cc 정도의 조영제를 주입한다. CT실로 환자를 옮겨 관심부위를 위주로 spine CT와 동일한 방법으로 스캔한다. 반면에 CT arthrography는 관찰하고자 하는 관절강에 직접 천자하여 조영제(또는 조영제와 공기)를 주입한 후 CT를 시행한다. Knee arthrography의 경우 무릎뼈와 먼쪽 넙다리뼈 사이의 바깥쪽인 상관절강(supra articular cavity)에 조영제를 주입하며, 조영제를 무릎관절 내로 모이게 하기 위해 먼쪽 넙다리뼈(distal femur)를 탄력붕대로 묶어 둔다.

(3) 영상 소견

그림 11-32는 C-spine myelography CT영상이며, 그림 11-33은 L-spine routine CT와 myelography CT를 비교한 영상이다. 그림 11-34 L-spine의 discography와 CT discography의 비교한 영상이다. 그리고 그림 11-35의 (a)는 왼쪽 무릎의 상관절강에 조영제 주입한 knee arthrography이며, (b)는 CT arthrography 영상이다. 그림 11-36은 elbow와 hip joint의 CT arthrography 영상이다.

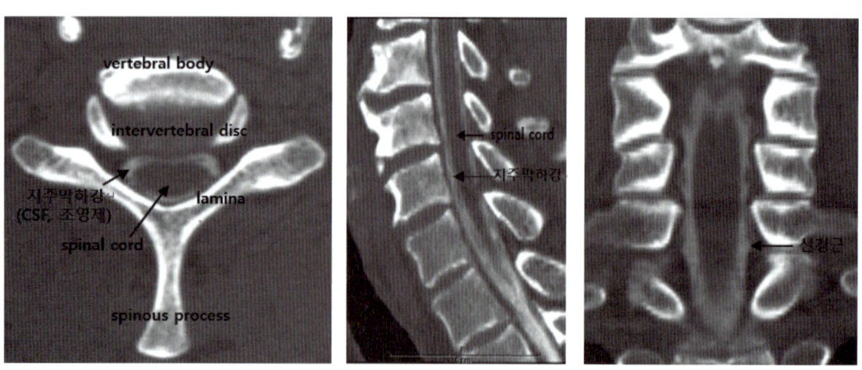

그림 11-32 C-spine myelography CT영상

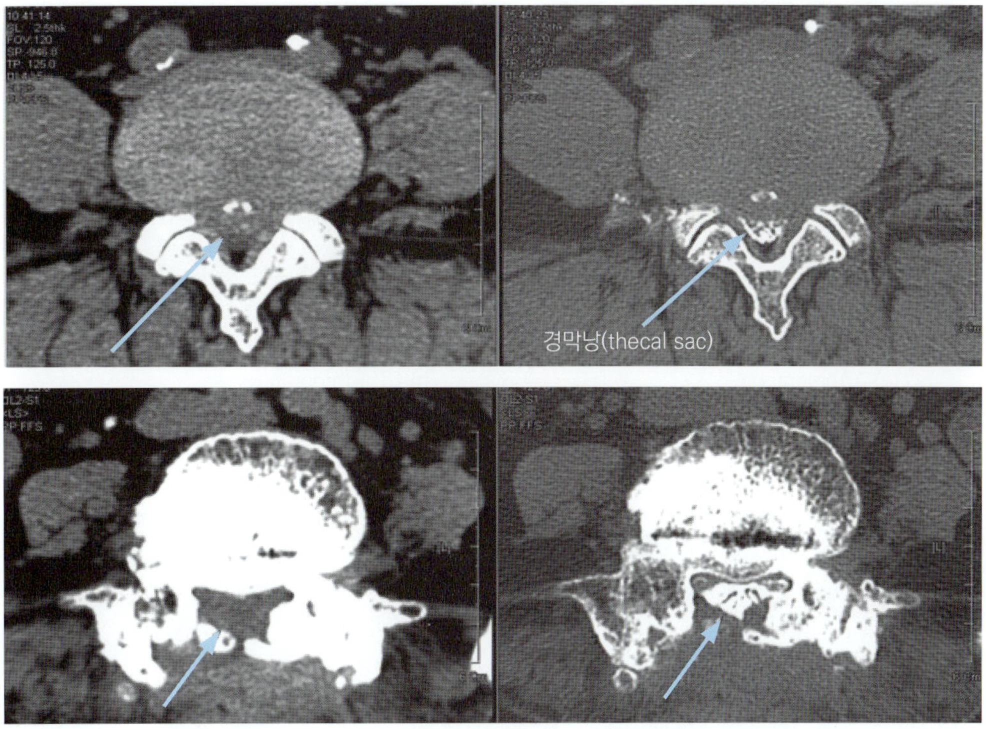

그림 11-33 L-spine의 routine CT와 myelography CT의 비교

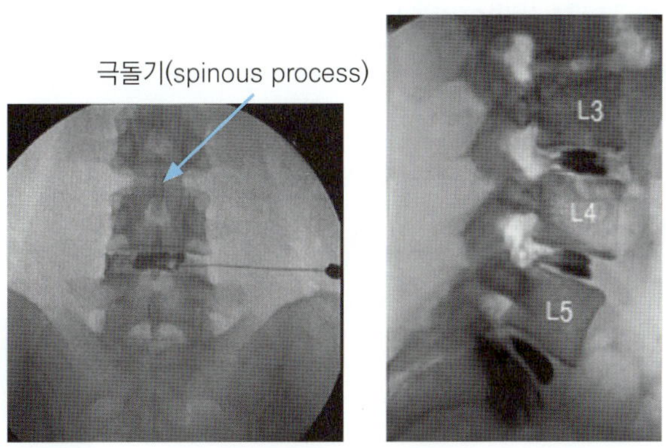

(a) Discography

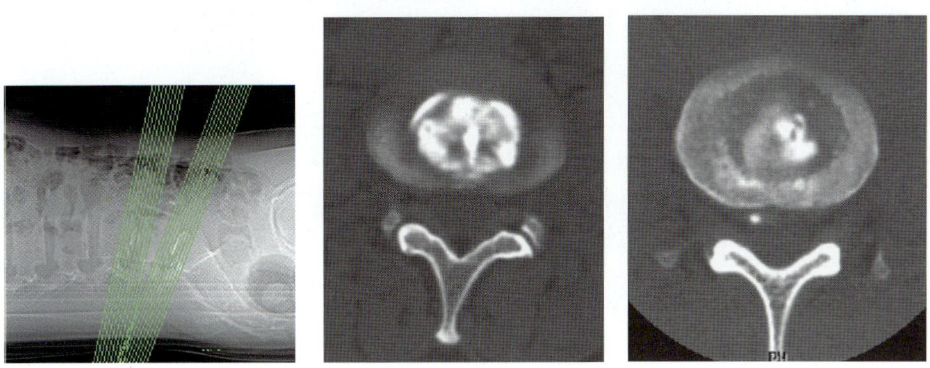

(b) CT discography

그림 11-34 L-spine의 discography와 CT discography의 비교

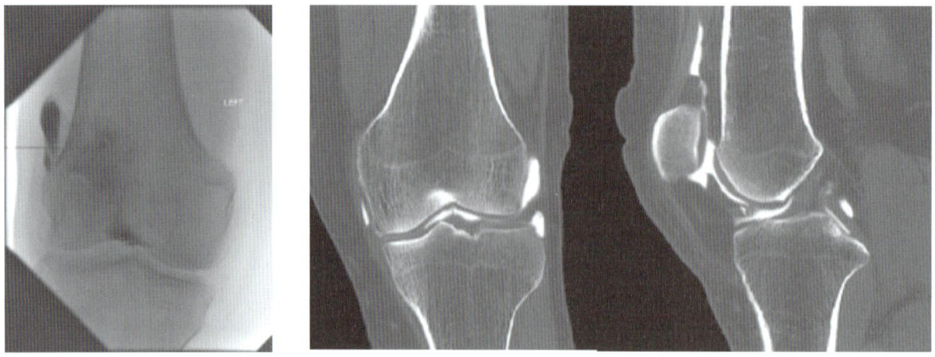

(a) Arthrography (b) CT arthrography

그림 11-35 Knee arthrography와 CT knee arthrography 영상

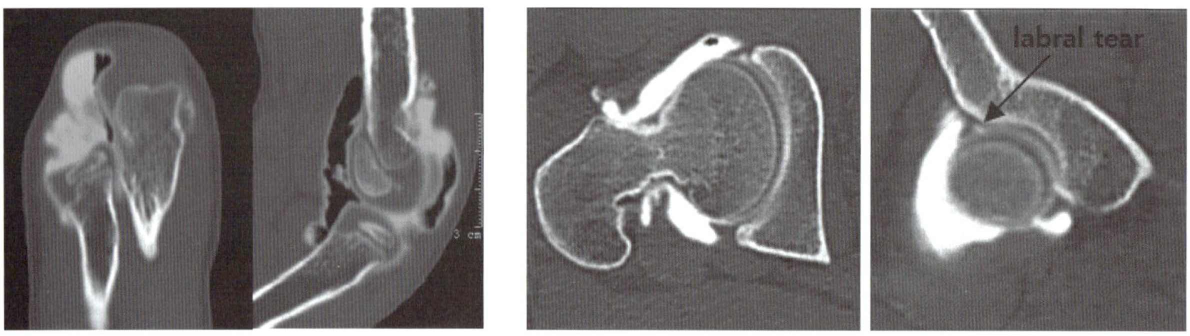

(a) Elbow (b) Hip joint

그림 11-36 Elbow와 hip joint CT arthrography 영상

7) 체지방 측정 CT(fat CT)

(1) 적용

계수화를 통한 체지방 분석과 내분비계 호르몬 이상에 의한 비만도를 측정하기 위해 시행한다.

(2) 스캔 방법

일반적인 체지방 측정법은 복부와 넙다리부의 지방을 이용하여 측정한다. 복부와 슬관절을 포함하는 frontal projection의 scout 촬영을 시행한 후 복부 스캔의 경우 배꼽(umbilicus)을 중심으로, 넙다리부(pubis와 patella의 중간) 스캔은 넙다리 중앙을 중심으로 약 5 슬라이스의 axial 영상을 얻는다. 이때 주변의 연부 조직이 모두 포함되게 display FOV를 넓게 설정하며 5-10mm 정도의 슬라이스 두께로 스캔한다.

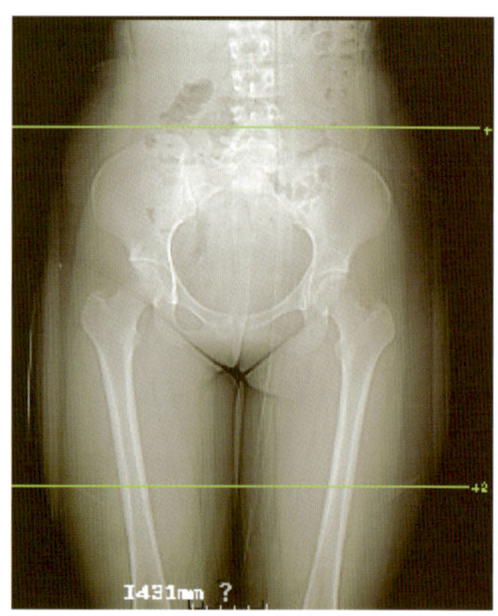

그림 11-37 체지방 측정을 위한 스캔 위치

(3) 체지방 볼륨 측정

획득한 영상을 체지방 볼륨 측정 소프트웨어를 이용하여 측정한다. 복부 측정의 경우 배꼽이 가장 정확히 보이는 영상을, 넙다리부 측정의 경우 넙다리의 지방이 가장 많이 보이는 영상을 이용한다. 다소 차이는 있지만 CT number의 문턱값(threshold)은 일반적으로 -150HU에서 -50HU로 설정한다. 복부의 피하지방(subcutaneous adipose tissue; SAT) 측정은 내장지방(visceral adipose tissue; VAT)이 포함되지 않도록 피부표면에서 복부근육 가쪽 막까지 범위를 설정하며, 내장지방 측정은 복부 근육을 기준으로 복부 전체의 둘레를 그려 복부장기들 주변에 분포하고 있는 내장지방의 면적을 산출하며, 넙다리부의 측정은 넙다리 주변 지방의 면적을 측정한다(그림 11-38). 또한 히스토그램을 얻어 지방성분의 개별적인 분포도(frequency)를 얻기도 한다.

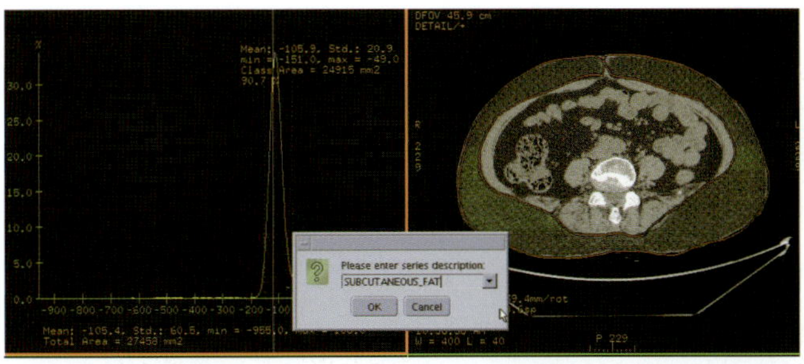

(a) 피하지방 측정

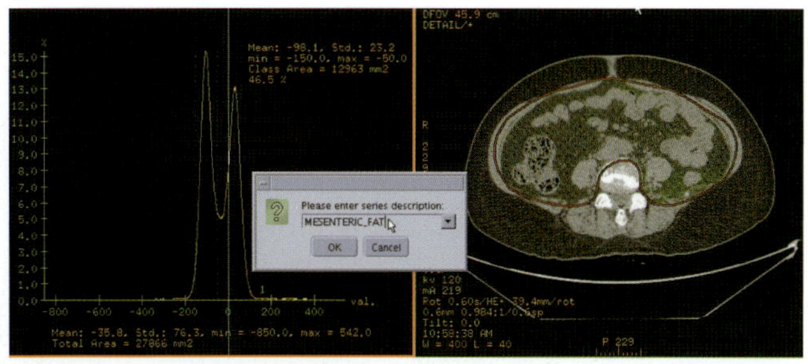

(b) 내장지방 측정

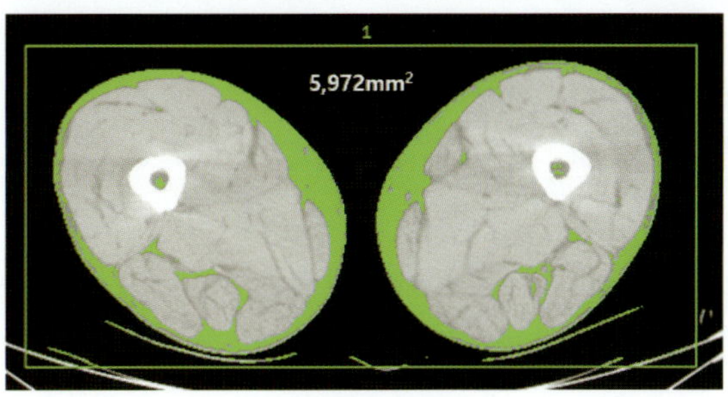

(c) 넙다리 지방 측정

그림 11-38 체지방 측정 CT영상

8) 방사선 치료계획용 CT(radiation therapy planning CT)

(1) 적용

방사선 치료의 계획 수립과 치료 시 종양 위치에 방사선이 집중되도록 하기 위해 시행한다. 최근 많은 병원에서는 방사선종양학과에 시뮬레이션용 CT장치가 구축되어 방사선 치료계획용 CT를 자체적으로 시행하고 있다.

(2) 스캔 방법

마커(카테터나 납줄)를 검사부위의 전면과 좌우면에 부착시켜 갠트리 상하좌우의 위치잡이용 중심선과 일치시킨다. 이때 전면에 부착한 마커는 X-축의 좌표, 좌우면의 마커는 Z-축의 좌표 결정을 위해 사용된다. 마커 부위가 0인 점이 되는 것이다. 검사부위에 따라 3mm 수준의 적절한 슬라이스 두께를 사용하고 부착된 마커가 충분히 포함되도록 display DOV를 크게 설정하여 스캔한다.

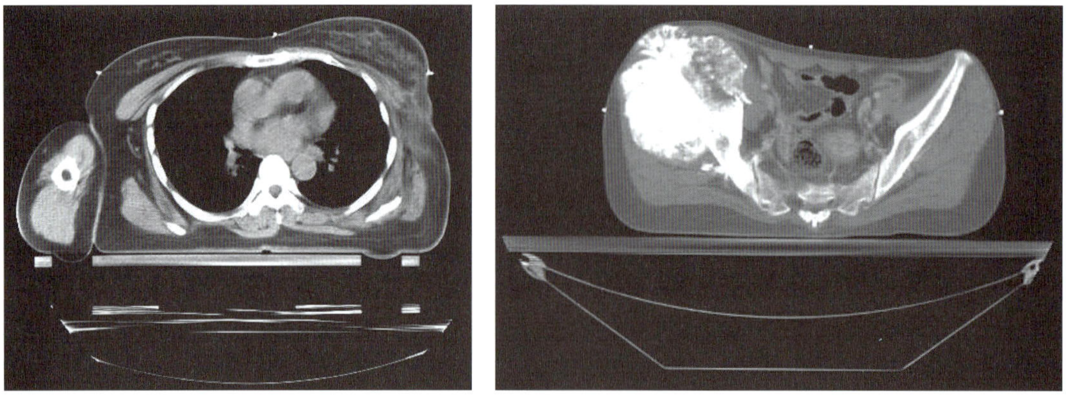

그림 11-39 방사선 치료계획용 CT영상들

(3) 데이터 전송과 치료계획 설정

보조기억매체를 통해 CT영상을 전달하거나 근거리 통신망을 통해 데이터를 방사선종양학과의 시뮬레이터실로 전송한다.

시뮬레이션 컴퓨터에서 CT영상에 iso-dose curve를 중복시켜 치료부위의 방사선 조사방향의 설정이나 심부선량 계산을 행한다. 그리고 2차원의 단면영상을 이용하여 종양 및 정상조직의 3차원 입체영상을 얻어 치료범위를 설정하고 선량의 분포 및 투여방법을 결정한다. 또한 치료의 정확성을 높이기 위한 3차원 보상체의 제작에도 이용된다.

9) BMD CT(bone mineral densitometry CT)

(1) 적용

Quantitative CT 또는 Osteo CT라고도 불리며, 골다공증(osteoporosis)의 진단이나 지주골(trabecular bone)의 미네랄 성분의 포함정도를 측정하기 위해 시행하는 골밀도 측정용 CT이다. CT를 이용한 골밀도 측정은 뼈가 갖고 있는 흡수계수와 등가인 calibration phantom과 분석 소프트웨어가 필요하다. 최근에는 재구성된 3차원 영상을 이용하여 측정하는 방법도 사용된다. CT를 이용한 골밀도 검사는 검사 소요시간이 길고 검사결과의 신뢰성이 다소 부족하며 정상값의 편차에 대한 논쟁이 많다. BMD CT는 단순X선 골밀도 검사나 초음파 골밀도 검사, 핵종을 이용한 골밀도 검사로 대체되어 거의 시행되지 않고 있다.

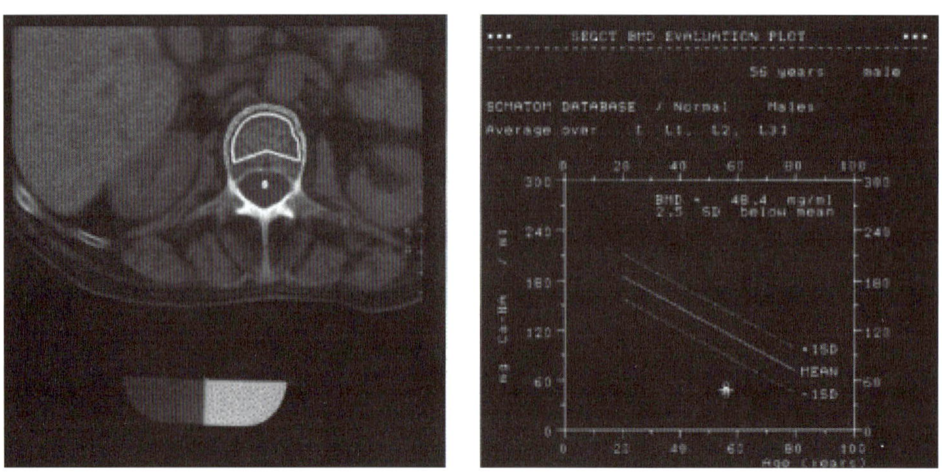

(a) 골밀도 측정을 위한 ROI설정 (b) 골밀도의 평가

그림 11-40 BMD CT

(2) 스캔 방법

Localization scan 후 3, 4, 5요추의 중앙부위에 척추체에 평행하게 한 슬라이스씩 axial scan을 시행하는데, 뼈의 등가물질을 포함하는 reference phantom과 함께 스캔한다.

(3) 측정 및 평가

그림 11-40에 나타낸 바와 같이 axial 영상에서 지주골(trabecular bone 또는 spongy bone)과 피질골(cortical bone) 부위에 타원형의 ROI를 각각 설정하여 평균 CT값을 계산한다. 전용 소프트웨어를 이용하여 평균 CT값을 BMD값으로 변환하여 뼈의 미네랄 함유량을 정상인과 비교 분석한다.

10) Femoral anteversion과 tibial torsion CT

(1) 적용

넙다리뼈목(femoral neck)은 안쪽관절융기(medial condyle)와 가쪽관절융기를 연결하는 면인 femoral shaft에 의해 약간 앞으로 기울어져 있는데, 이를 전염(femoral anteversion)이라 한다. 하지 비틀림의 주된 원인은 전족부 내전(forefoot adduction), 정강뼈의 내염전(internal torsion of tibia), 대퇴의 전염에 의한다.

Femoral anteversion(대퇴골 전방경사)과 tibial torsion(정강쪽 비틀림) 검사는 소아의 경우 넙다리뼈목의 통증을 호소하는 경우나 비정상적인 다리의 각도(내전각 및 외전각)를 갖는 경우 이를 측정하기 위해 시행하며 측정이 용이하고 정확도가 높다.

(2) 스캔 방법

다리를 neutral position으로 두고 양쪽 발꿈치를 밀착시켜 양쪽 무릎과 발목을 끈이나 플라스터를 사용하여 고정시키고, 무릎과 대전자와 발목을 충분히 포함하여 frontal projection의 scout 영상을 얻는다. 2.5mm 수준의 간격과 슬라이스 두께로 femoral neck 부위, 무릎 부위, 발목 부위에 각각 5-6 슬라이스의 axial scan을 시행한다.

그림 11-41의 (a)와 같이 우측과 좌측을 각각 분리하여 femoral neck 영상과 knee joint 영상이 비교될 수 있도록 영상을 크게 재구성하여 배열시킨다. 그리고 (b)와 같이 우측과 좌측을 각각 분리하여 knee joint 영상과 ankle joint 영상이 비교될 수 있도록 영상을 크게 재구성하여 배열시킨다.

(3) 각도 측정

① Femoral anteversion

Femoral neck의 장축을 지나는 연장선(A)과 distal femur의 안쪽관절융기와 가쪽관절 융기의 가장 넓은 부분을 지나는 연장선(B)을 그려 두직선이 만나는 각도를 측정하거나, 또는 distal femoral condyle에서 posterior board를 tangential하게 지나는 선(C)을 연장하여 (A)선과 이루는 각도를 측정한다.

② Tibial torsion

Fibular head 직상부에서 posterior board를 지나는 선(A)과 tibiotalar joint 직상부에서 가장 넓게 tibia의 fibular notch를 지나는 선(B)를 그려 두직선을 연장하여 만나는 각도를 측정한다.

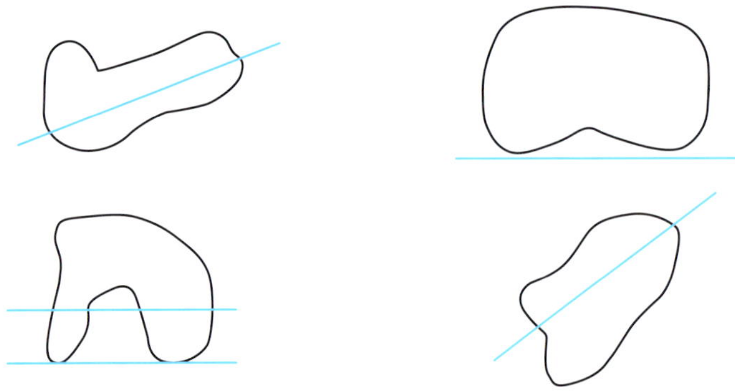

(a) Femoral anteversion (b) Tibial torsion

그림 11-41 Femoral anteversion과 tibial torsion 측정

11) CT scanography

(1) 적용

Frontal projection의 scout 영상에서 길이 측정기능을 이용하여 소아의 비정상적인 양측 다리의 길이를 비교하기 위해 시행한다.

(2) 스캔 및 측정

양측 엉덩관절과 발목관절이 충분히 포함되도록 frontal projection의 scout 영상을 얻는다. 그림 11-42의 (a)와 (b)의 좌측 사지에 표시한 바와 같이 대퇴골두 꼭대기(femoral head tip)와 과간 절흔(intercondylar notch)을 수직으로 연결한 선으로 대퇴골의 길이를 재거나 정강이뼈의 고평부(tibial plateau)와 천장(tibial plafond)을 수직으로 연결한 선으로 정강이뼈의 길이를 재는 방법이 많이 사용되고 있다.

그 외 그림 11-42의 (a)와 (b)의 우측 사지에 표시한 바와 같이 대퇴골두의 중앙과 과간 절흔의 중앙을 연결한 선과 대퇴골의 중심을 지나는 선을 비교하여 대퇴골의 길이를 재거나, 정강이뼈의 고평부 중앙과 천장을 연결한 선과 정강이뼈의 중심을 지나는 선의 길이를 비교하여 측정하는 방법도 사용된다.

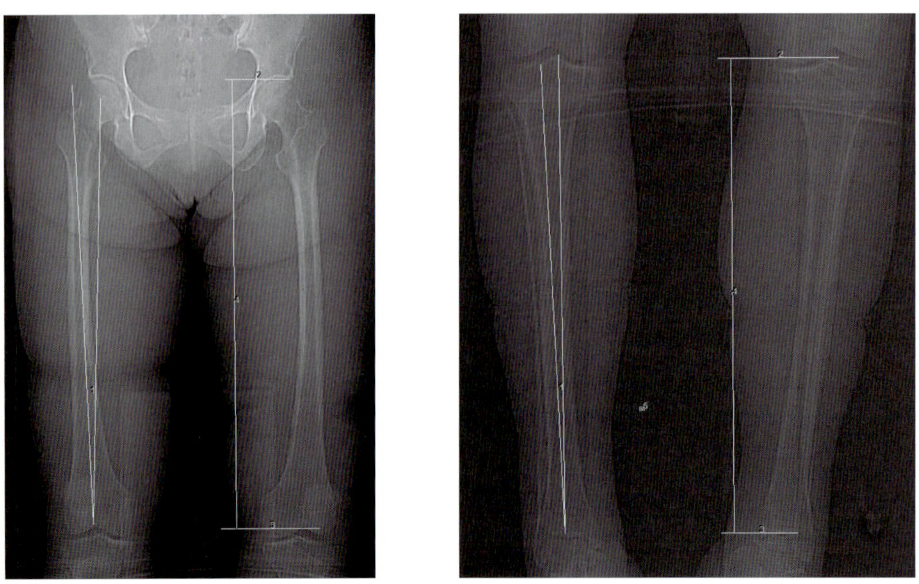

(a) Femur의 길이 측정 (b) Tibia의 길이 측정

그림 11-42 CT scanography 영상

CHAPTER 12

CHAPTER 12 Cardiac CT

1. MDCT를 이용한 cardiac CT의 주요 이슈

움직이는 심장의 영상화를 위한 모달리티는 우수한 시간분해능이 요구된다. 심장의 여러 심박동 주기동안 심근이 빠른 움직임을 보이기 때문에 관상동맥을 영상화하기 위해서는 심근에 가깝게 위치되어 있는 심장의 움직임을 최소화하는 것이 필요하다. 심장 사이클에서 가장 움직임이 적은 시기는 이완기(diastolic phase)이기 때문에 이시기에 영상화하는 것이 필요하다. 이를 위해선 데이터를 획득하는 동안 심장 사이클의 모니터링이 필요하며 영상 획득과 재구성이 심장의 움직임과 동조화되어 스캔 동안의 ECG는 기록된다. 또한 영상장치는 심장 주위의 매우 미세한 혈관구조를 제대로 표현하기 위해서는 높은 공간분해능을 제공해야 한다. 근래에 급속하게 이루어지고 있는 CT기술 발전의 중요한 목표의 하나는 심장의 CT영상화를 이러한 임상 현실적 요구에 만족시키는 것이다.

2. Cardiac CT의 물리학적 이해

1) 시간분해능(high temporal resolution)

그림 12-1은 cardiac CT에서 우수한 시간분해능(high temporal resolution)의 필요성을 이해하는데 필요한 그림으로, 심박동수(heart rate)에 따라 이완기의 길이가 어떻게 변화하는지를 보여준다. 심장의 움직임은 이완기 동안에 가장 적게 나타나며, 심박동수가 높아지면 이완기는 짧아진다. 흐림이 없는 심장의 영상을 얻기 위해서는 70bpm 이하의 심박동수의 경우 250ms의 시간분해능이 요구되며, 100bpm 수준에서는 100ms가 요구된다. 즉, 80-120bpm의 높은 심박동수 수준에서 양질의 영상화에 필요한 시간분해능은 100ms 수준까지 짧아져야 한다. 이상적으로는 모든 시기에서 흐림이 없는 심장의 영상을 얻기 위해서는 약 50ms의 시간분해능이 필요하다. 시간분해능을 비교하는 gold standard는 투시의 시간분해능이다. 투시 영상화의 경우 심장 움직임이 1-10ms 동안 관찰되지 않는다.

결론적으로 MDCT에서의 우수한 시간분해능을 얻기 위해서는 영상 재구성에 필요한 데이터를 얻기 위한 스캔 시간(scan time)의 감소도 포함된다. 시간분해능의 단위는 ms가 사용된다.

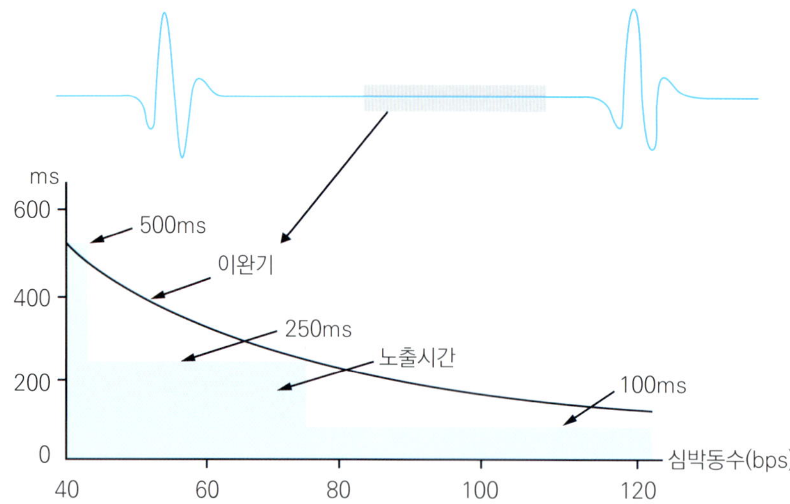

그림 12-1 심박동수에 따른 이완기의 범위

2) 공간분해능(high spatial resolution)

다양하고 미세한 직경의 관상동맥을 가시화하기 위해서는 높은 공간분해능이 필요하다. 관상동맥의 직경은 수 millimeter에서 수 submillimeter의 범위에 속한다. 이러한 작은 관상동맥의 영상화를 위해서는 작은 크기의 복셀이 요구되며, 이는 MDCT를 이용한 심장 영상화에서 매우 중요한 요소이다. 공간분해능은 line pairs/cm 또는 line pairs/mm로 나타내며 시간분해능과 마찬가지로 비교하는 gold standard로는 투시의 공간분해능이 사용된다. MDCT 기술 발전의 중요한 목표 중 하나는 모든 방향에서의 동일한 공간분해능을 갖는 영상을 얻는 것이다. 이는 동등해상능(isotropic spatial resolution)이라 명명된다.

3) CNR(대조도대잡음비)

Plaques와 같은 작고 낮은 대조도의 피사체를 구분하기 위해서는 충분한 CNR이 요구된다. MDCT는 전형적으로 대조도분해능이 우수하다. 하지만 Z-축 방향으로 detector 수가 많아 짐에 따라 대조도분해능이 저하될 수 있다. 이는 Z-축 방향으로 주변부에 위치된 detector에 도달할 수 있는 산란선이 증가하기 때문이다.

가능한 적은 선량을 유지하는 것은 전리방사선을 이용하는 영상장치에서 필수적이다. 그러므로 최소의 방사선 노출로 적절한 대조도분해능을 얻는 것이 중요하다.

결론적으로 cardiac CT는 최근의 MDCT에서 많이 사용되는 검사이며 고선량이 부여되는 검사이다. 그러므로 최소한의 방사선 노출로서 양질의 영상에 적절한 수준의 시간분해능, 공간분해능, 대조도분해능을 얻을 수 있어야 한다.

4) 심전도 동조화(ECG gating)

심장은 수축기와 이완기를 주기적으로 반복하며 쉬지 않고 움직이는 장기이기에 이를 영상화하기에는 많은 어려움이 따른다. 우수한 심장영상을 얻기 위해서는 심장의 움직임이 가장 적은 이완기 후반에 영상을 획득하여야 한다. 이를 위해서 심전도 동조화가 사용된다. 심전도 동조화의 방법으로는 전향적 동조화와 후향적 동조화가 있다.

ECG(electrocardiogram)는 심장의 전기적 활동전류나 전도자극 파동을 그래프로 기록한 것이며 정상적인 ECG

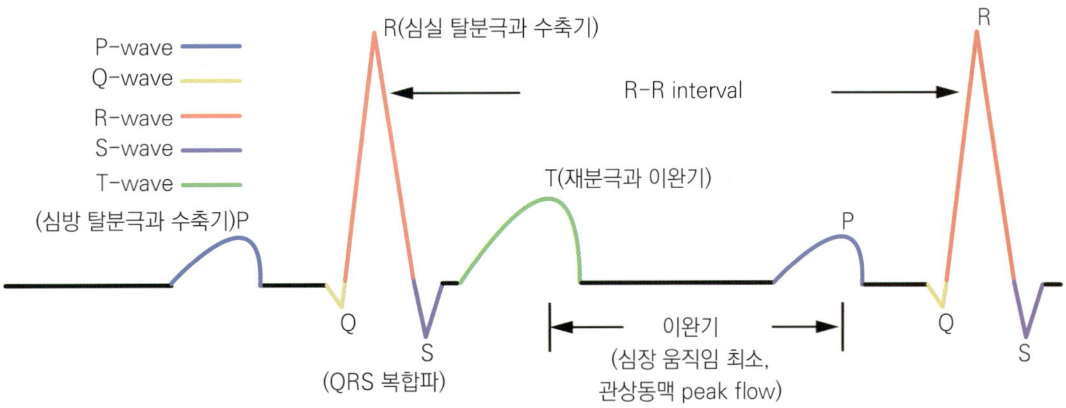

그림 12-2 ECG의 구성

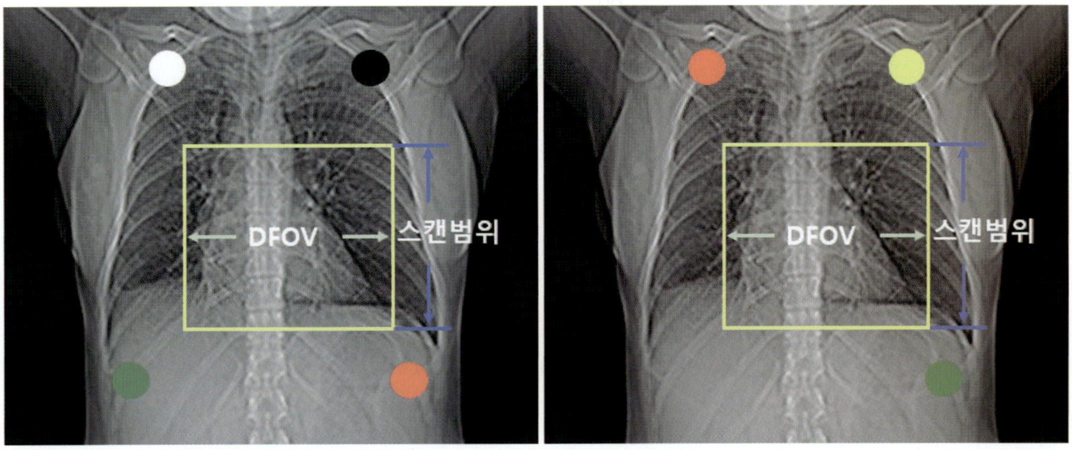

(a) GE사 (b) 필립스

그림 12-3 전극의 부착 위치

그래프는 P파, QRS 복합파, T파로 구성된다. P파는 심방의 탈분극을, QRS 복합파는 심실의 탈분극을 나타내며, 그리고 T파는 재분극을 반영한다. 또한 R파는 강한 전기적 신호와 심장 근육운동의 상호 연관성으로 인해 동조화에 중요한 파형이다.

심실의 수축기는 심장의 수축을 통해 혈액을 분출시키는데 이때 R피크로부터 T파까지의 확대가 일어나며, 심실의 이완기는 T파로부터 다음 R피크까지 확대되며 이 시기에 심실은 혈액으로 가득 채워진다.

그림 12-2에 나타낸 바와 같이 R-R interval은 R파의 한 피크에서 그 다음 피크까지의 시간이며, 각 R-R interval은 한번의 심박동 주기(심장 사이클)를 나타낸다. 영상획득은 심박동 주기 중 심장 움직임이 가장 적은 이완기 후반에서 이루어지며, 이러한 시점의 trigger delay는 GE사에서는 R-R interval의 퍼센트(%)로, 지멘스에서는 T-reverse delay(다음의 R 피크에서 역으로의 시간)를 msec로 표시한다.

심전도 동조화를 위한 전극(electrode)의 부착은 제조사에 따라 차이가 있다. GE사를 예를 들면 환자의 좌측 어깨(쇄골하 부위)에는 검정색, 오른쪽 어깨에는 흰색, 좌측 몸통(좌복부의 늑골각)에는 빨간색, 그리고 우측 몸통에는 녹색의 전극을 붙인다.

3. 시간분해능(temporal resolution)

MDCT의 시간분해능에 영향을 미치는 중요한 요소로는 갠트리 회전시간, 획득 모드, 영상 재구성 타입, helical pitch가 있다.

1) 갠트리 회전시간

Cardiac CT의 시간분해능은 갠트리 회전시간에 영향을 받으며, 기술의 진보로 MDCT의 갠트리 회전시간은 0.3초 수준으로 감소되었다. 갠트리 회전시간이 빠를수록 시간분해능이 우수하다. 하지만 갠트리 내부의 무거운 기계 구성품은 관성력(G-force)을 크게 하며 이는 갠트리 회전속도 감소를 어렵게 만드는 요인이 된다. 현재의 갠트리 회전시간은 적절한 시간분해능을 얻어 내기에 충분하지 못한 실정이다. 이를 보상하기 위해 여러 가지의 영상획득 모드, 영상 재구성기법이 개발되어 사용되고 있다.

2) 영상획득 모드(image acquisition mode)

빠르게 움직이는 심장을 흐림없이 영상화하기 위해서는 프로젝션 데이터가 가능한 빨리 얻어져야 한다. MDCT에서 이는 전향적 동조화(prospective ECG triggering) 또는 후향적 동조화(retrospective ECG gating)에 의해 가능하다.

(1) 전향적 ECG triggering

전향적 동조화는 기존의 step-and-shot scan과 유사하다. 환자의 심장 기능은 스캔 동안 연속적으로 ECG 신호로서 모니터링되고 있으며 심전도의 R-wave로부터 사용자가 지정한 시간에만 스캔이 행해진다. 즉, R-R 피크로부터 원하는 거리(보통 60%나 70% R-R interval)에서 X선이 노출된다. Trigger delay를 R-R interval의 %, 또는 millisecond로 입력하며 움직임에 의한 영향을 최소화하기 위하여 심실의 이완기에서 영상을 획득한다(그림 12-4(a)).

갠트리 회전의 일부분에서만 프로젝션 데이터가 획득되는 partial scan이며, CT영상을 재구성하는데 필요한 최소한의 프로젝션 데이터량은 180° 더하기 axial plane에서의 선속의 fan angle이다. 그러므로 영상 획득시간은 갠트리 회전시간에 의해 정해진다. 원하는 데이터가 획득되면 테이블이 다음 위치로 이동되고 적절하고 지속적인 심박동수가 얻어지면 또다른 영상획득이 이루어진다. 이러한 사이클은 모든 스캔 범위가 커버될 때까지 반복되어 이루어진다(약 14cm의 scan length).

각 검출소자의 폭이 0.625mm인 64MDCT(with 64 detector row와 64 DAS 채널)의 경우 갠트리 회전당 스캔 범위는 40mm이다. 일반적인 심장의 길이는 13-15cm이므로 3-4번의 갠트리 회전으로 고식적 스캔을 사용한 전향적 동조화의 cardiac CT가 이루어진다. 이는 motion artifact를 최소화하기 위해 숨을 참는데 필요한 시간의 감소 측면에서 큰 이점이다(특히, 병이 심한 환자의 경우).

고식적 스캔을 사용한 전향적 ECG 동조화는 관상동맥 석회화의 침착 평가(calcium scoring)에 많이 이용된다. 칼슘은 CT number가 높고 심지어 노이즈가 많은 배경에서도 관찰이 용이하므로 저선량으로 검사가 가능하기 때문이다. 고식적 스캔의 전향적 동조화 검사는 후향적 동조화에 비해 재구성 영상수가 적어 데이터 처리가 간편하며, 적당한 심장주기를 선택하는 것도 쉽고 환자의 방사선 피폭도 적다. 그리고 심박동수가 약 90bpm 수준까지 동조화가 가능하며 시간분해능은 200-250ms 수준에서 적합하다.

전향적 동조화의 단점으로는 심박동수의 변화가 심할 경우(부정맥; arrhythmia) 다음 R-R interval의 평가가 잘

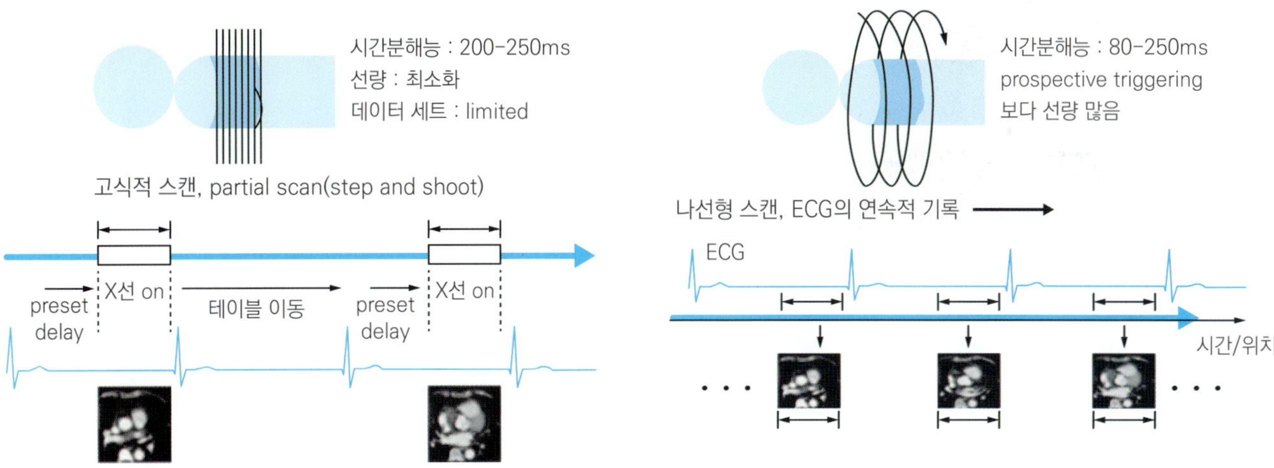

그림 12-4 전향적 및 후향적 ECG 동조화(Mahesh M, 2009)

못될 수 있으며, 이는 심장 주기에 일치하지 않는 데이터 획득이 발생될 수 있다. 즉, R-파의 변화 시 바로 trigger delay time이 바뀌지 않기 때문에 심장주기의 변화에 즉각 반응하지 못하는 것과 항상 정해진 지연시간에 영상을 얻기 때문에 부정맥이나 심박수의 변화에 적절한 대응이 불가능한 것이다.

(2) 후향적 ECG gating

후향적 ECG 동조화는 MDCT를 이용한 cardiac CT에서 사용되는 데이터 획득의 주된 방법이며, 이 모드에서는 인체의 ECG 신호가 계속적으로 모니터링 되며 나선형 CT스캔이 동시에 이루어져 스캔 프로젝션 데이터와 ECG 신호가 기록된다. 심장 주기에 관련된 정보는 영상 재구성 과정에 후향적으로 사용되며, 후향적으로 R-R interval 사이의 선택된 지점에서의 스캔 데이터가 영상 재구성을 위해 선택된다. 영상 재구성은 partial scan data 또는 segmented reconstruction에 연관되어 실행된다(그림 12-4(b)).

Segmented reconstruction에서는 심장 주기의 다른 부분의 데이터가 선택된다. 이는 영상 재구성에 필요한 최소한의 partial scan data에 해당되는 segments의 합과 같은 데이터이며, 이는 시간분해능을 향상시키는 결과를 제공한다. 후향적 ECG 동조화 스캔의 영상 획득은 80-250ms의 시간분해능 수준에서 적합하다.

나선형 스캔에서 후향적 ECG 동조화의 장점은 스캔 시 Z-축 방향으로 갭이 없이 continuous coverage가 가능하고 환자 종축 방향의 우수한 공간분해능을 제공한다. 그리고 사용자의 선택에 따라 심장 주기의 여러 시점에서 자유롭고 슬라이스 간격을 중복시킨 영상 재구성이 가능하다. 또한 스캔 동안의 심박동수의 변화에 덜 민감하며, ECG 신호는 후향적인 분석이 가능하며 재구성 시 extra systolic beat(기외수축기성 맥박)을 제거할 수 있다.

후향적 ECG 동조화는 스캔 데이터의 연속적인 획득과 모든 심장 주기에서 영상의 재구성이 가능하므로 전향적 ECG 동조화에 비해 신속하게 볼륨 데이터를 얻을 수 있다. 또한 모든 심장 주기에서의 동일한 데이터 세트는 심장 기능적 정보(cardiac function information)를 제공할 수 있으며, 특히 여러 심장 주기에서의 영상 재구성이 필요한 경우 유용성을 갖는다. 하지만 이완기 중기나 후기의 영상만을 필요로 할 경우에는 데이터의 나머지 부분은 필요 없게 된다.

나선형 스캔의 후향적 ECG 동조화의 단점(trade-offs)으로는 데이터가 심장 주기의 전체에서 연속적으로 얻어지므로, 심지어 partial data가 실제로 최종 영상 재구성에 사용되지만, 환자선량을 증가시킨다(유사한 SNR에서). 또한 나선형 스캔으로 시행되고 pitch가 매우 낮게 설정됨에 따라(0.2-0.4) 이 역시 환자선량을 증가시키는 요인으로 작용한다. 낮은 pitch로 인한 조직의 지나친 중복 스캔은 영상 재구성에 필요한 스캔 데이터의 갭을 최소화하는 목

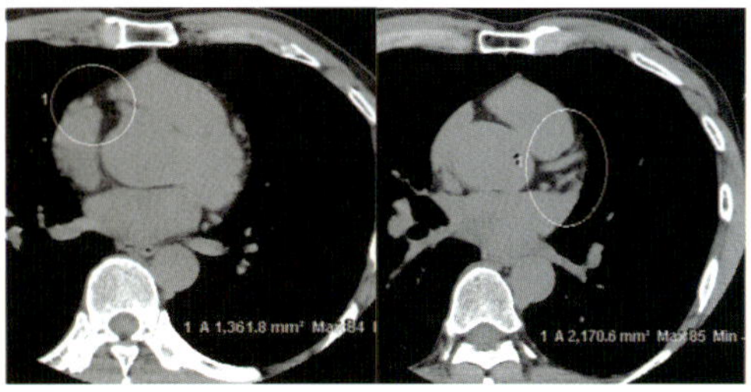

(a) Axial images with ECG gating

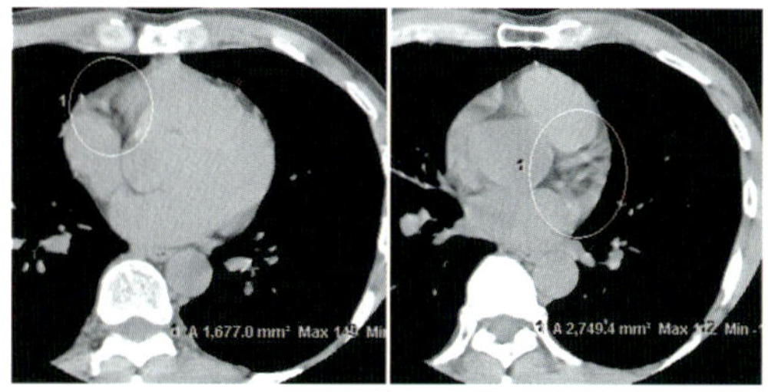

(b) Axial images without ECG gating

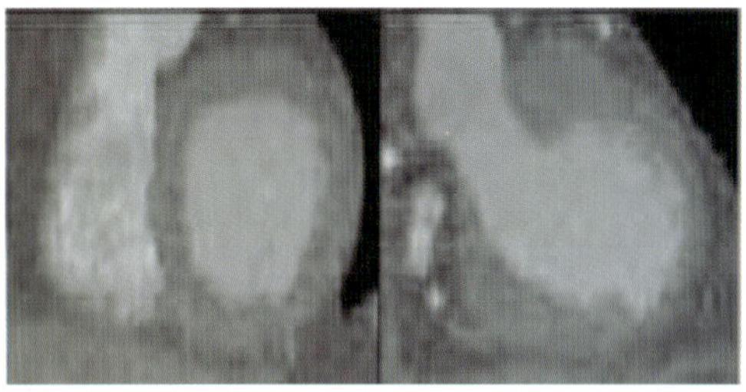

(c) Short and long axis view with ECG gating

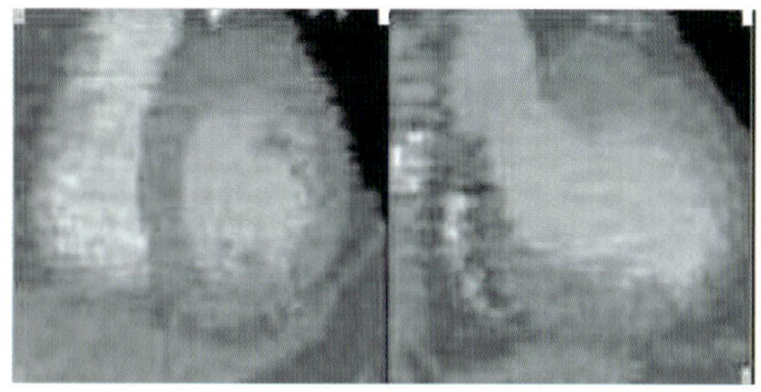

(d) Short and long axis view without ECG gating

그림 12-5 ECG gating 유무 시의 관상동맥 및 심장의 CT영상 비교

적에서 시행된다. 그러므로 나선형의 후향적 ECG 동조화 스캔의 경우 선량 감소를 위해선 cardiac filter, pitch의 적정화 등이 고려되어야 한다.

최근의 320 row detector와 0.5mm의 검출소자 폭을 가진 동등해상능의 MDCT의 경우 16cm의 넓은 선속으로 일회의 심박동(single heartbeat)에서 심장 전체의 영상을 획득할 수 있어 저선량 검사가 가능해진다.

그림 12-5는 ECG gating 유무에 따른 관상동맥 및 심장의 영상을 비교한 것이다. (a)와 (c)는 ECG 동조화 상태에서 얻은 영상들이다. (a)의 왼쪽 그림에 원으로 표시된 RCA와 오른쪽 그림에서 원으로 표시된 LAD 및 circumflex가 (b)에 비해 선명하게 관찰된다. 그리고 심장의 short axis 및 long axis view인 (c)영상들이 (d)에 비해 훨씬 선명하게 관찰된다.

(3) 심장의 주기 선택(phase selection)

모든 cardiac data가 일회의 심박동에 획득되는 320 row MDCT(640MSCT)를 제외한 다른 MDCT에서는 전체 심장을 획득하려면 다수의 심박동에서 ECG 동조화를 통한 영상획득이 필요하다. 데이터 획득의 시작점(전향적 ECG triggering) 또는 영상 재구성의 데이터 선택(후향적 ECG gating)가 스캔 동안의 각 심장 주기에서 정해져야 한다. 시작점은 주기 파라메터에 의해 ECG 신호의 R파에 연관되어 정해진다. 심장의 주기 선택은 상대적인 지연법(relative delay), forward 절대적 지연법(forward absolute delay), 그리고 reverse 절대적 지연법(reverse absolute delay)의 3가지로 구분된다.

① Relative delay

상대적인 지연법에서는 ECG triggered 획득의 시작점(전향적 ECG triggering에서) 또는 재구성 데이터 간격의 시작점(후향적 ECG gating)을 결정하기 위해 이전 R파의 피크에 연관되어 설정된 지연시간이 사용된다. 시간 delay(T_{del})는 각 심장 주기에서 R-R interval time(T_{RR})의 백분율로서 개별적으로 결정된다. 예를 들면, 시간 delay는 이전 R파 피크의 30-50%이며 각 심장 주기에 따라 변할 수 있다(그림 12-6(b)).

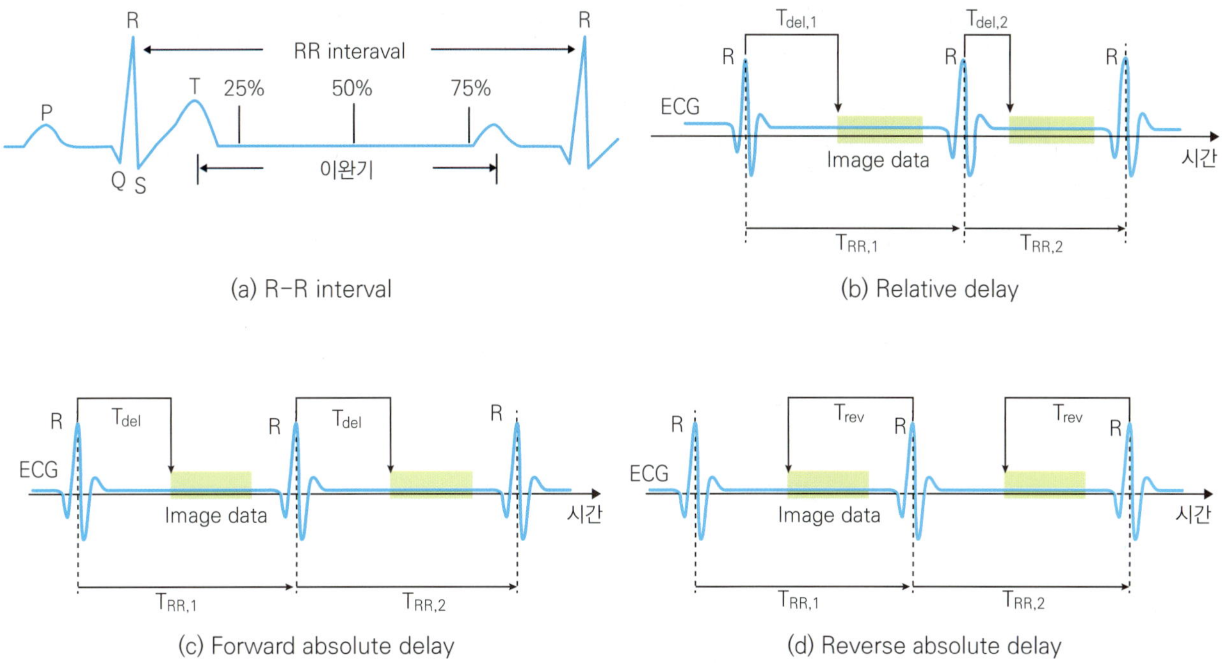

그림 12-6 심장의 주기 선택(R-R interval) 방법

② Forward absolute delay와 reverse absolute delay

그림 12-6의 (c)와 (d)에서처럼 R파 시작 전 또는 후의 고정된 지연시간을 ECG triggered 획득의 시작점 또는 재구성 데이터 간격의 시작점을 결정할 수 있다. (c)에 나타낸 forward 절대적 지연법은 R-R interval time이 이전의 R-R파에 기초되어 평가되기 때문에 (d)에 나타낸 reverse 절대적 지연법에 비해 훨씬 실용적이다.

임상적으로 (b)와 (c)가 자주 사용되지만 좋은 결과를 얻기 위해서는 환자의 심박동수와 개별적 특성에 따라 선택되어져야 한다. 전향적 ECG 동조화의 경우 데이터 획득 사이의 지연은 움직임이 없는 데이터 세트를 얻을 수 있지만 데이터 획득을 위해 다수의 심장 주기가 사용되어야 한다. 반면에 후향적 ECG 동조화는 모든 심장 주기를 통해 데이터를 얻지만 ECG 동조화와 재구성 과정에서 후향적인 교정(예를 들면 편집, 생략)이 가능한 장점이 있다. 특히 부정맥의 경우 불규칙적인 R-R interval은 움직임 없는 영상을 위해 재구성 과정에서 삭제할 수도 있다. 또한 후향적 ECG 동조화를 사용한 기능적 스터디(functional imaging)에서는 최대 또는 최소로 filling된 심실(이완기 말기 또는 확장기 말기)의 재구성 영상이 필요하다. 이완기 말기의 재구성은 reverse 절대적 지연이 적합하며, 절대적 지연법은 대부분의 수축기 말기에 일관성을 갖는다.

그림 12-7은 axial 및 VRT 영상에서 RCA와 LAD의 R-R interval(=trigger delay)을 비교한 것이다. LAD의 경우 이완기 말기인 R-R interval 75% 영상이 움직임이 가장 적은 것으로 알려져 있으나 항상 그러한 것은 아니다. LCA보다 RCA의 움직임이 더 심하고, 환자마다 다른 심박동수를 가지므로 각 혈관분지는 각기 다른 주기에서 최적의 영상을 나타내기도 한다. 3-D 영상인 (c)에서 보면 74% R-R interval 영상에서 화살표 부위의 diagonal branch가 좁아져 보이며 82%에서 잘 관찰된다. 그리고 수축기에 가까운 90%에서는 심장의 심한 움직임으로 인해 영상의 질이 좋지 못함을 알 수 있다. 이렇듯 영상 재구성의 가장 중요하고 기본이 되는 것이 심장 주기의 선택이다.

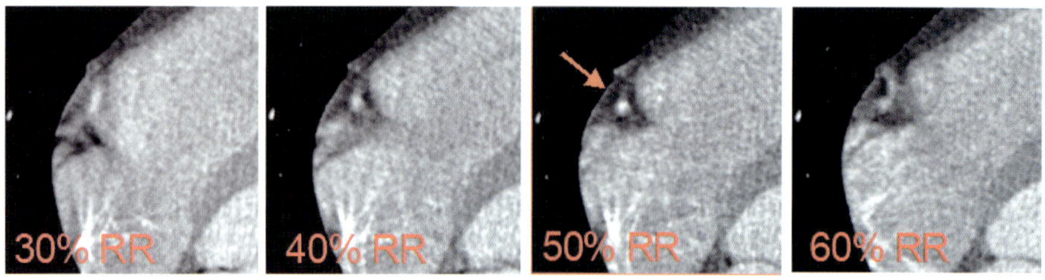

(a) RCA의 axial images

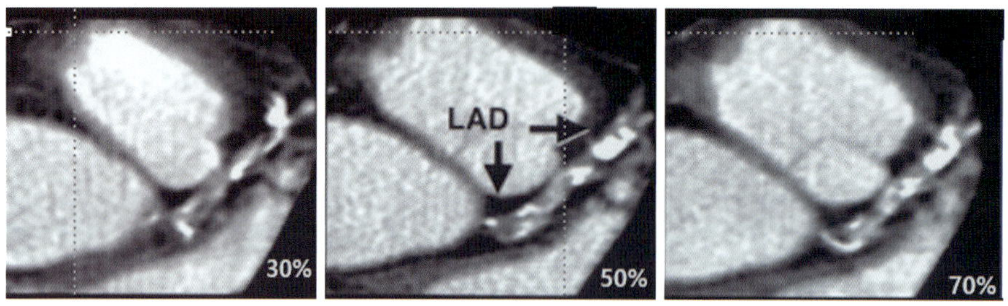

(b) LAD의 axial images

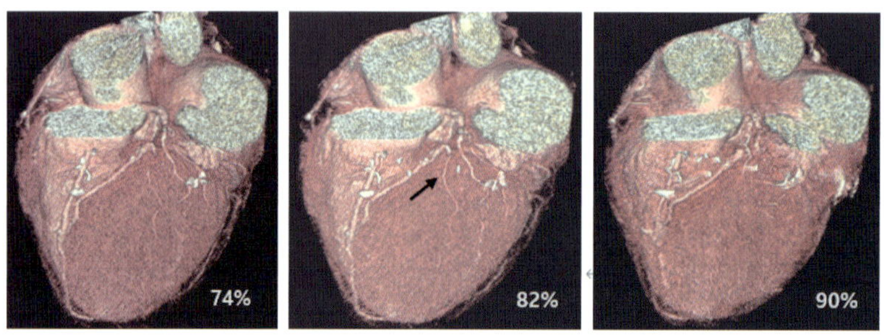

(c) Diagonal branch의 VRT image

그림 12-7 RCA, LAD의 axial 영상 및 VRT 영상에서 R-R interval(=trigger delay) 비교

3) Cardiac CT의 재구성 방법

(1) Partial scan reconstruction

Partial scan reconstruction은 cardiac CT의 영상 재구성 중 가장 실용적인 방법이며, 전향적 triggering과 후향적 gating 획득에 사용될 수 있다. Partial scan reconstruction에 필요한 최소한의 데이터량은 180°와 fan angle(30-60°)이 합해진 데이터이다. 이는 partial scan reconstruction에 필요한 프로젝션 데이터를 획득하기 위한 스캔 시간을 결정하며, 영상의 시간분해능에 영향을 미친다. 그림 12-8(a)는 partial scan reconstruction을 나타낸 것이다. 하나의 심장 주기의 R-R interval 사이의 데이터가 영상 재구성을 위해 선택된다. 만일 갠트리 회전속도가 0.5초(500ms)이면 최소한의 스캔 데이터 획득시간은 갠트리 회전시간의 1/2보다 조금 많은 0.26-0.28초가 된다. 이 값은 partial scan reconstruction을 통해 얻어질 수 있는 시간분해능의 한계가 된다.

최근 MDCT는 0.3초 정도의 갠트리 회전시간을 갖는다. 이러한 장치에서의 partial scan reconstruction의 시간분해능은 0.17-0.18초로 단축되어 향상된다. 동시에 갠트리의 급속한 회전에 의한 원심력은 지수적으로 늘어나며 이는 시간분해능 단축의 기술적 한계에 부딪히게 한다. 하지만 더욱 빠른 시간분해능의 요구는 dual source CT의 개발을 이루어 냈으며 심지어 다수의 X선 소스를 갖는 CT장치의 개발이 고려되고 있다.

(2) Multiple segment reconstruction(multisegment reconstruction)

Partial scan reconstruction에서의 시간분해능 단축의 한계는 갠트리 회전시간이다. Multiple segment reconstruction은 더욱 빠른 시간분해능을 얻기 위해 개발되었으며, 이의 원리는 partial scan reconstruction을 시행하기 위해 필요한 scan projection data가 그림 12-8(b)에 나타낸 바와 같이 하나의 심장 주기가 아닌 여러 순차적인 심장 주기로부터 선택되는 것이다. 즉, 다수의 심장 주기로부터의 동일 주기의 충분한 데이터 세그멘트가 영상 재구성을 위해 선택된다. Multiple segment reconstruction은 후향적 ECG gating 기법의 규칙적인 심장 리듬에서만 가능하다.

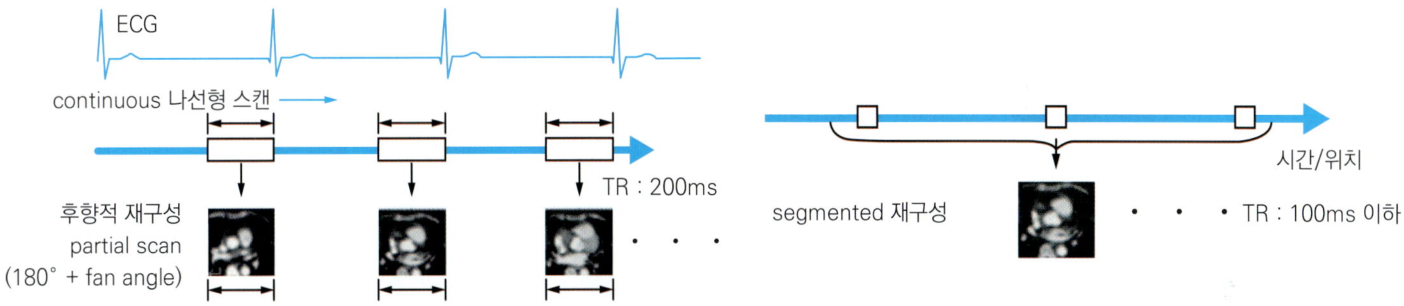

(a) Partial scan reconstruction (b) Multiple segment reconstruction

그림 12-8 Partial scan reconstruction과 multiple segment reconstruction

그림 12-9는 다수의 연속적인 심장 주기의 multiple segment reconstruction(quad segment reconstruction)을 나타낸 것이다. 여러 주기의 영상 데이터가 영상 재구성을 위해 결합되어 시간분해능이 향상된다. 다시 말하면, CT 프로젝션 데이터가 다수의 순차적인 심장 주기를 통해 연속적으로 획득되면 multiple segment reconstruction 기법은 여러 심장 주기로부터 프로젝션 데이터의 작은 부분을 선택하고, 모든 프로젝션이 결합되면 partial scan reconstruction을 실행하기 충분한 데이터가 구성이 된다.

예를 들면, 만일 partial scan reconstruction에 필요한 데이터 세트의 반을 하나의 심장 주기에서 선택하고 다른 심장 주기로부터의 나머지를 선택하면 결과적으로 시간분해능은 갠트리 회전시간의 약 1/4이 된다. 이는 영상 재구성을 위해 심장 주기의 2개의 분리된 세그멘트의 프로젝션 데이터를 사용하는 것이다. 시간분해능을 더욱 향상시키려면 3개 또는 4개의 다른 심장 주기로부터의 프로젝션 데이터를 선택함으로써 얻어질 수 있다. 이는 시간분해능을 0.08초(80ms)까지 향상시킬 수 있다.

Multiple segment reconstruction의 장점은 높은 시간분해능을 얻을 수 있는 것이다. 반면에 단점은 프로젝션 데이터 세트가 다른 심박동 주기들로부터 얻어지므로 빠른 움직임에 의한 misregistration은 공간분해능의 저하를 야기시킬 수 있다. 반면에 multiple segment reconstruction은 불규칙한 심장 주기를 가진 환자의 영상화에서 데이터의 다른 패킷(packets; 묶음)을 선택할 수 있다.

결론적으로, cardiac CT의 시간분해능은 갠트리 회전시간에 좌우된다. 16 및 64MDCT의 빠른 갠트리 회전시간(0.3-0.5초)은 multiple segment 또는 partial scan reconstruction으로 80-250ms의 시간분해능을 얻을 수 있다. 그리고 위의 두가지 재구성 모두에서 데이터 획득과정에서 low pitch 사용에 의한 데이터의 중복(overlapped scan)이 요구된다. Body CT에서 일반적으로 사용되는 0.75-1.5 pitch와 달리 cardiac MDCT에서의 일반적인 pitch의 범위는 0.2-0.4이다.

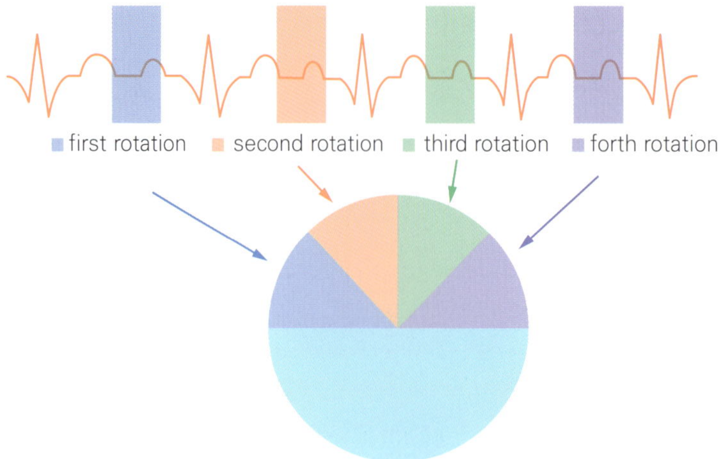

그림 12-9 Multiple segmentation(quad segment reconstruction; kevin Kalisz et al. 2016)

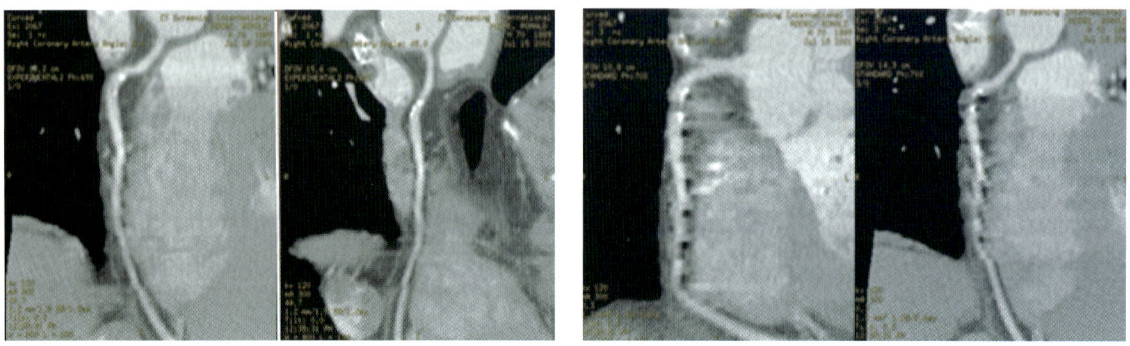

(a) 2 segmented reconstructions with 105ms　　(b) Partial scan reconstruction with 250ms

그림 12-10 시간분해능의 영향

그림 12-10은 시간분해능의 영향을 보여주는 cardiac CT영상들이다. (a)는 105m의 시간분해능을 갖는 2 segmented reconstruction 영상들이며, (b)는 250ms의 시간분해능을 갖는 partial scan reconstruction 영상들이다. (b)에 비해 (a)는 stair-step artifacts가 적게 보이며 smooth edge를 나타낸다.

(3) 공간분해능

MDCT의 공간분해능에 영향을 미치는 요소들은 여러 가지가 있으며, 그 중 Z-축 방향의 detector 수, 재구성 간격, pitch, 재구성 알고리즘, 환자의 움직임이 중요한 요인들이다.

① Z-축 방향의 detector 수의 효과

Z-축 방향의 detector 수와 Z-축분해능(= Z-축 공간분해능; out plane 공간분해능)은 매우 중요하며, MDCT 기술 발전의 추진력의 하나였다. 많은 수의 얇은 두께의 영상과 조합된 wide scan coverage를 얻기 위해선 Z-축 방향으로 많은 수의 detector가 필요하다. 반면에 X,Y-축 공간분해능(= axial 공간분해능; in-plane 공간분해능)은 초기부터 매우 높았으며, 이는 scan FOV와 재구성 매트릭스 크기에 의존적인 특성을 갖는다. 픽셀 크기는 scan FOV를 매트릭스 크기로 나눈 값이다. 예를 들어, 512 매트릭스와 25cm의 scan FOV를 사용하면 픽셀 크기는 250/512 = 0.48mm가 된다.

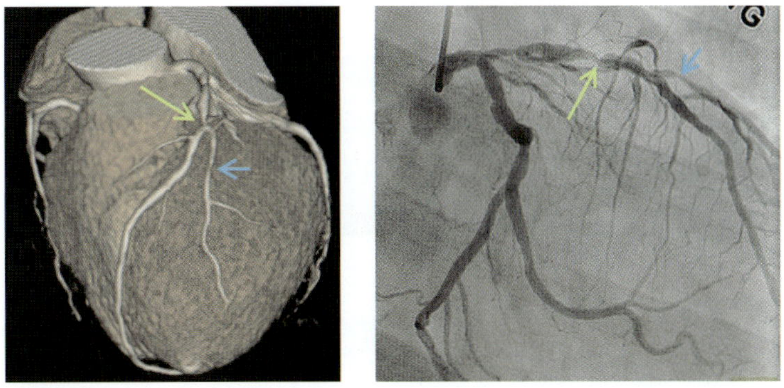

(a) CTA of MDCT (b) DSA

그림 12-11 LAD와 diagonal branch에 협착을 보이는 MDCT와 DSA 영상

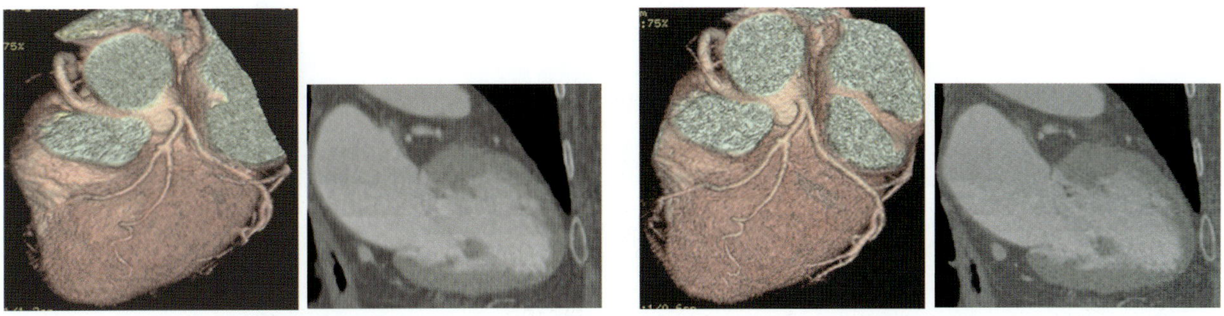

(a) 1.25mm (b) 0.625mm

그림 12-12 슬라이스 두께에 따른 cardiac CTA의 공간분해능

반면에 Z-축분해능은 주로 슬라이스 두께에 의존된다. 0.625mm의 검출소자 폭을 가진 64MDCT에서의 Z-축 coverage는 갠트리 회전당 40mm의 Z-축 coverage를 가지며 640MSCT(320 detector row, 0.5mm, double sampling)는 160mm의 Z-축 coverage를 가진다. Cardiac CT(angiography)의 관상동맥을 나타내는 디테일은 투시 하의 digital subtraction angiography(DSA)와 유사한 수준이다. 그림 12-11의 (a)는 VRT 기법으로 나타낸 CT angiography(CTA)이다. 좌전하행동맥(left anterior descending artery; LAD) 근위부(긴 화살표 표시)와 두번째 대각선 동맥(second diagonal branch; 짧은 화살표 표시)에 협착이 관찰되며, (b)의 DSA 영상에서도 동일한 소견을 보인다.

② 재구성 간격(reconstruction interval)

재구성 간격은 재구성된 횡단면 사이의 중복 정도를 나타낸다. 이는 X선속 콜리메이션이나 슬라이스 두께와는 무관하며 scan time이나 환자선량에도 영향을 미치지 않는다. 재구성 간격을 좁히는(중복을 많이 시키는) 이유는 특히, 3차원 영상이나 MPR 영상의 Z-축분해능을 향상시키기 위함이다. 만일 단지 횡단면 영상으로만 판독을 할 경우 재구성 간격의 좁고 넓음은 아무런 문제가 되지 않는다. 일반적인 MPR과 3차원 영상에서는 30%의 중복이 권고되지만(1mm 슬라이스 두께와 0.7mm 재구성 간격) cardiac CT에서는 50%의 중복이 적절하다(0.5mm 슬라이스 두께와 0.25mm 재구성 간격). 그림 12-13은 재구성 간격에 따른 cardiac CT의 영상품질 차이를 보여준다. 공통적으로 0.5mm의 슬라이스 두께가 적용되었으며, (a)는 0.3mm, (b)는 0.5mm, (c)는 5mm의 재구성 간격으로 나타낸 MPR 및 3-D 영상이다.

MDCT의 axial(X-Y축) 공간분해능은 높은 편이며, 10-20lp/cm 수준이다. 반면에 Z-축분해능은 Z-축 방향의 detector 수, 재구성된 슬라이스 두께, pitch에 영향을 받으며, 약 7-15lp/cm 수준이다. 동등해상능의 영상을 얻기 위한 MDCT 기술의 발전은 계속되어 왔다.

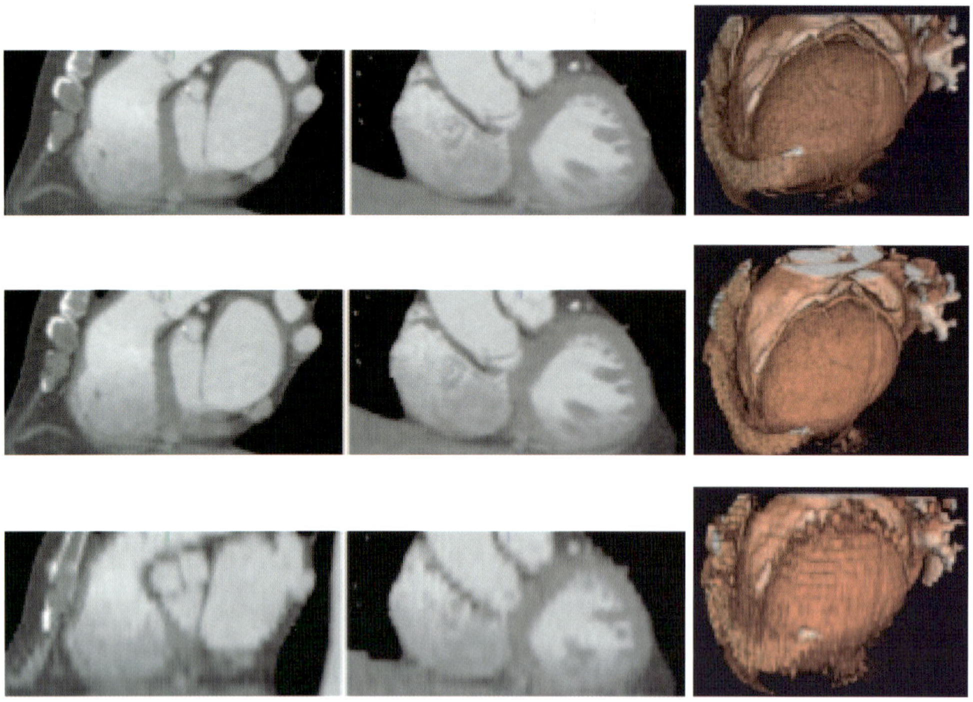

(a) 0.3mm 간격
(60% 중복 스캔)

(b) 0.5mm 간격
(contiguous 스캔)

(c) 5mm 간격

그림 12-13 재구성 간격에 따른 cardiac CT(MPR 및 3-D 영상)의 영상품질 차이(Mahesh M, 2009)

4) Helical pitch

High pitch값은 데이터 갭을 야기시킴으로써 재구성 영상의 품질을 저하시키므로 cardiac CT는 low pitch값이 요구된다. Low pitch는 motion artifact를 감소시키고 어떤 pitch값에서는 재구성 알고리즘의 성능을 향상시키기도 한다. 공간분해능과 시간분해능 향상을 위한 cardiac CT의 전형적인 pitch는 0.2-0.4의 범위이다. 이는 방사선량을 거의 80-60% 중복시키며 pitch 1.0에 비해 약 4-5배의 선량을 증가시킨다. 그러므로 cardiac CT에서 적절한 선량의 선택은 매우 중요하다.

Pitch는 시간분해능과 공간분해능의 향상에 중요한 역할을 하지만 cardiac CT에서 부여되는 환자선량에 드라마틱하게 영향을 미친다. 환자선량은 pitch에 역비례하므로 low pitch는 환자선량을 증가시킨다.

선량 감소와 fast scan을 위한 Z-축 방향의 얇은 슬라이스와 많은 수의 detector(320 rows) 기술은 일부 제조사에 의해 상용화되었으며 이는 모든 심장 부위가 한번의 갠트리 회전으로 중복되는 부분이 없이 커버되고 있다. 하지만 임상에서 요구되는 수준의 영상품질 제공이 뒷받침되어야 하는 문제를 갖고 있다. 그리고 평판형 기술(flat panel technology)을 이용한 CT도 빠른 시일내 상용화될 수 있어야 한다.

4. ECG dose modulation과 방사선 리스크

1) ECG dose modulation

고선량의 후향적 ECG gating CT angiography의 선량을 감소시키는 접근으로 ECG dose modulation이 사용된다. 이는 motion artifact로 인해 영상품질이 저하되고 영상 재구성에 사용되지 않는 심장 주기인 확장기 동안의 관전류를 감소시킨다.

ECG dose modulation은 제조사에 따라 cardiac dose modulation, temporal dose modulation, ECG pulsing으로 명명된다. 이는 심장CT에서 ECG에 기초하여 영상획득에 주로 이용되는 시기인 이완기 후기(end-diastole phase)에 100%의 관전류를 적용시키고 수축기(systole phase)에서는 관전류를 약 20% 수준으로 낮추어 불필요한 선량을 감소시키는 기술이다. ECG dose modulation은 제조사와 프로토콜에 따라 차이를 보이지만 약 10-40%의 선량이 감소된다. 그림 12-14에서 데이터 획득 윈도우가 250ms임을 알 수 있으며 확장기 영상에서 많은 노이즈가 관찰된다. 하지만 ECG dose modulation은 이완기 영상뿐만 아니라 수축기 영상의 획득도 필요한 기능적 검사(functional study)에서는 효용성이 저하된다.

또다른 저선량의 cardiac CT 방법은 전향적 ECG triggering 기법이다. 하지만 이는 스캔 중 심박동이 급속하게 변화하는 경우 중요한 데이터 세트를 손실할 수 있는 리스크가 따른다. 환자선량의 감소로 인해 영상품질의 저하가 발생되어서는 안된다. 이는 재검사를 초래할 수 있으며 이는 추가적인 선량을 부여하게 하기 때문이다.

2) Cardiac CT의 방사선 리스크

Cardia CT의 방사선량에 대해서는 9장에서 설명하였다. 프로토콜에 따라 차이를 보이지만, 석회화 침착검사(calcium scoring CT)의 유효선량은 1-3mSv로 상대적으로 작다. 하지만 관상동맥의 협착 평가에 주로 사용되는 후향적 ECG gating CT angiography는 8-22mSv의 유효선량을 나타낸다. 참고로 투시 하의 cardiac DSA는 3-6mSv의 선량을 부여한다.

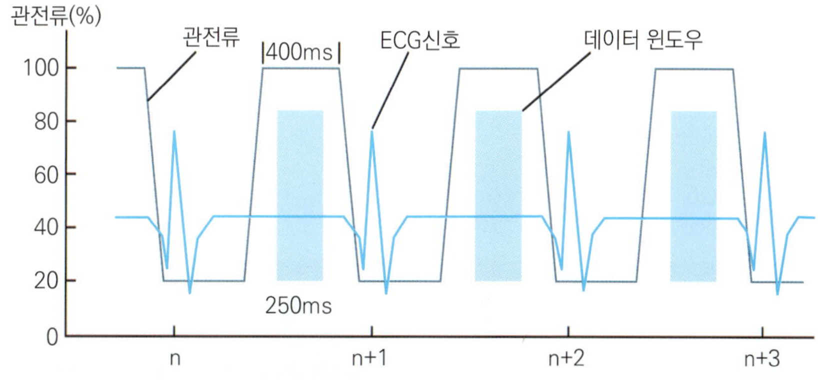

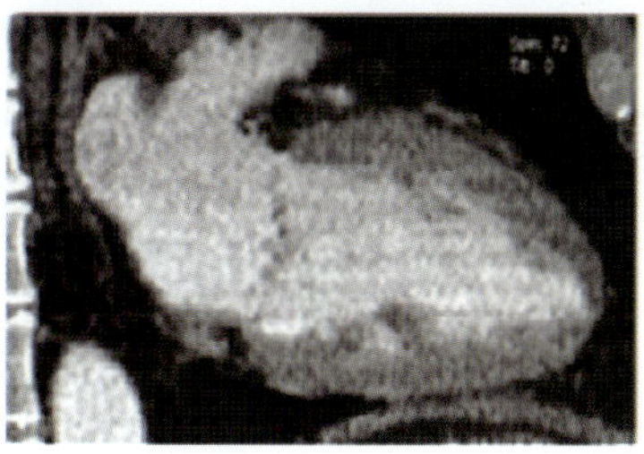

(a) 수축기, 300mA

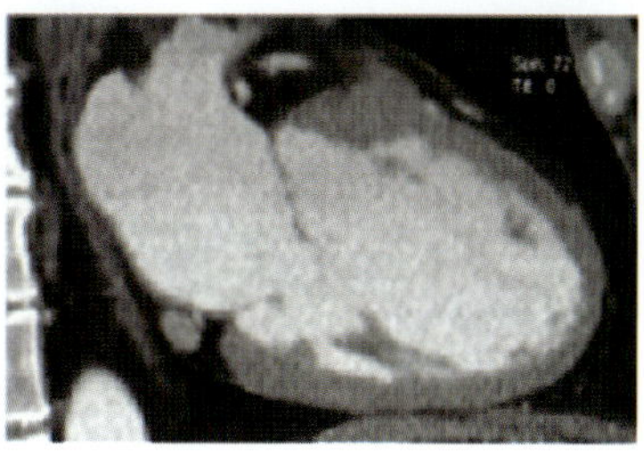

(b) 이완기, 60mA

그림 12-14 ECG dose modulation의 개념과 수축기와 이완기 영상

5. DSCT를 이용한 cardiac CT

1) 심박동 속도와 무관한 cardiac 영상 획득

일반적으로 single source CT에서의 전향적 ECG gating 기법의 영상 재구성에서는 180°에 detector fan angle(시스템 geometry에 따라 차이를 보이지만 보통 50-60°)을 더한 각도를 cover하는 segment scan data인 partial scan data를 사용하고 있다. 이는 보통 50cm 직경을 갖는 전체 scan FOV에서의 영상 재구성에 필요한 최소한의 데이터이다. 그러므로 single source CT에서는 시간분해능의 제한으로 심박동수가 높아지면 이완기의 기간이 짧아지고 이에 따라 영상의 흐림이 발생한다. 이를 피하기 위해서는 multi-segment reconstruction을 시도해야 한다.

하지만 DSCT(dual source CT)를 이용한 cardiac CT에서는 multi-segment reconstruction을 사용하지 않고도 갠트리 회전시간의 약 1/4 정도의 시간분해능인 83ms 스캔이 가능하므로 환자의 심박동수와 관계없이 양질의 심장영상 획득이 가능하다. 즉, dual source의 사용은 90°의 X선관 회전만으로 영상을 획득하게 되어 시간분해능을 획기적인 83ms로 낮추어 모든 심박동수에서 양질의 영상을 획득할 수 있다. 이러한 변화는 single source CT에서 심박동수가 높아짐에 따라 테이블 이동속도가 늦어지는 것과는 반대로 심박동수의 증가에 따라 더욱 빨리 스캔이 이루어짐으로써(fast acquisition at higher heart rate) scan time은 더 짧아지게 되었다. 또한 기능적 검사를 위하여 multi-segment(2 segment) reconstruction을 시행할 경우 40ms 대의 시간분해능 구현이 가능하다.

Dual source CT인 Definition CT 시리즈에서는 기존에 쓰이는 regular bowtie filter와 새롭게 적용된 cardiac용 bowtie filter(cardiac beam shaping filter)를 복합적으로 사용함으로써 cardiac CT의 환자선량을 감소시킨다. 그리고 DSCT에서는 심박동수가 높아지면 helical pitch를 증가시켜 스캔이 빨라지게 되므로 환자선량은 줄어들게 된다. 또한 영상획득 구간이 기존의 single source CT에 비해 1/2로 감소하므로 ECG pulsing 소프트웨어를 사용하면 dose modulation 효율이 2배로 향상된다. 그러므로 Definition CT에서 2개의 X선관을 사용하고 ECG dose modulation(선택적 ECG pulsing)과 cardiac bowtie filter를 적용하고 심박동수에 따라 테이블의 이동속도와 helical pitch가 자동적으로 설정되는 pitch adaptation 소프트웨어(heart rate dependent pitch and table feed setting)를 적용한 상태에서 cardiac CT를 시행하면 기존 Sensation64에 비해 환자선량을 50% 이하로 감소시킬 수 있다(표 12-1).

표 12-1 Cardiac CTA에서 ECG dose modulation 적용 시 $CTDI_{vol}$(single source MDCT와 DSCT의 비교)

(unit: mGy)

심박동수 (bpm)	DSCT without ECG modulation	Sensation64 with ECG modulation(400ms)	DSCT with ECG modulation		
			310ms**	210ms	110ms
55 미만	61.2	28.7	25.1	22.0	17.1
55-70	46.2	31.9	21.3	17.7	13.8
70-90	34.0	37.5	19.8	14.6	10.8
90 초과	26.6	43.7	17.7	13.4	9.1

** high power(high mA) 부여

(Cynthia H McCollough etc., 2007)

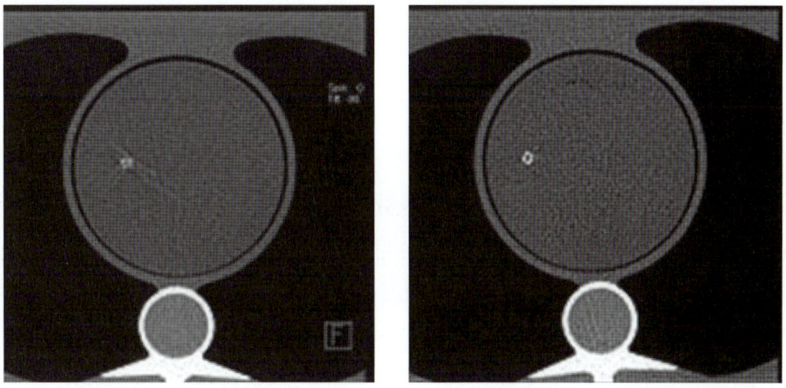

(a) Sensation64 (b) DSCT(Definition CT)

그림 12-15 DSCT의 rest phase 100ms에서의 stent 영상(75bpm)

그림 12-15의 좌측은 Sensation64 모델에서, 우측은 Definition CT에서 심박동수가 75bpm인 경우 수축기 후반에서 얻은 cardiac 팬텀영상을 비교한 것이다. DSCT에서는 motion artifact가 제거된 cardiac 영상을 획득할 수 있다.

2) 환자선량 감소

Source가 2개로 늘어나게 된다면 기존의 Sensation64 모델에 비해 환자선량이 1.9배 정도 증가된다. 하지만 Definition CT에서는 기존에 쓰이는 regular bowtie filter와 새롭게 적용된 cardiac용 bowtie filter(cardiac beam shaping filter)를 복합적으로 사용함으로써 환자선량($CTDI_w$)이 10% 이상 감소된다.

그리고 DSCT에서는 심박동수가 높아지면 helical pitch를 증가시켜 촬영이 빨라지게 되므로 환자선량은 줄어든다. 또한 그림 12-16에 나타낸 바와 같이 영상획득 구간이 기존의 1/2로 감소하므로 ECG dose modulation의 효율이 향상된다.

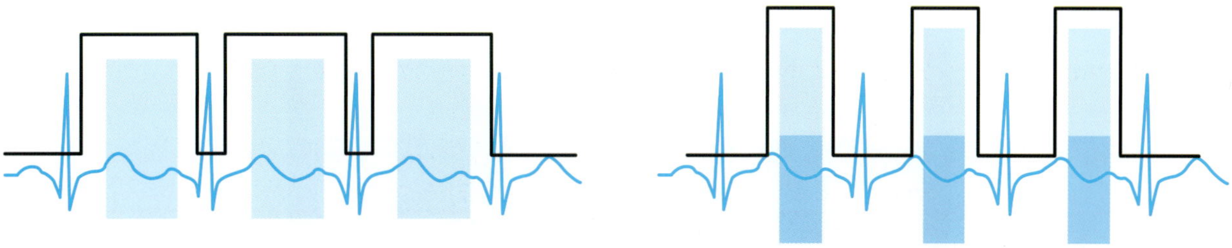

(a) 120bpm Sensation64 MDCT (b) 120bpm dual source CT

그림 12-16 DSCT에서의 심박동수가 높아짐에 따라 ECG dose modulation의 image acquisition window의 감소

6. Cardiac CT의 아티팩트

1) Cardiac pulsation artifact

Cardiac CT는 빠르게 움직이는 기관의 영상화에서 나타나는 고유의 특성으로 인해 많은 독특한 아티팩트가 나타난다. 특히 cardiac pulsation artifact는 빠른 심박동에 의해 cardiac CT에서 많이 발생되는 가장 일반적인 아티팩트이다. 그림 12-17의 (a)는 cardiac pulsation artifact를 보여주는 left anterior oblique 영상이며, (b)는 정면에서 본 MPR 영상이다. Pulsation에 의해 혈관이 분리되어 보인다. 이들은 multiple segment reconstruction이나 시간분해능이 우수한(50ms 수준) MDCT로 스캔 시 최소화될 수 있다.

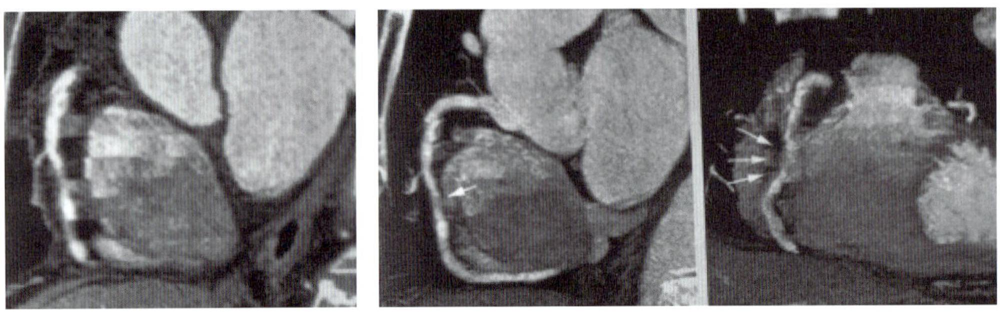

(a) Left anterior oblique (b) MPR

그림 12-17 Cardiac pulsation artifacts 영상들(Nakanishi T, 2005)

2) Banding artifact

Banding artifact는 스캔 도중 심박동수가 급격히 증가될 경우 나타난다. 그림 12-18은 심박동수가 51bpm에서 79bpm으로 상승하여 나타난 사례이다.

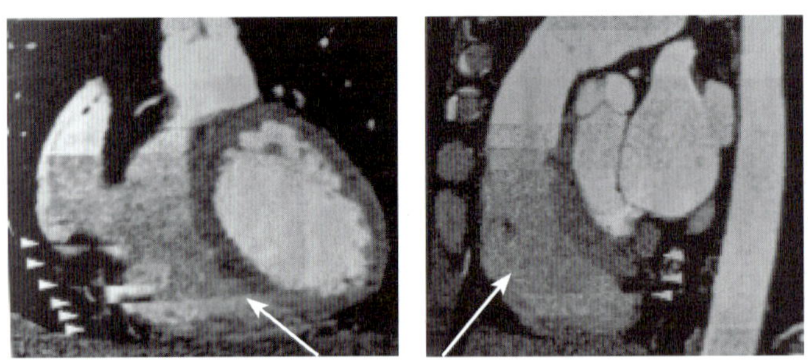

그림 12-18 Banding artifact 영상들(Nakanishi T, 2005)

3) Incomplete breath holding artifact

Incomplete breath holding artifact는 그림 12-19와 같이 횡단면 영상(a)에서는 나타나지 않고 MPR 영상인 (b)와 (c)에서 관찰된다.

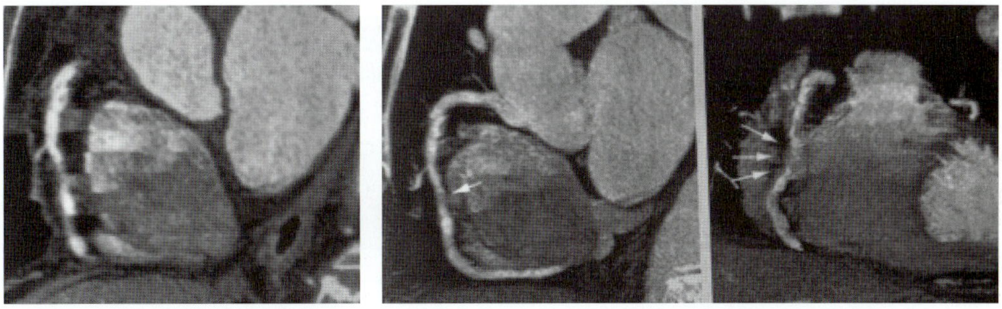

(a) Left anterior oblique (b) MPR

그림 12-19 Incomplete breath holding artifact 영상들(Nakanishi T, 2005)

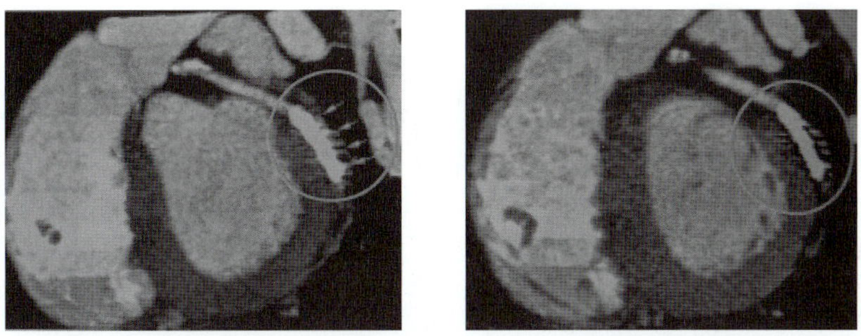

(a) MPR 영상 (b) MIP 영상

그림 12-20 스텐트로 인한 streak artifact를 보이는 cardiac CT영상들(Nakanishi T, 2005)

4) Streak artifact

기존에 관상동맥에 삽입된 코일이나 스텐트(고대조도 피사체)에 의해 streak 형태로 발생된다. 그림 12-20은 기존에 삽입된 스텐트로 인해 나타나는 streak artifact이다. Streak artifact는 종종 관상동맥 부위를 두드러지게 나타나게 하거나 다른 구조물을 불투명하게 만들 수 있다. 금속에 의한 streak artifact는 대부분의 MDCT에 장착된 metallic artifact reduction(MAR) 소프트웨어를 적용하여 최소화할 수 있다.

7. Cardiac CT 전용 소프트웨어

정확한 병변의 감지를 위한 여러 가지 유용한 소프트웨어의 개발이 이루어졌다. 대표적인 예로는 환자의 ECG 신호와 영상 데이터의 통합, 심박동수의 변화에 적응하기 위한 ECG 신호의 editing기능(phase registration), 각 phase의 미리보기 기능 등이다.

그리고 방대한 영상 데이터로 인해 발생되는 업무 과부하를 해소시키기 위한 방법의 일환으로 개발된 소프트웨어의 자동화 기능이다. 이의 대표적인 예로는 스캔 데이터를 이용하여 심장의 VRT 영상 또는 관상동맥 tree 영상을 쉽게 얻을 수 있는 것과, 기능적 영상화를 위해 심외막(epicardium)과 심내막(endocardium)의 윤곽을 자동으로 인식하여 영상 후처리 작업의 효율성을 높일 수 있도록 하는 기능 등이 해당된다. 또한 혈관분석(vessel analysis) 기능, 심기능 측정, 좌심실의 두께측정 등의 분석 소프트웨어의 발전은 영상 후처리 시간을 단축시킴은 물론이고 보다 정확한 영상정보 제공을 가능케 한다.

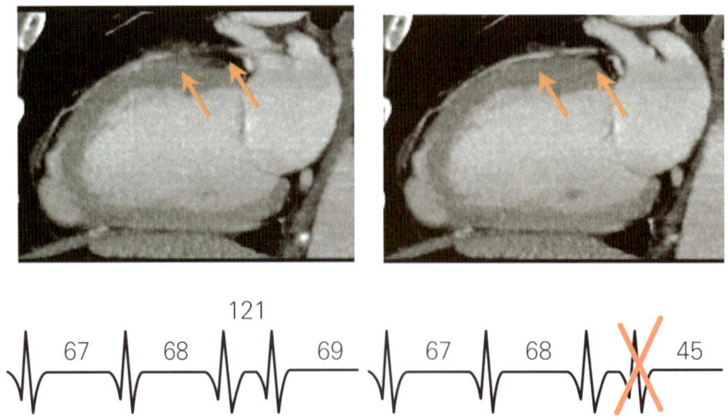

(a) ECG 신호의 editing 기능

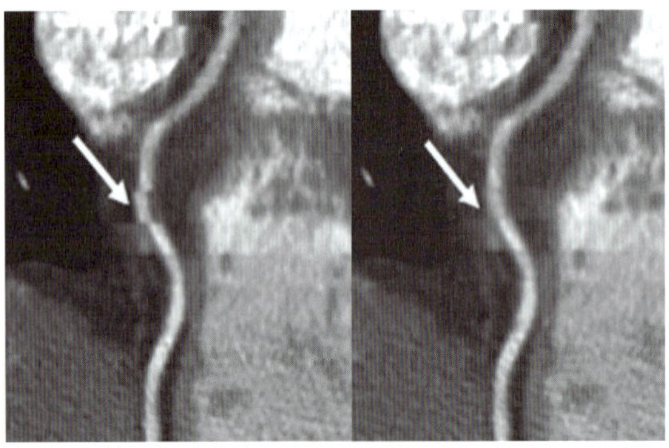

(b) 관상동맥

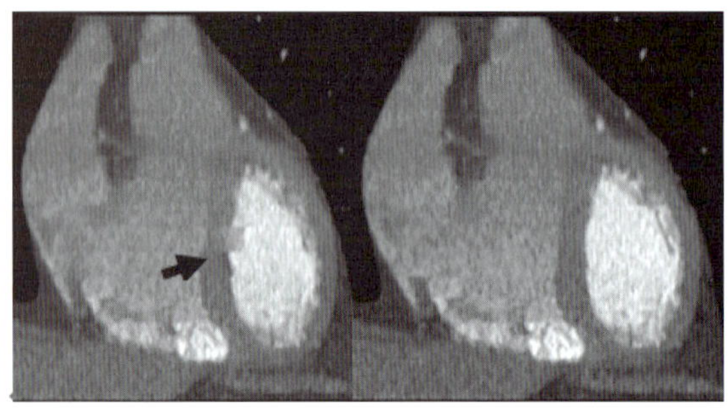

(c) 심장의 short axis view

그림 12-21 Phase registration의 예

1) ECG 신호의 editing 기능(phase registration)

환자의 빠른 심박동과 검사도중 불규칙한 심장박동은 질적 저하를 초래하는데 이러한 불규칙한 신호의 발생 시 이를 editing하는 기능이다. 즉, 일시적으로 불규칙한 심장박동으로 인해 영상 재구성을 위하여 선택된 주기(예, 70% R-R interval)에서 특정부위의 주기가 일치되지 못하고 연속적이지 못한 데이터를 얻게 되는 경우, 원하는 부위만을 다른 주기의 영상을 활용하여 원하는 부위의 관찰에 적합한 영상을 얻어내는 방법이다. 그림 12-21에서 좌측 영상에서 보이는 중간에 생긴 불규칙한 신호를 삭제 또는 delay시킴으로써 끊어져 보이는 영상을 제대로 이어진 영상으로 나타낸다.

2) 미리보기(preview) 기능

양질의 3차원 관상동맥 영상을 재구성하기 위해서는 trigger delay time의 선택이 중요한 요소로 작용한다. 특히 후향적 ECG gating으로 나선형 스캔한 경우 raw data를 이용하여 슬라이스 두께와 간격의 변화뿐만 아니라 여러 가지의 trigger time을 갖는 영상으로의 변화가 가능하다. 이를 통해 환자의 심박동에 적절한 trigger time의 axial 영상을 재구성하는데 이를 위해서는 많은 시간이 소요된다. 이러한 점을 보완하기 위해 미리보기 기능은 각 trigger time의 영상을 모두 재구성하지 않고, 각 phase의 대표적인 영상을 몇 개 얻어 양질의 R-R interval 퍼센트를 갖는 영상을 선정하는 것이다. R-R interval의 변화를 통해 2-D 및 3-D 재구성에 적절한 phase를 선택하는 것을 phase selection 또는 reconstruction window 설정이라 한다.

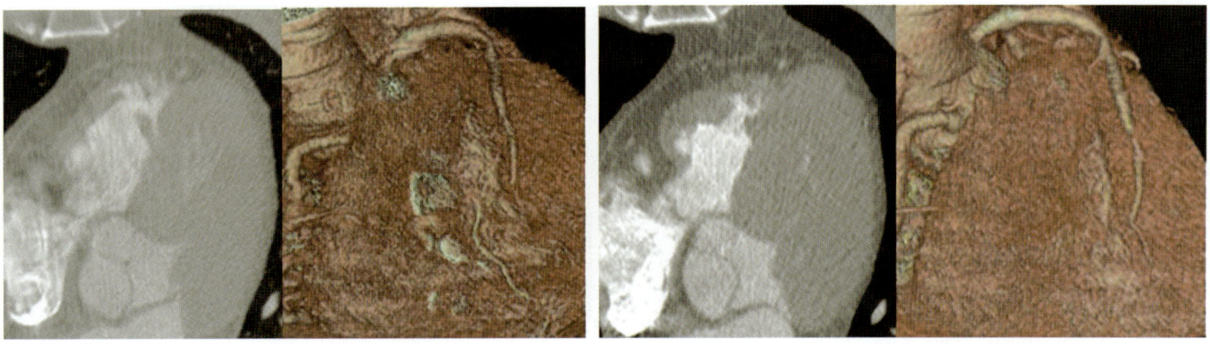

(a) 2 sector 70% R-R delay (b) 4 sector 45% R-R delay

그림 12-22 Multi-sector 변환기능의 예

3) Multi-sector 변환기능

그림 12-22는 70% R-R interval과 2 sector mode로 설정하여 스캔하였지만 스캔 도중 환자의 심박수의 급격한 상승으로 인해 양호하지 못한 데이터를 받은 경우 이를 보상하기 위하여 45% R-R interval과 4 sector mode로 변환 재구성하여 얻은 axial 및 3-D 영상을 원래의 영상과 비교한 것이다.

8. Cardiac CT의 영상후처리(post-processing)

1) 볼륨 렌더링

볼륨 렌더링(volume rendering technique; VRT)은 cardiac CT의 대표적인 3차원 영상표시 기법이다. 관상동맥의 입구(ostium)를 더욱 선명히 관찰하기 위해서는 폐동맥과 좌심방 등의 종격내 구조물을 지우고 디스플레이 하는 것이 좋다.

2) Curved reformation

Axial 영상의 기본 특성을 유지하며 곡선 형태를 갖는 구조의 reformation 영상을 얻는다. 혈관강과 벽의 분리 관찰이 가능하여 연부조직 plaque, 석회화, 스텐트의 관찰이 용이하다.

3) MPVR(multi-planar volume reformation)

5mm 이하의 두께에서 사용되는 볼륨을 갖는 reformation이다. 관상동맥의 전체 또는 가지를 분리시켜 관찰할 수 있으며, 혈관을 둘러싸고 있는 지방조직의 저대조도 레벨을 관찰할 수 있는 유용한 기법이다.

4) Coronary vessel tree

상행대동맥의 한 위치를 기준으로 하여 심장부위를 자동적으로 지워내고 MIP 또는 VRT 기법으로 관상동맥 가지를 디스플레이 하는 소프트웨어이다. 일명 3-D tree view라고도 한다.

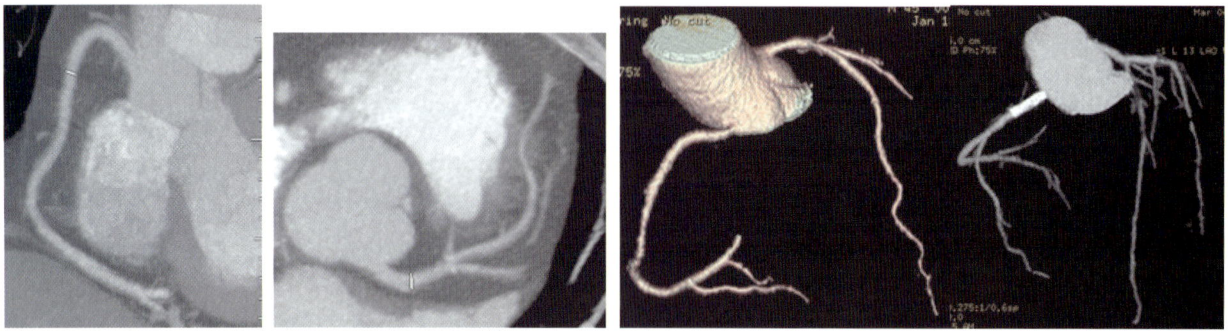

(a) RCA와 LAD의 MPVR 영상　　　　(b) Coronary vessel tree 영상

그림 12-23 관상동맥의 MPVR 영상과 coronary vessel tree 영상

5) Cardiac vessel analysis(CVA)

MIP로 나타낸 후 관상동맥의 중앙부를 나타내는 소프트웨어이며 서로 다른 입사각을 사용한 2-D 영상으로 각 동맥가지를 분석한다. 혈관의 직경 측정을 통해 협착의 양적평가에 주로 이용된다.

6) Angiographic view

심장의 근육, 혈관들만 남기고 자동적인 segmentation을 통하여 cardiac cath view와 가장 근접한 영상을 얻어내는 기법이다. 그림 12-24(b)는 정면에서 바라본 영상과 video inverse로 반전한 영상이다.

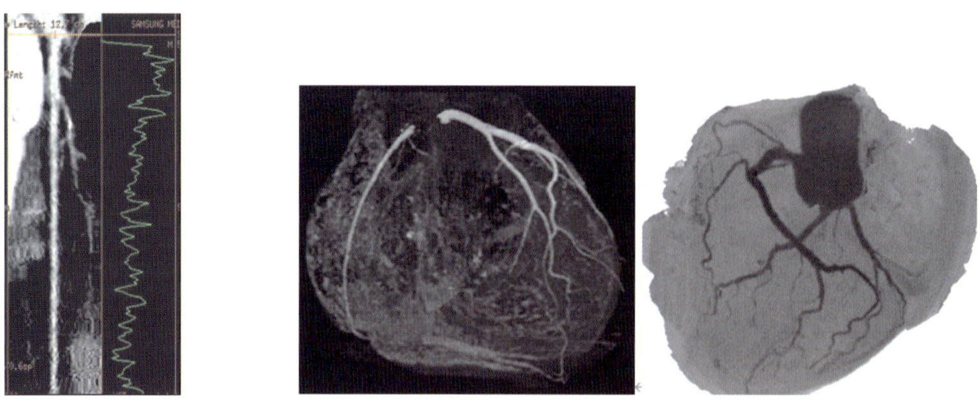

(a) LAD의 cardiac vessel analysis 영상　　　　(b) Angiographic view

그림 12-24 CVA 영상과 Angiographic view

7) CT가상내시경 기법

관상동맥 가지 특히, 협착 또는 폐색이 잦은 분기점의 강내 관찰에 유용하다. 그림 12-25에 좌관상동맥 부위의 가상내시경 영상의 예를 나타내었다.

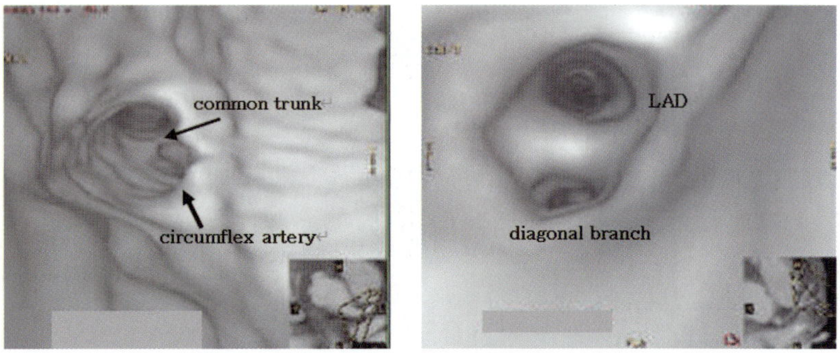

(a) Left coronary common trunk와 circumflex (b) LAD와 diagonal branch의 분기점

그림 12-25 좌관상동맥의 가상내시경 영상

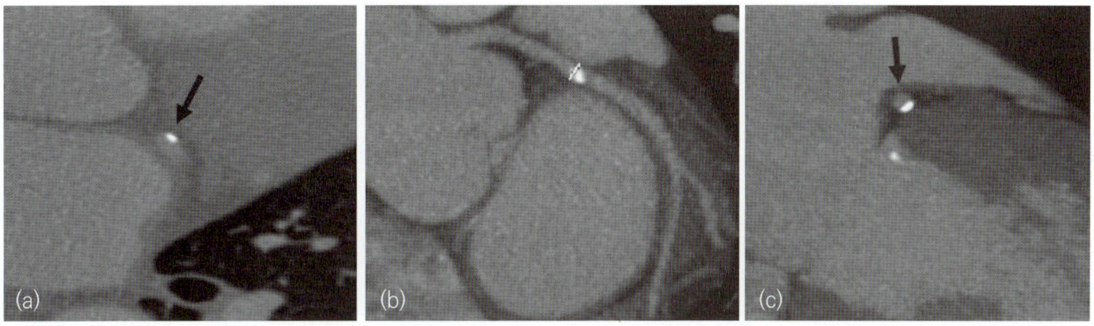

그림 12-26 혈관의 cross section view

8) Cross section view

혈관의 주행방향이 일정치 않고 Z-축과 수직인 혈관의 axial 영상은 그림 12-26의 (a)와 같이 혈관 내경 관찰이 불가능하다. 하지만 혈관의 장축을 따라 reformation한 (b)영상에서 다시 직각으로 reformation한 (c)의 cross section view에서는 혈관 내경의 협착 정도를 잘 관찰할 수 있다.

9) Long axis view 및 short axis view

MDCT를 이용한 볼륨 데이터의 획득으로 인해 심장의 장축과 단축에 따라 해부학적 구조의 관찰에 적합한 2-D나 MIP 영상을 재구성함으로써 cardiac chamber, 심근(myocardium), 심낭(pericardium) 그리고 심장 판막의 관찰이 가능하다.

4 chamber view(또는 long axis view)는 그림 12-27의 (a)와 같은 mid-ventricular level의 axial view에서 승모판(mitral valve)의 중앙과 좌심실의 apex를 연결하여 reformation한 RAO 영상(b)에서 다시 승모판의 중앙과 좌심실의 apex를 연결하여 reformation하면 (c)와 같은 4 chamber view 영상을 얻는다. Reformation의 슬라이스 두께는 3mm, 간격은 2-3mm 정도가 적절하다. 그리고 2 chamber view(그림 12-28(b))는 4 chamber view에서 심실내 중격(intraventricular septum)에 평행하게 reformation하여 얻는다.

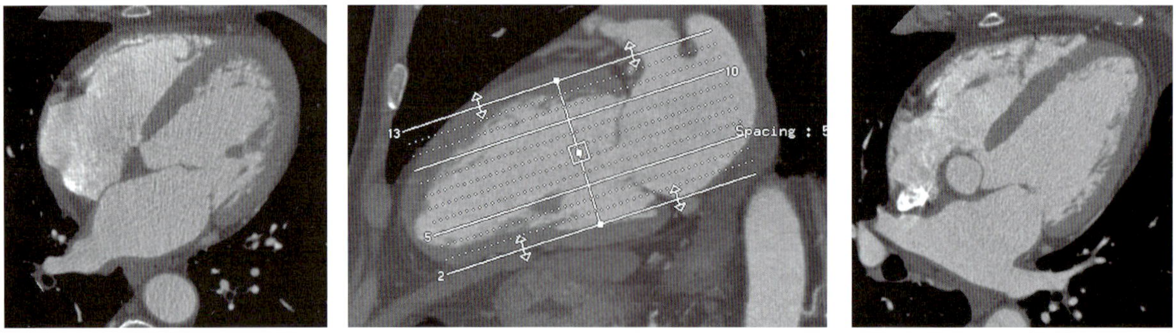

(a) Mid-ventricular level의 횡단면 영상 (b) RAO 영상 (c) 4 chamber view

그림 12-27 Cardiac 4 chamber view(long axis view)

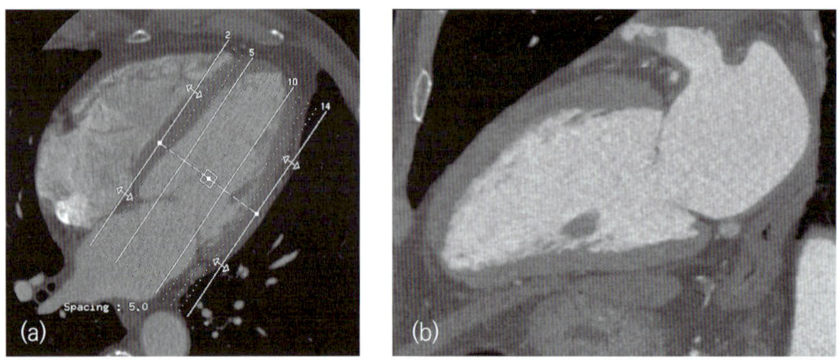

그림 12-28 Cardiac 2 chamber view

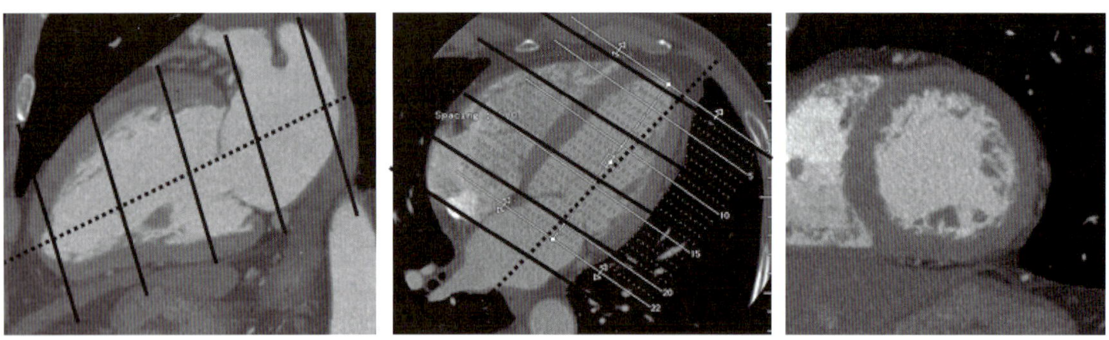

(a) (b) (c) Short axis view

그림 12-29 Cardiac short axis view

반면에 short axis view는 4 chamber view를 얻는 기준선에 수직으로 자르는 방법(그림 12-29(a))이나, 4 chamber view에서 AV groove에 보이는 RCA와 LCX를 잇는 선을 축으로 하여 shot axis view를 얻는 방법(b)이 사용된다. 최종적으로 얻어진 short axis view(c)는 표면부의 영상화뿐만 아니라 볼륨의 자동적인 측정이 가능하며, 심박출율(ejection fraction) 측정, 전체 또는 부분적인 심근종양과 관류검사(perfusion study)를 가능케 한다.

이 외 심장 판막의 관찰을 위해 심장 판막의 중심부위를 장축과 단축으로 잘라서 재구성하는 기법도 유용하게 사용된다. 이러한 기법들을 통해 심초음파(echocardiography)나 MRI에 버금가는 수준의 cardiac chamber의 관찰이 가능하다.

9. Cardiac CT 프로토콜과 임상적용

CT를 포함한 모든 심장검사의 주된 목적은 ischemic heart disease의 진단에 있다. 즉, 관상동맥의 폐색(occlusion)이나 협착(stenosis) 부위의 판별이 가능하고 관상동맥 및 심장질환의 결과로 인한 심근(myocardium)의 이상 부위를 확인할 수 있어야 한다.

CT를 이용한 심혈관계 검사는 주로 심장질환의 예방차원의 석회화 침착 정량화 검사와 native vessel과 CABG(coronary artery bypass graft) 후 개통성 확인을 위한 angiography가 시행되고 있으며, 심장의 기능적 검사가 도입되어 활발히 연구되고 있다.

1) 관상동맥의 석회화 침착 정량화 검사(calcium scoring)

관상동맥 석회화 수치는 관상동맥 내의 동맥경화의 총량과 상관관계가 높다. 따라서 이 수치는 증상이 없더라도 관상동맥 질환이 발생할 수 있는 환자의 발견과 예방을 가능케 한다. 관상동맥 석회화 침착 정량화 CT는 동맥경화증의 진행정도를 알 수 있고, 동맥경화증의 치료가 필요한 집단을 선별하는 목적으로 많이 시행되며, 조영제를 사용하지 않고 고식적 스캔의 전향적 ECG triggering이 주로 사용된다.

GE사의 16MDCT에서는 0.5초 스캔과 2.5mm 슬라이스 두께로 갠트리 일회전에 8 영상씩 총 20mm 두께의 영상을 얻는 기법이 권고된다. 이런 프로토콜에서의 총 스캔시간은 10-15초 정도 소요되어 single breath hold 기법으로 검사가 가능하다.

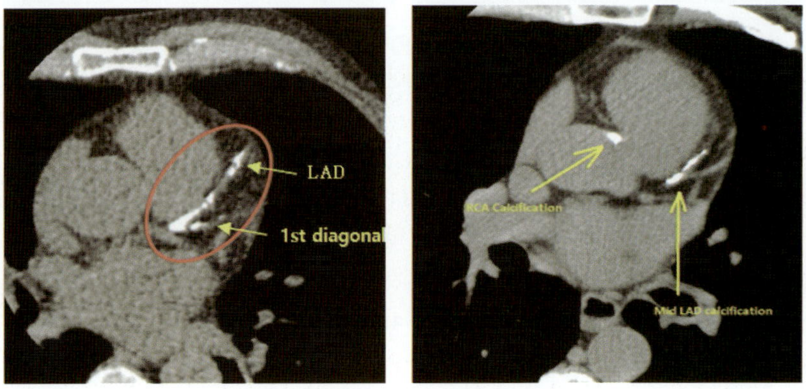

그림 12-30 관상동맥의 석회화 침착 정량화 검사 영상

2) 심장 및 관상동맥의 CT angiography

주로 관상동맥의 협착 여부나 정도를 평가를 위해 시행된다. 또한 근위부의 관상동맥을 조영하기 때문에 선천성 관상동맥 기형의 진단에 정확하며 비전형적 흉통이 있는 환자에서 관상동맥 질환의 가능성을 배제하기 위한 목적으로 사용할 수 있다.

조영제량은 스캔 소요시간과 관상동맥의 순환속도에 의해 결정되어져야 한다. 일반적으로 120-140cc의 조영제를 초당 4-5cc의 속도로 주입하며 개인적으로 혈액 동력학적인 차이는 있지만 대부분의 환자에서의 prep. delay는 약 20초 정도이다.

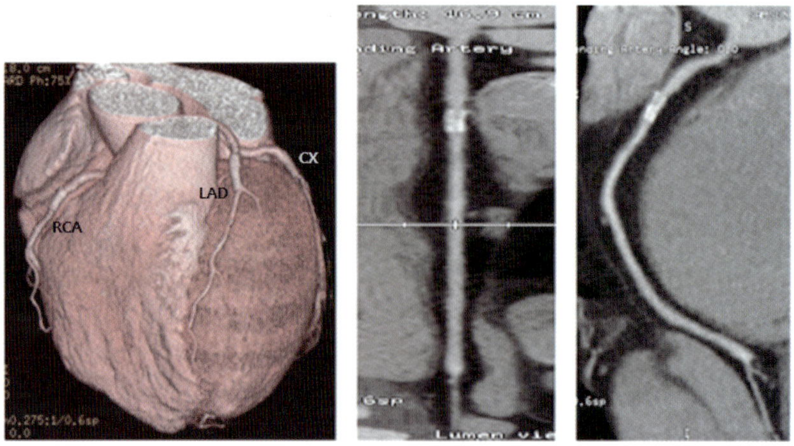

그림 12-31 스텐트 삽입 환자의 VRT 영상, vessel analysis 영상, curved reformation 영상

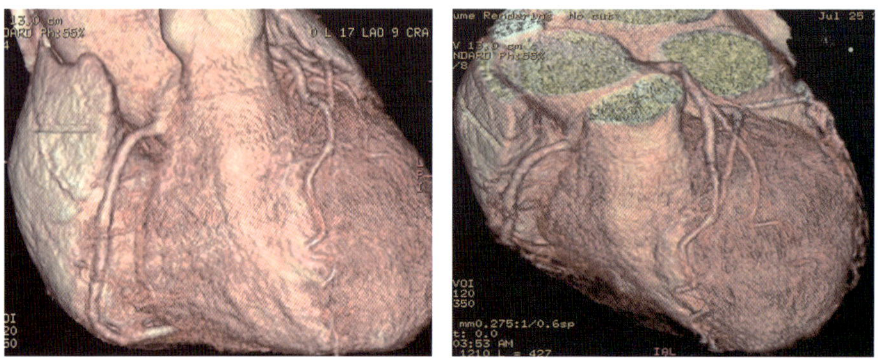

그림 12-32 심박동수가 100-110bps 환자의 VRT 영상

심장의 3-D CT에서 심장의 수축기 관찰을 위한 trigger delay는 약 10% R-R, 이완기의 관찰을 위한 delay는 60-70% R-R이 적절하다. 그리고 관상동맥 CTA에서는 특히 RCA의 trigger delay는 50%, LCX의 경우 60%, 그리고 LAD에서는 50-60% R-R이 적절하다. 이러한 값은 장치의 시간분해능에 따라 다르게 적용된다.

그림 12-31은 RCA와 LAD에 스텐트 시술을 받은 예로 3-D VRT 영상, vessel analysis와 curved reformation 영상에서 스텐트 내에 혈관의 원활한 소통이 확인된다. 그림 12-32는 심박동수가 100-110bpm인 환자로 65ms의 시간분해능을 갖는 16MDCT로 검사한 VRT 영상이다. 이는 심박동수가 90bpm 이상의 환자에 대하여서도 검사가 가능함을 보여준다. 하지만 70bpm 이하로 유지될 때 안정적인 영상을 얻을 수 있으며 심박동수를 적당히 낮추어 유지시켜야 할 때 환자에게 β-blocker(50-100mg의 메토프롤롤; metoprolol)를 촬영 1시간 전에 먹게 하는 방법도 사용되며, 산소를 주입하는 상태에서 검사를 시행하는 것도 추천된다. 또한 혈관확장을 위해 니트로글리세린 1알을 검사시작 전에 혀 밑에 투여하여 녹여 먹게 한다.

3) 관상동맥우회술 환자의 CT angiography

관상동맥우회술은 1980년대부터 내흉동맥(internal mammary artery; IMA)의 우월성이 보고되면서 좌내흉동맥은 LAD에, 기타 관상동맥은 복재동맥(saphenous vein)을 연결하는 것이 일반화되었으며, 이후 동맥 도관에 대한 관심이 높아지면서 내흉동맥 이외에 우위대망동맥(right gastroepiplonic artery), 요골동맥(radial artery) 등이 우회술에 이용되었으며 1990년대부터는 양측 내흉동맥을 이용하는 우회술식이 보편화되기 시작하였다.

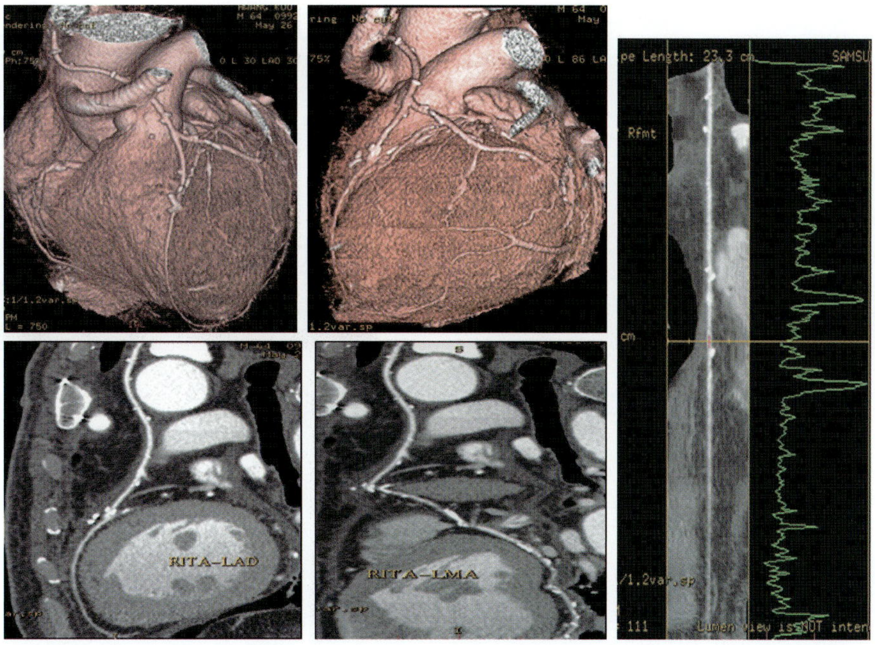

그림 12-33 CABG 환자의 VRT, curved reformation, vessel analysis 영상들

관상동맥 우회술(CABG)은 관상동맥에 비교하여 심장과 약간의 거리를 두고 있기 때문에 심장의 박동에 의한 영향을 덜 받기도 하고 혈관의 내경도 관상동맥에 비교하여 다소 굵기 때문에 양질의 영상획득이 가능하다.

그림 12-33은 우내흉동맥(right IMA)를 이용하여 LAD에, 그리고 좌내흉동맥을 이용하여 대각선 동맥(diagonal branch) 및 변연동맥(obtuse marginal artery)에 우회술을 시행한 예로 VRT와 vessel analysis와 curved reformation 영상에서 원활한 소통이 확인된다.

4) 심장의 기능적 검사(functional study)

CT를 이용한 심장 검사의 장점은 1회의 조영제 주입으로 나선형 스캔을 통한 볼륨 데이터를 얻으면 이를 이용하여 심장 및 관상동맥의 관찰뿐만 아니라 심장의 기능적 검사도 쉽게 수행할 수 있다는 것이다. 즉, 기능적 검사를 통하여 다음과 같은 기능을 판단할 수 있다. 하지만 CT를 이용한 심장 기능검사는 앞으로 더욱 많은 연구가 필요하다.

(1) EDV(end-diastolic volume)

EVD는 심박동 주기 중 심실(chamber)의 크기가 최대가 되는 이완기 후기에서 심실 안에 있는 혈액량(volume)을 말한다. 좌심실(LV)의 정상치는 대체적으로 150ml이며, 우심실(RV)은 165ml 정도이다.

(2) ESV(end-systolic volume)

심장의 박동주기 중 심실의 크기가 최소가 되는 확장기 후기에서 심실 안에 있는 혈액량을 말한다. 좌심실의 정상치는 대체적으로 75ml이며, 우심실은 83ml 정도이다.

(3) SV(stroke volume)

심실의 수축동안 좌심실로부터 분출되는 혈액의 양을 말한다. 간단하게 EDV-ESV로서 산출되어진다. 좌심실의 정상치는 대체적으로 80ml 이하이다.

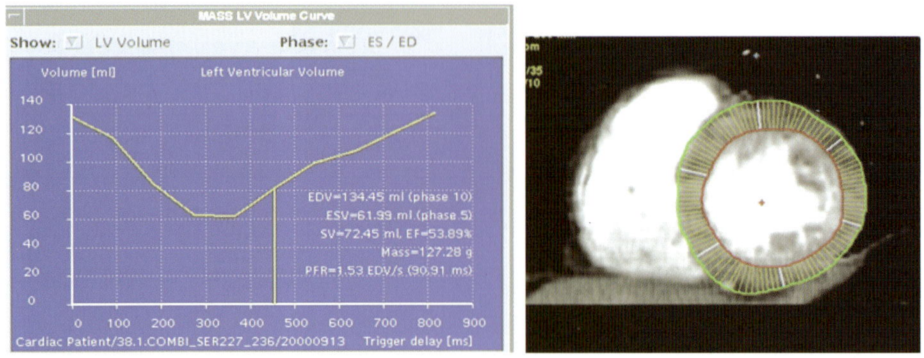

그림 12-34 EDV, ESV, SV, EF의 측정

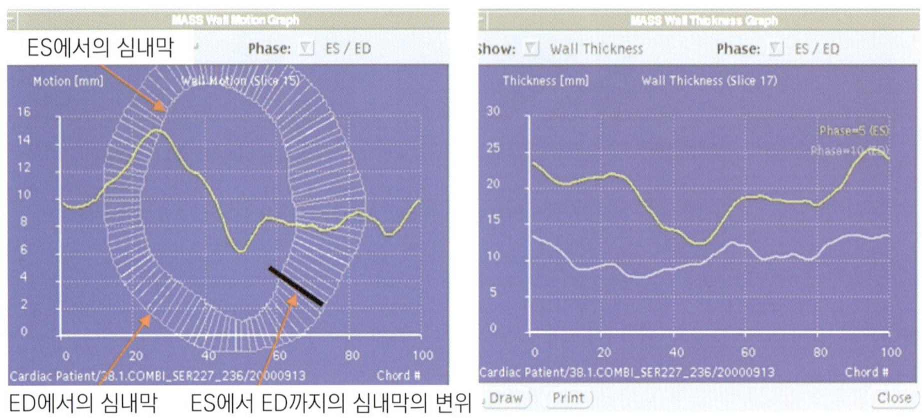

(a) Wall motion (b) Wall thickness

그림 12-35 Wall motion과 wall thickness의 그래프

(4) EF(ejection fraction)

가장 보편적으로 심장기능을 판단하는 지표로 사용되며, 한번의 심박동으로 좌심실에서 분출되는 혈액의 백분율을 말하며, 계산식은 다음과 같다. 좌심실의 정상치는 대체적으로 50-60%이며, 우심실은 45-60% 정도이다.

$$EF = (SV/EDV) \times 100$$

이와 같은 데이터는 주로 영상의 reformation을 이용하여 cardiac short axis 영상을 얻어, 영상별로 심외막과 심내막의 경계면을 인식시켜 줌으로써 소프트웨어에 의해 자동으로 산출된다(그림 12-34). Wall motion은 수축기 말기에서 이완기 말기에 이르는 동안의 움직임을 말하며, wall thickness는 심실벽의 두께를 측정한 것으로 심장의 비정상적인 비대의 발견을 돕는 지표로 활용된다. 성인의 심실벽 및 우심실벽의 평균 두께는 각각 10mm, 3mm이다.

그림 12-35는 wall motion과 wall thickness의 결과가 도출된 그래프의 예이다. 또한 그림 12-36에 나타낸 바와 같이 심외막과 심내막의 3차원 영상을 구현하여 심장수축 주기에 따른 epicardium과 endocardium이 운동하는 정도를 동영상으로 관찰할 수 있다.

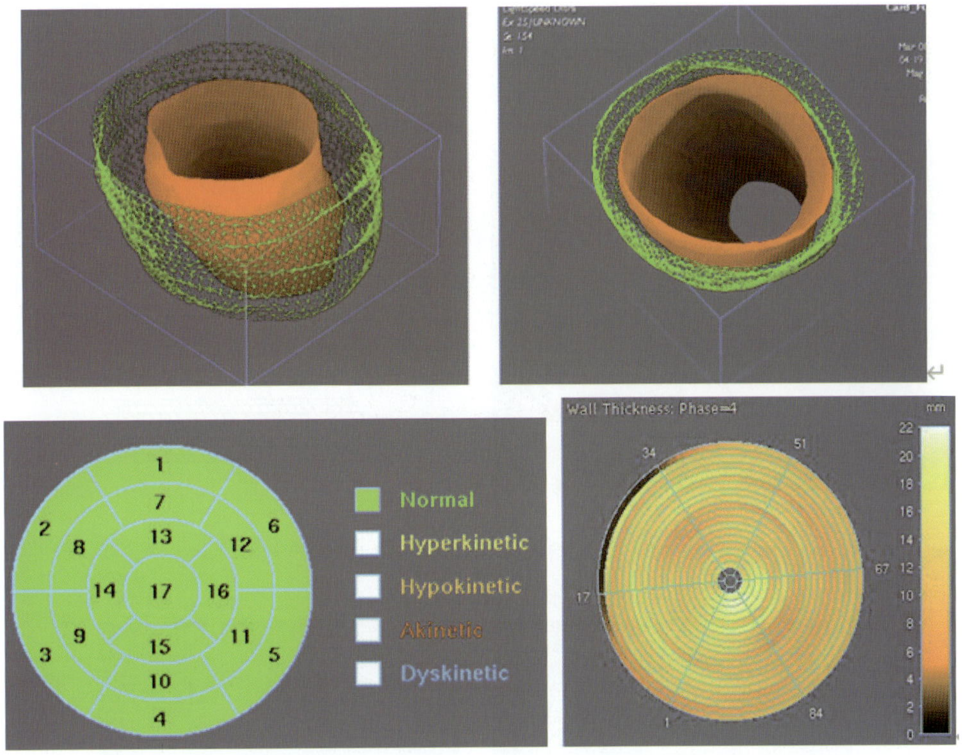

그림 12-36 좌심실의 3-D영상

10. Cardiac CT의 제한점 및 전망

지능적인 심전도 동조화(ECG gating)와 여러 심장박동 주기에서 얻은 데이터를 하나의 영상으로 구성하여 시간분해능을 높이고, 움직임을 최소화할 수 있는 재구성 알고리즘의 개발로 인해 공간해상능이 현저히 향상된 심장계통의 검사가 가능하게 되었다. 또한 지멘스의 DSCT(dual source CT)의 개발 적용으로 보다 우수한 분해능(공간분해능과 시간분해능)의 영상을 제공하고 있다.

현재의 cardiac CT는 이전에 비해 비약적인 발전을 한 것은 분명하다. 그러나 더욱 연구되어 개선되어야 할 소지가 많다. 갑작스러운 심박동수의 변화에 대한 대처 방안이 필요하며 혈관벽의 plaque나 석회화를 혈관강으로부터 구분해 낼 수 있는 정도의 충분한 대조도분해능이 필요하다. 또한 공간분해능의 향상 또한 요구된다. 거의 동일한 농도를 갖는 심장의 chamber들과 작은 직경의 혈관 구별이 가능해야 하기 때문이며 가장 문제가 되는 대표적인 부위는 circumflex artery이다. 이의 근위부는 Z-축에 수직인 구조를 가지며 관상고랑 부위의 좌심방에 근접하여 구분이 잘 되지 않기 때문이다.

또한 낮은 beam pitch의 적용으로 인해 liver 3 phase CT 정도와 비슷한 높은 피폭선량 또한 관심을 가져야 한다. 그림 12-37의 (a)는 현재 개발중인 digital flat plate detector를 사용하는 volume CT의 개념을 나타낸 것이다. X선관 일회전시 20-30cm의 volume coverage가 기대된다. 이는 1초 또는 0.5초에 심장 전체의 검사가 가능해져 검사 중 심박동의 변화에 대처할 수 있으며, 또한 공간분해능이 ~μm 단위의 해상능으로 1,024 매트릭스를 이용하여 영상 획득 시 고영상품질의 3-D 영상을 구현할 것으로 기대된다. 그리고 (b)와 (c)는 개의 폐 구조의 영상이며, volume CT영상의 픽셀 크기는 135μm 수준이다.

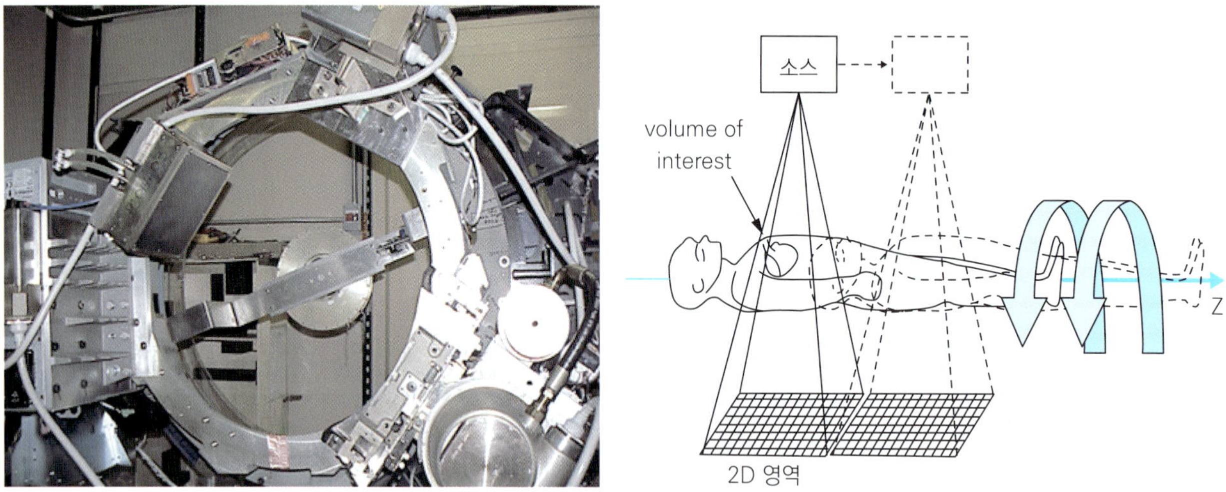

(a) 개발중인 digital flat plate detector를 사용하는 volume CT

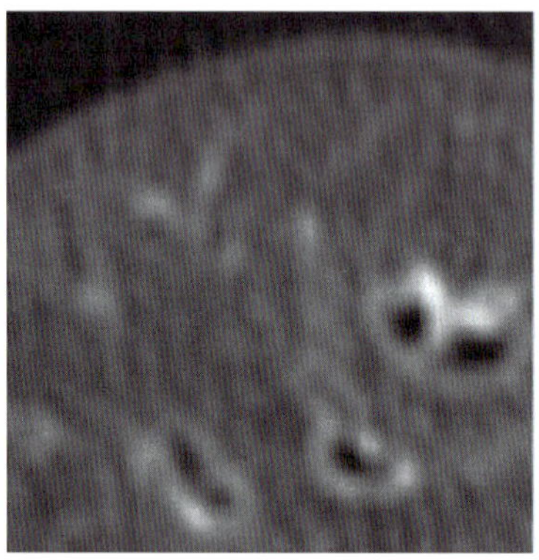

(b) 현 수준의 CT 해상능

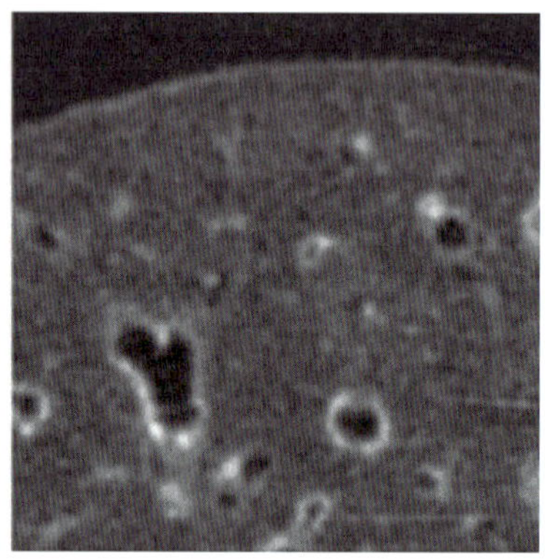

(c) 개발 중인 volume CT의 해상능

그림 12-37 개발 중인 volume CT의 갠트리 내부도 및 해상능 수준

CHAPTER 13

1. Dual energy의 개념 이해
2. Dual energy CT의 원리
3. 제조사별 dual energy CT기술
4. Dual energy CT의 임상적용
5. Dual energy CT의 제한점

CHAPTER 13

Dual energy CT

1. Dual energy의 개념 이해

Dual energy CT(DECT; 이중에너지 CT)는 다른 에너지 준위의 두 X선(80kVp와 140kVp)이 특정 물질에서 일으키는 감약 정도의 차이가 있다는 사실에 착안하여 물질의 종류를 구분할 수 있는 원리를 이용하는 기법이다. 즉, DECT 기술은 다른 두 에너지의 X선 광자 영상에서 얻어진 정보의 분해를 이용한다. Bone, 연부조직, 조영제(요오드)와 같은 물질들을 분해하기 위해선 특징적인 감약 프로필들이 사용된다. 이를 통해 dual energy 영상화는 해부학적 정보와 기능적 정보를 제공한다.

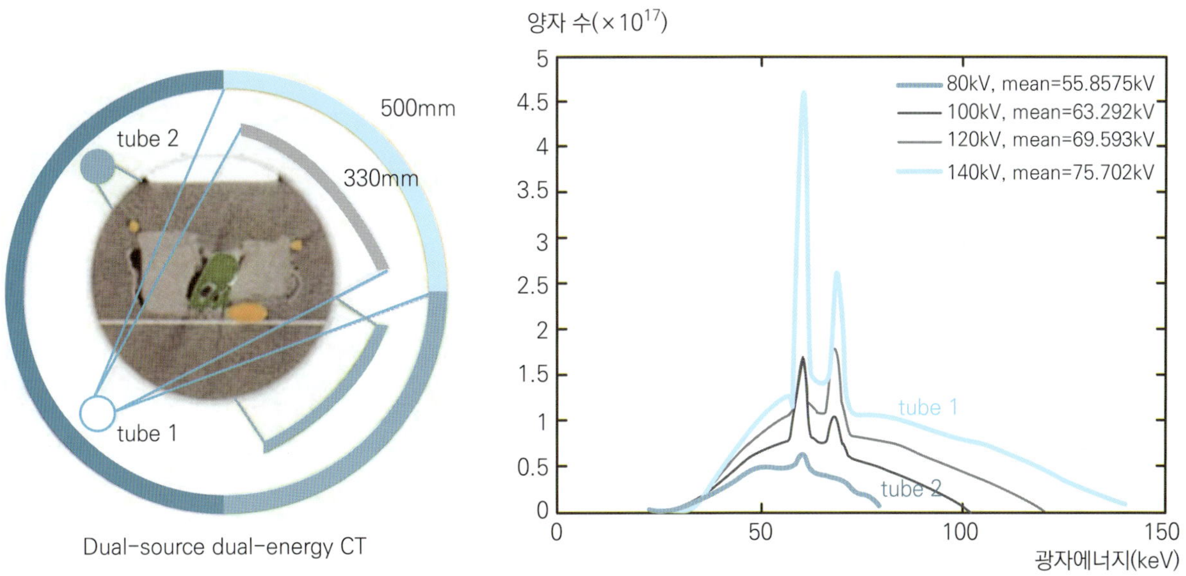

(a) 80kVp와 140kVp의 에너지 스펙트럼과 평균 에너지

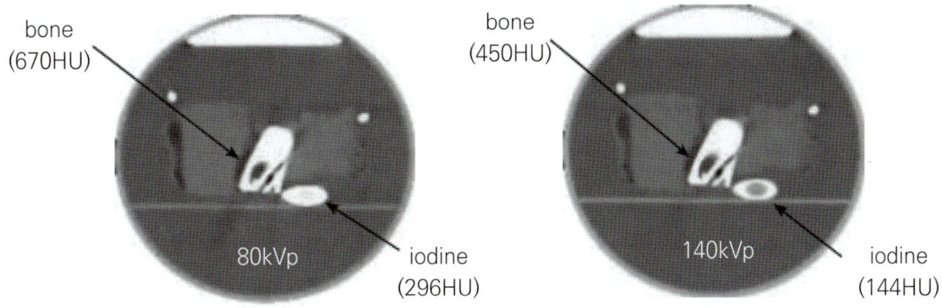

(b) 동일 팬텀에 80kVp와 140kVp로 스캔한 경우 bone과 iodine의 CT number 차이

그림 13-1 에너지 차이에 따른 스펙트럼과 CT number의 변화

관전압은 발생되는 X선속의 에너지 준위를 결정하는데, 관전압이 다를 경우 광자의 에너지 차이를 만들어 동일한 물질에서도 다른 감약 스펙트럼을 얻을 수 있다. 그림 13-1의 (a)에서 dual energy CT에 주로 사용되는 80kVp와 140kVp의 에너지 스펙트럼의 차이를 알 수 있으며, 80kVp와 140kVp의 평균 에너지는 각각 56kV, 76kV임을 알 수 있다. 그리고 (b)에서 볼 수 있듯이 요오드의 경우 낮은 에너지에서는 최대의 감약값을, 높은 에너지에서는 절반 이하의 감약값을 나타낸다. 하지만 bone의 경우 에너지 준위에 따른 상대적 변화는 적다. 이와 같은 특성을 이용하여 각 조직이나 기관의 감약 차이를 직접적으로 구분해 낼 수 있다. 그림 13-2는 DECT의 개념도를 보여준다.

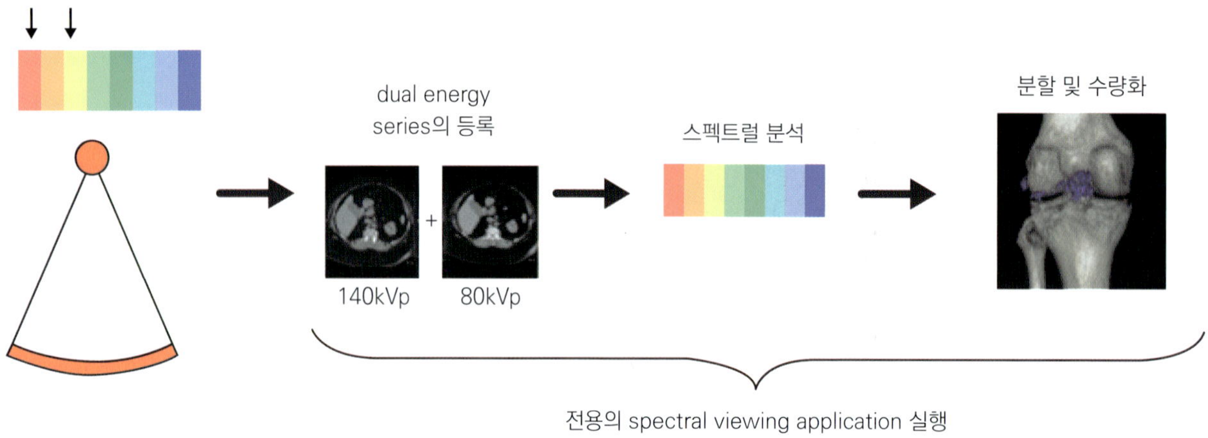

그림 13-2 DECT의 단순 개념도

2. Dual energy CT의 원리

물질의 X선 감약은 X선 에너지의 작용이며, 이는 광전효과와 콤프턴 산란 특성에 의해 결정된다(광전효과와 콤프턴 산란은 물질의 감약 곡선을 결정한다). 의료영상에서의 일반적인 물질의 감약 곡선들을 그림 13-3에 나타내었다. 물질의 X선 감약 곡선은 2가지 다른 물질(k-edge를 포함하지 않는 지역)의 선형 조합(linear combination)에 의해 표현될 수 있다. 즉, bone의 감약 곡선은 iodine과 물의 선형 조합에 의해 표현된다. 이때 선택된 2가지 물질(iodine과 물)을 basis 물질이라고 부른다.

기존의 CT영상에서 X선속의 질은 최대 광자 에너지를 의미하는 kVp로 정의한다. 80kVp와 140kVp의 다색 스펙트럼을 13-1(a)에서 볼 수 있다. 다색 스펙트럼의 경우 선속이 환자를 투과하면 저에너지(soft X선)가 필터링되어 결과적으로 선속이 경화되며, 이는 scan FOV 내에 위치된 물질의 HU값을 변화시킬 수 있다. 이의 예는 동일 환자의 pre-contrast와 post-contrast 영상의 HU 변화로 설명된다. 선속경화현상의 교정은 calibration을 통해 가능하다.

만일 빠르게 변화되는 저/고관전압의 두가지 스펙트럼에서 피사체의 X선 감약을 측정한다면, 감약 측정값을 측정된 감약의 생성에 필요한 두 물질의 농도(또는 양)로 변환시킬 수 있다(수학적으로). 이러한 처리를 material decomposition(또는 material separation)이라 부른다. Material decomposition은 물질을 구분하는 것이 아니다. 2가지의 선택된 basis 물질을 고려해 볼 때, material decomposition은 관찰된 저/고 kVp 측정값을 생성하는데 필요한 각 물질의 필요한 양을 결정하는 것이다.

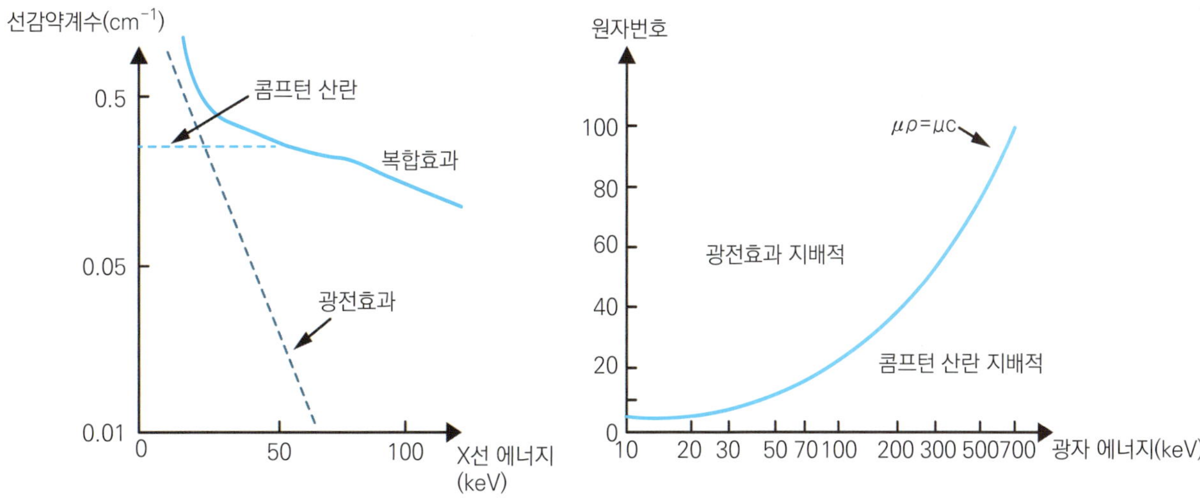

그림 13-3 X선 감약의 두 주요 메커니즘

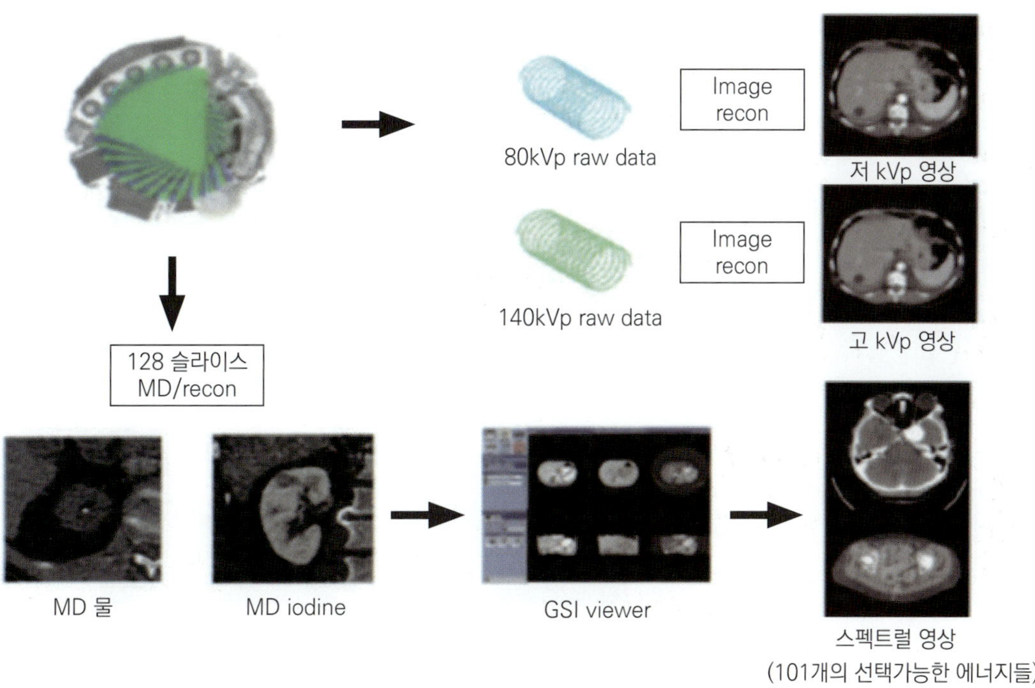

그림 13-4 GSI material decomposition 처리(GE사)

그림 13-4는 GE사의 GSI material decomposition 처리를 나타낸 것이다. Material decomposition을 통하여 저/고 kVp 영상 외에 material density 영상과 단일에너지의 영상(선속경화현상이 없는 keV 영상)을 얻어낸다.

일반적으로 저/고 감약물질은 물과 iodine이 주로 사용된다. 물과 iodine은 의료영상에서 일반적으로 사용되는 물질의 원자번호 범위를 포괄하기 때문이다. 이로 인해 적절한 연부조직과 요오드가 증강된 대조도는 해석하기에 직관적인 material density 영상으로 나타나게 된다. 단일에너지 영상(monochromatic image)은 material density 영상으로부터 합성되며, 단일에너지의 소스가 X선 광자를 생성할 경우와 동일한 피사체 영상을 나타낸다. 농도가 각각 d_1과 d_2인 2개의 알려진 물질 m_1과 m_2를 투과한 단일에너지 X선(E)의 감약은 다음 식으로 계산된다.

$$p = -\ln(I/I_0) = d_1\mu_1(E) + d_2\mu_2(E)$$

이중 에너지 material decomposition으로부터 물질 m_1과 m_2의 고유의 감약계수는 $\mu_1(E)$와 $\mu_2(E)$로 알려져 있

다. 계산된 물질농도(material density) d_1과 d_2는 material decomposition의 결과이다. 이러한 계산을 통해 material decomposition는 마치 감약값이 단일에너지 소스로부터 나온 것처럼 데이터를 표현을 할 수 있다. 그림 13-5는 이러한 단일에너지 영상의 계산을 나타낸 것이다.

에너지가 다양해짐에 따라 두 물질의 감약은 변하며, 단일에너지 영상의 해석은 복잡해진다. 그래서 HU와 유사하게 단일에너지 영상을 물로 표준화한다. 여기서 물은 물질 m1으로 가정된다. 이의 감약은 다음 식으로 계산된다.

$$p' = \frac{p}{\mu_1(E)} = \alpha_1 + \alpha_2 \frac{\mu_2(E)}{\mu_1(E)}$$

단일에너지 영상의 계산은 material basis(물과 iodine) 영상에서 실행되는 선형 함수이며, GSI viewer에서 실행된다. 단일에너지 영상은 선속경화현상이 발생되지 않는 정량적인 영상화 결과이며, 단일에너지 영상에서의 HU값은 FOV 또는 exam 내에서 거의 일정한 값을 갖는다. 단일에너지 영상은 프로젝션에 기반한 material decomposition 변환의 결과에 의해 선속경화현상에서 자유롭지만 산란선, aliasing, 부분체적현상에 의한 에러는 존재할 수 있다. 그러므로 단일에너지 영상은 약간의 아티팩트를 갖는 기존의 HU영상과 유사하다. 단일에너지 영상화는 고에너지 영상(저대조도)과 저에너지 영상(고대조도)의 선택이 가능하다. 즉, GE사의 경우 101개 에너지(40-140keV), 지멘스의 경우 151개(40-190keV)의 에너지 영상 선택이 가능하다.

GSI는 프로젝션 기반의 material decomposition에 기초한 이중에너지 영상화기법이다. 프로젝션 기반의 material decomposition은 저/고 kVp sinogram의 등록을 필요로 하며 프로세싱이 복잡하다. 하지만 이러한 복잡한 과정을 감수하고 선속경화현상 교정을 시행하는 것이다. 반면에 image 영역의 material decomposition은 저/고 kVp 영상에서 실행되는 단순하고 편리한 방법이지만, multi-material 선속경화의 교정이 실행되지 않으면 저/고 에너지 kVp 데이터 내에 선속경화현상이 포함되어 있으며 정확성이 떨어지는 단점을 갖고 있다. 또한 image 영역의 material decomposition은 상호적인 파라메터의 조율이 필요하다.

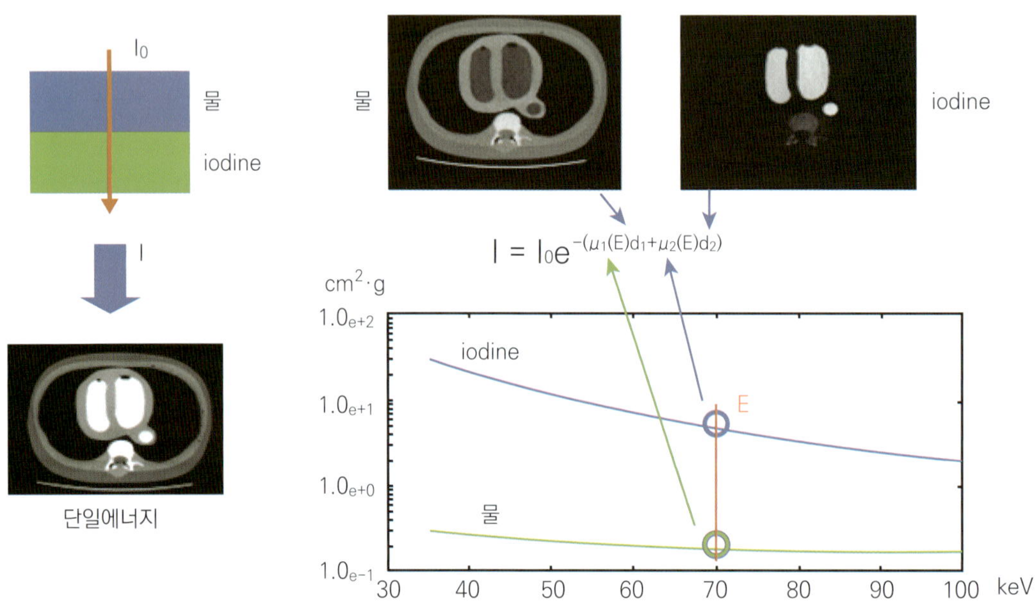

그림 13-5 단일에너지 영상의 계산

3. 제조사별 dual energy CT기술

DECT 영상화는 수십년에 걸쳐 활발히 연구되어 왔으며, 근본 원리는 차이가 없지만 영상을 획득하고 처리하는 방법에는 CT 제조사별로 기술적 차이가 있다. DECT의 기술은 크게 3가지로 구분된다. GE사의 DECT 기법은 젬스톤 검출기의 개발과 함께 도입된 ultrafast kVp switching 기술이며, Discovery750 HD, Revolution CT 등에 장착된다. 필립스의 경우 single source dual layer detector 기술을 채택하며 Brilliance iCT, IQon spectral CT, Spectral CT 7500 등에 장착된다. 반면에 지멘스의 경우 이중선원 CT(dual source CT; DSCT)를 사용하여 이중 에너지 CT영상을 얻는 방법(dual-source dual-energy CT scanning)이다. 이러한 DECT는 지멘스의 경우 dual energy CT로 명명되나, GE나 필립스에서는 spectral CT로 명명된다.

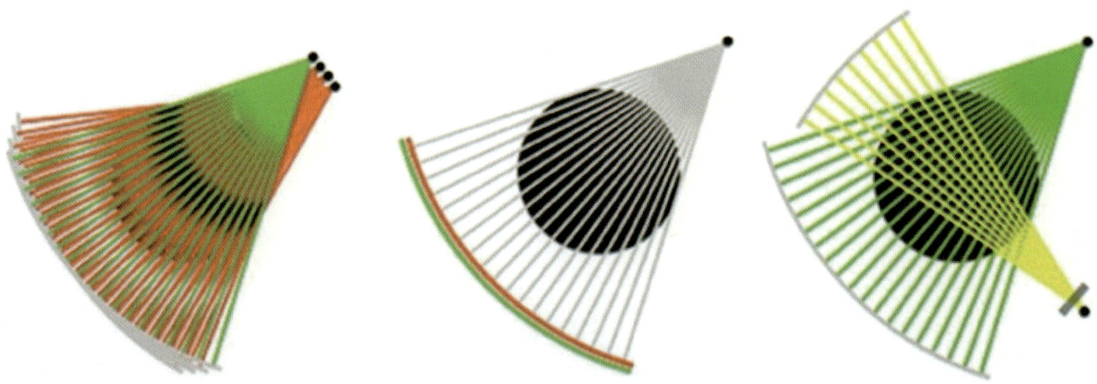

(a) Ultrafast kVp switching 방식　(b) Dual layer detector 방식　(c) Dual source CT 방식

그림 13-6 Dual energy CT의 3가지 방식

1) GE사 ultrafast kVp switching 기술

GE사의 초기 DECT 기술은 2008년 최초로 64MDCT(LightSpeed VCT)에 적용되었다. 이는 volume dual energy 기술이라 명명되었으며, 복잡한 kVp와 mA 스위칭을 통해 약간의 interscan delay를 두고 80kVp와 140kVp의 연속적인 스캔(partial axial scan)을 시행하는 rotate-rotate technology이다. 이 기술은 일시적으로 적용되었다가 고에너지 영상과 저에너지 영상의 등록(anatomical registration)의 차이, 노이즈 발생, 공간분해능의 저하로 인해 사용되지 않는 기법이다.

그 후 젬스톤 검출기의 개발과 함께 본격적으로 도입된 dual energy 기술이 ultrafast kVp switching 기술이다. 이를 GE사에서는 Gemstone spectral imaging(GSI)라고 명명되며, 젬스톤 검출기를 채택한 GE사의 Discovery750 HD, Revolution CT 시리즈에서 사용하고 있는 dual energy CT기법이다.

DECT는 임상적으로 full scan FOV의 적용이 가능하고 고식적 스캔과 나선형 스캔에서의 적용, 그리고 환자 움직임의 동결, ACR 가이드라인에 부합되는 최소한의 환자선량이 요구된다. 그리고 저/고 kVp 프로젝션을 정렬시키는 섬세한 기술인 프로젝션 기반의 material decomposition이 요구된다.

이에 부합되어 GSI는 매우 빠른 kVp 스위칭을 기초로 고식적 및 나선형 스캔에서 저/고 에너지 데이터 세트가 50cm의 scan FOV에서 동시에 획득된다. 이는 80kVp와 140kVp 사이의 0.5ms 이하의 스위칭은 신뢰성 있는 generator에 의해 가능하다. 그리고 젬스톤 검출기의 섬광체는 일차속도(primary speed)가 매우 빠르며, view 사이의 스펙트럴 감염이 없으며 우수한 공간분해능과 기존 검출기에 비해 2.5배의 빠른 판독 출력(readout

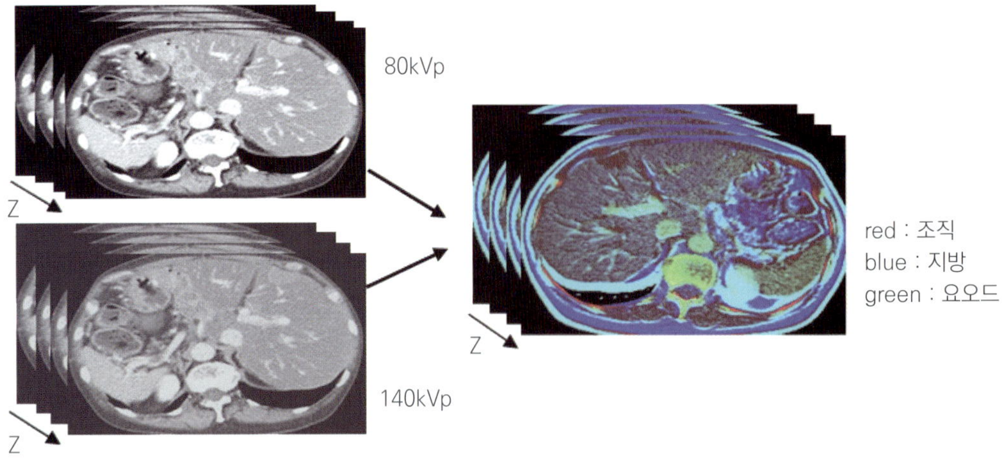

그림 13-7 3-material decomposition의 개념도

speed)을 갖는다. 이러한 특성들은 이중에너지 획득에 적절한 샘플링 농도를 갖는다. 이러한 kVp 스위칭을 기초로 한 80kVp와 140kVp의 획득은 효율적인 DAS, 신속한 섬광체(매우 빠른 일차속도와 저잔광 특성), 진보된 재구성 기법(ASiR) 등의 기술적 진보에 의한 균형된 결과물이며 적절한 회전속도와 함께 환자선량 최소화에 기여를 하고 있다.

GSI 획득은 환자와 갠트리의 움직임을 동결하기 위해 저관전압과 고관전압의 두가지 데이터 세트를 함께 획득한다. 저관전압과 고관전압의 데이터 세트는 프로젝션 영역에서 조정되며 선속경화현상에서 연유되는 CT number의 변화(shifts)를 제거하는 처리가 시행된다. 환자선량을 최소화하기 위해서 저관전압과 고관전압 데이터 세트의 선량은 서로 균형이 맞아야 하며, ACR에서 권고하는 환자-선량 가이드라인에 속해야 한다.

GSI의 기술적 기초는 매우 빠른 kVp 스위칭이다. 이는 갠트리가 한번 회전하는 동안 얻어지는 2가지 다른 X선 에너지 레벨이 view와 view 사이에서 변화하는 동적인 스위칭이다. kVp 스위칭은 0.35초의 회전시간을 갖는 하나의 X선관에서 약 0.5ms의 간격으로 80kVp와 140kVp의 스위칭이 이루어진다. 이는 매우 빠른 광자 검출과 무시될 정도로 짧은 잔광(0.001%)을 갖는 검출기에서 에너지 분리가 일어나며, 프로젝션(raw data) 기반의 material decomposition 과정을 통해 50cm의 FOV를 갖는 dual energy 영상을 얻는다. Material decomposition은 고관전압과 저관전압의 영상에서 bone 영상과 연부조직 영상을 분리해 내는 것을 의미한다.

GSI 획득이 끝나면 GSI viewer와 연결된 영상 재구성/프로세싱 체인을 통해 GSI viewer는 기존의 저/고 kVp 영상, 물질농도(material density; MD) 영상, 단일에너지(keV) 영상, effective Z(유효 원자번호; Zeff)가 제공된다. MD영상은 iodine density와 water density 영상으로 구분된다. Effective Z는 양적으로 조직의 특성 해석(tissue characterization)이 필요한 방사선치료에서의 적용에 유익한 것으로 알려져 있다. GSI viewer는 여러가지의 분석과 가시화 툴을 제공하며, 환자 병리학적 특성에 관련된 부가적인 정보를 제공한다.

kVp 스위칭을 이용한 이중에너지 획득 및 프로젝션 기반의 물질분해 과정을 단일에너지 영상(monochromatic image) 획득을 예로 들어 설명해보자. 이는 다음과 같이 3단계로 이루어진다(그림 13-8).

(1) 고관전압과 저관전압의 획득

고관전압과 저관전압의 획득은 sinogram에 고관전압과 저관전압 views를 채우는 것이다. 그 후 views는 고관전압 view와 저관전압 view로 구분되며, 고관전압 sinogram은 140kVp영상으로 재구성되는데, 이는 QC영상으로서 사용된다.

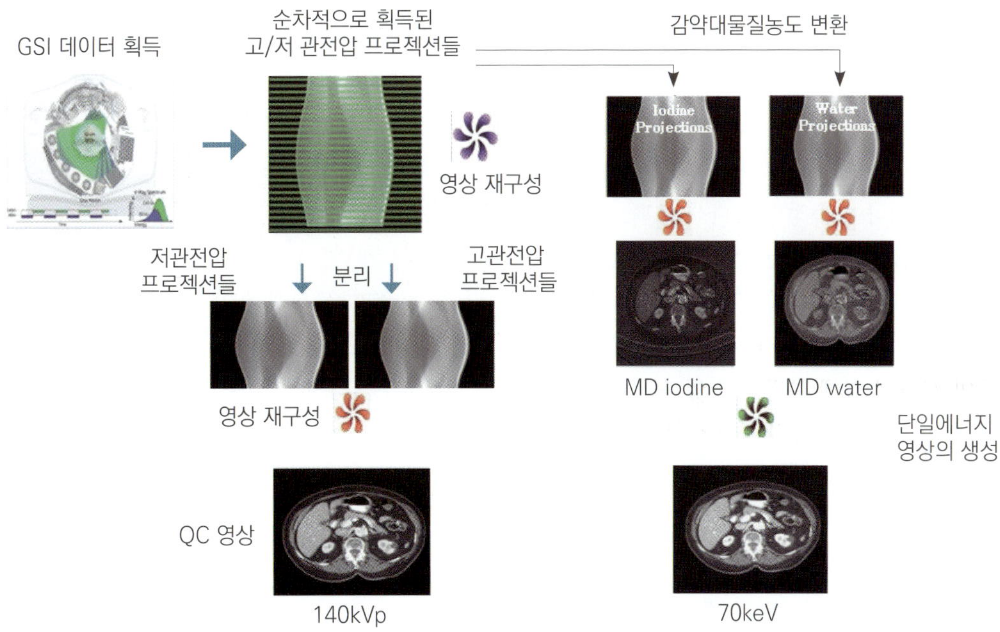

그림 13-8 Ultrafast kVp 스위칭을 이용한 dual energy 획득과 프로젝션 기반의 material decomposition의 모식도(GE사)

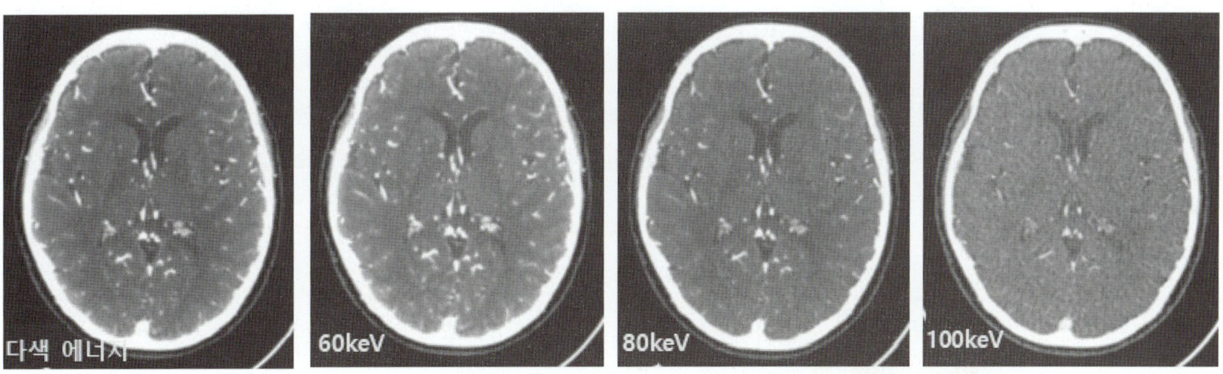

그림 13-9 다색 에너지(polychromatic image)와 60, 80, 100keV의 단일에너지 영상(GE사)

(2) 감약대물질농도 변환(attenuation-to-material density transformation)

다음 단계로 고관전압과 저관전압 데이터들이 복잡한 감약대물질농도 변환 프로세싱이 이루어진다(감약; HU, material density(MD); mg/ml). 이 과정은 간단히 스펙트럴 분석(spectral analysis)이라고 요약될 수 있으며, 결과적으로 2개의 MD sinogram을 생성한다. 하나는 iodine sinogram이며 다른 하나는 물 sinogram이다. 그 후 iodine sinogram과 물 sinogram은 MD iodine과 MD water 영상을 생성하기 위해 재구성된다(다시 mg/ml로 표현됨).

(3) 단일에너지 영상(monochromatic image)의 생성

마지막 단계에서 40-140keV의 범위 내(사용자가 지정하는 에너지 범위 내)에서 물/iodine 영상 쌍으로부터 단일에너지 영상(그림 13-9)이 생성된다.

2) 필립스의 single source dual layer detector 기술

Spectral CT기술로 명명되는 single source dual energy 기법이다. Z-sharp technology를 적용하여 256 슬라이스를 얻어내는 모델인 Brilliance iCT와 IQon spectral CT(최소 0.27초의 회전시간, 80mm의 volume coverage, 128 row detector CT)에 장착된 dual energy 기술이다. 하나의 소스로부터 dual layer 검출시스템에 의해 에너지를 분해하여 측정되는 다색 스펙트럼을 이용한다.

그림 13-10은 필립스의 single source dual layer detection의 개념도를 나타낸 것이다. 2개의 섬광체층은 120kVp 또는 140kVp의 고관전압 설정 하에 샌드위치화 되고, 검출기는 저에너지와 고에너지 X선을 구별하여 검출할 수 있도록 2가지 타입의 detector로 구성된다. 그리고 광다이오드가 X선 방향에 평행되게 위치되어 있으며 2가지 타입의 섬광체 옆에 부착되어 있다. 상부에 위치한 40mm 두께의 yttrium 기반의 garnet 섬광체 검출기는 저에너지를 검출하고(저에너지 스펙트럼의 약 50%를 흡수; Gabbai 등, 2015), 하부에 위치한 40mm 두께의 GOS(gadolinium oxysulphide) 섬광체 검출기는 고에너지를 검출한다. 즉, 하나의 소스에서 나온 X선을 검출기에서 2개의 신호로 분리해서 받아들여 같은 부위의 고에너지와 저에너지 신호를 동시에 획득한다. 이는 일회의 X선 노출과 double layer detector 기술이 근간을 이루고 있으며 일회의 노출로 double layer detector에서 저에너지와 고에너지, 그리고 총 에너지의 영상을 얻어낸다.

Dual layer DECT 방식의 장점으로는, 두 신호 사의의 영상획득의 시간차(시간적 불일치)를 없앨 수 있다. 즉, 한 번의 120kVp 스캔으로 스펙트럴 영상(dual energy 영상)을 획득할 수 있어, 환자피폭을 증가시키지 않은 상태에서 해부학적 정보뿐 아니라 인체 내부물질의 성분을 구별해 컬러로 보여준다(컬러 계수화). 물질 분해(material decomposition)는 sinogram 영역에서 시행된다. 그리고 지멘스 DECT의 단점인 산란선(cross-scattering) 발생이 없으며, spectral magic glass는 PACS에서 후향적 스펙트럴 분석이 가능하여 CT진단 영역을 한 차원 넓혀준다.

단점으로는 스펙트럼의 분리가 다른 이중에너지 기법에 비해 좋지 않으며(Saba 등, 2015), 검출시스템이 120kVp 또는 140kVp의 높은 관전압에 적정화되어 있어 환자선량 감소에는 불리한 요인으로 작용한다.

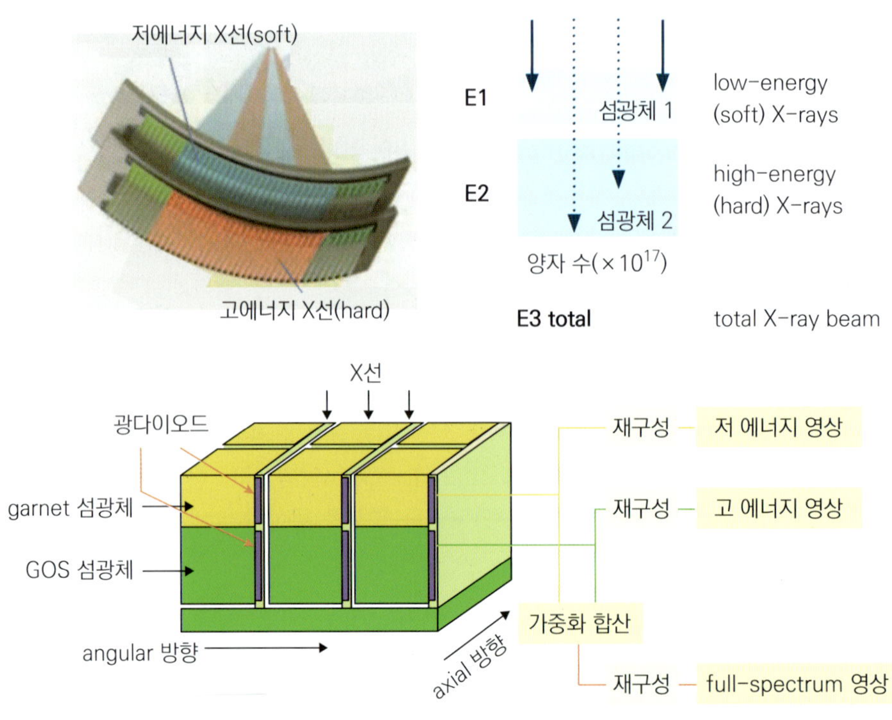

그림 13-10 필립스의 single source dual layer detector의 개념도

3) 지멘스의 dual source CT를 이용한 dual energy CT

이중선원 CT(dual source CT; DSCT)를 사용하여 이중 에너지 CT영상을 얻는 방법(dual-source dual-energy CT scanning)은 비교적 초기에 쉽게 개발되었고 상대적으로 많은 연구가 수행되었다. DSCT는 하나의 갠트리 내에 약 90°의 각도를 가진 2개의 영상획득 시스템(2개의 Straton tube와 2개의 검출기)으로 구성되며, 각 X선관에서 같은 양의 X선이 방출되어 그 합한 양이 기존 CT의 방사선량과 같도록 설계되어 있다. 그리고 각 X선관과 검출기 세트는 환자선량을 최소화시키는 상태에서 스펙트럼 분리를 최대화시키기 위해 스펙트럼과 관전류가 독립적으로 적정화 된다(Schenzle 등, 2010).

Dual source를 이용한 DECT 기술은 2개의 X선관에서 80kVp와 140kVp의 X선을 거의 동시에 조사하여 이중 에너지 영상을 획득한다. 이는 single source scans으로 인해 발생되는 시스템적 에러가 적고 신뢰할 수 있는 안정적인 HU값을 제공하며 공간분해능이 우수한 영상을 얻는다. 그리고 빠른 스캔속도로 인해 motion artifact가 거의 없는 영상을 제공한다. 하지만 물리적으로 서로 다른 각도의 프로젝션과 동일하지 않는 검출기 크기(50cm와 33cm)로 인해 material decomposition이 image 영역에서 이루어진다(프로젝션 영역이 아니라). 이는 kVp 스위칭 DECT에 비해 상대적인 영상품질저하 요인으로 작용하며, 갠트리 내에 위치된 2개의 X선관 사이에서 간섭되는 산란선의 억제와 scan FOV의 제한(33cm)은 극복되어야 할 과제이다.

4) 캐논 메디컬의 kV 스위칭과 mA 스위칭을 이용한 dual energy CT

캐논 메디컬의 Aquilion One Prime에서는 kV스위칭(80과 135kVp)과 mA스위칭을 이용하여 dual energy 영상을 얻어낸다. 캐논 메디컬의 DECT의 대표적인 적용으로는 Blending image, Enhanced image, Best CNR image(contrast to noise), Iodine map, Iodine subtraction 등이 있다. 이는 image optimization과 유사하다. 그림 13-11과 -12는 복부의 다양한 dual energy 적용 영상들이다.

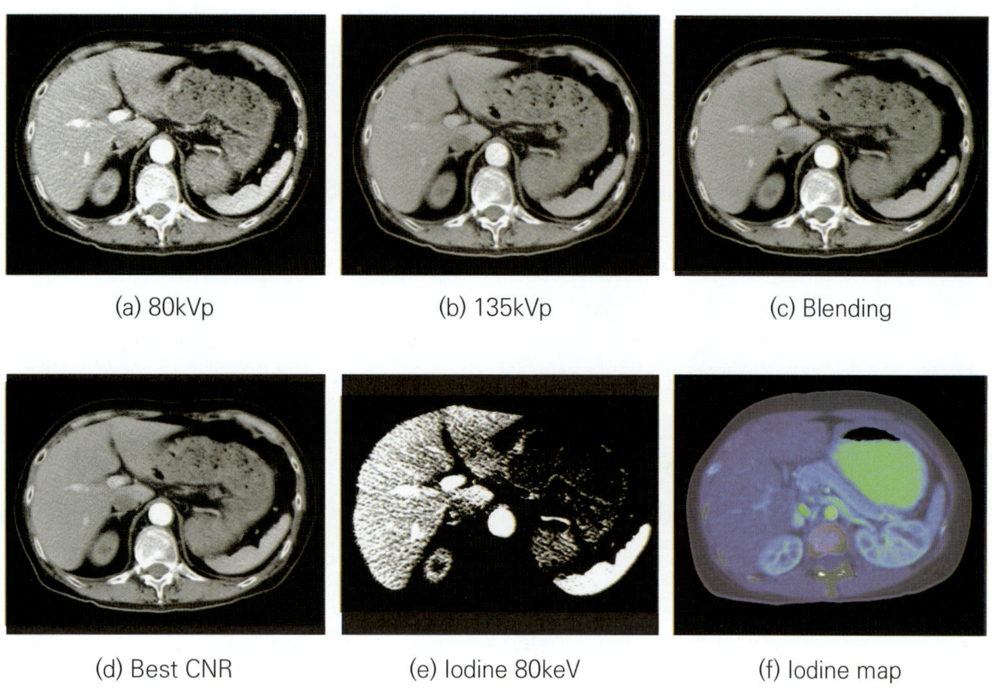

그림 13-11 Dual energy CT영상들(캐논 메디컬)

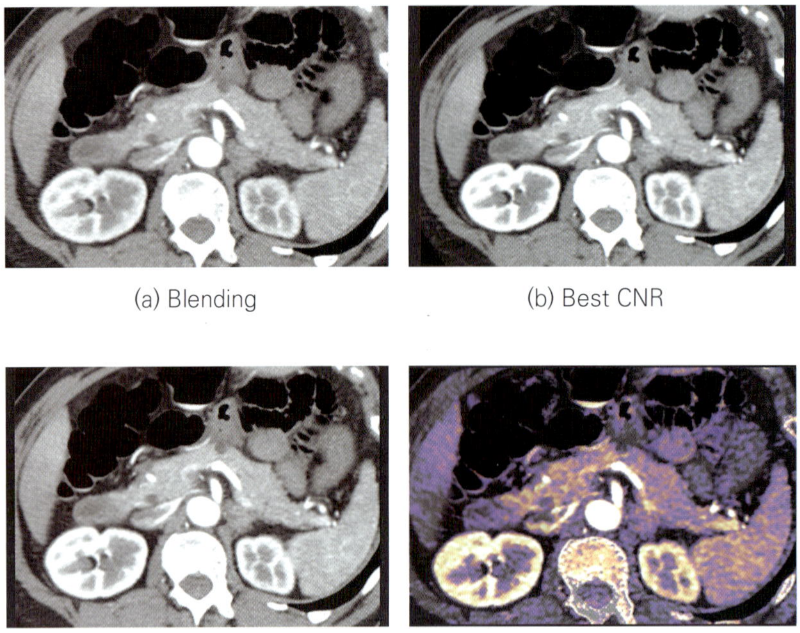

(a) Blending (b) Best CNR

(c) 110keV enhanced (d) Iodine map

그림 13-12 췌장의 dual energy CT영상들(캐논 메디컬)

4. Dual energy CT의 임상적용

Dual energy CT의 적용은 크게 4가지로 구분될 수 있다. 이는 3-material decomposition(quantification), 요오드와 bone과 연부조직의 라벨링(highlight), 중이온(heavy ions)의 라벨링(characterizing), 기타 optimum contrast, 단일에너지 영상(monochromatic image), metal artifact reduction 분야이다.

3-material decomposition을 이용한 적용으로는 VNC 영상, 출혈의 특성 파악, 폐나 심장의 PBV, 연부조직의 특성 파악(간의 종양 식별) 폐결절 및 제논 영상이 해당된다. 요오드와 bone과 연부조직의 라벨링을 이용한 적용으로는 bone removal, hard plaque removal, lung vessel이 해당된다. 그리고 중이온의 라벨링을 이용한 적용으로는 신장 결석의 특성 파악(calculi characterization), gout(통풍)의 진단, tendon(힘줄) 영상이 해당된다.

1) Virtual non-contrast(VNC) 영상

Dual energy의 조영증강 영상에서 요요드 성분을 제거하여 virtual non-contrast(VNC) 영상을 얻어내는 기법이다(그림 13-13과 -14). VNC는 영상으로부터 요오드를 감산함으로써 얻어진다. VNC 알고리즘은 multi-material decomposition(MMD)에 기반을 두고 있다. 이는 조영제의 용적율을 동일한 혈액의 용적율로 대체함으로써 요오드 억제(iodine suppressed) 영상을 얻는 것이다. 이러한 VNC 영상은 HU으로 감약정보를 제공하며, 추가적인 non-contrast scan의 필요없이 석회화와 결석의 감지가 가능하므로 결과적으로 환자선량을 감소시킨다. 그림 13-15는 간의 virtual non-contrast 영상이다. 이는 간동맥 화학색전술(transcatheter arterial chemoembolization; TACE)의 평가에 유용한 적용이다.

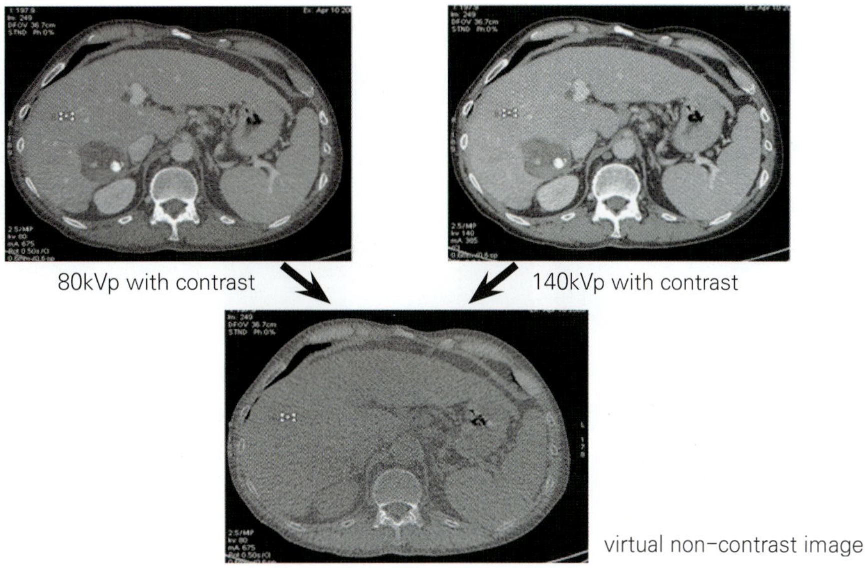

그림 13-13 Virtual non-contrast 영상의 획득

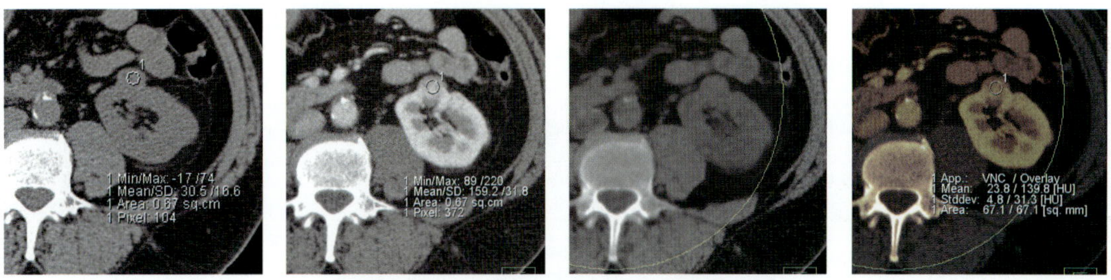

(a) Native(30HU) (b) Enhanced(159HU) (c) VNC(24HU) (d) Overlay(140HU)

그림 13-14 좌신장의 virtual non-contrast 영상

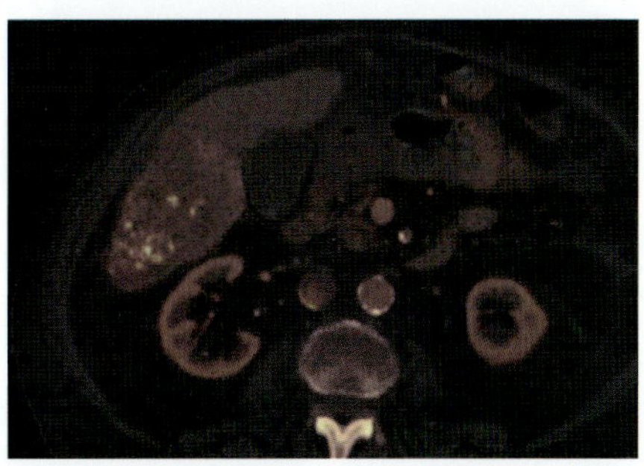

그림 13-15 DECT를 이용한 간동맥 화학색전술 시행 환자의 virtual non-contrast 영상

2) 출혈의 특성 파악(new or old bleeding 여부 파악)

DECT를 시행함으로써 요오드의 검출, 가시화, 계수화를 통해 뇌출혈의 특성(old bleeding 또는 new bleeding)을 파악할 수 있다. 즉, 조영증강된 dual energy brain 데이터 세트로부터 요오드를 추출해 내어 뇌실질의 요오드 분포 또는 컬러맵을 제공한다. 계산은 뇌실질 조직에 충분한 조영증강이 된 상태(조영제 주입 후 2-3분 후)에서 이루어지며, 뇌출혈(brain hemorrhage)에의 DECT의 적용은 종양, 혈관의 비정상 등 이례적인 뇌실질의 출혈이 발생된 경우에 적절하다.

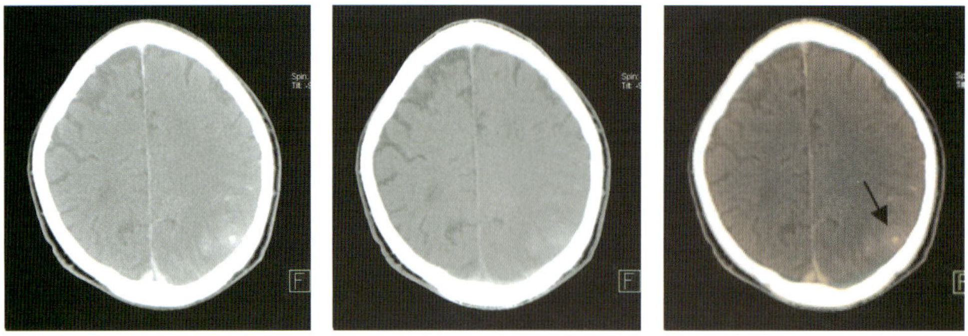

(a) 80/140kVp mixed 영상　(b) VNC　(c) Iodine

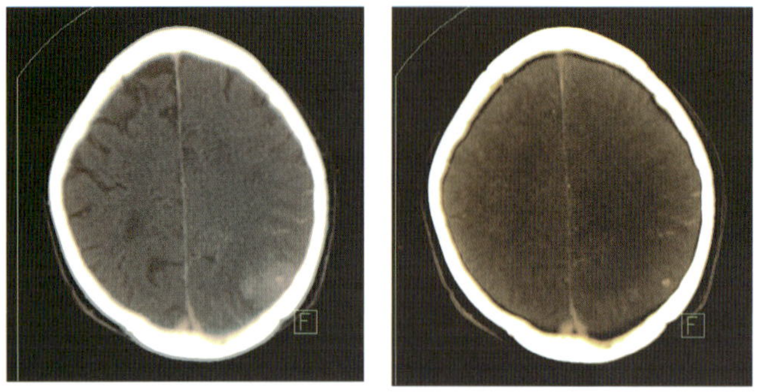

(d) 50% VNC/50% overlay　(e) 100% overlay

그림 13-16 DECT를 이용하여 뇌출혈의 특성 파악(VNC와 overlay)

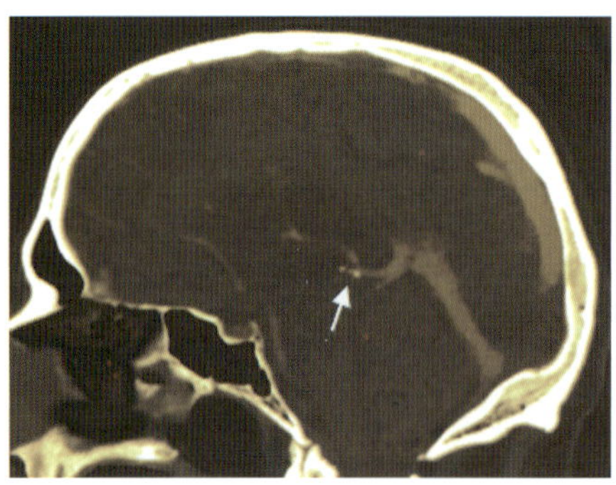

그림 13-17 DECT를 이용하여 뇌출혈의 특성 파악(new bleeding)

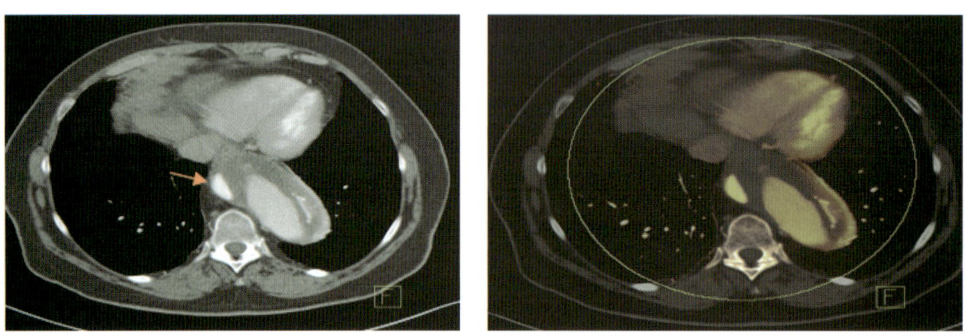

(a) Single energy CT　(b) Dual energy CT

그림 13-18 DECT를 이용한 대동맥류 주변의 급성 출혈의 가시화

그리고 그림 13-18(b)는 DECT를 이용하여 얻은 대동맥류(aortic aneurysm) 환자의 조영증강 영상이다. 뇌출혈과 마찬가지로 single source 복부 CT영상(a)에서 보이는 대동맥류 옆의 출혈(화살표)이 새로운 출혈인지 아닌지를 확인하고자 DECT를 시행한 후 iodine 섭취 정도를 계수화한 후 컬러로 나타낸 영상이다. 이를 통해 화살표 부위의 출혈이 급성 출혈임을 알 수 있다. DECT를 통해 급성출혈 부위의 가시화를 높게 한다.

3) Lung PBV(폐 관류의 혈액량; lung perfused blood volume)

Single energy CT angiography는 폐색전의 진단에 유용하며(95% 민감도와 특이도), 폐색전의 크기 및 위치 파악에 유용하며 특히 작은 크기의 폐색성 색전 진단에 유용한 검사로 알려져 있다. 이에 비해 DECT는 관류 결손(perfusion defects)뿐만 아니라 폐혈관의 평가에 유용하며 폐동맥의 혈전 존재에 관계가 없는 관류 결손(허혈성 또는 비관류적 결손)의 관찰이 가능하다. 그리고 큰 색전의 혈류역학적 특성 등의 기능적 정보와 만성 폐질환으로 인한 폐조직의 정도 파악이 가능하다. 그림 13-19와 -20은 dual energy를 이용하여 요오드의 집적을 감지하고 폐 관류결손(lung perfusion defects)의 양적인 평가를 가능케 하는 적용 예이다.

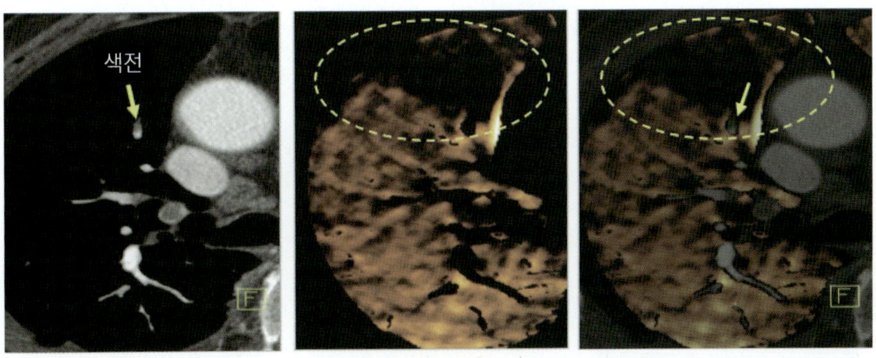

(a) 80/140kVp mixed Image (b) Iodine image (c) Mixed image+iodine image

그림 13-19 DECT를 통해 폐 관류결손의 가시화를 위한 요오드 계수화 영상

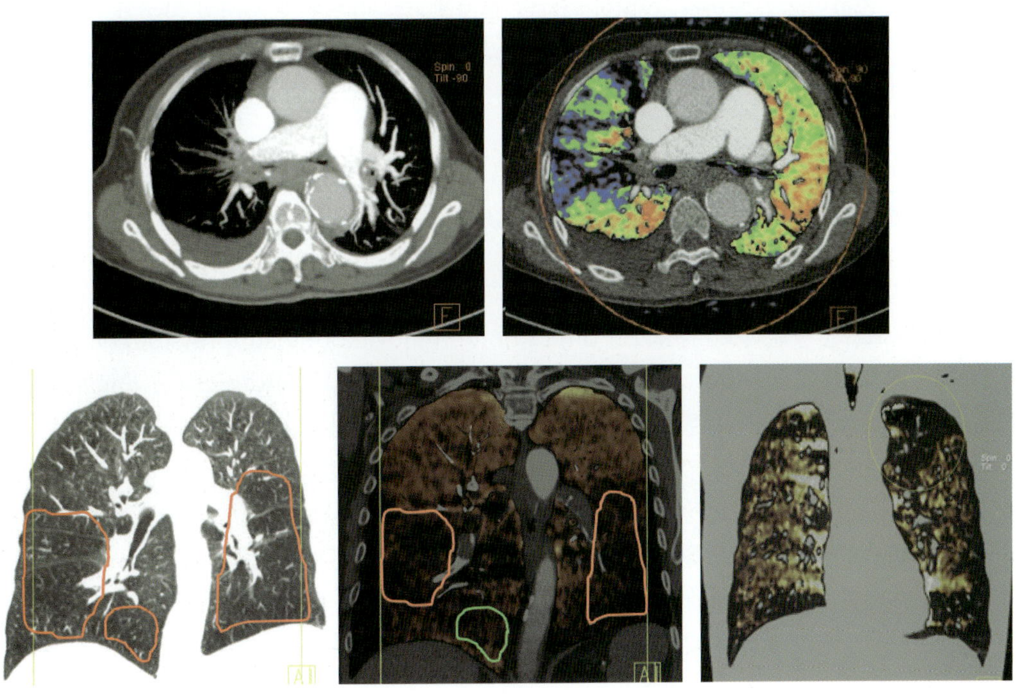

그림 13-20 폐 관류결손의 DECT 영상들

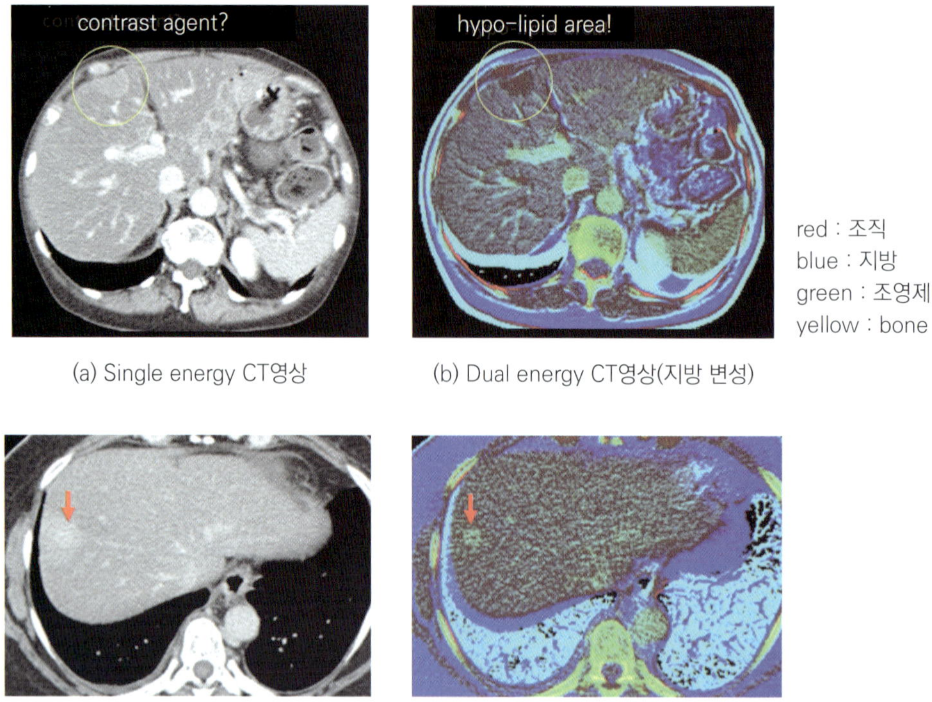

(a) Single energy CT영상 (b) Dual energy CT영상(지방 변성)

(c) Single energy CT영상 (d) Dual energy CT영상(간세포암)

그림 13-21 DECT를 이용한 간의 종양 특성 식별

4) 연부조직의 병변 특성 파악(간의 종양 식별)

그림 13-21(b)는 single source CT영상에서 조영증강 특성에 따라 판독되던 영상을 연부조직과 지방, 조영제, 그리고 bone의 자동적 구분과 컬러 맵핑을 통해 저지질성 종양(지방 변성)으로 판독됨을 보여준다. 즉, single source CT에서는 조직 사이의 식별정보가 불충분하여 동그라미로 표시된 부분의 진단은 사실상 어렵지만 조영증강되는 것으로 보아 종양임을 추정한다. 하지만 DECT 영상에서는 연부조직 사이의 차이가 구분되므로 동그라미 내의 짙은 빨강으로 맵핑된 부분은 지방 변성(lipid degeneration)임을 알 수 있다. 그리고 (d)는 간세포암의 케이스이다.

5) Bone removal과 hard plaque removal

DECT는 조영증강된 스캔으로부터 요오드를 구별하고 추출하는 신뢰할 수 있는 기법이다. Dual energy 영상화를 통해 bone과 요오드를 구분하고, 자동화된 direct bone removal(bone suppression)과 석회화된 plaque의 자동화된 검출과 제거로 CT angiography를 정확하고 신속하게 가시화한다(direct CT angiography). 이는 특히 skull base, 경동맥과 추골동맥 부위, peripheral runoffs와 같이 해부학적 복잡성을 갖는 부분에서 장점을 갖는 기법이다. 그리고 bone removal 기법은 영상후처리와 판독시간을 감소하고, non-contrast scan의 필요없이 동맥경화성 질환의 plaque를 빠르고 정확히 구분해낸다. 이는 환자선량을 감소시키는 결과를 제공한다. 또한 협착 등급의 판단에서 관찰자 의존적 변동성을 줄여준다(window width에 비의존적). 그림 13-22는 DECT의 bone removal 기법을 이용한 intracranial artery와 carotid artery CTA 영상이다. 그림 13-23(b)는 dual energy hard plaque removal 후의 경동맥 CTA 영상이다. 혈관강의 관찰을 불가능하게 하던 dense 석회화가 거의 완전히 제거되었으며 협착의 계수화가 가능하다.

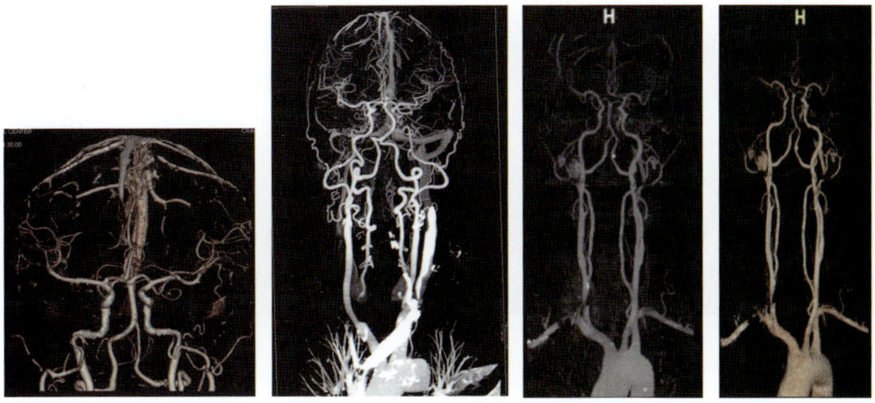

그림 13-22 DECT의 bone removal을 적용한 CTA 영상들

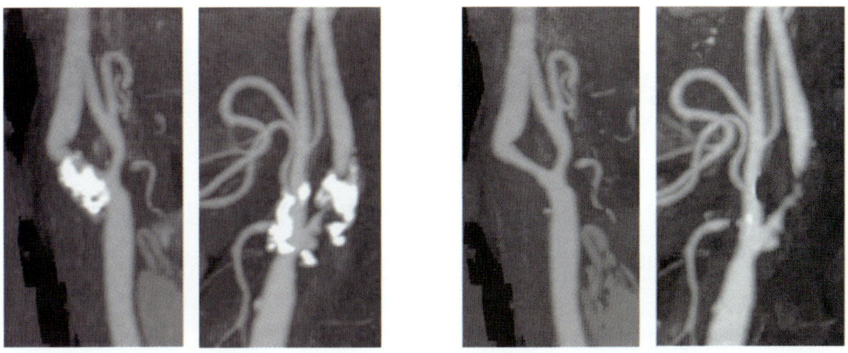

(a) Single energy CT　　(b) Dual energy hard plaque removal

그림 13-23 DECT의 hard plaque removal을 적용한 CTA 영상들

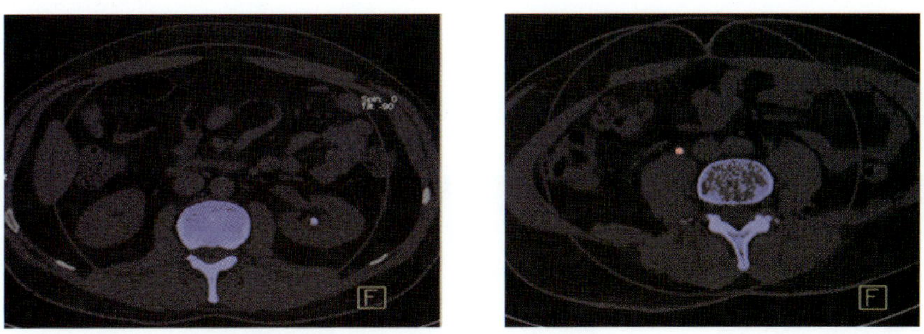

(a) 석회화 결석　　(b) 요산 결석

그림 13-24 콩팥과 요관 결석 진단을 위한 dual energy의 non-contrast CT scan 영상

6) 비뇨기계 결석의 특성 파악(calculi characterization)

DECT는 결석의 화학적 차이를 묘사해내며 요산(uric acid) 결석과 비요산 결석의 차이를 구분해 낸다. 요산 결석의 구분은 긴 시간이 소요되는 대사성 정밀검사(24시간 소변수집, 혈장채취)없이 비침습적인 치료가 조기에 처방될 수 있기 때문에 중요하다. DECT는 요산과 비요산 결석의 차이를 간단하고 신뢰성있게 구분해 냄으로써 요산 결석환자의 경우 침습적인 치료를 받지 않게 하는 장점을 제공한다.

그림 13-24는 콩팥 또는 요관결석 진단을 위해 dual energy의 non-contrast CT scan이 시행된 영상이다. 비뇨기계 결석의 물질 분해(material decomposition)에서 석회화 결석은 블루, 요산 결석은 레드 계열로 컬러 맵핑 된다.

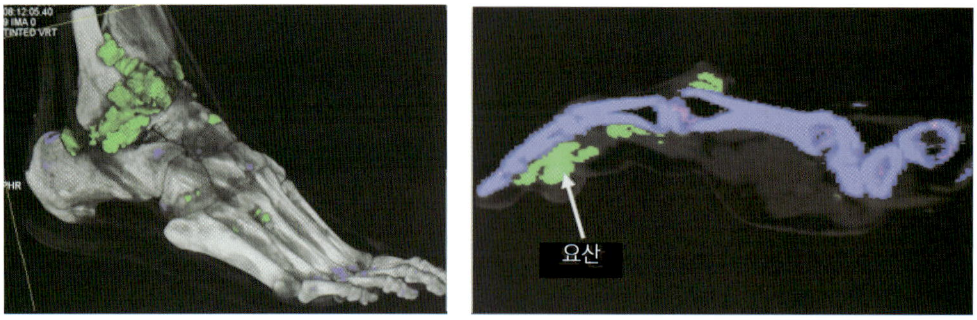

그림 13-25 통풍 진단을 위한 dual energy CT scan 영상

7) Gout(통풍)의 진단

Gout는 요산의 축적으로 인해 발생되는 대사성 관절염(metabolic arthritis) 질환이다. 혈액 순환에서 요소의 집적이 높아짐에 따라 모노나트륨이나 요산 크리스털 등이 힘줄(tendon), 연골, 주위조직에 집착된다. 이로 인해 조직에 염증성 반응을 야기시킨다.

통풍의 DECT 적용은 관절 내의 요산 결정체의 존재 유무를 확인하는데 사용되며, 3가지 materials에 대해서 다르게 컬러 맵핑이 가능하다. 즉, bone은 블루, 요산은 그린, 요오드/소주골(해면질골)은 핑크로 컬러 맵핑된다. 여기서 요산 검출이 목적이기 때문에 그린 컬러의 유무를 확인하는게 중요하다. 통풍의 물질 분해(material decomposition)는 앞의 비뇨기계 결석과 동일한 원리이다.

8) Tendon(힘줄) 영상

그림 13-26(b)는 손목과 발목의 힘줄이 선명히 구분되는 dual energy CT영상이다.

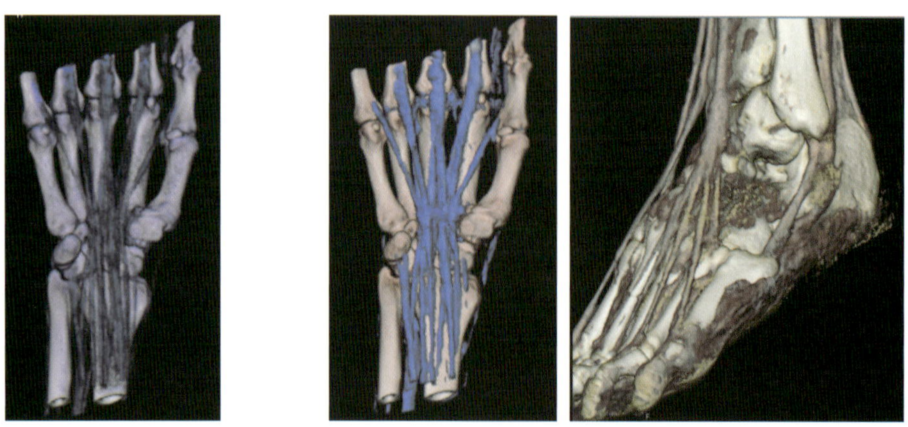

(a) Tendon image without DECT (b) Tendon images with DECT

그림 13-26 손목과 발목의 힘줄이 선명히 구분되는 dual energy CT영상

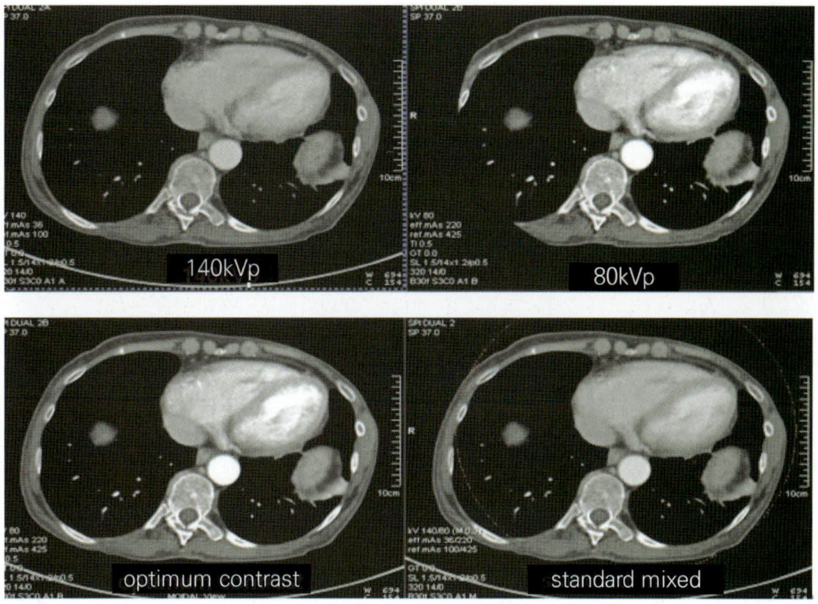

그림 13-27 Standard mixed 영상과 DECT의 image optimization 영상의 비교

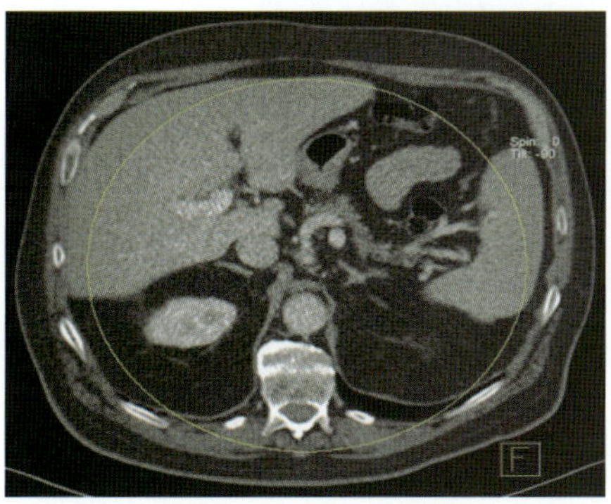

그림 13-28 DECT를 이용한 image optimization 적용 영상의 예

9) Image optimization(optimum contrast)

Image optimization은 하나의 데이터 세트안에 140kVp의 저노이즈(low HU) 특성에 80kVp의 고요오드 대조도(high HU) 특성을 결합시킨 기법이다. 이는 영상품질 향상과 금속 아티팩트의 감소에 유용한 dual energy의 적용이다. 그림 13-27에서 standard mixed 영상과 DECT를 이용한 image optimization 영상을 비교하였으며, 그림 13-28은 DECT를 이용한 image optimization을 적용한 영상(optimum contrast 영상)의 예이다.

10) Monochromatic image(monoenergetic image; 단일에너지 영상; 단색 영상)

그림 13-29는 poly-energy(polychromatic energy)와 mono-energy(monochromatic energy)를 비교한 것이다. Poly-energy의 경우 필터를 적용하거나 환자를 투과하면 선속경화현상이 발생될 수 있으며, kVp를 증가시키면 메탈 아티팩트는 감소될 수 있다. 반면에 mono-energy는 X선관에서 획득될 수는 없지만, poly-energy와는 달리 선속경화현상이 발생되지 않는다. 101개(40-140keV; GE사) 또는 151개(40-190keV; 지멘스)의 단일에너지 영상(monochromatic image)을 dual energy 데이터 세트로부터 얻을 수 있다.

그림 13-30에서 monochromatic 영상의 특성을 보여준다. Monochromatic 영상은 저관전압(80kVp) 영상의 우수한 대조도와 고관전압(140kVp) 영상의 저노이즈 특성을 갖는 단일에너지 영상(단색 영상)으로 CT number의 정확도가 높으며, 선속경화에 의한 아티팩트가 발생되지 않는 장점을 갖는다.

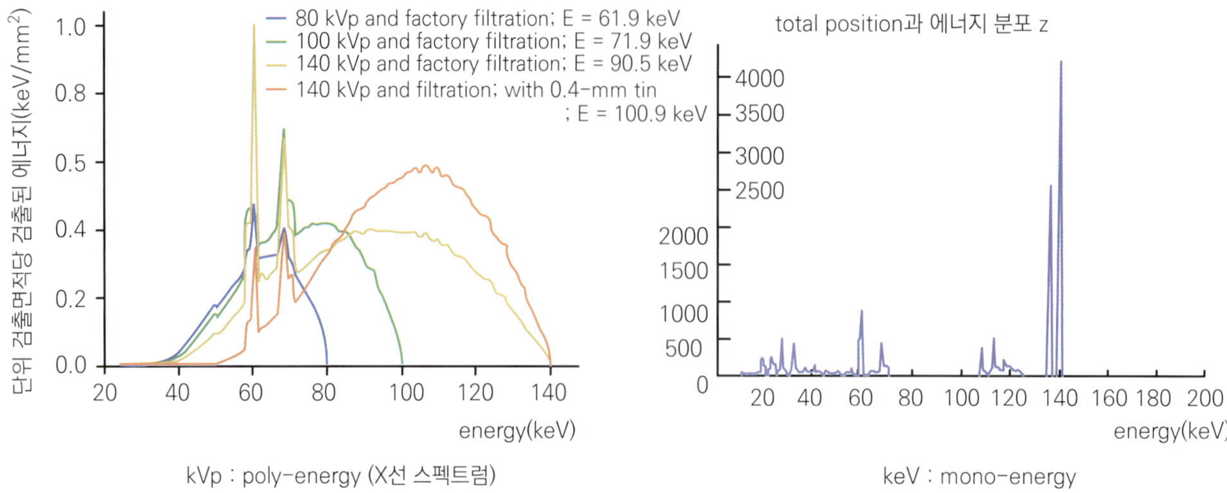

그림 13-29 Poly-energy와 mono-energy의 비교

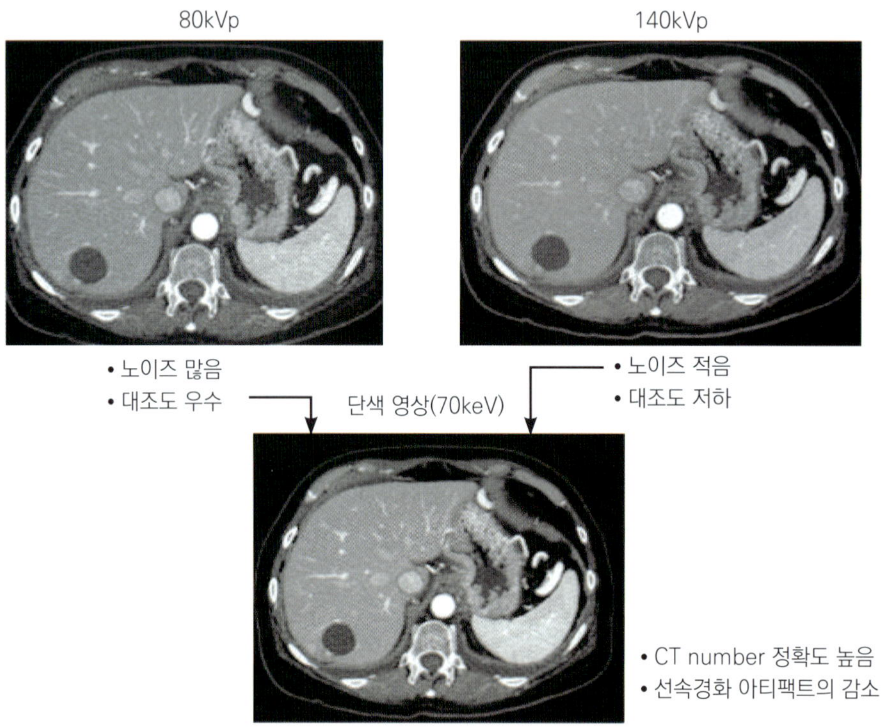

그림 13-30 단일에너지 영상의 특성

그림 13-31은 DECT를 이용하여 얻은 단일에너지(monochromatic) 영상들이다. 저keV 단일에너지 영상은 고keV 단일에너지 영상에 비해 저대조도분해능은 저하되지만 대조도가 우수하다. 위에서 설명하였듯이 dual energy 데이터 세트로부터 101개 또는 151개의 단일 에너지 영상(monochromatic image)을 얻을 수 있다.

그림 13-32에서 DECT의 단일에너지 영상에서의 선속경화 아티팩트 감소를 보여준다. (a)영상은 기존 single energy MDCT에서 얻은 120kVp 영상이며, (b)는 dual energy 스캔 후 얻어진 110keV의 단일에너지 영상이다. (a)에 보이는 심근의 허혈성으로 오인될 수 있는 저음영 부위(화살표)가 DECT의 단일에너지 영상(b)에서는 보이지 않는다. 이렇듯 단일에너지 영상은 선속경화 아티팩트(저음영)의 감소 효과를 얻을 수 있다.

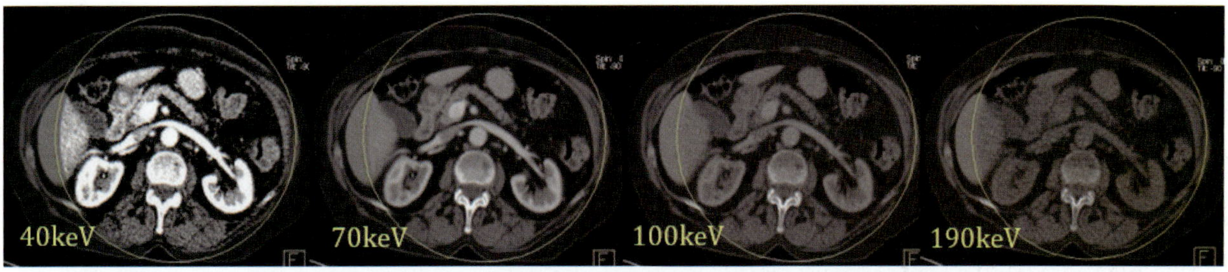

그림 13-31 DECT의 단일에너지 복부 CT영상

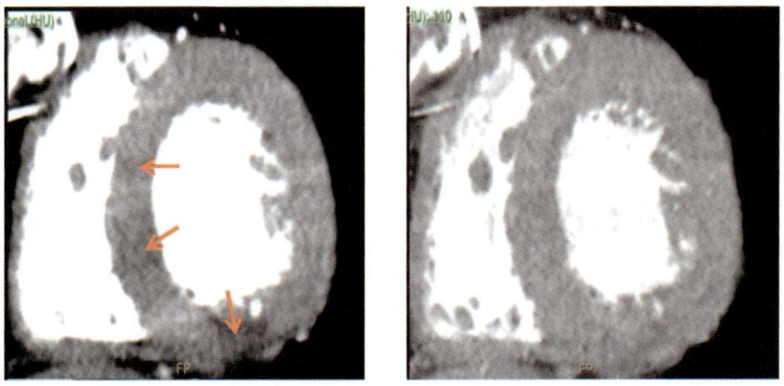

(a) 120kVp (b) 110keV

그림 13-32 DECT의 단일에너지 영상에서의 선속경화 아티팩트의 감소

11) Metal artifact reduction(MAR in monochromatic image from DECT)

다색 에너지 파형에서 주로 발생하는 금속 인공물을 제거하기 위해 DECT를 이용해 서로 다른 X선원이 물질을 투과하고 에너지를 선택적으로 재구성하여 단일 에너지 파형의 CT영상(단일에너지 영상; monochromatic image)을 획득한 후 MAR 기능을 추가하여 효과적으로 금속 아티팩트를 제거하는 기법이다.

그림 13-33은 dual energy CT에서 얻은 단일에너지 영상(MAR 소프트웨어를 적용하지 않은)에서의 metal artifact의 감소를 보여준다. 높은 에너지 영상일수록 metal artifact의 감소 효과가 커짐을 알 수 있다. 그리고 그림 13-34는 dual energy CT에서 얻은 단일에너지 영상에 MAR 소프트웨어를 추가 적용한 영상이다.

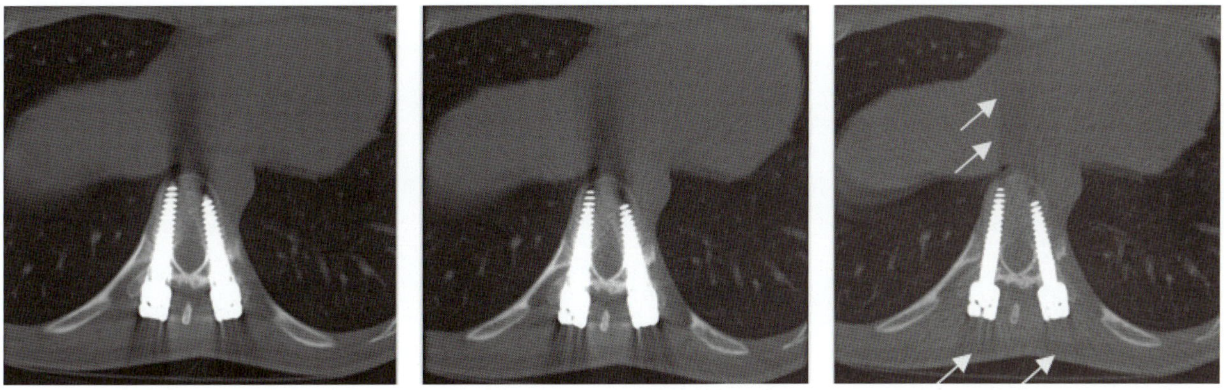

(a) 80kVp와 140kVp (b) 80keV (c) 110keV

그림 13-33 DECT를 통해 얻은 단일에너지 영상(without MAR)의 선속경화 아티팩트 감소

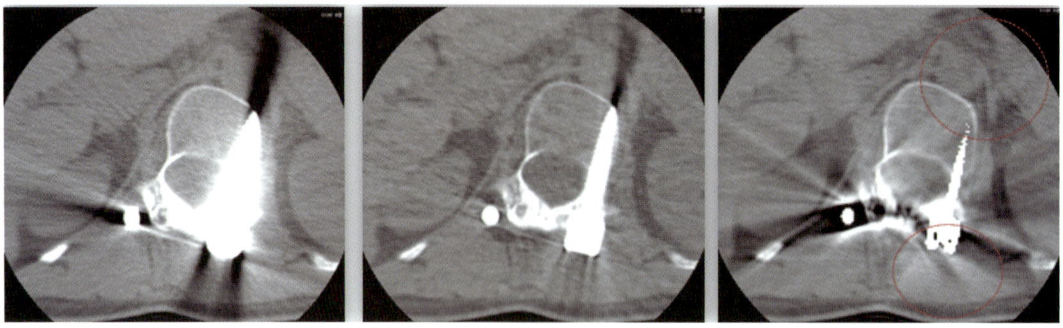

(a) 70keV (b) 120keV (c) 70keV+MAR

그림 13-34 DECT를 통해 얻은 단일에너지 영상에 MAR 소프트웨어를 추가 적용한 영상

5. Dual energy CT의 제한점

Dual energy CT검사의 활성화를 위해서는 anatomical registration의 오차와 dual source CT에서의 cross-scattered radiation의 극복, 충분한 임상 데이터의 축적 등이 필요하다. 또한 photon-counting detector의 적용을 통한 dual energy CT의 활용도 기대된다.

참고문헌

- 김명성, 정종성, 김명구. 듀얼에너지 CT(kvp switching)의 임상 적용: Metal artifact reduction(MAR) 알고리즘의 적용. Journal of Radiation Protection Vol.36(2) 2011;79-85.
- 김문찬, 강성진, 강은보 등. 디지털 영상처리와 convolution. 디지털 의료영상학과 PACS. 에듀팩토리 2018;70-78.
- 김문찬, 임종석, 박형로 등. 컴퓨터 단층촬영시 환자피폭선량에 관한 연구. 방사선기술과학 Vol.27(2) 2004;21-27.
- 남윤철, 김부환, 이민영 등. Coronary CT검사 시 SFOV 변화에 따른 환자선량 평가. 대한CT영상기술학회지 Vol.9(1) 2007; 47-53.
- 보건복지부. 진단용방사선발생장치의 안전관리에 관한 규칙. 보건복지부령 제186호 2001.
- 송군식, 김성문. Computed tomography. 전공의를 위한 방사선 물리학; 서울아산병원 방사선과학 연수강좌 1997;245-258.
- 심현보, 이광현, 김령희 등. 딥러닝 반복적 재구성법과 모델기반 반복적 재구성법이 적용된 복부CT의 영상화질과 선량의 비교 연구. 대한CT영상기술학회지 Vol.23(1) 2021;57-65.
- 전영태. CT image reconstruction algorithm. 대한전산화단층기술학회지 Vol.7(1) 2005;62-74.
- 최상희. Basic principles of helical CT: Emphasis on multiplanar image. Body helical CT from basics to clinical application. 삼성서울병원 진단방사선과 연수강좌. 1996;1-9.
- 한국의료영상품질관리원. CT 임상영상; 두부 및 흉복부. 2006 및 2007 관리자 교육자료.
- A Khursheed, MC Hillier, PC Shrimpton et al. Influence of patient age on normalized effective doses calculated for CT examinations. Br J Radiol Vol.75 2002;819-830.
- A. Tzedakis, J. Damilakis, K. Perisinakis et al. The effect of z-overscanning on patient effective dose from multidetector helical computed tomography examinations. Medical Physics Vol.32(6) 2005;1621-1629.
- AAPM Report number 39. Specification and acceptance testing of computed tomography scanners.
- American College of Radiology(ACR). ACR practice guideline for diagnostic reference levels in medical X-ray imaging, ACR practice guideline. Journal of American College of Radiology Vol.4 2007;272-284.
- Andrea Agostini, Alberto Mari, Cecilia Lanza et al. Trends in radiation dose and image quality for pediatric patients with a multidetector CT and a third-generation dual-source dual-energy CT. Radiol Med Vol.124(8) 2019;745-52.
- Arkadiusz Polacin, Willi A Kalender, Guy Marchal. Evaluation of section sensitivity profiles and image noise in spiral CT. Radiology Vol.185 1992;29-35.
- Boedeker K. AiCE deep learning reconstruction: Bringing the power of ultra-high resolution CT to routine imaging. White paper, Canon Medical Systems Corporation. 2019.
- Boedeker K. Aquilion Precision ultra-high resolution CT: Quantifying diagnostic image quality. White paper, Canon Medical Systems Corporation 2017.
- Boedeker K. ConeXact: Wide area detector reconstruction. White paper, Toshiba America Medical Systems. 2012.
- Boedeker K. Noise reduction tools: Saving dose with QDS and Boost3D. White paper, Toshiba America Medical Systems. 2010.
- Boedeker KL, Cooper VN, McNitt-Gray MF. Application of the noise power spectrum in modern diagnostic MDCT: part I. Measurement of noise power spectra and noise equivalent quanta. Phys. Med. Biol. Vol.52(14) 2007;4027-4046.
- Brian Nett(Nett BE), Jed Pack. Volumetric high definition(VHD) image reconstruction technology. White Paper, GE Healthcare. 2013.
- Brian Nett, Jiang Hsieh, Huayang Liu. A comprehensive approach to high quality whole brain imaging in Revolution CT. White paper, GE Healthcare. 2016.
- Brown DG, Riederer SJ. Contrast-to-noise ratios in maximum intensity projection images. Magn Reson Med Vol.23 1992;130-137.
- Bruder H, Kachelries M, Schaller S et al. Single-slice rebinning reconstruction in spiral cone-beam computed tomography. IEEE Trans. Med Imag Vol.19(9) 2000;873-887.
- Cha J, Kim HJ, Kim ST et al. Dual-energy CT with virtual monochromatic images and metal artifact reduction software for reducing metallic dental artifacts. Acta Radiol Vol.58 2017;1312-1319.
- Chang Hyun Lee, Jin Mo Goo, Hyun Ju Ye et al. Radiation dose modulation techniques in the multidetector CT era: From basics to practice. RadioGraphics Vol.28(5) 2008;1451-1459.
- Chen CM, Lin YY, Hsu MY et al. Performance of adaptive iterative dose reduction 3D integrated with automatic tube current modulation in radiation dose and image noise reduction compared with filtered back projection for 80kVp abdominal CT: anthropomorphic phantom and patient study. Eur J Radiol Vol.85(9) 2016;1666-1672.
- Cohnen M, Poll LJ, Puettmann C et al. Effective doses in standard protocols for multi-slice CT scanning. Eur Radiol Vol.13(5) 2003;1148-1153.
- Courtney A Coursey, Rendon C Nelson, Daniel T Boll et al. Dual-energy multidetector CT: how does it work, what can it tell us, and when can we use it in abdominopelvic imaging? RadioGraphics Vol.30(4) 2010;1037-1055.
- Cynthia H McCollough, Andrew N Primak, Osama Saba et al. Dose performance of a 64-channel dual source CT scanner. Radiology Vol.243(3) 2007;775-784.
- Cynthia H McCollough, Richard L Morin. The technical design and performance of Ultrafast computed tomography. Radiological Clinics of North America Vol.32(3) 1994;521-537.
- Cynthia H McCollough, Shuai Leng, Lifeng Yu et al. Dual- and multi-energy CT: principles, technical approaches, and clinical applications. Radiology Vol.276 2015;637-653.
- David A Langan. Gemstone spectral imaging. White paper, GE Healthcare. 2008.
- De Crop A, Casselman J, Van Hoof T et al. Analysis of metal artifact reduction tools for dental hardware in CT scans of the oral cavity: kVp, iterative reconstruction, dual-energy CT, metal artifact reduction software: does it make a difference? Neuroradiology Vol.57 2015;841-849.
- Dennis Foley. Image quality in dynamic CT: A clinical discussion. RadioGraphics Vol.13 1993;225-233.
- E Sievert, G Bohner, M Dewey et al. 320-slice CT neuroimaging: Initial clinical experience and image quality evaluation. The British Journal of Radiology Vol.82 2009;561-570.

- Efrat Shefer, Ami Altman, Rolf Behling et al. State of the art of CT detectors and sources: A literature review. Curr Radiol Rep Vol.1 2013:76-91.
- Eric C Ehman, Lifeng Yu, Armando Manduca et al. Methods for clinical evaluation of noise reduction techniques in abdominopelvic CT. RadioGraphics Vol.34 2014:849-862.
- EU. Council Directive No.97/43/Euratom. Health protection of individuals against the dangers of ionizing radiation in relation to medical exposure. 1997.
- Euclid Seeram. Computed tomogaphy: physical principle, clinical application and quality control(Third edition). W.B. Saunders company 2009.
- EUR. European guidelines on quality criteria for computed tomography. EUR 16262, European Commission. May 1999.
- European Society of Radiology(ESR). European Directive 2013/59/Euratom. Insights into Imaging Vol.6 2015:411-417.
- Francis R Verdun, Alban Denys, Jean-Francois Valley et al. Detection of low-contrast objects: Experimental comparison of single- and multi-detector row CT with a phantom. Radiology Vol.223 2002:426-431.
- G Brix, H D Nagel, G Stamm et al. Radiation exposure in multi-slice versus single-slice spiral CT: results of a nationwide survey. Eur Radiol Vol.13(8) 2003:1979-1991.
- G Wang, MW Vannier. Helical CT image noise: Analytical results. Med Phys Vol.20(6) 1993:1635-1640.
- GE Healthcare. GE LightSpeed Ultra16 CT scanner system product data(Specification). Milwaukee, General Electric Medical System. 2002.
- GE Healthcare. Smart metal artifact reduction(MAR). CT-0521-04.13-EN-US. White paper, GE Healthcare. 2015.
- Ge Wang. Computed tomography principles. Presentation data sheets of Radiology in University of Iowa, Iowa USA 2002.
- Georg Stamm. Collective radiation dose from MDCT: Critical review of surveys studies. Med Radiol Diagn Imaging 2007:209-229.
- Grant M Stevens. kV assist: Image quality-based automated kV and mA selection. White paper, GE Healthcare. 2014.
- Hewei Gao, John Boudry, Adam Cohen et al. Revolution CT: Overcoming wide coverage IQ challenges. White paper, GE Healthcare. 2014.
- Hidajat N Galanski. Low-dose CT in clinical routine. Radiation exposure in computed tomography; Fundamentals, influencing parameters, dose assessment, optimization, scanner data, terminology. CJB publications (4th revised and updated edition). 2002:49-56.
- Horton KM, Sheth S, Corl F. Multi-detector row CT: Principle and clinical applications. Crit Rev Comput Tomogr. Vol.43 2002:143-181.
- Hu H, David HH, Dennis Foley et al. Four multi-detector row helical CT: Image quality and volume coverage speed. Radiology Vol.215 2000:55-62.
- Hu H, Fox G. The effect of helical pitch and beam collimation on the lesion contrast and slice profile in helical imaging. Medical Physics Vol.23 1996:1943-1954.
- Hu H. Multi-slice helical CT: scan and reconstruction. Medical Physics Vol.26(1) 1999:5-18.
- Huda W, Scalzetti EM, Roskopf M. Effective doses to patients undergoing thoracic computed tomographic examinations. Medical Physics Vol.27(5) 2000:838-844.
- International Commission on Radiological Protection(ICRP). 1990 Recommendations of the International Commission of Radiological Protection. ICRP publication 60; Ann. ICRP, 21. Oxford, England: Pergamon press. 1991.
- Issei Mori, Tatsuro Suzuki. Development of advanced multislice CT scanner Aquilion. Toshiba Medical Systems. eMedical Review.
- J Blobel, H de Vries, R Irwan et al. 640 Multislice reconstruction with dynamic volume CT. White paper, Toshiba Medical Systems.
- JD Pack, Brian Nett, K Zeng et al. Cone-beam analytical reconstruction for axial tomography: Proceedings of fully 3D image reconstruction in radiology and nucl. Med. 2013.
- Jennifer Xu, Alejandro Sisniega, Wojciech Zbijewski et al. Evaluation of detector readout gain mode and bowtie filters for cone-beam CT imaging of the head. Phys Med Biol Vol.61(16) 2016:5973-5992.
- Jiang Hsieh, Brian Nett, Zhou Yu et al. Recent advances in CT image reconstruction. Current Radiology Reports Vol.1 2013:39-51.
- Jiang Hsieh, Eugene Liu, Brian Nett et al. A new era of image reconstruction: TrueFidelity. Technical white paper, GE Healthcare. 2019.
- Jiang Hsieh, Thomas Flohr. Computed tomography recent history and future perspectives. Journal of Medical Imaging Vol.8(5):052109:2021.
- Jiang Hsieh. Computed tomography: Principles, design, artifacts, and recent advances. Bellingham: SPIE. 2003.
- Jiři Ferda, Tomaš Vendiš, Thomas Flohr et al. Computed tomography with a full FOV photon-counting detector in a clinical setting, the first experience. Eur J Radiol Vol.137:109614:2021.
- Jongduk Baek, Norbert J. Pelc. The noise power spectrum in CT with direct fan beam reconstruction. Med Phys Vol.37(5) 2010:2074-2081.
- JS Vartuli, RJ Lyons, CJ Vess et al. GE healthcare's new CT scintillator-Gemstone. 2008 symposium on radiation measurement and applications, 2008.
- Kachelriess M, Schaller S, Kalender WA. Advances single-slice rebinning in cone-beam spiral CT. Medical Physics Vol.27(4) 2000:754-772.
- Kalra MK, Maher MM, Toth TL, et al. Techniques and applications of automatic tube current modulation for CT. Radiology Vol.233(3) 2004:649-657.
- Karatas OH, Toy E. Three-dimensional imaging techniques: A literature review. Eur J Dent Vol.8(1) 2014:132-140.
- Kathrine G, Metheany, Alexander L et al. Evaluation of noise power spectra of CT image. SPIE Medical Imaging: Physics of Medical Imaging. Vol.6510 2007.
- Kenji Ibukuro, Chusilp Charnsangavej, Marvin H Chasen et al. Helical CT angiography with multi-planar reformation: Techniques and clinical applications. RadioGraphics Vol.15 1995:671-682.
- Kevin Kalisz, Ji Buethe, Sachin S. Saboo. Artifacts at cardiac CT: Physics and solutions. RadioGraphics Vol.36 2016:2064-2083.
- Khursheed A, Hillier MC, Shrimpton PC et al. Influence of patient age on normalized effective doses calculated for CT examinations. Br J Radiol. Vol.75 2002:819-830.
- Klingenbeck-Regn K, Schaller S, Flohr T et al. Subsecond multi-slice computed tomography: basics and applications. EJR Vol.31 1999:110-124.

- Kudo H, Noo F, Defrise M. Cone-beam filtered back projection algorithm for truncated helical data. Phys Med Biol Vol.43 1998;2885-2909.
- Kuszyk BS, Heath DG, Ney DR et al. CT angiography with volume rendering: Imaging findings. AJR Vol.164 1995;445-448.
- Lawler LP, Fishman EK. Multi-detector row CT of thoracic disease with emphasis on 3-D volume rendering and CT angiography. RadioGraphics. Vol.121 2001;1257-1273.
- Leena M Hamberg, James T Rhea, George J Hunter et al. Multi-detector row CT: Radiation dose characteristics. Radiology Vol.226(3) 2003;762-772.
- M Kachelrieß, M Knaup, C Penßel et al. Flying focal spot(FFS) in cone-beam CT. IEEE Transactions on Medical Imaging Vol.53 2006;1238-1247.
- M Prokop. Principles of CT, spiral CT, and multislice CT. Spiral and multislice computed tomography of the body. New York, Thieme 2004;1-37.
- Mahesh M, Scatarige JC, Cooper J et al. Dose and pitch relationship for a particular multislice CT scanner AJR Vol.177(6) 2001;1273-1275.
- Mahesh M. MDCT physics: The basics-Technology, image quality and radiation dose. Wolters Kluwer/Lippincott Williams & Wilkins 2009;79-95.
- Marc Kachelrieb, Stefan Schaller, Willii A Kalender. Advanced single-slice rebinding in cone beam spiral CT. Medical Physics Vol.27(4) 2000;754-772.
- Marcus Söderberg, Mikael Gunnarsson. Automatic exposure control in computed tomography - an evaluation of systems from different manufacturers. Acta Radiol Vol.6 2010;625-634.
- Marcus Söderberg, Mikael Gunnarsson. The effect of different adaptation strengths on image quality and radiation dose using Siemens CARE Dose 4D. Radiat Prot Dosimetry Vol.139(Issue 1-3) 2010;173-179.
- Mario Tortora, Laura Gemini, Imma D'Iglio et al. Photon-counting computed tomography: A review on technical principles and clinical applications. Journal of Imaging Vol.8(4):112;2022. (https://doi.org/10.3390/jimaging8040112)
- Markus A Kirchgeorg, Mathias Prokop. Increasing spiral CT with postprocessing applications. European journal of radiology Vol.28 1998;39-54.
- Masatake Nukui. Organ dose modulation. White paper, GE Healthcare. 2012.
- Mathias Prokop, Hoen Oh Shin, Ansgar Schanz et al. Use of maximum intensity projection in CT angiography: A basic review. RadioGraphics Vol.179(2) 1997;433-451.
- Matsuki M, Murakami T, Juri H et al. Impact of adaptive iterative dose reduction(AIDR) 3D on low dose abdominal CT: Comparison with routine dose CT using filtered back projection. Acta Radiol Vol;54(8) 2013;869-875.
- McCollough CH, Zink FE. Performance evaluation of a multi-slice CT system. Medical Physics Vol.26 1999;2223-2230.
- McNitt-Gray. Radiation dose in CT, Radiographics Vol.22 2002;1541-1553.
- Michael F McNitt-Gray. AAPM/RSNA Physics Tutorial for Residents: Topics in CT(Radiation Dose in CT). RadioGraphics Vol.22(6) 2002;1541-1553.
- Michael F McNitt-Gray. Tradeoffs in CT image quality and dose. Medical Physics Vol.33(6) 2006;2154-2155.
- Modan B. Increased risk of breast cancer after low-dose irradiation. Lancet Vol.25(1) 1989;629-631.
- MoonChan Kim, DongKyoon Han, YoonChul Nam et al. Patient dose for computed tomography examination: dose reference levels and effective doses based on a national survey of 2013 in Korea. Radiat Prot Dosimetry Vol.164(3) 2015;383-391.
- MoonChan Kim, KwangHyun Chang, JeongHoon Hwang et al. Radiation dose for pediatric and young adult CT: A survey to establish age-based reference levels of 2015-2016 in Korea. Radiat Prot Dosimetry Vol.175(2) 2017;228-237.
- Nagel HD, Jurik AG. Radiation exposure in computed tomography: fundamentals, influencing parameters, dose assessment, optimisation, scanner data, terminology. European Radiology Vol.11(12) 2001;2664.
- National Council on Radiation Protection and Measurements(NCRP). Exposure of the population in the United States and Canada from natural background radiation. NCRP Report 94. Bethesda, Md: National Council on Radiation Protection and Measurements, 1988.
- National Council on Radiation Protection and Measurements(NCRP). NCRP Report No.99. Quality assurance for diagnostic imaging. 1990;120-124.
- National Council on Radiation Protection and Measurements(NCRP). Uncertainties in fatal cancer risk estimates used in radiation protection. Report 126. Bethesda, Md: National Council on Radiation Protection and Measurements, 1997.
- National Radiological Protection Board(NRPB). Guidelines on patient dose to promote optimization of protection for diagnostic medical exposures. Documents of the NRPB, Vol.10, No.1. National Radiological Protection Board 1999.
- Naveen Chandra. CT sampling technology. White paper, GE Healthcare. 2008.
- Nicholas Keat. CT scanner automatic exposure control systems. (ImPACT) MHRA report 05016. 2005. (http://www.impactscan.org/reports/Report05016.htm)
- Patrick J. La Rivière, Xiaochuan Pan. Sampling and aliasing consequences of quarter-detector offset use in helical CT. IEEE Transactions on Medical Imaging Vol.23(6) 2004;738-749.
- Paul NS, Blobel J, Prezelj E. The reduction of image noise and streak artifact in the thoracic inlet during low dose and ultra-low dose thoracic CT. Phys. Med. Biol. Vol.55(5) 2010;1363-1380.
- PC Shrimpton, S Edyvean. CT scanner dosimetry. Br J Radiol Vol.71(841) 1998;1-3.
- Philips Healthcare. Ingenuity data acquisition and sampling. White paper, Philips Healthcare. 2010.
- Polacin A, Kalender WA, Brink J et al. Measurement of slice sensitivity profiles in spiral CT. Medical Physics Vol.21(1) 1994;133-140.
- Polacin A, Kalender WA, Marchal G. Evaluation of section sensitivity profiles and image noise in spiral CT. Radiology Vol.185(1) 1992;29-35.
- Prell D, Kalender WA, Kyriakou Y. Development, implementation and evaluation of a dedicated metal artefact reduction method for interventional flat-detector CT. British Journal of Radiology Vol.83(996) 2010;1052-1062.
- Prokop M. General principles of MDCT. Eur J Radiol Vol.45(Suppl 1) 2003;S4-S10.
- R. Irwan, S Nakanishi, A. Blum. AIDR 3D reduces dose and simultaneously improves image quality. White paper, Toshiba Medical Systems. 2011.

- R. Melnyk, J. Boudry, X Liu et al. Anti-scatter grid evaluation for wide-cone CT. Proceedings of SPIE Vol. 9033 2014;90332.
- Raoul MS Joemai, Jacob Geleijns. Forward projected model-based iterative reconstruction solution FIRST. White paper, Toshiba Medical Systems. 2017.
- Raslau FD, Zhang J, Riley-Graham J et al. Understanding and mitigating unexpected artifacts in head CTs: A practical experience. Neurographics Vol.6(2) 2016;102-110.
- Riederer SJ, Pelc NJ, Chesler DA. The noise power spectrum in computed X-ray tomography. Physics in Medicine and Biology Vol.23(3) 1978;446-454.
- Robb RA, Morin RL WB. Principles and instrumentation for dynamic X-ray computed tomography; Cardiac imaging: A comparison to Braunwald's heart disease. WB Saunders 1991.
- Robert A Parry, Sharon A Glaze, Benjamin R Archer. Typical patient radiation doses in diagnostic radiology. The AAPM/RSNA physics tutorial for resident. Imaging and Therapeutic Technology. RadioGraphics Vol.19(5) 1999; 1289-1302.
- S Gharbi, S Labidi, M Mars et al. Assessment of organ dose and image quality in head and chest CT examinations: a phantom study. Journal of Radiological Protection Vol.38 2018;807-818.
- S Utrup and K Brown. Quantification and elimination of windmill artifacts in multi slice CT. Proceedings of the SPIE, Vol.6913 2008;38-50.
- Salvado M, Lxpez M, Morant JJ et al. Monte Carlo calculations of radiation dose in CT examinations using phantom and patient tomographic models. Radiat Prot Dosimetry Vol.114 2005;364-368.
- Shinichiro Mori, Masahiro Endo, Takanori Tsunoo et al. Physical performance evaluation of a 256-slice CT scanner for four-dimensional imaging. Medical Physics 31(6) 2004;1348-1356.
- Shrimpton PC, hillier MC, Lewis MA et al. Doses from computed tomography examnination in the UK-2003 review. NRPB-W67(NRPB, Chilton) 2005.
- Shrimpton PC, Hillier MC, Lewis MA et al. National survey of doses from CT in the UK 2003. The British Journal of Radiology, Vol.79 2006;968-980.
- Simons D, Kachelrieß M, Schlemmer H-P. Recent developments of dual-energy CT in oncology. Eur Radiol Vol.24 2014;930-939. (https://doi.org/10.1007/s00330-013-3087-4)
- Stanley H Stern. National evaluation of X-ray trends(NEXT). Survey of CT practice, workload, dose by US FDA 2000.(NEXT 2018)
- Steven Dolly, Hsin-Chen Chen, Mark Anastasio et al. Practical considerations for noise power spectra estimation for clinical CT scanners. J Appl Clin Med Phys. Vol.17(3) 2016; 392-407.
- Steven Dolly, Hsin-Chen Chen, Mark Anastasio. Practical considerations for noise power spectra estimation for clinical CT scanners. Journal of Applied Clinical Medical Physics. Vol.17(3) 2016.
- Steven Schreiner, Cynhtia B Paschal, Robert L Galloway. Comparison of projection algorithm used for construction of maximum intensity projection images. Journal of computer assisted tomography. Vol.20(1) 1996;56-66.
- Stewart C. Bushong. Radiologic science for technologists: Physics, biology, and protection. The C.V. Mosby company. 2001;392-410.
- Sue Edyvean, Nicholas Keat. Comparison of definitions of geometric efficiency in computed tomography scanners. Imaging performance assessment of CT scanners. An MHRA evaluation center for the UK department of health. London UK. 2003.
- T Flohr, K Stierstorfer, R Raupach et al. Performance evaluation of a 64-slice CT system with z-flying focal spot. Fortschr Rontgenstr Vol.176 2004;1803-1810.
- Tadashi Nakanishi, Yasuyo Kayashima, Rintaro Inoue et al. Pitfalls in 16-detector row CT of the coronary arteries. RadioGraphics Vol.25(2) 2005;425-438.
- Takahashi N, Hartman RP, Vrtiska TJ et al. Dual-energy CT iodine-subtraction virtual unenhanced technique to detect urinary stones in an iodine-filled collecting system: A phantom study. AJR. Vol.190(5) 2008;1169-1173.
- Tami freeman. Photon-counting CT promises a new era of medical imaging. White paper, Siemens Medical Systems. 2021.
- Th. Flohr, K Stierstorfer, H. Bruder et al. New technological developments in multi-slice CT, Part 1: Approaching isotropic resolution with sub-millimeter 16-slice scanning. Rofo Vol.174(8) 2002;839-845.
- Thng Choon Hua, Tan Kim Ping. Computed tomography. The asian-oceanian textbook of radiology. 2003;57-70.
- UN방사선영향과학위원회(United Nations Scientific Committee on the Effects of Atomic Radiation; UNSCEAR). Source and effects of ionizing radiation. UNSCEAR 2000 report to the general assembly, with scientific annexes. Vol.1 Sources. 2000.
- Vogl TJ, Schulz B, Bauer RW et al. Dual energy CT applications in head and neck imaging. AJR Am J Roentgenol Vol.199 2012;S34-S39.
- Walter Huda, Ernest M Scalzetti, Marsha Roskopf. Effective doses to patients undergoing thoracic computed tomography examinations. Medical physics Vol.27(5) 2000;838-844.
- Walter Huda, Kent MO, Mohammad RK. Converting dose length product to effective dose at CT. Radiology 248(3) 2008;995-1003.
- Xiangyang Tang. Jiang Hsieh Hsieh, Roy A Nilsen et al. A three-dimensional-weighted cone beam filtered backprojection(CB-FBP) algorithm for image reconstruction in volumetric CT-helical scanning. Physics in Medicine and Biology Vol.51(4) 2006;855-874.
- Yanagawa M, Tomiyama N, Honda O et al. Multi-detector CT of the lung: Image quality with garnet-based detectors. Radiology Vol.255 2010;944-954.
- Yanan Zhu, Zhengjun Li, Jiankang Ma et al. Imaging the infant chest without sedation: Feasibility of using single axial rotation with 16cm wide-detector CT. Radiology Vol.286(1) 2017;279-285.
- Yijuan Wei, Fei Jia, Ping Hou et al. Clinical application of multi-material artifact reduction(MMAR) technique in Revolution CT to reduce metallic dental artifacts. Insights into Imaging 11:32 2020.
- Yoshihiko Kamei. Direction of volume imaging of the human body. White paper, Toshiba Medical Systems. 2002.
- Young-Han Lee, Kwan-Kyu Park, Ho-Taek Song et al. Metal artefact reduction in gemstone spectral imaging dual-energy CT with and without metal artefact reduction software. European Radiology Vol.22 2012;1331-1340.
- Yu Zou, Emil Y Sidky, Xiaochuan Pan. Partial volume and aliasing artefacts in helical cone-beam CT. Phys Med Biol Vol.49(11) 2004;2365-2375.
- Yukihiro Ogawa. Helical reconstruction-From single slice CT to multislice CT. Toshiba Medical Systems. eMedical Review.

찾아보기

Index

H

I

L

M

N

O

P

Q

R

S

T

U

V

W

X

Z

Number

저 자

김문찬(동남보건대학교)	강성진(안산대학교)	강은보(동의과학대학교)	곽병준(호산대학교)
곽영곤(원광보건대학교)	권대철(신한대학교)	김 광(동서대학교)	김기홍(춘해보건대학교)
김낙상(송호대학교)	김성후(마산대학교)	김현주(동남보건대학교)	김현진(가야대학교)
김형균(김천대학교)	류영환(동강대학교)	박병래(백석문화대학교)	박종삼(대구보건대학교)
배석환(건양대학교)	선종률(대전보건대학교)	성열훈(청주대학교)	신정섭(선린대학교)
안병주(남부대학교)	양오남(목포과학대학교)	여진동(서라벌대학교)	이기백(충북보건과학대학교)
임인철(동의대학교)	임재동(대원대학교)	장현철(수성대학교)	조효성(연세대학교)
주영철(삼성서울병원)	최석윤(부산가톨릭대학교)	최준구(극동대학교)	한재복(동신대학교)

MDCT Physics & Practices

2022년 9월 05일 초판인쇄
2022년 9월 10일 초판발행

지은이 : 김문찬 · 강성진 · 강은보 · 곽병준 · 곽영곤 · 권대철 · 김 광 · 김기홍
김낙상 · 김성후 · 김현주 · 김현진 · 김형균 · 류영환 · 박병래 · 박종삼
배석환 · 선종률 · 성열훈 · 신정섭 · 안병주 · 양오남 · 여진동 · 이기백
임인철 · 임재동 · 장현철 · 조효성 · 주영철 · 최석윤 · 최준구 · 한재복
펴낸이 : 이상태
펴낸곳 : 청구문화사
주 소 : (03706) 서울특별시 서대문구 성산로11길 15
전 화 : 02-332-0541(代)
전 송 : 02-337-9577
등 록 : 1990년 11월 2일 제9-247호

가격 60,000원

ISBN 978-89-5616-887-6 93510